主治医师晋升宝典

妇产科主治医师资格考试通关必做4000题

主编　王玉琴　许兰芬

中国健康传媒集团
中国医药科技出版社

内 容 提 要

　　本书为《主治医师晋升宝典》之一，是由有丰富教学和考前辅导经验的专家教授在深入分析了妇产科主治医师资格考试的考纲考点、细致研究了历年真题的命题规律基础上精心编写而成。书中根据大纲所要求的考点，精选试题4000余道，题量丰富，题型全面，题目仿真性强，并对难题和易错题做了详细解析，有助于考生快速掌握重要考点内容，在短期内高效复习、一举过关，是参加全国卫生专业技术资格考试妇产科中级考试读者的首选参考书。

图书在版编目（CIP）数据

　　妇产科主治医师资格考试通关必做 4000 题/王玉琴，许兰芬主编. —北京：中国医药科技出版社，2017.7

　　主治医师晋升宝典

　　ISBN 978 – 7 – 5067 – 9393 – 3

　　Ⅰ.①妇…　Ⅱ.①王…　②许…　Ⅲ.①妇产科学 – 资格考试 – 习题集

　　Ⅳ.①R71 – 44

　　中国版本图书馆 CIP 数据核字（2017）第 149424 号

美术编辑　　陈君杞

版式设计　　张　璐

出版　**中国健康传媒集团** | 中国医药科技出版社

地址　北京市海淀区文慧园北路甲 22 号

邮编　100082

电话　发行：010 – 62227427　邮购：010 – 62236938

网址　www. cmstp. com

规格　889 × 1194mm $^1/_{16}$

印张　26

字数　734 千字

版次　2017 年 7 月第 1 版

印次　2018 年 11 月第 3 次印刷

印刷　北京市密东印刷有限公司

经销　全国各地新华书店

书号　ISBN 978 – 7 – 5067 – 9393 – 3

定价　**55. 00 元**

本书编委会

主　编　　王玉琴　　许兰芬

副主编　　白秀萍

编　委　　黄　丽　　陈　俊　　付　涛　　侯　荣
　　　　　计　莉　　蒋太春　　李国静　　梁　琼
　　　　　廖发金　　刘　波　　刘　颖　　孔志坚
　　　　　刘作华　　龙永强　　鲁　冰　　罗小娟
　　　　　马建国　　聂　勇　　彭景云　　任　蓉
　　　　　王　莉　　张　敬　　张静静　　赵慧慧
　　　　　付丽珠　　刘葆陞　　刘　凯　　许兰芬
　　　　　白秀萍　　王玉琴

编 写 说 明

主治医师是临床医师的中级职称，是通过参加全国卫生专业技术资格（中级）考试才能取得的任职资格。该考试于每年5月下旬举行。其考试科目包括：基础知识、相关专业知识、专业知识和专业实践能力，共4个科目。各科目以100分为满分计算，每科目成绩达到60分为合格。考试成绩实行2年为周期的滚动管理，即所有4个科目在2年内全部合格者可申请该级别的专业技术资格，成为主治医师。

为了帮助忙碌的临床医生顺利通过卫生专业技术资格（中级）考试，我们组织了有丰富教学和考前辅导经验的专家，在深入分析各科主治医师资格考试的考纲考点、细致研究历年真题命题规律的基础上，编写了这套"主治医师晋升宝典"丛书。

本丛书包括"考点速记"和"通关必做"2个系列，具体分册为：

1. 内科主治医师资格考试考点速记

2. 外科主治医师资格考试考点速记

3. 妇产科主治医师资格考试考点速记

4. 儿科主治医师资格考试考点速记

5. 全科主治医师资格考试考点速记

6. 内科主治医师资格考试通关必做7000题

7. 外科主治医师资格考试通关必做5000题

8. 妇产科主治医师资格考试通关必做4000题

9. 儿科主治医师资格考试通关必做4000题

10. 全科主治医师资格考试通关必做5500题

"考点速记"系列，每个分册的章节结构由两部分组成。

过关必读——核心考点纵览：按照章节，依据考纲要求，采用"图表为主，文字表述为辅"的形式，梳理归纳知识要点；其间穿插"要点提示"，直击考试重点、难点及易混淆知识点，帮助读者在短期内快速掌握中级职称考试的重要考点内容。

过关必记——高频考点速记：分析整理历年考题，把常考点进行了提炼、摘要，便于读者发现命题规律和记忆高频考点。

"通关必做"系列，每个分册根据大纲所要求的考点，按学科分章节编排题目，题量丰富，题型全面，题目仿真性强。真题做导航，把脉复习方向；题库为后盾，囊括全部考点；解析是精髓，引导答题技巧。有助于读者熟悉考试题型，提前感受考试的氛围，方便自测，提高解题和应试能力。

如将两系列图书配套使用，定会使您的复习备考取得事半功倍的效果，在短期内高效复习、一举过关。

为不断提高图书品质，更好地为大家服务，欢迎广大读者提出宝贵意见，我们将在今后的工作中不断修订完善。反馈信息请发送至邮箱：kszx405@163.com。

相信本丛书定会为您的职称考试提供强大助力，伴您职场一帆风顺！

编者

2017 年 8 月

目 录

第一章 女性生殖系统解剖

【A1/A2 型题】

1. **对于女性生殖系统血管的叙述，哪项不正确**
   A. 卵巢动脉来自腹主动脉分支
   B. 子宫动脉为髂内动脉前干分支
   C. 阴道动脉由子宫动脉供应
   D. 左卵巢动脉可来自左肾动脉
   E. 阴部内动脉为髂内动脉前干的终支

2. **对于内生殖器与邻近器官的叙述，以下哪项错误**
   A. 尿道长 4cm，位于阴道前面
   B. 膀胱充盈可影响子宫及阴道
   C. 输卵管在宫颈旁 2cm 处与子宫动脉交叉
   D. 子宫直肠陷凹是腹膜腔最低点
   E. 患阑尾炎时不可能累及子宫附件

3. **下面哪项不是正常性别分化的内容**
   A. 性腺分化   B. 性别决定
   C. Y 染色体存在   D. 内生殖器发育
   E. 外生殖器发育

4. **对于女性外生殖器淋巴引流的叙述，哪项是正确的**
   A. 阴道下段淋巴汇入腹股沟深淋巴结
   B. 阴蒂周围淋巴汇入腹股沟浅淋巴结
   C. 阴道上段和宫颈淋巴汇入腹股沟浅淋巴结
   D. 子宫体两侧沿圆韧带汇入腹股沟深淋巴结
   E. 子宫体、子宫底、输卵管和卵巢淋巴均汇入腰淋巴结

5. **下面哪条血管不属于阴部内动脉的分支**
   A. 阴唇动脉   B. 痔中动脉
   C. 痔下动脉   D. 阴蒂动脉
   E. 会阴动脉

6. **对于坐骨棘间径的叙述，哪项是正确的**
   A. 9.8cm   B. 9.6cm
   C. 10cm   D. ≤10cm
   E. ≥10cm

7. **左侧卵巢静脉一般汇入**
   A. 髂总静脉   B. 髂内静脉
   C. 髂外静脉   D. 肾静脉
   E. 腹主静脉

8. **关于子宫的描述，正确的是**
   A. 成年女子的子宫长约 7~8cm，宽约 4~5cm，厚约 4~5cm

   B. 宫体与宫颈之间最狭窄的部分为子宫峡部
   C. 幼年时宫体和宫颈的比例是 2∶1
   D. 子宫峡部上端是组织学内口
   E. 子宫峡部下端为解剖学内口

9. **下列关于外阴解剖的描述，哪项不恰当**
   A. 大阴唇外侧面与皮肤相同，内侧面皮肤湿润似黏膜
   B. 阴阜即为耻骨联合前面隆起的脂肪垫
   C. 大阴唇有很厚的皮下脂肪层，局部外伤时不易发生血肿
   D. 阴蒂与男性阴茎海绵体相似，富含神经，有勃起性
   E. 阴道前庭为两侧小阴唇之间的菱形区

10. **对于女性生殖器官的血管供应，哪项叙述不恰当**
    A. 子宫动脉于阴道上宫颈部分为上下两支
    B. 子宫动脉为髂内动脉前干的分支
    C. 卵巢动脉来自髂总动脉（左侧可来自肾动脉）
    D. 阴道下段主要由阴部内动脉和痔动脉供应
    E. 盆腔静脉丛互相吻合，感染易于蔓延

11. **对于女性骨盆的描述，下列哪项正确**
    A. 骨盆是由髂骨、骶骨和尾骨组成
    B. 女性骨盆入口呈长椭圆形，约占妇女的半数
    C. 扁平骨盆入口前后径短，约占妇女的 1/4
    D. 真骨盆位于骨盆分界线之上
    E. 妊娠期骨盆的韧带受激素影响而较坚韧

12. **关于阴道的解剖，哪项叙述是错误的**
    A. 阴道前穹窿两侧与输尿管密切临近
    B. 阴道黏膜富有静脉丛和分泌黏液的腺体
    C. 阴道后穹窿顶端为腹腔的最低部分
    D. 绝经后阴道内 pH 上升
    E. 阴道上皮受激素影响，有周期性变化

13. **对于生殖器血管的叙述，哪项错误**
    A. 卵巢动脉经骨盆漏斗韧带向内横行，再经输卵管系膜进入卵巢门
    B. 子宫动脉为髂内动脉前干的分支
    C. 阴道动脉为髂内动脉前干的终支，分布于阴道上下段
    D. 阴部内动脉为髂内动脉前干的终支，分布于会阴及肛门

E. 会阴、阴唇及阴蒂动脉均为阴部内动脉的分支

14. 对于子宫的描述，哪项错误

A. 子宫肌壁外层纵向、内层环形、中层各方交织

B. 非孕时，子宫肌壁厚约 0.8cm

C. 为空腔器官，腔内覆有黏膜

D. 子宫内膜表面 1/3 受卵巢激素的影响发生周期性变化

E. 子宫浆膜层即为与肌层紧贴的腹膜

15. 对于女性生殖器淋巴的描述，哪项错误

A. 子宫体及底部淋巴输入腰淋巴结

B. 髂淋巴组又分为髂总、髂前、髂后 3 部分

C. 内生殖器淋巴分为两组，髂淋巴组和腰淋巴组

D. 腹股沟浅淋巴结主要收受外生殖器部位的淋巴结

E. 腹股沟深淋巴结主要收受腹股沟浅淋巴结

16. 对于会阴的描述，以下哪项是错误的

A. 会阴两侧为耻骨降支、坐骨支、坐骨结节和骶结节韧带

B. 会阴前为耻骨联合下缘，后为尾骨尖

C. 会阴外层为皮肤及皮下脂肪

D. 内层为会阴中心腱

E. 狭义的会阴是指阴道口至肛门之间的软组织，又称会阴体

17. 对于骨盆的分界，以下说法哪种正确

A. 假骨盆的径线长短与真骨盆的大小无关

B. 假骨盆的前壁是耻骨联合上缘、两侧是髂骨、其后是第 5 腰椎

C. 真假骨盆的分界线为耻骨联合上缘、髂耻线及骶岬下缘的连线

D. 真骨盆的入口与出口之间为骨盆腔

E. 骨盆腔的后壁是骶骨、侧壁是坐骨、前壁是耻骨联合

18. 骨盆的形态、大小和发育与哪项因素无关

A. 营养　　　　　　B. 遗传

C. 种族　　　　　　D. 外伤

E. 性激素

19. 支持盆底最主要的组织是

A. 泌尿生殖膈　　　B. 肛提肌及其筋膜

C. 会阴中心腱　　　D. 会阴深横肌

E. 会阴体

20. 对于阴蒂的叙述，哪项正确

A. 位于两侧大阴唇前端的汇合处

B. 位于阴阜下方

C. 无勃起性

D. 分头体两部分

E. 阴蒂头富于神经末梢，极为敏感

21. 对于骶骨弯曲的长度哪项是正确的

A. 10.6cm　　　　　B. 10.4cm

C. 10.8cm　　　　　D. 11.4cm

E. 11.8cm

22. 女性，孕 5 个月发现残角子宫妊娠活胎，有生育要求，以下处理哪项最恰当

A. 立即手术，剖宫取胎，同时行残角子宫切除术

B. 立即手术，剖宫取胎

C. 期待足月后剖腹产

D. 立即手术，剖宫取胎，同时行残角子宫切除术 + 患侧输卵管切除术

E. 立即手术，剖宫取胎，同时行残角子宫切除术 + 患侧输卵管切除术 + 对侧输卵管绝育术

23. 对于女性外生殖器解剖，哪项叙述正确

A. 阴蒂相当于男子的球海绵体

B. 大阴唇外侧面与皮肤相同，内侧面似黏膜，富有皮脂腺和汗腺

C. 阴阜为耻骨前面的脂肪垫，长有阴毛，呈尖端向上的三角形

D. 前庭大腺开口于小阴唇与处女膜间的沟内

E. 尿道旁腺位于尿道口两侧，常为细菌潜伏所在

24. 对于女性输尿管的描述下列哪项是正确的

A. 长 25cm，内径最细为 3～4mm，最粗为 7～8mm

B. 长 20cm，内径最细为 3～4mm，最粗为 7～8mm

C. 长 30cm，内径最细为 3～1mm，最粗为 7～8mm

D. 长 35cm，内径最细为 3～4mm，最粗为 7～8mm

E. 长 40cm，内径最细为 3～4mm，最粗为 7～8mm

25. 对于生殖器官与邻近器官的关系，哪项叙述是错误的

A. 输尿管于宫颈内口水平外侧 2cm 向前进入膀胱

B. 阴道前穹窿穿刺易引起膀胱损伤

C. 膀胱充盈影响盆腔检查

D. 阑尾炎症可波及右附件

E. 尿道长 6cm，临近阴道与肛门，易感染

26. 对于子宫峡部的叙述，哪项错误

A. 其上端是解剖学内口，下端是组织学内口

B. 是宫体与宫颈之间最狭窄的部分

C. 黏膜与宫颈黏膜相同

D. 在晚期妊娠时形成子宫下段，可达 7～10cm 长

E. 其内膜可随月经周期而有周期性变化

27. 对于女性尿道的长度，哪项描述是正确的

A. 3～4cm　　　　　B. 2～3cm

C. 4～5cm　　　　　D. 5～6cm

E. 6～7cm

28. 关于生产时会阴侧切切断的肌肉,哪项除外
    A. 部分会阴深横肌   B. 坐骨海绵体肌
    C. 会阴浅横肌   D. 球海绵体肌
    E. 部分肛提肌

29. 对于骨盆底的叙述,下列哪项正确
    A. 肛门外括约肌属盆隔范畴
    B. 中层为泌尿生殖膈
    C. 外层为盆膈
    D. 球海绵体肌有松弛阴道作用
    E. 肛提肌是组成骨盆底的小肌肉

30. 成年女子子宫颈管的长度应为
    A. 2.0~2.5cm   B. 1.0~2.0cm
    C. 2.5~3.0cm   D. 2.5~3.5cm
    E. 3.0~3.5cm

31. 对于成人妇女子宫的叙述,下列哪项正确
    A. 子宫腔容量约10ml   B. 重约100g
    C. 长度约7~8cm   D. 宫体:宫颈=1:2
    E. 子宫上部较子宫下部稍突

32. 对于输卵管的描述,哪项正确
    A. 与圆韧带邻近
    B. 是精子游走的通道
    C. 包括间质部、峡部、壶腹部和伞端
    D. 黏膜层有三种细胞
    E. 黏膜无周期性变化

33. 盆底外层的组成,哪项除外
    A. 坐骨海绵体肌   B. 球海绵体肌
    C. 会阴深横肌   D. 会阴浅横肌
    E. 肛门外括约肌

34. 对于耻骨联合的全长哪项是正确的
    A. 4.4cm   B. 4.2cm
    C. 4.0cm   D. 4.6cm
    E. 3.5cm

35. 对于幼稚子宫,下列描述不正确的是
    A. 月经极少
    B. 子宫小于正常
    C. 原发不孕
    D. 可给予人工周期治疗
    E. 多合并无阴道

36. 对于子宫峡部的描述,哪项是错误的
    A. 峡部上端是解剖学内口
    B. 峡部下端是组织学内口
    C. 峡部下端是解剖学内口
    D. 子宫体和子宫颈之间最狭窄部
    E. 子宫峡部于妊娠晚期伸展为子宫下段

37. 对于子宫内膜的描述,哪项是正确的
    A. 表面1/3为功能层,下2/3为基底层
    B. 子宫内膜基底层有周期性变化
    C. 月经期子宫内膜全层脱落
    D. 表面2/3为功能层,下1/3为基底层
    E. 表面1/2为功能层,下1/2为基底层

38. 对于骨盆出口平面的描述,哪项不对
    A. 骶尾关节至耻骨联合下缘之间的距离约为11.5cm
    B. 呈菱形
    C. 出口横径是坐骨结节间的距离,平均约为9cm
    D. 前矢状径约为6cm
    E. 出口横径与后矢状径之和>15cm时,中等大小的胎儿可经阴道分娩

39. 对于前庭大腺的描述,下列哪项是错误的
    A. 腺管长约1~2cm,开口于小阴唇与处女膜之间的沟内
    B. 左右各一,如黄豆大小
    C. 位于大阴唇的后方,被球海绵体肌覆盖
    D. 正常情况下可以触及此腺体
    E. 性兴奋时可以分泌黏液起润滑作用

40. 对于卵巢的解剖,哪项叙述是错误的
    A. 卵巢表面由单层立方上皮覆盖
    B. 卵巢表面无腹膜
    C. 卵巢髓质内含有数以万计的始基卵泡
    D. 卵巢髓质内含有少量平滑肌纤维
    E. 阔韧带外1/3部向外侧达骨盆壁称卵巢悬韧带

41. 对于前庭大腺的描述,哪项正确
    A. 一般检查时可触及
    B. 又称那氏腺
    C. 开口于阴道口两侧
    D. 与性生活无关
    E. 感染后腺管口闭塞,可形成脓肿或囊肿

42. 子宫全切术时不需要切断哪个韧带
    A. 主韧带   B. 子宫骶骨韧带
    C. 子宫圆韧带   D. 骨盆漏斗韧带
    E. 卵巢固有韧带

43. 子宫骶骨韧带的前端是在
    A. 宫颈上侧方   B. 宫颈后面侧方
    C. 子宫后面侧方   D. 宫颈后面上侧方
    E. 子宫颈两侧

44. 对于大骨盆的界限,哪项叙述是错误的
    A. 前壁为下腹壁   B. 大骨盆即为假骨盆
    C. 两侧为髂骨翼   D. 后壁为第5腰椎
    E. 假骨盆与产道有直接联系

45. 对于女性骨盆的描述，哪项是错误的
A. 髂骨翼宽而浅
B. 骨盆入口为椭圆
C. 骨盆入口口横径大于入口前后径
D. 耻骨弓较宽
E. 双侧坐骨棘间径≤10cm

46. 对于骨盆的组成，哪项是正确的
A. 骶骨由 5～6 块骶椎组成
B. 骨盆由骶骨、尾骨和左右髋骨组成
C. 骨盆由骶骨、耻骨和左右髋骨组成
D. 髋骨由髂骨和坐骨组成
E. 骨盆由骶骨、尾骨和坐骨组成

47. 最少见的女性骨盆是
A. 扁平型骨盆　　　B. 男型骨盆
C. 女型骨盆　　　D. 类人猿型骨盆
E. 混合型骨盆

48. 对于阴道的叙述，下列哪项正确
A. 平时阴道前后壁互相贴近
B. 阴道下端比上端宽
C. 上端包绕子宫颈，下端开口于前庭的前部
D. 黏膜覆以单层柱状上皮
E. 阴道有腺体

49. 宫颈癌淋巴结转移的二级组不包括哪组淋巴
A. 髂总淋巴结　　B. 腹主动脉旁淋巴结
C. 腹股沟深淋巴结　　D. 腹股沟浅淋巴结
E. 闭孔淋巴结

50. 对于女性生殖器淋巴的叙述，下列哪项正确
A. 阴道下 1/3 段淋巴注入闭孔淋巴结
B. 外阴淋巴大部分注入腹股沟深淋巴结
C. 腹股沟深、浅淋巴结均汇入髂淋巴结组
D. 宫颈两侧淋巴沿圆韧带进入腹股沟淋巴结
E. 内生殖器淋巴分为髂淋巴组、腰淋巴组和闭孔淋巴组

51. 对于子宫峡部的叙述，下列哪项正确
A. 上端为组织学内口　　B. 为子宫颈的一部分
C. 非孕时长度为 1cm　　D. 妊娠期变软不明显
E. 临产后形成子宫下段，与脐平

52. 宫颈癌淋巴结转移的一级组不包括哪组淋巴结
A. 髂内淋巴结　　B. 闭孔淋巴结
C. 髂外淋巴结　　D. 宫旁淋巴结
E. 髂总淋巴结

53. 对于骨盆底部的解剖错误的是哪项
A. 两侧为耻骨降支、坐骨升支和坐骨结节
B. 后方为骶尾关节

C. 前方为耻骨联合下缘
D. 前部为尿生殖三角
E. 后部为肛门三角

54. 女性内、外生殖器的血液供应来源于
A. 卵巢动脉、子宫动脉、阴道动脉和髂外动脉
B. 卵巢动脉、子宫动脉、阴道动脉和阴部内动脉
C. 卵巢动脉、子宫动脉、阴道动脉和外阴动脉
D. 卵巢动脉、子宫动脉、阴道动脉和腹壁下动脉
E. 卵巢动脉、子宫动脉、阴道动脉和主动脉

55. 未生育过的成年妇女，其子宫大小、子宫腔容积分别为
A. 8cm×6cm×4cm，10ml
B. 7cm×5cm×3cm，10ml
C. 7cm×5cm×3cm，5ml
D. 10cm×8cm×6cm，5ml
E. 5cm×3cm×2cm，3ml

56. 维持子宫于正常位置，主要依靠
A. 盆底组织支托
B. 子宫韧带
C. 子宫韧带及盆底组织支托
D. 腹肌收缩力和膈肌收缩力
E. 膀胱、直肠支托

57. 阴道形态学特征正确的是
A. 阴道下端比阴道上端宽
B. 平时阴道前后壁互相贴近
C. 阴道下端开口于阴道前庭前部
D. 黏膜覆以单层柱状上皮
E. 阴道有腺体

58. 关于成年妇女子宫形态学特征的描述，正确的是
A. 重约100g　　B. 宫腔容量20ml
C. 长度7～8cm　　D. 宫体∶宫颈＝1∶2
E. 子宫上部较子宫下部稍窄

59. 关于女性内生殖器淋巴回流，下述错误的是
A. 输卵管淋巴汇入腰淋巴结
B. 阴道下段淋巴汇入腹股沟淋巴结
C. 阴道上段淋巴大部汇入闭孔淋巴结及髂内淋巴结
D. 宫颈淋巴汇入腹股沟深淋巴结
E. 宫体两侧淋巴汇入腹股沟浅淋巴结

60. 子宫峡部的下界为
A. 组织学内口　　B. 组织学外口
C. 解剖学内口　　D. 解剖学外口
E. 以上都不是

61. 关于女性外生殖器形态学特征，叙述错误的是
A. 阴阜即耻骨联合前方的皮肤隆起

B. 大阴唇为一对纵长隆起的皮肤皱襞

C. 两大阴唇之间的菱形区为阴道前庭

D. 阴蒂位于两侧小阴唇顶端的联合处

E. 前庭大腺位于大阴唇后部

62. 有关肛提肌的描述,不正确的是

A. 是骨盆底内层的肌肉

B. 肛提肌分为耻尾肌、髂尾肌和坐尾肌

C. 有加强盆底托力的作用

D. 有加强肛门括约肌的作用

E. 一旦损伤坐尾肌,可引起直肠膨出

63. 关于卵巢形态学特征,下述正确的是

A. 成年妇女卵巢重约 10g

B. 卵巢表面无腹膜

C. 卵巢白膜是一层平滑肌组织

D. 髓质内含数以万计的始基卵泡

E. 皮质内不含卵泡

64. 对于输卵管正确的是

A. 位于阔韧带上缘内   B. 全长 15~18cm

C. 输卵管分为 3 部分   D. 峡部在壶腹部的外侧

E. 峡部管腔最窄

65. 女性骨盆临床最多见的是

A. 女型骨盆   B. 男型骨盆

C. 扁平型骨盆   D. 类人猿型骨盆

E. 混合型骨盆

66. 下面哪项不是女性生殖器官的邻近器官

A. 尿道   B. 膀胱

C. 输尿管   D. 直肠

E. 肾脏

67. 对于阴道的描述,哪项错误

A. 阴道由黏膜、肌层和纤维层构成

B. 上端包绕宫颈、下端开口于阴道前庭后部

C. 环绕宫颈周围的部分称阴道穹窿

D. 阴道上端比下端宽、前壁比后壁长

E. 阴道黏膜由复层鳞状上皮细胞覆盖无腺体

68. 关于卵巢,下列哪项是正确的

A. 是一对扁椭圆形的性腺,产卵子和性激素

B. 卵巢表面由腹膜覆盖

C. 卵巢白膜是一层平滑肌组织

D. 髓质内含数以万计的始基卵泡

E. 皮质内无卵泡

69. 有关骨盆最小平面的描述,哪项是错误的

A. 骨盆最小平面是中骨盆平面

B. 骨盆最小平面呈后径长的椭圆形

C. 骨盆最小平面前方是耻骨联合下缘

D. 骨盆最小平面两侧为坐骨棘

E. 骨盆最小平面后方为尾骨

70. 关于生殖器解剖,下列哪项是错误的

A. 阴道黏膜由复层鳞状上皮所覆盖,无腺体

B. 子宫颈阴道部亦为鳞状上皮所覆盖

C. 宫颈管黏膜为高柱状上皮所覆盖,有腺体

D. 宫颈口鳞状上皮与柱状上皮交界处为宫颈癌多发部位

E. 子宫峡部黏膜与宫颈黏膜相同

71. 子宫最狭窄的部分是

A. 组织学内口   B. 子宫峡部

C. 解剖学内口   D. 子宫颈管

E. 子宫颈外口

72. 由子宫颈到骨盆侧壁的韧带是

A. 子宫骶骨韧带   B. 卵巢固有韧带

C. 骨盆漏斗韧带   D. 圆韧带

E. 主韧带

73. 子宫峡部的特点是

A. 非孕期长约 2cm

B. 孕晚期伸展达 6cm

C. 上端为解剖学内口,下端为组织学内口

D. 解剖学内口为子宫内膜转化为宫颈内膜处

E. 鳞柱状上皮交界处

74. 左侧卵巢动脉不同于右侧卵巢动脉,还可以来自

A. 肾动脉   B. 髂内动脉

C. 腹主动脉   D. 髂外动脉

E. 以上都不是

75. 关于骨盆底的组成,下列哪项不正确

A. 骨盆底外层包括肛门外括约肌

B. 盆膈由肛提肌及其筋膜组成,是支托盆内脏器的最主要成分

C. 尿生殖膈由两层筋膜及一对会阴深横肌组成

D. 骨盆底分内、中、外三层,中层又称尿生殖膈

E. 会阴体不属盆底组成部分

76. 关于输卵管的组织解剖及生理作用,叙述正确的是

A. 长 6~8cm

B. 峡部为输卵管腔最狭窄部

C. 内膜为复层柱状上皮

D. 伞部有"拾卵"作用

E. 输卵管黏膜不受性激素影响

77. 关于子宫的解剖,下述哪项正确

A. 成年人子宫体与子宫颈的比例为 1:2

B. 成年的子宫长 7~8cm,宽 4~5cm,厚 2~3cm

C. 子宫峡部的黏膜无周期性变化

D. 子宫颈主要由平滑肌构成

E. 成年妇女子宫颈管长 4~5cm

78. 子宫动脉来自

    A. 髂外动脉   B. 腹主动脉

    C. 腹下动脉   D. 腹上动脉

    E. 肾动脉

79. 维持子宫前倾位置的主要韧带是

    A. 阔韧带   B. 卵巢固有韧带

    C. 子宫圆韧带   D. 主韧带

    E. 子宫骶骨韧带

80. 髂内动脉前干分支不直接供血的是

    A. 子宫   B. 卵巢

    C. 阴道   D. 膀胱

    E. 输卵管

81. 骨盆对角径的正常值是

    A. 12cm   B. 10cm

    C. 11cm   D. 9cm

    E. 13cm

82. 后矢状径的正常值是

    A. 10cm   B. 9cm

    C. 11cm   D. 12cm

    E. 13cm

83. 女，35 岁。因月经过多且经期延长，贫血，血红蛋白仅 56g/L，而决定行全子宫切除术。术前主刀医师在考虑手术各步注意事项时，下列哪项可不必顾虑

    A. 切断圆韧带时，避免损伤输尿管

    B. 推离直肠子宫腹膜反折时，避免损伤直肠

    C. 切断子宫骶骨韧带时，避免损伤输尿管

    D. 推离膀胱腹膜反折时，避免损伤膀胱

    E. 切除子宫动脉时，注意勿损伤输尿管

84. 子宫峡部是

    A. 子宫颈与子宫体之间最狭窄部分

    B. 子宫颈阴道上部

    C. 子宫颈管最狭窄部分

    D. 子宫颈阴道部

    E. 子宫体最狭窄部分

85. 坐骨棘间径平均是

    A. 9cm   B. 11cm

    C. 10cm   D. 12cm

    E. 13cm

86. 做全子宫及单侧附件切除术时，切断下列哪项最不易损伤输尿管

    A. 骨盆漏斗韧带   B. 子宫骶骨韧带

    C. 卵巢固有韧带   D. 子宫动脉

    E. 主韧带

87. 关于输卵管各部，叙述正确的是

    A. 间质部外侧的为壶腹部

    B. 通入子宫壁内的为间质部

    C. 峡部比间质部的管腔窄

    D. 漏斗部（伞部）为输卵管宽大部分

    E. 以上都不是

88. 右卵巢动脉是从哪条动脉分支来的

    A. 腹主动脉   B. 髂外动脉

    C. 肾动脉   D. 髂内动脉

    E. 髂总动脉

89. 骨盆出口横径指

    A. 坐骨结节中段外侧缘之间的距离

    B. 坐骨结节后端外侧缘之间的距离

    C. 坐骨结节前端内侧缘之间的距离

    D. 坐骨结节后端内侧缘之间的距离

    E. 坐骨结节前端外侧缘之间的距离

90. 下列哪项为骨盆测量的正常值

    A. 耻骨弓角度 90°   B. 坐骨棘间径 9cm

    C. 坐骨切迹 <2 横指   D. 对角径 10~11cm

    E. 骨盆倾斜度 80°

91. 作子宫切除时，下列注意事项哪项是错误的

    A. 切除阔韧带时，避免损伤膀胱

    B. 推离直肠子宫腹膜反折时，避免损伤直肠

    C. 切除子宫骶骨韧带时，避免损伤输尿管

    D. 推离膀胱腹膜反折时，避免损伤膀胱

    E. 切断子宫动脉时，注意勿损伤输尿管

92. 关于子宫颈的解剖学，下列哪项不正确

    A. 子宫颈分为阴道上部和阴道部

    B. 宫颈峡部下端是组织学内口

    C. 宫颈黏膜上皮有分泌腺液功能

    D. 宫颈管黏膜上皮在组织学内口处由柱状上皮变为鳞状上皮

    E. 青春期宫颈宫体之比为 1:2

93. 关于子宫，正确的是

    A. 成年的子宫长 7~8cm，宽 4~5cm，厚 4~5cm

    B. 子宫体与子宫颈的比例，成年人为 1:2

    C. 子宫峡部的上端是组织学内口

    D. 子宫体与子宫颈之间形成最狭窄的部分为子宫峡部

    E. 已产妇的子宫颈外口是圆形

94. 对于成人子宫的叙述，下列哪项不正确

    A. 重约 50g

    B. 宫腔容量约 5ml

C. 子宫呈前后略扁的倒置梨形

D. 长度 6～7cm

E. 子宫下段较上部稍窄

95. 骶骨包括

A. 4～5 块骶椎　　　　　B. 3～4 块骶椎

C. 5～6 块骶椎　　　　　D. 6～7 块骶椎

E. 3～5 块骶椎

96. 髋骨是由

A. 坐骨与耻骨融合而成

B. 髂骨与耻骨融合而成

C. 髂骨与坐骨融合而成

D. 髂骨、坐骨与耻骨融合而成

E. 髂骨与骶骨融合而成

97. 子宫动脉下支供应

A. 阴道

B. 宫颈与阴道上段

C. 宫颈与阴道

D. 宫体、宫颈与阴道上段

E. 子宫峡部、宫颈与阴道

98. 子宫动脉上支又分为

A. 宫体支、宫颈支与阴道支

B. 宫底支、宫体支与宫颈支

C. 宫底支、卵巢支与输卵管支

D. 卵巢支与输卵管支

E. 宫体支、卵巢支与输卵管支

99. 子宫动脉可分为

A. 宫底支、宫体支与宫颈支

B. 宫体支与输卵管支

C. 宫底支、卵巢支与输卵管支

D. 子宫支、卵巢支与输卵管支

E. 宫体支与宫颈－阴道支

100. 对于宫颈，下列哪项错误

A. 宫颈阴道部为复层鳞状上皮覆盖

B. 宫颈管黏膜上皮细胞呈单层高柱状

C. 主要由结缔组织构成

D. 宫颈黏膜不受性激素影响

E. 宫颈管内黏液栓呈碱性

101. 舟状窝位于

A. 阴蒂与尿道口之间

B. 尿道口与阴道口之间

C. 阴道口与阴唇系带之间

D. 大阴唇后方与阴道口之间

E. 小阴唇与处女膜之间

102. 对于骨盆底的分区，下列哪项不正确

A. 尿道通过尿生殖区　　B. 分为尿生殖区与肛区

C. 肛区有肛管通过　　　D. 阴道通过尿生殖区

E. 以上均不正确

103. 骨盆底组织有

A. 2 层　　　　　　　　B. 1 层

C. 3 层　　　　　　　　D. 4 层

E. 5 层

104. 女性盆腔的最低部位是

A. 阴道后穹隆　　　　　B. 直肠子宫陷凹

C. 膀胱子宫陷凹　　　　D. 阴道前穹隆

E. 阴道侧穹隆

105. 正常成年妇女的子宫厚度为

A. 3～4cm　　　　　　B. 2～3cm

C. 1～2cm　　　　　　D. 4～5cm

E. 5～6cm

106. 骨盆的关节包括

A. 耻骨联合与骶髂关节

B. 耻骨联合与骶尾关节

C. 耻骨联合、骶髂关节与骶尾关节

D. 骶髂关节与骶尾关节

E. 骶尾关节

107. 对于耻骨联合，下列哪项不正确

A. 曲纤维软骨组成　　　B. 由结缔组织组成

C. 位于两耻骨之间　　　D. 位于骨盆前方

E. 是骨盆的关节之一

108. 骶结节韧带位于

A. 骶骨与尾骨之间　　　B. 骶骨与闭孔之间

C. 骶骨与坐骨棘之间　　D. 骶骨与坐骨结节之间

E. 骶骨与耻骨联合

109. 对于骶棘韧带，下列哪项正确

A. 位于骶尾关节与坐骨棘之间

B. 位于骶髂关节与坐骨棘之间

C. 位于骶骨与坐骨棘之间

D. 其宽度即为坐骨切迹宽度

E. 以上均不正确

110. 判断中骨盆是否狭窄的重要指标是

A. 髂嵴间径　　　　　　B. 髂棘间径

C. 坐骨切迹宽度　　　　D. 骶耻外径

E. 坐骨结节横径

111. 下面哪项不是女型骨盆的特点

A. 耻骨弓较宽

B. 髂骨翼宽而浅

C. 骨盆入口口呈横椭圆形

D. 两侧坐骨棘间径≤10cm

E. 为女性正常骨盆

112. 下面哪项是扁平型骨盆的特征

A. 耻骨弓较窄   B. 入口呈横椭圆形

C. 骶骨弯度正常   D. 我国妇女中少见

E. 入口前后径短而横径长

113. 对于大阴唇,下列哪项正确

A. 其内侧为黏膜

B. 其后端为子宫圆韧带的终点

C. 起自阴蒂,止于会阴

D. 其皮下脂肪层富含血管、淋巴管和神经

E. 以上均正确

114. 会阴组织由外向内依次为

A. 皮肤、皮下脂肪、肛门外括约肌

B. 皮肤、皮下脂肪

C. 皮肤、筋膜

D. 皮肤、皮下脂肪、会阴中心腱

E. 皮肤、皮下脂肪、肛提肌

115. 对于阴蒂,下列哪项不正确

A. 具有勃起性

B. 位于两侧大阴唇顶端的联合处

C. 位于两侧小阴唇顶端的联合处

D. 分为阴蒂头、阴蒂体和两个阴蒂脚

E. 敏感性极高

116. 子宫动脉上支为

A. 子宫支   B. 宫体支

C. 宫底支   D. 卵巢支

E. 输卵管支

117. 阴蒂动脉分布于

A. 阴蒂与小阴唇   B. 阴蒂与前庭球

C. 阴蒂与阴阜   D. 阴蒂

E. 阴蒂与大阴唇、小阴唇

118. 对于女型骨盆,下列哪项正确

A. 骨盆入口呈长椭圆形,坐骨棘间径≤10cm

B. 骨盆入口呈扁椭圆形,坐骨棘间径≥10cm

C. 骨盆入口呈横椭圆形,坐骨棘间径≥10cm

D. 骨盆入口呈横椭圆形,坐骨棘间径≤10cm

E. 骨盆入口呈圆形,坐骨棘间径≤10cm

119. 对于女性骨盆,下列哪项不正确

A. 真骨盆又称骨产道

B. 真骨盆位于骨盆分界线之下

C. 假骨盆又称大骨盆

D. 坐骨棘位于骨盆中部,仅可经阴道触及

E. 骶岬是骨盆内测量对角径的重要据点

120. 阴道前庭包括

A. 阴蒂、前庭球及前庭大腺

B. 前庭球、前庭大腺、尿道口、阴道口及处女膜

C. 前庭球、前庭大腺及尿道口

D. 阴蒂、前庭球、前庭大腺及尿道口

E. 前庭大腺、尿道口及阴道口

121. 对于阴道,下列哪项正确

A. 阴道壁由黏膜和肌壁构成

B. 阴道穹窿按其位置分为前、后两部分

C. 阴道下端比上端宽

D. 阴道壁富含静脉丛

E. 阴道前壁长于后壁

122. 下面哪项不是组成骨盆的骨骼

A. 耻骨   B. 髂骨

C. 骶骨   D. 腰椎

E. 尾骨

123. 盆膈是指盆底的

A. 中层   B. 外层

C. 内层   D. 外层与中层

E. 中层与内层

124. 对于骨盆底,下列哪项正确

A. 骨盆底与分娩无直接关系

B. 骨盆底由多层肌肉组成

C. 骨盆底由筋膜组成

D. 骨盆底的结构和功能与盆腔脏器的位置和功能密切相关

E. 以上均不正确

125. 对于女性内生殖器的神经支配,下列哪项不正确

A. 卵巢神经丛与骶前神经丛均支配内生殖器

B. 交感神经纤维由腹主动脉前神经丛分出

C. 由交感神经与副交感神经支配

D. 卵巢神经丛分布于卵巢、输卵管和子宫

E. 子宫平滑肌的收缩不受神经支配

126. 对于女性内生殖器的血管,下列哪项不正确

A. 左卵巢动脉可来自左肾动脉

B. 右卵巢动脉可来自右肾动脉

C. 子宫动脉为髂内动脉前干的分支

D. 阴部内动脉为髂内动脉前干的终支

E. 会阴动脉为阴部内动脉的分支

127. 支配女性外生殖器的神经主要为

A. 会阴神经   B. 阴部神经

C. 外阴神经   D. 阴蒂背神经

E. 痔下神经

128. 下面哪条动脉属于阴部内动脉的分支

A. 痔中动脉   B. 痔下动脉

C. 痔上动脉　　　　　D. 阴道动脉

E. 阴阜动脉

129. 对于阴道的血供，下列哪项不正确

A. 阴道上段由子宫动脉下支供应

B. 阴道血供来源于多条动脉

C. 阴道中段由阴道动脉供应

D. 阴道下段由阴部内动脉和痔中动脉供应

E. 阴道中段与下段血供相同

130. 外生殖器包括

A. 大阴唇、小阴唇、阴道口和处女膜

B. 大阴唇、小阴唇和阴道前庭

C. 阴阜、大阴唇、小阴唇、阴蒂、尿道口和阴道口

D. 阴阜、大阴唇、小阴唇、阴蒂、前庭大腺、尿道口和阴道口

E. 阴阜、大阴唇、小阴唇、阴蒂及阴道前庭

131. 下面哪项不属于盆腔淋巴结

A. 髂总淋巴结

B. 髂外淋巴结

C. 髂内淋巴结

D. 腹股沟深淋巴结

E. 腰淋巴结

132. 对于输卵管浆膜层，下列哪项正确

A. 覆盖整个输卵管

B. 为阔韧带上缘

C. 为输卵管系膜的一部分

D. 含有腺上皮

E. 与输卵管黏膜层紧贴

133. 对于双子宫以下说法正确的是

A. 每个子宫伴有一个宫颈和一对输卵管及卵巢

B. 双子宫是由双侧副中肾管未完全融合所致

C. 双子宫常出现月经过多

D. 妊娠只能发生在一个宫腔内

E. 早期人工流产时可能造成漏吸

134. 对于输卵管系膜，下列哪项不正确

A. 可发生系膜囊肿

B. 为阔韧带的一部分

C. 位于输卵管以下

D. 子宫动静脉从其中穿过

E. 其中有结缔组织及中肾管遗迹

135. 主韧带位于

A. 子宫动脉两侧与骨盆侧壁之间

B. 阴道穹窿两侧与骨盆侧壁之间

C. 子宫峡部两侧与骨盆侧壁之间

D. 宫颈两侧与骨盆侧壁之间

E. 宫体两侧与骨盆侧壁之间

136. 骨盆底的前方为

A. 耻骨联合上缘　　　B. 耻骨联合

C. 耻骨联合下缘　　　D. 阴阜

E. 阴道前庭

137. 盆腔淋巴分为

A. 髂内、髂外、髂总与骶前淋巴组

B. 髂内、髂外及髂总淋巴组

C. 髂内、髂外与骶前淋巴组

D. 髂淋巴组与骶前淋巴组

E. 髂淋巴组、骶前淋巴组与腰淋巴组

138. 输卵管由内向外依次为

A. 间质部、壶腹部、峡部及伞部

B. 峡部、间质部、壶腹部及伞部

C. 间质部、峡部、壶腹部及伞部

D. 峡部、壶腹部、间质部及伞部

E. 壶腹部、间质部、峡部及伞部

139. 对于子宫阔韧带，下列哪项不正确

A. 外1/3部移行为骨盆漏斗韧带

B. 内1/3包围输卵管

C. 分为前后两叶

D. 富含血管、神经及淋巴管

E. 两侧达盆壁

140. 对于子宫，下列哪项正确

A. 子宫峡部黏膜组织与宫颈黏膜相同

B. 靠近子宫肌层的内膜为功能层

C. 子宫峡部黏膜无周期性变化

D. 基底层无周期性变化

E. 功能层于月经期部分脱落

141. 子宫圆韧带长

A. 10~12cm　　　　　B. 8~10cm

C. 11~13cm　　　　　D. 12~13cm

E. 12~14cm

142. 阴部内动脉的分支有

A. 3支　　　　　　　B. 2支

C. 4支　　　　　　　D. 5支

E. 6支

143. 宫体两侧淋巴结沿圆韧带汇入

A. 骶前淋巴结　　　　B. 腹股沟浅淋巴结

C. 腹股沟深淋巴结　　D. 闭孔淋巴结

E. 髂内淋巴结

144. 对于阴道上段淋巴引流，下列哪项不正确

A. 小部分汇入髂外淋巴结

B. 大部分汇入闭孔淋巴结与髂内淋巴结

C. 与阴道下段引流基本相同

D. 与宫颈引流基本相同

E. 不注入腹股沟淋巴结

145. 对于外生殖器淋巴，下列哪项不正确

A. 腹股沟浅淋巴结分上、下两组

B. 分为腹股沟浅淋巴结与腹股沟深淋巴结

C. 腹股沟深淋巴汇入闭孔及髂内等淋巴结

D. 腹股沟深淋巴结收纳阴蒂、股静脉区及腹股沟浅淋巴

E. 腹股沟浅淋巴结输出管大部分注入髂外淋巴结

146. 使子宫底保持前倾位置的韧带是

A. 主韧带   B. 圆韧带

C. 阔韧带   D. 宫骶韧带

E. 骨盆漏斗韧带

147. 对于子宫峡部，下列哪项不正确

A. 非孕期长约 1cm

B. 其黏膜不同于子宫内膜

C. 位于宫体与宫颈之间

D. 其上端为解剖学内口

E. 其下端为组织学内口

148. 女性内生殖器包括

A. 阴道、宫颈、子宫、输卵管和卵巢

B. 子宫、输卵管和卵巢

C. 阴道、子宫、输卵管和卵巢

D. 阴道、子宫、输卵管、卵巢和盆腔结缔组织

E. 阴道、子宫、输卵管、卵巢及其血管

149. 阴道上段的血供来自

A. 卵巢动脉   B. 阴道动脉

C. 肾动脉   D. 阴部内动脉

E. 子宫动脉

150. 对于卵巢，下列哪项正确

A. 卵巢位于输卵管的后上方

B. 成年妇女的卵巢约 3cm×2cm×1cm 大小

C. 卵巢白膜为一层纤维组织

D. 髓质内有数以万计的原始卵泡

E. 卵巢以卵巢悬韧带与子宫连接

151. 对于输卵管，下列哪项正确

A. 壶腹部在峡部内侧

B. 为一对细长而弯曲的管，游离于阔韧带之外

C. 黏膜层为单层高柱状上皮，均为纤毛细胞

D. 肌层有节奏地收缩能引起输卵管由近端向远端蠕动

E. 肌层由内环形、外纵形的两层平滑肌组成

152. 对于女性生殖器的发生以下哪个说法是正确的

A. 由于睾酮的存在使外生殖器向雄性分化

B. 在生殖腺发育为卵巢后，副中肾管退化

C. 外生殖器向雌性分化是胚胎发育的自然规律

D. 如果只有睾酮存在，但外阴局部组织中缺乏 5α-还原酶，则胚胎发育为女性

E. 以上说法都不对

153. 子宫动脉在下列何处横跨输尿管至子宫侧缘

A. 子宫体下方外侧约 2cm

B. 峡部水平外侧约 2cm

C. 宫颈内口水平外侧约 2cm

D. 宫颈外口水平外侧约 2cm

E. 主韧带上方约 2cm

154. 子宫动脉为

A. 髂外动脉后干分支   B. 髂外动脉前干分支

C. 髂总动脉分支   D. 髂内动脉前干分支

E. 髂内动脉后干分支

155. 成年妇女的卵巢大小为

A. 3cm×2cm×1cm   B. 4cm×3cm×2cm

C. 5cm×4cm×3cm   D. 4cm×3cm×1cm

E. 4cm×2cm×1cm

156. 卵巢生发上皮为

A. 单层梭形上皮   B. 单层柱状上皮

C. 单层扁平上皮   D. 单层鳞状上皮

E. 单层立方上皮

157. 卵巢门是指

A. 卵巢系膜连接于输卵管的部位

B. 卵巢固有韧带连接于卵巢的部位

C. 卵巢系膜连接于阔韧带后叶的部位

D. 卵巢连接于子宫的部位

E. 卵巢系膜连接于阔韧带前叶的部位

158. 女性盆部淋巴主要分为

A. 盆腔淋巴组与内生殖器淋巴组

B. 外生殖器淋巴组与内生殖器淋巴组

C. 盆腔淋巴组与外生殖器淋巴组

D. 腹股沟淋巴组与内生殖器淋巴组

E. 髂淋巴组与腹股沟淋巴组

159. 输卵管黏膜层为

A. 腺上皮   B. 单层高柱状上皮

C. 单层柱状上皮   D. 浆液性上皮

E. 生发上皮

160. 女性内生殖器的血供与下述哪项无关

A. 卵巢动脉   B. 髂外动脉

C. 子宫动脉   D. 阴道动脉

E. 阴部内动脉

161. 关于卵巢，下列哪项正确
  A. 位于子宫颈两侧
  B. 为腹膜间位器官
  C. 后缘有血管、神经出入
  D. 是女性生殖腺
  E. 由髂外动脉分支营养

162. 临床上，寻找卵巢血管的标志是
  A. 卵巢悬韧带—卵巢门
  B. 卵巢固有韧带
  C. 子宫阔韧带
  D. 卵巢系膜
  E. 卵巢子宫索

163. 手术时识别输卵管的标志是
  A. 输卵管伞   B. 输卵管漏斗
  C. 输卵管系膜   D. 输卵管间质部
  E. 输卵管外侧端

164. 可限制子宫向两侧移动的是
  A. 子宫圆韧带   B. 子宫主韧带
  C. 骶子宫韧带   D. 子宫阔韧带
  E. 卵巢子宫索

165. 防止子宫脱垂的主要韧带是
  A. 子宫圆韧带   B. 子宫主韧带
  C. 骶子宫韧带   D. 子宫阔韧带
  E. 子宫系膜

166. 骨盆底外层肌肉不包括
  A. 球海绵体肌   B. 坐骨海绵体肌
  C. 会阴浅横肌   D. 尿道括约肌
  E. 肛门外括约肌

167. 关于女性内生殖器的血供，下述哪项错误
  A. 营养子宫的动脉是腹主动脉的分支
  B. 卵巢的血液供应来自子宫动脉和卵巢动脉
  C. 输卵管的血液供应来自子宫动脉和卵巢动脉
  D. 子宫动脉发出阴道支营养阴道
  E. 子宫动脉分支营养子宫、卵巢、输卵管、阴道

168. 参与构成盆膈的肌肉是
  A. 肛提肌   B. 会阴深横肌
  C. 会阴浅横肌   D. 坐骨海绵体肌
  E. 球海绵体肌

169. 关于卵巢动脉错误的是
  A. 自腹主动脉分出，左侧可来自左肾动脉
  B. 右侧卵巢动脉多来自右肾动脉
  C. 在腹膜后沿腰大肌前下行至骨盆腔
  D. 卵巢动脉经卵巢系膜进入卵巢门

E. 卵巢动脉分出若干支营养输卵管

170. 下面哪一项不是成年人子宫的正常解剖形态
  A. 重量约50g
  B. 长7～8cm，宽4cm，厚2～3cm
  C. 宫腔容量为5ml
  D. 呈前后略扁的倒置梨形
  E. 体与宫颈的比例为1:2

171. 关于卵泡的结构，哪项是错误的
  A. 由卵母细胞和颗粒细胞构成基本结构
  B. 生长卵泡时期有颗粒层和卵丘形成
  C. 结缔组织分化形成卵泡膜
  D. 卵泡腔形成发生在次级卵泡阶段
  E. 透明带出现在原始卵泡

172. 关于输卵管的描述哪项不正确
  A. 为一对细长而弯曲的管，全长约8～14cm
  B. 根据输卵管的形态，可分为4部分
  C. 输卵管壁为三层组成，即浆膜层、肌层和黏膜层
  D. 输卵管黏膜的无纤毛细胞有分泌功能
  E. 输卵管黏膜不受性激素的影响

173. 关于卵巢哪项不正确
  A. 为一对扁椭圆形的性腺
  B. 成年妇女的卵巢约4cm×3cm×1cm
  C. 卵巢门是指卵巢系膜连接于阔韧带的后叶部位
  D. 卵巢外侧以卵巢固有韧带连于骨盆壁
  E. 卵巢表面无腹膜，由单层立方上皮覆盖，称为生发上皮

174. 成熟卵泡分泌大量雌激素是由于
  A. 黄体生成素的作用
  B. 在LH协同下卵泡刺激素的作用
  C. 绒毛膜促性腺激素的作用
  D. 雌激素的作用
  E. 孕激素的作用

175. 有关会阴体的描述不正确的是
  A. 厚约3～4cm
  B. 是阴道口与肛门之间的软组织
  C. 表面为皮肤及皮下脂肪
  D. 妊娠时会阴组织变软有利分娩
  E. 中心腱联合一对肛门外括约肌及筋膜

176. 对骨盆底描述错误的是
  A. 由多层肌肉和筋膜组成
  B. 封闭骨盆出口
  C. 前面为耻骨联合
  D. 后面为尾骨尖

E. 骨盆底有五层组织

177. 下列哪项不是处女膜闭锁的常见临床表现

    A. 青春期出现逐渐加重的周期性下腹痛

    B. 严重者伴便秘、肛门坠胀、尿频或尿潴留等症状

    C. 均有经血长期倒流进入盆腔

    D. 可见处女膜向外膨胀，表面呈紫蓝色

    E. 肛诊可扪到阴道内球状包块压向直肠

178. 关于假骨盆的描述，错误的是

    A. 位于骨盆平面以上   B. 为腹腔的一部分

    C. 其前方为腹壁下部   D. 两侧为髂骨翼

    E. 与产道有直接关系

179. 哪一项与中骨盆狭窄无关

    A. 骨盆侧壁倾斜度   B. 坐骨切迹

    C. 骶尾关节   D. 坐骨棘间径

    E. 骶骨曲度

180. 有关子宫动脉的描述，错误的是

    A. 是髂内动脉前干的分支

    B. 约距宫颈内口处水平与输尿管交叉

    C. 在宫颈阴道部分为上、下两支

    D. 子宫动脉的上支可营养子宫体、卵巢和输卵管

    E. 子宫动脉的下支可营养子宫颈和阴道上部

181. 有关前庭大腺，哪项不正确

    A. 前庭大腺又称巴氏腺

    B. 位于大阴唇后部

    C. 腺管细长约 4～5cm

    D. 开口于前庭后方小阴唇与处女膜之间的沟内

    E. 正常情况下，不能触及此腺

【B 型题】

（1～3 题共用备选答案）

    A. 新生儿期   B. 幼年期

    C. 青春期   D. 性成熟期

    E. 更年期

1. 从月经初潮至生殖器官逐渐发育成熟的时期称为

2. 妇女卵巢功能逐渐衰退，生殖器官开始萎缩并向衰退过渡的时期称为

3. 卵巢功能成熟并有性激素分泌及周期性排卵的时期称为

（4～6 题共用备选答案）

    A. 骨盆入口略呈三角形，两侧壁内聚，耻骨弓较窄

    B. 入口略呈圆形，横径较前后径稍长，耻骨弓较宽

    C. 入口呈卵圆形，前后径较横径稍长，耻骨弓较窄

    D. 入口呈扁平状，横径长而前后径短，耻骨弓宽

    E. 入口呈肾形，骶骨下段向后移，尾骨呈钩状，耻

骨弓宽

4. 女人型骨盆的形态为

5. 男人型骨盆的形态为

6. 扁平骨盆的形态为

（7～8 题共用备选答案）

    A. 骨盆轴   B. 骨盆倾斜度

    C. 坐骨切迹   D. 骶骨岬

    E. 耻骨弓角度

7. 与中骨盆及出口横径有关的是

8. 站立时骨盆入口平面与地面形成的角度称为

（9～11 题共用备选答案）

    A. 泌尿生殖膈   B. 中心腱

    C. 会阴浅筋膜   D. 盆腹膜

    E. 盆膈

9. 盆底的浅层肌肉的肌腱在阴道外口与肛门之间会合形成

10. 覆盖于耻骨弓与坐骨结节之间的三角形平面上的是

11. 盆底最里面最坚韧的一层，由肛提肌及其筋膜组成的是

（12～14 题共用备选答案）

    A. 腰淋巴结   B. 腹股沟淋巴结

    C. 腹股沟浅淋巴结   D. 腹股沟深淋巴结

    E. 闭孔淋巴结与髂淋巴结

12. 子宫体及底部与输卵管、卵巢淋巴输入

13. 阴道下段的淋巴输入

14. 阴道上段、宫颈的淋巴输入

（15～17 题共用备选答案）

    A. 鳞状上皮

    B. 鳞状上皮，有腺体

    C. 高柱状上皮，有许多腺体

    D. 单层高柱状上皮，含有纤毛细胞和分泌细胞

    E. 柱状上皮无腺体

15. 宫颈阴道部覆盖的上皮为

16. 宫颈管内膜的上皮为

17. 输卵管黏膜的上皮为

（18～21 题共用备选答案）

    A. 圆韧带   B. 主韧带

    C. 子宫骶骨韧带   D. 阔韧带

    E. 骨盆漏斗韧带

18. 从子宫颈到骨盆侧壁的为

19. 从子宫角前面至大阴唇前端的为

20. 维持子宫前倾的主要韧带为

21. 卵巢动静脉从哪条韧带中穿过

（22～26 题共用备选答案）

    A. 子宫静脉   B. 右卵巢静脉

C. 左卵巢静脉　　　　D. 子宫动脉

E. 卵巢动脉

22. 来自髂内动脉前干的是

23. 汇入髂内静脉的是

24. 汇入下腔静脉的是

25. 来自腹主动脉的是

26. 汇入左肾静脉的是

（27～29题共用备选答案）

A. 女型骨盆　　　　　B. 男型骨盆

C. 扁平型骨盆　　　　D. 类人猿型骨盆

E. 均小骨盆

27. 骨盆入口呈横椭圆形，入口横径较前后径稍长，耻骨弓较宽，坐骨棘间径≥10cm

28. 骨盆入口略呈三角形，两侧壁内聚，坐骨棘突出，耻骨弓较窄，骶骨较直而前倾

29. 骨盆入口呈长椭圆形，入口前后径较横径长，两侧壁稍内聚，坐骨棘较突出，耻骨弓较窄

参考答案

【A1/A2 型题】

1. C　2. E　3. C　4. E　5. B　6. E　7. D　8. B
9. C　10. C　11. C　12. B　13. C　14. D　15. B　16. E
17. D　18. D　19. B　20. E　21. E　22. D　23. C　24. C
25. E　26. C　27. C　28. E　29. B　30. C　31. C　32. C
33. C　34. B　35. E　36. C　37. D　38. B　39. D　40. E
41. E　42. D　43. D　44. E　45. E　46. B　47. D　48. A
49. E　50. C　51. C　52. E　53. C　54. B　55. C　56. C
57. B　58. C　59. D　60. A　61. C　62. E　63. B　64. A
65. E　66. E　67. D　68. A　69. E　70. B　71. C　72. E
73. C　74. A　75. E　76. D　77. B　78. C　79. D　80. B
81. E　82. B　83. A　84. A　85. C　86. E　87. B　88. A
89. C　90. A　91. A　92. D　93. D　94. C　95. C　96. D
97. B　98. C　99. E　100. D　101. C　102. E　103. C
104. B　105. B　106. C　107. B　108. D　109. D　110. C
111. D　112. E　113. D　114. D　115. B　116. B　117. B
118. C　119. D　120. B　121. D　122. C　123. C　124. D
125. D　126. B　127. B　128. B　129. B　130. E　131. D
132. B　133. C　134. D　135. B　136. C　137. B　138. D
139. B　140. D　141. E　142. C　143. D　144. C　145. E
146. B　147. B　148. C　149. E　150. C　151. E　152. E
153. C　154. D　155. D　156. E　157. C　158. E　159. B
160. B　161. D　162. A　163. A　164. D　165. B　166. D
167. A　168. A　169. B　170. E　171. E　172. E　173. D
174. B　175. E　176. E　177. C　178. E　179. C　180. C
181. C

【B 型题】

1. C　2. E　3. D　4. B　5. A　6. D　7. C　8. B
9. B　10. A　11. E　12. A　13. B　14. D　15. A　16. C
17. D　18. B　19. A　20. A　21. E　22. D　23. A　24. B
25. E　26. C　27. A　28. B　29. D

精选解析

【A1/A2 型题】

1. 阴道动脉为髂内动脉前干的分支，阴道上段由子宫动脉供应。

2. 阑尾通常位于右髂窝内，但其位置、长短、粗细变化很大，有的下端可达右附件区，妊娠期阑尾的位置随孕周增加而逐渐向外上方移位，因此妇女患阑尾炎时可累及子宫附件。其余几项均此正确。

7. 卵巢动脉自腹主动脉分出，左侧可来自左肾动脉，左卵巢静脉回流至左肾静脉，故左侧盆腔静脉曲张较多见。卵巢动脉在输卵管系膜内进入卵巢门前分出若干支供应输卵管，其末梢在宫角附近与子宫动脉上行的卵巢支相吻合。

8. 子宫是有腔的肌性器官，呈前后略扁的倒置梨形，重约50g，长7～8cm，宽4～5cm，厚2～3cm，容量约5ml。分宫体，宫底，宫角，宫颈。宫体与宫颈的比例因年龄而异，婴儿期为1:2，成年妇女为2:1，老年人为1:1。宫腔为上宽下窄的三角形，两侧通输卵管，尖端朝下通宫颈管。在宫体与宫颈之间形成最狭窄的部分称子宫峡部，在非孕期长约1cm，其上端因解剖上较狭窄，称解剖学内口；其下端因黏膜组织在此处由宫腔内膜转变为宫颈黏膜，称组织学内口。

9. 外阴即外生殖器，阴阜即为耻骨联合前面隆起的脂肪垫，青春期其上面生长阴毛。大阴唇为靠近两股内侧的一对隆起的皮肤皱折，外侧面与皮肤相同，内侧面皮肤湿润似黏膜。大阴唇有很厚的皮下脂肪层，其内富有血管、淋巴、神经，局部外伤出血时很容易发生血肿。阴蒂位于两侧小阴唇之间的顶端，与男性阴茎海绵体相似，富于神经末梢，性感极为灵敏，有勃起性。阴道前庭为两侧小阴唇之间的菱形区，其前为阴蒂，后为阴唇系带，其内前方有尿道，后方有阴道开口。

10. 卵巢动脉来自腹主动脉（左侧可来自左肾动脉），左卵巢静脉回流至左肾静脉，故左侧盆腔静脉曲张较多见；子宫动脉为髂内动脉前干的分支。于约距宫颈内口水平2cm处横跨输尿管达子宫侧缘，又于阴道上宫颈部分为上下两支；阴道上段由子宫动脉供应，阴道下段主要由阴部内动脉和痔中动脉供应；内生殖器静脉数量较动脉多，并在相应器官及其周围形成静脉丛，互相

吻合，故盆腔感染易于蔓延。

11. 骨盆是由髋骨、骶骨和尾骨组成，女性骨盆入口呈横椭圆形，扁平骨盆入口前后径短，约占 23% ~ 29%，真骨盆位于骨盆分界线之下，妊娠期骨盆的韧带较松弛。

57. 阴道上端比阴道下端宽；阴道下端开口于前庭后部；阴道黏膜为复层鳞状上皮；阴道无腺体。

58. 成年妇女子宫重约 70g；宫腔容量 10ml；宫体：宫颈 = 2:1；子宫下部较窄。

59. 宫颈淋巴大部汇入闭孔淋巴结及髂内淋巴结，小部汇入髂外淋巴结，并经宫骶韧带汇入骶前淋巴结。

61. 两小阴唇之间的菱形区为阴道前庭。

62. 肛提肌由 3 部分组成。①耻尾肌：为肛提肌的主要部分，此层受损易引起膀胱和直肠膨出。②髂尾肌：居中。③坐尾肌：靠后外方。因此，损伤坐尾肌并不会引起直肠膨出。

63. 卵巢重约 5 ~ 6g；卵巢白膜是一层致密纤维组织；皮质内含数以万计的始基卵泡；髓质内无卵泡。

64. 输卵管全长 8 ~ 14cm；分为间质部、峡部、壶腹部和伞部；峡部在壶腹部的内侧；间质部管腔最窄。

65. 尽管女型骨盆多，但混合型多于基本类别骨盆。

66. 肾脏位于腹膜后，与女性生殖器官不相邻。

67. 阴道壁由黏膜、肌层和纤维层构成。上端包围宫颈，下端开口于阴道前庭后部，前壁与膀胱和尿道邻接，后壁与直肠贴近。环绕宫颈周围的部分称阴道穹窿。后穹窿较深，其顶端与直肠子宫陷凹贴接，阴道上端比下端宽，后壁长 10 ~ 12cm，前壁长 7 ~ 9cm。因此描述阴道前壁比后壁长是错误的。

68. 本题考核学生对卵巢解剖组织结构的记忆。常见错误是容易被后面四个答案干扰。选 B 者认为腹膜范围广，卵巢表面应该有反折腹膜覆盖，其实卵巢是游离于腹膜的组织；选 D 者认为卵泡是由里向外逐渐发育成熟，髓质应该含有始基卵泡，其实卵巢组织分皮质与髓质，外层的皮质有数以万计的原始卵泡（即始基卵泡），中心部分的髓质含疏松结缔组织及血管神经淋巴管等，无卵泡；而 C 也是错误的，卵巢白膜是一层结缔组织。

69. 应该对整个骨盆的解剖结构有全面认识。常见错误为选 B。选 B 者认为中骨盆平面为呈横径长的椭圆形，实际上中骨盆横径，即坐骨棘间径是决定胎先露通过中骨盆的重要径线，是最狭窄的。另外中骨盆的后方应是骶骨下端，而非尾骨，故应选 E。

70. 本题考核学生对内生殖器官的组织学的认识。常见错误为选 A 或 B。选 A 者认为阴道保持湿润，有少

许分泌物，应有腺体，但实际上其主要为宫颈管分泌；选 B 者认为子宫颈阴道部包含了宫颈外口鳞柱交界，而存在柱状上皮。正确答案应是 E，子宫腔为一上宽下窄的三角形，子宫峡部上端在解剖学上最窄，称解剖学内口。峡部下端的子宫腔内膜变为子宫颈黏膜，称组织学内口，峡部实为子宫腔的延续为"三角腔之顶"，其内膜当然仍为子宫内膜。

73. 子宫峡部上端为解剖学内口，下端为组织学内口，此处子宫内膜转化为宫颈内膜。非孕期长约 1cm，孕晚期伸展达 7 ~ 10cm。

167. 营养子宫的是子宫动脉，子宫动脉是髂内动脉的分支，不是腹主动脉的分支。

168. 盆膈由肛提肌及其盆膈上、下筋膜构成。会阴深横肌参与尿生殖膈构成。会阴浅横肌、坐骨海绵体肌、球海绵体肌都属于会阴浅肌层，位于会阴浅隙内。

179. 骶尾关节不参与中骨盆的构成。

180. 子宫动脉在子宫峡部分为上行支和下行支。

【B 型题】

（1 ~ 3 题共用备选答案）①新生儿期：出生后 4 周内称新生儿期。②幼年期：从出生 4 周到 12 岁称幼年期。③青春期：从月经初潮至生殖器官逐渐发育成熟的时期，月经来潮是青春期开始的一个重要标志，此期身体及生殖器官发育迅速. 第二性征形成。④性成熟期：卵巢功能成熟并有性激素分泌及周期性排卵，此期妇女生育活动最旺盛，故称生育期。⑤更年期：妇女卵巢功能逐渐衰退，生殖器官开始萎缩向衰退过渡的时期。⑥老年期：此期卵巢功能进一步衰退、老化，国际上一般以年龄 60 岁以后为老年期。

（4 ~ 6 题共用备选答案）

（1）女型骨盆入口呈横椭圆形，入口横径较前后径稍长。骨盆侧壁直，坐骨棘不突出，耻骨弓较宽，坐骨棘间径 ≥ 10cm。最常见，为女性正常骨盆，我国妇女占 52% ~ 58.9%。

（2）扁平型骨盆入口呈扁椭圆形，入口横径大于前后径。耻骨弓宽，骶骨失去正常弯度，变直向后翘或深弧形，故骨盆浅。较常见。

（3）类人猿型骨盆入口呈长椭圆形，入口前后径大于横径。骨盆两侧壁稍内聚，坐骨棘较突出，坐骨切迹较宽，耻骨弓较窄，骶骨向后倾斜，故骨盆前部较窄而后部较宽。

（4）男型骨盆入口略呈三角形，两侧壁内聚，坐骨棘突出，耻骨弓较窄，坐骨切迹呈高弓形，骶骨较直而前倾，致出口后矢状径较短。骨盆腔呈漏斗形，往往造成难产。少见。

（7～8题共用备选答案）坐骨切迹宽度：代表中骨盆后矢状径，其宽度为坐骨棘与骶骨下部间的距离，即骶棘韧带宽度。将阴道内的示指置于韧带上移动，能容纳3横指（5.5～6cm）为正常，否则为中骨盆狭窄。

骨盆倾斜度：指妇女站立时，骨盆入口平面与地平面所形成的角度一般为60°。若骨盆倾斜度过大，影响胎头衔接和娩出。

（18～21题共用备选答案）子宫韧带共有4对。

（1）圆韧带：呈圆索状得名，由平滑肌和结缔组织构成，全长10～12cm。起自宫角的前面、输卵管近端的稍下方，在阔韧带前叶的覆盖下向前外侧走行，到达两侧骨盆侧壁后，经腹股沟管止于大阴唇前端。有维持子宫呈前倾位置的作用。

（2）阔韧带：位于子宫两侧呈翼状的双层腹膜皱襞，由覆盖子宫前后壁的腹膜自子宫侧缘向两侧延伸达盆壁而成，能够限制子宫向两侧倾斜。阔韧带有前后两叶，其上缘游离，内2/3部包裹输卵管（伞部无腹膜遮盖），外1/3部移行为骨盆漏斗韧带或称为卵巢悬韧带，卵巢动静脉由此穿行。

（3）主韧带：又称宫颈横韧带。在阔韧带的下部，横行于宫颈两侧和骨盆侧壁之间。为一对坚韧的平滑肌和结缔组织纤维束，是固定宫颈位置、防止子宫下垂的主要结构。

（4）宫骶韧带：起自宫体宫颈交界处后面的上侧方，向两侧绕过直肠到达第2、3骶椎前面的筋膜。韧带含平滑肌和结缔组织，外覆腹膜，短厚有力，向后向上牵引宫颈，维持子宫前倾位置。

（22～26题共用备选答案）

（1）卵巢动脉：腹主动脉发出。在腹膜后沿腰大肌前行，向外下行至骨盆缘处，跨过输尿管和髂总动脉下段，经骨盆漏斗韧带向内横行，再向后穿过卵巢系膜，分支经卵巢门进入卵巢。

（2）子宫动脉为髂内动脉前干分支，在腹膜后沿骨盆侧壁向下向前行，经阔韧带基底部、宫旁组织到达子宫外侧，相当于宫颈内口水平约2cm处，横跨输尿管至子宫侧缘，此后分为上下两支：上支较粗，走行于阔韧带内，沿宫体侧缘迂曲上行，称为宫体支，至宫角处又分为宫底支（分布于宫底部）、输卵管支（分布于输卵管）及卵巢支（与卵巢动脉末梢吻合）；下支较细，分布于宫颈及阴道上段，称为宫颈－阴道支。

（3）阴道动脉是髂内动脉前干分支，分布于阴道中下段前后壁、膀胱顶及膀胱颈。

阴道动脉与子宫动脉阴道支和阴部内动脉分支相吻合。阴道上段由子宫动脉宫颈－阴道支供应，阴道中段由阴道动脉供应，阴道下段主要由阴部内动脉和痔中动脉供应。

（4）阴部内动脉为髂内动脉前干终支，经坐骨大孔的梨状肌下孔穿出骨盆腔，环绕坐骨棘背面，经坐骨小孔到达坐骨肛门窝，并分出4支。①痔下动脉：分布于直肠下段及肛门部；②会阴动脉：分布于会阴浅部；③阴唇动脉：分布于大、小阴唇；④阴蒂动脉：分布于阴蒂及前庭球。

盆腔静脉与同名动脉伴行，在相应器官及其周围形成静脉丛，并相互吻合，使盆腔静脉感染容易蔓延。卵巢静脉与同名动脉伴行，右侧汇入下腔静脉，左侧汇入左肾静脉，故左侧盆腔静脉曲张较多见。

第二章　女性生殖系统生理

1. 关于对于月经的临床表现，下列哪项不正确

 A. 月经是妇女生殖系统周期性变化的重要标志

 B. 无排卵而有子宫出血叫无排卵性月经

 C. 月经周期是指这次月经第 1 天至下次月经第 1 天

 D. 月经血量呈暗红色不凝固

 E. 正常月经周期的长短取决于黄体期的长短

2. 月经来潮后子宫内膜再生来自

 A. 海绵层   B. 致密层

 C. 基底层   D. 功能层

 E. 蜕膜层

3. 关于胎儿期的描述，以下哪项是错误的

 A. 胚胎细胞不含 Y 染色体时，胚胎 8~10 周性腺组织才出现卵巢的结构

 B. 胚胎 6 周后，原始性腺开始分化

 C. 卵巢形成后，因有雌激素刺激，促进副中肾管发育成为女性生殖道

 D. 卵巢形成后，因无雄激素，即无副中肾管抑制因子，两条副中肾管发育成为女性生殖道

 E. 原始卵泡是由性索皮质的扁平细胞围绕卵母细胞构成

4. 成熟卵泡的直径为

 A. 10mm   B. 5mm

 C. 3mm   D. 10~20mm

 E. 20~30mm

5. 雄激素转化为雌激素需要下列哪种酶

 A. 17α-羟化酶 B. Δ4,5-异构酶

 C. 3β-羟甾脱氢酶 D. 芳香化酶

 E. 21-羟化酶

6. LH 促进下列哪组细胞分泌雄激素

 A. 颗粒细胞   B. 卵细胞

 C. 颗粒黄体细胞 D. 卵泡膜黄体细胞

 E. 间质细胞、卵泡膜细胞和门细胞

7. 下面哪项属于雌激素的生理作用

 A. 抑制输卵管平滑肌节律性收缩的振幅

 B. 使宫颈口闭合

 C. 降低循环中胆固醇水平

 D. 通过中枢神经系统产生升温作用

 E. 促进水和钠排泄

8. 关于雌激素的生理作用，不正确的是

 A. 使子宫发育   B. 促进水与钠排泄

 C. 促进输卵管发育 D. 促进骨中钙的沉积

 E. 促进阴道上皮细胞的增生

9. 女，25 岁，月经周期为 30 天，其末次月经是 2014 年 4 月 18 日，其排卵日期大约在 5 月

 A. 2 日   B. 4 日

 C. 6 日   D. 8 日

 E. 10 日

10. 下列对于月经的叙述，哪项不恰当

 A. 两次月经的第一天间隔的天数称月经周期

 B. 月经初潮多在 13~15 岁之间

 C. 月经血量一般在 100ml 左右

 D. 月经色呈暗红，有小凝血块

 E. 大多数妇女月经期无特殊症状

11. 关于孕激素的生理作用，哪项叙述恰当

 A. 使宫颈黏液清稀透亮，利于精子通过

 B. 能抑制子宫肌层的收缩，可用于保胎

 C. 使子宫内膜发生增殖期变化

 D. 促使阴道上皮细胞增生和角化

 E. 可用于预防和治疗骨质疏松

12. 关于雌激素的生理作用，哪项叙述不恰当

 A. 加强输卵管节律性收缩的振幅

 B. 促使子宫发育，使子宫收缩力增强

 C. 促使乳腺管增生、乳腺发育

 D. 通过中枢神经系统有升温作用

 E. 促进钠和水的潴留

13. 关于卵巢的周期变化，哪项叙述不恰当

 A. 每月只有一个卵泡达成熟

 B. 近青春期，原始卵泡开始发育

 C. 成熟卵泡直径可达 10~20mm

 D. 排卵后卵泡即成为闭锁卵泡

 E. 排卵后颗粒细胞形成颗粒黄体细胞

14. 对于月经的叙述，下列哪项正确

 A. 月经干净到下一周期的第一日为 1 个月经周期

 B. 初潮时多是有排卵性月经

 C. 月经周期的长短主要取决于卵泡成熟期的长短

 D. 正常月经失血量不少于 80ml

 E. 月经血是凝固的，常伴有血块

15. WHO 规定的青春期为
   A. 13 ~ 15 岁
   B. 10 ~ 13 岁
   C. 10 ~ 19 岁
   D. 15 ~ 20 岁
   E. ≥20 岁

16. 不孕患者，检查排卵功能，以下哪项关系最小
   A. 月经周期中宫颈黏液的检查
   B. B 超监测卵巢排卵情况
   C. 甲状腺功能的检查
   D. 基础体温测定
   E. 子宫内膜活组织检查

17. 月经周期为 28 天，有排卵的妇女，于月经周期第 22 日刮宫，病理检查子宫内膜应为
   A. 分泌期早期
   B. 增生期晚期
   C. 增生期中期
   D. 分泌期中期
   E. 分泌期晚期

18. 卵子何时完成第 2 次成熟分裂
   A. 青春期
   B. 出生时
   C. 出生前
   D. 排卵时
   E. 受精并形成受精卵时

19. 对于子宫内膜周期中的分泌期中期，哪项叙述正确
   A. 内膜腺体开口面向宫腔，有糖原等分泌物溢出
   B. 腺上皮细胞核下出现含糖原小泡
   C. 腺上皮细胞呈立方形或低柱状
   D. 见到顶浆分泌
   E. 月经周期第 23 ~ 25 天

20. 老年期妇女卵巢主要分泌
   A. 孕激素
   B. 雌激素
   C. 雄激素
   D. 催乳素
   E. 肾上腺皮质激素

21. 成熟卵泡的结构由外向内分别为
   A. 卵泡内膜、颗粒细胞层、卵泡腔、卵丘和放射冠
   B. 颗粒细胞层、卵泡腔、卵丘和放射冠
   C. 卵泡外膜、颗粒细胞层、卵泡腔、卵丘和放射冠
   D. 卵泡外膜、卵泡内膜、卵泡腔、卵丘和放射冠
   E. 卵泡外膜、卵泡内膜、颗粒细胞层、卵泡腔和放射冠

22. 下面哪项不是前列腺素的生理作用
   A. 促进卵泡发育、排卵和雌激素的分泌
   B. 抗早孕和避孕作用
   C. $PGF_{2\alpha}$ 引起子宫颈平滑肌松弛，缓解痛经
   D. $PGF_{2\alpha}$ 引起子宫颈平滑肌收缩，加重痛经
   E. 溶黄体作用，促进子宫内膜血管收缩，诱导月经来潮

23. 关于其他内分泌腺功能对月经的影响，以下哪些是错误的
   A. 肾上腺皮质是女性雄激素的主要来源，分泌过多可出现闭经，甚至男性化表现
   B. 甲状腺功能的异常，均可出现月经过少、月经稀发甚至闭经
   C. 胰岛素依赖型的糖尿病患者常伴有雌激素水平过高，表现功能性出血
   D. 在高胰岛素患者中，过多的胰岛素分泌，将促进卵巢分泌过多的雄激素，导致月经失调、甚至闭经
   E. 甲状腺功能减退的患者中，可并发不孕、自然流产、畸胎发生率增加

24. 关于雄激素，以下哪些是错误的
   A. 排卵前在循环中升高
   B. 性成熟前期，有促进长骨骨基质生长和钙保留的作用
   C. 由卵泡膜和卵巢间质合成
   D. 可促进优势卵泡排卵
   E. 主要来自肾上腺，少量来源于卵巢

25. 关于甾体激素，以下哪些是错误的
   A. 雌激素是由 18 个碳原子组成，孕激素由 21 个碳原子组成，雄激素是由 19 个碳原子组成
   B. 雌激素、孕激素、雄激素、前列腺素均属甾体激素
   C. 甾体激素属于类固醇激素
   D. 孕烯醇酮是合成所有甾体激素的前体物质
   E. 由肝脏降解，经肾脏排泄

26. 使子宫内膜从增生期变为分泌期的主要因素是
   A. 垂体分泌促性腺激素的作用
   B. 下丘脑分泌 FSH – RH 与 LH – RH 的作用
   C. 卵巢分泌雌激素和孕激素的共同作用
   D. 卵巢分泌雌激素的作用
   E. 卵巢分泌孕激素的作用

27. 子宫内膜腺上皮细胞的核下开始出现含糖原小泡，相当于子宫内膜周期中的
   A. 增生期晚期
   B. 增生期中期
   C. 分泌期早期
   D. 分泌期中期
   E. 分泌期晚期

28. 月经周期为 38d 的妇女，末次月经为 2014.12.8，其排卵时间可能在
   A. 2014.12.27 左右
   B. 2015.1.2 左右
   C. 2014.12.22 左右
   D. 2014.12.6 左右
   E. 2014.12.30 左右

29. 为了解雌激素水平进行阴道脱落细胞检查，最理想的取材部位是

A. 阴道中 1/3 段前壁　　B. 阴道下 1/3 段侧壁

C. 阴道前庭　　D. 阴道上 1/3 段前壁

E. 阴道后穹隆

30. 下面哪项不属于雄激素的生理作用
    A. 减缓子宫内膜的生长及增殖
    B. 促使子宫发育及肌层变厚
    C. 刺激骨髓中红细胞生成
    D. 促进蛋白合成的作用
    E. 可引起水肿

31. 18 岁，女性，内外生殖器发育正常，肥胖，一直未有月经，以下检查哪一项对诊断关系不大
    A. 染色体检查
    B. 甲状腺功能（TSH）检查
    C. 催乳激素检查
    D. FSH、LH 测定
    E. 糖代谢的检查

32. 对于卵巢周期性变化，下列哪项是错误的
    A. 颗粒细胞层无血管
    B. 原始卵泡的梭形细胞衍变为颗粒细胞
    C. 卵泡内膜层血管丰富
    D. 黄体是由卵泡内、外膜细胞和颗粒细胞共同形成
    E. 卵泡内膜细胞衍变为放射冠

33. 对于催乳激素（PRL）的描述，下列哪项是错误的
    A. 具有促进乳汁合成的功能
    B. 为糖蛋白激素
    C. 由腺垂体（垂体前叶）催乳细胞分泌
    D. 促甲状腺素释放激素（TRH）能刺激催乳激素的分泌
    E. 催乳激素的产生受下丘脑分泌的催乳激素抑制因子的抑制性控制

34. 对于卵巢生理，下列哪项叙述正确
    A. 当卵泡成熟时，尿中孕二醇值明显增高
    B. 卵巢合成和分泌少量雄激素
    C. 卵巢颗粒细胞是排卵前产生雌激素的部位
    D. 成熟卵泡在 TSH 出现陡直高峰后出现排卵
    E. 在月经周期中，雌激素出现一次高峰是在排卵前

35. 催产素和加压素（升压素）贮存和释放部位是
    A. 下丘脑　　B. 肾上腺
    C. 卵巢　　D. 垂体后叶
    E. 垂体前叶

36. GnRH 促进下列哪组激素分泌
    A. PRL，GH　　B. FSH，LH
    C. GH，MSH　　D. ACTH，TSH
    E. TSH，LH

37. 关于子宫内膜周期性变化，以下哪些是错误的
    A. 分泌早期组织学特点为：腺上皮细胞内出现含糖原小泡，称核下空泡
    B. 月经期的子宫内膜出血主要是雌、孕激素水平的下降，与前列腺素关系不大
    C. 子宫内膜基底层不受激素变化的影响，在月经期不发生脱落
    D. 分泌中期腺体内分泌上皮细胞顶端胞膜破裂，细胞内的糖原排入腺腔称顶浆分泌
    E. 28 天为一周期，在月经的第 5～14 天子宫内膜腺体和间质细胞呈增生状态

38. 月经初潮意味着
    A. 垂体前叶开始分泌促性腺激素
    B. 下丘脑性中枢发育成熟
    C. 卵巢开始排卵和性激素分泌
    D. 甲状腺和肾上腺功能建立
    E. 下丘脑－垂体－卵巢－子宫轴功能的建立

39. 关于新生儿期，以下哪些是错误的
    A. 女性新生儿出生后可出现少量阴道出血
    B. 出生后 4 周内为新生儿期
    C. 女性新生儿乳房隆起，可有少量乳汁分泌
    D. 这些变化是由于母体胎盘和卵巢产生的女性激素的影响
    E. 这些变化是由于女性新生儿体内雌激素的作用

40. 关于围绝经期，以下哪项是正确的
    A. 卵巢功能开始衰退直至绝经后期
    B. 从末次月经到绝经后一年内的时期
    C. 卵巢功能开始衰退直至最后一次月经的时期
    D. 卵巢间质分泌少量雄激素，在外周转化为雌酮，是循环中的主要雌激素
    E. 卵巢间质分泌的雄激素可以减少骨折的发生

41. 对于前列腺素的叙述，下列哪项正确
    A. 参与卵泡发育、成熟过程
    B. 由前列腺因其合成分泌而得名
    C. 子宫内膜不能合成前列腺素
    D. 分泌期子宫内膜含量少
    E. 可能是产生痛经的原因

42. 原始生殖细胞来源于
    A. 原始性腺　　B. 卵黄囊（内胚层）
    C. 中肾管　　D. 尿生殖嵴
    E. 副中肾管

43. 宫颈黏液羊齿状结晶完全消失，相当于月经周期的
    A. 第 16 日左右　　B. 第 14 日左右
    C. 第 18 日左右　　D. 第 20 日左右
    E. 第 22 日左右

44. 下面哪项不是雄激素的作用

A. 参与女性阴毛的发育

B. 参与女性青春期发育的调节

C. 参与女性代谢功能的调节

D. 参与女性性功能和性欲的调节

E. 抑制阴蒂、阴唇和阴阜的发育

45. 对于类固醇激素的叙述，下列哪项正确

A. 卵巢主要合成及分泌雌酮和雌二醇

B. 孕酮可促进水和钠的排泄

C. 因骨架与胆固醇相同，故又名类固醇激素

D. 大部分雄烯二酮是由正常妇女卵巢分泌

E. 孕激素含 19 个碳原子，雌激素含 21 个碳原子

46. 雌激素的生理作用是

A. 使宫颈口闭合

B. 抑制输卵管肌节律性收缩的振幅

C. 促进子宫肌细胞增生和肥大

D. 兴奋下丘脑体温调节中枢有升温作用

E. 促进水和钠排泄

47. 孕激素的生理作用是

A. 使增生期子宫内膜转化为分泌期内膜

B. 促使子宫肌层变厚

C. 促使乳腺腺管增生

D. 使阴道上皮细胞增生、角化

E. 促进钠、水潴留

48. 分泌期早期子宫内膜错误的是

A. 内膜继续增厚

B. 内膜腺体更长，屈曲更明显

C. 间质水肿明显

D. 细胞内的糖原排入腺腔

E. 腺上皮细胞的核下开始出现含糖原小泡

49. 对于月经叙述错误的是

A. 月经第一次来潮称月经初潮

B. 体弱或营养不良者月经初潮常推迟

C. 月经的出现是生殖功能成熟的一项标志

D. 月经来潮时伴明显下腹痛不是正常现象

E. 月经包括月经周期、经量及经期正常为正常月经

50. 卵巢周期性变化正确的是

A. 成熟卵泡是卵泡发育的最后阶段

B. 颗粒细胞层血管丰富

C. 卵泡内膜层无血管存在

D. 卵泡外膜与卵巢间质有明显界限

E. 卵泡内膜细胞衍化为放射冠

51. 宫颈黏液开始出现羊齿植物叶状结晶，相当于月经周期的

A. 第 6 ~ 7 日　　　　B. 9 ~ 10 日

C. 12 ~ 13 日　　　　D. 15 ~ 16 日

E. 18 ~ 19 日

52. 对于月经周期，下列哪项错误

A. 两次月经第 1 日的间隔时间称为月经周期

B. 上次月经干净至本次月经来潮的间隔时间为月经周期

C. 月经周期一般为 28 ~ 30 天

D. 月经提前或延后 3 日属正常范围

E. 月经出血的第 1 日为周期的开始

53. 关于月经，下列哪项是正确的

A. 月经来潮之前卵先排

B. 月经来潮后至排卵这段时期受卵巢雌激素作用

C. 月经周期的长短，主要取决于分泌期的长短

D. 正常月经失血量不少于 100ml

E. 月经血是凝固的，至少是有小血块

54. 促性腺激素分泌最多见于

A. 新生儿阶段　　　　B. 哺乳期

C. 月经来潮前期　　　D. 更年期

E. 绝经期

55. 在正常月经周期时，取子宫内膜检测卵巢有否排卵，最好是在月经周期的

A. 7 ~ 9d　　　　　B. 11 ~ 12d

C. 13 ~ 15d　　　　D. 17 ~ 19d

E. 27 ~ 28d

56. 正常月经来潮是由于

A. 体内雌激素的撤退性出血

B. 体内雌孕激素撤退性出血

C. 体内孕激素的突破性出血

D. 体内雌孕激素的突破性出血

E. 体内孕激素的撤退性出血

57. 性激素的合成与分泌，下述何项正确的

A. 雌酮是雌二醇的前身

B. 孕激素是雌激素和雄激素的前身

C. 雄激素主要来源于卵巢门

D. 排卵后的黄体只分泌孕激素

E. 排卵前卵泡内膜细胞分泌雌激素和少量孕激素

58. 关于孕激素，下述正确的是

A. 使阴道上皮细胞增生角化

B. 促进阴毛与腋毛的生长

C. 使阴道上皮细胞脱落加快

D. 能直接控制卵巢的周期性变化

E. 刺激泌乳

59. 女，27 岁。结婚 2 年未孕（不分居），未避孕，作为

了解卵巢功能的一个方法，决定作阴道组织学涂片检查，医生在考虑采样和分析结果时，下列何项考虑不对

A. 阴道黏膜受雌孕激素的变化而改变

B. 排卵前在雌激素作用下增生，角化

C. 阴道黏膜的变化在阴道中 1/3 处最明显

D. 排卵前阴道细胞富含糖原，并被阴道杆菌分解而呈酸性

E. 排卵后在孕激素作用下上皮细胞大量脱落

60. 女，26 岁。结婚 3 年未孕，月经周期素来规则而正常，作宫颈黏液涂片检查，见大量椭圆体结晶，判断此时应为月经周期的第几天

A. 第 18 ~ 20 天 　　B. 第 10 ~ 12 天

C. 第 14 ~ 15 天 　　D. 第 3 ~ 5 天

E. 第 22 ~ 27 天

61. 女，50 岁。月经周期紊乱 2 年，现停经 40 天，基础体温单相，宫颈黏液羊齿状结晶呈高度影响，此时下列何项为相应的子宫内膜表现

A. 分泌早期图像 　　B. 分泌期图像

C. 萎缩图像 　　D. 增生期图像

E. 增生过长图像

62. 关于雄激素，下述正确的是

A. 使阴道上皮细胞增生角化

B. 使阴道上皮细胞脱落加快

C. 能直接控制卵巢的周期性变化

D. 促进阴毛与腋毛的生长

E. 刺激泌乳

63. 雌激素的生理作用，下列何项是正确的

A. 使子宫肌肉对催产素的敏感性下降

B. 使宫颈口松弛，黏液分泌增加，稀薄，拉丝度增长

C. 使阴道上皮细胞脱落

D. 对下丘脑只有负反馈

E. 有升高胆固醇，不利于冠心病

64. 关于雄激素，下述何项是错误的

A. 肾上腺皮质是产生女性雄激素的主要来源

B. 雄激素是合成雌激素的前体

C. 雄激素在维持女性阴毛、腋毛中起一定的作用

D. 雄激素不是维持女性生殖功能的激素

E. 雄激素在青春期的体格发育过程中有一定影响

65. 关于性轴的描述下列何项是错误的

A. 孕激素在月经周期中出现二个峰值，后面峰值较高

B. FSH，LH 在下丘脑产生的激素控制下分泌

C. 卵巢周期性变化，直接受到下丘脑和垂体控制

D. FSH 在整个周期中都产生，但在排卵前 1 ~ 2 日有峰值

E. 雌激素在月经周期中表现为排卵后的峰值比前面平坦

66. 关于性激素的作用机制下，下述何项是错误的

A. 雌激素使孕激素受体含量升高

B. 雌激素的大部分与血浆蛋白结合，小部为游离状态产生生物活性，二者之间处于动态平衡

C. 雌激素与胞浆受体结合后才能发挥生理作用

D. 雌二醇是雌激素中生物活性最高的一种

E. 孕激素使雌激素受体含量升高

67. 宫颈黏液最丰富，伸展性最大，羊齿状结晶最高出现在正常月经周期中的哪一期

A. 增生早期 　　B. 增生中期

C. 分泌早期 　　D. 排卵期

E. 分泌中期

68. 32 岁，妇女。14 岁初潮，月经周期为 34 天，预测排卵期大约在周期的

A. 第 20 天 　　B. 第 15 天

C. 第 16 天 　　D. 第 14 天

E. 第 24 天

69. 性激素的周期性变化中下述何项是正确的

A. 孕激素在排卵前有一低峰，排卵后才有高峰

B. 雌、孕激素的峰值在排卵后第 10 天形成

C. 雌激素有两峰值，排卵后的峰值较平坦

D. 黄体分泌雌激素和孕激素，如不受精 20 天后退化

E. 在月经周期中均有较大量的雌孕激素

70. 女，45 岁，既往月经正常，近一年来经期延长 10 ~ 15 天，量多，此次停经 50 天，后有阴道出血 20 天，血红蛋白 80g/L，盆腔检查（-），基础体温单相。为排除宫体癌应该进行下列何项辅助诊断

A. CA125 测定 　　B. 腹腔镜检查并作活检

C. 超声检查 　　D. 分段诊刮并送病理

E. 子宫输卵管造影

71. 关于月经的特点下述何项是正确的

A. 排卵发生在下次月经来潮前 14 天

B. 排卵发生在两次月经之间

C. 月经期基础体温是上升的

D. 有排卵才有月经

E. 排卵发生在月经来潮后第 14 天

72. 月经周期的长短取决于下列何项因素

A. 分泌期的长短 　　B. 增生期的长短

C. 经期的长短 　　D. 黄体的寿命

E. 黄体退化成白体的时间

73. 更年期的特点中下述何项是正确的
A. 更年期就是绝经期
B. 更年期卵巢中卵泡已耗尽
C. 更年期一般是在 55 岁以上
D. 更年期是无排卵功血的最好发时期
E. 更年期是恶性肿瘤的好发时期

74. 关于子宫内膜在月经周期中的变化，下述何项是错误的
A. 子宫内膜有功能层和基底层
B. 功能层受卵巢激素影响而呈周期性变化
C. 雌激素使子宫内膜呈增生期变化
D. 基底层是孕卵种植的部分
E. 孕激素使增期子宫内膜转化为分泌期内膜

75. 关于月经周期中宫颈黏液的变化下列何项是错误的
A. 雌激素使宫颈黏液分泌量增多，稀薄而透明
B. 雌激素使宫颈黏液拉丝度在 10cm 以上
C. 孕激素使宫颈黏液分泌减少，但伸展性增强
D. 孕激素使宫颈黏液中结晶逐步模糊
E. 排卵期雌激素对宫颈分泌物影响达高峰

76. 关于卵巢的功能，下述何项是错误的
A. 卵巢每月有数个卵泡发育，但只有一个卵泡发育成熟排卵
B. 新生儿的卵巢内含有 10 万多个原始卵泡
C. 妇女一生中有 400 个左右卵泡发育成熟而排卵
D. 卵巢分泌雌孕激素和雄激素
E. 青春期有排卵并有月经来潮

77. 关于性周期的描述下述何项是错误的
A. 孕激素对下丘脑产生正负反馈的作用
B. 子宫内膜的周期性变化受卵巢激素的影响
C. 卵巢周期性变化直接受垂体，下丘脑的控制
D. 月经是子宫内膜周期性变化的临床表现
E. 雌激素对下丘脑同样产生正负反馈调节

78. 关于雌激素，下述正确的是
A. 使阴道上皮细胞脱落加快
B. 使阴道上皮细胞增生角化
C. 促进阴毛与腋毛的生长
D. 能直接控制卵巢的周期性变化
E. 刺激泌乳

79. 关于激素的代谢下述何项是正确的
A. 雌酮是雌二醇的降解产物
B. 卵巢主要合成雌二醇和雌酮二种雌激素
C. 雌三醇由雌酮降解而来
D. 卵巢分泌的孕激素主要是孕二醇

E. 孕二醇的降解产物是孕酮

80. 关于孕激素的生理作用下述何项是正确的
A. 使宫颈口闭合，黏液减少变稠，拉丝度减少
B. 使阴道上皮角化，糖原增加
C. 单独使子宫内膜呈分泌期变化
D. 使子宫肌肉对催产素的敏感性增强
E. 促进骨中钙的沉积

81. 对于月经周期的调节，下列哪项是错误的
A. LH 和一定量的 FSH 共同作用，使成熟卵泡排卵，黄体形成，分泌雌激素、孕激素
B. 月经周期中间，血中雌激素高峰之后，出现陡峰及较低的 FSH 高峰
C. FSH 与少量 LH 共同作用，使卵泡生长发育并分泌雌激素
D. 雌激素和孕激素协同作用，对垂体和下丘脑产生明显正反馈
E. 雌激素既有正反馈作用，也有负反馈作用

82. 对于卵泡下列叙述哪项不正确
A. 生长卵泡透明带已形成
B. 生长卵泡的外卵泡膜细胞层尚未形成
C. 生长卵泡必须含有颗粒细胞和卵泡膜细胞
D. 成熟卵泡腔内有大量卵泡液
E. 每个卵细胞周围有一层原始卵泡细胞，二者之外还有一层基膜，形成一个始基卵泡

83. 对于卵巢周期下述哪项不正确
A. 卵泡内外膜细胞都是由卵巢皮质层的间质细胞衍化而来的
B. 每一个始基卵泡中含有一个卵母细胞
C. 颗粒细胞是由始基卵泡的菱形细胞变来的
D. 放射冠是由直接围绕卵母细胞的卵泡内膜细胞构成
E. 卵泡膜黄体细胞是由卵泡内膜细胞衍化而来

84. 对于性轴的描述下列哪项是错误的
A. 卵巢周期性变化值接受下丘脑和垂体控制
B. FSH、LH 在下丘脑产生的激素控制下分泌
C. FSH 在整个周期中都产生，但在排卵前 1～2 天有峰值
D. 孕激素在月经周期中出现两个峰值，后面峰值较高
E. 雌激素在月经周期中排卵后的峰值比前面平坦

85. 对于卵巢激素下述哪项是错误的
A. 孕激素是雄激素的前身，雄激素又是雌激素的前身
B. 雌激素是由卵泡膜细胞与颗粒细胞协同产生的
C. 雌三醇是雌二醇与雌酮的代谢产物

D. 孕二醇是孕酮的主要代谢产物

E. 女性雄激素只来源于卵巢门细胞

86. 妇女一生各阶段中，哪个阶段历时最长

A. 青春期   B. 幼儿期

C. 新生儿期   D. 性成熟期

E. 围绝经期

87. 血中垂体促性腺激素含量最高的时期是

A. 月经来潮前期   B. 青春期

C. 新生儿期   D. 绝经后 3 年

E. 老年期

88. 对于月经的有关叙述，正确的是

A. 月经周期的长短主要取决于分泌期的长短

B. 两次月经第 1 日的时间间隔为一个月经周期

C. 初潮时多是有排卵性月经

D. 正常月经失血量不少于 80ml

E. 月经血是凝固的，至少有小血块

89. 对于月经叙述错误的是

A. 体质强壮及营养良好者月经初潮常提早

B. 体弱或营养不良者月经初潮常推迟

C. 月经第一次来潮称月经初潮

D. 月经来潮时伴有明显下腹痛是正常现象

E. 正常月经包括月经周期、经量及经期均正常

90. 雌激素的周期性变化正确的是

A. 于排卵前分泌量逐渐减少

B. 随着卵泡的发育雌激素分泌逐渐增多

C. 卵泡开始发育时雌激素处于中等水平

D. 排卵后分泌量继续减少

E. 黄体萎缩时，分泌量急剧上升

91. 女性，21 岁，患精神分裂症 3 个月，病后月经未来潮，肛诊子宫前位，大小大致正常，尿妊娠试验（－），闭经的主要原因是

A. 无 LH 高峰

B. GnRH 分泌不足，失去节律性

C. B 超监测未见成熟卵泡及排卵

D. 子宫内膜呈增生早期

E. 皮质功能紊乱

92. 子宫内膜的腺上皮内出现核下空泡时，生理上相当于内膜周期的哪一期

A. 排卵期   B. 增生晚期

C. 增生早期   D. 分泌早期

E. 分泌晚期

93. 了解子宫内膜周期性变化最可靠的方法是

A. 测定雌激素在体内的含量

B. 测定基础体温曲线

C. 镜检宫颈黏液

D. 诊断性刮宫行病理检查

E. 阴道脱落细胞涂片检查

94. 对于雄激素的叙述下列哪项错误

A. 雄激素是雌激素的前身

B. 卵巢中天然雄激素主要有睾丸素及雄烯二酮

C. 雄激素有促进肌肉骨骼发育的作用

D. 过多的雄激素可促进卵泡闭锁

E. 女性体内的雄激素均来源于卵巢

95. 下列哪项是错误的

A. 卵巢合成少量雄激素

B. 卵巢主要合成雌三醇

C. 雌激素、孕激素都是甾体激素

D. 腺垂体受丘脑下部控制

E. 丘脑下部中枢神经系统有分泌功能

96. 下列哪项是正确的

A. 妇女有月经来潮即说明有排卵

B. 绝经后妇女因卵巢功能衰退，故体内无雌激素

C. 卵巢不分泌雄激素

D. 甾体激素不能称为类固醇

E. 孕激素是雄激素的前身物质

97. 对于女性生殖系统生理的叙述，下列哪项是正确的

A. 月经来潮时妇女的基础体温可升高 0.3℃ ~0.5℃

B. 排卵一般发生于月经周期第 14 天

C. 月经来潮时子宫内膜自基底层剥脱

D. 排卵后的卵泡叫闭锁卵泡

E. 正常月经的第 23 天子宫内膜为晚分泌期

98. 对于下丘脑激素的调节，下列哪项是正确的

A. 5 – 羟色胺可促进 LH – RH 的分泌

B. 多巴胺可刺激 LH – RH 分泌

C. 去甲肾上腺素可抑制 LH – RH 分泌

D. 雌激素对丘脑下部既产生正反馈也产生负反馈

E. GnRH 对下丘脑可产生正反馈

99. 女性，12 岁，月经来潮 1 年，但只来潮 3 次，周期 7 天，2~6月，月经色红，无血块，每次用卫生纸 1 包半，经期有腰痛，下述哪种处理是恰当的

A. 雌激素、孕激素周期治疗

B. 少量雌激素周期治疗

C. 经期适当休息，勿做剧烈运动

D. 经期口服 EACA

E. 经期服用丹参片

100. 对于月经周期中宫颈黏液的变化下列哪项错误

A. 雌激素使宫颈黏液拉丝度达 10mm 以上

B. 孕激素使宫颈黏液分泌量减少，但伸展性增强

C. 雌激素使宫颈黏液分泌量增多，稀薄而透明

D. 孕激素使宫颈黏液中结晶逐渐模糊

E. 排卵期雌激素对宫颈分泌物影响达最高峰

101. 下面哪项不提示已排卵

A. 基础体温双相

B. 子宫内膜呈分泌期变化

C. 卵巢内黄体形成

D. 宫颈黏液结晶涂片可见羊齿状结晶

E. 阴道脱落细胞涂片多为中层或角化前细胞

102. 排卵的主要条件中，哪项是错误的

A. 雌激素高峰（排卵前 36 ~ 48 小时）

B. 较低的促黄体生成素高峰

C. 促卵泡素高峰

D. 成熟卵泡

E. 少量孕激素

103. 对于排卵的叙述下列哪项不正确

A. 排卵的发生与卵泡液中的水解酶有关

B. 近排卵时卵泡直径可达 18 ~ 25mm

C. 排卵是因卵泡大，对卵巢表面压力增大引起

D. 排卵与卵泡液中的 $PGF_{2\alpha}$ 有关

E. 排卵发生在月经前 14 天

104. 卵泡生长发育中，卵母细胞周围的细胞变为方形，并增生成为

A. 卵泡外膜细胞

B. 卵泡内膜细胞

C. 颗粒细胞

D. 卵细胞

E. 黄体细胞

105. 对于妇女一生各阶段生理特点的描述，下列哪项正确

A. 第二性征的出现标志青春期开始

B. 幼童期儿童体格及内外生殖器同时发育

C. 月经初潮标志卵巢功能成熟为性成熟的开始

D. 更年期一般历时 3 年

E. 卵巢激素减少至不能引起子宫内膜脱落出血，历时 1 年以上，最后一次月经过后称为绝经

106. 下列哪项不是女性第二性征

A. 声音高调

B. 出现阴毛和腋毛

C. 乳房丰满隆起

D. 阴阜隆起

E. 骨盆横径大于前后径

107. 周期性变化不受性激素影响的是

A. 输卵管黏膜

B. 子宫内膜

C. 宫颈黏液

D. 阴道上皮细胞

E. 卵巢生发上皮

108. 关于月经周期中子宫内膜的变化，下列哪项错误

A. 功能层受卵巢激素影响而呈周期性变化

B. 子宫内膜有功能层和基底层

C. 基底层是孕卵种植的部位

D. 雌激素使子宫内膜呈增生期变化

E. 孕激素使增生期子宫内膜转化为分泌期内膜

109. 围绝经期，尿中促性腺激素的排出量是

A. 测不出

B. 排出量不变

C. 变化莫测

D. 减少

E. 增加

110. 卵巢合成孕激素的部位为

A. 卵巢门细胞

B. 卵巢间质细胞

C. 卵泡外膜细胞

D. 卵泡膜黄体细胞

E. 颗粒细胞

111. 下面哪项是青春期开始的标志

A. 卵泡开始发育

B. 第一次来月经

C. 出现周期性排卵

D. 第二性征开始出现

E. 体格发育第二高峰出现

112. 对于前列腺素（PG）在女性生殖系统中的描述下列哪项错误

A. PG 参与排卵过程

B. PG 在女性生殖器官中均有分布

C. PGE 能使非孕子宫收缩

D. PGF 也能使子宫收缩

E. $PGF2\alpha$ 可能是产生痛经的原因

113. 能使基础体温升高的是

A. 雌酮

B. 雌二醇

C. 孕酮

D. 可的松

E. 睾酮

114. 属于雌激素生理作用的是

A. 使宫颈黏液减少变稠，拉丝度减少

B. 使子宫内膜增生

C. 降低妊娠子宫对催产素的敏感性

D. 使阴道上皮细胞脱落加快

E. 通过中枢神经系统有升温作用

115. 子宫内膜腺体弯曲，腺上皮细胞高柱状，核移向细胞中间，间质致密，小动脉呈螺旋状，生理上相当于子宫内膜的哪一期

A. 排卵期

B. 增生晚期

C. 增生早期

D. 分泌早期

E. 分泌晚期

116. 对于 FSH 和 LH 下列叙述哪项不正确

A. FSH 与 LH 均呈脉冲式释放

B. FSH 和 LH 均是糖蛋白激素

C. FSH 主要作用是促卵泡膜细胞形成

D. LH 主要作用于已分化的卵泡膜细胞合成性激素

E. FSH、LH、TSH、HCG 均由 α、β 两条链形成，其决定簇组（特异生物作用）位于 β 链上

117. 下面哪项与阴道自净作用无关

A. 阴道黏膜上皮糖原含量   B. 阴道内乳酸杆菌

C. 雌激素   D. 宫颈黏液

E. 阴道上皮增生变厚

118. 下丘脑－垂体－甲状腺轴对垂体分泌催乳素的影响是

A. 促甲状腺激素释放激素抑制催乳素分泌

B. 甲状腺激素抑制催乳素分泌

C. TSH 抑制催乳素分泌

D. TSH 刺激催乳素分泌

E. 促甲状腺激素释放激素刺激催乳素分泌

119. 下列情况哪项符合卵巢生理

A. 排卵后阴道上皮出现大量角化细胞

B. 卵泡成熟度与宫颈黏液分泌量呈平行关系

C. 成熟卵泡的持续时间是一定的

D. 排卵后由于孕激素的中枢性升温作用故基础体温升高

E. 整个月经周期中只出现一次雌激素高峰

120. 对于性激素合成哪项不正确

A. 颗粒细胞内芳香化酶将内卵泡膜细胞产生的雄激素转化为雌激素

B. 在卵泡期间，内卵泡膜细胞分泌雄激素

C. 黄体内卵泡膜细胞主要产生雄激素并转化为雌激素

D. 黄体颗粒细胞主要产生孕激素

E. 卵泡期颗粒细胞产生大量孕激素

121. 对于卵巢雄激素的合成下列叙述哪项不正确

A. 卵泡外膜细胞可分泌少量雄激素

B. 雄激素可由颗粒细胞分泌

C. 雄激素可由卵泡内膜细胞分泌

D. 卵泡间质细胞也可分泌少量雄激素

E. 雄激素是合成雌激素的前身物质

122. 对于女性体内雄激素错误的是

A. 能促进阴毛和腋毛生长

B. 能使少女在青春期生长迅速

C. 脱氢表雄酮是卵巢合成雌激素的中间产物

D. 雄烯二酮在外周组织中能转化为睾酮

E. 睾酮主要来自卵巢

123. 月经周期为 **28** 日有排卵的妇女，于月经周期第 **14** 日刮宫，镜检子宫内膜应为

A. 分泌期早期   B. 增生期晚期

C. 增生期中期   D. 分泌期中期

E. 分泌期晚期

124. 对于月经周期中激素的变化，下列哪项不正确

A. 排卵前 24 小时左右，LH 出现陡峰

B. 排卵前 24 小时左右，FSH 出现高峰

C. LH 陡峰后发生排卵

D. 雌激素在排卵前后各出现一个高峰

E. 孕激素在排卵前后各出现一个高峰

125. 对于女性甾体激素叙述正确的是

A. 卵巢主要合成和分泌雌酮和雌三醇

B. 月经周期后期测血中孕酮值能证明是否排卵

C. 因骨架与胆固醇相同，又名胆固醇激素

D. 大部分雄烯二酮是由正常妇女卵巢分泌的

E. 孕激素含有 18 个碳原子，雌激素含有 21 个碳原子

126. 符合雌激素、孕激素周期性变化的项目是

A. 孕激素有两个高峰

B. 雌激素有一个高峰

C. 雌激素仅在排卵后 7~8 日出现一平坦高峰

D. 孕激素在排卵前 2 日出现一陡直高峰

E. 以上都不是

127. 卵巢甾体激素的前身物质为

A. 睾丸酮   B. 孕烯醇酮

C. 雌酮   D. 皮质醇

E. 雄烯二酮

128. 不是甾体激素的是

A. 雌酮   B. 雌二醇

C. 孕酮   D. 睾酮

E. 卵泡刺激素

129. 对于性周期的描述下列哪项错误

A. 卵巢周期性变化直接受垂体、下丘脑的控制

B. 子宫内膜周期性变化受卵巢激素的影响

C. 月经是子宫内膜周期性变化的临床表现

D. 孕激素对下丘脑产生正负反馈调节

E. 雌激素对下丘脑同样产生正负反馈调节

130. 已排卵的成年妇女，测尿中孕二醇峰值，24 小时尿液平均含量应达到

A. 10μmol/L   B. 6μmol/L

C. 14μmol/L   D. 18μmol/L

E. 22μmol/L

131. 对于卵巢黄体形成与退化，下列哪项叙述不正确

A. 如未受精，排卵后 9~10 天黄体开始萎缩

B. 排卵后 7~8 天黄体成熟

C. 黄体的寿命平均 14 天

D. 黄体衰退后雌激素、孕激素水平降至最低，月经来潮

E. 排卵后 14 ~ 16 天，黄体完成其退化全过程，形成白体

132. 雌激素分泌达高峰的时间是

A. 排卵后 24 小时和黄体中期

B. 排卵前 24 ~ 48 小时和黄体中期

C. 排卵期和黄体中期

D. 排卵期和黄体末期

E. 排卵前 24 小时和黄体末期

133. 对于催乳激素正确的是

A. 为糖蛋白激素

B. 由腺垂体嗜碱性细胞分泌

C. 功能与刺激泌乳有关

D. 促甲状腺激素释放激素能抑制催乳激素分泌

E. 催乳激素于促性腺激素释放激素受抑制时水平降低

134. 对于雌激素的生理作用，哪项是错误的

A. 有助于卵巢积储胆固醇

B. 加强输卵管节律性收缩的振幅

C. 促使子宫发育并使子宫收缩力增强

D. 促进钠与水的排泄

E. 促进钙质沉积

135. 属于孕激素生理作用的是

A. 有助于卵巢积储胆固醇

B. 使子宫内膜增生

C. 使子宫发育和肌层增厚

D. 使阴道上皮细胞加快脱落

E. 使宫颈黏液拉丝度加大

136. 不是孕激素生理作用的是

A. 对下丘脑的负反馈作用影响 FSH、LH 分泌

B. 加强输卵管节律性收缩的振幅

C. 使基础体温升高

D. 能抑制宫颈黏膜分泌黏液

E. 使阴道上皮细胞加快脱落

137. 卵子排除后未受精，黄体开始萎缩是在排卵后的

A. 6 ~ 8 日　　　　　B. 5 ~ 6 日

C. 9 ~ 10 日　　　　D. 11 ~ 12 日

E. 13 ~ 14 日

138. 月经周期为 32 天的妇女，其排卵时间一般在

A. 本次月经干净后 14 日左右

B. 本次月经来潮后 14 日左右

C. 下次月经来潮前 14 日左右

D. 两次月经周期中间

E. 以上都不是

139. 对于内分泌对生殖系统的影响下列哪项错误

A. 雄激素有对抗雌激素的作用

B. 少量雄激素是女性的阴毛、腋毛发育所必需的

C. 肾上腺皮质激素为女性雄激素的主要来源

D. 甲亢可引起月经过多

E. 甲减能引起闭经或卵巢萎缩

140. 孕激素的作用应除外

A. 与雌激素一起促进胚胎着床

B. 与雌激素一起促进乳腺发育

C. 抑制子宫收缩

D. 排卵后基础体温降低 1℃ 左右

E. 使消化道平滑肌松弛

141. 月经周期为 32 天，排卵通常发生在哪天

A. 月经第 14 天　　　B. 月经第 16 天

C. 月经第 18 天　　　D. 月经第 12 天

E. 月经第 20 天

142. 性激素对下丘脑－垂体的反馈，正确的是

A. 雌激素－负反馈，孕激素－正反馈

B. 雌激素－正反馈，孕激素－负反馈

C. 雌激素－负反馈，孕激素－负反馈

D. 雌激素－正、负反馈，孕激素－负反馈

E. 雌激素－负反馈，孕激素－正、负反馈

143. 对于基础体温测定方法，下列哪项是错误的

A. 每晚睡前将体温表水银柱甩至 36℃ 以下

B. 置于伸手可取的地方

C. 测定前不讲话，不活动

D. 测口腔温度 1 分钟

E. 测得结果逐日记录于基础体温单上

144. 下列哪一项是预测排卵的重要指标

A. LH/FSH　　　　　B. FSH

C. HCG　　　　　　D. PRL

E. HPL

145. 血中睾酮水平相对恒定的维持主要是依靠

A. FSH 促进睾酮分泌

B. LH 抑制睾酮分泌

C. 睾酮在肝脏的灭活减少

D. 血中睾酮水平对 FSH 和 LH 的负反馈作用

E. 睾丸间质细胞的自身调节

146. 雌激素的作用是

A. 抑制输卵管运动

B. 使宫颈腺分泌减少

C. 降低阴道酸度

D. 促进乳腺腺泡上皮增生

E. 促进子宫内膜增生

147. 月经周期中期血液中出现黄体生成素高峰可作为
    A. 卵泡生长的标志   B. 排卵的标志
    C. 受精的标志   D. 着床的标志
    E. 以上都不是

148. 孕激素的生理作用是
    A. 使阴道上皮细胞增生，角化
    B. 促进子宫和输卵管运动
    C. 促进乳腺导管上皮增生
    D. 使基础体温升高
    E. 使血管和消化道平滑肌紧张性升高

149. 卵泡发育的过程中，不包括以下哪项
    A. 原始卵泡   B. 窦前卵泡
    C. 窦状卵泡   D. 闭锁卵泡
    E. 成熟卵泡

150. 月经的发生是由于血中
    A. 雌激素水平下降
    B. 孕激素水平下降
    C. 雄激素水平下降
    D. 雄激素与雌激素水平均下降
    E. 雌激素与孕激素水平均下降

151. 关于黄体的形成、发育和功能，哪项正确
    A. 排卵后由卵泡膜形成
    B. 分泌孕激素
    C. 排卵后由卵泡内膜和卵泡颗粒细胞形成
    D. 维持 14 天左右均退化
    E. 排卵后由卵泡细胞形成

152. 关于经前期紧张综合征，哪项不正确
    A. 多见于围绝经期妇女
    B. 常因家庭不和睦或工作紧张而加重
    C. 症状出现于月经前 1 周
    D. 发生周期性躯体、精神及行为方面的改变
    E. 症状在月经来潮后迅速减轻至消失

153. 在下列哪一种情况下测定催乳激素（PRL）可协助诊断
    A. 疑为子宫内膜癌   B. 疑为上皮性卵巢癌
    C. 疑为垂体肿瘤   D. 疑为乳腺癌
    E. 疑为输卵管癌

154. 关于卵泡的基本结构，下述正确的是
    A. 由卵母细胞和卵泡细胞构成
    B. 有颗粒层和卵丘
    C. 结缔组织构成卵泡膜
    D. 中央有一卵泡腔
    E. 放射冠和透明带包绕次级卵母细胞

155. 基础体温双相型表明
    A. 有排卵   B. 有雄激素分泌
    C. 生殖器感染   D. 子宫内膜结核
    E. 子宫内膜发生增生期变化

156. 卵泡刺激素的主要作用是
    A. 促进卵泡生长发育和成熟
    B. 促进黄体形成
    C. 促进卵泡分泌孕激素和雌激素
    D. 促进排卵
    E. 促进黄体分泌雌激素和孕激素

157. 关于月经血的特征，哪项不正确
    A. 一般为暗红色
    B. 行经期间，月经血量恒定
    C. 一般为不凝固的血
    D. 正常情况下亦可有小血凝块
    E. 除血液外，还有子宫内膜碎片、宫颈黏液及脱落阴道上皮

158. 妇女一生各阶段的生理特点，下列哪项不正确
    A. 儿童期儿童体格及内外生殖器同时发育
    B. 月经初潮，标志青春期开始
    C. 子宫内膜周期性脱落及出血，标志生殖功能成熟
    D. 围绝经期一般历时 10 余年
    E. 月经完全停止 1 年以上为绝经

159. 排卵是指哪些结构一起随卵泡液自卵巢排入到盆腔的过程
    A. 透明带、放射冠、初级卵母细胞和第一极体
    B. 透明带、放射冠、次级卵母细胞和第一极体
    C. 卵丘、初级卵母细胞和第一极体
    D. 颗粒层、透明带、初级卵母细胞和第一极体
    E. 卵泡膜、次级卵母细胞和第一极体

160. 黄体由两种细胞组成
    A. 颗粒黄体细胞和门细胞
    B. 颗粒黄体细胞和卵泡膜黄体细胞
    C. 膜黄体细胞和门细胞
    D. 颗粒黄体细胞和卵泡颗粒层
    E. 膜黄体细胞和卵泡膜细胞

161. 人二胚层胚盘的结构是
    A. 上层为外胚层，下层为中胚层
    B. 上层为中胚层，下层为内胚层
    C. 上层为卵黄囊的底，下层为羊膜腔的顶
    D. 上层为羊膜腔的底，下层为卵黄囊的顶
    E. 上层来自细胞滋养层，下层来自合体滋养层

162. 下列哪项不是月经周期中激素浓度的变化

A. 雌激素出现两次高峰

B. 排卵前出现孕激素高峰

C. 黄体生成素在排卵前达高峰

D. 黄体生成素与卵泡刺激素的高峰同步出现

E. 月经前血中雌激素和孕激素浓度均急剧下降

163. 导致成熟卵泡壁破裂的内分泌因素为排卵前

A. 孕激素峰的出现　　B. FSH 峰的出现

C. LH/FSH 峰出现　　D. LH 峰的出现

E. 雌激素高峰的出现

164. 关于基础体温测定，哪项不正确

A. 双向型体温提示有排卵

B. 高温相持续 3 周以上早孕的可能性大

C. 基础体温曲线能反映黄体功能

D. 基础体温测定对助孕有利

E. 基础体温能反映胚胎生长情况

165. 雌激素、孕激素在哪些方面具有协同作用

A. 促进子宫收缩

B. 促进输卵管蠕动

C. 促使乳房发育

D. 使宫颈黏液易呈拉丝状变化

E. 促使阴道上皮细胞脱落

166. 下列哪项是雌激素的生理作用

A. 兴奋下丘脑体温调节中枢，使体温升高

B. 促使水与钠的排泄

C. 促使宫颈黏液分泌增加，易拉丝状

D. 使阴道上皮细胞脱落加快

E. 对下丘脑有负反馈作用，无正反馈作用

167. 关于女性生殖器官自然防御功能，下列哪项错误

A. 阴道的自净作用　　B. 子宫内膜周期性脱落

C. 阴道前后壁紧贴　　D. 子宫颈黏液栓

E. 宫颈分泌酸性黏液

168. 关于前列腺素，下列哪项错误

A. 存在于子宫内膜、卵巢中

B. 月经血中可有前列腺素

C. 是产生痛经的原因

D. 对下丘脑及垂体功能无影响

E. 可使子宫肌肉收缩

169. 下列哪项不属于女性青春期第二性征

A. 乳房发育，丰满

B. 出现阴毛和腋毛

C. 肩胸皮下脂肪增多，呈现女性特有体态

D. 骨盆前后径发育大于横径

E. 音调变高

170. 关于月经的临床表现，下述哪项错误

A. 月经周期是从上次月经来潮的第 1 天到下次月经第 1 天计算

B. 一般一次月经出血量约 80～100ml

C. 经血一般不凝，月经血内缺乏纤维蛋白和纤维蛋白原

D. 月经周期一般为 28～30 天

E. 经血含有子宫内膜碎片，宫颈黏液及脱落的阴道细胞

171. 在以下哪个阶段卵巢皮质内开始有大量密集成群的原始卵泡出现

A. 新生儿期　　B. 儿童期

C. 青春期　　D. 更年期

E. 老年期

172. 与初潮后 3 年内月经周期不规则无关的是

A. 整个生殖系统功能不健全

B. 卵巢功能不健全

C. 雌激素尚不能引起 LH 高峰

D. FSH 持续低水平

E. 催乳素水平

173. 关于月经出现下列哪些情况，需检查治疗

A. 12 岁女孩，月经初潮后 2 年 2～3 个月来一次月经，经期 5～7 天

B. 月经期下腹及腰骶部酸痛，不影响学习和工作

C. 本次月经前出现皮肤痤疮

D. 14 岁女孩，月经初潮 13 岁，此次月经量多，伴贫血

E. 49 岁妇女，近半年来月经不规律 5 天，2～3 月，量不多，伴轻度潮热症状

174. 关于成熟卵泡，哪项错误

A. 卵泡外膜为致密的卵巢间质组织

B. 卵泡内膜血管丰富，细胞由颗粒细胞衍化而来

C. 颗粒细胞无血管，其营养来自外围的卵泡内膜

D. 卵丘突出于卵泡腔，卵细胞深藏其中

E. 透明带存在于放射冠与卵细胞之间

175. 垂体前叶功能减退激素替代疗法不包括

A. 强的松　　B. 雌激素

C. 甲状腺片　　D. 甲基睾丸素

E. 泌乳素

176. 缩宫素对子宫平滑肌作用特点是

A. 妊娠早期对药物敏感性增高

B. 小剂量即可引起强直性收缩

C. 收缩血管，升高血压

D. 引起子宫体收缩、子宫颈松弛

E. 引起子宫体松弛、子宫颈收缩

【B 型题】

(1~3 题共用备选答案)

    A. 增生期   B. 分泌期早期

    C. 分泌期分泌功能不足   D. 蜕膜样改变

    E. 增生过长

1. 23 岁，月经周期 6d/30d，现月经周期第 19 天，基础体温双相，此时子宫内膜的改变为

2. 34 岁，带环 3 年，不规则少量出血 15 天，支持宫外孕诊断，刮取子宫内膜应出现

3. 40 岁，月经周期 7~10d/20~40d，量多，基础体温单相，宫颈黏液结晶呈现持续雌激素高度影响，此时子宫内膜的改变为

(4~7 题共用备选答案)

    A. 雄激素   B. 孕激素

    C. 小剂量缩宫素   D. 儿茶酚胺

    E. 雌激素

4. 使子宫对缩宫素敏感的是

5. 可引起子宫节律性收缩的是

6. 主要来自肾上腺素，少量来源于卵巢的是

7. 月经后期对下丘脑和垂体有负反馈作用，抑制促性腺激素分泌的是

(8~12 题共用备选答案)

    A. 雌激素   B. 孕激素

    C. 雄激素   D. FSH

    E. LH

8. 促进乳腺腺泡发育的是

9. 颗粒细胞上有其受体，结合后可激活芳香化酶活性的是

10. 减缓子宫内膜的生长和增殖，抑制阴道上皮的增生和角化的是

11. 协同 FSH 促进卵泡发育的是

12. 卵泡膜细胞有其受体，结合后使细胞内胆固醇形成睾酮和雄烯二醇的是

(13~15 题共用备选答案)

    A. 参与卵泡生长发育的调节

    B. 抑制输卵管肌节律性收缩的振幅

    C. 促进长骨骨基质生长和钙的保留

    D. 促进乳腺管增生，乳头乳晕着色

    E. 促黄体形态变化

13. 雄激素的作用是

14. 孕激素的作用是

15. 雌激素的作用是

(16~20 题共用备选答案)

    A. 儿茶酚胺   B. β-内啡肽

    C. GnRH   D. 孕激素

    E. 雌激素

16. 刺激 GnRH 分泌的是

17. 受垂体促性腺激素和卵巢激素的正反馈调节的是

18. 抑制 GnRH 分泌的是

19. 小剂量对下丘脑产生负反馈作用的是

20. 对下丘脑和垂体有负反馈作用，抑制促性腺激素的分泌的是

(21~23 题共用备选答案)

    A. 与孕激素作用相关

    B. 与雌激素协同作用

    C. 在雌激素作用的基础上

    D. 与雌激素作用相反

    E. 与雄激素作用相关

21. 孕激素使子宫内膜呈现分泌期

22. 刺激骨髓中红细胞增生

23. 育龄妇女月经后半期基础体温有轻度升高

(24~27 题共用备选答案)

    A. LH 受体   B. FSH 受体

    C. 雄烯二酮   D. 孕烯醇酮

    E. 睾酮

24. 甾体激素的前身是

25. 卵泡膜细胞上有

26. 颗粒细胞上有

27. 形成雌酮的是

(28~31 题共用备选答案)

    A. 使阴道上皮细胞增生角化

    B. 使阴道上皮细胞脱落加快

    C. 促进阴毛与腋毛生长

    D. 能直接调控卵巢的周期性变化

    E. 抑制腺垂体 FSH 分泌

28. 雄激素的特点是

29. 孕激素的特点是

30. 雌激素的特点是

31. 抑制素的特点是

参考答案

【A1/A2 型题】

1. A	2. C	3. C	4. D	5. D	6. E	7. C	8. B
9. A	10. C	11. B	12. D	13. D	14. C	15. C	16. C
17. D	18. E	19. D	20. C	21. E	22. C	23. C	24. D
25. E	26. E	27. C	28. B	29. D	30. B	31. E	32. E
33. D	34. B	35. D	36. D	37. B	38. E	39. E	40. D
41. E	42. E	43. E	44. E	45. D	46. C	47. A	48. E
49. E	50. A	51. A	52. B	53. C	54. E	55. B	56. B
57. B	58. C	59. C	60. E	61. E	62. B	63. B	64. D

65. A 66. E 67. D 68. A 69. C 70. D 71. A 72. B
73. D 74. D 75. C 76. E 77. A 78. B 79. B 80. A
81. D 82. B 83. D 84. D 85. E 86. D 87. C 88. E
89. D 90. B 91. E 92. D 93. D 94. C 95. B 96. E
97. E 98. D 99. C 100. B 101. D 102. B 103. C
104. C 105. E 106. D 107. E 108. C 109. D 110. A
111. B 112. C 113. C 114. B 115. B 116. E 117. D
118. D 119. D 120. E 121. B 122. E 123. B 124. E
125. B 126. E 127. C 128. E 129. D 130. A 131. E
132. B 133. C 134. D 135. D 136. B 137. C 138. C
139. D 140. D 141. D 142. D 143. B 144. A 145. D
146. E 147. B 148. D 149. D 150. E 151. C 152. A
153. C 154. A 155. B 156. A 157. B 158. A 159. B
160. B 161. D 162. B 163. C 164. E 165. C 166. C
167. E 168. D 169. D 170. B 171. E 172. E 173. D
174. B 175. B 176. D

【B 型题】

1. B 2. D 3. E 4. E 5. C 6. A 7. B 8. B
9. D 10. C 11. A 12. E 13. C 14. B 15. D 16. A
17. C 18. B 19. E 20. D 21. C 22. E 23. A 24. D
25. A 26. B 27. C 28. C 29. B 30. A 31. E

精选解析

【A1/A2 型题】

1. 正常女性有规则的周期性月经 3 ~ 7/28 ~ 30 天，但有时无排卵亦会随激素波动而产生"月经"。月经期长短主要取决于黄体期的长短。月经是青春期开始的重要标志。

8. 雌激素的生理作用包括：①促使子宫发育，肌层变厚，血运增加，并使子宫收缩力增强以及增加子宫平滑肌对催产素的敏感性；②使子宫内膜增生；③使宫颈口松弛，宫颈黏液分泌增加，质变稀薄，易拉成丝状；④促进输卵管发育，加强输卵管节律性收缩的振幅；⑤使阴道上皮细胞增生和角化，阴唇发育、丰满；⑥使乳腺管增生，乳头、乳晕着色，促进其他第二性征的发育；⑦雌激素对卵巢的卵泡发育是必需的，从原始卵泡发育到成熟卵泡，均起一定的作用，有助于卵巢积储胆固醇；⑧雌激素通过对下丘脑的正负反馈调节，控制垂体促性腺激素的分泌；⑨促进钠与水的潴留；⑩促进骨中钙的沉积，青春期在雌激素影响下可使骨骺闭合，绝经期后由于雌激素缺乏而发生骨质疏松。

9. 排卵多发生在两次月经中间，一般在下次月经来潮前 14 日左右。卵子排出后，经输卵管伞端的捡拾、输卵管壁的蠕动以及输卵管黏膜纤毛活动等协同作用，进入输卵管，并向子宫侧运行。

10. 月经是生殖功能成熟的外在标志之一。月经初潮年龄多在 13 ~ 15 岁，也可早在 11 ~ 13 岁。晚至 17 ~ 18 岁，体弱或营养不良者初潮可较迟。出血的第一日为月经周期的开始，两次月经第一天的间隔时间称为一个月经周期，一般为 28 ~ 30 天。提前或延后 5 天左右仍属正常范围。月经持续时间多为 3 ~ 5 天，月经量一般 50ml 左右，多于 80ml 即为病理状态。月经血色呈暗红，除血液外尚含有子宫内膜碎片、宫颈黏液及脱落的阴道上皮细胞。月经血的主要特点是不凝固，偶尔亦有些小凝血块。大多数妇女在月经期无特殊症状。

11. 孕激素抑制子宫肌层收缩，降低妊娠子宫对催产素的敏感性，利于受精卵在宫腔内的生长发育；使增生期子宫内膜转化为分泌期内膜，利于受精卵着床；抑制输卵管节律性收缩的振幅，调节孕卵运行；使宫颈口闭合，抑制宫颈黏液分泌，使宫颈黏液减少、黏稠，拉丝度减少，镜下可见椭圆体状结晶，不利于精子穿透；使阴道上皮细胞脱落加快，角化细胞减少；在已有雌激素影响的基础上，促使乳腺腺泡发育，大量孕激素抑制乳汁分泌；孕激素通过中枢神经系统使体温升高，对下丘脑可产生负反馈作用等。该题中的 A、C、D、E 项均为雌激素的生理作用。

13. 在新生儿卵巢内约有 10 万个以上的原始卵泡，临近青春期，在促性腺激素作用下原始卵泡开始发育，逐渐成长增大，周围围绕许多颗粒细胞，并有卵泡膜形成，称为生长卵泡。在许多生长卵泡中每月只有一个卵泡达到成熟程度，其余的卵泡发育到一定程度即自行退化，称闭锁卵泡，成熟卵泡直径可达 10 ~ 20mm。随着卵泡的发育成熟，一般在下次月经来潮前 14 日左右发生排卵。排卵后卵泡内残留的颗粒细胞变大、含黄色类脂质，形成颗粒黄体细胞，由血体变成黄体。在排卵 9 ~ 10 日黄体开始萎缩，逐渐退化为白体。

48. 细胞内的糖原排入腺腔是分泌期中期的特征。

50. 颗粒细胞层无血管存在；卵泡内膜层血管丰富；卵泡外膜与卵巢间质无明显界限；直接围绕卵细胞的一层颗粒细胞呈放射状排列成为放射冠。

52. 出血第 1 日为月经周期的开始，两次月经第 1 日的间隔时间称一个月经周期。

53. 选 A 者没注意到初潮时多是无排卵型月经；选 C 者忽略了分泌期是比较恒定的，黄体寿命平均为 14 天，而卵泡生长时间的变化幅度较大，故月经周期的长短主要取决于卵泡期的长短。正常月经失血量一般不多于 100ml；月经血是不凝固的，由于剥脱的子宫内膜含有一定量的激活剂，能激活经血中的纤溶酶原变为纤溶酶

29

使已凝固的纤维蛋白又重新裂解为流动的降解产物，故流出来的经血不是凝固状态。只有当血量多，上述作用不能涉及全部时可有小血块。月经来潮后至排卵这段时期为卵巢雌激素促卵泡生长成熟期。

54. 这是一道记忆题，垂体促性腺激素包括 FSH 和 LH，在青春期前水平均低，在生育年龄妇女随月经周期而变化。FSH 在卵泡早期维持较低水平，至卵泡晚期升高，在排卵期前 24h 出现低值，黄体期维持于低水平。LH 在卵泡早期处于低水平，以后逐渐上升，至排卵前 24h 左右，与 FSH 同时出现高峰，但更高更陡，24h 后最高值骤降，黄体后期逐渐下降。绝经期及绝经后期，FSH、LH 均显著增高，故答案为 E。

55. 这是一道考核学生对子宫内膜在月经周期中的变化与排卵之间关系的理解记忆，以及有关不孕症检查方面的应用题。子宫内膜的周期性变化组织学观察分三期，即增生期、分泌期、月经期，其中分泌期占月经周期的后一半。排卵后，卵巢内形成黄体分泌雌激素与孕激素，能使子宫内膜继续增厚，腺体增大，在分泌早、中、晚期，上述变化一般越到后期越显著，即月经来临前期，子宫内膜厚达 10mm，并呈海绵状，内膜腺体表面上皮细胞下的间质分化为肥大的蜕膜样细胞。错选 A、B 者较少，因为排卵后的内膜改变是在月经周期后半期，错选 C、D 者认为排卵一般是月经周期第 14 天，其实此时黄体刚形成而未成熟，内膜分泌期的表现缺乏特异性，诊断把握性不大，故一般在月经来潮前即 27 ~ 28d 进行子宫内膜诊刮来测是否排卵。

151. 排卵后颗粒层细胞和卵泡膜内层的细胞分裂增生，形成黄体。卵泡膜仅参与形成，黄体还分泌雌激素，妊娠黄体 14 天继续发育。

154. 卵泡的基本结构由中央的一个卵母细胞和周围的数个卵泡细胞构成，其余描述为卵泡不同发育阶段出现的结构。

161. 卵黄囊的顶为内胚层，而羊膜腔的底为外胚层。这两层构成二胚层的胚盘。

162. 排卵后黄体形成开始分泌孕激素，故其高峰应在排卵后而不是排卵前。

163. 目前认为，成熟卵泡壁破裂的内分泌因素是 LH/FSH 峰的形成，使卵泡分泌 $PGF2\alpha$，$PGF2\alpha$ 能使成熟卵泡周围间质内平滑肌纤维收缩，促使卵泡破裂。

167. 宫颈分泌碱性黏液，于宫颈管形成黏液栓，可抑制细菌及其他病原体侵入宫腔，起保护作用。

171. 在儿童期，大约有 10 万个以上原始卵泡，至青春期原始卵泡开始发育，并逐渐成熟排卵。妇女一生大约有 400 ~ 500 个卵泡发育成熟，其余卵泡发育到一定程度即自行退化。

174. 卵泡内膜细胞由卵巢皮质层的间质细胞衍化而来。

175. 垂体前叶功能减退时，同时出现性腺、甲状腺和肾上腺皮质功能减退的表现，所以替代治疗应包括强的松、甲状腺片和雌激素或甲基睾丸素，不包括泌乳素。

176. 缩宫素选择性兴奋子宫平滑肌，小剂量加强子宫的节律性收缩，对子宫体兴奋作用强，加强其收缩，对子宫颈作用极弱，呈松弛作用，有益于促进胎儿娩出。

【B 型题】

(8 ~ 12 题共用备选答案) FSH 是卵泡发育必需的激素，其主要生理作用是直接促进窦前卵泡及窦状卵泡的生长发育；激活颗粒细胞芳香化酶，促进雌二醇的合成与分泌；调节优势卵泡的选择和非优势卵泡的闭锁；在卵泡期晚期与雌激素协同，诱导颗粒细胞生成 LH 受体，为排卵及黄素化作准备。

LH 的主要生理作用是在卵泡期刺激卵泡膜细胞合成雄激素，为雌二醇的合成提供底物；排卵前促使卵母细胞进一步成熟及排卵；在黄体期维持黄体功能，促进孕激素、雌激素合成与分泌。

(21 ~ 23 题共用备选答案)
1) 雌激素的生理作用
(1) 生殖系统
①子宫肌：促进子宫肌细胞增生和肥大，使肌层增厚；增进血运，促使和维持子宫发育；增加子宫平滑肌对缩宫素的敏感性。
②子宫内膜：使子宫内膜腺体和间质增殖、修复。
③宫颈：使宫颈口松弛、扩张；宫颈黏液分泌增加，性状变稀薄，富有弹性，易拉成丝状。
④输卵管：促进输卵管肌层发育及上皮分泌活动，并能加强输卵管平滑肌节律性收缩振幅。
⑤阴道上皮：使阴道上皮细胞增生和角化，黏膜变厚；增加细胞内糖原含量，使阴道维持酸性环境。
⑥外生殖器：使阴唇发育丰满，色素加深。
⑦卵巢：协同 FSH 促进卵泡发育。
⑧下丘脑、垂体：通过对下丘脑和垂体的正负反馈调节，控制促性腺激素的分泌。
(2) 乳房促使乳腺管增生，乳头、乳晕着色。
(3) 代谢作用促进水钠潴留；促进肝脏高密度脂蛋白合成，抑制低密度脂蛋白合成，降低循环中胆固醇水平；维持和促进骨基质代谢。

2) 孕激素的生理作用：孕激素通常在雌激素作用的基础上发挥作用。

（1）生殖系统

①子宫肌：降低子宫平滑肌兴奋性及其对缩宫素的敏感性，抑制子宫收缩，有利于胚胎及胎儿在宫内生长发育。

②子宫内膜：使子宫内膜从增殖期转化为分泌期，为受精卵着床做准备。

③宫颈：使宫颈口闭合，黏液分泌减少，性状变黏稠。

④输卵管：抑制输卵管平滑肌节律性收缩频率和振幅。

⑤阴道上皮：加快阴道上皮细胞脱落。

⑥下丘脑、垂体：孕激素在月经中期具有增强雌激素对垂体 LH 排卵峰释放的正反馈作用；在黄体期对下丘脑、垂体有负反馈作用，抑制促性腺激素分泌。

（2）乳房促进乳腺小叶及腺泡发育。

（3）体温对下丘脑体温调节中枢有兴奋作用，可使基础体温（BBT）在排卵后升高 $0.3℃ \sim 0.5℃$。以此作为判定排卵日期的标志之一。

（4）代谢作用促进水钠排泄。

3）雄激素的生理作用

（1）对女性生殖系统的影响：自青春期开始，雄激素分泌增加，促使阴蒂、阴唇和阴阜的发育，促进阴毛、腋毛的生长。但雄激素过多会对雌激素产生拮抗作用，可减缓子宫及子宫内膜的生长及增殖，抑制阴道上皮的增生和角化。

（2）对机体代谢功能的影响：雄激素能促进蛋白合成，促进肌肉生长，并刺激骨髓中红细胞增生。在性成熟期前，促使长骨骨基质生长和钙的保留；性成熟后可导致骨骺关闭，使生长停止。雄激素还与性欲有关。

第三章 妊娠生理

1. 妊娠晚期心血管系统生理功能变化，错误的是

A. 心率增快而有心悸

B. 心脏容量增加 10% 左右

C. 叩诊心浊音界稍扩大

D. 心尖部可闻及柔和吹风样收缩期杂音

E. 增大的子宫压迫下腔静脉使血液回流受阻，心搏量减少

2. 宫内妊娠时孕妇血清绒毛膜促性腺激素高峰出现在

A. 5～7 周   B. 8～10 周

C. 11～13 周   D. 14～16 周

E. 17～19 周

3. 妊娠早期羊水的主要来源是

A. 母血清经胎膜进入羊膜腔的透析液

B. 胎儿尿液

C. 胎儿皮肤

D. 胎儿肺

E. 胎膜

4. 婴儿从母体获得的抗体开始消失的月龄是

A. 1～2 个月以后   B. 3～4 个月以后

C. 5～6 个月以后   D. 7～8 个月以后

E. 9～10 个月以后

5. 孕妇血清绒毛膜促性腺激素（HCG）消失是在产后

A. 1 天   B. 2 天

C. 3 天   D. 2 周

E. 1 周

6. 关于胎盘早剥的病因，以下哪项不多见

A. 孕妇腹部受撞击

B. 妊娠期高血压疾病或慢性高血压

C. 孕妇长期右侧卧位

D. 羊水过多破膜时羊水流出过快

E. 双胎妊娠第一胎儿娩出过快

7. 下列关于胎盘功能的叙述，哪项不恰当

A. 营养物质供应   B. 气体交换

C. 合成功能   D. 防御功能

E. 保护胎儿

8. 下列对于妊娠期母体生殖系统的变化，哪项恰当

A. 足月妊娠子宫容量增加至 4000ml 左右

B. 足月妊娠子宫重量增加至 1500g 左右

C. 子宫峡部足月妊娠时可延伸至 7～10cm

D. 子宫颈肥大、变软，黏液分泌量减少

E. 妊娠期阴道 pH 升高，容易导致一般致病菌生长

9. 下列对于脐带的叙述，哪项不恰当

A. 若脐带附着于胎膜上，为帆状胎盘

B. 脐带长于 70cm 或短于 30cm 属异常

C. 脐动脉的含氧量高于脐静脉

D. 单脐动脉常合并胎儿或胎盘异常

E. 脐带先露也称脐带隐性脱垂

10. 下列对于羊水及其功能，哪项恰当

A. 胎儿尿液为羊水的重要来源

B. 羊水与胎儿的交换主要通过胎儿的泌尿道

C. 羊水内富含营养物质供应胎儿

D. 妊娠足月时羊水量约 300ml 左右

E. 羊水的性状和成分类同胎儿的尿液

11. 受精卵着床必须具备的条件，以下哪项不恰当

A. 透明带必须消失

B. 受精卵发育至囊胚期

C. 孕妇体内必须有足够数量的孕酮

D. 囊胚与子宫内膜同步发育

E. 囊胚的滋养细胞层分化出合体滋养细胞

12. 下列对于妊娠期母体的变化，哪项恰当

A. 每分钟肺通气量减少

B. 血浆白蛋白增加

C. 肾小球滤过率减少

D. 心脏移位、搏出量减少

E. 凝血因子增加纤溶活性降低

13. 胎儿循环系统的特点，以下哪项恰当

A. 脐动脉内为含氧量高的动脉血

B. 有一条脐动脉，两条脐静脉

C. 入右心的血为含氧量较低的静脉血

D. 胎儿体内无动脉血

E. 左右心房之间的卵圆孔在出生后数日开始关闭

14. 抽羊水看胎儿肺成熟度，哪种方法最有价值

A. 肌酐 >2mg/dl   B. L/S 比值 >2

C. HPL >4/L   D. E_3 >40nmol/L

E. 脂肪细胞 >20%

15. 对于脐带，下列哪项不正确

A. 妊娠足月，脐带长度平均 50cm 左右

B.　脐带有两根脐动脉和一根脐静脉

C.　脐带表面由羊膜包围

D.　脐带静脉之氧分压低于脐动脉

E.　脐带杂音之速率与胎心音率相同

16.　妊娠期母体的变化，正确的是

A.　血浆白蛋白增加

B.　每分钟肺通气量减少

C.　肾小球滤过率减少

D.　心搏量减少

E.　凝血因子增加，纤溶活性降低

17.　胎儿循环系统的特点之一是

A.　脐静脉汇入肝脏

B.　有两条脐静脉

C.　右心的血 1/3 通过肺脏

D.　脐动脉内为含氧量高的动脉血

E.　入右心的为含氧量低的静脉血

18.　胎盘产生的胎盘生乳素，正确的是

A.　随妊娠的进展及胎盘增大，其分泌量逐渐减少

B.　是合体滋养细胞产生的

C.　是一种甾体蛋白

D.　有抗胰岛素生成作用

E.　胎盘功能低下时浓度增大

19.　关于受精卵的发育、运行及着床，正确的是

A.　受精后第五天受精卵分裂成为实心细胞团的桑葚胚

B.　精子获能是精子通过女性生殖道时接触子宫内膜白细胞，而解除顶体酶上的去获能因子

C.　卵子受精发生于输卵管的峡部

D.　受精后的第 8 天进入宫腔，第 10 天开始植入

E.　受精卵着床时透明带尚未消失

20.　关于孕妇血容量变化，哪项是正确的

A.　34 周后缓慢增加至足月

B.　妊娠 32～34 周达高峰

C.　自妊娠 12 周血容量开始增加

D.　红细胞增加多于血浆增加

E.　孕中期血液处于浓缩状态

21.　正常足月妊娠脐带的平均长度是

A.　40cm　　　　B.　30cm

C.　50cm　　　　D.　60cm

E.　70cm

22.　卵子受精是在输卵管的哪个部位

A.　峡部与间质部连接处

B.　壶腹部与峡部连接处

C.　伞部

D.　间质部内

E.　内侧 1/3 处

23.　正常妊娠 40 周的羊水量约为

A.　500～800ml　　　B.　500ml 以下

C.　800ml　　　　　　D.　1500ml

E.　2000ml

24.　对于脐带，哪项是错误的

A.　脐带表面有羊膜包围

B.　脐带有两根脐动脉和一根脐静脉

C.　妊娠足月（40 周末），脐带一般长度为 50cm

D.　脐静脉的氧分压低于脐动脉

E.　脐带杂音的速率与胎心音率同

25.　妊娠期母体心血管系统的变化，正确的是

A.　孕妇心搏量对活动的反应与非孕期相同

B.　孕期心脏听诊闻及收缩期杂音可诊断心脏异常

C.　心脏向左下方移位

D.　收缩压无明显变化，舒张压稍偏低

E.　下肢静脉压无明显变化

26.　对于妊娠期钙、铁代谢，错误的是

A.　胎儿钙主要在孕末期 2 个月内积累

B.　胎儿发育需大量的钙、铁

C.　近足月胎儿体内含钙约 25g

D.　妊娠期约需铁 1g，孕妇铁储备不足，易发生缺铁性贫血

E.　母体缺铁时，通过胎盘运输的铁会相应减少

27.　妊娠期的子宫变化，正确的是

A.　妊娠期间 Braxton－Hicks 收缩时宫内压力为 25mmHg

B.　足月妊娠子宫血流量 70%～75% 供应胎盘，20%～25% 供应子宫蜕膜层

C.　足月妊娠时子宫血流量约为 300～500ml

D.　子宫肌细胞肥大，胞浆内充满具有收缩活性的肌动蛋白与肌浆球蛋白

E.　子宫肌壁厚度由非孕时的约 1cm 至足月时增加一倍

28.　妊娠期不参与母体乳腺发育的激素有

A.　孕激素　　　　B.　雌激素

C.　垂体生乳素　　D.　甲状腺素

E.　促性腺激素释放激素

29.　对于受精卵发育与植入，正确的是

A.　孕卵植入后蜕膜产生"早孕因子"，抑制母体淋巴细胞活性

B.　获能的精子穿透初级卵母细胞的透明带，为受精的开始

33

C. 精子到达输卵管与卵子相遇，顶体外膜破裂释放出顶体酶，称为精子获能

D. 妊娠期的子宫内膜称为蜕膜

E. 囊胚与子宫肌层间的蜕膜为真蜕膜

30. 孕妇血液方面的变化，错误的是

A. 血液处于高凝状态

B. 循环血容量增加

C. 血浆胶体渗透压升高

D. 妊娠后期易发生缺铁

E. 血脂到晚期明显增加

31. 胎盘是由以下哪项组成

A. 羊膜、底蜕膜、滑泽绒毛膜

B. 羊膜、包蜕膜、叶状绒毛膜

C. 羊膜、真蜕膜、叶状绒毛膜

D. 羊膜、滑泽绒毛膜、包蜕膜

E. 羊膜、叶状绒毛膜、底蜕膜

32. 正常妊娠满 28 周末的胎儿体重大致为

A. 1500g

B. 1000g

C. 500g

D. 2000g

E. 2500g

33. 对于羊水，错误的是

A. 羊水的吸收 50% 由羊膜来完成

B. 妊娠中期以后主要来自胎儿尿液

C. 妊娠早期的羊水是母血清经胎膜进入羊膜腔的透析液

D. 母体与羊水的交换，主要通过胎盘，每小时约 3600ml

E. 妊娠足月时羊水比重约 1.007～1.025

34. 孕卵开始着床是在受精后

A. 第 4～5 天

B. 第 2～3 天

C. 第 1 天

D. 第 6～7 天

E. 第 9～10 天

35. 妊娠期母体心脏的变化，哪项是错误的

A. 心率每分钟增加 10～15 次

B. 心脏容量至孕末期约增加 10%

C. 心尖部闻及柔和吹风样收缩期杂音

D. 心电图可出现电轴左偏

E. 心脏向左向上向前移位

36. 妊娠期子宫的变化，正确的是

A. 足月的子宫重量增加 10 倍，为 500g

B. 足月的子宫腔容量增加 20 倍，为 1000ml

C. 肌细胞于早期增生，数目增加

D. 子宫下段于怀孕后期增长速度最快

E. 子宫下段于临产时可伸展至 7～10cm

37. 胎儿血液循环建立是在受精后的

A. 第 2 周

B. 第 1 周

C. 第 3 周

D. 第 4 周

E. 第 5 周

38. 对于羊水，下列哪项是正确的

A. 妊娠早期羊水是由羊膜分泌的

B. 羊水呈酸性

C. 妊娠中期后胎尿成为羊水的重要来源

D. 羊水的交换 80% 由胎膜完成

E. 妊娠足月时羊水是无色透明的

39. 下列妊娠期母体生理变化，错误的是

A. 不哺乳者垂体生乳素产后 3 周降至非孕时期的水平

B. 黄体功能于孕 10 周后由胎盘取代

C. 由于胰岛素分泌减少，孕期易患糖尿病

D. 肾盂肾炎和胆石症发作与高水平孕激素有关

E. 妊娠 32～34 周心搏量及血容量达高峰

40. 妊娠期母体血液变化，哪项是不正确的

A. 血细胞压积降低

B. 血容量平均增加 1500ml

C. 血浆纤维蛋白原减少

D. 血沉增快

E. 白细胞，主要是中性多核细胞增加

41. 卵子受精后第几日分裂成 16 个细胞组成的实心团块称为桑葚胚，于受精第几日早期囊胚进入子宫腔，约在受精后第几日囊胚开始着床

A. 4，5，7～8 日

B. 3，4，6～7 日

C. 2，3，4～5 日

D. 5，6，8～9 日

E. 6，7，8～9 日

42. 对于绒毛膜促性腺激素，哪项是正确的

A. 为一种糖蛋白激素，有 α、β 两条侧链，α 亚单位有特异性

B. 来自绒毛膜、蜕膜与羊膜的上皮细胞

C. 受孕后 9～13 天 HCG 明显升高，孕 8～10 周达最高峰以后迅速下降

D. 在妊娠早期替代垂体 FSH 功能，促使妊娠黄体发育

E. 测定血 HCG 可作为上皮性恶性肿瘤的监测标记

43. 对于妊娠期母体的变化，正确的是

A. 血浆脂质减少

B. 血浆处于高凝状态

C. 红细胞增加多于血浆增加

D. 白细胞稍减少

E. 血浆蛋白增多

44. 对于蜕膜正确的是
A. 受精卵着床后，宫颈黏膜发生蜕膜变
B. 蜕膜细胞来自致密层蜕膜样细胞增大
C. 底蜕膜为胎膜的组成部分
D. 包蜕膜最终发育成胎盘的母体部分
E. 真蜕膜高度伸展，缺乏营养而退化

45. 滋养层发育过程正确的是
A. 滋养层外层是细胞滋养细胞
B. 细胞滋养细胞由合体滋养细胞分化而来
C. 合体滋养细胞是分裂生长的细胞
D. 细胞滋养细胞是执行功能的细胞
E. 滋养层内面有一层细胞称胚外中胚层

46. 关于受精过程正确的是
A. 卵子停留在输卵管峡部等待受精
B. 精子获能的主要部位是阴道
C. 精子与卵子相遇时发生顶体反应
D. 精子与卵子相遇，标志受精过程已开始
E. 精原核与卵原核融合，标志受精过程即将完成

47. 脐带中的血管有
A. 5 根   B. 4 根
C. 3 根   D. 2 根
E. 1 根

48. 羊水量、性状与成分正确的是
A. 妊娠足月时比重为 1.037
B. 妊娠足月时 pH 呈中性偏酸
C. 内含肌酐应视为病态
D. 妊娠 38 周时量最多
E. 于妊娠末期无色透明

49. 人胎盘生乳素正确的是
A. 由细胞滋养细胞分泌
B. 是糖蛋白激素
C. 分子量约为 3.5 万
D. 可以在孕妇血浆中测出
E. 母血胎盘生乳素值与胎盘大小呈反比

50. 卵子自卵巢排出后，通常受精的部位是在
A. 输卵管伞部
B. 输卵管伞部与壶腹部连接处
C. 输卵管壶腹部与峡部连接处
D. 输卵管峡部与间质部连接处
E. 宫腔

51. 胎儿血液含氧量最高的血管是
A. 静脉导管   B. 脐动脉
C. 下腔静脉   D. 肺静脉
E. 主动脉

52. 关于胎儿附属物的构成，叙述错误的是
A. 羊膜为光滑、无血管、无神经、无淋巴的半透明薄膜
B. 叶状绒毛膜是构成胎盘的主要部分
C. 胎膜是由羊膜和平滑绒毛膜组成
D. 脐带一端连于胎儿腹壁脐轮，另端附着于胎盘母体面
E. 胎盘由羊膜、叶状绒毛膜和底蜕膜构成

53. 关于妊娠足月胎盘的大体结构，下述错误的是
A. 呈圆形或椭圆形
B. 重约 450～650g
C. 中间厚，边缘薄，有胎儿面和母体面
D. 胎儿面有羊膜覆盖，脐带附着于中央附近
E. 母体面被绒毛膜隔形成若干浅沟分成母体叶

54. 对于胎盘分泌的酶错误的是
A. 缩宫素酶由合体滋养细胞产生
B. 缩宫素酶为糖蛋白
C. 缩宫素酶至妊娠末期达高峰
D. 耐热性碱性磷酸酶由合体滋养细胞产生
E. 耐热性碱性磷酸酶随妊娠进展而逐渐减少

55. 妊娠期循环系统变化正确的是
A. 心脏容量至妊娠末期约增加 30%
B. 心排出量自妊娠 20 周逐渐增加
C. 心排出量至妊娠 32 周达高峰
D. 妊娠晚期舒张压一般偏高
E. 妊娠晚期心率休息时每分钟增加 5 次

56. 妊娠期乳房变化正确的是
A. 大量雌激素刺激乳腺腺泡发育
B. 大量孕激素刺激乳腺腺管发育
C. 初乳为淡黄浓稠液体
D. 乳头增大，乳晕变黑
E. 妊娠晚期可有乳汁分泌

57. 胎儿血液循环正确的是
A. 脐静脉血含氧浓度比肺动脉血高
B. 肺动脉血液小部分经动脉导管流入主动脉
C. 上腔静脉血大部分通过卵圆孔流入左心房
D. 左心室的血液流入动脉导管
E. 脐动脉生后闭锁成为肝圆韧带

58. 对于胎盘功能错误的是
A. 在胎盘内进行物质交换的部位主要在血管合体膜
B. 通过简单扩散进行氧气、二氧化碳交换
C. 分子量 <250 的物质以简单扩散通过胎盘
D. 免疫球蛋白 G 的分子量较大不能通过胎盘
E. 血浆蛋白为大分子不能通过胎盘

59. 对于 HCG 错误的是

    A. 是由合体滋养细胞分泌

    B. 是糖蛋白激素

    C. 至妊娠 12 ~ 14 周血清浓度达高峰

    D. 其 α 亚基有与黄体生成激素类似的生物活性

    E. 维持黄体继续发育，成为妊娠黄体

60. 关于胎盘合成甾体激素，下述错误的是

    A. 主要有孕激素和雌激素

    B. 孕二醇于妊娠足月 24 小时尿中排出量约 5mg

    C. 雌激素由胎儿胎盘单位产生

    D. 胎儿肾上腺及肝产生雌激素前身物质，是胎盘合成雌三醇的主要来源

    E. 测孕妇血、尿或羊水中雌三醇值，是了解胎儿宫内状况的好方法

61. 正常情况下，于妊娠期间不增加的凝血因子是

    A. 凝血因子Ⅶ   B. 凝血因子Ⅷ

    C. 凝血因子Ⅸ   D. 凝血因子Ⅹ

    E. 凝血因子Ⅺ

62. 关于胎儿在子宫内的姿势，下述错误的是

    A. 整个胎体呈椭圆形   B. 胎头俯屈

    C. 颏部贴近胸壁   D. 脊柱直伸

    E. 四肢屈曲交叉于胸腹前

63. 对于人胎盘生乳素错误的是

    A. 是由细胞滋养细胞分泌

    B. 为不含糖分子的单链多肽激素

    C. 分子量约 2.2 万

    D. 至妊娠 34 ~ 36 周分泌达高峰

    E. 产后迅速下降，产后 7 小时即测不出

64. 对于受精卵错误的是

    A. 依靠输卵管蠕动和纤毛推动被送到宫腔

    B. 在输卵管运送期间分裂成桑葚胚

    C. 经桑葚胚发育为晚期囊胚

    D. 最外层是滋养层

    E. 着床在子宫内膜海绵层

65. 乳房出现与妊娠无关的变化是

    A. 乳晕皮脂腺肥大形成蒙氏结节

    B. 乳头增大并变黑

    C. 可以挤出稀薄黄色液体

    D. 乳头凹陷

    E. 乳晕变黑

66. 根据胎儿身长判定妊娠周数正确的是

    A. 妊娠 20 周末，胎儿身长为 25cm

    B. 妊娠 24 周末，胎儿身长为 28cm

    C. 妊娠 28 周末，胎儿身长为 31cm

    D. 妊娠 32 周末，胎儿身长为 34cm

    E. 妊娠 40 周末，胎儿身长为 45cm

67. 对于胎盘功能哪项不正确

    A. O_2 及 CO_2 以简单扩散方式进行

    B. 氨基酸以主动运输方式通过胎盘

    C. 胎盘的屏障作用有限

    D. 胎盘分泌的 HCG 属于甾体激素

    E. 胎盘排出胎儿代谢产物

68. 发育为胎盘的母体部分是

    A. 底蜕膜   B. 包蜕膜

    C. 真蜕膜   D. 羊膜

    E. 绒毛膜

69. 关于羊水，下列哪项正确

    A. 胎儿尿液是妊娠早期羊水的主要来源

    B. 妊娠中期以后主要由母体血清经胎膜进入羊膜腔的透析液

    C. 胎儿的消化道是吸收羊水的主要途径

    D. 脐带的华通胶不能吸收羊水

    E. 羊水呈弱酸性

70. 正常脐带内的血管是

    A. 一条动脉和一条静脉

    B. 一条动脉和二条静脉

    C. 一条静脉和两条动脉

    D. 二条动脉和二条静脉

    E. 三条动脉和二条静脉

71. 关于孕妇体内代谢改变，下列哪项正确

    A. 蛋白质平衡呈负氮平衡状态

    B. 基础代谢率于妊娠晚期增加 15% ~ 20%

    C. 血中胰岛素值偏低

    D. 血脂降低

    E. 妊娠全过程体重增加约 10kg

72. 关于蜕膜，下列哪项正确

    A. 卵子受精后子宫内膜发生蜕膜变

    B. 孕卵与子宫蜕膜结合称为着床

    C. 与滋养层接触的蜕膜称真蜕膜

    D. 真蜕膜将发展成为胎盘的母体部分

    E. 包蜕膜与真蜕膜逐渐融合而无法分离

73. 晚期囊胚透明带消失以后，相当于受精后第几日开始着床

    A. 2 ~ 3d   B. 4 ~ 5d

    C. 6 ~ 7d   D. 8 ~ 9d

    E. 10 ~ 11d

74. 关于妊娠期循环系统生理变化，下列哪项是错误的

    A. 心脏容量增大，心浊音界稍向左扩大

B. 多数孕妇心尖区和肺动脉瓣区可听见柔和的吹风样收缩期杂音

C. 心排出量增加，左侧卧位更明显

D. 动脉血压变化不大，但绝不低于孕前

E. 妊娠对上肢静脉压无影响，但下肢静脉压升高，侧卧位时静脉压可改善

75. 关于胎儿脐带血管氧含量，下列哪项是错误的

A. 脐静脉含氧量较高

B. 胎儿下腔静脉血为混合血

C. 胎儿主动脉氧含量较少

D. 脐动脉含氧量最高

E. 胎儿肺静脉氧含量较少

76. 孕 12～14 周起，子宫出现不规则的无痛性收缩

A. Braxton Hicks 收缩　　　B. 蜕膜斑

C. Montgomery 结节　　　D. Hegar 征

E. 仰卧位低血压综合征

77. 乳汁形成与分泌的机制，下列哪项错误

A. 大量孕激素抑制乳汁生成

B. 大量雌激素抑制乳汁生成

C. 催乳素在产后是促使乳汁排出的主要激素

D. 雌激素促进乳腺管发育，孕激素刺激乳腺泡发育

E. 催产素是产后促使乳汁排出的主要激素

78. 绒毛膜促性腺激素的作用是

A. 刺激雌激素分泌

B. 刺激毛发生长

C. 促进胎儿生长发育

D. 使绒毛发生水泡样变

E. 维持妊娠黄体

79. 下述哪项产生绒毛膜促性腺激素

A. 蜕膜　　　　　　　B. 羊膜

C. 细胞滋养细胞　　　D. 合体滋养细胞

E. 以上均不是

80. 绒毛膜促性腺激素的分泌量达高峰的时间是

A. 停经 11～15 天　　　B. 妊娠 16 周

C. 妊娠 8～10 周　　　D. 妊娠 32～34 周

E. 临产时

81. 垂体分泌的激素在妊娠期增加的有

A. 促性腺激素　　　　B. 促甲状腺素

C. 垂体生乳素　　　　D. 生长素

E. 促肾上腺皮质激素

82. 妊娠后半期羊水的重要来源是

A. 胎儿尿液　　　　　B. 胎儿皮肤的透析

C. 胎儿呼吸道黏膜的透析　D. 半膜的透析

E. 脐带表面的透析

83. 关于妊娠子宫血液供应，下列哪项是错误的

A. 妊娠期间子宫动脉血流在舒张末期亦不断地向前流

B. 妊娠晚期左侧卧位子宫胎盘血流供应最好

C. 子宫收缩时子宫血流量减少

D. 随着妊娠进展，子宫动脉及子宫胎盘血管床阻力越来越低

E. 剖宫术前麻醉情况下，由于子宫呈松弛状态因而子宫血流量并不减少

84. 下列哪项不是妊娠期子宫变化

A. 妊娠中期引起子宫肌壁逐渐增厚直至足月

B. 早期妊娠，子宫峡部变软最显著

C. 妊娠后期，子宫大多有不同程度右旋

D. 妊娠之初，子宫增大以前后径为最明显

E. 足月妊娠时子宫下段可伸长至 7～10cm

85. 乳头乳晕着色，乳晕上皮脂腺肥大形成一个个小隆起

A. Hegar 征　　　　　　B. 蜕膜斑

C. Braxton Hicks 收缩　　　D. Montgomery 结节

E. 仰卧位低血压综合征

86. 女，26 岁。月经规则，周期为 28 天，末次月经为 4 月 1 日，下列哪项是错误的

A. 排卵期约在 4 月 15 日

B. B 超下可能发现妊娠环的最早日期在 5 月 5 日后

C. 若受孕，孕卵着床时间约在 4 月 18 日

D. B 超开始能观察到原始胎儿搏动的时间在 5 月 20 日后

E. 预产期应在 1 月 8 日

87. 女，停经 35 天，疑为早孕，下列哪项与之不符

A. B 超发现子宫增大，以横径为主

B. 乳房胀感

C. 检查发现子宫偏软略大

D. 胃脘部略胀，乏力

E. 阴道分泌物增多

88. 关于妊娠期内分泌系统的变化，下列哪项是错误的

A. 脑垂体增加

B. 垂体生乳素随妊娠进展而增加，到分娩前达到高峰

C. 大量雌激素促使卵泡发育，但无成熟排卵

D. 胎盘分泌大量雌、孕激素对丘脑下部及脑垂体产生负反馈作用，促性腺激素分泌减少

E. 由于胎盘的功能和胎儿肝脏以及肾上腺的作用雌三醇大量合成

89. 孕妇血容量增加达高峰的时间是

A. 孕 32～34 周　　　　B. 孕 20～28 周

C. 孕 28～30 周   D. 孕 12～19 周

E. 孕 36～38 周

90. 下列哪项不是受精卵着床的必备条件

 A. 透明带消失

 B. 合体滋养细胞形成

 C. 囊胚和子宫内膜的发育必须同步

 D. 子宫内膜蜕膜变

 E. 有足量的孕酮支持

91. 关于受精卵的发育，下述哪项是正确的

 A. 蜕膜不参与胎盘构成

 B. 受精卵第 4 日进宫腔，第 5 日开始着床

 C. 子宫内膜发生蜕膜变化后受精卵方能着床

 D. 受精卵在受精后 2 日分裂成囊胚

 E. 与卵子相遇时的精子已经是获能精子，而卵子也已是次级卵母细胞

92. 正常妊娠期间肾功能应有下列哪项变化（较非孕时）

 A. 肾血流量增加，肾小球滤过率不变

 B. 肾血流量增加，肾小球滤过率增加

 C. 肾血流量不变，肾小球滤过率增加

 D. 肾血流量不变，肾小球滤过率略降低

 E. 肾血流量减少，肾小球滤过率增加

93. 妊娠早期卵巢变化的特征是

 A. 双侧卵巢妊娠黄体形成

 B. 卵巢滤泡囊肿维持

 C. 双侧卵巢黄体囊肿存在

 D. 卵巢不断增大，黄体持续发育

 E. 妊娠黄体功能在孕 10 周后由胎盘取代

94. 胎盘合成的激素中，哪一种含有特异性 β 亚基

 A. 胎盘激素   B. 雌激素

 C. 绒毛膜促性腺激素 D. 孕激素

 E. 绒毛膜促甲状腺素

95. 妊娠期乳腺的生理变化，下列哪项正确

 A. 妊娠期直至胎儿娩出前，挤压乳房不应有乳汁溢出

 B. 胎盘分泌孕激素刺激腺管发育

 C. 乳腺发育只需泌乳素的作用

 D. 胎盘分泌雌激素刺激腺泡发育

 E. 妊娠晚期无乳汁分泌与母体雌、孕激素水平高有关

96. 卵子从卵巢排出后，正常受精部位在

 A. 输卵管峡部

 B. 输卵管伞部

 C. 输卵管峡部与壶腹部连接处

 D. 输卵管间质部

E. 子宫腔

97. 胎盘由以下哪些组织合成

 A. 叶状绒毛膜 + 包蜕膜 + 真蜕膜

 B. 滑泽绒毛膜 + 底蜕膜 + 真蜕膜

 C. 滑泽绒毛膜 + 包蜕膜 + 羊膜

 D. 叶状绒毛膜 + 底蜕膜 + 羊膜

 E. 叶状绒毛膜 + 底蜕膜 + 真蜕膜

98. 脐带中的脐动脉有

 A. 3 根   B. 4 根

 C. 2 根   D. 1 根

 E. 以上都不是

99. 脐带中的脐静脉有

 A. 2 根   B. 3 根

 C. 4 根   D. 1 根

 E. 以上都不是

100. 羊水的 pH 约为

 A. 8.0   B. 7.0

 C. 6.5   D. 7.2

 E. 9.0

101. 对于胎盘生乳素，下列哪项正确

 A. 分子量约为 3.5 万

 B. 是糖蛋白激素

 C. 由细胞滋养细胞产生

 D. 可以在孕妇血中测出

 E. 母血胎盘生乳素值与胎盘大小呈反比

102. 对于胎盘生乳素（HPL），哪项叙述是正确的

 A. 主要由郎格汉斯细胞分泌

 B. 是一种甾体激素

 C. 随妊娠进展而增加，直至孕末期

 D. 可用于促排卵

 E. 葡萄胎时 HPL 升高

103. 当停经 3 个月，子宫远大于孕月时，鉴别正常妊娠、多胎、异常妊娠的最好办法是

 A. 超声多普勒检查 B. 腹部 X 线摄片

 C. B 超   D. 胎儿心电图检查

 E. 羊水甲胎蛋白测定

104. 诊断正常早期妊娠最准确的依据为下列哪种

 A. 妊娠试验阳性

 B. 停经后子宫增大

 C. 黑格征阳性

 D. 黄体酮试验阴性

 E. B 超见到胎囊及胎心搏动

105. 妊娠晚期，孕妇基础代谢率可增高

 A. 25%   B. 15%～20%

C. 10%　　　　　　　D. 30%

E. 35%

106. 从妊娠第几周始称为胎儿

A. 10　　　　　　　B. 9

C. 8　　　　　　　D. 12

E. 16

107. 对于滋养层发育，下列哪项正确

A. 细胞滋养细胞由合体滋养细胞分化而来

B. 滋养层外层是细胞滋养层

C. 合体滋养细胞是分裂生长的细胞

D. 细胞滋养细胞是执行功能的细胞

E. 滋养层内层是基底膜

108. 对于受精，下列哪项正确

A. 精子获能的主要部位是阴道

B. 卵子停留在输卵管峡部等待受精

C. 精子与卵子相遇时发生顶体反应

D. 精子与卵子相遇，标志受精过程已开始

E. 精原核与卵原核融合，标志受精过程即将完成

109. 对于妊娠期母体内分泌的变化，下列哪项正确

A. 促黑素细胞激素减少　　B. 腺垂体不增大

C. 甲状腺功能低下　　D. 皮质醇轻度减少

E. 垂体催乳激素增多

110. 对于妊娠期母体血液的改变，下列哪项正确

A. 白细胞总数增高，中性粒细胞减少

B. 网织红细胞数轻度增加

C. 血容量于孕 10 周开始增加，孕 36 周达高峰

D. 红细胞沉降率加快

E. 血浆纤维蛋白原稍增加

111. 对于羊水，下列哪项正确

A. 妊娠中期以后主要由母体血清经胎膜进入羊膜腔的透析液

B. 胎儿尿液是孕早期羊水的主要来源

C. 胎儿的消化道是吸收羊水的重要途径

D. 脐带华通胶不能吸收羊水

E. 妊娠中期以后，羊水逐渐变为高渗

112. 末次月经第一日是 1997 年 10 月 26 日，计算预产期是

A. 1998 年 8 月 3 日　　B. 1998 年 8 月 2 日

C. 1998 年 8 月 1 日　　D. 1998 年 8 月 4 日

E. 1998 年 8 月 5 日

113. 关于诊断妊娠的方法，下述哪项是正确的

A. HCG 放免测定法用于诊断早孕是不敏感的

B. B 超检查时只要看到胎囊即可诊断妊娠，看到胎心搏动即可诊断活胎

C. 尿妊免（+）则可确诊妊娠

D. 超声多普勒法，在孕妇下腹部听到吹风样声音可确定妊娠

E. 胎心听诊器只能用于听胎心而听不到胎动

114. 无并发症的妊娠足月孕妇的体重约增加

A. 10.5kg　　　　　　B. 8.5kg

C. 12.5kg　　　　　　D. 14.5kg

E. 16.5kg

115. 孕妇腹壁上听诊，下列哪种音响与母体心率相一致

A. 脐带杂音　　　　　B. 子宫杂音

C. 胎心音　　　　　　D. 胎动音

E. 肠蠕动音

116. 足月妊娠时胎心率正常的范围是每分钟

A. 110~150 次　　　　B. 100~140 次

C. 120~160 次　　　　D. 130~170 次

E. 140~180 次

117. 首选诊断早孕的辅助检查方法是

A. 基础体温测定

B. 阴道脱落细胞学检查

C. 尿妊娠试验

D. 黄体酮试验

E. 宫颈黏液涂片干燥后镜检

118. 对于胎儿发育，下列哪项正确

A. 妊娠 20 周末，胎儿体重约为 500g

B. 妊娠 8 周末，从外观可分辨男女

C. 妊娠 24 周末，胎儿体重约为 1000g

D. 妊娠 32 周末，胎儿体重约为 2000g

E. 妊娠 36 周末，胎儿体重约为 2500g

119. 对于孕妇体内代谢改变，下列哪项正确

A. 血中胰岛素值偏低

B. 基础代谢率于孕晚期增加 15%~20%

C. 蛋白质代谢呈负氮平衡状态

D. 血脂降低

E. 妊娠全过程体重约增加 10kg

120. 胎儿哪种血管内的血液含氧量最低

A. 下腔静脉　　　　　B. 脐动脉

C. 静脉导管　　　　　D. 肺静脉

E. 主动脉

121. 估计胎儿生长发育，下列哪项无关

A. 宫高　　　　　　　B. 胎儿双顶径

C. 胎儿股骨长度　　　D. 胎儿腹围

E. 胎儿胸围

122. 植入后的子宫内膜称

A. 胎膜　　　　　　　B. 蜕膜

C. 基蜕膜　　　　　　　D. 基膜

E. 黏膜

123. 胎儿循环的特点，以下哪项不正确

A. 来自脐静脉的血进入肝、门脉和下腔静脉

B. 进入右心房的血是混合血

C. 下腔静脉血通过卵圆孔绝大部分进入左心房

D. 胎儿肺动脉血大部分经动脉导管流入主动脉

E. 胎儿上半身血液与下半身血液含氧量无差异

124. 妊娠早期血中高浓度的雌激素和孕激素来自

A. 肾上腺皮质　　　　　B. 卵泡

C. 妊娠黄体　　　　　　D. 胎盘

E. 卵巢

125. 胎盘的结构由哪两部分组成

A. 胎儿平滑绒毛膜与母体包蜕膜

B. 胎儿平滑绒毛膜与母体基蜕膜

C. 胎儿丛密绒毛膜与母体基蜕膜和羊膜

D. 胎儿丛密绒毛膜与母体包蜕膜

E. 胎儿丛密绒毛膜与母体壁蜕膜

126. 植入是指人胚发育到哪个阶段侵入到子宫内膜的过程

A. 卵裂球　　　　　　　B. 胚泡

C. 桑葚胚　　　　　　　D. 受精卵

E. 以上都不是

127. 羊水胎粪污染与下列哪些因素有关

A. 胎儿交感神经兴奋

B. 胎儿迷走神经兴奋

C. 胎儿呼吸运动减弱

D. 胎儿肠蠕动减弱

E. 胎儿肛门括约肌紧缩

128. 妊娠时维持妊娠黄体功能的主要激素是

A. 孕激素　　　　　　　B. 雌激素

C. 黄体生成素　　　　　D. 卵泡刺激素

E. 人绒毛膜促性腺激素

129. 妊娠期月经周期消失的原因是

A. 血中雌激素水平低

B. 血中孕激素水平低

C. 血中雌激素和孕激素水平均高

D. 血中 FSH 水平高

E. 血中 LH 水平高

130. 关于胎盘中绒毛间隙的描述哪一项是错误的

A. 绒毛干之间或绒毛与基蜕膜间为绒毛间隙

B. 母体的螺旋动脉开口于绒毛间隙

C. 绒毛间隙内充满母体血液

D. 胎儿的血液在间隙内与母体血相混合进行物质

交换

E. 游离绒毛浸浴于母血之中

131. 关于受精卵植入的描述哪项是错误的

A. 植入发生在受精后的约第 6~7 天

B. 植入可以在子宫体、底和子宫颈

C. 植入发生后滋养层细胞形成细胞滋养层和合体滋养层

D. 植入后的子宫内膜称为蜕膜

E. 植入的条件之一是胚体与宫内膜发育同步

132. 关于晚期妊娠羊水代谢主要途径，哪项正确

A. 母体血清经胎膜进入羊膜腔的透析液

B. 胎儿脐带对水分的吸收运输

C. 胎儿尿液排出和吞咽羊水

D. 胎肺吸收大量羊水

E. 体液经胎儿皮肤渗入羊膜腔

133. 关于胎盘的气体交换功能，哪项是错误的

A. 母体的血氧浓度远远高于胎盘中氧浓度

B. 脐静脉和脐动脉中 PO_2 几乎相等

C. 母血中的 PO_2 较胎儿脐动脉 PO_2 明显高

D. CO_2 通过绒毛间隙比 O_2 快 20 倍左右

E. 胎盘的气体交换功能相当于胎儿的肺脏

134. 受精卵形成后的细胞分裂称

A. 卵裂　　　　　　　　B. 无丝分裂

C. 成熟分裂　　　　　　D. 减数分裂

E. 以上都不是

135. 对于胎盘的功能，不正确的是

A. 气体交换功能，可代替胎儿呼吸系统的功能

B. 供给营养，还具有合成、分解和贮存物质的功能

C. 排泄功能，胎儿代谢物经胎盘排出，可代替胎儿泌尿系统的功能

D. 防御功能，能防止各种细菌、病毒感染胎儿

E. 内分泌功能，能合成多种激素和酶

【B 型题】

(1~3 题共用备选答案)

A. 简单扩散　　　　　　B. 易化扩散

C. 主动运输　　　　　　D. 滤过作用

E. 通过血管合体膜裂隙或通过细胞膜内陷吞噬

在胎盘内进行物质交换及转换的方式

1. 葡萄糖

2. 氨基酸、水溶性维生素及钙铁等

3. 氧气、二氧化碳、水、钠、钾电解质

(4~6 题共用备选答案)

A. 35cm，1000g　　　　B. 45cm，2500g

C. 16cm，110g   D. 25cm，320g

  E. 50cm，340g

以下孕周胎儿身长，体重

4. 孕20周

5. 孕40周

6. 孕28周

（7～9题共用备选答案）

  A. 增加39%   B. 无明显变化

  C. 减少20%   D. 增加65%

  E. 增加40%

7. 妊娠期肺活量

8. 妊娠期残气量

9. 妊娠期潮气量

（10～12题共用备选答案）

  A. 第3天   B. 第4天

  C. 第6～7天   D. 第2天

  E. 第9～10天

10. 受精卵分裂成桑葚胚在受精后

11. 受精卵进入宫腔在受精后

12. 受精卵开始着床在受精后

（13～15题共用备选答案）

  A. 第6～8周   B. 第10周

  C. 第32～34周 D. 第34～36周

  E. 第30周

13. 妊娠期母体血容量达到高峰时间为

14. 妊娠期母体血容量开始增加的时间为

15. 妊娠期母体心搏出量开始增加的时间为

（16～17题共用备选答案）

  A. 叶状绒毛膜   B. 合体滋养细胞

  C. 细胞滋养细胞 D. 胎膜

  E. 脐带血

16. 孕期含多量花生四烯酸的磷脂部位是

17. 孕妇血清耐热性碱性磷酸酶的产生部位是

（18～20题共用备选答案）

  A. 最先进入骨盆入口的胎儿部分

  B. 胎儿先露部的指示点与母体骨盆的关系

  C. 胎体纵轴与母体纵轴的关系

  D. 胎儿身体各部的相互关系

  E. 以上都不是

18. 胎儿姿势是指

19. 胎产式是指

20. 胎先露是指

（21～22题共用备选答案）

  A. 10%   B. 15%

  C. 20%   D. 30%

  E. 30%～45%

21. 心脏容量从妊娠早期至妊娠末期约增加至

22. 孕32～34周血容量增加至

参考答案

【A1/A2型题】

1. E	2. B	3. A	4. C	5. D	6. C	7. E	8. C
9. C	10. A	11. B	12. E	13. D	14. B	15. D	16. E
17. C	18. B	19. E	20. B	21. C	22. B	23. C	24. D
25. D	26. E	27. B	28. E	29. D	30. C	31. E	32. B
33. D	34. E	35. E	36. E	37. C	38. E	39. C	40. C
41. B	42. C	43. B	44. B	45. E	46. C	47. C	48. D
49. D	50. C	51. E	52. D	53. E	54. C	55. E	56. D
57. A	58. D	59. C	60. B	61. E	62. D	63. A	64. E
65. D	66. A	67. D	68. E	69. C	70. C	71. B	72. E
73. C	74. B	75. D	76. A	77. B	78. E	79. B	80. C
81. D	82. A	83. E	84. D	85. B	86. C	87. A	88. B
89. A	90. D	91. B	92. E	93. C	94. C	95. B	96. C
97. D	98. C	99. D	100. D	101. D	102. C	103. C	
104. E	105. B	106. D	107. E	108. C	109. E	110. C	
111. C	112. A	113. B	114. C	115. B	116. C	117. C	
118. E	119. B	120. B	121. C	122. B	123. C	124. C	
125. C	126. D	127. C	128. E	129. C	130. D	131. B	
132. C	133. D	134. A	135. D				

【B型题】

1. B	2. C	3. A	4. D	5. E	6. A	7. B	8. C
9. A	10. A	11. B	12. C	13. C	14. A	15. B	16. D
17. B	18. D	19. C	20. A	21. A	22. E		

精选解析

【A1/A2型题】

2. 绒毛膜促性腺激素（HCG）由合体滋养细胞产生，是一种糖蛋白激素。至妊娠8～10周血清浓度达最高峰，持续1～2周后迅速下降，持续至分娩。约于产周2周内消失。

3. 妊娠早期的羊水，主要是母体血清经胎膜进入羊膜腔的透析液。妊娠16～18周后，胎儿尿液成为羊水的重要来源。妊娠11～14周时，胎儿肾脏即有排泄功能，于妊娠14周发现胎儿膀胱内已有尿液，胎儿尿液排至羊膜腔中，使羊水的渗透压逐渐降低。妊娠足月胎儿通过吞咽羊水使羊水量趋于平衡。

6. 胎盘早剥主要与孕妇的血管病变、机械因素、子宫静脉压突然升高等因素有关，如A、B、D、E各项；

另外如果妊娠晚期孕妇长期仰卧位，可发生仰卧位综合征诱发胎盘早剥。

7. 羊水有保护胎儿和母亲的作用。胎盘除正确答案的四项功能外还有排出胎儿代谢产物的功能，如尿素、尿酸、肌酐、肌酸等，经胎盘送入母血，由母体排出体外，故可代替胎儿泌尿系统的功能。

8. 足月妊娠子宫重量可由非妊娠期的 50 ~ 70g 增加至 1000g，体积由非妊娠期的 5 ~ 10ml 增加至 5000ml。子宫峡部非妊娠期 0.8 ~ 1.0cm. 足月妊娠延伸至 7 ~ 10cm，是剖宫产的部位。足月妊娠子宫胎盘间血流量增加。提供胎儿养分；子宫发育不良或胎盘功能受损时，子宫胎盘间血流量下降。影响胎儿发育；宫缩时，子宫血流量明显减少。子宫颈充血肥大、着色变软，黏液分泌量增多。形成黏液栓，预防外来的感染。妊娠期阴道上皮细胞含糖原增加，pH 3.6 ~ 6.0，保持酸性，不利于一般致病菌生长，但容易引起嗜酸性念珠菌感染。

9. 脐带为母婴进行营养和代谢物质交换的唯一通道。脐静脉（1 根）的含氧量高于脐动脉（2 根）。脐带有几种异常情况，均影响母婴安全，如过长、过短、脐带先露或脱垂、脐带缠绕、打结、扭转、单脐动脉、脐带帆状附着等。

10. 羊水与胎儿的交换主要通过胎儿的消化道、呼吸道、泌尿道以及角化前的皮肤。羊水的性状在妊娠早期为无色透明，晚期略浑浊。内可见胎脂、皮肤上皮细胞、毳毛、毛发、少量白细胞，内含大量激素和酶。妊娠足月时羊水量约 800ml 左右，羊水有保护胎儿和母亲的作用而没有营养物质供应胎儿。

11. 受精卵着床必须具备的条件：①透明带必须消失；②囊胚细胞滋养细胞层分化出合体滋养细胞；③囊胚和子宫内膜同步发育并相互配合；④孕妇体内必须有足够数量的孕酮。受精后第三天受精卵还在运输过程即发育成早期囊胚，在囊胚晚期着床，但囊胚细胞滋养细胞层必须分化出合体滋养细胞、透明带消失之后，才具备着床能力。

12. 妊娠期由于血液稀释，血浆白蛋白减少；妊娠期母体耗氧量增加，虽然横膈肌升高，但胸廓横径增加，胸廓活动相应增加，每分钟肺通气量增加约 40%。妊娠期母体血流量增加，耗氧量增加，心搏量增加 20% ~ 30%。肾脏轻度增大，肾盂及输尿管轻度扩张，肾血浆流量及肾小球滤过率均增加。妊娠期母体血液中凝血因子增加，纤溶活性降低，使孕妇血液处于高凝状态。是一种自然保护机制，以预防产后出血。

13. 胎儿有两条脐动脉，一条脐静脉，脐静脉来自胎盘，进入胎儿肝脏和下腔静脉，含氧较充分，约 80%。

脐动脉来自胎儿，注入胎盘与母体进行物质交换，所含血属静脉血。进入右心房的有来自脐静脉养分高的血液和来自胎儿下半身含氧量较低的混合血，胎儿体内无动脉血。左右心房之间的卵圆孔于出生后数分钟开始关闭；出生后肺循环建立后动脉导管闭锁。

14. 如果羊水中卵磷脂/鞘磷脂（L/S）比值 > 2，提示胎儿肺已成熟；肌酐是测胎儿肾成熟的指标；脂肪细胞出现率是皮肤成熟的指标；HPL 和 E_3 是测定胎盘功能的指标。

15. 脐带长应在 30 ~ 70cm 范围，平均 50cm，有两根脐动脉和一根脐静脉，脐静脉的氧分压高于脐动脉，脐带表面由羊膜包绕，其杂音之速率与胎心音律相同。

45. 滋养层外层是合体滋养细胞；合体滋养细胞由细胞滋养细胞分化而来；细胞滋养细胞是分裂生长的细胞；合体滋养细胞是执行功能的细胞。

46. 卵子停留在输卵管壶腹部与峡部连接处等待受精；精子获能的主要部位是子宫和输卵管；已获能的精子穿过次级卵母细胞透明带为受精过程的开始；卵原核与精原核融合为受精过程的完成。

48. 妊娠足月时羊水比重为 1.007 ~ 1.025；pH 中性偏碱，约为 7.20；羊水成分为胎儿尿液，肌酐存在不是病态；羊水于妊娠早期为无色澄清液体，而于妊娠末期略混浊，不透明，可见羊水内悬有小片状物。

49. 由合体滋养细胞分泌；是不含糖分子的单链多肽激素；分子量约为 2.2 万；母血胎盘生乳素值与胎盘大小呈正比，胎盘越大，胎盘生乳素越多。

51. 静脉导管是脐静脉的末支，直接注入下腔静脉，是胎儿血循环系统含氧量最高的部位。

52. 脐带一端连于胎儿腹壁脐轮，另端附着于胎盘胎儿面。

53. 母体面被蜕膜间隔形成若干浅沟分成母体叶。

54. 耐热性碱性磷酸酶随妊娠进展而增多。

55. 心脏容量至妊娠末期增加 10% 左右；心排出量自妊娠 10 周逐渐增加；妊娠晚期舒张压一般偏低；妊娠晚期心率休息时每分钟增加 10 ~ 15 次。

56. 大量雌激素刺激乳腺腺管发育；大量孕激素刺激乳腺腺泡发育；初乳为淡黄稀薄液体；妊娠晚期并无乳汁分泌。

57. 肺动脉血液绝大部分经动脉导管流入主动脉；下腔静脉血绝大部分通过卵圆孔流入左心房；左心室的血液流入主动脉；脐静脉生后闭锁成为肝圆韧带。

58. IgG 能通过胎盘。

59. HCG 至妊娠 8～10 周血清浓度达高峰。

60. 孕二醇于妊娠足月 24 小时尿中排出量约为 35～45mg。

61. 凝血因子 Ⅱ、Ⅴ、Ⅶ、Ⅷ、Ⅸ、Ⅹ增加，凝血因子 Ⅻ、ⅩⅢ 降低。

62. 胎儿在子宫内的姿势是脊柱略前弯。

63. 人胎盘生乳素是由合体滋养细胞产生。

64. 受精卵着床应在子宫内膜致密层。

66. 妊娠 24 周末胎儿身长 30cm；妊娠 28 周末胎儿身长 35cm；妊娠 32 周末胎儿身长 40cm；妊娠 40 周末胎儿身长 50cm。

67. 胎盘分泌的 HCG 为一种糖蛋白激素。

68. 与囊胚极滋养层接触的子宫肌层之间的蜕膜，以后发育为底蜕膜，构成胎盘的母体部分。

69. 该题是记忆题，考核学生对羊水的认识。错误率较高。常见错误为选 B 或选 A，说明对羊水的在妊娠不同阶段的主要来源概念模糊。要点：①羊水的来源：早期主要为母体血清经胎膜进入羊膜腔的透析液，中期为胎儿尿液；②羊水的吸收主要由消化道和胎膜完成，脐带和胎儿角化前的皮肤也有一定吸收功能；③羊水呈中性偏碱，pH 约为 7.2。

70. 脐带是母体和胎儿气体交换、营养物质供应和代谢产物排出的重要通道，其结构有一定的特殊性，应予以掌握。要点：①脐带中间为较大的脐静脉，两侧为较小的脐动脉；②脐静脉血氧含量较高，脐动脉血氧含量较低。

71. 该题是记忆题，考核学生对妊娠期新陈代谢变化的认识。错误率较高。常见错误为选 C 或选 E。选 C 者认为妊娠期容易发生糖尿病，或加重糖尿病，所以误认为妊娠期胰岛素降低。选 E 者是未对妊娠期体重增加情况予以重视，只凭印象答题。要点：①孕妇对蛋白质的需要量增加，呈正氮平衡状态；②妊娠期胰岛功能旺盛，分泌胰岛素增多，血中胰岛素水平增加，但由于妊娠期胰岛素拮抗和胎盘分泌的胰岛素酶的作用，胰岛素的相对需要量也增多，故妊娠期容易发生糖尿病；③妊娠期血脂升高，糖原储备减少，容易产生酮血症；④妊娠全过程体重增加约 12.5kg。

72. 本题考核学生对蜕膜的认识。错误率不高。常见错误为选 A 或 B。选 A 者没有注意到卵子在输卵管受精后逐渐发育，并向宫腔移动，直至在宫腔着床后子宫内膜才发生蜕膜变；选 B 者是没有弄清知识点，着床是孕卵与子宫内膜的结合，着床后子宫蜕膜才形成。要点：①孕卵发育至囊状胚时与子宫内膜的结合成为着床，着

床后子宫内膜在孕激素的作用下发生蜕膜变，依其与孕卵部位的关系分三部分：包蜕膜、底蜕膜和真蜕膜；②与滋养层接触的为底蜕膜，以后发育为胎盘的母体部分；包蜕膜是覆盖在囊胚表面的蜕膜，以后逐渐和真蜕膜融合无法分离。

73. 这是一道记忆题，考核学生对受精后着床的认识。错误率较高。常见错误为选 B 或 D。要点：①受精后 2～3d，受精卵向宫腔方向移动，形成早期胚囊；②受精后 4～5d，进入宫腔形成晚期胚囊；③约在受精后 6～7d，晚期胚囊透明带消失后侵入子宫内膜的过程，称受精卵着床。

74. 该题是死记硬背题，考核学生对妊娠妇女循环系统变化的认识。错误率不高。常见错误为选 B 或选 C，说明对妊娠期血容量增加，子宫增大引起循环系统的一系列变化理解不深。要点：①心脏容量到妊娠后期约增加 10%，心浊音界扩大，并向左移位。心脏移位引起大血管轻度扭曲，血容量增加，血流加快，心尖区和肺动脉区可闻及柔和吹风样收缩期杂音；②心排出量自妊娠 10 周以后开始增加，左侧卧位更明显；③正常妊娠中期血压常会较孕前轻度降低，尤其是舒张压。这是外周血管扩张、胎盘形成动静脉短路所致，在晚期血压才轻度升高；④妊娠子宫增大压迫下肢静脉回流，引起下肢静脉压增高，容易发生下肢、外阴静脉曲张和痔。侧卧位能解除子宫压迫，故可改善静脉压。

121. 胎儿胸围与估计胎儿生长发育无关。

123. 胎儿上半身血液含氧量较下半身血液含氧量高。

125. 胎盘由母体的基蜕膜和胎儿的丛密绒毛膜共同组成，注意二者在结构上相邻接。

126. 植入开始于受精后的第 6～7 天，此时胚发育呈囊泡状称胚泡。

128. 月经黄体转变为妊娠黄体并持续分泌雌激素和孕激素，主要是由于妊娠早期绒毛膜分泌的 HCG 的刺激作用。

130. 母体血液由子宫螺旋动脉注入绒毛间隙，胎儿的血液经脐动脉分支形成绒毛内的毛细血管，胎儿血与母体血在胎盘内仅进行物质交换而不混合。

131. 正常的植入部位在子宫的体和底，植入发生在子宫颈以后形成前置胎盘。其余备选答案均正确。

133. 胎儿脐静脉血中 PO_2 高于脐动脉血中 PO_2。

135. 胎盘的防御功能是有限的，各种病毒、分子量小的药物可通过胎盘，细菌、弓形虫、衣原体、螺旋体可破坏绒毛结构进入胎体。其他几项均正确。

【B型题】

(7~9题共用备选答案)

妊娠期肺功能的变化有：①肺活量无明显改变；②通气量每分钟约增加40%，潮气量约增加39%；③残气量约减少20%；④肺泡换气量约增加65%；⑤上呼吸道（鼻、咽、气管）黏膜增厚，轻度充血、水肿，易发生上呼吸道感染。

(13~15题共用备选答案)

循环血容量于妊娠6~8周开始增加，至妊娠32~34周达高峰，增加40%~45%，平均约增加1450ml，维持此水平直至分娩。血浆增加多于红细胞增加，血浆平均增加1000ml，红细胞平均增加450ml，出现血液稀释。心排出量自妊娠10周逐渐增加，至妊娠32~34周达高峰，左侧卧位测量心排出量较未孕时约增加30%，每次心排出量平均约为80ml，持续至分娩。

孕妇心排出量对活动的反应较未孕妇女明显。

临产后在第二产程心排出量显著增加。

第四章　妊　娠　诊　断

【A1/A2 型题】

1. 检查胎位的四步触诊法，以下哪项不恰当
   A. 第一步双手置于子宫底部了解宫底高度，并判断是胎头还是胎臀
   B. 用以了解子宫的大小、胎先露、胎方位
   C. 第二步双手分别置于腹部两侧，辨别胎背方向
   D. 第三步双手置于耻骨联合上，弄清先露是头或臀
   E. 第四步双手沿骨盆入口向下深按，进一步检查先露及其入盆程度

2. 诊断中期妊娠，以下哪项最简易、可靠
   A. 闻及胎心
   B. 自觉胎动
   C. 胎儿心电图可见规律图形
   D. 扪诊胎头浮球感
   E. 子宫底平脐

3. 下列对于早孕诊断，哪项不恰当
   A. 阴道及子宫颈呈紫蓝色
   B. 子宫增大变软，呈球形
   C. 黑加征阳性
   D. 黄体酮试验阳性
   E. 尿 HCG 阳性

4. 胎儿姿势是指
   A. 胎儿身体长轴与母体长轴的关系
   B. 胎儿先露部的指示点与母体骨盆的关系
   C. 最先进入骨盆入口的胎儿部分
   D. 胎儿身体各部的相互关系
   E. 胎儿位置与母体骨盆的关系

5. 同妊娠期乳房变化无关的激素是
   A. 孕激素
   B. 雌激素
   C. 胰岛素
   D. 催乳激素
   E. 甲状腺素

6. 下面哪组方法诊断妊娠最可靠
   A. 停经史，早孕反应，内诊子宫增大，尿 HCG（＋）
   B. 停经史，内诊子宫增大，B 超见宫内胎囊、胎芽、胎心，尿 HCG（＋）
   C. 停经史，胎动感，腹部渐膨隆
   D. 停经史，早孕反应，B 超见宫内光团
   E. 早孕反应，内诊子宫增大，附件囊性小包块，尿 HCG（＋）

7. 孕妇开始自觉胎动的时间是
   A. 妊娠 22～24 周
   B. 妊娠 18～20 周
   C. 妊娠 12～16 周
   D. 妊娠 25～26 周
   E. 妊娠 27 周以上

8. 妊娠早期的黑加征是指
   A. 子宫前后径变宽，略饱满呈球形
   B. 子宫增大变软
   C. 双合诊检查发现子宫峡部极软，宫颈和宫体似不相连
   D. 双合诊时感到子宫半侧较另半侧隆起
   E. 双合诊时子宫呈前屈或后屈位

9. 早孕诊断，哪项是正确的
   A. 阴道及子宫颈呈绿色
   B. 子宫增大变软，呈椭圆形
   C. 黑加征阳性
   D. 黄体酮试验阳性
   E. 尿 HCG 阴性

10. 月经规律的妇女常用推算预产期的方法是
    A. 初觉胎动的时间
    B. 自末次月经开始之日
    C. 自末次月经干净之日
    D. 早孕反应的开始时间
    E. 孕早期妇科检查时子宫大小

11. 一产妇孕 36 周，产前检查发现胎背位于母体腹部左侧，胎心位于左上腹，宫底可触及浮球感，诊断胎方位为
    A. IOT
    B. LOA
    C. LSA
    D. RSA
    E. LOP

12. 胎先露的指示点，以下哪项不正确
    A. 面先露——颏骨
    B. 臀先露——臀部
    C. 枕先露——枕骨
    D. 肩先露——肩胛骨
    E. 额先露——额部

13. 骨盆测量数值低于正常值的是
    A. 髂棘间径 24cm
    B. 髂嵴间径 27cm
    C. 骶耻外径 18cm
    D. 坐骨棘间径 10cm
    E. 坐骨结节间径 7cm

14. 月经周期规则，末次月经第一日是 2013 年 10 月 26 日，计算预产期应是
    A. 2014 年 8 月 1 日
    B. 2014 年 8 月 2 日
    C. 2014 年 8 月 3 日
    D. 2014 年 8 月 4 日

E. 2014 年 8 月 5 日

15. 同胎心率相一致的音响是
    A. 脐带杂音
    B. 子宫杂音
    C. 胎盘杂音
    D. 胎动音
    E. 肠蠕动音

16. 关于胎儿心音，下述正确的是
    A. 初孕妇在妊娠 18 ~ 20 周经腹壁可听及
    B. 为单音
    C. 妊娠 24 周后，在胎儿肢体侧听得最清楚
    D. 常伴有脐带杂音
    E. 胎儿心率与孕妇心率近似

17. 推算预产期的最可靠依据是
    A. 开始胎动的日期
    B. 开始早孕反应的日期
    C. 末次月经第 1 日
    D. 基础体温测定
    E. 妇科检查确诊早孕日期

18. 不能推算出预产期的项目是
    A. 末次月经第一日
    B. 早孕反应开始出现的日期
    C. 开始察觉胎动的日期
    D. 测量子宫长度值
    E. 测量腹围值

19. 下列骨盆经线测量不属于正常值的是
    A. 真结合径为 11cm
    B. 对角径为 13cm
    C. 坐骨棘间径为 8cm
    D. 出口后矢状径为 9cm
    E. 坐骨结节间径为 9cm

20. 30 岁初产妇，妊娠 40 周，宫缩规律，枕左前位，胎心良，肛查宫口开大 2cm，胎头未衔接，符合本产妇实际情况的骨盆测量数值应是
    A. 骶耻外径 17cm
    B. 髂棘间径 24cm
    C. 髂嵴间径 27cm
    D. 坐骨棘间径 10cm
    E. 坐骨结节间径 8.5cm

21. 25 岁，初孕妇，末次月经 2014 年 3 月 10 日。于 2014 年 10 月 13 日就诊，检查宫底在脐上 3 横指，枕右前位，胎心率正常，血压 160/110mmHg，尿蛋白 2.8g/24h。本例现在应是
    A. 妊娠满 30 周，宫底高度符合正常情况
    B. 妊娠满 30 周，宫底高度低于正常
    C. 妊娠满 31 周，宫底高度符合正常情况
    D. 妊娠满 31 周，宫底高度低于正常
    E. 妊娠满 32 周，宫底高度低于正常

22. 26 岁初孕妇，末次月经记不清。自觉 3 周前开始胎动，检查子宫长度为 23cm，比较符合实际的妊娠周数应是
    A. 14 ~ 16 周
    B. 17 ~ 19 周
    C. 20 ~ 22 周
    D. 23 ~ 25 周
    E. 26 ~ 28 周

23. 经阴道 B 超，胎儿胎心搏动应出现在妊娠
    A. 4 ~ 5 周
    B. 6 ~ 7 周
    C. 7 ~ 8 周
    D. 9 ~ 11 周
    E. 11 ~ 12 周

24. 妊娠早期黑加征是指
    A. 子宫增大变软
    B. 子宫呈前倾前屈位
    C. 子宫峡部软，子宫和宫颈似不相连
    D. 宫颈充血变软，呈紫蓝色
    E. 乳头及乳晕着色加深，乳头周围有褐色小结节

25. 关于胎心音，下列哪项是正确的
    A. 妊娠 20 周左右可经孕妇腹壁听到
    B. 为单音调
    C. 妊娠 24 周以后，在胎儿肢体侧听得最清楚
    D. 多伴有杂音
    E. 胎心率与母体心率近似

26. 下列各胎方位的指示点，哪项是错误的
    A. LOA – 枕骨
    B. LMA – 颏骨
    C. ISA – 臀部
    D. RSCA – 肩胛骨
    E. ROA – 枕骨

27. 胎产式是指
    A. 最先进入骨盆入口的胎儿部分
    B. 胎儿先露部的指示点与母体骨盆的关系
    C. 胎儿身体长轴与母体长轴的关系
    D. 胎儿在子宫内的姿势
    E. 以上都不对

28. 妊娠 28 周末，下列哪项正确
    A. 宫底高度在脐耻之间
    B. 宫底高度在脐上一横指
    C. 宫底高度在脐上三横指
    D. 宫底高度在剑突与脐之间
    E. 宫底高度在剑突下两横指

29. 头先露，胎肢体在右下腹，胎心音在右下腹近中线处，枕骨位于骨盆左后方是
    A. LOA
    B. LOP
    C. RSL
    D. LOT
    E. RSCP

30. 最先进入骨盆入口平面的胎儿部分为

A. 胎方位　　　　　　B. 胎产式
C. 胎先露　　　　　　D. 骨盆轴
E. 胎体轴

31. 胎儿通过的骨盆各假想平面中点的连线代表
A. 骨盆轴　　　　　　B. 胎先露
C. 胎产式　　　　　　D. 胎方位
E. 胎体轴

32. 胎方位是指
A. 胎儿先露部的指示点与母体骨盆的关系
B. 胎儿顶骨与母体骨盆的关系
C. 最先进入骨盆入口的胎儿部分与母体骨盆的关系
D. 胎儿长轴与母体长轴的关系
E. 以上都不是

33. 孕妇尿妊娠试验，开始出现阳性反应，一般是在末次月经后的
A. 31～40 天　　　　B. 51～60 天
C. 41～50 天　　　　D. 61～70 天
E. 以上都不是

34. 在孕妇腹壁上听诊，与母体心率一致的是
A. 胎心音　　　　　　B. 脐带杂音
C. 胎动音　　　　　　D. 腹主动脉血管杂音
E. 以上都不对

35. 决定骨盆入口平面大小的主要径线是
A. 粗隆间径　　　　　B. 入口前后径
C. 髂棘间径　　　　　D. 髂嵴间径
E. 坐骨棘间径

36. 正常妊娠24周末，子宫底高度在
A. 脐上1指　　　　　B. 脐下1指
C. 平脐　　　　　　　D. 脐下2指
E. 脐上2指

37. 正常妊娠于12周时，子宫底于
A. 腹部不能触及
B. 耻骨联合上刚能触及
C. 脐耻之间
D. 耻骨联合上2～3横指
E. 以上都不是

38. Hegar 征是指
A. 子宫前倾前屈位
B. 子宫增大变软
C. 子宫颈充血变软，呈紫蓝色
D. 子宫峡部柔软，宫颈与宫体似不相连
E. 乳头和乳晕色素加深，乳头周围有多个褐色小结节

39. 初孕妇初感胎动时间一般在

A. 12～16 周　　　　B. 16～18 周
C. 20～22 周　　　　D. 18～20 周
E. 22～26 周

40. 女性，25 岁。月经过期1周。结婚6个月从未用过避孕药，既往月经正常。宫颈软，着色，子宫正常大小，双附件（－）。下列哪项是诊断妊娠最早的方法
A. B超
B. 基础体温
C. 放射免疫测定 β－HCG
D. 听胎心
E. 尿 HCG 测定

41. 头先露中最常见的是
A. 前囟先露　　　　　B. 枕先露
C. 额先露　　　　　　D. 面先露
E. 以上都不是

42. 个体性别取决于下列因素，其中哪项是不正确的
A. 遗传性　　　　　　B. 生殖腺性别
C. 内生殖器的形态学　D. 接触放射致畸剂
E. 抗原的性别与性别作用

43. 初孕妇，24 岁。末次月经记不清，行产科检查，量腹围94cm，宫高33cm（宫底在脐与剑突之间），胎头入盆，胎心位于脐右下方，其孕周为
A. 孕28 周　　　　　B. 孕40 周
C. 孕32 周　　　　　D. 孕36 周
E. 孕24 周

44. 下述哪项作为推算预产期的根据最不准确
A. 初觉胎动　　　　　B. 末次月经
C. 妊娠反应　　　　　D. 早期妇查
E. 体重

45. 关于胎盘功能，下述各项中哪项是不正确的
A. 促进葡萄糖经胎盘的转移
B. 胎盘以扩散与主动转运方式吸收氨基酸
C. 游离脂肪酸不能通过胎盘屏障
D. 胎盘催乳素（HPL）阻碍孕妇对葡萄糖的利用
E. 氨基酸可能从孕妇血浆浓缩

46. 胎儿身体纵轴与母体纵轴的关系称为
A. 胎方位　　　　　　B. 胎先露
C. 骨盆轴　　　　　　D. 胎产式
E. 胎体轴

47. 早期妊娠的诊断，下列哪项最为准确
A. B超探及胎心管搏动
B. 阴道充血变软，呈紫蓝色
C. 子宫增大

D. 停经伴恶心、呕吐

E. 自觉胎动

48. 关于检查胎位四步触诊法的描述，下列哪项是错误的

A. 第四步，双手插入骨盆入口，进一步检查先露部，并确定入盆程度

B. 第一步是双手置于宫底部，了解宫底高度，并判断是胎头还是胎臀

C. 第二步是双手分别置于腹部两侧，辨别胎背方向

D. 用以了解子宫的大小，胎先露，胎方位

E. 第三步，双手置于耻骨联合上方，弄清先露部为头还是臀

49. 早孕出现最早及最重要的症状是

A. 尿频

B. 恶心呕吐

C. 腹痛

D. 停经史

E. 乳房胀痛

50. 下列哪项不能作为确诊中期妊娠之依据

A. 听诊胎儿音清晰可闻

B. 扪诊有胎头浮球感

C. 自觉胎动

D. A 型超声示有胎心及胎动反射

E. B 超示胎儿骨骼影

51. 女，28 岁，已婚。平时月经尚规则，现停经 50 天。停经 32 天尿乳胶凝集抑制试验阴性，第 33 天，肌注黄体酮 5 天，停药后无撤退性出血，基础体温维持在 37℃左右，已近 5 周，下列哪种诊断最可能

A. Ⅰ度闭经

B. Ⅱ度闭经

C. 多囊卵巢综合征

D. 早孕

E. 高泌乳素血症

52. 女，27 岁，已婚。以往月经正常，因月经过期 7 天，前来就诊，要求明确是否怀孕，下列哪项检查对确诊帮助最大

A. B 超

B. 基础体温

C. 酶联免疫法测定 β–HCG

D. 宫颈黏液涂片镜检

E. 孕酮撤退试验

53. 女性，26 岁，已婚。月经规律，周期 28 天，末次月经 4 月 1 日，下列哪项正确

A. 若受孕，孕卵着床时间约在 4 月 18 日

B. 排卵期约在 4 月 5 日

C. B 超下能观察到原始胎心搏动的时间约在 6 月 1 日

D. 优势卵泡的选择发生在 4 月 7 日

E. 预产期约在次年 1 月 8 日

54. 胎儿先露部指示点与母体骨盆的关系称为

A. 胎先露

B. 胎方位

C. 胎产式

D. 骨盆轴

E. 胎体轴

55. 下列哪项不能用于推算孕周

A. 末次月经第一日

B. 早孕反应开始出现的日期

C. 开始感觉胎动的日期

D. B 超测量胎儿双顶径值

E. 测量宫高及腹围值

56. 孕 39 周，产前胎心监护，NST 无反应型，处理哪项正确

A. 立即剖宫产

B. 人工破膜，了解羊水性状

C. 存在胎儿宫内严重缺氧

D. 胎儿生物物理评分

E. 立即缩宫素静滴引产

57. 早期妊娠最常见的临床表现是

A. 乳房增大

B. 尿频

C. 子宫增大

D. 停经

E. 频繁呕吐

【B 型题】

(1～3 题共用备选答案)

A. Chadwick 征

B. 蒙氏结节

C. Hegar sign

D. Braxton Hicks 收缩

E. 乳腺增生

1. 妊娠期乳晕外围皮脂腺肥大形成散在的结节状隆起为

2. 妊娠期阴道黏膜变软，水肿充血呈紫蓝色，称为

3. 妊娠 12～14 周起出现的无痛性收缩是

(4～6 题共用备选答案)

A. 胎儿身体纵轴与母体纵轴的关系

B. 最先进入骨盆入口的胎儿部分

C. 胎儿身体纵轴与骨盆入口的关系

D. 胎儿肢体与母体骨盆的关系

E. 胎儿先露部的指示点与母体骨盆的关系

4. 胎方位

5. 胎先露

6. 胎产式

(7～9 题共用备选答案)

A. 胎头在耻骨上方，胎心位于脐左下方

B. 胎头位于子宫底部，胎心位于脐右下方

C. 胎头在上方，胎心位于脐左上方

D. 胎头在下方，胎心位于脐右下方

E. 胎头在脐左侧，胎心靠近脐下方

7. 横位

8. 左枕前位

9. 骶左前位

（10～12 题共用备选答案）

　　A. 体重　　　　　　B. 末次月经第一天

　　C. 初觉胎动　　　　D. 腹围

　　E. 早孕反应

10. 平素月经规律的妇女推算预产期的主要根据是

11. 判断孕妇体内有无隐性水肿

12. 妊娠 18～20 周

（13～17 题共用备选答案）

（检测羊水中的）

　　A. 甲胎蛋白值 >200μg/ml

　　B. 胆红素类物质值（AOD 450）<0.02

　　C. 肌酐值 >176.8μmol/L（2mg%）

　　D. 含脂肪细胞出现率 >20%

　　E. 卵磷脂/鞘磷脂比值 >2.0

13. 提示胎儿为无脑畸形是

14. 提示胎儿皮肤成熟的是

15. 提示胎儿肝成熟的是

16. 提示胎儿肾成熟的是

17. 提示胎儿肺成熟的是

（18～22 题共用备选答案）

（检测羊水中的）

　　A. 肌酐值　　　　　B. 淀粉酶值

　　C. 卵磷脂/鞘磷脂比值　D. 脂肪细胞出现率

　　E. 胆红素类物质值

18. 能提示胎儿肝是否成熟的项目是

19. 能提示胎儿肺是否成熟的项目是

20. 能提示胎儿皮肤是否成熟的项目是

21. 能提示胎儿肾是否成熟的项目是

22. 能提示胎儿唾液腺是否成熟的项目是

（23～25 题共用备选答案）

　　A. 妊娠 24 周后　　　B. 妊娠 36 周起

　　C. 妊娠 24～36 周　　D. 妊娠 30 周后

　　E. 妊娠 16～20 周

23. 抽羊水作细胞染色体检查最合适时期是

24. 作骨盆径线内测量的最合适时期是

25. 腹部检查能区别胎头、胎体的最早时期是

（26～28 题共用备选答案）

　　A. 子宫内膜单纯型增生

　　B. 子宫内膜不规则脱落

C. 黄体功能不足

D. 萎缩型子宫内膜

E. 子宫内膜复杂型增生

26. 月经周期正常，经期延长，月经第 6 日刮宫见分泌期反应的内膜，应考虑是

27. 月经周期缩短，不易受孕或孕早期流产，应考虑是

28. 短时间停经，经血量多且经期延长，应考虑是

（29～33 题共用备选答案）

（髂棘间径、髂嵴间径、骶耻外径、坐骨结节间径）

　　A. 21cm、23cm、16.5cm、8.0cm

　　B. 24cm、27cm、18.5cm、8.5cm

　　C. 24cm、27cm、16.5cm、9.0cm

　　D. 26cm、26cm、16.5cm、10.0cm

　　E. 24cm、27cm、18.5cm、7.0cm

29. 属于正常骨盆是

30. 属于均小骨盆是

31. 属于漏斗骨盆是

32. 属于单纯扁骨盆是

33. 属于佝偻病性扁骨盆是

（34～36 题共用备选答案）

　　A. 宫颈黏液干燥镜下见羊齿植物叶状结晶

　　B. 阴道脱落细胞为底层细胞和中层细胞

　　C. 基础体温呈双相曲线且高温相 20 日

　　D. 子宫内膜腺上皮细胞呈高柱状

　　E. 子宫内膜腺上皮细胞的核下出现含糖原小泡

34. 早期妊娠时可见

35. 排卵后可见

36. 卵巢功能明显衰退可见

参考答案

【A1/A2 型题】

1. D　2. A　3. D　4. D　5. C　6. B　7. B　8. C

9. C　10. B　11. C　12. B　13. E　14. B　15. A　16. A

17. C　18. E　19. C　20. A　21. D　22. B　23. C　24. C

25. A　26. C　27. C　28. C　29. D　30. C　31. A　32. A

33. C　34. D　35. B　36. A　37. D　38. D　39. D　40. C

41. B　42. D　43. D　44. E　45. C　46. D　47. D　48. E

49. D　50. C　51. D　52. C　53. D　54. B　55. D　56. D

57. D

【B 型题】

1. B　2. A　3. D　4. E　5. B　6. A　7. B　8. D

9. B　10. A　11. A　12. C　13. A　14. D　15. E　16. C

17. E　18. E　19. C　20. D　21. A　22. B　23. E　24. C

25. A　26. C　27. C　28. A　29. B　30. A　31. E　32. C

33. D　34. C　35. E　36. B

精选解析

【A1/A2 型题】

1. 四步触诊可以了解子宫的大小、胎先露、胎方位。站在孕妇右侧，面对孕妇。第一步双手置于子宫底部了解子宫形态、宫底高度，宫底部是胎头还是胎臀；第二步双手分别置于腹部两侧，辨别胎背的方向；第三步右手置于耻骨联合上，弄清先露是头或臀及先露是否浮动、衔接等；第四步转身面向孕妇足端，双手沿骨盆入口两侧向下深按，进一步检查先露部及其入盆程度。

2. 中期妊娠孕妇可有不规律宫缩、胎动，但主观感觉不可靠；检查可发现子宫增大平脐，甚至扪及胎头浮球感，但不能完全与盆腔肿物鉴别，也不可靠；胎儿心电图不常用，需要胎儿心电图仪器和熟练阅读诊断的专业医师。最简易、可靠的诊断方法是在下腹部听到清晰的胎心音。当然如果能用 B 超探测到胎体更为准确，但不是最经济、简单、易行的。

3. 生育年龄、月经规律的妇女。出现停经、早孕反应应考虑妊娠可能。检查可发现阴道及子宫颈呈紫蓝色，子宫增大变软. 呈球形，黑加征阳性，尿或血 HCG 阳性；若 B 超探及宫内有胎囊，则为确诊。早孕时黄体酮试验应该为阴性，若阳性可以除外妊娠。

13. 正常值为 8.5～9.5cm。

15. 脐带杂音为脐带血流受阻出现的与胎心率一致的吹风样低音响。

16. 胎儿心音呈双音，第一音和第二音很接近；妊娠 24 周后，在胎儿背侧听得最清楚；正常情况下无脐带杂音；胎儿心率比孕妇心率快，每分钟正常为 120～160 次。

19. 坐骨棘间径正常值为 10cm。

20. 胎头迟迟不入盆，系因轻度头盆不称，即相对性骨盆狭窄，骶耻外径 17cm 即是证明。

21. 本例满 31 周，因重度子痫前期致胎儿生长受限，导致宫底高度低于正常。

22. 通常胎动在妊娠 18～20 周时能够让孕妇察觉到，结合子宫长度 23cm，考虑为妊娠 23～25 周比较符合实际。

23. 阴道 B 超于妊娠 4～5 周时见到妊娠囊，至 6～7 周可见到妊娠囊内胎心搏动。

24. 本题考核学生对早期妊娠黑加征的认识。错误率不高。常见错误为选 A 或选 D。要点：①A、C、D 均为妊娠早期子宫的变化，但黑加征是指妊娠后子宫峡部变得极软，双合诊时感觉宫颈和宫体似不相连，这是早孕期子宫特有的变化有助于妊娠的诊断；②E 为乳腺的蒙氏结节。

25. 选 B 没有注意到胎心音一般为双音调。选 D 是听诊时误将胎盘血管搏动当成胎心音，这时可听到血管杂音。要点：①胎心音在妊娠 18～20 周左右在孕妇腹壁可以听到。心音呈双音，第一音和第二音相隔很近，心率和母体心率不同，通常为 120～160 次/分。正常情况下无杂音。②胎心的听诊部位，在妊娠 24 周前在脐下正中或稍偏左或偏右。在孕 24 周以后，在胎背侧听诊最清楚。

26. 常见错误为选 B 或选 D。错选原因主要是想当然的认为臀先露的指示点为臀部，以及对面先露和肩先露这些较少见的胎方位不熟悉所致。要点：①头先露分为枕先露和面先露，其中 LOA 和 ROA 为枕先露，LMA 为面先露，先露部指示点分别为枕骨和颏骨；②臀先露的指示点不是臀部，而是骶部；③肩先露的指示点为肩胛骨，表示为 RSCA。

27. 常见错误为选 B 或 D。选 B 者是混淆了胎方位与胎产式的概念。选 D 者是混淆了胎势与胎产式的概念。胎产式、胎先露、胎方位、胎势都是描述胎儿在宫内位置的概念，比较相似，容易混淆。要点：①胎产式是胎儿身体长轴与母体长轴的关系，包括纵产式、横产式、斜产式三种，以纵产式为多见；②最先进入骨盆入口的胎儿部分为胎先露；胎儿先露部的指示点与母体骨盆的关系为胎方位；胎儿在子宫内的姿势为胎势。

28. 常见错误为选 B 或 D。选 D 者是没有注意到一般要到 32 周宫底才能达到剑突和脐之间。选 B 是没有注意到一般在 24 周末宫底才在脐上一横指。要点：①子宫随妊娠进展逐渐 12 增大，体检时根据宫高可大致判断妊娠周数；②正常单胎一般在 16 周末宫底在脐耻之间；24 周末宫底在脐上一横指；28 周末宫底在脐上三横指；32 或 40 周入盆后宫底在剑突与脐之间；36 周末在剑突下两横指。

29. 常见错误为选 A 或选 D。要点：①本例为头先露，首先可以排除 C（臀先露）和 E（肩先露）；②枕骨位于左后方，根据定义，可得出正确答案为 LOP（枕左后），而胎肢体在右下腹，胎心音在右下腹近中线处也符合 LOP 的诊断；③若为 LOT，枕骨应在骨盆的左前方，肢体在右下腹，而胎心在左下腹近中线处。另外 LOT，枕骨应在骨盆的左方，肢体在右下腹，而胎心在左下腹偏离中线处。

55. 测量宫高及腹围与判断胎儿生长发育有关，但不能用以推算孕周。

56. 因 NST 假阳性率较高，为进一步了解胎儿宫内状况，应行生物物理评分，再决定进一步的处理。

57. 妊娠早期会出现恶心、呕吐等早孕反应，乳房胀痛增大、尿频等症状，但停经是妊娠最早与最重要的症状。

【B 型题】

（1~3 题共用备选答案）孕妇自觉乳房发胀或偶有触痛及麻刺感，随着乳腺增大，皮肤下的浅静脉明显可见。随着乳腺腺泡增生导致乳腺增大并出现结节。乳头增大变黑，更易勃起。乳晕颜色加深，其外围的皮脂腺肥大形成散在的结节状隆起，称为蒙氏结节。妊娠期黏膜变软，水肿充血呈紫蓝色（Chadwick 征）。皱襞增多，伸展性增加。阴道脱落细胞及分泌物增多呈白色糊状。阴道上皮细胞含糖原增加，乳酸含量增多，使阴道 pH 降低，不利于致病菌生长，有利于防止感染。

自妊娠 12~14 周起，子宫出现不规律无痛性收缩，腹部检查时可以触知，孕妇有时也能感觉到。特点为宫缩稀发、不规律和不对称，尽管其幅度及频率随妊娠进展而逐渐增加，直至妊娠晚期，但宫缩时腔内压力通常为 5~25mmHg，持续时间不足 30 秒，这种无痛性宫缩称为 Braxton Hicks 收缩。

第五章 产前保健

【A1/A2 型题】

1. 产妇张某,孕 41 周自然临产入院待产,孕期定期检查未发现明显异常,现已临产 8 小时,宫口开大 4cm,宫缩规律有力,胎心间断出现 112 次/分,下列哪项检查不能提示胎儿窘迫
   A. CST 提示胎心率早期减速
   B. 胎儿心电监护提示晚期减速
   C. 胎儿头皮血 pH < 7.25
   D. 头先露破膜羊水黄绿
   E. 胎动 1 ~ 2 次/小时

2. 下列对于胎儿在宫内的姿势的叙述,哪项恰当
   A. 胎体纵轴与母体纵轴垂直者称纵产式
   B. 胎儿位置与能否顺利分娩无直接关系
   C. 纵产式的胎先露为头先露
   D. 胎先露的指示点与母体骨盆的关系称为胎方位
   E. 头先露的指示点为枕骨和囟门

3. 妊娠晚期胎儿宫内情况的监护,不包括以下哪项
   A. 妊娠图监测宫高、腹围
   B. 胎动计数
   C. 胎儿头皮血 pH
   D. 胎儿电子监护
   E. 胎儿生物物理监测

4. 男性血友病病人,与正常女性结婚,遗传咨询正确的是
   A. 其子女只有男孩正常
   B. 其女儿有 50% 患血友病
   C. 其女儿有 25% 患血友病
   D. 其子女只有男孩不正常
   E. 其子女均为杂合子

5. 妊娠 38 周时,哪项不提示胎盘功能减退
   A. NST 有反应型
   B. 尿雌三醇/肌酐比例 < 10
   C. 血清 HPL 下降 50%
   D. 催产素激惹试验阳性
   E. 胎动 < 10 次/12 小时

6. 对于哺乳期避孕,正确的是
   A. 可采用避孕药
   B. 产后 6 个月可放置宫内环
   C. 最好使用工具避孕
   D. 哺乳期不需避孕
   E. 剖宫产后 3 个月可放置宫内环

7. 下列哪项不是与子宫收缩有关的 FHR
   A. 早期减速
   B. 加速
   C. 变异减速
   D. 晚期减速
   E. 正弦波形

8. 胎儿电子监测时出现变异减速,为确诊应检查
   A. 胎肺成熟度
   B. 血清 HPL 测定
   C. 胎儿头皮血 pH 测定
   D. 母体血 E_2 测定
   E. 尿 E_2 值测定

9. 关于检查胎位的四步触诊法,下述哪项是错误的
   A. 第二步是双手分别置于腹部两侧,辨别胎背方向
   B. 第一步是双手置于子宫底部了解宫底高度,并判断是胎头还是胎臀
   C. 用以了解子宫的大小,胎先露、胎方位
   D. 第三步是双手置于耻骨联合上方,弄清先露部是头还是臀
   E. 第四步是双手沿骨盆入口向下深按,进一步检查先露部,并确定入盆程度

10. 甲胎蛋白妊娠何时在羊水中的浓度最高
    A. 11 周
    B. 8 周
    C. 7 周
    D. 13 周
    E. 17 周

11. 骨盆出口横径小于 8cm,应进一步检查哪条径线
    A. 骶耻外径
    B. 骶耻内径
    C. 骨盆出口后矢状径
    D. 骨盆出口前矢状径
    E. 髂嵴间径

12. 对于胎儿成熟度的判定,错误的是
    A. 羊水脂肪细胞出现率 > 20%
    B. 超声测定胎头双顶径足月 > 8.5cm
    C. 胆红素 AOD 450 < 0.02,提示胎儿肝成熟
    D. 卵磷脂与鞘磷脂的比值可了解胎儿肺成熟度
    E. 肌酐测定,一般以 > 1mg% 为成熟值

13. 正常骨盆,其骶耻内径的值应为
    A. 不小于 11cm
    B. 不小于 12cm
    C. 不小于 13cm
    D. 不小于 10cm
    E. 不小于 9cm

14. 脐静脉穿刺导致的胎儿早期丢失,发生率为
    A. 2%
    B. 1%
    C. < 0.5%
    D. 3%
    E. 5%

15. 下面哪项产前诊断技术准确性最高
    A. 羊水细胞培养
    B. 绒毛活检
    C. 脐血穿刺
    D. 外周血分离胎儿细胞
    E. 胎儿镜检查

16. 对于胎儿电子监测，不正确的是
    A. FHR 基线表示胎儿储备能力
    B. FHR 有 BFHR 和 PFHR 两种基本变化
    C. 无激惹试验是宫缩时 FHR 的变化
    D. 晚期减速是胎儿缺氧的表现
    E. OCT 阳性提示胎儿窘迫

17. 国内统一的围生期的时间范围是
    A. 妊娠 20 周至产后 2 周
    B. 妊娠 20 周至产后 1 周
    C. 妊娠 28 周至产后 1 周
    D. 妊娠 28 周至产后 2 周
    E. 妊娠 28 周至产后 4 周

18. 降低孕产妇死亡率及围产儿死亡率属于
    A. 围婚期保健   B. 孕期保健
    C. 生育期保健   D. 产时保健
    E. 产褥期保健

19. 遗传咨询的对象不包括
    A. 年龄超过 35 岁的高龄产妇
    B. 不明原因反复自然流产者
    C. 既往分娩智力低下或畸形儿者
    D. 既往有流产病史者
    E. 孕期接受放射线照射者

20. 新生儿发病率最低的染色体疾病是
    A. 18 - 三体综合征   B. 21 - 三体综合征
    C. 13 - 三体综合征   D. Klinefelter 综合征
    E. Turner 综合征

21. 下列哪项检查提示胎盘功能减退
    A. 无应激试验阳性
    B. 妊娠晚期孕妇 24 小时尿中 $E_2 > 15mg$
    C. 数胎动 12 小时大于 10 次
    D. 妊娠足月时孕妇尿中胎盘泌乳素 $<4mg/L$
    E. 胎儿生物物理评分 10 分

22. 下面哪项是单基因遗传病
    A. 唇腭裂   B. 甲型血友病
    C. 先天性心脏病   D. 银屑病
    E. 先天性耳聋

23. 妇女定期进行疾病普查是针对
    A. 以防职业病为主   B. 以防癌为主

C. 以性传播疾病为主   D. 以保健为主
E. 以妇女常见疾病为主

24. 早期自然流产多是由于
    A. 子宫肌瘤   B. 子宫畸形
    C. 胎儿染色体异常   D. 母体内分泌失调
    E. 胎盘功能欠佳

25. 下列骨盆测量中，哪项低于正常值
    A. 骶耻外径 20cm
    B. 髂嵴间径 28cm
    C. 髂棘间径 25cm
    D. 坐骨结节间径 7.5cm
    E. 骶耻内径 12.5cm

26. 下面哪种物质与孕期筛查唐氏综合征无关
    A. PAPP - A   B. AFP
    C. HCG   D. E_3
    E. AKP

27. 孕妇尿中检测的甾体激素，与胎盘功能关系最密切的是
    A. 雌二醇   B. 孕二醇
    C. 皮质醇   D. 雌三醇
    E. 醛固酮

28. 绝经前后心理障碍主要表现不包括
    A. 抑郁   B. 性功能障碍
    C. 脂代谢异常   D. 易激惹
    E. 失眠

29. 我国采用的围生期规定为
    A. 从妊娠满 28 周到产后 1 周
    B. 从妊娠满 20 周到产后 4 周
    C. 从妊娠满 28 周至产后 4 周
    D. 从胚胎形成至产后 1 周
    E. 以上都不是

30. 妊娠近足月，下列哪项提示胎盘功能低下
    A. NST 有反应型
    B. OCT 阴性
    C. 羊水白色浊状
    D. B 超示胎盘功能Ⅲ级
    E. 连续 3 日测孕妇 24 小时尿，E3 值分别是 8mg/24h，8mg/24h，6mg/24h

31. 首次产前检查在何时进行最为合适
    A. 妊娠早期   B. 妊娠 6 周
    C. 妊娠 20 周   D. 妊娠 24 周
    E. 妊娠 28 周以后

32. 关于产前检查时间，下述哪项错误
    A. 确诊早孕即行第一次产前检查，无异常于妊娠 20

周开始进行产前系列检查

B. 妊娠 20 周起开始进行

C. 妊娠 20 ~ 36 周起每 4 周检查一次

D. 妊娠 36 周起每周检查一次

E. 非高危孕妇，妊期产前检查次数为 10 次

33. 腹部检查可区别胎头、胎体的时间为

A. 孕 36 周起　　　　　　B. 孕 24 周后

C. 孕 24 ~ 36 周　　　　　D. 孕 30 周后

E. 孕 16 ~ 20 周

34. 关于产后计划生育指导，哪项错误

A. 产褥期内禁忌性交

B. 产后 42 日起应采取避孕措施

C. 产后首选的避孕措施为宫内节育器

D. 哺乳者以工具避孕为宜

E. 不哺乳者可选用药物避孕

35. 宜作骨盆径线内测量的时间是

A. 孕 24 周后　　　　　　B. 孕 36 周起

C. 孕 30 周后　　　　　　D. 孕 24 ~ 36 周

E. 孕 16 ~ 20 周

36. 关于孕期的妇女劳动保护，哪项错误

A. 劳动时间进行产前检查，可按劳动工时计算

B. 满七个月后不得上夜班

C. 不得在孕期、产期、哺乳期降低基本工资

D. 孕期不得加班，加点

E. 对有四次自然流产史者，方可调离原岗位

37. 关于产后检查，下述哪项正确

A. 产后 1 个月去医院做产后健康检查

B. 产后 3 个月去医院做产后健康检查

C. 产后 56 天去医院做产后健康检查

D. 产后 42 天去医院做产后健康检查

E. 产后半年去医院做产后健康检查

38. 提示胎儿储备功能丧失的是

A. 胎儿心率静止型

B. 胎儿心率每分钟持续在 120 次，历时 10 分钟

C. 胎儿心率有基线摆动

D. 胎儿心率每分钟持续在 150 次以上

E. 胎儿心率有变异

39. 胎心减慢开始于宫缩高峰后，下降缓慢，持续时间长，恢复亦缓慢，提示

A. 胎儿情况良好　　　　　B. 胎头受压

C. 缺氧，酸中毒　　　　　D. 脐带受压

E. 镇静药物影

40. 关于早产，下述哪项正确

A. 妊娠满 20 周至不满 37 足周间分娩

B. 妊娠满 28 周至不满 38 足周间分娩

C. 妊娠满 28 周至不满 37 足周间分娩

D. 妊娠满 28 周至妊娠满 37 足周间分娩

E. 妊娠满 28 周至妊娠满 38 足周间分娩

41. 胎儿心动过缓是指

A. 胎儿心率每分钟持续在 150 次以上

B. 胎儿心率有基线摆动

C. 胎儿心率每分钟持续在 120 次，历时 10 分钟

D. 胎儿心率静止型

E. 胎儿心率有变异

42. 通过羊水中胆红素测定了解

A. 胎儿肾脏成熟度　　　　B. 胎儿肝脏成熟度

C. 胎儿皮脂成熟度　　　　D. 胎儿肺脏成熟度

E. 胎儿胎盘功能

43. 一产妇孕 37 周，产前检查时出现下列何种情况医生正确地决定应该作进一步检查，因为还不能提示是否有胎儿宫内缺氧（供血能力下降）

A. 观察 20 分钟无胎动，提示胎儿储备能力下降

B. 胎动消失

C. 胎动频繁挣扎

D. 12 小时胎动计数小于 3 次

E. 胎动受声振刺激后加强

44. 某妇，30 岁，G3P0，妊娠 8 周，首次来院作产前检查，患者担心新生儿有先天畸形，应在妊娠何时做羊膜穿刺术

A. 妊娠 16 ~ 20 周　　　　B. 妊娠 8 ~ 9 周

C. 妊娠 13 ~ 15 周　　　　D. 妊娠 10 ~ 12 周

E. 妊娠 20 ~ 24 周

45. 产前检查应常规每周 1 次

A. 孕 24 周后　　　　　　B. 孕 24 ~ 36 周

C. 孕 36 周起　　　　　　D. 孕 30 周后

E. 孕 16 ~ 20 周

46. 胎心减速与宫缩关系不恒定，出现时下降迅速，幅度大，恢复也迅速，其原因是

A. 脐带受压　　　　　　　B. 缺氧，酸中毒

C. 胎头受压　　　　　　　D. 胎儿情况良好

E. 镇静药物影

47. 临产后，由于子宫收缩时脐带受压，兴奋迷走神经，胎儿监护时可能出现

A. 迟发性胎心减速

B. 晚期减速

C. 散发的，短暂的胎心率加速

D. 变异减速

E. 胎心基线率有变异

48. 抽羊水细胞作染色体检查的时间是
   A. 孕 30 周后　　　　　　B. 孕 36 周起
   C. 孕 24 ~ 36 周　　　　　D. 孕 24 周后
   E. 孕 16 ~ 20 周

49. 女性，28 岁。孕 36 周，产前检查胎背位于母体腹部左侧，胎心位于左上腹，宫底可触及浮球感，诊断胎方位为
   A. LSA　　　　　　　　　B. LOT
   C. RSA　　　　　　　　　D. LOA
   E. LOP

50. 通过 E_3 测定了解
   A. 胎儿肺脏成熟度　　　　B. 胎儿肾脏成熟度
   C. 胎儿皮脂成熟度　　　　D. 胎儿肝脏成熟度
   E. 胎儿胎盘功能

51. 测定胎儿胎盘功能下列哪项是当前最常用的方法
   A. 测定尿中孕二醇值
   B. 测定尿中雌三醇值
   C. 测定尿中绒毛膜促性腺激素
   D. 测定尿中胎盘生乳素
   E. 测定耐热性碱性磷酸酶

52. 第二产程中，下列哪种情况不需要干预产程
   A. 羊水胎粪Ⅲ度污染
   B. 第二产程已达 2 小时
   C. CST 有晚期减速（达 50%）
   D. CST 有早期减速（> 50%）
   E. CST 有典型的变异减速

53. 关于骨盆径线，下述哪项错误
   A. 髂棘间径是两髂前上棘外缘间的距离
   B. 骶耻外径 <18cm 时有可能骨盆入口狭窄
   C. 对角径长度减去 1.5 ~ 2cm，即为骨盆入口前后径长度
   D. 坐骨结节间径 <8cm，表示骨盆出口狭窄
   E. 粗隆间径可间接推测中骨盆横径长度

54. 关于中期妊娠的诊断与监护，下列哪项是错误的
   A. 从孕 18 ~ 20 周起孕妇自觉胎动
   B. 从孕早期至孕中期，胎动逐渐增多
   C. 孕 20 周左右利用听诊即可听到胎心音
   D. 孕 20 周可经腹壁触及宫内胎体
   E. 孕 22 周起胎头双顶径每周增加约 0.22cm

55. 关于绒毛膜促性腺激素，下列哪项是错误的
   A. 是由合体滋养叶细胞产生
   B. 检测时可因与促黄体生成素有交叉反应而呈假阳性
   C. 是一种甾体激素

   D. 妊娠 8 ~ 10 周时达高峰
   E. 葡萄胎妊娠在孕 12 周后 HCG 继续上升

56. 尿妊娠试验对下列哪项无诊断价值
   A. 早期妊娠　　　　　　　B. 异位妊娠
   C. 过期流产　　　　　　　D. 先兆流产
   E. 葡萄胎

57. OCT 阳性是指
   A. 在 10 分钟内晚期减速连续出现 3 次以上，胎心率基线变异在 5 次以下
   B. 胎心率基线变异在 6 次以下
   C. 无宫缩时 10 分钟内出现 3 次晚期减速
   D. 早期减速在 10 分钟内连续出现 3 次以上
   E. 早期减速出现频率达 50% 以上

58. 杜某，孕 36 周，产前检查中发现胎儿近三周宫高增长缓慢。实习医师建议检查下列哪项，被主治医师否定，因该项检查不能反映胎盘功能
   A. 血清胎盘生乳素
   B. 雌三醇（E_3）测定
   C. 尿雌激素/肌酐比值（E/C 比）
   D. 胎动计数
   E. HCG 测定

59. 随着产前诊断的开展，由于产前诊断的需要（如遗传病的产前诊断等），第一次产前检查的时间，应从传统的孕 20 周提前到
   A. 孕 10 周　　　　　　　B. 孕 12 周
   C. 孕 12 周以内　　　　　D. 孕 16 周
   E. 确诊为早孕时

60. 自耻骨联合下缘到骶岬上缘中点的距离是
   A. 对角径（骶耻内径）　　B. 产科结合径
   C. 真结合径　　　　　　　D. 骨盆入口前后径
   E. 中骨盆前后径

61. 已婚妇女王某，停经 40 天，前来咨询下列哪项检查结果，医生告诉她该项检查对早孕诊断无帮助
   A. 黄体酮试验
   B. 妊娠免疫试验（血 β – HCG 测定）
   C. 超声多普勒试验
   D. 基础体温双相且高温持续 21 天不下降
   E. 尿雌三醇测定

62. 女性，26 岁。既往月经规律，停经 50 天，近 3 天晨起呕吐，厌油食，伴有轻度尿频，仍坚持工作，可能的诊断是
   A. 早期妊娠　　　　　　　B. 膀胱炎
   C. 继发性闭经　　　　　　D. 病毒性肝炎
   E. 妊娠剧吐

63. 首次产前检查，下列哪个时间最合适
- A. 妊娠 20 周
- B. 妊娠 12 周
- C. 妊娠 14 周
- D. 妊娠 6 周
- E. 确诊早孕时

64. 判断胎儿储备功能的是
- A. L/S 比值
- B. 羊水穿刺
- C. NST
- D. 阴道涂片细胞学检查
- E. OCT

65. 关于胎儿电子监测，提示胎儿缺氧的是
- A. 晚期减速
- B. 早期减速
- C. 变异减速
- D. 加速
- E. 以上都不是

66. 下述哪项提示胎盘功能低下
- A. 催产素激惹试验（OCT）阳性
- B. 妊娠 32 周后，尿雌三醇连续多次在 10mg（24 小时）以下
- C. 妊娠 35 周后血清胎盘生乳素（HPL）升高
- D. 羊膜镜检羊水呈白色半透明
- E. 非刺激试验（NST）阴性

67. 关于胎儿成熟度的判定正确的是
- A. 超声测量胎头双顶径，足月时为 8.5cm
- B. 肌酐测定，一般以 1mg 为成熟值
- C. 磷脂酰胆碱（卵磷脂）与鞘磷脂的比值（L/S 比值）是了解胎儿肺成熟度最准确的方法
- D. 胆红素 >0.02（OD450）表示妊娠已超过 37 周
- E. 羊水橘黄细胞 <10% 表示胎儿已成熟

68. 关于围生期的规定，下列哪项不对
- A. 妊娠满 28 周至产后 1 周
- B. 妊娠满 20 周至产后 1 周
- C. 妊娠满 20 周至产后 4 周
- D. 妊娠满 28 周至产后 4 周
- E. 从胚胎形成至产后 1 周

69. 用于产前诊断的是
- A. L/S 比值
- B. NST
- C. 阴道涂片细胞学检查
- D. 羊水穿刺
- E. OCT

70. 目前我国采用的围生（产）期是
- A. 妊娠满 20 周到产后 4 周
- B. 妊娠满 20 周到产后 1 周
- C. 妊娠满 28 周到产后 1 周
- D. 妊娠满 28 周到产后 4 周
- E. 胚胎形成到产后 1 周

71. 羊水甲胎蛋白（AFP）测定，最适宜于诊断
- A. 先天愚型
- B. 脑积水
- C. Rh 同种免疫作用
- D. 开放性神经管缺损
- E. 呼吸窘迫综合征（RDS）

72. 女性，28 岁。G1P0，末次月经是 1994 年 4 月 25 日，预产期应是
- A. 1995 年 1 月 2 日
- B. 1995 年 2 月 11 日
- C. 1995 年 3 月 21 日
- D. 1995 年 2 月 1 日
- E. 1995 年 1 月 30 日

73. 下列哪项不属于胎盘功能检查
- A. 孕妇尿中雌三醇值
- B. 催产素激惹试验
- C. 孕妇血清胎盘生乳素值
- D. 孕妇尿中 β－HCG 值
- E. 孕妇血清催产素酶值

74. 苯丙酮尿症杂合体在人群中的比例为
- A. 1:10000
- B. 1:100000
- C. 1:1000
- D. 1:500
- E. 1:50

75. 抽取胎儿血液不能诊断
- A. 半乳糖血症
- B. 血友病
- C. 脊柱裂
- D. 镰状细胞贫血
- E. β－地中海贫血

76. 关于妇女进行防癌普查的时间应为
- A. 每 1 年一次
- B. 每半年一次
- C. 每 2 年一次
- D. 每 3 年一次
- E. 每 1～2 年一次

77. 女职工劳动负荷，单人负重一般不能超过
- A. 20kg
- B. 15kg
- C. 25kg
- D. 30kg
- E. 35kg

78. 产后出生率为
- A. 妇女病防治工作指标
- B. 孕产妇保健工作统计指标
- C. 妇女保健效果统计指标
- D. 产科工作质量统计指标
- E. 计划生育统计指标

79. 对于妇女产期劳动保护，下列哪项不正确
- A. 产前休息 15 日
- B. 难产增加 30 日
- C. 女职工产假为 90 日
- D. 多胎生育每多生一个婴儿增加产假 15 日
- E. 女职工怀孕流产者，应给予一定时间的产假

80. 对于产科质量，下述哪项不正确

A. 围生医学质量的高低，代表一个国家的医疗水平

B. 产科质量的高低，关系到两代人的生活与健康

C. 对胎儿的生长发育与高危孕妇应进行有效的监护

D. 要提高新生儿窒息的抢救水平

E. 遗传咨询门诊主要为了防止妊娠合并症的发生

81. 哺乳时间定为

A. 10 个月　　　　　　　B. 半年

C. 1 年　　　　　　　　D. 4 个月

E. 2 年

82. 下面哪种疾病不属于先天性代谢缺陷病

A. 肝豆状核变性　　　　B. 黏多糖增多症

C. 无丙种球蛋白血症　　D. 苯丙酮尿症

E. 黑蒙性白痴症

83. 对于与分娩有关的心理问题，下述哪项说法不正确

A. 噪声能减少产妇的子宫胎盘血流量

B. 医务人员的服务态度对产妇精神状态有很大影响

C. 新生儿有严重畸形可引起产妇严重的精神创伤

D. 家庭式产房对孕妇能顺利地完成分娩有利

E. 新生儿出现问题不必告诉产妇，以免影响产后康复

84. 下面哪种检查方法不能用于遗传筛查

A. B 超检查　　　　　　B. 羊水检查

C. 羊膜镜检查　　　　　D. 磁共振成像

E. 绒毛活检

85. 关于骨盆测量正确的是

A. 髂棘间径是测量两侧髂嵴内缘的距离

B. 髂棘间径是测量两侧髂前上棘内侧缘的距离

C. 髂棘间径是测量两侧髂前上棘外缘的距离

D. 髂棘间径是测量两侧髂嵴外缘的距离

E. 髂棘间径是推测中骨盆横径的长度

86. 对于与妇科手术有关的心理问题，下列哪项正确

A. 手术切除子宫，会失去女性特征

B. 手术切除卵巢，不影响正常月经

C. 手术切除卵巢或子宫，对受术妇女的健康无影响

D. 手术切除卵巢或子宫，对有较长时间性生活的受术妇女的性欲无明显影响

E. 子宫半切术会增加残端癌的发生率

87. 坐骨结节间径测量的是

A. 中骨盆前后径的长度

B. 两坐骨结节外侧缘的长度

C. 骨盆出口前后径的长度

D. 骨盆出口横径的长度

E. 中骨盆横径的长度

88. 测量骨盆入口横径的径线是

A. 坐骨结节间径　　　　B. 髂嵴间径

C. 骶耻外径　　　　　　D. 对角径

E. 后矢状径

89. 妊娠几周后，B 超可作为产前诊断项目

A. 20 周　　　　　　　　B. 16 周

C. 12 周　　　　　　　　D. 24 周

E. 28 周

90. 羊膜腔穿刺应选择在

A. 16～24 周　　　　　　B. 16～20 周

C. 10～16 周　　　　　　D. 20～28 周

E. 16～28 周

91. 羊膜腔胎儿造影不能诊断

A. 内翻足　　　　　　　B. 单眼症

C. 胎儿水肿　　　　　　D. 白化病

E. 小头症

92. 新生儿开始吸吮母亲乳头的时间是

A. 产后 20 分钟内　　　　B. 产后 10 分钟内

C. 产后 30 分钟内　　　　D. 产后 2 小时内

E. 产后 24 小时内

93. 国际老年学会规定的老年期是指

A. 60 岁以后　　　　　　B. 55 岁以后

C. 50 岁以后　　　　　　D. 65 岁以后

E. 70 岁以后

94. 下面哪项骨盆测量数值低于正常值

A. 骶耻外径 18cm　　　　B. 髂嵴间径 27cm

C. 出口后矢状径 7.5cm　　D. 髂棘间径 24cm

E. 坐骨结节间径 8.5cm

95. 下面有关胎儿成熟度的检查，哪项不正确

A. 羊水中 E/S≥2，提示胎肺成熟

B. 胎头双顶径 >8.5cm，提示胎儿已成熟

C. 羊水中脂肪细胞出现率 >10%，提示胎儿皮肤已成熟

D. 羊水中淀粉酶值≥450U/L，提示胎儿唾液腺已成熟

E. 羊水中胆红素类物质 <0.02，提示胎儿肝已成熟

96. 关于出口后矢状径，下述正确的是

A. 两坐骨结节外侧缘的距离

B. 正常值为 8～9cm

C. 坐骨结节间径至骶骨的长度

D. 两坐骨结节内侧缘的距离

E. 以上均不是

97. 哪个径线可反映中骨盆的宽度

A. 坐骨结节间径　　　　B. 坐骨切迹宽度

C. 坐骨棘间径　　　　　D. 对角径

E. 耻骨弓角度

98. 对于耻骨弓角度，下述正确的是
 A. 反映中骨盆横径的宽度
 B. 反映骨盆出口横径的宽度
 C. 小于80°
 D. 反映中骨盆前后径的宽度
 E. 反映骨盆出口前后径的宽度

99. 关于坐骨切迹宽度描述不正确的是
 A. 为坐骨棘与骶骨下部间的距离
 B. 正常可容纳3横指
 C. 代表中骨盆后矢状径
 D. 正常可容纳2横指
 E. 为骶棘韧带宽度

100. 产前检查至少应有几次
 A. 10次 　　　　　B. 9次
 C. 8次 　　　　　D. 11次
 E. 12次

101. 关于产前检查，下述哪项正确
 A. 早孕检查1次，16～32周期间每4周检查1次，32周起每周检查1次
 B. 16～36周期间每4周检查1次，36周起每周检查1次
 C. 早孕检查1次，16～36周期间每4周检查1次，36周起每周检查1次
 D. 早孕检查1次，20～36周期间每4周检查1次，36周起每周检查1次
 E. 20～36周期间每4周检查1次，36周起每周检查1次

102. 妇幼卫生处属于
 A. 局级机构 　　　　B. 省、市级机构
 C. 部级机构 　　　　D. 县级机构
 E. 工矿、企业机构

103. 末次月经第1天是2000年9月26日，计算预产期应是
 A. 2001年7月2日 　　B. 2001年7月1日
 C. 2001年7月3日 　　D. 2001年7月4日
 E. 2001年7月5日

104. 社区医院最后一次访视时间为产后
 A. 42日 　　　　　B. 28日
 C. 14日 　　　　　D. 7日
 E. 21日

105. B超检查最早在妊娠几周见到妊娠囊
 A. 6周 　　　　　B. 5周
 C. 4周 　　　　　D. 7周

E. 8周

106. 高危儿不包括
 A. 手术产儿
 B. 出生体重＜2600g
 C. 孕龄＜37周或1＞42周
 D. 产时感染
 E. 小于孕龄儿或大于孕龄儿

107. 超声多普勒最早在妊娠几周能探测到胎心音
 A. 6周 　　　　　B. 5周
 C. 7周 　　　　　D. 8周
 E. 9周

108. 核型为47，XX+21的唐氏综合征（又称21-三体，原称先天愚型）儿，其双亲核型正常，则发病原因是
 A. 多基因病 　　　　B. 常染色体显性遗传
 C. 新发生的畸变 　　D. 常染色体隐性遗传
 E. X连锁隐性遗传

109. Manning评分6分，预计胎儿情况为
 A. 疑有急、慢性缺氧 　B. 疑有急性缺氧
 C. 可能有慢性缺氧 　　D. 可有急性缺氧
 E. 可有急、慢性缺氧

110. 为了解妊娠38周孕妇的胎盘功能，应测定孕妇的
 A. 血或尿中HCG值 　B. 血中甲胎蛋白值
 C. 血或尿中雌三醇 　　D. 羊水中肌酐值
 E. 羊水中卵磷脂/鞘磷脂比值

111. 母乳喂养的原则是
 A. 婴儿哭闹即哺乳 　　B. 按需哺乳
 C. 定时哺乳 　　　　D. 夜间尽量不哺乳
 E. 婴儿患病时多哺乳

112. 一过性胎心率变化是指
 A. 与子宫收缩无关的胎心率变化
 B. 与子宫收缩有关的胎心率变化
 C. 瞬间胎心率变化
 D. 与胎动有关的胎心率变化
 E. 1分钟内胎心率变化

113. 下面关于胎心率早期减速的描述哪项不正确
 A. 子宫收缩后迅即恢复正常
 B. 下降幅度＜60次/分
 C. 它的发生与子宫收缩同时进行
 D. 时间短
 E. 是胎头受压的表现

114. 下面关于胎心率变异减速的描述哪项不正确
 A. 持续时间长短不一 　B. 下降迅速且幅度大
 C. 减速与宫缩无关系 　D. 恢复缓慢

58

E. 是脐带受压兴奋迷走神经所致

115. 下面哪项测量数值正常

A. 对角径 12cm
B. 骶耻外径 19cm
C. 髂棘间径 22cm
D. 坐骨棘间径 9cm
E. 髂嵴间径 24cm

116. 下面哪项数值提示胎儿肾已成熟

A. 孕妇尿中 E/C 比值 >15
B. 羊水中肌酐值≥3mg%
C. 羊水中肌酐值≥176.8μmol/L
D. 羊水中 HPL 值 >4mg/L
E. 羊水中肌酐值≥180.8μmol/L

117. 哺乳期是指产后

A. 6 个月
B. 4 个月
C. 6 周
D. 10 个月
E. 1 年

118. B 超检查从妊娠 22 周起胎儿双顶径每周约增加

A. 0.20cm
B. 0.12cm
C. 0.1cm
D. 0.22cm
E. 0.25cm

119. 为了判断胎儿成熟度,应检测

A. 尿中孕酮值
B. 尿中雌三醇值
C. 血中 PSBG(妊娠特异性 β-糖蛋白)值
D. 羊水中肌酐值
E. 羊水中人胎盘催乳素值

120. 正常胎心率 1 分钟内波动的次数

A. ≥5 次
B. ≥4 次
C. ≥3 次
D. >6 次
E. ≥7 次

121. 正常胎心率的波动范围是

A. 10~15 次/分
B. 5~15 次/分
C. 10~20 次/分
D. 15~25 次/分
E. 10~25 次/分

122. 孕妇骨盆测量数值最小的是

A. 骶耻外径
B. 髂嵴间径
C. 坐骨结节间径
D. 髂棘间径
E. 对角径

123. 关于胎儿电子监测哪一项是错误的

A. 可同时记录宫缩、胎心、胎动变化
B. 受宫缩影响
C. 能连续观察胎心率的动态变化
D. 对母儿均无影响
E. 是监测胎儿宫内安危的一项重要指标

124. 老年妇女进行肛提肌锻炼的目的是

A. 促进食物的消化
B. 防止大便干燥
C. 加强盆底组织的支持力
D. 缩紧阴道
E. 以上均正确

125. 母婴同室是指

A. 母亲与其婴儿每日至少 12 小时在一起
B. 母亲与其婴儿每日至少 8 小时在一起
C. 母亲与其婴儿每日至少白天在一起
D. 母亲与其婴儿每日至少夜间在一起
E. 母亲与其婴儿一日 24 小时在一起

126. 妊娠图不包括

A. 体重
B. 血压
C. 心率
D. 子宫长度
E. 胎头双顶径

127. 夫妻双方均患白化病,则其子女发病概率是

A. 50%
B. 25%
C. 100%
D. 12.5%
E. 0

128. 男女一方患哪种疾病,不属于可以结婚但禁止生育

A. 原发性癫痫
B. 先天性成骨发育不全
C. 强直性肌营养不良
D. 精神分裂症
E. 血友病

129. 孕妇分娩出院后社区医院进行产后访视的次数是

A. 2 次
B. 1 次
C. 3 次
D. 4 次
E. 5 次

130. 复诊产前检查不包括

A. 测量子宫长度
B. 测量体重及腹围
C. 询问前次检查后有无特殊情况出现
D. B 超了解胎儿大小
E. 听胎心率、复查胎位

131. 关于骨盆径线,下述哪项错误

A. 骶耻外径 <18cm 有可能是骨盆入口狭窄
B. 髂棘间径是两髂前上棘外缘间的距离
C. 坐骨结节间径 <8cm 表示骨盆出口狭窄
D. 对角径减去 1.5~2cm 即为骨盆入口前后径长度
E. 坐骨切迹宽度正常为 5.5~6cm

132. 围生期是指哪段时期

A. 产后
B. 产前
C. 产时
D. 产前、产时、产后
E. 产前、产后

133. 连续测 12 小时的胎动总数,提示为胎儿窘迫的是

59

A. 20 次以下　　　　　　B. 10 次以下

C. 15 次以下　　　　　　D. 30 次以下

E. 25 次以下

134. 下列哪项可用于胎儿遗传性疾病的宫内诊断

　　A. 羊水 AFP　　　　　B. 妊娠早期绒毛活检

　　C. 羊膜镜　　　　　　D. B 超检查羊水量

　　E. 羊膜腔胎儿造影

135. OCT 试验一般在妊娠多少周即可进行

　　A. 妊娠 20 ~ 22 周　　　B. 妊娠 23 ~ 25 周

　　C. 妊娠 26 ~ 27 周　　　D. 妊娠 28 ~ 30 周

　　E. 必须在 36 周以后

136. 关于异常月经的心理问题错误的是

　　A. 情绪障碍可导致月经周期紊乱

　　B. 与 GnRH 释放有关

　　C. 中枢神经系统的神经体液因素对子宫血管无
　　　影响

　　D. 与工作高度紧张有关

　　E. 与环境变迁有关

137. 孕妇感染风疹后引起胎儿畸形，这种传播病原体的
方式被称为

　　A. 水平传播　　　　　B. 家庭传播

　　C. 血源性传播　　　　D. 垂直传播

　　E. 间接传播

【A3/A4 型题】

(1 ~ 2 题共用题干)

　　38 岁孕妇，G3P0，自然流产 2 次，现孕 16 周。

1. 要排除胎儿畸形，不应做以下哪项检查

　　A. 羊水穿刺，染色体检查　　B. 甲胎蛋白测定

　　C. B 超检查　　　　　　　　D. 常规腹部平片

　　E. 必要的羊水生化测定

2. 关于甲胎蛋白，以下哪项是不正确的

　　A. 主要产生于卵黄囊和胎儿肝脏

　　B. 羊水 AFP 值在孕中期比孕晚期高

　　C. 羊水 AFP 值在 36 周以后与母血清 AFP 相近似

　　D. AFP 异常增高是胎儿患有开放性神经管畸形的重
　　　要指标

　　E. 孕妇血清 AFP 值随孕周而上

(3 ~ 5 题共用题干)

　　24 岁初孕妇，妊娠 43 周，自觉胎动减少已 2 日。血
压 110/70mmHg，枕左前位，无头盆不称征象。

3. 该孕妇可以省略的检查项目是

　　A. B 超监测

　　B. 测量子宫长度和腹围

　　C. 胎儿监护仪监测胎心变化

　　D. Bishop 宫颈成熟度评分

　　E. 超声多普勒测胎心数

4. 为能正确处理，最重要的检查项目是

　　A. 测羊水卵磷脂/鞘磷脂比值

　　B. 测羊水胆红素类物质值

　　C. 测孕妇尿液雌激素/肌酐比值

　　D. 测羊水肌酐值

　　E. 测羊水脂肪细胞百分率

5. 不能证明胎盘功能低下的项目是

　　A. 羊膜镜观察羊水性状

　　B. 测胎儿头皮血 pH

　　C. 测孕妇血胎盘生乳素值

　　D. 胎儿监护仪行缩宫素激惹试验

　　E. 超声多普勒检查胎心数

【B 型题】

(1 ~ 4 题共用备选答案)

　　A. 绒毛检查　　　　　B. B 超检查

　　C. 羊水穿刺检查　　　D. 脐血穿刺

　　E. 外周血分离胎儿细胞

1. 对胎儿创伤性最大的检查手段为

2. 检查胎儿心脏异常最准确的为

3. 最容易出现染色体核型嵌合的为

4. 胎儿丢失率为 0.5% 的检查为

(5 ~ 8 题共用备选答案)

　　A. 1.7%　　　　　　　B. 1/2

　　C. 0.6%　　　　　　　D. 1%

　　E. 3%

5. 35 岁高龄孕妇，胎儿染色体畸变发生 21 - 三体综合
征的概率为

6. 生育过、染色体异常孕妇，再发染色体异常胎儿的概
率为

7. 性连锁隐性遗传病基因携带者，其女胎携带者为

8. 唐氏综合征 35 岁以上孕妇的胎儿发生率为

参考答案

【A1/A2 型题】

1. A	2. D	3. C	4. A	5. A	6. C	7. E	8. C
9. D	10. D	11. C	12. E	13. B	14. B	15. C	16. C
17. C	18. C	19. D	20. C	21. D	22. B	23. B	24. C
25. A	26. E	27. B	28. C	29. A	30. E	31. A	32. B
33. B	34. C	35. D	36. E	37. D	38. A	39. C	40. E
41. C	42. B	43. A	44. A	45. C	46. A	47. D	48. E
49. C	50. E	51. B	52. D	53. D	54. D	55. C	56. E
57. A	58. E	59. E	60. A	61. E	62. A	63. E	64. C

65. A　66. B　67. C　68. B　69. D　70. C　71. D　72. D
73. D　74. E　75. C　76. E　77. C　78. D　79. B　80. E
81. C　82. C　83. E　84. C　85. C　86. D　87. D　88. B
89. B　90. B　91. D　92. C　93. D　94. C　95. C　96. B
97. C　98. B　99. D　100. B　101. D　102. B　103. C
104. B　105. B　106. B　107. C　108. C　109. A　110. C
111. B　112. B　113. B　114. D　115. B　116. C　117. D
118. D　119. D　120. D　121. E　122. C　123. E　124. C
125. E　126. C　127. C　128. E　129. C　130. D　131. C
132. D　133. B　134. B　135. D　136. C　137. D

【A3/A4 型题】

1. D　2. E　3. E　4. C　5. E

【B 型题】

1. D　2. B　3. E　4. C　5. E　6. A　7. B　8. C

精选解析

【A1/A2 型题】

1. CST 提示胎心率早期减速，即宫缩时胎心减速，宫缩过后胎心迅速恢复正常，表示胎儿宫内储备能力良好。后四项均提示胎儿窘迫。

2. 胎儿在宫内的姿势称为胎产式；最先进入骨盆入口的胎体部分称为胎先露；胎先露的指示点与母体骨盆的关系称为胎方位；胎儿位置的正常与否与能否顺利分娩和母子平安有直接关系；胎体纵轴与母体纵轴平行者称纵产式；纵产式的胎先露有头先露及臀先露；头先露的指示点为枕骨。臀先露的指示点为骶骨。

3. 胎儿头皮血监测往往在产程中破膜后，为诊断胎儿窘迫程度而进行，不适宜妊娠期。

4. 男性血友病病人与正常女性结婚，根据遗传规律，其子女中所有男孩都是正常的，而全部女孩都是携带者，所以"A"是正确的，而其余四种情况均不正确。

5. NST 即无应激试验，有反应型是指在连续记录20分钟内至少有3次以上胎动并伴胎心率加速 >10 次/分，

说明胎盘功能良好，胎儿有足够的储备能力。其余四项均说明胎盘功能减退。

30. 于妊娠10周后，胎盘接替卵巢产生更多的雌激素，至妊娠末期雌三醇为非孕妇女的1000倍。此时如胎盘功能低下，多次测孕妇24小时尿 E_3 值，均在10mg/24h 以下。该患者连续3日测24小时 E_3 值均在8mg/24h 以下，提示胎盘功能低下。

31. 本题考核学生对产前检查开始时间认识。错误率较高。常见错误为选 C。课本上提到产前检查的时间须从确诊早孕时开始，如结果无异常从妊娠20周开始定期产前系列检查，学生常常误以为产前检查从妊娠20周开始，其实不然。要点：①产前检查应在妊娠早期，一确诊早孕就开始；②检查内容包括双合诊、测量基础血压、检查心肺、测尿蛋白和尿糖等，并对有遗传病家族史的进行遗传筛查；③目的：可及早筛查出不宜妊娠的合并症，及时终止妊娠，或早期诊断不利于胎儿生长发育的妊娠合并症，早期治疗。

137. 病原体通过母体传给子代称为垂直传播。孕妇感染风疹后引起胎儿畸形属于典型的垂直传播形式。

【A3/A4 型题】

（1～2 题共用题干）腹部平片仅可排除部分胎儿畸形，而且放射线对胎儿有害，不应采用；正常妊娠13～14 周时，羊水 AFP 浓度达到最高，以后逐渐下降，母血清 AFP 也有相应变化。产前诊断的对象包括：35 岁以上孕妇，分娩过畸形儿，不明原因的流产、死产，本次妊娠羊水过多或孕早期接受有害物质，有遗传性家族史等。

（3～5 题共用题干）已有胎儿监护仪监测胎心变化，无需超声多普勒仪测胎心数。只有孕妇尿 E/C 比值为检测胎盘功能，余均为检测胎儿成熟度项目，孕妇妊娠43周无需注意胎儿成熟度，却极易发生胎盘功能减退。胎盘功能低下不能用超声多普勒法证明。胎盘功能减退又是过期妊娠，应尽快结束分娩。胎儿不小，不易发生新生儿硬肿症，而容易发生在早产儿时。

第六章 正常分娩

1. 25 岁初产妇，妊娠 39 周，规律宫缩 7 小时，血压 110/70mmHg，骨盆外测量未见异常，预测胎儿体重为 2650g，枕左前位，胎心 140 次/分，肛查宫口开大 3cm，S＝0。本例正确的处置应是
   A. 不予干涉，观察产程进展
   B. 静脉滴注缩宫素
   C. 静脉推注地西泮（安定）
   D. 静脉滴注 10% 葡萄糖液内加维生素 C
   E. 人工破膜

2. 初产妇枕先露时，开始保护会阴的时间是
   A. 宫口开全时
   B. 胎头可见到时
   C. 胎头着冠时
   D. 胎头复位时
   E. 胎头拨露使阴唇后联合紧张时

3. 27 岁妊娠 38 周初产妇，规律宫缩 16 小时，已破膜，宫缩弱，宫口开大 4cm，S＝-1，胎心 170 次/分，宫缩时觉肛门坠胀。本例正确处理应是
   A. 肌注哌替啶
   B. 静脉滴注缩宫素
   C. 嘱产妇朝向胎背的对侧方向侧卧
   D. 观察半小时再决定分娩方式
   E. 立即行剖宫产术

4. 下列对于正常产道，哪项恰当
   A. 入口平面前后径比横径长
   B. 中骨盆平面的横径是骨盆各平面最短的横径
   C. 正常骨盆倾斜度为 45°
   D. 骨盆轴的上段向下向后，中段向下，下段向上向前
   E. 出口平面横径比前后径长

5. 临产标志是
   A. 见红、破膜
   B. 见红、尿频
   C. 见红、腹痛
   D. 见红、规律宫缩
   E. 规律宫缩、伴宫口扩张和先露下降

6. 下列对于分娩的处理，哪项恰当
   A. 正常潜伏期一般均比活跃期长，故潜伏期无需特殊处理
   B. 为缩短第三产程，胎儿娩出后应立即压宫底促胎盘娩出
   C. 产程中发现破膜羊水流出，应立即消毒准备接产

   D. 产程无异常的产妇不应给予人为干预
   E. 胎儿胎盘顺利娩出后，表示产程顺利结束，母婴不会再发生重大危险

7. 诊断临产开始的标志是
   A. 宫颈管逐渐消失，毛细血管破裂，有少许血液由阴道流出（亦"见红"）
   B. 胎膜破裂，有羊水流出
   C. 已到预产期、腰酸、胎动多
   D. 有逐渐增强的、间隔少于 10 分钟的规律性宫缩，伴有宫颈扩张及先露下降
   E. 超过预产期 3 天夜间有不规则宫缩

8. 以下名词解释，哪项不正确
   A. 缩复作用：宫缩时子宫体部肌纤维缩短变宽，间歇时，肌纤维松弛，但不完全恢复原来长度
   B. 着冠：第二产程时，儿头露出于阴道口，不再回缩
   C. 生理缩复环：指产后由于子宫收缩，子宫内面形成的环状隆起
   D. 骨盆轴：连接骨盆各平面中心点而成的假想轴线
   E. 骨盆倾斜度：妇女站立时骨盆入口平面与地平面形成的角度

9. 产程中最大加速期是指临产后
   A. 宫颈扩张 3cm 到近开全
   B. 宫颈扩张 1cm 到 3cm
   C. 宫颈扩张 9cm 到开全
   D. 宫颈扩张 3cm 到 4cm
   E. 宫颈扩张 4cm 到 9cm

10. 以下正常分娩机转哪项正确
    A. 衔接：无论初产妇、经产妇儿头均于临产后衔接
    B. 俯屈：大囟门下降到最低位置
    C. 内旋转：大囟门转向母体前方
    D. 仰伸：颜部紧贴胸部
    E. 外旋转：胎头为保持与肩的正常关系而进行旋转复位

11. 下面关于持续性枕后位的说法，正确的是
    A. 可以使用中位产钳助产
    B. 必须转至枕前位分娩
    C. 必须剖宫产分娩
    D. 可以转至正枕后位，以产钳助产

E. 只能以胎头吸引器助产

12. 首次剖宫产的最常见原因是

    A. 胎位异常   B. 胎盘早剥

    C. 前置胎盘   D. 难产

    E. 胎膜早破

13. 临产后确定持续性枕后位时，下列哪个检查最可靠

    A. 触摸大小囟门   B. 触摸矢状缝

    C. 触摸耳廓方向   D. 触摸胎背的位置

    E. 根据胎心听诊的位置

14. 协调性宫缩乏力，宫口开大 5cm，无头盆不称，最佳处理应选择

    A. 剖宫产术

    B. 催产素静脉点滴

    C. 镇静剂

    D. 人工破膜后静脉点滴催产素

    E. 等待产程自然进展

15. 下面哪项不应做会阴切开

    A. 早产时预防新生儿颅内出血

    B. 会阴过紧或胎头过大

    C. 初产妇阴道助产手术时

    D. 经产妇胎儿宫内窘迫需立即结束分娩者

    E. 估计分娩时会阴撕裂不可避免者

16. 足月臀位分娩的发生率为

    A. 7%   B. 3%

    C. 0.5%   D. 10%

    E. 12%

17. 胎头浮动时，估计头盆关系的方法是

    A. 令孕妇排尿后，仰卧，两腿屈曲

    B. 跨耻征阳性者一定是头盆不称

    C. 胎头低于耻骨联合前表面为跨耻征阴性

    D. 胎头与耻骨联合前表面在同一平面为跨耻征阳性

    E. 检查者一手置于耻骨联合上缘，另一手将胎头向宫底方向推压

18. 第一产程潜伏期是指

    A. 宫颈展平至宫口扩张 3cm

    B. 胎膜破裂至宫口开大 3cm

    C. 腹疼开始至宫口扩张 3cm

    D. 规律宫缩开始至宫口扩张 3cm

    E. 阴道见红开始至宫口扩张 3cm

19. 总产程超过多长时间为滞产

    A. >20h   B. >18h

    C. >16h   D. >24h

    E. 48h

20. 下面哪种情况导致宫缩乏力时，可以使用催产素处理

    A. 不协调性宫缩乏力   B. 协调性宫缩乏力

    C. 宫颈水肿   D. 头盆不称

    E. 子宫病理性缩复环

21. 胎头前不均倾入盆的是

    A. 胎头矢状缝前移靠近耻骨

    B. 常见于漏斗骨盆

    C. 盆腔前半部空虚

    D. 胎头以前顶骨先入盆者称前不均倾

    E. 胎头以矢状缝嵌入骨盆入口前后径

22. 25 岁，初产妇孕足月，一年前有流产史，胎儿顺利娩出 4 分钟后出现阴道暗红色间歇流血，约 150ml，首先应考虑的原因是

    A. 阴道静脉破裂   B. 宫颈裂伤

    C. 凝血功能障碍   D. 胎盘嵌顿

    E. 正常位置胎盘剥离

23. 胎儿娩出 10 分钟，阴道出血 200ml，此时最恰当的处理是

    A. 按摩子宫   B. 牵拉脐带

    C. 迅速娩出胎盘   D. 检查会阴伤口

    E. 肌内注射宫缩剂

24. 持续性枕后位用胎头吸引器助产时，一般应将胎头向前多少度方可以枕前位娩出

    A. 45°   B. 30°

    C. 60°   D. 90°

    E. 135°

25. 关于均小骨盆，不正确的是

    A. 胎儿较大者应尽早剖宫产

    B. 形态同正常女性骨盆

    C. 骨盆各径线均较正常小 1cm

    D. 多见于身材矮小，体型匀称的妇女

    E. 估计胎儿不大，头盆相称者可给予试产机会

26. 类人猿型骨盆的特点是

    A. 骨盆入口肾形，骶骨下段后移，入口前后径明显缩短

    B. 骨盆入口前后径缩短，横径正常

    C. 两侧骨盆壁向内倾斜

    D. 骨盆各径线均较正常小 2cm

    E. 骨盆 3 个平面横径均缩短，前后径稍长，坐骨切迹宽

27. 正常宫缩在何处开始，继而扩散到整个子宫

    A. 宫颈   B. 双侧宫角

    C. 宫底   D. 子宫下段

    E. 双侧子宫侧壁

28. 活跃期，初产妇宫口扩张的最小速率应大于
    A. 0.5cm/h
    B. 1.2cm/h
    C. 1.5cm/h
    D. 1.8cm/h
    E. 2.0cm/h

29. 初产妇急产是指总产程不超过
    A. 2h
    B. 1h
    C. 3h
    D. 4h
    E. 5h

30. 下面哪一种前列腺素可用于促宫颈成熟
    A. F2B
    B. E_2
    C. F2α
    D. E
    E. E_1

31. 漏斗骨盆的特点是
    A. 对角径 <11.5cm
    B. 粗隆间径加大
    C. 耻骨弓角 >90°
    D. 坐骨棘间径缩短
    E. 坐骨结节间径正常

32. 对于骨盆出口狭窄，下列说法正确的是
    A. 胎头低于耻骨联合平面为跨耻征阳性，表示骨盆入口平面狭窄
    B. 骨盆出口狭窄可给予试产机会
    C. 中骨盆狭窄常导致臀位或横位的发生
    D. 骨盆狭窄是导致正常足月胎儿分娩异常的重要因素
    E. 骨盆出口狭窄是引起持续性枕横位的主要原因

33. 初产妇女，孕39周，食欲正常。昨晚8时起有腹部阵痛，一夜未睡，今晨就诊，精神疲乏，宫缩10~20秒，间隔10~35分钟，宫缩强度弱，肛查：先露头，未入盆，宫口开指尖，前羊膜囊不明显，骨盆测量无异常，最恰当的处理是
    A. 人工破膜
    B. 催产素静脉滴注
    C. 肥皂水灌肠
    D. 哌替啶 100mg 肌注
    E. 补液支持疗法

34. 对于臀位分娩，通常下列哪种方法应禁止使用
    A. 剖宫产术
    B. 臀牵引术
    C. 臀位助产
    D. 臀位自然分娩
    E. 后出头困难时可用产钳助产

35. 单纯扁平骨盆时，骨盆外测量小于正常值的径线是
    A. 髂棘间径
    B. 骶耻外径
    C. 对角径
    D. 髂峰间径
    E. 坐骨结节间径

36. 对于产时子宫颈扩大，下列哪项是错误的
    A. 前羊膜囊的作用
    B. 是子宫收缩将子宫下段向上牵拉的结果
    C. 破膜后胎头直接压迫子宫颈

    D. 无头盆不称时，宫颈口扩张的快慢，对产程的长短起决定性作用
    E. 初产妇宫颈管消失与宫口开大同时进行

37. 正常枕先露分娩机转顺序的发生，下列哪项是正确的（其中下降贯穿于分娩全过程）
    A. 衔接、俯屈、内旋转、下降、仰伸、外旋转
    B. 下降、衔接、内旋转、俯屈、仰伸、外旋转
    C. 衔接、下降、俯屈、内旋转、仰伸、外旋转
    D. 下降、俯屈、衔接、内旋转、仰伸、外旋转
    E. 衔接、下降、内旋转、俯屈、仰伸、外旋转

38. 分娩时，枕前位的发生率为
    A. 80%
    B. 70%
    C. 60%
    D. 90%
    E. 95%

39. 正常枕前位分娩时，先露部到达中骨盆，儿头的相应动作是
    A. 出现产瘤
    B. 儿头变形
    C. 内旋转
    D. 仰伸
    E. 俯屈

40. 如果测量骨盆出口横径≤8cm时，应进一步测量
    A. 坐骨棘间径
    B. 对角径
    C. 坐骨切迹宽度
    D. 出口前矢状径
    E. 出口后矢状径

41. 骨盆入口狭窄时，不易发生的是
    A. 脐带脱垂
    B. 胎膜早破
    C. 臀位或横位
    D. 继发性宫缩乏力
    E. 胎先露内旋转受阻

42. 足月初产妇，对角径为10.5cm，下面的说法不正确的是
    A. 该产妇禁忌用催产素
    B. 胎头没有衔接
    C. 可能剖宫产终止妊娠
    D. 该产妇真结合径约为9cm
    E. 该产妇存在剖宫产指征

43. 23岁，初产妇，身高160cm，孕40周，规律宫缩12h，阴道检查：宫口开大5cm，先露0，大囟在3点，小囟在9点，矢状缝向后靠近骶岬，盆腔后部空虚，其诊断为
    A. 左枕横位，后不均倾
    B. 右枕横位，后不均倾
    C. 右枕横位，前不均倾
    D. 左枕横位，前不均倾
    E. 右枕横位，均倾入盆

44. 出口后矢状径的平均值为

A. 5cm   B. 4cm
C. 6cm   D. 7cm
E. 8.5cm

45. 初产妇女，35岁，孕39周，于0:00临产，10:00自然破水，1:00宫口开大3cm，16:00宫口开全，18:30低位产钳助娩一男婴，下列诊断正确的是
A. 潜伏期延长   B. 滞产
C. 活跃期延长   D. 活跃期停滞
E. 第二产程延长

46. 临产后宫颈的变化正确的是
A. 宫颈管消失过程先形成漏斗状，逐渐短缩直至消失
B. 初产妇多是宫颈管消失与宫口扩张同时进行
C. 经产妇多是宫颈管先消失，然后宫口扩张
D. 形成前羊水囊后，宫口不易扩张
E. 破膜后胎先露部直接压迫宫颈，影响宫口扩张速度

47. 枕右前位分娩机制正确的是
A. 胎头矢状缝坐落在骨盆入口右斜径上
B. 胎头枕部遇肛提肌阻力发生俯屈
C. 胎头下降达阴道外口时出现内旋转动作
D. 胎头内旋转时，其枕部向右旋转45°
E. 胎头娩出后，其枕部向左旋转45°为复位

48. 枕前位于第二产程时的征象错误的是
A. 出现排便感，不自主地向下屏气
B. 肛门括约肌紧缩
C. 出现胎头拨露
D. 继之出现胎头着冠
E. 会阴极度扩张

49. 不是Apgar评分范畴的体征是
A. 体温   B. 呼吸
C. 心率   D. 喉反射
E. 肌张力

50. 最短的胎头径线是
A. 双顶径   B. 枕额径
C. 枕颏径   D. 枕下前囟径
E. 双颞径

51. 第一产程活跃期的加速期，是指宫口扩张
A. 0~3cm   B. 3~4cm
C. 4~6cm   D. 6~7cm
E. 7~8cm

52. 胎先露是指
A. 最先进入骨盆入口的胎儿部分
B. 胎儿先露部的指示点与母体骨盆的关系

C. 胎体纵轴与母体纵轴的关系
D. 胎儿身体各部的相互关系
E. 以上都不是

53. 临产后子宫收缩特点错误的是
A. 宫缩高峰时，宫体变硬
B. 有节律的阵发性收缩
C. 宫缩起自两侧子宫角部
D. 宫底部最强，子宫下段最弱
E. 短缩变宽的宫体部肌纤维收缩后能恢复原来长度

54. 临产后子宫收缩力错误的是
A. 正常宫缩起自两侧宫角部，以微波形式扩展至整个子宫
B. 宫底部收缩力最强最持久，强度几乎是子宫下段的2倍
C. 宫缩时宫体平滑肌纤维短缩变宽，收缩后肌纤维松弛恢复原长度
D. 有使宫口逐渐开大、胎先露部逐渐下降的作用
E. 宫缩达高峰时，宫体隆起变硬

55. 当枕前位胎头下降至阴道口仰伸时，胎儿双肩径进入
A. 骨盆入口前后径 B. 骨盆入口横径
C. 骨盆入口斜径   D. 中骨盆前后径
E. 中骨盆横径

56. 应用Apgar评分法得分正确的项目是
A. 心率120次/分、规律得2分
B. 呼吸浅慢且不规律得2分
C. 肌张力松弛得1分
D. 刺激咽喉出现咳嗽、恶心得1分
E. 皮肤青紫得0分

57. 关于产褥妇的临床表现，下述正确的是
A. 产后第1日，宫底稍下降
B. 产后初期产妇脉搏增快
C. 产后宫缩痛多见于初产妇
D. 子宫复旧因授乳而加速
E. 恶露通常持续1~2周

58. 胎儿娩出至胎盘娩出所需时间应为
A. 5~10分钟，不超过15分钟
B. 5~10分钟，不超过25分钟
C. 5~15分钟，不超过30分钟
D. 10~20分钟，不超过30分钟
E. 20~30分钟，不超过60分钟

59. 宫口开全后，开始保护会阴的时机应是
A. 经阴道外口看到胎发时
B. 胎头开始拨露时

C. 胎头拨露后不久

D. 胎头拨露阴唇后联合紧张时

E. 胎头开始着冠时

60. 枕前位胎头通过软产道时进行内旋转，是使胎头的

A. 矢状缝与骨盆入口横径相一致

B. 矢状缝与中骨盆横径相一致

C. 矢状缝与中骨盆及骨盆出口前后径相一致

D. 前囟转至耻骨弓下面

E. 后囟转至骶骨前方

61. 第一产程活跃期的减速期，是指宫口扩张

A. 5~6cm   B. 6~7cm

C. 7~8cm   D. 8~9cm

E. 9~10cm

62. 有促进乳汁分泌作用的项目是

A. 吸吮动作   B. 前列腺素

C. 大剂量雌激素制剂 D. 孕激素制剂

E. 口服溴隐亭

63. 进入第二产程的主要标志是

A. 宫口开大 10cm   B. 胎头拨露

C. 胎头着冠   D. 肛门括约肌松弛

E. 外阴膨隆

64. 正常分娩的临床表现正确的是

A. 初产妇临产后胎头多已入盆

B. 胎膜破裂多在宫口开全时

C. 产妇屏气用力标志宫口开全

D. 生理缩复环常在平脐部位看到

E. 第三产程多超过 30 分钟

65. 临产后的枕先露胎头下降程度是以

A. 骨盆入口平面作标志

B. 坐骨棘平面作标志

C. 骨盆出口平面作标志

D. 骨盆最大平面作标志

E. 阴道外口作标志

66. 从胎儿娩出到胎盘娩出，不应超过

A. 15 分钟   B. 20 分钟

C. 30 分钟   D. 45 分钟

E. 60 分钟

67. 总产程及产程分期正确的是

A. 从规律宫缩至胎儿娩出称总产程

B. 第一产程初产妇约需 14~16 小时

C. 第一产程经产妇约需 10~12 小时

D. 第二产程初产妇约需 1~2 小时

E. 第三产程约需 30 分钟

68. 正常胎位分娩机制的概念正确的是

A. 衔接：胎头颅骨最低点接近或达到坐骨棘水平

B. 下降：呈持续性，贯穿于分娩全过程

C. 俯屈：经俯屈胎头前囟位置最低

D. 内旋转：胎头到达骨盆出口适应骨盆纵轴而旋转

E. 仰伸：胎头额部紧贴胸部

69. 影响子宫复旧的因素是

A. 授乳   B. 初产妇

C. 子宫炎症   D. 胎盘功能不良

E. 长时间卧床

70. 26 岁初产妇，妊娠 39 周，规律宫缩 8 小时。血压 110/70mmHg，骨盆不小，预测胎儿体重为 2700g，枕左前位，胎心良。肛查宫口开大 3cm，S = 0。本例正确处置应是

A. 不需干涉产程进展

B. 静脉推注地西泮 10mg

C. 静脉缓注 25% 硫酸镁 16ml

D. 静脉滴注缩宫素

E. 人工破膜

71. 关于正常骨产道特征，下述正确的是

A. 骨盆入口前后径比横径长

B. 骨盆出口平面在同一平面上

C. 中骨盆横径比前后径长

D. 骨盆出口前后径小于横径

E. 中骨盆平面是骨盆最小平面

72. 24 岁初产妇，规律宫缩 12 小时，连续观察 2 小时，宫口由 6cm 开大至 7cm，胎头 = +1，胎心率 140 次/分。本例正确处置应是

A. 严密观察产程进展   B. 肌注哌替啶 100mg

C. 静脉滴注缩宫素   D. 立即行人工破膜

E. 立即行剖宫产术

73. 宫颈扩张活跃期是指

A. 宫口扩张 1~2cm

B. 从规律宫缩至宫口扩张 2cm

C. 宫口扩张 8~9cm

D. 宫口扩张 3cm 至宫口开全（10cm）

E. 宫口扩张 2~3cm

74. 胎儿完成内旋转动作是指

A. 胎头双顶径与母体骨盆入口斜径一致

B. 胎头双顶径与母体骨盆入口横径一致

C. 胎头矢状缝与母体骨盆横径一致

D. 胎头双顶径与母体骨盆出口前后径一致

E. 胎头矢状缝与母体中骨盆及骨盆出口前后径一致

75. 关于正常分娩第一产程的临床经过，下列哪项正确

A. 自然破膜多发生在抬头进入骨盆入口时

B. 生理缩复环有时可达脐平

C. 初产妇多是宫颈管先消失，宫口后扩张

D. 每隔 4 小时听胎心一次

E. 嘱产妇于宫缩时加用腹压

76. 下列哪项不属于肛查了解的范围

A. 先露的高低　　　　B. 宫口开大情况

C. 中骨盆平面大小　　D. 骶耻内径长度

E. 胎方位

77. 入口前后径与横径几乎相等，中骨盆平面狭小

A. 男子型骨盆　　　　B. 均小型骨盆

C. 扁平骨盆　　　　　D. 妇女型骨盆

E. 类人猿型肌盆

78. 26 岁，临产 17 小时，阴道有少量淡绿色液体流出，宫缩 25 秒/6～8 分，胎心音 150 次/分，肛查宫口开大 2cm，宫颈轻度水肿，S－2。下列哪项诊断正确

A. 活跃期延长　　　　B. 原发性宫缩乏力

C. 潜伏期延长　　　　D. 胎儿窘迫

E. 头盆不称

79. 下列哪项不应作会阴切开

A. 经产妇胎儿窘迫需立即结束分娩者

B. 会阴过紧或胎头过大

C. 早产时预防新生儿颅内出血

D. 初产妇阴道助产手术时

E. 估计分娩时会阴撕裂不可避免者

80. 孕 40 周临产，规则宫缩 12 小时，破膜 10 小时。肛查：宫口开大 5cm，先露＋0.5，下列诊断哪项是正确的

A. 胎膜早破　　　　　B. 正常潜伏期

C. 潜伏期延长　　　　D. 正常活跃期

E. 第一产程延长

81. 进入产程中的子宫收缩的特征，下列哪项是错误的

A. 子宫肌纤维在宫缩时变短变宽，间歇时松也恢复如旧

B. 宫缩具有对称性

C. 宫缩时子宫底部为最强烈，子宫下段收缩最弱

D. 是不自主的节律性收缩

E. 子宫收缩间隔越来越短，持续时间越来越长

82. 枕左前位分娩时，与胎儿双肩径进入骨盆入口的同时，胎头的动作是

A. 复位　　　　　　　B. 外旋转

C. 拨露　　　　　　　D. 仰伸

E. 着冠

83. 正常枕先露分娩时，仰伸发生于

A. 胎头枕骨下部达耻骨联合下缘时

B. 胎头着冠时

C. 胎头枕骨在耻骨弓后时

D. 胎头拨露时

E. 胎头后囟在耻骨弓后时

84. 初产妇，末次月经第一天为 4 月 21 日，于 12 月 29 日就诊。腹部检查：子宫底在剑突下 2 横指，枕右前位胎心 140 次/分，血压 16/10.3kPa，尿蛋白（－），本病例现在是

A. 妊娠满 35 周，子宫底高度符合正常情况

B. 妊娠满 36 周，子宫底高度低于正常

C. 妊娠满 36 周，子宫底高度高于正常情况

D. 妊娠满 36 周，子宫底高度符合正常情况

E. 妊娠满 37 周，子宫底高度高于正常情况

85. 胎头在进行内旋转动作时，除子宫收缩力外，下列哪项为主要参与因素

A. 肛提肌收缩　　　　B. 膈肌收缩力

C. 胎儿胸锁乳突肌收缩　D. 腹肌收缩力

E. 会阴深横肌收缩

86. 关于正常产道，下列哪项是正确的

A. 骨盆轴的上段向下向后，中段向下，下段向下向前

B. 入口平面前后径比横径长

C. 出口平面横径比前后径长

D. 中骨盆平面的横径是骨盆各平面最短的横径

E. 骨盆正常倾斜度为 70°

87. 产程中胎心监护，下列哪项是错误的

A. 第二产程应每 15 分钟听胎心一次

B. 潜伏期应每小时听胎心一次

C. 活跃期每 30 分钟听胎心一次

D. 听胎心应在宫缩间歇期，宫缩刚结束时进行

E. 每次胎心听诊应听 1 分钟

88. 入口横椭圆形，前后径变短，横径较长，中骨盆平面宽大是

A. 妇女型骨盆　　　　B. 均小型骨盆

C. 男子型骨盆　　　　D. 扁平骨盆

E. 类人猿型肌盆

89. 经产妇，孕 3 产 2，无难产史，孕 39^{+2}周，3 小时前开始规则宫缩，急诊检查：宫缩持续 45 秒，间隙 3 分钟，胎心 140 次/分，头位，宫口开 4cm，羊膜囊明显膨出，骨盆内诊正常，此时最恰当的处理是

A. 急送产房消毒接生　　B. 破膜后住院

C. 立即住院待产　　　　D. 急诊室留观

E. 灌肠以促进产程，减少污染

90. 初产妇，第二产程，何时应开始保护会阴

A. 宫口开全时

B. 胎头着冠时

C. 胎头拨露使会阴后联合紧张时

D. 胎头仰伸时

E. 阴道口见胎头时

91. 胎头衔接是指

A. 枕骨进入骨盆入口平面

B. 顶骨进入骨盆入口平面

C. 双顶径到达坐骨棘平面

D. 双顶径进入骨盆入口平面

E. 双顶径到达坐骨结节平面

92. 临产 4 小时，宫缩 25～35 秒，间隔 4～5 分钟，胎心 140 次/分，先露浮，突然阴道流水，色清，宫口开 1 指，下列哪项处理不当

A. 立即听胎心

B. 记录破膜时间

C. 超过 12 小时尚未分娩，加用抗生素

D. 鼓励产妇在宫缩时，运用腹压力加速产程进展

E. 卧床，抬高臀部

93. 经产妇，产后第一天，诉下腹痛，查有低热，出汗，咽不充血，无恶心呕吐，腹泻，脐下二横指处触及一硬块上界，白细胞 $11.0 \times 10^9/L$，中性 0.75，最可能的诊断是

A. 产后子宫内膜炎

B. 子宫肌瘤红色变性

C. 卵巢囊肿扭转

D. 产后宫缩痛

E. 子宫肌炎

94. 正常分娩时，胎头以哪个周径通过产道

A. 枕额径

B. 枕下前囟径

C. 枕颏径

D. 双顶径

E. 双颞径

95. 入口、中骨盆平面及出口平面均是前后径大于横径的是

A. 男子型骨盆

B. 均小型骨盆

C. 扁平骨盆

D. 妇女型骨盆

E. 类人猿型肌盆

96. 临产的重要标志是

A. 规律宫缩，破膜，伴有见红

B. 见红，规律宫缩，宫口扩张不明显

C. 见红，先露下降，伴有尿频

D. 见红，破膜，规律宫缩

E. 规律宫缩，逐渐增强，伴随进行性宫口扩张和先露下降

97. 初产妇，孕 39 周，食欲正常，昨晚 8 时起有腹部阵痛，一夜未睡，今晨就诊，精神疲乏，宫缩 10～20

秒，间隔 10～35 分钟，宫缩强度弱，肛查先露头，未入盆，宫口开 1 指尖，前羊膜囊不明显，骨盆测量无异常，最恰当的处理是

A. 哌替啶 100mg 肌注

B. 催产素，静脉滴注

C. 人工破膜

D. 肥皂水灌肠

E. 补液支持疗法

98. 第一产程中肥皂水灌肠，下列哪项不应列入禁忌证

A. 胎膜早破

B. 心功能 Ⅲ～Ⅳ 级的心脏病

C. 见红

D. 胎位异常

E. 初产妇宫口扩张 4cm 以上

99. 关于子宫下段，下列哪项是错误的

A. 系由子宫峡部形成，非孕时长约 1cm

B. 下段为被动扩张段，随产程进展而越来越长越薄

C. 临产后子宫收缩极性的缘故，峡部被拉长形成子宫下段

D. 子宫上下段肌壁厚薄不同，在产程中上、下段交界处在子宫内面形成一环状隆起，称生理性缩复环

E. 子宫下段常被产科医师选择为剖宫术子宫切开处

100. 接生过程中，下列哪项是错误的

A. 在宫缩期不屏气情况下娩出胎头较在宫缩间歇期稍向下屏气娩出更利于保护会阴

B. 宫缩时，协助胎头俯屈

C. 待胎儿枕骨下部显露于母体耻骨弓下时，协助胎头仰伸

D. 宫缩时，接生者以手掌向上向内托压会阴体保护会阴

E. 胎儿肩娩出后应注意保护会阴

101. 有关分娩机转的概念中，下列哪项是正确的

A. 外旋转：胎头随肩胛的内旋转而外旋转以保持胎头与胎肩的垂直关系

B. 内旋转：前囟转向母体前方

C. 仰伸：颏部紧贴胸部

D. 俯屈：前囟位置下降最低

E. 衔接：无论初产妇经产妇均在临产后衔接

102. 关于催产素静脉静滴，下列哪项是正确的

A. 用于轻度胎儿窘迫，需加快结束分娩

B. 用于低张型宫缩乏力以加强宫缩

C. 难产时，不宜使用

D. 足月引产时，需大剂量方有效

E. 用于多产妇引产更敏感

103. 一初产妇，宫缩 15 小时自娩一 3000g 女婴，现胎儿娩出已 8 分钟，胎盘尚未娩出，阴道无流血，此时

的处理下列何项不当

  A. 牵拉脐带或压迫宫底以了解胎盘是否剥离

  B. 经肌内注射催产素

  C. 察看外露脐带有否向外伸长

  D. 查看子宫形态

  E. 等待观察有胎盘剥离征象时协助胎盘娩出

104. 接产要领不包括下列哪项

  A. 无菌操作，保护会阴

  B. 协助胎头俯屈与仰伸

  C. 必须让产妇与接产者充分合作

  D. 胎头仰伸时令产妇屏气

  E. 让胎头在宫缩间歇缓慢通过阴道口

105. 肛查了解胎头下降程度的骨性标志是

  A. 坐骨棘   B. 骶骨

  C. 坐骨结节   D. 骶岬

  E. 坐骨切迹

106. 进入第二产程的标志是

  A. 胎头拨露

  B. 宫口开全

  C. 产妇屏气，肛门放松

  D. 宫缩时会阴膨出，肛门放松

  E. 胎先露降至坐骨棘水平

107. 下列哪项不符合正常胎盘剥离情况

  A. 向下压迫宫底脐带延长

  B. 宫底向上升达脐上

  C. 阴道口外露脐带自行延长

  D. 子宫体变硬呈球形

  E. 耻骨联合上方轻压子宫下段，脐带不回缩

108. 关于产时子宫颈口扩大，下列哪项是错误的

  A. 无头盆不称时，宫颈口扩张的快慢，对产程的长短起决定性作用

  B. 前羊水囊的作用

  C. 破膜后胎头直接压迫子宫颈

  D. 是子宫收缩将子宫下段向上牵拉的结果

  E. 初产妇宫颈管消失和宫口开大同时进行

109. 当决定从阴道手术助产时，为了确诊胎方位，应从哪条颅缝结合囟门检查来作依据

  A. 冠状缝   B. 人字缝

  C. 额缝   D. 矢状缝

  E. 颞缝

110. 枕先露肛查胎头下降程度为 +2 是指

  A. 胎头双顶径在坐骨棘平面下 2cm

  B. 胎头最低点在坐骨结节平面下 2cm

  C. 胎头顶骨在坐骨棘平面上 2cm

  D. 胎头颅骨最低点在坐骨棘平面下 2cm

  E. 胎头顶骨在坐骨结节平面上 2cm

111. 下列哪项是正常产褥期的表现

  A. 产后 24 小时体温超过 38℃

  B. 产后脉搏一般偏快

  C. 产后第一天宫底达脐平

  D. 产后 24 小时白细胞应恢复至正常范围

  E. 产后二周恶露开始转为浆液性

112. 临产时，下列哪种可以灌肠

  A. 胎膜未破，宫口开 2cm，先露（ + ），胎心音正常，血压 19/13.5kPa（143/101mmHg）

  B. 阴道出血，量较多

  C. 臀先露，胎心好

  D. 胎膜已破，先露 S + 1，胎心音正常

  E. 产程顺利，估计 1 小时内胎儿即可娩出

113. 胎盘附着面的子宫内膜完全修复需到产后何时

  A. 产后 6 周   B. 产后 2 周

  C. 产后 4 周   D. 产后 1 周

  E. 产后 8 周

114. 下列哪项不是胎盘剥离征象

  A. 子宫底升高且硬   B. 宫底升高且软

  C. 阴道少量出血   D. 外露脐带延长

  E. 压耻骨联合上方，脐带不回缩

115. 分娩时最主要的产力是

  A. 肛提肌收缩力   B. 子宫收缩力

  C. 腹肌收缩力   D. 膈肌收缩力

  E. 腹压力

116. 女，31 岁。孕 1 产 0，孕 39$^+$周，不规则宫缩 2 天，阴道少许血性分泌物，查血压 16/10.6kPa（120/80mmHg），宫高 35cm，腹围 100cm，胎心音 158 次/分，宫缩 20 秒/10 ~ 15 分，肛查宫口开指尖，NST 出现早期减速。哪项诊断不正确

  A. 胎方位 LOA   B. 胎儿宫内窘迫

  C. 活胎巨大儿   D. 先兆临产

  E. 宫内足月妊娠

117. 关于分娩机转的含义，下列哪项是错误的

  A. 俯屈，内旋转，仰伸复位，外旋转等动作都贯穿于下降过程中

  B. 俯屈是胎头下降至骨盆轴弯曲处即骨盆底时受肛提肌的阻力而发生的

  C. 胎头进入骨盆入口时以枕下前囟径衔接

  D. 内旋转是胎头最低的枕部在盆底受肛提肌收缩力而被推向母体前方即小囟门被推移至耻骨的下方

E. 仰伸是在枕骨下部（粗隆）到达耻骨联合下缘时发生的

118. 下列哪个现象不属于临产诊断依据
A. 渐增性节律性宫缩
B. 子宫颈管消失
C. 阴道流水，pH 碱性
D. 宫口进行性扩张
E. 先露部下降

119. 骨盆轴是指
A. 连接骨盆各平面横径中点而成的假想轴线
B. 连接骨盆各平面前后径中点而成的假想轴线
C. 连接骨盆各平面中点而成的假想轴线
D. 连接骨盆各平面任选点而成的假想轴线
E. 以上都不是

120. 胎儿枕下前囟径是
A. 由颏骨下方中央到后囟门顶部
B. 由鼻根到枕骨隆突
C. 由前囟门中央到枕骨隆突下方
D. 两顶骨隆突之间
E. 由前囟门前端到枕骨大孔

121. 下面哪项不是肛查范围
A. 先露高低
B. 宫颈的软硬，厚薄及扩张程度
C. 骨盆腔的大小
D. 胎先露，胎方位
E. 胎盘位置

122. 足月妊娠，破膜多长时间未临产给予预防感染
A. 10 小时
B. 6 小时
C. 12 小时
D. 16 小时
E. 24 小时

123. 胎儿枕颏径是
A. 由前囟门中央到枕骨隆突下方
B. 由下颌骨下方中央到后囟门顶部
C. 由鼻根到枕骨隆突
D. 两顶骨隆突之间
E. 由前囟门前端到枕骨大孔

124. 最大加速期指宫口扩张
A. 9～10cm
B. 4～9cm
C. 3～4cm
D. 3～10cm
E. 6～10cm

125. 胎儿双顶径是
A. 由前囟门中央到枕骨隆突下方
B. 由颏骨下方中央到后囟门顶部
C. 由鼻根到枕骨隆突
D. 两顶骨隆突之间
E. 由前囟门前端到枕骨大孔

126. 活跃期指宫口开大
A. 9～10cm
B. 4～9cm
C. 3～4cm
D. 3～10cm
E. 6～10cm

127. 后囟由哪几片颅骨组成
A. 2 片顶骨，2 片额骨
B. 2 片顶骨，1 片枕骨
C. 2 片额骨，1 片枕骨
D. 2 片颞骨，2 片枕骨
E. 2 片顶骨，2 片枕骨

128. 关于骨盆测量哪项属于正常范围
A. 坐骨切迹容 2 指
B. 耻骨弓角度 90°
C. 骨盆倾斜度 80°
D. 坐骨结节间径小于 8cm
E. 对角径 11cm

129. 产程进展的标志是
A. 产妇一般情况
B. 宫缩频率
C. 宫缩强度
D. 胎头下降及宫口的扩张
E. 胎心率及胎方位

130. 妇女骨盆倾斜度的正常值是
A. 55°
B. 50°
C. 60°
D. 65°
E. 70°

131. 下面哪项是正式发动分娩的主要表现
A. 下腹隐痛
B. 见红
C. 宫颈变软
D. 先露固定
E. 规律宫缩

132. 第一产程宫颈扩张曲线，正确的是
A. 宫颈扩张活跃期的加速阶段是从宫口扩张 3cm 至 4cm，约需 4 小时
B. 潜伏期最大时限为 16 小时
C. 潜伏期是指有宫缩开始到宫颈扩张 3cm
D. 活跃期最大倾斜阶段，是宫颈扩张 4～9cm，约需 8 小时
E. 活跃期减缓阶段，是宫颈扩张 9～10cm，约需 4 小时

133. 对于正常骨产道，下列哪项正确
A. 最大平面前后径比横径长
B. 入口平面前后径比横径长
C. 中骨盆横径比前后径长
D. 入口平面是骨盆最大平面
E. 中骨盆是骨盆最小平面

134. 对于胎儿下列哪项是错误的

A. 胎儿顶骨与额骨间为冠状缝

B. 矢状缝是确定胎位的重要标志

C. 双顶径是胎头最大横径

D. 胎头以枕下前囟径衔接

E. 臀位时胎头娩出困难

135. 枕前位的内旋转是使胎头

A. 矢状缝与中骨盆横径一致

B. 矢状缝与入口横径一致

C. 矢状缝与中骨盆前后径一致

D. 前囟转向耻骨弓

E. 后囟转向骶骨前

136. 正常宫缩持续时间最长可达

A. 50 秒　　　　　　　B. 40 秒

C. 30 秒　　　　　　　D. 1 分钟

E. 2 分钟

137. 骨盆入口前后径的正常值是

A. 10cm　　　　　　　B. 9cm

C. 11cm　　　　　　　D. 12cm

E. 13cm

138. 枕前位胎头入骨盆入口以哪条径线衔接

A. 枕下前囟径　　　　B. 双顶径

C. 枕额径　　　　　　D. 枕颏径

E. 双颞径

139. 潜伏期最大时限为

A. 10 小时　　　　　　B. 8 小时

C. 12 小时　　　　　　D. 14 小时

E. 16 小时

140. 正常分娩过程中，宫颈扩张减速期是指

A. 宫颈扩张 6 ~ 7cm 以后至宫口开全

B. 宫颈扩张 4 ~ 5cm 以后至宫口开全

C. 宫颈扩张 2 ~ 3cm 以后至宫口开全

D. 宫颈扩张 8 ~ 9cm 以后至宫口开全

E. 以上均不是

141. 对于出口前后径正确的是

A. 指由耻骨联合下缘中点经坐骨棘连线中点至骶骨下端的距离

B. 指由耻骨联合上缘中点至骶骨岬前缘中点的距离

C. 指由耻骨联合下缘中点至骶尾关节间的距离

D. 出口前后径正常平均为 11cm

E. 出口平面为同一平面

142. 下面哪项不是正常宫缩的特点

A. 对称性　　　　　　B. 节律性

C. 随意性　　　　　　D. 极性

E. 缩复作用

143. 枕前位胎头经俯屈动作后，内旋转在哪个平面进行

A. 骨盆最大平面　　　B. 骨盆入口

C. 中骨盆　　　　　　D. 出口平面

E. 骨盆底

144. 当胎头下降至阴道口仰身时，胎儿双肩径进入

A. 骨盆入口横径　　　B. 骨盆入口前后径

C. 骨盆入口斜径　　　D. 中骨盆前后径

E. 中骨盆横径

145. 骨盆入口前后径的前端是

A. 耻骨联合下缘　　　B. 耻骨联合上缘中点

C. 耻骨联合上缘　　　D. 耻骨联合下缘中点

E. 耻骨联合后面中点

146. 枕左前位分娩机制正确的是

A. 俯屈动作完成在胎头到达中骨盆时

B. 胎头矢状缝衔接在骨盆入口左斜径上

C. 内旋转动作完成于第一产程初期

D. 胎头内旋转时，其枕部向右转 45°

E. 胎头娩出时，其枕部向左转 45° 复位

147. 入院处理后 24 小时，阵发性腹痛频繁，宫缩 35 秒/3 ~ 5 分钟，胎心 140 次/分，先露棘上 1cm，宫口开大 1cm。下述处理哪项不正确

A. 肥皂水灌肠

B. 入待产室待产

C. 每隔 1 ~ 2 小时听胎心 1 次

D. 每 4 小时做 1 次肛查

E. 静脉滴注催产素

148. 临产后的宫缩主要观察

A. 宫缩强度　　　　　B. 宫缩持续时间

C. 宫缩规律性　　　　D. 宫缩间歇时间

E. 以上均是

149. 对于中骨盆平面下列哪项是错误的

A. 前方为耻骨联合下缘　B. 为横椭圆形

C. 为骨盆最小平面　　D. 两侧为坐骨棘

E. 后方为骶骨下端

150. 女性骨盆平面特征正确的是

A. 出口平面在同一平面上

B. 入口平面呈纵椭圆形

C. 最小平面呈纵椭圆形

D. 最小平面后面为尾骨尖

E. 出口平面近似圆形

151. 下面哪项概念正确

A. 妊娠 42 周之后分娩称过期产

B. 妊娠 38 周至 42 周分娩称足月产

71

C. 妊娠 28 周至 37 周分娩称早产

D. 出生时具有生命征象两项者称活产

E. 临产后证实胎儿存活，在分娩过程中胎儿死亡且出生后无生命征象者称死产

152. 对于骨盆入口平面下列哪项是错误的

A. 呈横椭圆形　　　　　B. 是真假骨盆平面交界

C. 有 3 条径线　　　　　D. 前面为耻骨联合上缘

E. 后面为骶岬前缘

153. 产程正常胎儿娩出后 40 分钟，胎盘仍未排出。正确的处理方法是

A. 肌注阿托品 0.5mg

B. 压子宫及静脉注射子宫收缩剂

C. 等待自然娩出

D. 立即手取胎盘

E. 立即剖宫取胎盘

154. 对于子宫收缩力下列哪项是错误的

A. 宫缩的节律性是临产重要标志

B. 是临产后的主要产力，贯穿整个分娩过程

C. 正常宫缩是宫体随意、有规律的阵发性收缩

D. 宫缩的节律性对胎儿有利

E. 宫缩间歇对胎儿有利

155. 正常宫缩间歇最短缩至

A. 2～3 分钟　　　　　B. 3～4 分钟

C. 1～2 分钟　　　　　D. <1 分钟

E. 可无间歇

156. 第一产程末宫腔最大压力可达

A. 30～50mmHg　　　　B. 25～30mmHg

C. 20～30mmHg　　　　D. 40～60mmHg

E. 50～0mmHg

157. 下面骨盆径线中最长径线是

A. 入口斜径　　　　　B. 入口横径

C. 入口前后径　　　　D. 中骨盆前后径

E. 出口前后径

158. 对于正常骨产道下列哪项正确

A. 骨盆出口横径比前后径长

B. 中骨盆横径比前后径长

C. 骨盆入口前后径比横径长

D. 中骨盆平面为骨盆最小平面

E. 骨盆出口平面在产科临床中最有意义

159. 下面哪项与中骨盆狭窄无关

A. 骶骨平直　　　　　B. 坐骨棘内突

C. 坐骨切迹狭窄　　　D. 骶岬前突

E. 骨盆侧壁向内倾斜

160. 活跃期平均约需

A. 6 小时　　　　　B. 4 小时

C. 2 小时　　　　　D. 8 小时

E. 10 小时

161. Apgar 评分判断新生儿临床恶化的顺序是

A. 皮肤颜色-呼吸-反射-肌张力-心率

B. 皮肤颜色-反射-肌张力-呼吸-心率

C. 皮肤颜色-肌张力-反射-呼吸-心率

D. 皮肤颜色-呼吸-肌张力-反射-心率

E. 心率-皮肤颜色-肌张力-反射-呼吸

162. 新生儿出生 1 分钟，其心率 96 次/分，律齐，呼吸浅，不规律，四肢活动好，吸痰时喉部仅有轻度反射，躯干皮肤红润，四肢紫，Apgar 评分为

A. 7 分　　　　　B. 8 分

C. 9 分　　　　　D. 6 分

E. 5 分

163. 胎头最大径线是

A. 枕额径　　　　　B. 双顶径

C. 枕下前囟径　　　D. 枕颏径

E. 双颞径

164. 出口前后径的正常值约为

A. 11cm　　　　　B. 10.5cm

C. 11.5cm　　　　D. 12cm

E. 12.5cm

165. 初产妇女，正常宫缩 15 小时后自娩一女活婴，现胎儿娩出已 10 分钟，胎盘尚未娩出，无阴道流血。此时的处理下列哪项错误

A. 查看外露脐带段是否向外延伸

B. 经腹壁向宫底注射催产素

C. 查看子宫形态，硬度和宫底高度

D. 牵拉脐带或压迫宫底以了解胎盘是否剥离

E. 等待并观察有胎盘剥离征象时协助胎盘娩出

166. 对于子宫下段错误的是

A. 非孕时长约 1cm

B. 由子宫峡部形成

C. 于妊娠末期逐渐扩展为宫腔的一部分

D. 可达 7～10cm

E. 可与子宫体形成生理缩复环

167. 宫缩时宫腔最大压力可达

A. 60～80mmHg　　　　B. 40～60mmHg

C. 80～100mmHg　　　D. 100～120mmHg

E. 100～150mmHg

168. 起自宫角的宫缩扩散至整个子宫时约为

A. 15 秒　　　　　B. 10 秒

C. 20 秒　　　　　D. 25 秒

E. 30 秒

169. 临产后肛查了解胎头下降程度时，不能作为标记用的是

A. 耻骨联合后面　　B. 矢状缝

C. 骶岬　　　　　　D. 坐骨棘

E. 坐骨结节

170. 临产后行肛门检查不能了解

A. 宫口扩张程度　　B. 宫颈软硬、厚薄

C. 是否已破膜　　　D. 胎先露下降程度

E. 直接测得真结合径值

171. 胎儿枕额径的平均值是

A. 10.3cm　　　B. 9.3cm

C. 11.3cm　　　D. 12.3cm

E. 13.3cm

172. 潜伏期指

A. 出现规律宫缩至宫口开大 2cm

B. 出现规律宫缩至宫口开大 1cm

C. 出现不规律宫缩

D. 出现规律宫缩至宫口开大 3cm

E. 出现规律宫缩至宫口开大 4cm

173. 分娩时子宫颈口扩张的机制下列哪项是错误的

A. 是前羊水囊扩张的作用

B. 是子宫体肌肉缩复作用向上牵拉的结果

C. 破膜后胎先露直接压迫子宫颈

D. 子宫颈扩张的快慢是决定产程长短的因素之一

E. 初产妇的子宫颈管消失与子宫颈扩张同时进行

174. 关于枕前位分娩机制，下述正确的是

A. 下降动作呈持续性

B. 下降贯穿于分娩全过程

C. 胎头进入骨盆入口时呈俯屈状态

D. 俯屈动作完成后，胎头以枕额径通过产道

E. 胎头颅骨最低点达骨盆最大平面时出现内旋转

175. 下列哪项不是胎盘剥离征象

A. 阴道口外露脐带自行延长

B. 子宫缩小，子宫底下降

C. 子宫体变硬呈球形

D. 阴道少量流血

E. 轻压耻骨联合上方，外露脐带不再回缩

176. 抢救重度窒息新生儿，清理呼吸道时发现吸出物多且黏稠，混有胎便时，应如何处理

A. 用导尿管抽吸　　B. 用负压抽吸

C. 立即行人工呼吸　D. 注射呼吸兴奋剂

E. 立即气管内插管抽吸

177. 胎头矢状缝与骨盆入口右斜径相一致的胎位是

A. 枕左横位　　B. 枕右横位

C. 枕左前位　　D. 枕右前位

E. 枕左后位

178. 初产妇女，孕 1 产 0，25 岁。骨盆外测量正常，临产 10 小时，肛查：宫口开大 9cm，胎先露 S＝0，宫缩时出现胎心下降达 110 次/分，宫缩后不能迅速恢复。哪项处理正确

A. 立即产钳助娩

B. 给予产妇吸氧，左侧卧位

C. 不予干涉，等待自然分娩

D. 立即剖宫产

E. 给予温肥皂水灌肠，刺激宫缩

179. 哪一项不能作为确定胎位的标志

A. 小囟门　　B. 大囟门

C. 矢状缝　　D. 冠状缝

E. 胎儿双耳

180. 胎膜大部分在何时破裂

A. 临产后宫口开大 6～11cm

B. 临产后宫口开大 4～5cm

C. 临产后宫口开大 2～3cm

D. 临产后宫口近全

E. 临产后宫口开全

181. 出生 1 分钟的新生儿，心率 94 次/分，无呼吸，四肢稍屈，无喉反射，口唇青紫全身苍白。Apgar 评分为

A. 4 分　　B. 5 分

C. 3 分　　D. 2 分

E. 1 分

182. 入口斜径的正常值约为

A. 12cm　　B. 11cm

C. 13cm　　D. 14cm

E. 以上均不对

183. 一产妇临产 10 小时，肛查：宫口已开全，先露为头，棘下 4cm，请问此时产力组成是下列哪种情况

A. 子宫收缩力＋腹肌收缩力

B. 子宫收缩力

C. 子宫收缩力＋膈肌收缩力

D. 子宫收缩力＋腹肌收缩力＋膈肌收缩力

E. 子宫收缩力＋腹肌收缩力＋膈肌收缩力＋肛提肌收缩力

184. 潜伏期平均约需

A. 10 小时　　B. 8 小时

C. 6 小时　　D. 12 小时

E. 16 小时

185. 孕 41^{+3} 周，羊水指数（AFI）7cm，临产后产程进展好，宫口开大 3cm，人工破膜，羊水 I 度胎便污染，合适的处理是
    A. 左侧卧位，吸氧，胎心监护
    B. 立即剖宫产
    C. 缩宫素点滴缩短产程
    D. 静脉推注维生素 C 及 50% 葡萄糖
    E. 严密观察，顺其自然

186. 有关软产道的组成，哪项正确
    A. 子宫体、子宫颈、阴道所组成的弯曲通道
    B. 子宫下段、子宫颈、阴道及盆底软组织所组成的弯曲通道
    C. 子宫底、子宫体、宫颈、阴道所组成的弯曲通道
    D. 子宫体、子宫下段、宫颈、阴道所组成的弯曲通道
    E. 宫颈、阴道及盆底软组织所组成的弯曲通道

187. 28 岁，G1P0，妊娠 42 周，LOA，经检查胎盘功能良好，决定引产，下列哪项与引产成功率有关
    A. 宫颈 Bishop 评分   B. 羊水量的多少
    C. 胎头下降情况   D. 是否见红
    E. 胎膜是否破裂

188. 第三产程后检查胎膜、胎盘，下列哪项错误
    A. 平铺胎盘，看胎盘母体面小叶有无缺损
    B. 提起胎盘看胎膜是否完整
    C. 胎儿面边缘有无断裂的血管
    D. 疑有副胎盘或部分胎盘残留可手入宫腔取出
    E. 肯定少许胎膜残留，需手入宫腔取出

【A3/A4 型题】

(1~3 题共用题干)

女，28 岁，G1P0，孕 38 周，不规则腹痛 2 天，血压正常，头先露，胎心音在脐下，154 次/分，胎背在母体左侧扪及，宫缩 20 秒，间隔 10 分，阴道检查宫颈未消失，宫口开大 1cm，胎心监护示 NST 不满意。

1. 下列哪项诊断不正确
    A. 宫内足月妊娠   B. 枕左前位
    C. 足月活胎   D. 临产
    E. 先兆临产

2. 入院后，予以肥皂水灌肠后。宫缩加强，哪项处理不须常规进行
    A. 消除孕妇的紧张情绪
    B. 鼓励进食
    C. 左侧卧位
    D. 定时检查了解产程进展
    E. 持续低流量吸氧

3. 临产 17 小时查宫缩持续 25 秒，间歇 6~8 分钟，胎心 152 次/分，宫口开大 2cm，先露在棘上 1cm，下列哪项诊断正确
    A. 潜伏期延长   B. 活跃期延长
    C. 活跃期停滞   D. 胎儿窘迫
    E. 头盆不称

(4~6 题共用题干)

26 岁初产妇，妊娠 37 周，规律宫缩 7 小时，宫口开大 3cm，未破膜，枕左前位，估计胎儿体重 2550g，胎心 148 次/分，骨盆外测量未见异常。

4. 此时恰当处理应是
    A. 给予宫缩抑制剂，使其维持至妊娠 40 周
    B. 等待自然分娩
    C. 人工破膜加速产程进展
    D. 静脉滴注缩宫素
    E. 行剖宫产术

5. 若不久出现胎心变快，168 次/分，此时恰当处理应是
    A. 立即剖宫产术   B. 吸氧，左侧卧位
    C. 静滴维生素 C   D. 羊膜镜检查
    E. 以上都不是

6. 若胎心恢复正常，但宫缩转弱，产程进展已 19 小时，胎膜已破，宫口仅开大 6cm，此时恰当处理应是
    A. 肌注麦角新碱加强宫缩
    B. 静滴葡萄糖液内加维生素 C
    C. 静脉滴注地西泮加速产程进展
    D. 静脉滴注缩宫素加强宫缩
    E. 立即剖宫产

(7~9 题共用题干)

29 岁初产妇，妊娠 39 周，规律宫缩 9 小时，枕左前位，估计胎儿体重 3100g，胎心 140 次/分。阴道检查：宫口开大 3cm，胎膜稍膨出，S=0，骨盆外测量未见狭窄。

7. 本例应诊断为
    A. 正常产程
    B. 头盆轻度相对不称
    C. 子宫收缩乏力
    D. 胎儿窘迫
    E. 以上都不是

8. 若随后又过 2 小时，胎心良好。再次阴道检查：宫口开大 4cm，胎膜膨出，S=+1。此时恰当处理应是
    A. 行人工破膜   B. 等待自然分娩
    C. 静脉滴注缩宫素   D. 肌注麦角新碱
    E. 行剖宫产术

9. 若宫缩经处理后逐渐增强，产程 13 小时，胎心良好，再次阴道检查：宫口开全，S=+4。此时恰当处

理应是

A. 等待自然分娩　　　　B. 产钳助产

C. 静脉滴注缩宫素　　　D. 肌注麦角新碱

E. 行剖宫产术

（10～12 题共用题干）

26 岁初产妇，妊娠 38 周，规律宫缩 7 小时，枕右前位，估计胎儿体重 2800g，胎心 146 次/分。阴道检查：宫口开大 3cm，未破膜，S = +1，骨盆外测量未见异常。

10. 本例应诊断为

A. 正常分娩经过　　　　B. 头盆相对不称

C. 胎儿生长受限　　　　D. 子宫收缩乏力

E. 以上都不是

11. 此时恰当处理应是

A. 抑制宫缩，使其维持至妊娠 40 周

B. 行人工破膜加速产程进展

C. 静脉滴注缩宫素

D. 等待自然分娩

E. 行剖宫产术

12. 此后宫缩逐渐减弱，产程已 17 小时，胎膜已破，宫口开大 7cm，此时恰当处理应是

A. 静脉滴注缩宫素

B. 肌内注射缩宫素

C. 静脉滴注地西泮加速产程进展

D. 静脉注射麦角新碱

E. 立即行剖宫产术

（13～14 题共用题干）

27 岁初产妇，妊娠 39 周，规律宫缩 6 小时，枕左前位，估计胎儿体重 2700g，胎心 142 次/分。阴道检查：宫口开大 3cm，未破膜，S + 1，骨盆外测量未见异常。

13. 此时恰当处理应是

A. 抑制宫缩，使其维持至妊娠 40 周

B. 等待自然分娩

C. 人工破膜加速产程进展

D. 静脉滴注缩宫素

E. 行剖宫产术

14. 若此后宫缩逐渐减弱，产程已 18 小时，胎膜已破，宫口开大 8cm，此时恰当处理应是

A. 静脉滴注地西泮加速产程进展

B. 静脉滴注缩宫素

C. 肌内注射缩宫素

D. 静脉注射麦角新碱

E. 立即行剖宫产术

【B 型题】

（1～2 题共用备选答案）

A. 胎方位　　　　　　　B. 胎先露

C. 骨盆轴　　　　　　　D. 胎势

E. 胎产式

1. 胎体纵轴与母体纵轴的关系称为

2. 胎儿先露部的指示点与母体骨盆的关系称为

（3～6 题共用备选答案）

A. 大囟在 3 点，小囟在 9 点

B. 大囟在 9 点，小囟在 3 点

C. 大囟在 7 点，小囟在 1 点

D. 大囟在 11 点，小囟在 5 点

E. 大囟在 4 点，小囟在 10 点

3. ROT

4. LOT

5. LOA

6. LOP

（7～9 题共用备选答案）

A. 妇女型骨盆　　　　　B. 均小型骨盆

C. 扁平型骨盆　　　　　D. 男子型骨盆

E. 类人猿型骨盆

7. 入口、中骨盆平面及出口平面均是前后径大于横径的是

8. 入口横椭圆形，前后径变短，横径较长，中骨盆平面宽大的是

9. 入口前后径与横径几乎相等，中骨盆平面狭小的是

（10～12 题共用备选答案）

A. 胎先露　　　　　　　B. 胎产式

C. 枕先露　　　　　　　D. 胎姿势

E. 胎方位

10. 最先进入骨盆入口的胎儿部分为

11. 胎儿身体纵轴与母体纵轴的关系称为

12. 胎儿在子宫内的姿势为

（13～16 题共用备选答案）

A. 11～12 小时　　　　 B. 6～8 小时

C. 1 小时　　　　　　　 D. 1～2 小时

E. 5～15 分

13. 经产妇第一产程约需

14. 初产妇与经产妇的第三产程约需

15. 初产妇第一产程约需

16. 初产妇第二产程约需

（17～19 题共用备选答案）

A. 髂棘间径 23cm

B. 骶耻外径 16.5cm

C. 坐骨棘间径 9cm

D. 坐骨结节间径 7.5cm

E. 出口横径加出口后矢状径 14.5cm

17. 骨盆入口狭窄指

18. 中骨盆狭窄指

19. 骨盆出口狭窄指

（20～24题共用备选答案）

　　A. 耻骨联合上缘中点至骶岬上缘中点间的距离

　　B. 耻骨联合下缘至骶岬上缘中点间的距离

　　C. 两侧坐骨棘间的距离

　　D. 骶骨尖端至坐骨结节径中点间的距离

　　E. 两侧坐骨结节间的距离

20. 骨盆出口横径指

21. 中骨盆横径指

22. 真结合径指

23. 对角径指

24. 出口后矢状径指

（25～26题共用备选答案）

　　A. 后囟下降的位置最低　　B. 前囟转向母体前方

　　C. 颏部离开胸部　　D. 后囟转向母体前方

　　E. 颏部与胸部更接近

25. 仰伸指

26. 内旋转指

参考答案

【A1/A2型题】

1. A 2. E 3. D 4. B 5. E 6. D 7. D 8. C
9. E 10. E 11. D 12. D 13. C 14. D 15. D 16. B
17. C 18. D 19. D 20. D 21. D 22. E 23. C 24. E
25. C 26. E 27. B 28. D 29. C 30. D 31. D 32. C
33. D 34. B 35. B 36. E 37. C 38. D 39. C 40. E
41. E 42. E 43. C 44. E 45. E 46. A 47. E 48. B
49. A 50. E 51. B 52. A 53. E 54. C 55. C 56. A
57. D 58. C 59. D 60. C 61. E 62. A 63. D 64. A
65. B 66. C 67. D 68. E 69. C 70. A 71. E 72. D
73. D 74. E 75. C 76. D 77. A 78. C 79. D 80. D
81. A 82. E 83. A 84. D 85. E 86. A 87. B 88. D
89. A 90. C 91. D 92. C 93. D 94. B 95. E 96. E
97. A 98. C 99. C 100. A 101. A 102. B 103. A
104. D 105. A 106. E 107. A 108. E 109. D 110. D
111. C 112. A 113. A 114. B 115. B 116. B 117. C
118. C 119. D 120. C 121. D 122. C 123. B 124. D
125. D 126. D 127. B 128. D 129. D 130. C 131. E
132. E 133. E 134. D 135. C 136. D 137. C 138. C
139. E 140. D 141. C 142. C 143. C 144. C 145. B
146. E 147. E 148. E 149. D 150. C 151. B 152. C
153. E 154. C 155. C 156. D 157. B 158. D 159. D
160. B 161. D 162. D 163. D 164. C 165. B 166. C
167. E 168. C 169. C 170. D 171. C 172. D 173. E
174. B 175. B 176. E 177. C 178. B 179. D 180. D
181. C 182. E 183. E 184. B 185. A 186. B 187. A
188. E

【A3/A4型题】

1. D 2. E 3. A 4. B 5. B 6. D 7. A 8. A
9. B 10. A 11. D 12. A 13. B 14. B

【B型题】

1. E 2. A 3. A 4. B 5. C 6. D 7. E 8. C
9. D 10. A 11. D 12. D 13. B 14. E 15. A 16. D
17. B 18. C 19. E 20. E 21. C 22. A 23. B 24. D
25. C 26. D

精选解析

【A1/A2型题】

1. 各项指标都在正常范围，观察产程进展。

2. 接产时，接产者站在产妇右侧。当胎头拨露使阴唇后联合紧张时，应开始保护会阴。每当宫缩时应向上内方托压，同时左手应轻轻下压胎头枕部，协助胎头俯屈和使胎头缓慢下降。

3. 未明确胎位，先不予孕妇朝向胎背的对侧方向侧卧；孕妇胎心偏快，不予缩宫素滴注；暂无立即行剖宫产的指征，可先观察产程进展和胎心变化再决定分娩方式。

4. 骨盆分为真骨盆和假骨盆，与分娩有关的是真骨盆，真骨盆又分为入口平面、中骨盆平面及出口平面。入口平面呈前后径比横径短的椭圆形；中骨盆平面的横径是两侧坐骨棘间径，该径线是骨盆各平面最短的横径；出口是由两个同底边的三角形构成，横径是两侧坐骨结节间径。若横径＜7cm，应测后矢状径，若两者之和＞15cm，一般大小的胎儿可以阴道分娩。骨盆各平面的中点连成的曲线称骨盆轴，其上段向下向后，中段向下，下段向下向前。骨盆入口平面与地平面所形成的角度为倾斜度，一般为60°。若倾斜度过大，常影响儿头衔接。

5. 临产开始的标志是规律而逐渐加强的子宫收缩，同时伴有进行性的宫口扩张和胎先露的下降。

6. 胎儿娩出至胎盘娩出称第三产程，一般应观察数分钟，待有胎盘剥离征象时轻压宫底、轻拉脐带使胎盘胎膜完全娩出。如果潜伏期延长或发现其他异常当然应及时处理。胎膜破裂可发生在任何时期，应根据当时的宫口扩张、胎先露高低、羊水性状、胎心等情况分别予以处理。胎儿胎盘顺利娩出后，应在分娩室密切观察2小时后再送回病房，主要为防治产后出血。

7. 临产的标志为有规律且逐渐增强的子宫收缩，持续 30 秒或以上，间隔 5～6 分钟左右，同时伴随进行性宫颈管消失、宫口扩张和胎先露部下降。

8. 生理性缩复环指临产后由于子宫肌的缩复作用，子宫上段肌壁变厚，下段延伸变薄，子宫上下段的肌壁厚薄不同，在两者间的子宫内面形成一环行隆起。

9. 第一产程分为潜伏期（规律宫缩至宫口扩张 3cm）和活跃期（宫口扩张 3～10cm）。活跃期又分为最初加速期（宫口扩张 3～4cm）、最大加速期（宫口扩张 4～9cm）和减速期（宫口扩张 9～10cm）。

10. 经产妇多在分娩开始后胎头衔接，部分初产妇可在预产期前 1～2 周内胎头衔接；俯屈时胎头枕部位于最低位置；枕前位内旋转时后囟转至母体前方；胎头下降达阴道外口时，枕骨下部以耻骨弓为支点，胎头仰伸；胎头娩出后，为保持与肩的正常关系而进行外旋转。

46. 初产妇多是宫颈管先消失，然后宫口扩张；经产妇多是宫颈管消失与宫口扩张同时进行；形成前羊水囊后，宫口容易扩张，破膜后胎先露部直接压迫宫颈，加速宫口扩张速度。

47. 胎头矢状缝坐落在骨盆入口左斜径上；胎头到达骨盆底时出现内旋转动作；胎头内旋转时，其枕部向左旋转 45°；胎头娩出后，其枕部向右旋转 45° 为复位。

48. 肛门括约肌松弛。

49. 应为皮肤颜色。

50. 双颞径为 8.4cm；双顶径为 9.3cm；枕下前囟径为 9.5cm；枕额径为 11.3cm；枕颏径为 13.3cm。

54. 宫缩时宫体平滑肌纤维缩短变宽，收缩后肌纤维松弛，但不能完全恢复到原来的宽度，经反复收缩肌纤维越来越短，为子宫收缩的缩复作用。

56. 呼吸浅慢且不规律得 1 分；肌张力松弛得 0 分；刺激咽喉出现咳嗽、恶心得 2 分；皮肤青紫得 1 分。

57. 产后第 1 日，宫底稍上升；产后初期产妇脉搏减慢，与子宫胎盘循环停止和卧床休息有关；产后宫缩痛多见于经产妇；恶露通常持续 4～6 周。

62. 吸吮动作能反射性地引起神经垂体释放缩宫素，缩宫素使乳腺腺泡周围的肌上皮细胞收缩，使乳汁从乳腺泡通过导管排至乳窦而喷出乳汁，表明吸吮是保持乳腺不断泌乳的关键。

64. 胎膜破裂多在宫口近开全（即第一产程末期）时；产妇因枕后位压迫直肠在宫口未开全时也向下屏气用力；生理缩复环通常不易见到，在平脐部位见到的是病理缩复环；第三产程应为 5～15 分钟，不应超过 30 分钟。

65. 坐骨棘平面是判断胎头高低的标准。胎头颅骨最低点平坐骨棘平面以 "0" 表达，在其上 1cm 以 "－1" 表达，在其下 1cm 以 "＋1" 表达。

67. 从规律宫缩至胎儿胎盘娩出为总产程；第一产程初产妇约需 11～12 小时；第一产程经产妇约需 6～8 小时；第三产程需 5～15 分钟，不超过 30 分钟。

68. 下降动作呈间歇性；经俯屈胎头后囟位置最低；内旋转是胎头在中骨盆开始围绕骨盆纵轴旋转；仰伸是胎头枕部贴近背部。

70. 产程进展正常，无一项异常情况，不需干涉，等待自然分娩。

71. 骨盆入口前后径比横径短；出口平面不在同一平面上；中骨盆横径比前后径短；出口前后径大于横径。

72. 本例已进入第一产程活跃期，人工破膜能加速产程进展。

73. 第一产程分为潜伏期和活跃期。潜伏期指从开始出现规律宫缩至宫口扩张到 3cm 时，活跃期指宫口扩张 3～10cm 的时间。

74. 该题是死记硬背题，考核学生对分娩过程的掌握程度。常见错误为选 C。外旋转时胎头顺时针旋转 45°，矢状缝与母体骨盆横径一致，而内旋转时，胎头逆时针旋转 45°，矢状缝与骨盆前后径一致。要点：枕先露的分娩机制为衔接、下降、俯屈、内旋转、仰伸、复位和外旋转。其中内旋转是胎头到达中骨盆为适应骨盆纵轴而旋转，其矢状缝与中骨盆及骨盆出口前后径相一致。

75. 这道题考核的是正常分娩中的一些正常和异常表现。常见错误为选 A 或 B。选 A 者是没有注意到胎膜自然破裂一般发生在第一产程末宫口近开全时，若为初产妇，胎头进入骨盆入口时多半尚未临产，此时胎膜破裂属于胎膜早破，是一种病理情况。经产妇可在临产后胎头才入盆，此时形成前羊水囊，可促进宫口扩张。选 B 者是没有弄清生理缩复环是由于子宫上下段肌壁厚薄不同，在两者之间形成的环状隆起，一般在腹部不易见到。只有病理性缩复环才会在腹部形成明显环状凹陷，并可逐渐上升到脐平或脐上。要点：①自然破膜多在第一产程末；②只有病理性缩复环才会达到脐平；③第一产程潜伏期每 1～2 小时听胎心一次，活跃期每 15～30 分钟听胎心一次；④进入第二产程后，嘱产妇在宫缩时加用腹压。

【A3/A4 型题】

（1～3 题共用题干）宫缩的节律性是临产重要标志，即为有规律且逐渐加强的子宫收缩，间歇 5～6 分钟，持续 30 秒，并伴有宫颈管消失，宫口扩张，胎先露下降。该产妇宫缩尚不规律，先露高，没有进入产程。在进入産程前，胎心好，主要鼓励产妇消除紧张情绪，鼓励进食，休息，左侧卧位，不必要持续低流量吸氧。

（4～6题共用题干）本例产程经过正常，无产科情况，属正常分娩过程，应等待自然分娩。出现胎儿窘迫，胎心稍快为早期，以立即吸氧、左侧卧位为宜。此时为继发性宫缩乏力，无骨盆异常，应给予缩宫素增强宫缩。胎头已拨露，经阴道助娩成为可能。

（7～9题共用题干）此时产程进展顺利。人工破膜有助于宫缩加强。因胎头+4，双顶径已超过坐骨棘平面。

（10～12题共用题干）未见异常征象。产程进展顺利，等待自然分娩。此时为继发性协调性宫缩乏力。

（13～14题共用题干）第二产程出现宫缩乏力，也给予缩宫素静滴，胎头双顶径已过坐骨棘平面，等待自然分娩，或行胎头吸引术、产钳术。若胎头仍不衔接或伴胎儿窘迫征象，应行剖宫产。

【B型题】

（1～2题共用备选答案）

（1）胎体纵轴与母体纵轴的关系称为胎产式。两纵轴平行者称为纵产式，两纵轴垂直者称为横产式。两纵轴交叉呈角度者称为斜产式，属暂时性，在分娩过程中多数转为纵产式，偶尔转成横产式。

（2）胎儿先露部的指示点与母体骨盆的关系称为胎方位（简称胎位）。根据指示点与母体骨盆左、右、前、后、横的关系而有不同的胎位。

（13～16题共用备选答案）

（1）第一产程又称宫颈扩张期。指临产开始直至宫口完全扩张即开全（10cm）为止。初产妇的宫颈较紧，宫口扩张缓慢，需11～12小时；经产妇宫颈较松，宫口扩张较快，需6～8小时。

（2）第二产程：胎儿娩出期。从宫口完全扩张到胎儿娩出的过程。初产妇需1～2小时，不应超过2小时；经产妇通常数分钟即可完成，也有长达1小时者，但不应超过1小时。

（3）第三产程又称胎盘娩出期。从胎儿娩出后到胎盘胎膜娩出，即胎盘剥离和娩出的过程，需5～15分钟，不应超过30分钟。

第七章 正常产褥

1. 临产后，肥皂水灌肠可用于

　A. 胎膜早破　　　　　　B. 胎头未衔接

　C. 胎位异常　　　　　　D. 初产妇宫口开大 3cm

　E. 严重心脏病

2. 下列对于正常产褥期，哪项叙述恰当

　A. 产后 24 小时内，体温可超过 38℃

　B. 产后第一天宫底平脐，以后每日下降 1~2cm

　C. 产后 2 周血性恶露开始转为浆液恶露

　D. 产后 24 小时后，白细胞恢复至正常范围

　E. 产后脉搏一般偏快

3. 下述哪项是子宫复旧的正常表现

　A. 产后第 2 天宫底平脐

　B. 产后 1 个月子宫恢复正常大小

　C. 产后宫底每天下降 1~2cm

　D. 产后 10 天为血性恶露

　E. 产后 14 天宫底在耻骨联合上 2cm

4. 对于正常恶露，下列哪项是正确的

　A. 浆液恶露含大量白细胞、坏死蜕膜组织等

　B. 血性恶露持续约 1 周

　C. 白色恶露持续约 1 周

　D. 恶露含有血液、胎盘绒毛碎片、坏死蜕膜组织等

　E. 胎盘或胎膜残留时恶露量增多

5. 对于正常产褥，下列哪项是错误的

　A. 产后约 2 周经腹部检查不易触及宫底

　B. 出汗量多，睡眠和初醒时更为明显

　C. 子宫复旧主要是肌细胞数目减少及体积缩小

　D. 浆液恶露内含细菌

　E. 一般在产后 24 小时内体温轻度升高，不超过 38℃

6. 对于产褥期血液系统变化，下列哪项是正确的

　A. 产褥早期，白细胞总数达 40×10^9/L，中性粒细胞增多

　B. 纤维蛋白原、凝血酶于产后 3~4 周内降至正常

　C. 产褥早期血液即转为低凝状态

　D. 红细胞计数及血红蛋白值逐渐增多

　E. 血沉于产后 1~2 周降至正常

7. 下面哪项符合正常产褥期子宫复旧的规律

　A. 产后 4 天时宫颈内口关闭

　B. 产后 4 周时宫颈完全恢复正常形态

　C. 产后 30 天，子宫体恢复正常大小

　D. 产后 1 周子宫于腹部不可及

　E. 产后宫底每天下降 3cm

8. 对于初乳与成熟乳比较，下列哪项是正确的

　A. 初乳中脂肪及糖类含量较高

　B. 初乳及成熟乳中，均含有大量免疫球蛋白 IgA

　C. 初乳中含有较多蛋白质，主要是白蛋白

　D. 初乳持续约 3 天以后，逐渐变为成熟乳

　E. 大多数药物不经母血渗入乳汁中

9. 参与促进乳腺发育及泌乳功能的激素，下列哪项是错误的

　A. 胎盘生乳素　　　　　B. 雌激素

　C. 甲状旁腺素　　　　　D. 皮质醇

　E. 胰岛素

10. 关于正常产褥，下列哪项正确

　A. 子宫体恢复到非孕时大小需 4 周

　B. 宫颈外形约于产后 3 日恢复至未孕状态

　C. 于产后 2 周宫颈完全恢复至正常形态

　D. 于产后 10 日，腹部检查扪不到子宫底

　E. 于产后 4 周，除胎盘附着处外，子宫腔表面均有新生的宫内膜修复

11. 子宫复旧不良与下列哪项无关

　A. 多胎妊娠

　B. 羊水过多

　C. 合并子宫肌瘤

　D. 血性恶露持续时间明显延长

　E. 授乳的初产妇

12. 下列哪项有促进乳汁分泌的作用

　A. 吸吮刺激　　　　　　B. 前列腺素

　C. 孕激素制剂　　　　　D. 大剂量雌激素制剂

　E. 以上都不对

13. 产后子宫复旧缩小至降入骨盆腔内时需

　A. 产后 3~5 日　　　　　B. 产后 1 周

　C. 产后 3 周　　　　　　D. 产后 10 天

　E. 产后 6 周

14. 轻度会阴撕裂在产后几日能自行愈合

　A. 产后 1 天　　　　　　B. 产后 3~5 日

　C. 产后 10 天　　　　　　D. 产后 3 周

　E. 产后 6 周

15. 关于恶露，下述哪项不正确
    A. 浆液性恶露持续时间为一周
    B. 浆液性恶露有较多坏死蜕膜组织
    C. 白色恶露中含有细菌
    D. 血性恶露有少量胎膜和坏死蜕膜组织
    E. 血性恶露持续时间为 3 日

16. 关于初乳，下列哪项不正确
    A. 含蛋白质多
    B. 呈淡黄色，含有丰富的脂质
    C. 含乳糖较少
    D. 含 β 胡萝卜素多
    E. 含大量免疫抗体，如分泌型 IgA

17. 母乳喂养时，避免母亲乳头皲裂最主要的措施是
    A. 让新生儿早吸吮多吸吮母乳
    B. 喂哺后清洗乳头
    C. 苯甲酸雌二醇涂乳头以防皲裂
    D. 喂哺前消毒乳头
    E. 保持新生儿正确吸吮母乳的姿势

18. 下列哪项正确地描述了初乳与成熟乳比较
    A. 初乳及成熟乳中，均含有大量免疫球蛋白 IgA
    B. 初乳中脂肪及糖类含量较高
    C. 初乳中含有较多蛋白质，主要是白蛋白
    D. 初乳持续约 3 天以后，逐渐变为成熟乳汁
    E. 大多数药物不经母血渗入乳汁中

19. 正常产后第三天，乳房胀满而痛，无红肿，乳汁少，伴低热。解决方法首选
    A. 让新生儿多吸吮双乳   B. 生麦芽煎汤喝
    C. 用吸奶器吸乳   D. 皮硝敷乳房
    E. 少喝汤水

20. 产后第四天，双乳房胀，乳汁排流不畅，最常见的原因是
    A. 未给新生儿早吸吮多吸吮
    B. 卧床不活动
    C. 未及早按摩，热敷乳房
    D. 进食少
    E. 乳头凹陷

21. 产后子宫颈口完全恢复到正常形态
    A. 产后 3～5 日   B. 产后 10 天
    C. 产后 1 周   D. 产后 3 周
    E. 产后 6 周

22. 符合正常产褥期子宫复旧规律的是
    A. 产后 30 天，子宫体恢复正常大小
    B. 产后 4 天宫颈内口关闭
    C. 产后 4 周时子宫颈完全恢复正常形态

D. 产后子宫底每天下降 3cm
E. 产后一周，子宫于腹部不可扪及

23. 下面哪项不是正常产褥的临床表现
    A. 产后呼吸深慢   B. 产后脉搏加快
    C. 产后 24 小时体温升高   D. 产后血压变化不大
    E. 产后宫底每日下降 1～2cm

24. 正常产褥母体逐渐恢复，正确的是
    A. 宫颈于产后 2 周完全恢复至正常状态
    B. 宫颈外形于产后 3 周恢复至未孕状态
    C. 宫体约需 4 周恢复至非孕期大小
    D. 产后 10 日腹部检查扪不到宫底
    E. 产后 4 周除胎盘附着面外，宫腔表面均由新生的内膜修复

25. 关于产后泌乳的机制，不正确的是
    A. 低胎盘生乳素   B. 低雌激素
    C. 高孕激素   D. 高催乳激素
    E. 新生儿吸吮刺激

26. 产后血容量明显增加的时间是
    A. 产后 20 小时内   B. 产后 48 小时内
    C. 产后 2 小时内   D. 产后 72 小时内
    E. 产后 6 小时内

27. 产后子宫缩小至妊娠 12 周大小，需要时间为
    A. 2 周   B. 3 周
    C. 1 周   D. 4 周
    E. 5 周

28. 产后子宫重量逐渐减少，错误的是
    A. 产后 2 周约为 200g   B. 产后 2 周约为 300g
    C. 分娩结束时约有 1000g   D. 产后 1 周约为 500g
    E. 产后 6 周约为 50g

29. 某产妇足月顺产后 2 日，下腹部出现阵发性疼痛。脐下 3 指可触及宫底，无压痛，阴道出血不多，无恶心、呕吐。处理方法是
    A. 给予解痉止痛药物   B. 抗生素预防感染
    C. 排除肠梗阻   D. 按摩子宫
    E. 一般不需处理

30. 初产妇女，产后 6 小时，因会阴侧切，伤口疼痛，未排尿，查宫底脐上 2 指，阴道出血不多，按压下腹部有排尿感，下列哪项处理是错误的
    A. 热水熏洗外阴   B. 鼓励产妇多饮水
    C. 鼓励产妇坐起排尿   D. 下腹正中置热水袋
    E. 肌内注射甲基硫酸新斯的明

31. 关于哺乳哪项是错误的
    A. 尽量早哺乳   B. 母乳喂养
    C. 定时哺乳   D. 按需哺乳

E. 注意哺乳前卫生

32. 关于产褥期的临床表现，下述正确的是
    A. 产后宫缩痛多见于初产妇
    B. 产后初期产妇脉搏增快
    C. 产后第 1 日宫底稍下降
    D. 子宫复旧因授乳而加快
    E. 恶露通常持续 1~2 周

33. 除胎盘部位外，宫腔表面完全由新生内膜修复约需
    A. 1 周   B. 2 周
    C. 3 周   D. 4 周
    E. 10 日

34. 某产妇足月顺产后 7 日，阴道内少量血液流出，无腹痛，无发热，宫底位于脐耻之间，无压痛，处理是
    A. 应用宫缩剂
    B. 应用止血药
    C. 阴道分泌物培养
    D. B 超了解宫内有无胎盘胎膜残留
    E. 正常产褥不需处理

35. 妊娠期血容量增加，产后恢复至未孕状态所需的时间是
    A. 3~4 周   B. 1~2 周
    C. 3~5 周   D. 4~5 周
    E. 2~3 周

36. 关于子宫复旧的叙述错误的是
    A. 子宫肌细胞胞质减少
    B. 子宫肌细胞数目减少
    C. 子宫肌细胞缩小
    D. 子宫内膜再生
    E. 子宫肌细胞间结缔组织复旧

37. 某初产妇剖宫产后第 10 日，母乳喂养，双乳不胀，新生儿吸吮双乳后仍哭闹不安而加代乳品，对该产妇下列处理哪项是错误的
    A. 调节饮食
    B. 催乳饮催乳
    C. 增加睡眠时间
    D. 增加新生儿吸吮次数
    E. 用吸奶器吸乳

38. 新生儿出生后的首要处理是
    A. 清理呼吸道   B. 刺激呼吸
    C. 断脐   D. 处理脐带
    E. 无哭声则注射呼吸兴奋剂

39. 产妇足月顺产第 4 日，母乳喂养，乳房胀痛，无红肿，乳汁排流不畅，体温 37.9℃。首选处理方法是

A. 抗生素治疗
B. 生麦芽煎服
C. 停止哺乳
D. 新生儿频繁吸吮双乳
E. 少喝水

40. 下列有关正常产褥期的临床表现，错误的是
    A. 体温在产后 24 小时内可略升高，但不超过 38℃
    B. 产后腹压降低使呼吸深慢，脉搏较慢
    C. 生理性贫血于产后 2~3 周恢复
    D. 妊娠期红细胞沉降率加快，产后 1 周即恢复正常
    E. 白细胞于产褥期升高，可达 $20 \times 10^9/L$

41. 对于产后恶露下列哪项错误
    A. 血性恶露呈鲜红色，含有大量血液
    B. 血性恶露可持续 3~7 天
    C. 浆液性恶露含有小血块及坏死蜕膜组织
    D. 白色恶露呈白色，含有大量白细胞、坏死蜕膜等
    E. 白色恶露约持续 2~3 周

42. 产后子宫复原可选用
    A. 缩宫素   B. 麦角流浸膏
    C. 前列腺素   D. 维生素 K
    E. 麦角胺

【B 型题】

(1~2 题共用备选答案)
    A. 产褥期体温 >38℃，WBC 10 000/mm³ 以上
    B. 产后 24 小时到 10 天内，每 4 小时测体温，两次超过 38℃
    C. 分娩后至子宫内膜完全修复时发生的感染
    D. 分娩后由生殖道感染所引起的疾病
    E. 常见病原体以需氧菌为主

1. 产褥感染会出现
2. 产褥病率会出现

(3~6 题共用备选答案)
    A. 产后 6 周   B. 产后 8 周
    C. 产后 10 周   D. 产后 1 周
    E. 产后 30 天

3. 产后子宫完全复旧时间为
4. 产后子宫内膜完全修复时间为
5. 产后宫颈内口关闭时间为
6. 不哺乳产妇平均恢复排卵时间为

(7~8 题共用备选答案)
    A. 产后 3 日   B. 产后 1 周
    C. 产后 10 日   D. 产后 2 周
    E. 产后 3 周

7. 产后宫颈外形恢复到未孕形态应在
8. 产后子宫缩复降入骨盆腔应在

81

参考答案

【A1/A2 型题】

1. D 2. B 3. C 4. E 5. C 6. D 7. B 8. B
9. C 10. D 11. E 12. A 13. D 14. B 15. A 16. B
17. E 18. C 19. A 20. A 21. C 22. C 23. B 24. D
25. C 26. D 27. C 28. E 29. E 30. B 31. D 32. D
33. C 34. D 35. E 36. B 37. E 38. A 39. D 40. D
41. C 42. B

【B 型题】

1. D 2. B 3. A 4. A 5. D 6. C 7. B 8. C

精选解析

【A1/A2 型题】

1. 第一产程临产后,应鼓励产妇每 2~4 小时排尿一次,若初产妇官口扩张 <4cm、经产妇 <2cm 时,应行温肥皂水灌肠,加速产程进展。但胎膜早破、阴道流血、胎头未衔接、胎位异常、有剖官产史、官缩很强估计一小时内即将分娩以及患严重心脏病等,均不宜灌肠。

2. 产后子官的缩复最明显,产后 6 周子官缩至非孕期大小。产后 24 小时体温略升高,一般不超过 38℃。产后脉搏略慢,1 周后恢复正常。产褥早期血液仍处于高凝状态,白细胞仍较高。血性恶露于产后 3 天开始逐渐转为浆液恶露,2 周后变为白色恶露。

3. 产后第 2 天官底平脐是盆底肌肉恢复将子官上托的结果,以后子官底以每日 2cm 的速度下降,至产后 7~10 天降至骨盆腔内,耻骨联合上不能触及,产后 6 周子官恢复正常大小。血性恶露于正常产褥时仅持续 3~4 天。

10. 这道题考核的是产褥期子官复旧的情况。常见错误为选 C。产后 2 周官颈内口完全恢复,但整个官颈完全恢复要等到产后 4 周。要点:①子官体恢复到非孕期的大小需到产后 6 周,但在产后 10 天,子官降至盆腔内,腹部检查就扪不到子官底;②官颈外形在产后 1 周恢复,产后 4 周完全恢复到孕前状态;③在产后 3 周,除胎盘附着处外,子官腔表面均有新生的官内膜修复,胎盘部位的子官内膜完全修复要到产后 6 周左右。

11. 这道题考核的是影响子官复旧的因素。常见错误为选 A、B,错选原因是误认为妊娠的合并症只影响妊娠期和分娩期,在分娩后随着妊娠产物的排出,对产褥期无明显影响。要点:①多胎妊娠、羊水过多的产妇在妊娠期子官肌肉过度拉伸,容易导致官缩乏力,影响子

官复旧,此外多胎妊娠中胎盘附着面积较大,使内膜修复时间延长;②产妇合并子官肌瘤主要影响子官收缩,使复旧延迟;③子官复旧不全的一个主要表现是血性恶露持续时间延长,而血性恶露持续时间延长容易导致产褥感染,反过来影响子官收缩;④初产妇授乳过程中,通过新生儿对乳头的吸吮刺激,加强了子官的收缩,促进子官复旧。

12. 这道题考核的是产褥期母乳喂养的问题。常见错误为选 C 及 D。选 C 者没有注意到孕激素在孕期能促进乳腺腺泡的发育,但在产褥期对乳汁分泌却没有促进作用。错选 D 者是错误地认为雌激素也能促进乳腺的发育,实际上它有抑制乳汁分泌的作用。产后低雌激素,高催乳素是乳汁分泌的前提条件。要点:产后吸吮刺激是乳汁分泌最重要的刺激。它通过神经反射,一方面可以促进垂体催乳素的分泌,同时通过刺激神经垂体分泌催产素,收缩乳腺腺泡肌上皮,增加乳腺管内压力喷出乳汁。前列腺素、孕激素制剂对乳汁分泌没有明显作用,而大剂量雌激素对乳汁分泌有抑制作用,临床上是产后退奶的一种方法。

40. 红细胞沉降率于产后 3~4 周恢复正常。

41. 血性恶露色鲜红,量多,含大量血液,有时有小血块,有少量胎膜及坏死蜕膜组织,持续 3~7 天,逐渐变为浆液性恶露,色淡红,含少量血液,但有较多官颈黏液及阴道排出液和细菌。约 2 周后变为白色恶露,色白黏稠,含大量白细胞、坏死蜕膜、表皮细胞及细菌等,持续 3 周干净。

42. 如果产后子官复原缓慢,容易出血或感染,应服用麦角制剂等子官兴奋药,以加速子官复原,常用麦角流浸膏。

【B 型题】

(1~2 题共用备选答案)产褥感染是指分娩时及产褥期生殖道受病原体感染,引起局部和全身的炎症反应,产褥感染病原体以厌氧菌为主;产褥病率是指分娩 24 小时以后的 10 日内用口表每日测量 4 次,体温有 2 次达到或超过 38℃。

(3~6 题共用备选答案)子官产褥期子官变化最大。子官在胎盘娩出后逐渐恢复至未孕状态的全过程,称为子官复旧,需时 6 周,主要变化为官体肌纤维缩复和子官内膜再生。

子官内膜再生:胎盘、胎膜从蜕膜海绵层分离娩出后,遗留的蜕膜分为 2 层,表层发生变性、坏死、脱落,形成恶露的一部分自阴道排出;接近肌层的子官内膜基底层逐渐再生新的功能层,内膜缓慢修复,约于产后第 3 周,除胎盘附着部位外,官腔表面均由新生内膜覆盖,

胎盘附着部位全部修复需至产后 6 周。子宫下段及宫颈变化：产后子宫下段肌纤维缩复，逐渐恢复为非孕时的子宫峡部。胎盘娩出后的宫颈外口呈环状如袖口。于产后 2~3 日，宫口仍可容纳 2 指。产后 1 周后宫颈内口关闭，宫颈管复原。产后 4 周宫颈恢复至非孕时形态。分娩时常发生宫颈外口 3 点及 9 点处轻度裂伤，使初产妇的宫颈外口由产前圆形（未产型），变为产后"一"字形横裂（已产型）。不哺乳产妇通常在产后 6~10 周月经复潮，在产后 10 周左右恢复排卵。哺乳产妇的月经复潮延迟，有的在哺乳期间月经一直不来潮，平均在产后 4~6 个月恢复排卵。产后较晚月经复潮者，首次月经来潮前多有排卵，故哺乳产妇月经虽未复潮，却有受孕可能。

第八章 病理妊娠

1. 下列对于异位妊娠，最常见的原因为以下哪项
- A. 输卵管周围的肿瘤压迫
- B. 输卵管发育不良或功能异常
- C. 输卵管黏膜炎和周围炎
- D. 宫内节育器或其他节育措施后
- E. 助孕技术或受精卵游走

2. 下列对于双胎妊娠的诊断，哪项更可靠
- A. 产前检查发现子宫大于实际孕周
- B. 有双胎家族史、早孕反应严重
- C. 腹部检查可触及多个肢体或两个胎头
- D. 在不同部位听到两个频率不同的胎心
- E. B 超在中晚期检查

3. 经产妇，29 岁，停经 7 个月左右时感到腹部过度增大，下肢浮肿，走路气短，来院第一次产前检查发现为双胎妊娠，对该孕妇进行了一系列孕产期的指导，以下哪项措施不恰当
- A. 妊娠 30 周后多休息，减少早产
- B. 定期产前检查，预防贫血和妊娠期高血压疾病
- C. 一定住院分娩，积极预防和处理产程延长及产后出血
- D. 如果两个胎儿均为头先露，均可阴道自然分娩
- E. 胎盘娩出后，仔细检查胎盘胎膜完整性

4. 下列对于胎盘早剥的处理，哪项恰当
- A. 确诊为轻型早剥者，应行期待疗法
- B. 纠正休克，应大量补液
- C. 经阴道分娩者，不宜破膜，不宜静滴缩宫素
- D. 确诊为重型早剥者，胎儿已死，不能立即经阴道分娩者应行剖宫产
- E. 应积极使用肝素预防和治疗凝血功能障碍

5. 前置胎盘对母儿的影响，以下哪项不恰当
- A. 容易发生产后出血
- B. 容易发生胎盘子宫卒中
- C. 早产及围产儿死亡率高
- D. 容易发生产褥感染
- E. 容易发生胎盘植入

6. 女，28 岁。停经 68 天，阵发腹痛伴多量阴道流血 1 天，妇科检查：子宫 6 周妊娠大小，宫口开，有血液不断流出，处理首选

- A. 立即清宫
- B. 立即抗感染
- C. 按摩子宫
- D. 输血
- E. 剖腹探查

7. 与羊水过少有关的因素是
- A. 胎儿消化道闭锁
- B. 胎儿泌尿道畸形
- C. 妊娠合并糖尿病
- D. 胎儿无脑畸形
- E. 双胎妊娠

8. 女，28 岁。停经 43 天，阴道少量流血 2 天，突感下腹部剧痛，伴肛门坠胀，恶心呕吐。查体：面色苍白，BP 80/40mmHg，后穹窿穿刺抽出不凝血 5ml，诊为异位妊娠，出血性休克。最佳处理是
- A. 静脉输液，输血
- B. 纠正休克同时手术
- C. 待血压正常手术
- D. 自体输血
- E. 保守治疗

9. 提示与习惯性流产有相关性的检查是
- A. 抗着丝点抗体
- B. 抗磷脂抗体
- C. 抗 RNP 抗体
- D. 抗组蛋白抗体
- E. 抗中性粒细胞胞浆抗体

10. 早产临产后应慎用的药物是
- A. 哌替啶
- B. 利托君（羟苄羟麻黄碱）
- C. 沙丁胺醇（舒喘灵）
- D. 硫酸镁
- E. 地塞米松

11. 前置胎盘的处理，以下哪项不恰当
- A. 期待疗法适于阴道出血量不多
- B. 期待疗法适于妊娠 37 周以前
- C. 完全性前置胎盘应剖宫产
- D. 边缘性前置胎盘应阴道分娩
- E. 产后均应纠正贫血及预防感染

12. 已婚女，29 岁，月经规律，结婚 3 年，未避孕未曾妊娠，末次月经 40 天前，阴道少量出血 5 天，尿妊免检查（−），突然右下腹疼痛，面色苍白，恶心，出汗，体温不高。下列叙述哪项可能不恰当
- A. B 超提示右附件囊性包块 3~4cm
- B. 妇科检查：子宫颈举痛，后穹窿饱满，右附件区饱满、压痛明显
- C. 测血压下降，脉搏增快
- D. 血 HCG 可能升高

E. 后穹窿穿刺抽出脓性液体

13. 下列对于流产的概念和病因，哪项恰当
    A. 早期自然流产时，80%以上为染色体异常
    B. 停经12周之内妊娠终止者
    C. 孕妇心肝肾功能异常不会导致自然流产
    D. 早期妊娠的维持与孕激素无关
    E. 某些化学性或放射性物质可导致流产

14. 羊水过多的处理，以下哪项恰当
    A. 一旦确诊，首选前列腺素抑制剂治疗
    B. 确诊羊水过多，应立即终止妊娠
    C. 羊膜腔穿刺放羊水，一次量至少2000ml
    D. 高位破膜后不需加用催产素引产
    E. 一旦诊断胎儿畸形，立即终止妊娠

15. 对于稽留流产哪项不正确
    A. 对稽留流产处理前，应检查凝血功能
    B. 若凝血功能正常、子宫小于12周，立即行刮宫术
    C. 即使凝血功能正常，也应口服己烯雌酚5日后，再行刮宫或引产
    D. 若凝血功能障碍，应积极纠正后，再行处理
    E. 处理前应做好输血准备，术中应给予宫缩剂

16. 对于前置胎盘，下述哪项不正确
    A. 妊娠晚期无痛性阴道流血
    B. 完全性胎盘前置，阴道流血出现较早
    C. 常致胎头高浮及胎位异常
    D. 凡确诊为前置胎盘，均应行剖宫产终止妊娠
    E. 胎盘娩出后常发现胎盘边缘有凝血块

17. 生育年龄妇女，停经45天，阴道少量出血2周，大量流血3天，伴下腹胀痛、畏寒、发热。患者面色苍白，血压110/70mmHg，脉搏120次/分，体温39℃；子宫如孕40多天、质软、有压痛，宫口松、组织块堵塞，有味，双侧附件未扪及包块，压痛明显。最可能的诊断是
    A. 先兆流产
    B. 难免流产
    C. 完全流产
    D. 感染流产
    E. 稽留流产

18. 双胎的处理，下列哪项正确
    A. 孕期如不合并妊娠期高血压疾病，则按单胎常规管理
    B. 产程中宫缩乏力，不可用小量催产素静滴
    C. 第1胎儿娩出后应等脐搏动停止后断脐
    D. 第1胎儿娩出后应静脉滴注催产素
    E. 第1胎儿娩出后尽可能20分钟内让第2胎儿自然分娩

19. 22岁妇女，停经39天，尿妊免试验（+），行米非司酮加米索药物流产后，2天未见胎囊排出，但有阴道出血，少于月经量，第3天出现下腹坠痛，下述哪项考虑正确
    A. 宫腔积血
    B. 盆腔感染
    C. 尿妊免试验假阳性
    D. 子宫正常收缩
    E. 应除外宫外孕

20. 胎盘早剥与以下哪项无关
    A. 血管病变
    B. 机械性因素
    C. 胎盘面积过大
    D. 子宫体骤然缩小
    E. 子宫静脉压突然升高

21. 对于流产的病因，哪项不正确
    A. 染色体异常的胚胎多数发生流产
    B. 细菌毒素或病毒通过胎盘进入胎儿血循环，可发生流产
    C. 孕妇患慢性疾病，使胎儿缺氧，易发生早期流产
    D. 黄体功能不足影响蜕膜、胎盘，易发生早期流产
    E. 宫颈内口松弛或宫颈深度裂伤，易发生晚期流产

22. 关于妊娠剧吐的发病机理，下列叙述不正确的是
    A. 临床表现的程度与血HCG水平有正相关关系
    B. 葡萄胎患者发病率较一般孕妇高
    C. 目前病因尚不明确
    D. 精神过度紧张焦虑的孕妇发病率高
    E. 经济状况较差的孕妇发病率相对高

23. 关于HELLP综合征下列叙述正确的是
    A. 可根据贫血程度分为3级
    B. 一般并发肺水肿
    C. 肝酶中以乳酸脱氢酶升高最早
    D. 全部发病在产前
    E. 其发生与自身免疫机制无关

24. 下面哪些不符合子痫前期重度病人的血液生化改变
    A. 血浆蛋白降低
    B. 尿素氮增高
    C. 尿酸增高
    D. 二氧化碳结合力升高
    E. 血小板计数下降

25. 子痫发作时孕妇直接死因是
    A. 重度胎盘早剥
    B. 妊娠期高血压性心脏病
    C. 急性肝坏死
    D. 急性肾衰竭
    E. 脑出血

26. 妊娠期高血压疾病患者全身小动脉痉挛，导致下列主要脏器缺血明显，除了
    A. 肝
    B. 心
    C. 脑
    D. 肺
    E. 肾

27. 前置胎盘即胎盘部分或全部附着于

A. 子宫体的后壁   B. 子宫体的前壁

C. 子宫体的侧壁   D. 子宫体的底部

E. 子宫颈内口

28. 35 岁经产妇，孕 37 周，双胎分娩两个男婴后检查，一个胎盘及一层绒毛膜，两层羊膜，试问受精卵复制及分裂发生在受精后

    A. 第 1 ~ 2 天   B. 第 4 ~ 8 天

    C. 第 2 ~ 3 天   D. 第 9 ~ 10 天

    E. 第 10 ~ 11 天

29. 下面哪项不是前置胎盘产后出血的原因

    A. 容易并发子宫颈撕裂

    B. 容易并发胎盘剥离不全

    C. 分娩后子宫下段收缩不好

    D. 并发 DIC

    E. 容易并发胎盘后血肿

30. 对于输卵管妊娠的结局，下列哪项是正确的

    A. 输卵管妊娠破裂多见于壶腹部妊娠

    B. 输卵管妊娠完全流产一般出血较多

    C. 输卵管妊娠流产多见于峡部妊娠

    D. 输卵管妊娠不全流产可导致反复出血

    E. 输卵管妊娠破裂多发生在妊娠 8 周左右

31. 26 岁，女，停经 40 天，阴道淋漓出血 3 天，尿妊娠试验（+），行刮宫术，刮出物病理结果为蜕膜组织，最可能的诊断为

    A. 葡萄胎   B. 功血

    C. 早孕   D. 异位妊娠

    E. 子宫内膜炎

32. 对于流产下列哪项正确

    A. 妊娠 8 ~ 12 周流产多为完全流产

    B. 妊娠 8 周前流产多为不全流产

    C. 难免流产时妊娠试验均为阴性

    D. 先兆流产必发展为难免流产

    E. 不全流产易发生失血性休克

33. 容易发生习惯性流产的是

    A. 子宫脱垂   B. 宫颈管裂伤

    C. 浆膜下肌瘤   D. 宫颈糜烂

    E. 卵巢囊肿

34. 关于流产下列叙述正确的是

    A. 孕 8 周前的早期流产，多先发生底蜕膜出血，然后胚胎死亡

    B. 是指妊娠 12 周前终止者

    C. 主要症状为停经后出现阴道流血和腹痛

    D. 有先兆流产症状者绝对不能做阴道检查

    E. 流产与过量吸烟、酗酒无关

35. 28 岁初产妇，孕 38 周，双胎，BP 120/80mmHg，P 82 次/分，骨盆检查无异常，双头先露，胎心 130 ~ 140 次/分，宫高 39cm，腹围 112cm。有关该产妇产程处理哪项是错误的

    A. 如果出现宫缩乏力，可以用缩宫素低浓度缓慢静脉滴注

    B. 做好输液、输血、抢救新生儿的准备

    C. 严密观察产程变化，注意胎心及宫缩

    D. 第一胎儿娩出后应等脐带动脉搏动停止后断脐

    E. 第一胎儿娩出后行阴道检查

36. 下列哪项不是前置胎盘的预防措施

    A. 减少产褥感染

    B. 施行计划生育

    C. 避免多次施行人工流产

    D. 注意月经期卫生，防止子宫内膜炎

    E. 注意受孕时间

37. 可引起产科休克的疾病不包括

    A. 羊水栓塞   B. 早产

    C. 产后出血   D. 胎盘早剥

    E. 子宫破裂

38. 完全性前置胎盘的临床表现往往不出现

    A. 反复出血，次数较频   B. 出血量多

    C. 初次出血的时间较早   D. 巨大胎儿

    E. 一次比一次出血量多

39. 胎盘早剥并发 DIC 的诊断依据，不包括

    A. 血小板 $< 10 \times 10^{9}/L$ B. 阴道出血不凝

    C. 凝血酶原时间延长   D. 纤维蛋白原 2g/L

    E. 胎儿窘迫

40. 关于妊娠期肝内胆汁淤积症，下列叙述不正确的是

    A. 临床上以皮肤瘙痒和黄疸为特征

    B. 是妊娠中晚期特有的并发症

    C. 此病对孕妇的危害大于对胎儿的危害

    D. 病因目前尚不清楚

    E. 发病率与季节有关，冬季高于夏季

41. 产前检查发现巨大胎儿，最需考虑的病理情况是

    A. 经产妇   B. 营养良好

    C. 父母身材高大者   D. 过期妊娠

    E. 母体并发糖尿病

42. 下面叙述正确的是

    A. 最常见的原因是多胎妊娠

    B. 以往有晚期流产、早产史及产伤史的孕妇容易发生早产

    C. 早产是指妊娠不满 37 周分娩者

    D. 新生儿体重一般不足 1000 克

E. 早产与过量吸烟、酗酒无关

43. 双胎分娩时为防止产后出血，下列哪项措施是错误的
    A. 以腹带紧裹腹部预防腹压下降引起休克
    B. 腹部置沙袋
    C. 第二胎儿前肩娩出时，静脉注射麦角新碱 0.2mg 及缩宫素 10IU
    D. 第二胎头着冠时，静脉注射麦角新碱 0.2mg 及缩宫素 10IU
    E. 当胎盘娩出时，仔细检查胎盘的完整性

44. 27 岁初产妇，孕 36 周，双胎。查体：BP 120/80mmHg，P 72 次/分，宫高 37cm，腹围 108cm。产妇自然临产，到医院时宫口开全，胎位一臀一头，先露臀，胎心 130～140 次/分。骨盆检查无异常。为避免发生胎头绞锁，助手做哪项工作是不正确的
    A. 第一个胎儿已死应行断头术，待娩出第二胎后再取第一个胎头
    B. 助手用手在腹部上推第二个胎儿的胎头，使第一个胎儿顺利娩出
    C. 将第一个胎儿回转 90°～180°后再牵引
    D. 若已发生胎头绞锁，应上推第二胎头，待两胎头松动时，将第一个胎儿回转 90°～180°后再牵引
    E. 应立即行剖宫产术

45. 关于双胎妊娠立即引产指征，下列哪项是错误的
    A. 胎儿畸形
    B. 合并羊水过多，有压迫症状
    C. 孕妇有严重并发症
    D. 预产期已到尚未临产者
    E. 一胎死亡，一胎存活

46. 下面有关双卵双胎正确的是
    A. 易发生纸样胎儿
    B. 胎儿死亡率高于单卵双胎
    C. 易出现胎儿畸形
    D. 两胎儿体重相差悬殊
    E. 两胎儿性别、血型可以相同，也可以不同

47. 单卵双胎的胎盘间可有血液环相通，下列哪项吻合可能引起双胎输血综合征
    A. 静脉间   B. 动脉间
    C. 毛细血管间   D. 动静脉间
    E. 绒毛间

48. 35 岁经产妇，孕 35 周，双胎分娩两个男婴后检查，一个胎盘及一个羊膜囊，试问受精卵分裂及复制发生在受精后
    A. 第 3～4 天   B. 第 1～2 天
    C. 第 5～6 天   D. 第 7～8 天

E. 第 9～13 天

49. 前置胎盘患者在孕期腹部检查所见往往是
    A. 阵发性子宫收缩、胎心音好
    B. 子宫持续性收缩、胎位不清、胎心音消失
    C. 无子宫收缩、胎先露高浮，胎心好
    D. 阵发性子宫收缩、松弛不全、胎心音弱
    E. 子宫强直收缩，宫底升高，血压下降，胎心消失

50. 下面哪项关于肩难产的定义是正确的
    A. 胎头娩出后，后肩被嵌顿在骶骨岬上，用常规方法不能娩出胎儿
    B. 胎头娩出后，前肩被嵌顿在耻骨联合上方，用常规方法不能娩出胎儿
    C. 胎头娩出后，后肩被嵌顿在耻骨联合上方，用常规方法不能娩出胎儿
    D. 胎头娩出后，前肩被嵌顿在骶骨岬上，用常规方法不能娩出胎儿
    E. 胎头娩出后，前肩被嵌顿在耻骨联合上方，后肩被嵌顿在骶骨岬上，用常规方法不能娩出胎儿

51. 下列哪项不是输卵管妊娠破裂的特征
    A. 宫颈举痛明显
    B. 子宫一侧可触及包块
    C. 子宫稍大，有漂浮感
    D. 急腹痛后阴道中等量流血
    E. 有内出血表现

52. 妊娠期肝内胆汁淤积症最主要的特异性实验室证据是
    A. 血清胆红素增高   B. 尿素氮增高
    C. 尿酸增高   D. 血清胆酸增高
    E. 血清 ALT 增高

53. 下面哪项不是导致早产的可能原因
    A. 胎膜早破   B. 下生殖道感染
    C. 羊水过少   D. 双角子宫
    E. 多胎妊娠

54. 对于妊娠晚期出血的处理，下述何项是不正确的
    A. 子宫胎盘卒中，出血不止，应切子宫
    B. 前置胎盘禁做肛查
    C. 妊娠合并宫颈癌临产，不论何期一律行剖宫产
    D. 妊娠合并宫颈息肉，可以阴道分娩
    E. 帆状胎盘血管前置出现孕晚期出血，可阴道分娩

55. 下面哪种情况不可能发生异位妊娠
    A. 输卵管绝育术后复通   B. 结核性输卵管炎
    C. 放置宫内节育器   D. 子宫内膜异位症
    E. 无排卵性功血

56. 关于羊水过少的病因不正确的是

A. 胎儿慢性缺氧致肾血流量减少

B. 母体血容量增多

C. 低氧血症导致各个脏器血流量重新分布

D. 肺泡发育差，分泌的羊水少

E. 使用前列腺素酶抑制剂时间过久

57. 下列哪项不是胎盘早剥的并发症

A. 急性肾衰竭　　　　B. 肝功能异常

C. 产后出血　　　　　D. 席汉综合征

E. DIC 与凝血功能障碍

58. 正常位置的胎盘早期剥离，常见于以下哪种妊娠合并症

A. 肝炎　　　　　　　B. 贫血

C. 心脏病　　　　　　D. 妊娠高血压综合征

E. 以上都不是

59. 下面哪项与前置胎盘无关

A. 产后感染　　　　　B. 胎位异常

C. 妊娠期高血压疾病　D. 慢性子宫内膜炎

E. 产后出血

60. 前置胎盘时，期待疗法不适用于

A. 胎儿存活　　　　　B. 阴道出血量不多

C. 妊娠 37 周以前　　D. 已临产

E. 估计胎儿体重小于 2300g

61. 下面哪项不是子宫胎盘卒中的处理

A. 宫壁内注射宫缩剂

B. 按摩子宫

C. 经积极处理，子宫仍不收缩，应立即切子宫

D. 经积极处理，出现血液不凝，应立即切子宫

E. 静脉点滴麦角新碱

62. 前置胎盘的临床表现，下述哪项是错误的

A. 愈是完全性胎盘前置，阴道流血出现愈早

B. 主要症状是妊娠晚期无痛性阴道出血

C. 常致胎头高浮及胎位异常

D. 产后检查胎膜破口距胎盘边缘 7cm 以上

E. 子宫软，胎位清晰，胎心一般正常

63. 对于异位妊娠，下列哪项不正确

A. 子宫残角妊娠不在异位妊娠的范畴

B. 异位妊娠与宫外孕含义不同

C. 异位妊娠的受精卵着床于子宫腔以外

D. 继发性腹腔妊娠亦为异位妊娠

E. 异位妊娠的临床表现与受精卵着床部位无关

64. 下面不是妊娠期高血压疾病高危因素的是

A. 营养不良

B. 既往妊娠期高血压病史

C. 孕妇年龄大于 40 岁

D. 经产妇

E. 低社会经济状况

65. 双胎的处理下列哪项是正确的

A. 如第一产程宫缩乏力，不可用小量催产素静滴

B. 孕期如不合并妊高征，则按单胎处理

C. 第一儿娩出后应等脐动脉搏动停止后断脐

D. 第一儿娩出后应静脉滴注催产素

E. 第一儿娩出后如无异常情况，可等待 20 分钟让第二儿自然分娩

66. 前置胎盘进行阴道检查，下述哪项是正确的

A. 胎位不易摸清

B. 妊娠晚期胎头多数已衔接

C. 不易发生胎位异常

D. 胎心常听不清

E. 耻骨联合上方听到胎盘杂音

67. 双卵双胎约占双胎妊娠的

A. 1/2　　　　　　　B. 1/3

C. 2/3　　　　　　　D. 2/5

E. 3/4

68. 33 岁，输卵管妊娠破裂致严重腹腔内出血，以下哪项不宜使用自体输血

A. 胎膜完整　　　　　B. 停经 52 天

C. 出血 <24 小时　　D. 尿妊娠试验阳性

E. 镜下红细胞破坏率为 35%

69. 阴道后穹窿穿刺抽出不凝血表明

A. 输卵管妊娠破裂

B. 急腹症

C. 卵巢黄体囊肿破裂

D. 子宫内膜异位囊肿破裂

E. 血腹症

70. 对于输卵管间质部妊娠的术式，下列哪项正确

A. 行子宫角部楔形切除术

B. 行子宫次全切除术

C. 行患侧输卵管切除术

D. 行子宫角部楔形切除及患侧输卵管切除术

E. 行子宫角部楔形切除及患侧附件切除术

71. 单卵双胎若分裂发生在桑葚期（早期囊胚）则出现

A. 胚胎各自发育成两个胎儿，共用一个胎盘，共存于一个羊膜腔内

B. 将各自形成独立的胚胎，形成双羊膜囊单绒毛膜共有一个胎盘

C. 可以发育成包入性寄生胎或胎内胎

D. 可以导致不同程度不同形式的联体儿

E. 将形成两个独立的受精卵，两个羊膜囊，两个绒

毛膜，可以独立着床，形成各自的胎盘

72. 同羊水过少有关的是
- A. 胎儿肾小管对抗利尿激素敏感性降低
- B. 电镜下羊膜上皮细胞萎缩
- C. 妊娠期羊水量少于 300ml
- D. 围生儿死亡率达 88%
- E. 一经确诊应及时终止妊娠

73. 关于羊水过多的处理正确的是
- A. 高位破膜后不需加用催产素引产
- B. 一经发现应立即终止妊娠
- C. 羊膜腔穿刺放羊水一次量可超过 2000ml
- D. 可广泛应用前列腺素合成酶抑制剂治疗
- E. 首先排除胎儿畸形

74. 关于羊水过多的临床表现，下述正确的是
- A. 慢性羊水过多常出现呼吸困难
- B. 慢性羊水过多时，羊水在数日内增多
- C. 急性羊水过多常发生在妊娠 28 周后
- D. 羊水过多孕妇常并发妊娠高血压综合征
- E. 急性羊水过多孕妇多能扪清胎位

75. 对于羊水过多正确的是
- A. 妊娠 28 周后羊水过多的发病率为 0.1%
- B. 妊娠 28 周后羊水量超过 1000ml
- C. 急性羊水过多常发生在妊娠 28～32 周
- D. 羊水的性状与正常者有差异
- E. 妊娠任何时期内羊水量超过 2000ml

76. 超声检查时，下列哪种表现提示异位妊娠
- A. 附件区显示形状不规则包块
- B. 宫腔空虚
- C. 腹腔内肠管漂浮
- D. 直肠子宫陷凹有积液
- E. 宫旁包块内可见妊娠囊

77. 对于输卵管残角妊娠，下列哪项不正确
- A. 可引起严重腹腔内出血
- B. 常于妊娠中期发生破裂
- C. 可经阴道分娩
- D. 超声检查有助于诊断
- E. 应尽早手术

78. 对于宫颈妊娠，下列哪项不正确
- A. 有停经史
- B. 多见于初产妇
- C. 发生率极低
- D. 阴道流血为主要症状
- E. 宫颈膨大明显

79. 对于前置胎盘的处理，下述哪项是错误的
- A. 依孕周、前置类型、出血多少、有无休克，决定是否用期待疗法
- B. 期待疗法为止血及补充血容量
- C. 根据胎次、胎位、胎儿是否存活，综合分析决定处理
- D. B 超根据胎盘与宫口位置，确诊前置胎盘类型
- E. 中央性前置胎盘，不论宫口开大与否，均禁忌行人工破膜

80. 对于胎盘早剥处理，正确的是
- A. 经阴道分娩者不宜破膜
- B. 确诊为轻型者，可行期待疗法
- C. 纠正休克，大量补液
- D. 一旦确诊，不论胎儿是否存活，均应及时行剖宫产术
- E. 应用肝素治疗凝血功能障碍

81. 羊水过多合并胎儿畸形时不正确的处理原则是
- A. 高位破膜后 12h 若无宫缩需用抗生素
- B. 较严重的羊水过多一般采用经腹羊膜腔内注入药物引产
- C. 一经确诊立即终止妊娠
- D. 一般在破膜后予催产素引产
- E. 腹部穿刺放出部分羊水后再行人工破膜

82. 对于羊膜腔穿刺不正确的是
- A. 羊水卵磷脂/鞘磷脂比值 >2 提示胎肺成熟
- B. 是延长孕期争取胎儿成熟的一种手段
- C. 穿刺前应先做 B 超定位
- D. 以 500ml/h 速度放羊水
- E. 2 周后重复穿刺

83. 导致羊水过多的病因不包括
- A. 糖尿病孕妇的胎儿血糖增高
- B. 胎儿缺乏抗利尿激素
- C. 胎儿脑脊膜裸露于羊膜腔内使大量液体渗出
- D. 胎盘催乳素受体减少
- E. 胎儿肺发育不全

84. 下面叙述不正确的是
- A. 病情控制好的妊娠期高血压疾病病人酌情经阴道分娩
- B. 大部分子痫是产前子痫
- C. 为避免新生儿颅内出血第二产程绝对不能助产
- D. 第三产程注意预防产后出血
- E. 产后不应放松子痫的预防

85. 确诊为宫外孕，其后穹窿抽出之血液不具备下列哪个特点
- A. 暗红色
- B. 不凝固
- C. 含细小血块
- D. 滴在纱布上可见红晕
- E. 可混有脓液

86. 33 岁已婚妇女，停经 2 个月，突发下腹痛 2 小时。查体：血压 100/60mmHg，心率 92 次/分。妇科检查：后穹窿饱满、触痛，宫颈举痛，盆腔触诊不满意。此时最恰当的检查方法是
    A. 宫腔镜检查   B. B 超检查
    C. 尿妊娠试验   D. 诊断性刮宫
    E. 阴道后穹窿穿刺

87. 对于卵巢妊娠下列哪项不正确
    A. 双侧输卵管必须完整
    B. 囊胚壁上必须有卵巢组织
    C. 囊胚必须位于卵巢组织内
    D. 临床表现不同于输卵管妊娠
    E. 可引起腹腔内出血

88. 28 岁女性，已婚，月经规律，末次月经为 2002 年 3 月 10 日，于 2002 年 4 月 18 日出现下腹痛，逐渐加重，伴肛门坠胀感。查体：移动性浊音可疑，子宫饱满，宫颈举痛。以下处理除哪项外均不正确
    A. 腹腔镜检查   B. 后穹窿穿刺
    C. 开腹探查   D. 宫腔镜检查
    E. 开腹

89. 24 岁未婚女性，月经规律，末次月经为 20 天前。2 小时前性交后突觉右下腹疼痛加重，伴肛门坠胀感。查体：BP 90/50mmHg，右下腹压痛、反跳痛，移动性浊音（+）。妇科检查：后穹窿饱满，触痛，子宫右侧明显压痛，最可能的诊断为
    A. 急性阑尾炎   B. 黄体囊肿破裂
    C. 输卵管妊娠破裂   D. 急性盆腔炎
    E. 卵巢囊肿蒂扭转

90. 对于胎盘早期剥离，以下哪项是不正确的
    A. 血性羊水
    B. 病情越重，外出血越多
    C. 主要病理变化是底蜕膜的出血
    D. 常出现胎儿窘迫
    E. 胎死宫内

91. 高位破膜时不正确的处理有
    A. 腹部压砂袋防止腹压骤降
    B. 破膜后卧床休息待其自然分娩
    C. 应使羊水缓慢流出
    D. 保持胎位为纵产式
    E. 严密观察患者血压脉搏

92. 关于治疗早产常用的药物沙丁胺醇，下述正确的是
    A. 是 β 肾上腺素受体抑制剂
    B. 是前列腺素合成酶抑制剂
    C. 是钙离子拮抗剂
    D. 可抑制子宫平滑肌收缩

E. 不会造成血糖升高

93. 关于异位妊娠患者，最有助于诊断的检查应是
    A. 尿妊娠试验（+）
    B. 腹部叩诊移动性浊音（+）
    C. 尿妊娠试验（+），后穹窿穿刺抽出不凝血
    D. 宫颈举痛
    E. 腹部触诊压痛、反跳痛

94. 关于妊娠期高血压疾病，下列叙述不正确的是
    A. 中孕期开始补充维生素 E 和维生素 C 可降低其发生率
    B. 与遗传因素有关
    C. 基本病理生理变化是全身小血管痉挛
    D. 部分子痫前期可出现肝功能异常，甚至肝包膜下血肿
    E. 近来研究发现妊娠期高血压疾病患者的低胰岛素血症与发生高血压疾病可能有关

95. 对于正常位置胎盘早剥，下述哪一项是错误的
    A. 于妊娠晚期发生腹痛性阴道出血，常见于妊娠高血压综合征患者
    B. 妊娠 20 周后或分娩期，正常位置的胎盘在胎儿娩出前，部分或全部从子宫壁剥离，称为胎盘早剥
    C. 阴道出血量与贫血程度不成正比
    D. 重症隐性胎盘早剥易诱发弥漫性血管内凝血
    E. 胎盘早剥一经确诊应迅速结束分娩

96. 下面与过期妊娠无关的是
    A. 无脑儿畸形
    B. 羊水过多
    C. 头盆不称
    D. 胎盘硫酸酯酶缺乏症
    E. 甲状腺功能低下

97. 下面何项不是预防胎盘早期剥离的措施
    A. 孕晚期及临产后不宜长期仰卧位
    B. 积极防治妊娠期高血压疾病
    C. 双胎的第一儿娩出不宜过快
    D. 第三产程勿过早牵拉脐带
    E. 孕晚期避免外伤

98. 对于羊水过少的诊治正确的是
    A. 若合并妊娠期高血压疾病应立即终止妊娠
    B. 宫高与腹围和同期妊娠者相比无明显差异
    C. 妊娠晚期可行羊膜腔输液治疗羊水过少
    D. 无论胎儿是否存在畸形都应剖宫产终止妊娠
    E. B 超检查可清楚发现羊水与胎体交界面

99. 同发生前置胎盘关系最小的病因是

A. 受精卵滋养层发育迟缓

B. 胎盘面积过大

C. 曾患产褥感染

D. 此次患子痫前期

E. 多次行人工流产术

100. 关于Ⅲ度胎盘早剥的临床表现，下述正确的是

A. 妊娠晚期无痛性阴道流血

B. 腹部柔软

C. 触诊胎位清楚

D. 贫血程度与阴道流血量不成正比

E. 听诊胎心率正常

101. 关于胎盘早剥的病理正确的是

A. 主要病理变化为真蜕膜出血

B. Ⅰ度凝血块压迫胎盘在母体面上出现压迹

C. 底蜕膜分离面大，形成胎盘后血肿，表现显性出血

D. 发生隐性出血，不易发生子宫胎盘卒中

E. 阴道内的血液与羊水相混，流出血性羊水

102. 不是Ⅲ度胎盘早剥临床表现的项目是

A. 突然发生的持续性腹痛

B. 恶心、呕吐、出冷汗

C. 多量阴道流血

D. 子宫呈板状硬，有压痛

E. 胎位扪不清，胎心听不清

103. 关于Ⅲ型胎盘早剥的临床表现，错误的是

A. 子宫出现强直性收缩

B. 妊娠晚期出现无痛性阴道流血

C. 子宫如板状硬和压痛明显

D. 胎心听不清

E. 孕妇可发生失血性休克

104. 关于慢性羊水过多时，下述正确的是

A. 多发生在妊娠20~24周

B. 胎儿畸形多见，无脑儿居多

C. 自觉症状严重

D. 破膜后易发生脐带脱垂

E. 常并发胎盘早剥

105. 关于输卵管妊娠化学药物治疗条件，下述错误的是

A. 输卵管妊娠包块直径≤4cm

B. 血β-HCG<2000U/L

C. 无明显内出血征象

D. 输卵管妊娠未发生破裂或流产

E. 停经周数≤10周

106. 关于胎儿生长受限，下述正确的是

A. 孕28周后胎儿体重<1500g

B. 低于同孕龄平均体重的3个标准差

C. 低于同孕龄体重的第5百分位数

D. 其围生儿死亡率为正常儿的4~6倍

E. 生后远期影响不大

107. 不是胎盘剥离征象的项目是

A. 子宫体变硬呈球形

B. 子宫缩小，宫底下降

C. 阴道口外露脐带自行延长

D. 阴道少量流血

E. 轻压耻骨联合上方，外露脐带不再回缩

108. 输卵管妊娠破损后诊断错误的是

A. 多数病例有短期停经史

B. 出现休克症状和体征

C. 腹部叩诊常有移动性浊音

D. 宫颈举痛明显

E. 尿妊娠试验明显阳性

109. 关于Ⅲ度胎盘早剥诊断依据，下述正确的是

A. 多发生在分娩期

B. 多见于重度子痫前期孕妇

C. 出现无痛性无原因阴道流血

D. 阴道流血量与贫血程度呈正比

E. 胎盘剥离面超过胎盘的1/5

110. 关于妊娠晚期羊水过少概念，下述正确的是

A. 羊水量少于100ml　　B. 羊水量少于150ml

C. 羊水量少于200ml　　D. 羊水量少于250ml

E. 羊水量少于300ml

111. 27岁初孕妇，妊娠39周，枕左前位，胎心140次/分，血压190/120mmHg，尿蛋白3g/24h，骨盆外测量正常。本例恰当处理应是

A. 积极治疗，等待产程发动

B. 积极治疗24~48小时后终止妊娠

C. 积极治疗一周后予以引产

D. 立即引产

E. 立即行剖宫产术

112. 26岁，女，停经48日，下腹痛及阴道多量流血已10小时。妇科检查：子宫稍大，宫口有胎盘组织堵塞。本例最有效的止血措施是

A. 肌注止血药物

B. 肌注维生素K₁

C. 肌注或静脉滴注缩宫素

D. 纱布填塞阴道压迫止血

E. 尽早行刮宫术

113. 重度子痫前期孕妇于孕晚期出现腹痛伴阴道流血，最可能的疾病是

A. Ⅲ度胎盘早剥　　　　B. 边缘性前置胎盘

C. 宫颈癌　　　　D. 子宫破裂

E. 脐带帆状附着血管前置破裂

114. 妊娠 39 周患重度子痫前期的初孕妇，恰当处理应是

A. 积极治疗，等待产程发动

B. 治疗 24～48 小时症状改善后终止妊娠

C. 积极治疗至预产期终止妊娠

D. 静脉滴注缩宫素引产

E. 行人工破膜引产

115. 25 岁已婚妇女，在急诊室。考虑为输卵管妊娠破裂的有价值的病史及体检是

A. 有停经史

B. 出现多次呕吐，面色苍白

C. 一侧剧烈下腹部持续性疼痛

D. 下腹坠胀感明显

E. 阴道流血少量，与重症贫血外貌不成比例

116. 可疑神经管缺损的羊水过多孕妇，应做的有意义检测项目是

A. 血雌三醇值　　　　B. 血 HCG 值

C. 血胎盘生乳素值　　　　D. 血甲胎蛋白值

E. 羊水 L/S 比值

117. 双胎妊娠于第一儿娩出后，错误的措施是

A. 应立即断脐，防止第二儿失血

B. 应立即行阴道检查，查明第二儿胎位

C. 定时听取胎心率

D. 保持纵产式，固定胎儿位置

E. 采取措施，尽快娩出第二儿

118. 记录妊娠期高血压疾病孕妇水肿（++）是指

A. 踝部及小腿有凹陷性水肿，经休息后消退

B. 踝部及小腿有凹陷性水肿，经休息后不消退

C. 水肿延及大腿

D. 水肿达外阴部及腹部

E. 全身水肿

119. 过期妊娠孕妇，需迅速终止妊娠的项目是

A. B 型超声显示羊水最大平段 4cm

B. 12 小时胎动 12 次

C. 缩宫素激惹试验阴性

D. 无应激试验为有反应型

E. 尿雌三醇值为 6mg/24h

120. 30 岁不孕患者，现停经 47 日，阴道不规则流血 3 日。今晨从阴道排出三角形膜样物，检查下腹部压痛及反跳痛。本例正确的治疗措施是

A. 静脉滴注缩宫素　　　　B. 肌注子宫收缩剂

C. 立即行刮宫术　　　　D. 行剖腹探查术

E. 请外科会诊

121. 25 岁，初孕妇，妊娠 37 周。既往血压正常。未作产前检查。7 日前突觉头痛，逐渐加重。来院时血压 166/112mmHg，尿蛋白（3g/24h），浮肿（++），血细胞比容 0.40。此时正确处置应是

A. 立即行剖宫产术

B. 作头部 CT 检查

C. 静脉滴注呋塞米 40mg

D. 肼屈嗪 40mg 静脉滴注

E. 25% 硫酸镁 16ml 缓慢静脉滴注后改静滴硫酸镁

122. 诊断脑积水胎儿最主要的依据是

A. 头先露时胎心位置较高

B. 胎头囟门较大

C. 胎头颅骨较硬，有弹性

D. B 型超声检测胎头双顶径 12cm

E. 以上都不是

123. 27 岁初孕妇，于妊娠 20 周为预测妊娠期高血压疾病的发生进行预测性诊断，最有预测价值的方法是

A. 左侧卧位较仰卧位的舒张压高 15mmHg

B. 右侧卧位较仰卧位的舒张压高 30mmHg

C. 平均动脉压为 90mmHg

D. 测尿钙/肌酐比值为 0.06

E. 血细胞比容 0.31，全血黏度 3.2，血浆黏度 1.4

124. 关于子痫正确的叙述是

A. 是妊娠期高血压疾病最严重阶段

B. 与是否定期作产前检查关系不大

C. 于分娩期发生者占绝大多数

D. 先为全身肌肉强烈抽动，随后全身肌肉强直

E. 每次抽搐约持续 5 分钟

125. 25 岁，初孕妇，孕 31 周产前检查正常，孕 34 周出现头痛、眼花症状。检查血压 180/110mmHg，尿蛋白 2.6g/24h，浮肿（++），眼底 A:V=1:2，视网膜水肿。本例应诊断为

A. 轻度子痫前期　　　　B. 重度子痫前期

C. 妊娠期蛋白尿　　　　D. 妊娠合并慢性高血压

E. 妊娠合并慢性肾炎

126. 26 岁初孕妇，妊娠 34 周，血压 150/90mmHg，尿蛋白 0.4g/24h，下肢明显浮肿，有头痛自觉症状。既往无高血压病史。本例应诊断为

A. 妊娠期水肿　　　　B. 妊娠期高血压

C. 轻度子痫前期　　　　D. 重度子痫前期

E. 妊娠期蛋白尿

127. 28 岁已婚妇女，结婚 3 年未孕，现停经 52 日，阴

道少量流血 4 日。今晨突感下腹剧痛，伴明显肛门坠胀感，血压 60/40mmHg。妇科检查：宫颈举痛明显，子宫稍大稍软，右附件区有明显触痛。本例恰当处置应是

A. 立即行刮宫术

B. 输液输血，观察病情进展

C. 立即行剖腹探查术

D. 输液输血同时行剖腹探查术

E. 待纠正休克后行剖腹探查术

128. 26 岁初孕妇，停经 6 周时出现阴道断续少量流血来院。妇科检查子宫鹅卵大，软，宫口未开，见有少许新鲜血液自宫口流出。尿妊娠试验（＋）。本例正确的项目是

A. 尿妊娠试验阳性提示胚胎正常

B. 不存在葡萄胎的可能性

C. 安静卧床，保胎治疗

D. 尽早行刮宫术

E. 服用止血药物

129. 29 岁已婚妇女，停经 9 周，下腹阵发性剧痛 6 小时伴阴道多量流血，超过月经量。检查宫口开大 2cm。本例最恰当的处置是

A. 给予止血药物　　　　B. 肌注或静滴缩宫素

C. 肌注麦角新碱　　　　D. 肌注黄体酮

E. 吸宫术

130. 关于羊水过多时，下述正确的是

A. 容易感觉到胎动

B. 常发生在患心脏病的孕妇

C. 容易合并子痫前期

D. B 超检查价值不大

E. 畸形胎儿多为男婴

131. 关于羊水过多的概念，下述正确的是

A. 妊娠末期羊水量 >2000ml

B. 妊娠足月羊水量 >2000ml

C. 妊娠任何时期间羊水量 >2000ml

D. 妊娠近足月羊水量 ≥2000ml

E. 妊娠 32 周以后羊水量 ≥2000ml

132. 24 岁初孕妇，在门诊检查确诊为妊娠 33 周轻度子痫前期。为防止发展为重度子痫前期，属于不适当的处置是

A. 适当减轻工作，保证睡眠 10 小时

B. 严格限制食盐摄入量

C. 休息和睡眠时取左侧卧位

D. 适当增加产前检查次数

E. 适当服用镇静药物

133. 关于双卵双胎的特点，下述正确的是

A. 发生率低于单卵双胎

B. 两个胎儿体重悬殊

C. 有发生双胎输血综合征的可能

D. 胎儿死亡率高于单卵双胎

E. 两胎囊间的中隔由两层羊膜和两层绒毛膜组成

134. 关于前置胎盘出现阴道流血，下述正确的是

A. 常发生在妊娠中期

B. 常伴有下腹部疼痛

C. 阴道流血量与贫血程度不成比例

D. 妊娠足月出现阴道流血多为部分性前置胎盘

E. 妊娠 28 周出现阴道流血多为完全性前置胎盘

135. 36 岁经产妇，第一胎曾分娩巨大儿。随后两次妊娠分别在 24 周及 22 周时破膜不久流产。最可能造成两次流产的原因是

A. 染色体异常　　　　　B. ABO 血型不合

C. 宫颈内口松弛　　　　D. 子宫肌瘤

E. 卵巢黄体功能不足

136. 输卵管妊娠保守治疗最常用的药物是

A. 米非司酮　　　　　　B. 甲氨蝶呤（MTX）

C. 天花粉　　　　　　　D. 5 - 氟尿嘧啶

E. 前列腺素

137. 女性，23 岁，有习惯性流产史，均发生在孕 5～6 月，目前孕 4 月，昨日起有阴道流血，查宫颈扩张约 2cm 并可触及羊膜囊，胎心好，无腹痛及阴道流血，处理应为

A. 卧床休息　　　　　　B. 禁性生活

C. 口服维生素 E　　　　D. 肌注黄体酮

E. 保胎治疗 + 宫颈内口环扎术

138. 羊水过少可合并不包括下列哪项

A. 胎儿长骨发育异常　　B. 胎儿肾脏发育异常

C. 肺发育不全　　　　　D. 内在性肺缺陷

E. 尿路阻塞性异常

139. 急性羊水过多时，下列哪项正确

A. 多发生在妊娠 28～32 周

B. 下肢及外阴水肿发生率不高

C. 自觉症状轻微

D. 产科检查胎心清楚

E. 容易发生早产

140. 巨大胎儿与下述哪项关系最小

A. 父母体格高大　　　　B. 经产妇

C. 双胎　　　　　　　　D. 糖尿病

E. 过期妊娠

141. 羊水过多是指羊水量超过

A. 500ml 以上　　　　　B. 1000ml 以上

C. 2000ml 以上　　　　D. 3000ml 以上

E. 4000ml 以上

142. 下述各项中，哪项是错误的

A. 双胎妊娠多合并妊娠期高血压疾病

B. 双胎妊娠多发生早产及胎位异常

C. 双胎分娩，一般产后出血量较多

D. 双胎妊娠时，由于子宫过度伸展，容易过期妊娠

E. 以上都不是

143. 对羊水过多患者分娩的新生儿，应注意下列哪种情况

A. 肺不张　　　　　　B. 先天性肺炎

C. 先天性膈疝　　　　D. 先天性食管闭锁

E. 胆红素脑病（原称核黄疸）

144. 关于羊水，下列哪项不正确

A. 急性羊水过多常伴单卵双胎

B. 急性羊水过多较慢性多见

C. 羊水过多常伴有糖尿病

D. 羊水过多常伴有巨幼红细胞增多症

E. 羊水过多不伴围生期死亡率增加

145. 关于羊水量哪项错误

A. 羊水量大于 2000ml 时称羊水过多

B. 羊水量小于 300ml 时称羊水过少

C. 孕足月时羊水量约为 1000ml

D. 羊水随孕龄的增长而增加

E. 以上都不是

146. 关于流产的治疗，下列哪项不正确

A. 宫颈内口松弛者应行宫颈内口环扎术

B. 妊娠早期先兆流产者，可肌注黄体酮

C. 难免流产应等待其自然排出

D. 不全流产应行吸宫术或刮宫术

E. 流产感染应先抗感染治疗后刮宫

147. 羊水过多与哪类胎儿畸形无关

A. 无脑儿　　　　　　B. 脊柱裂

C. 食管闭锁　　　　　D. 胃肠道阻塞

E. 锁肛

148. 关于双卵双胎，下列哪项正确

A. 发生率低于单卵双胎

B. 两个胎儿体重悬殊

C. 有发生双胎输血综合征的可能

D. 胎儿死亡率高于单卵双胎

E. 两胎囊的中隔由两层羊膜和两层绒毛膜组成

149. 对羊水过多的孕妇娩出的新生儿，下述哪项是需要注意的

A. 羊水吸入综合征　　B. 新生儿肺透明膜病

C. 新生儿消化道出血症　D. 上消化道闭锁

E. 新生儿低血糖

150. 前置胎盘最安全、最可靠的诊断方法是

A. 阴道检查　　　　　B. 肛查

C. B 超　　　　　　　D. 放射性核素扫描

E. 以上都不是

151. 输卵管妊娠的子宫内膜可见 MS 反应，是由哪些激素过度刺激形成的

A. β－HCG，孕酮　　　B. HPL，β－HCG

C. 雌激素，孕激素　　D. 雌激素，β－HCG

E. FSH，HPL

152. 关于输卵管妊娠，哪项是正确的

A. 必须有停经史

B. 妊娠试验阳性，可排除输卵管妊娠

C. 后穹窿穿刺阴性，可排除输卵管妊娠破裂出血

D. 迟早一定发生内出血，陷入休克

E. 病程迁延较久者，可因血液凝固与周围器官粘连形成包块

153. 患者女，30 岁。停经 40 天，阴道少量不规则出血一周。平素月经规则 5/28 天，已婚未孕。体查一般情况好，妇科检查，左附件压痛，余（－）。尿妊娠试验（＋），B 超检查示：子宫正常大，宫腔线清晰，宫内未见胎囊，子宫左后方包块（3.2cm×3.5cm×2.0cm），应如何处理

A. 化疗

B. 中医治疗

C. 暂观察，待有明显腹腔内出血时急诊剖腹探查

D. 腹腔镜下手术

E. 剖腹探查，切除右附件

154. 关于双胎，下列哪项是错误的

A. 容易合并贫血和妊娠期高血压疾病

B. 单卵双胎的胎儿性别相同，相貌相似

C. 两个胎儿分别位于两个羊膜囊内一定是双卵双胎

D. 第二个胎儿娩出后，腹部应放砂袋

E. 易合并宫缩乏力，故双胎娩出后及早应用宫缩剂

155. 关于妊娠期高血压疾病的治疗，下列哪项是错误的

A. 卧床休息时，采取侧卧位是有益的

B. 重症应首选硫酸镁

C. 硝普钠不宜妊娠期使用

D. 常规应用利尿药物

E. 有颅内高压征象应及时使用脱水剂

156. 关于流产的概念，下列哪项正确

A. 流产指妊娠不足 24 周，胎儿体重不足 800g 而终止者

B. 先兆流产指原因消除后，妊娠仍可以继续者

C. 难免流产指继续妊娠仅有部分可能者

D. 习惯性流产指自然流产连续发生两次以上者

E. 完全流产由不全流产发展而来

157. 哪一类前置胎盘，适合阴道分娩

A. 经产妇部分性前置胎盘，可触及胎囊，无活动性出血

B. 初产妇部分性前置胎盘，出血多

C. 经产妇部分性前置胎盘，有活动性出血

D. 中央性前置胎盘，死胎

E. 以上都不是

158. 羊水过多时，下列哪项正确

A. 容易感到胎动

B. 常发生在患心脏病的孕妇

C. 容易合并妊娠期高血压疾病

D. 超声检查意义不大

E. 畸形胎儿多为男婴

159. 羊水过多有关的生化检查，下列哪项临床意义最大

A. HPL   B. AFP

C. E/C   D. VS

E. HCG

160. 前置胎盘并发产后出血的主要原因是

A. 子宫下段收缩不良   B. 胎盘剥离不全

C. 子宫颈撕裂   D. 凝血功能障碍

E. 以上都不是

161. 胎盘早剥并发症应除外下列哪一项

A. 凝血功能障碍（DIC）

B. 急性肾功能衰竭

C. 胎死宫内

D. 胎儿宫内发育迟缓

E. 以上都不是

162. 关于胎盘早期剥离与前置胎盘的鉴别诊断，哪项是错误的

A. 胎盘早期剥离伴有疼痛

B. 胎盘早期剥离出血，破膜后即停止

C. 前置胎盘出血，于子宫收缩时增多

D. 前置胎盘出血不多时，一般不影响胎心

E. 以上都不是

163. 重型胎盘早剥，下列哪项处理是错误的

A. 一旦确诊应迅速终止妊娠

B. 子宫胎盘卒中，子宫收缩欠佳，虽无存活儿，

亦应行子宫切除

C. 应在发生胎盘早期剥离后 6 小时内结束分娩

D. 产妇病情恶化，胎儿已死，不宜做剖宫产

E. 以上都不是

164. 胎盘早剥隐性出血可靠的诊断依据是

A. 腹部超声检查提示血平面

B. 腹部有疼痛

C. 破膜有血性羊水

D. 胎儿有异常心率

E. 以上都不是

165. 女，23 岁，第 1 胎，妊娠 31 周，外伤后突然剧烈腹痛，少量阴道流血，急诊送入院，查血压 10.0/8.0kPa（75/60mmHg），脉搏 120 次/分，面色苍白，大汗淋漓，下肢水肿，宫底剑突下三横指，胎位不清，胎心听不到，宫体左前侧壁轻压痛，最可能的诊断是

A. 子宫破裂   B. 前置胎盘

C. 先兆早产   D. 重度胎盘早剥

E. 以上都不是

166. 下列哪项不是先兆流产的症状

A. 停经后出现少量阴道流血，鲜红色

B. 早孕反应仍存在

C. 轻微下腹痛、腰痛或下坠感

D. 已破膜

E. 子宫颈口未开大

167. 巨大胎儿的产生与下列哪项无关

A. 双亲高大，特别是母亲

B. 多产妇

C. 母亲有糖尿病

D. Rh 因子血型不合

E. 过期妊娠

168. 双胎妊娠如位于下方的胎儿胎位为臀位，而上方的胎儿胎位为头位，阴道分娩时易发生哪种并发症

A. 臀位后出头困难   B. 臀位之胎儿双手上举

C. 第二产程延长   D. 胎头交锁

E. 活跃期延缓

169. 双胎妊娠为以下哪种胎方位时不能阴道分娩

A. 头位－头位   B. 臀位－头位

C. 头位－臀位   D. 横位－臀位

E. 头位－横位

170. 关于双胎妊娠分娩的处理，下列哪项正确

A. 第一胎娩出后立即断脐

B. 第一胎娩出后，立即人工破膜娩出第二个胎儿

C. 第一胎娩出后，肌注催产素防止产后出血

D. 第二胎为横位, 即行剖宫产

E. 第一胎娩出后宜用腹带紧裹腹部以预防产后出血

171. 单卵双胎时, 受精卵分裂极少发生在

A. 桑葚期前　　　　　　　B. 囊胚期

C. 羊膜囊形成后　　　　　D. 原始胚盘形成后

E. 以上都不是

172. 双胎妊娠的两个胎心率至少相差

A. 5 次以上　　　　　　　B. 8 次以上

C. 10 次以上　　　　　　 D. 15 次以上

E. 20 次以上

173. 关于双胎, 下述哪项是错误的

A. 其发生与遗传有关

B. 双卵双胎有两层羊膜, 两层绒毛膜

C. 单卵双胎仅有两层羊膜

D. 单卵双胎两个胎儿可共存于一个羊膜腔中

E. 联体双胎是单卵双胎形成的

174. 双胎妊娠的胎位, 最常见的是

A. 双臀先露　　　　　　　B. 双头先露

C. 一头先露一肩先露　　　D. 一臀先露一肩先露

E. 以上都不是

175. 双卵双胎受下列各项影响, 其中哪项不正确

A. 种族　　　　　　　　　B. 孕妇年龄

C. 分娩次数　　　　　　　D. 父亲年龄

E. 遗传

176. 关于多胎妊娠的叙述, 哪项是正确的

A. 用胎盘的形态学可准确鉴别双胎的性质

B. 纸样胎仅发生于单卵双胎

C. 双胎一胎儿的围生期死亡是体重最低者

D. 妊娠期限与胎儿数目呈正比

E. 双卵双胎性别总是一样

177. 关于双胎, 下述各项哪项是正确的

A. 如果是双卵双胎, 第一胎的胎盘在第二胎娩出前娩出

B. 如果是单卵双胎, 不发生双胎输血综合征

C. 胎儿性别相同是单卵双胎

D. 联体双胎是单卵双胎

E. 以上都不是

178. 有关双胎各项, 下述哪项内容是正确的

A. 单卵双胎的发生率高

B. 当为双卵双胎时, 有时发生双胎输血综合征

C. 单卵双胎的两胎囊间的中隔, 是两层羊膜和两层绒毛膜组成的

D. 单卵双胎的胎儿, 可能出现大小显著不同

E. 以上都不是

179. 下列哪一项不是重型胎盘早剥的临床表现

A. 剧烈腹痛后阴道出血

B. 胎位、胎心清楚

C. 阴道出血与全身症状不成比例

D. 子宫板状

E. 以上都不是

180. 双胎妊娠分娩时的处理, 下列哪项错误

A. 第一胎娩出后立即断脐

B. 第一胎娩出后, 立即固定第二胎为纵产式

C. 第一胎娩出后, 超过 30 分钟第二胎未娩出, 应人工破膜

D. 如遇胎头交锁, 可行断颈术

E. 第二胎儿肩娩出后, 应注射催产素以防产后出血

181. 羊水过少可伴有下列各项, 其中哪项不正确

A. 畸形足　　　　　　　　B. 脊柱侧凸

C. 髋部脱位　　　　　　　D. 斜颈

E. 肺发育不全

182. 下列哪项不符合羊水过多的临床表现

A. 羊水量超过 2000ml

B. 单胎妊娠多于双胎妊娠

C. 常合并胎儿畸形

D. 多发生在妊娠 20~24 周

E. 糖尿病患者多见

183. 妊娠晚期出血的处理, 下列哪组不正确

A. 前置胎盘出血多时, 可点滴催产素

B. 胎盘早剥休克时先纠正休克, 再手术

C. 轻型胎盘早剥可人工破膜静滴催产素

D. 轻型胎盘早剥应立即行剖宫产

E. 以上都不是

184. 下列哪项不能诊断为重型胎盘早剥

A. 妊娠期高血压疾病病人血压可在正常范围

B. 产妇面色苍白

C. 内出血量少

D. 失血程度与外出血成正比

E. 以上都不是

185. 下述哪项胎动次数提示胎儿缺氧

A. 胎动 <20 次/12 小时

B. 胎动 <10 次/12 小时

C. 胎动 <15 次/12 小时

D. 胎动 <25 次/12 小时

E. 胎动 <30 次/12 小时

186. 23 岁, 停经 10 周前来就诊, 诊断为"不可避免流

产",下列病史及体检哪项与诊断不符

A. 宫颈口可见羊膜囊

B. 宫口闭,阴道出血少于经量

C. 阴道多量出血伴腹痛

D. 多由先兆流产发展而来

E. 宫口扩张,宫体如孕9周大小

187. 妊娠期高血压疾病患者,正常分娩胎盘自然娩出时失血不多,产后突然发生面色苍白,血压下降,脉搏细弱,其发病原因不考虑下列哪一项

A. 并发子宫破裂,内出血

B. 孕期长期限盐,引起低钠血症

C. 产后腹压突降,内脏血管扩张,回心血量减少

D. 患者对失血的耐受性降低

E. 产前有血容量偏低,未纠正

188. 风湿性心脏病,心功能Ⅲ级妇女患右侧输卵管妊娠破裂,手术应行

A. 子宫次全切除加右附件切除

B. 右附件切除,左侧输卵管结扎

C. 右侧卵管切除

D. 右附件切除

E. 右输卵管切除,左输卵管结扎

189. 重度妊娠期高血压疾病的产科处理,下述哪项是错误的

A. 孕<36周,经治疗病情好转而稳定,可继续妊娠

B. 孕<36周,积极治疗24~48小时症状改善,估计胎儿可成活,应考虑终止妊娠

C. 子痫患者应积极治疗,控制抽搐6~12小时终止妊娠

D. 孕36周,经积极治疗24~48小时病情继续恶化,应继续积极治疗至病情稳定后终止妊娠

E. 引产失败应行剖宫术

190. 27岁,G1P0,孕32周,头位,阴道出血3天,量少,无腹痛,胎心正常,无明显宫缩,诊断为前置胎盘,恰当处理是

A. 立即行人工破膜

B. 绝对卧床,给予镇静剂,观察病情变化

C. 立即行催产素引产,宫口开大后行碎胎术

D. 立即行剖宫产术

E. 立即人工破膜及点滴催产素

191. 何项为羊水过多

A. 2000ml   B. 1000ml

C. >2000ml   D. 500ml

E. <300ml

192. 初孕妇,25岁,停经50天,阵发性腹痛伴阴道流

血3天,妇查:宫口开大1cm,有羊膜囊堵塞子宫口,子宫孕50天大小。最可能的诊断是

A. 过期流产   B. 先兆流产

C. 完全流产   D. 不可避免流产

E. 习惯性流产

193. 妊娠期高血压疾病时24小时尿蛋白定量达到或超过下述何项列为重度妊娠期高血压疾病

A. ≥1g   B. ≥3g

C. ≥10g   D. ≥5g

E. ≥15g

194. 妊娠期高血压疾病中,下列哪项不表明需要扩容治疗

A. 血浆纤维蛋白原增多

B. 中心静脉压降低

C. 尿比重1.025,尿量偏少

D. 红细胞压积0.39

E. 低蛋白性水肿

195. 妊娠期高血压疾病的诊断方面,下述哪项是正确的

A. 子痫一般有前驱症状

B. 高血压、水肿、蛋白尿三者具备,为中度妊娠期高血压疾病

C. 重度妊娠期高血压疾病血压必须在24/14kPa(180/110mmHg)

D. 妊娠后期血压有一次在17.3/12kPa(130/90mmHg)以上

E. 妊娠期高血压疾病大多有后遗症

196. 有关宫外孕,下述哪项是正确的

A. 以间质部分妊娠最常见

B. 一般子宫增大情况与停经天数相符

C. 阴道流血多,易致失血性休克

D. 子宫内膜也发生蜕膜变化

E. 后穹窿穿刺阴性可否定子宫外孕

197. 下列哪项不符合前置胎盘的表现

A. 子宫张力较高,胎心音不易闻及

B. 无痛性阴道流血

C. 子宫下段闻及胎盘血流音

D. 先露下降受阻

E. 宫底高度与孕周相符

198. 有关死胎的叙述,下列哪项不正确

A. 胎死宫内约有一半为胎儿缺氧所致

B. 胎死宫内3周以上未娩出可引发血凝障碍

C. 雌激素能提高死胎患者子宫对催产素的敏感性

D. 宫底停止升高是死胎最可靠的诊断依据

E. 颅骨重叠或脊柱成角变曲是死胎的征象

199. 女，28 岁，诉妊娠 4 个多月，昨搬重物后，腰酸、下坠感，今上午下腹始有阵痛，持续加重，半小时前阴道有流液，量较多，湿透内裤，急诊来院。最可能的诊断是
   A. 先兆流产　　　　　　B. 不全流产
   C. 难免流产　　　　　　D. 完全流产
   E. 习惯性流产

200. 下列哪项不符合中央性（完全性）前置胎盘的常见临床表现
   A. 胎位不正的发生率高
   B. 先露高浮
   C. 易发生出血性休克
   D. 第一次出血多在孕 36 周以后
   E. 较其他类型前置胎盘易发生胎儿宫内窘迫

201. 妊娠晚期出血的处理哪项不对
   A. 应常规作 B 超检查
   B. 有必要在阴道拉钩或窥阴器协助下窥视宫颈有无息肉或糜烂出血
   C. 可以作阴道穹窿扪诊以查觉有否前置胎盘
   D. 在排除前置胎盘之前应禁止肛指检查
   E. 如胎儿已死，原则上尽量阴道分娩

202. 女，30 岁。停经 46 天后，下腹部隐痛半月余，然后阴道持续少量出血 3 天多，右侧附件触及鸡蛋大韧性包块，考虑为
   A. 陈旧性宫外孕　　　　B. 卵巢囊肿
   C. 子宫内膜异位症　　　D. 子宫肌瘤
   E. 妊娠黄体

203. 胎盘早期剥离的严重并发症是
   A. 凝血功能障碍　　　　B. 产后出血
   C. 产后感染　　　　　　D. 失血性休克
   E. 子宫卒中

204. 26 岁，G3P2，停经 8 周诊断早孕，要求人流，查：子宫 50 天妊娠大小，右输卵管增粗，明显压痛，WBC 11.6×10⁹/L，N 0.80，下列处理哪项最恰当
   A. 立即行吸宫术
   B. 抗炎治疗后刮宫流产
   C. 抗炎治疗后吸宫流产
   D. 不予人流
   E. 中药堕胎

205. 关于胎盘早剥时的处理，正确的是
   A. 产妇情况恶化，不论胎儿是否存活，均应及时行剖宫产术
   B. 确诊为轻型者，可行期待疗法
   C. 经阴道分娩者不宜破膜
   D. 纠正休克，大量补液
   E. 应用肝素治疗凝血功能障碍

206. 决定对重度妊娠期高血压疾病患者实施扩容治疗前，下列何种检查最关键
   A. 红细胞比积　　　　　B. 24 小时尿蛋白定量
   C. 血浆总蛋白测定　　　D. 眼底检查
   E. 心电图检查

207. 初孕妇，孕 38 周，头痛，呕吐伴自觉胎动减少一天来院。血压 24/14.4kPa（180/110mmHg），尿蛋白（++），尿 E₃：20.82μmol/24h（<10mg/24h），胎心 130 次/分，子宫颈管未消失，OCT 呈频繁晚期减速（迟发性减速），红细胞比积 0.41，最适合的处理是
   A. 破膜＋静滴催产素引产
   B. 硫酸镁＋降压＋扩容疗法控制病情
   C. 积极治疗，48 小时未能控制病情则行剖宫产
   D. 静滴硫酸镁与肼苯达嗪控制病情
   E. 积极药物治疗同时立即剖宫产

208. 初孕妇，确诊为部分性前置胎盘，流血多，BP 90/60mmHg，宫口开大 4.0cm，胎头棘下 2.0cm，胎心尚好，应在输血的同时行
   A. 头皮钳　　　　　　　B. 人工破膜
   C. 胎头吸引　　　　　　D. 剖腹产
   E. 臀位时，牵引胎足压迫止血

209. 停经 11 周，少量阴道流血 3 天，子宫符合孕月，宫口未开为
   A. 流产感染　　　　　　B. 稽留流产
   C. 难免流产　　　　　　D. 先兆流产
   E. 不全流产

210. 稽留流产易引起
   A. 失血性休克　　　　　B. DIC
   C. 颈管粘连　　　　　　D. 迷走神经综合征
   E. 肠管损伤

211. 人工流产手术中易引起
   A. 迷走神经综合征　　　B. 失血性休克
   C. 颈管粘连　　　　　　D. DIC
   E. 肠管损伤

212. 23 岁，孕 50 天，在外院作人工流产。现术后 8 天，小腹疼痛，阴道流血未止，量中等，有臭味，体温 38℃，白细胞 1.5×10⁹/L，中性 0.9，Hb 100g/L。如检：阴道内血性分泌物有臭味，宫体略大，触痛明显，附件略增厚而压痛，下列何项为该妇女的最可能诊断
   A. 难免流产　　　　　　B. 不全流产
   C. 宫外孕继发感染　　　D. 流产继发感染

E. 急性盆腔炎

213. 女，28 岁。0 - 0 - 2 - 0，停经 30 天后，腹痛伴阴道出血 10 天，量少今起腹痛加重而就诊 β - HGC（+）。妇检：宫颈提痛（+），少许血染，子宫正常大小，附件区触及边界不清之块物，压痛（+）。最可能是下列何种疾病

A. 输卵管妊娠　　　　　B. 附件炎

C. 流产继发感染　　　　D. 难免流产

E. 卵巢囊肿继发感染

214. 重度妊娠期高血压疾病，红细胞比积 0.41，心率 80 次/分，血红蛋白 110g/L，白蛋白 28g/L，血钾、血钠、血氯正常，选用下列何种扩容剂较好

A. 低分子右旋糖酐　　　B. 全血

C. 白蛋白　　　　　　　D. 平衡液

E. 5% 葡萄糖液

215. 关于胎盘早剥哪项是正确的

A. 贫血程度与阴道出血量成正比

B. 多无诱因，往往在半夜阴道出血

C. 易发生产后出血，为软产道损伤所致

D. 先期待疗法后考虑终止妊娠

E. 子宫坚硬压痛，宫底逐渐升高胎心不清

216. 孕 38 周，先兆子痫，血压 20.0/13.3kPa（150/100mmHg），下肢水肿（++），尿蛋白（++），尿比重 1.024，血红蛋白 120g/L，红细胞比容 0.40，宫底剑突下 2 横指，左枕前位，胎心音 140 次/分，先露已入盆，胎心及骨盆正常，宫口松，颈管消失，OCT（-）。此时选择下列何种处理最恰当

A. 硫酸镁加扩容同时催产素静滴引产

B. 硫酸镁解痉加扩容治疗至近预产期终止妊娠

C. 大量利尿药加降压药

D. 立即剖宫产

E. 大量降压药

217. 胎盘早剥的正确处理是

A. 出血不多可作期待疗法

B. 一旦确诊后应立即终止妊娠

C. 胎儿死亡均取阴道分娩

D. 破膜后可以头皮钳牵引胎头止血

E. 子宫有胎盘卒中可用按摩法促使子宫收缩

218. 女，28 岁，于妊娠早期有早孕反应，尿 HCG 阳性。于妊娠 17 周时感有胎动。B 超示单胎，头位，见心脏搏动。现为妊娠 26 周，近两周来自觉胎动停止，腹部不再增大，来门诊检查。宫底平脐，未闻及胎心，复查 B 超未见胎心搏动和胎动。临床诊断是

A. 过期流产　　　　　　B. 习惯性流产

C. 死产　　　　　　　　D. 死胎

E. 葡萄胎

219. 孕足月时正常羊水量约为

A. 2000ml　　　　　　　B. > 2000ml

C. 500ml　　　　　　　D. 1000ml

E. < 300ml

220. 何项为羊水过少

A. 500ml　　　　　　　B. > 2000ml

C. 1000ml　　　　　　D. 2000ml

E. < 300ml

221. 妊娠期高血压疾病最常见的产科并发症是

A. 急性肾功能衰竭

B. 胎盘早期剥离

C. 妊娠期高血压疾病性心脏病

D. 视网膜剥离

E. HELLP 综合征

222. 36 岁，初产妇，孕 37 周，头胀头痛，下肢水肿已 3 天，突发持续性剧烈腹痛 3 小时入院。体查：贫血貌，血压 20/13.3kPa（150/100mmHg），脉搏 110 次/分，宫高 37cm，腹围 102cm，子宫不放松，压痛可疑，胎位不清，胎心音听不清，肛查时发现阴道少量流血，宫颈管未消失，宫口未开。其处理应首先考虑

A. 25% 硫酸镁 5g 静滴　　B. 静滴催产素引产

C. 等待自然分娩　　　　D. 剖宫产终止妊娠

E. 根据胎儿情况决定分娩方式及终止妊娠时间

223. 29 岁孕妇，妊娠 32 周，3 周内阴道少量流血两次，今凌晨突然阴道流血多于月经量，无腹痛，血压 13.3/10.7kPa（100/80mmHg），脉率 96 次/分，宫高 30cm，腹围 85cm，臀先露，未入盆，胎心音清楚，144 次/分。应最先考虑的疾病是

A. 早产　　　　　　　　B. 胎盘早期剥离

C. 前置胎盘　　　　　　D. 宫颈息肉

E. 妊娠合并宫颈癌

224. 初产妇，孕 37 周，清晨骤醒发现躺在血中，急诊入院，查血压 12/8kPa（90/60mmHg），脉搏 120 次/分，神清，胎心音 160 次/分，阴道少量活动性流血。其胎方位下述哪种可能性最少

A. LOT，胎头高浮　　　B. 臀位

C. ROA，先露已衔接　　D. 横位

E. ROP，先露未入盆

225. 孕 2 月孕妇，平时体健，昨晚始下腹痛伴出血，量多，今日出血仍多并感头晕，眼花，来医院途中昏倒，急救入院，检查：外阴有大量血迹，阴道内积

血块，宫颈口开，内可触及软性胚胎组织，宫体 2 月妊娠大小，面色苍白，血压 9.3/7.3kPa（70/50mmHg），脉搏 120 次/分。估计出血量为

A. 400ml　　　　　　　B. 200ml

C. 300ml　　　　　　　D. 100ml

E. ＞500ml

226. 经产妇，妊娠 37 周，无原因出现无痛性阴道出血，经卧床休息，给予镇静剂未见明显好转，阴道仍有活动性出血，初步诊断为前置胎盘，为了决定分娩方式，拟确定前置胎盘类型，应进行

A. 输液配血行肛门检查

B. 输液配血行阴道检查

C. X 线检查

D. 超声胎盘定位检查

E. 放射线核素扫描法

227. 4 小时尿量 <100ml 者不用

A. 催产素　　　　　　　B. 硫酸镁

C. 麦角新碱　　　　　　D. 前列腺素

E. 甘露醇

228. 诊断重型胎盘早期剥离的依据，下列哪项是错误的

A. 胎心听不到　　　　　B. 胎盘异常

C. 子宫底不断升高　　　D. 少量阴道出血

E. 凝血功能障碍

229. 下列哪项胎盘早剥处理方法是错误的

A. 重度胎盘早剥，不能在短时间内结束分娩者剖宫产

B. 轻度胎盘早剥，胎儿存活，胎儿宫内窘迫者剖宫产

C. 发现子宫胎盘卒中，立即行子宫切除术

D. 破膜后产程无进展，产妇情况恶化，胎儿死亡，亦要行剖宫产

E. 初产妇轻度胎盘早剥，估计短时间能结束分娩者可阴道分娩

230. 关于胎盘早剥的描述，哪项不准确

A. 常发生于妊娠期高血压疾病患者

B. 重型胎盘早剥提示胎盘剥离面超过 1/3

C. 附着在子宫下段的胎盘发生剥离而引起临床症状

D. 重型隐性胎盘早剥易诱发 DIC

E. 胎盘早剥一经确诊应迅速结束分娩

231. 早期诊断双胎妊娠最可靠的依据是

A. 多普勒胎儿仪检查　　B. B 超检查

C. β－HCG　　　　　　D. 尿 E3 值

E. L/S 比值

232. 双胎妊娠最常见的并发症为

A. 脐带晚垂　　　　　　B. 产褥感染

C. 产程延长，产后出血　D. 胎头交锁

E. 胎膜早破

233. 下列何种情况与双胎妊娠无关

A. 胎盘早剥　　　　　　B. 早产

C. 胎位异常　　　　　　D. 胎膜早破

E. 胎盘功能不全

234. 正常位置胎盘早剥，哪一项是错误的

A. 妊娠晚期腹痛性阴道流血，首先考虑胎盘早胎

B. 附着在子宫下段，胎盘发生剥离

C. 胎盘早剥一旦确诊，应尽快终止妊娠

D. 症状出现争取 6 小时内结束分娩

E. 重症胎盘早剥可诱发 DIC

235. 30 岁，孕 1 产 0，孕 34 周，无原因少量阴道流血半天，不伴腹痛，宫颈着色显著，处理为

A. 绝对卧床休息，严密观察

B. 人工破膜

C. 静点催产素

D. 肛查宫口情况

E. 剖腹手术

236. 关于母儿血型不合，下述哪项不正确

A. 母儿 ABO 血型不合时，第一胎便可发生新生儿溶血症

B. 母儿 Rh 血型不合时，第一胎时便可发生新生儿溶血症

C. 母 Rh 阳性，父 Rh 阳性，新生儿一般不会发生溶血

D. 母血型为 O，父血型为 A 或 B 时，可能发生新生儿溶血

E. 母血型为 A，一般不会发生新生儿 ABO 溶血

237. 初孕妇，27 岁。妊娠 39 周，枕右前，无原因无痛性阴道流血已 3 天，流血量达 400ml，胎心良好，140 次/分，无明显宫缩，诊断为前置胎盘。本病例恰当的处理应是

A. 行剖腹产术

B. 立即行人工破膜

C. 静脉滴注催产素引产

D. 绝对卧床，给镇静药物观察病情变化

E. 以上都不是

238. 初孕妇，妊娠 36 周，无痛性阴道少量出血，无贫血外观，血压 120/80mmHg，臀位，先露浮，胎心：132 次/分，双顶径 8.4cm，B 超显像确认为前置胎盘，其处理是

A. 人工破膜静脉滴注催产素

B. 输血

C. 人工剥膜引产

D. 立即剖腹产

E. 期待疗法

239. 30岁妇女，第一胎，妊娠34周，原发性高血压合并妊娠期高血压疾病，3小时前突然腹痛，阴道出血，鲜红，如月经量。体检：血压70/40mmHg，宫底在脐上2指，子宫硬，肌壁松弛不完全，胎位不清，胎心音消失。颈管未消，宫颈口未开，最恰当的处理是

A. 抗休克，尽快剖腹产

B. 立即人工破膜，等待自然分娩

C. 以抗休克为主，因死胎，不急于引产

D. 立即扩张宫口，破膜，催产素静脉滴注引产

E. 立即作B型超声检查

240. 先兆子病患者，用硫酸镁治疗中发现病人呼吸14次/分，膝反射消失，尿量400ml/24h。此时应立即给

A. 停用硫酸镁并静脉滴注钙剂

B. 吸氧

C. 冬眠合剂全量肌注

D. 肌注吗啡

E. 静脉注射地西泮（安定）

241. 产科领域容易致成DIC的疾病是

A. 双胎

B. 胎盘早期剥离和羊水栓塞

C. 妊娠合并心脏病

D. 前置胎盘

E. 羊水过多

242. 女，28岁，因停经52天，阴道出血1周，诊断先兆流产，入院安胎。次日腹痛伴阴道流血增多，蹲厕时见有组织物排出，阴道出血仍不止，腹痛减轻。最可能的诊断是

A. 难免流产　　　　B. 完全流产

C. 不完全流产　　　D. 稽留流产

E. 习惯性流产

243. 女，32岁，停经56天，3天前开始有少量断续阴道出血，昨日始右下腹轻痛，今晨加强，呕吐两次。妇检：子宫口闭，宫颈举痛（＋），子宫前倾前屈，较正常稍大，软，子宫右侧可触及拇指大小较软之块物，尿HCG（±），后穹窿穿刺吸出10ml不凝血液。血常规：白细胞10×10⁹/L，中性0.8，血红蛋白75g/L。体温37.5℃，血压10/6kPa（75/45mmHg）。最可能的诊断是

A. 不完全流产　　　　B. 右卵巢黄体破裂

C. 急性附件炎　　　　D. 右输卵管妊娠

E. 卵巢囊肿蒂扭转

244. 关于羊水过多，下列哪项是错误的

A. 羊水过多合并神经管缺损时，羊水中AFP值明显升高

B. 羊水最大暗区（AFD法）＞7cm为羊水过多

C. 羊水最大暗区（AFI法）＞18cm为羊水过多

D. 妊娠任何时期内，羊水量超过2000ml为羊水过多

E. 羊水过多不易引起产后出血

245. 足月妊娠阴道出血的孕妇，为明确前置胎盘诊断，入院后应即行

A. 超声波定位　　　　B. 放射性核素扫描

C. X线软组织摄影　　D. 肛门检查

E. 输液备血阴道检查

246. 输卵管妊娠胚胎死亡的可靠依据是

A. 阴道少量流血　　　B. 尿妊娠试验阴性

C. 排出蜕膜管型　　　D. 早孕反应消失

E. 腹痛减轻

247. 关于自然流产的症状，下列哪项是错误的

A. 晚期流产一般出血不多

B. 妊娠12周后，先阴道流血后腹痛

C. 妊娠8~12周阴道流血较多

D. 妊娠8周前出血不多

E. 妊娠8周后不完全流产较多

248. 先兆流产与难免流产的主要鉴别要点是

A. 宫口开大与否　　　B. 下腹痛的程度

C. 早孕反应是否存在　D. 出血时间长短

E. 妊娠试验阳性

249. 女，25岁。停经48天，一个月前曾不正规服用过探亲避孕片。现阴道少量出血5天，伴腹痛，B超示宫内早孕，下列哪项为最佳处理方案

A. 注射黄体酮

B. 注射绒毛膜促性腺激素

C. 中药安胎

D. 吸宫术终止妊娠

E. 注射催产素

250. 关于流产，下列哪项是正确的

A. 完全流产，有腹痛，宫口松

B. 不全流产，宫口闭，出血少

C. 先兆流产，出血量少，宫口闭

D. 难免流产，宫口闭，出血少

E. 稽留流产，胚胎死亡达4周以上未自然排出

251. 疑前置胎盘患者，哪项处理错误

A. 申请超声波检查　　　　B. 查血常规

C. 做好输血准备　　　　　D. 入院观察

E. 肛诊检查

252. 妊娠早期流产的主要原因是

A. 生殖器官异常　　　　　B. 母体全身疾病

C. 外界不良因素　　　　　D. 遗传基因缺陷

E. 免疫因素

253. 关于流产的定义，下列哪项是正确的

A. 妊娠 < 20 周，胎儿体重 < 500g

B. 妊娠 < 28 周，胎儿体重 < 1000g

C. 妊娠 20 ~ 27 周，胎儿体重 < 500g

D. 妊娠 20 ~ 27 周，胎儿体重 < 1000g

E. 妊娠 12 ~ 20 周，胎儿体重 < 500g

254. 习惯性晚期流产最常见于

A. 先天性卵巢发育异常　　B. 妊娠合并卵巢囊肿

C. 孕卵发育异常　　　　　D. 子宫颈内口松弛

E. 黄体发育不健全

255. 前置胎盘病例，仅适用于阴道分娩的是

A. 部分性前置胎盘而胎儿为头位

B. 部分性前置胎盘而胎儿为臀位

C. 低置胎盘而胎儿为头位

D. 低置胎盘而胎儿为臀位

E. 以上都不是

256. 前置胎盘的正确处理是

A. 疑有前置胎盘，肛诊时宜轻柔

B. 分娩方式，宫口开，剖腹产

C. 胎儿死亡，均以阴道分娩

D. 有阴道出血，即终止妊娠

E. 大出血时，可不经阴道检查，作剖腹产

257. 完全性前置胎盘不可能发生在下述何种情况

A. 胎位 ROA，先露已衔接

B. 胎位 RSCP

C. 胎位 LOP，胎头未入盆

D. 胎位 LST，单臀，先露未入盆

E. 胎位 LOT，先露高浮

258. 阴道大流血，休克，疑为前置胎盘，以下哪一项检查最合适

A. 超声波胎盘定位　　　　B. 阴道检查

C. 窥器检查　　　　　　　D. 肛诊

E. 以上均不恰当

259. 关于异位妊娠的诊断下述哪项最重要

A. 病史

B. 腹部检查及阴道检查

C. HCG 测定

D. 后穹窿穿刺

E. 诊刮

260. 25 岁，停经 10 周，阴道少量流血 1 周，大量流血 3 天，伴下腹胀痛，昨日起有畏寒发热，查血压 80/60mmHg，脉搏 120 次/分，面色苍白，神清，外阴有活动性流血，子宫如 50 天孕大，软，宫口松，可容 1 指，宫口外仍有组织堵塞，子宫压痛明显，双侧穹窿未触及肿块，但有压痛。血红蛋白 80g/L，白细胞 $18 \times 10^9/L$，中性 85%，除立即抗休克抗炎治疗外，还应作何恰当处理

A. 3 天后再行剖宫术

B. 立即钳夹出残留之胚胎组织

C. 立即行刮宫术

D. 立即静滴催产素

E. 静点止血药

261. 在耻骨联合上方听到胎盘杂音时，胎盘应附着在

A. 子宫下段前壁　　　　　B. 子宫上段前壁

C. 子宫上段后壁　　　　　D. 子宫底部

E. 子宫下段后壁

262. 关于难免流产哪项是错误的

A. 阴道流血增加

B. 下腹痛加剧

C. 宫口开

D. 有部分胎盘嵌顿于宫颈口，部分胎盘排出

E. 子宫体与孕周相符或略小于孕周

263. 关于重度妊娠期高血压疾病的治疗，下列哪项不适宜

A. 严格控制钠盐摄入量，防止水肿加重

B. 在解痉的基础上，扩容利尿

C. 适时终止妊娠

D. 解痉，镇静，防止抽搐

E. 扩容剂的选择，胶体溶液优于晶体溶液

264. 停经 10 周的宫颈妊娠，其处理是

A. 刮宫术后注射催产素

B. 必要时输血

C. 刮宫术后宫颈塞纱条

D. 黄体酮肌注及卧床休息

E. 子宫全切除术

265. 子宫小于孕 3 个月的稽留流产，其处理原则应是

A. 先给予雌激素，后行钳刮术

B. 立即行宫颈扩张及钳刮术

C. 先给予催产素，后行钳刮术

D. 先给予抗生素，后行钳刮手术

E. 药物引产

266. 硫酸镁用以治疗妊娠期高血压疾病时，下述哪项不对
    A. 最主要用以解痉和降低神经兴奋性，以预防和控制抽搐
    B. 尿量少于 25ml/h 或呼吸 <16 次/分时停用
    C. 24 小时硫酸镁总量不得超过 10g
    D. 膝反射消失者禁用
    E. 硫酸镁中毒时，用葡萄糖酸钙缓慢推注治疗

267. 28 岁，初孕妇。孕 32 周，因全身浮肿及头痛来诊，妊娠前即有面部及下肢浮肿，查血压 21.3/14.7kPa（160/110mmHg），尿液检查常规蛋白（+++），可见颗粒管型及红细胞，经治疗孕 37 周自然分娩，产后 6 周，血压降至 17/10kPa（128/75mmHg），尿蛋白（++），水肿（+）。下列诊断以哪种可能性大
    A. 先兆子痫
    B. 妊娠合并肾炎
    C. 妊娠合并慢性高血压
    D. 慢性肾炎基础上并发先兆子痫
    E. 原发性高血压基础上并发先兆子痫

268. 关于子痫，下述哪项不对
    A. 终止妊娠是治疗子痫最根本方法，一旦分娩后子痫就不再发生
    B. 子痫的发生以产前期为最多见
    C. 抽搐频繁，昏迷不醒大多病情严重
    D. 大多数子痫病人抽搐前有头痛、胸闷、视力障碍及呕吐等前驱症状
    E. 子痫发作时易致自伤及胎儿窘迫

269. 女，24 岁。妊娠 19 周无胎动，下腹膨隆不明显。检查：宫颈口闭，无血染，子宫 2$^+$ 月妊娠大小。B 超示胎心消失，入院后应最重视下列哪项化验
    A. 血肝功能　　　　　B. 凝血功能检查
    C. 肌酐　　　　　　　D. 尿蛋白
    E. 血红蛋白

270. 羊水过少，哪项是错误的
    A. 常与胎儿畸形无关
    B. 羊水指数法（AFI）以 ≤5cm 作为诊断羊水过少的绝对值
    C. 羊水过少是胎儿宫内发育迟缓的特征之一
    D. 妊娠晚期，羊水量少于 300ml 为羊水过少
    E. 产程中常伴有 CST 变异减速的出现

271. 异位妊娠是指
    A. 受精卵着床于子宫以外
    B. 受精卵着床于子宫 + 附件以外
    C. 受精卵着床于腹腔以外

    D. 受精卵着床于子宫体腔以外
    E. 受精卵着床于宫颈管以外

272. 关于习惯性流产，下列哪项是错误的
    A. 每次流产往往发生在相同妊娠月份
    B. 临床过程和一般流产相同
    C. 病因之一与染色体异常有关
    D. 自然流产连续发生两次或以上者
    E. 晚期习惯性流产常因宫口松弛引起

273. 下列哪项不属稽留性流产易致严重出血的原因
    A. 胎盘机化，粘连宫壁，易致残留
    B. 妊娠子宫血运丰富特易出血
    C. 稽留日久，易发生凝血功能障碍
    D. 雌激素不足，子宫对催产素不敏感，易宫缩不良
    E. 胚胎物粘连宫壁，刮宫易造成子宫穿孔

274. 关于感染性流产的处理，下列何项是错误的
    A. 原则上先抗生素控制感染，再行刮宫
    B. 立即刮宫以清除宫腔内容物，同时给广谱抗生素
    C. 出血多者在静脉应用抗生素同时取出宫内大块残留，以减少出血。感染控制后再行清宫术
    D. 患者出现感染性休克，应积极抗休克
    E. 如出现盆腔脓肿应作切开引流术

275. 关于过期妊娠，下列哪项是正确的
    A. 凡预产期超过 2 周，尚未临产者均为过期妊娠
    B. 妊娠过期越久，胎儿体重越大
    C. 与孕妇孕激素相对过少有关
    D. 过期妊娠易发生胎儿窘迫
    E. 过期妊娠孕妇尿中

276. 关于过期流产的处理，下述何项是错误的
    A. 力争做到一次刮净，以防因不全而出血
    B. 刮宫前必须先用雌激素以提高子宫肌肉对催产素的敏感性
    C. 刮宫前作好备血，输液准备
    D. 刮宫前先作凝血功能检查，防术时因血凝障碍而大出血
    E. 过期流产胎盘机化术中谨防穿孔

277. 输卵管壶腹部妊娠多见的结果为
    A. 输卵管妊娠破裂
    B. 输卵管妊娠流产
    C. 胚胎可发育至 3 个月以上
    D. 输卵管妊娠中最危险的一种
    E. 胚胎死亡吸收

278. 下列何项不是重度妊娠期高血压疾病的标志

A. 下肢水肿（+++）

B. 24 小时尿蛋白定量 >5g

C. 头痛，视力障碍

D. 血压 >21. 3/14. 7kPa（160/110mmHg）

E. 眼底动脉痉挛伴有视网膜水肿

279. 与完全性前置胎盘无关的是

A. 子宫胎盘卒中　　　B. 胎盘植入

C. 产褥感染　　　D. 产后出血

E. 席汉综合征

280. 输卵管妊娠应立即手术治疗的是

A. 阴道持续出血

B. 后穹隆穿刺抽出血液

C. 休克

D. 妊娠试验阳性

E. 一侧附件扪及包块

281. 妊娠 37 周患者，早晨醒来时发现躺在血泊中，急诊送入院，查：血压 12. 0/8. 0kPa（90/60mmHg），脉搏 120 次/分，神清，宫高 37cm，臀先露，高浮，胎心音 160 次/分，骨盆正常，阴道少量活动性流血，哪项处理最恰当

A. 人工破膜

B. 期待疗法

C. 臀位牵引术

D. 在输血输液同时行剖宫产

E. 催产素滴注引产

282. 24 岁，10 天前因停经 41 天，妊娠试验阳性，行吸宫流产术，今晨突然晕倒在地，体温 37. 5℃，血压 10. 0/7. 0kPa（75/52mmHg），脉搏 100 次/分，下腹压痛及反跳痛明显，外阴少量流血，宫颈举痛明显，宫口闭，子宫稍大，稍软，右侧似有一包块边缘不清，压痛，查 WBC 10×10^9/L，N 0.70。最准确的诊断是

A. 流产后右附件炎　　　B. 人工流产不全

C. 宫颈粘连　　　D. 右输卵管妊娠破裂

E. 急性阑尾炎

283. 女，36 岁，停经 106 天，尿妊娠试验阳性。妇科检查见阴道有不完全横隔，子宫左前方有 15 孕周大的圆形肿块，与子宫相连但可分离，B 超宫腔内无胚胎，而宫旁肿块内有胚胎图像，手术所见妊娠肿块居于圆韧带附着处的外侧。最可能诊断是

A. 输卵管间质妊娠　　　B. 卵巢妊娠

C. 腹腔妊娠　　　D. 子宫残角妊娠

E. 宫颈妊娠

284. 孕 34 周，血压 160/110mmHg，尿蛋白 5g/24h，上腹痛，头晕眼花，应诊断为

A. 妊娠高血压病

B. 中度妊娠期高血压疾病

C. 先兆子痫

D. 妊娠合并肝炎

E. 妊娠合并慢性肾炎

285. 妊娠 12 周，阴道流血 7 天，体温 38℃，白细胞 12×10^9/L，首选处理方法是

A. 立即刮宫后再给抗生素

B. 观察阴道出血时再刮宫

C. 立即给抗生素后再刮宫

D. 立即给麦角注射

E. 保胎治疗

286. 闭经 5 周，子宫稍大，软，附件可触及包块，妊娠试验阳性，宫腔吸出物约 5g，下沉于水中，当晚突然下腹撕裂样痛，肛门坠胀感，血压下降，诊断是

A. 子宫颈管裂伤　　　B. 子宫穿孔

C. 血液流入腹腔　　　D. 子宫内膜炎

E. 输卵管妊娠破裂

287. 30 岁，G1P0。孕 37^{+2} 周，已确诊为前置胎盘，出血多，血压 9. 33/6. 67kPa，宫口开大 4cm，头棘上 2cm，胎心尚好，应选

A. 剖宫产术　　　B. 人工破膜术

C. 胎头吸引术　　　D. 头皮钳术

E. 产钳术

288. 心脏病孕妇产后出血时禁用

A. 硫酸镁　　　B. 催产素

C. 前列腺素　　　D. 麦角新碱

E. 甘露醇

289. 妊娠期高血压疾病心衰治疗不宜用

A. 前列腺素　　　B. 催产素

C. 麦角新碱　　　D. 硫酸镁

E. 甘露醇

290. 妊娠近足月患先兆子痫的孕妇，恰当的处理应是

A. 积极治疗，等待产程发动

B. 积极治疗一周后，予以引产

C. 积极治疗 24 ~ 48 小时，症状无明显改善时应终止妊娠

D. 立即引产

E. 立即行剖宫术

291. 女，30 岁，孕 8 周。近感小腹痛和阴道流血越来越严重，至今出血已 10 天，为决定妊娠是否再继续，下列何项是首选的辅助诊断

A. 基础体温测定

B. 尿或血 β – HCG 测定

C. 甲胎蛋白测定

D. B 超检查

E. 血 PRL 测定

292. 30 岁，停经 16 周，1 个多月来间有少量阴道出血，检查腹部无明显压痛反跳痛，子宫颈口未开，子宫增大如孕 8 周。最可能的诊断为

A. 完全流产　　　　B. 难免流产

C. 不全流产　　　　D. 先兆流产

E. 稽留流产

293. 25 岁，婚后 2 年，漏服避孕药 3 天后停经 50 天，妊娠试验阳性，阴道流血 1 周，略少于月经量，时伴有腹痛，她希望有 1 个健康的孩子，应选择哪项措施最佳

A. 行刮宫术

B. 口服大量甲羟孕酮

C. 卧床休息，服用苯巴比妥

D. 注射黄体酮保胎

E. 复查妊娠试验

294. 第一胎，孕 35 周，重度妊高征经治疗 24～48 小时，无改善。需终止妊娠时，下述哪项检查是不必要的

A. 宫颈黏液检查　　B. E_3 测定

C. NST 或 OCT 检查　D. HPL 测定

E. L/S 比值测定

295. 21 岁，停经 2 个月，两天前在外自行坠胎，体温 38.8℃，脉搏 130 次/分，血压正常，白细胞 10×10^9/L，中性 90，子宫如孕 2 个月大小，软，有压痛，经抗炎治疗，感染未能控制，突然大量阴道出血，下列哪项处理为宜

A. 催产素肌内注射

B. 抗生素及催产素

C. 卵圆钳轻取胚胎，术后应用抗生素

D. 即刻刮宫除去病灶

E. 抗生素及止血药物

296. 输卵管妊娠最常见的部位是

A. 输卵管间质部与峡部之间

B. 输卵管峡部

C. 输卵管间质部

D. 输卵管部

E. 输卵管壶腹部

297. 关于输卵管妊娠特征，下列哪项是错误的

A. 妊娠试验常（＋）

B. 输卵管间质部妊娠破裂时，出血最多，后果最严重

C. 输卵管妊娠中以壶腹部妊娠最多见

D. 输卵管峡部妊娠发生破裂的时间较早

E. 后穹隆穿刺常可抽得正常可凝血液

298. 关于输卵管妊娠的诊断哪项是错误的

A. 有时没有停经史诊断仍可成立

B. 阴道有蜕膜管型排出有助诊断

C. 后穹隆穿刺抽不出血液可排除异位妊娠

D. 输卵管妊娠破裂常有晕厥与休克

E. 盆腔检查时宫颈可有举痛

299. 急性输卵管妊娠破裂或流产手术应遵循哪项原则

A. 切除子宫

B. 尽快钳夹出血处，切除或保留患侧输卵管

C. 进行对侧输卵管整形术

D. 切除患侧附件

E. 尽量吸出腹腔血液作自家输血

300. 孕 35 周初孕妇，先兆子痫，患者突发腹痛，4 小时后胎心消失，宫底明显升高，子宫强硬，有压痛，宫缩间歇子宫不完全放松，重度贫血貌，阴道少量流血，宫口开 1 指，头先露，下列何项处理最佳

A. 急症剖宫产术

B. 滴注催产素

C. 注射哌替啶调整宫缩

D. 人工破膜后药物引产

E. 宫口开全后行穿颅术

301. 停经 11 周，阴道少量流血 10 天，三天前阴道流血增多，下腹阵痛，伴有胎盘组织排出，昨起发热，今体温 38.5℃，血压 10/8kPa（75/60mmHg），心率 122 次/分，神萎。阴道检查：外阴有多量流血，宫口开，容一指，子宫口处可触及胎盘组织，子宫 6^+ 周大小，有压痛（＋＋），附件稍增厚，压痛（＋），腹软，无肌紧张及反跳痛，血红蛋白 70g/L，白细胞 16×10^9/L，中性 0.90。临床诊断是

A. 不完全性流产伴感染　B. 不完全流产

C. 完全性流产　　　　　D. 难免流产

E. 完全性流产伴感染

302. 关于流产的治疗原则，下列哪项是错误的

A. 感染性流产出血不多，应抗感染及刮宫同时进行

B. 不全流产应行刮宫术

C. 患者自述阴道有组织物从阴道内排出，但阴道流血未见减少，应行刮宫术

D. 难免流产应行刮宫术

E. 子宫内口松弛者，应在妊娠 16～22 周时行子宫颈内口缝扎术

303. 女，34 岁，有连续三次晚期自然流产史，现妊娠 4^+ 月，阴道少量出血，下坠感。检查：阴道少量出血，宫颈口开约 2cm，宫体前倾 4^+ 月妊娠大小，无

宫缩，附件（－）。孕妇最可能的诊断是

A. 习惯性流产　　　　B. 过期流产

C. 早期流产　　　　　D. 不全流产

E. 完全流产

304. 21 岁，已婚妇女。停经 80 天，阴道少量流血 3 天，大量流血半天。入院查：面色苍白，血压 80/50mmHg，脉搏 120 次/分，阴道内有鸭蛋白血块，宫口有组织物堵塞，子宫约 50 天孕大，两侧附件阴性，应诊断为

A. 完全流产　　　　　B. 稽留流产

C. 不全流产　　　　　D. 难免流产

E. 先兆流产

305. 女，28 岁。停经 38 天，阴道出血 8 天，伴下腹隐痛，检查：宫颈无提痛，宫体略大，质中，附件无明显肿块及压痛，HCG（＋），要求人流。人流吸出物见到下列哪一项可排除宫外孕

A. 蜕膜组织　　　　　B. A－S 反应

C. 绒毛　　　　　　　D. 增生期子宫内膜

E. 分泌期子宫内膜伴蜕膜反应

306. 初孕妇孕 36 周，早孕时血压 12/8kPa（90/60mmHg），近一周来头痛，眼花伴视物不清 1 天，突然全身抽搐 1 次，急诊入院。查神志尚清，血压 17.3/12.0kPa（130/90mmHg），LOA，胎心 148 次/分，下述处理哪项正确

A. 积极控制抽搐，病情控制后 6～12 小时内终止妊娠

B. 引产

C. 积极治疗，24 小时内行剖宫产

D. 静滴硫酸镁同时剖宫产

E. 控制抽搐，稳定病情，至孕 37 周终止妊娠

307. 初孕妇，妊娠 38 周，妊娠期高血压疾病头痛眼花一周，尿蛋白（＋＋＋），尿雌三醇 5.9mg/24h，监护结果：胎心晚期减速。此时恰当的处理是

A. 改善胎盘功能，维持妊娠

B. 治疗妊高征待症状好转后剖宫产

C. 催产素引产

D. 治疗妊娠期高血压疾病的同时立即剖宫产

E. 治疗妊娠期高血压疾病待病情好转后引产

308. 第一胎，停经 38 周，一月前血压正常，近一周出现下肢水肿，伴头昏，眼花视力模糊，血压 160/100mmHg，尿蛋白（＋），尿雌三醇 10mg/24h，胎心好，产科处理应是

A. 立即剖腹取胎

B. 积极治疗一周，考虑终止妊娠

C. 积极治疗等待自然分娩

D. 积极治疗 24～48 小时，考虑终止妊娠

E. 立即破膜及静滴催产素引产

309. 妊娠 36 周，突然发生剧烈腹痛，面色苍白，血压降至 80/60mmHg，脉弱，腹部检查子宫硬如板状，有压痛，胎位触不清，胎心听不清，确诊为重型胎盘早期剥离。宫口开大 1cm，本病例最恰当的处理是

A. 静脉滴注催产素

B. 行剖腹产

C. 人工破膜后静脉滴注催产素

D. 人工破膜后头皮钳牵引

E. 以上都不是

310. 孕 1 产 0，妊娠 35 周，因外伤后腹痛，伴少许阴道出血，胎心变快，诊断为胎盘早剥，正确处理是

A. 进行肛查了解宫口开大情况

B. 给止痛镇静剂以减轻症状

C. 立即内诊，根据宫口开大情况，进一步决定分娩方式

D. 立即剖腹产

E. 因孕月小，有胎心，尽量等待，保守观察

311. 第一胎孕 36 周，发现血压升高 3 周，今晨突然腹痛，诉为持续性，阵发加重，血压 20/13kPa（150/98mmHg），心率 112 次/分，尿蛋白（＋＋），阴道有少量出血。体格检查最可能发现的子宫体征是

A. 子宫不规则收缩，较硬，压痛，宫缩间歇不完全放松

B. 子宫局部隆起似包块状有压痛

C. 子宫上段硬，下段膨隆压痛，交界处有环状凹陷

D. 子宫有规则阵发收缩，宫缩间期子宫完全放松

E. 子宫柔软，有压痛，无宫缩

312. 下列哪项不是重度妊娠高血压综合征的临床表现

A. 24 小时尿蛋白定量为 5g

B. 血压 >180/110mmHg

C. 眼底小动脉与小静脉比例为 1:3，视网膜水肿，有渗出及出血

D. 头痛，呕吐，上腹不适

E. 尿量 800ml

313. 24 岁女性，停经 8 周，阴道少量流血 2 天，伴轻度下腹痛，尿妊娠试验（±），下列哪项处理最恰当

A. 腹部 X 线检查　　　B. 超声检查

C. 复查尿妊娠试验　　　D. 肌注黄体酮

E. 检测血 HCG 水平

314. 妊娠合并原发性高血压与妊娠高血压综合征的区别哪项是错误的

A. 多数无水肿表现

B. 高血压出现于妊娠早期

C. 血压超过 200/120mmHg，无自觉症状

D. 尿常规检查多无明显异常

E. 血尿酸、尿素氮明显升高

315. 半数以上孕妇大约多少周后产生血型抗体

    A. 26 周   B. 24 周

    C. 28 周   D. 30 周

    E. 32 周

316. ABO 血型不合，IgG 效价为下列哪种数值时易发生溶血

    A. ≥1:32   B. ≥1:64

    C. ≥1:128   D. ≥1:16

    E. ≥1:256

317. 催产素引产，出现规律宫缩后，频繁出现晚期减速，胎头仍未入盆，宫口未开，最佳处理是

A. 停止催产素引产，吸氧 1 小时，复查胎心监护

B. 氧气吸入，继续引产，待子宫颈口开大 2cm 以上，进行人工破膜，视羊水情况及胎头下降情况决定分娩方式

C. 左侧卧位，氧气吸入，继续引产

D. 停止催产素引产，立即剖宫产结束妊娠

E. 以上都可以

318. 如果胎心监护无异常，B 超 LOA，BDP 9.4cm，胎盘Ⅲ级，AFI 7.5cm，下列处理最恰当的是

A. 择期剖宫产

B. 急诊剖宫产

C. 严密监测胎儿宫内情况和胎盘功能的情况下，进行引产

D. 严密监测胎儿宫内情况和胎盘功能的情况下，不予以引产或剖宫产

E. 以上处理都不是

319. 入院后首先应该进行的工作是

A. 立即引产

B. 立即剖宫产

C. 再次核实预产期

D. 嘱患者计数胎动，进行胎心监护

E. 进行胎盘功能检查，如 B 超

320. 除末次月经外，下列因素中不能用于推算孕周的是

    A. 尿妊娠试验阳性时间   B. 早孕反应

    C. 胎动开始时间   D. 孕期 B 超检查资料

    E. 24 小时尿雌三醇定量

321. 过期妊娠患者的羊水描述正确的是

A. 过期妊娠患者平均羊水量少于正常足月患者，但差别不明显

B. 过期妊娠患者平均羊水量多于正常足月患者

C. 过期妊娠患者平均羊水量明显少于正常足月患者

D. 过期妊娠患者平均羊水量与正常足月患者相当

E. 以上都不是

322. 下面孕妇能诊断过期妊娠的是

A. 平素月经规律，末次月经 2001 年 11 月 3 日，2002 年 8 月 23 日入院，入院时未临产

B. 平素月经规律，末次月经 2002 年 1 月 6 日，2002 年 10 月 20 日入院，入院时未临产

C. 平素月经规律，末次月经 2001 年 9 月 6 日，2002 年 6 月 13 日骨盆入口院，入院时未临产

D. 平素月经规律，末次月经 2001 年 10 月 3 日，2002 年 7 月 28 日入院，入院时未临产

E. B、C 和 D 是，A 不是

323. 关于过期妊娠的描述正确的是

A. 平素月经规律，从末次月经第 1 天起超过 42 周未临产者

B. 平素月经规律，从末次月经第 1 天起达到或超过 40 周未临产者

C. 平素月经规律，从末次月经第 1 天起超过 40 周未临产者

D. 平素月经规律，从末次月经第 1 天起达到或超过 42 周未临产者

E. 以上都不是

324. 下面哪项不是异位妊娠的体征

A. 宫颈举痛

B. 直肠子宫陷凹有触痛的结节

C. 阴道后穹窿饱满

D. 子宫漂浮感

E. 子宫一侧有触痛的肿块

325. 对于难免流产，下列哪项不正确

A. 宫口扩张

B. 由先兆流产发展而来

C. 仅有部分可能继续妊娠

D. 子宫大小可与停经周数相符

E. 一旦确诊应尽早使胚胎组织排出

326. 28 岁妇女，停经 7 周，阴道少量出血 3 天，今晨突感左下腹剧痛，伴肛门坠胀感，下述哪项特征不应出现

A. 宫颈举痛

B. 后穹窿饱满

C. 腹部压痛及反跳痛

D. 子宫如孕近 50 天大小、质软

E. 移动性浊音（±）

327. 下面因素中，哪项与自然流产无关

A. 巨细胞病毒感染　　　B. 接触苯

C. 接触放射线　　　　　D. 少量饮酒

E. 黄体功能不足

328. 应用 MTX 治疗输卵管妊娠时，判断治疗效果的主要指标是

A. 血红蛋白水平升高　　B. 月经恢复

C. 阴道流血量减少　　　D. 血 HCG 水平下降

E. 腹痛缓解

329. 下面哪项是性传播疾病的缩写

A. IUD　　　　　　　　B. STD

C. HBV　　　　　　　　D. HPV

E. SCJ

330. 下面对应关系中，哪项不正确

A. HMG：人绝经期促性腺激素

B. HCG：人绒毛膜促性腺激素

C. HBV：乙型肝炎病毒

D. HIV：人免疫缺陷病毒

E. PRL：人胎盘生乳素

331. 下面哪项不是双胎的剖宫产指征

A. 异常胎先露

B. 双胎输血综合征

C. 单羊膜囊双胎

D. 第一个胎儿娩出后发现先兆子宫破裂或宫颈痉挛

E. 继发宫缩无力

332. 占单卵双胎 2/3 的是受精卵分裂发生在

A. 羊膜囊形成后　　　　B. 晚期囊胚

C. 桑胚期（早期囊胚）　D. 原始胚盘形成后

E. 以上都不是

333. 产妇分娩一联体儿，试问受精卵分裂复制发生在受精后

A. 第 1～3 日　　　　　B. 第 4～8 日

C. 第 13 日以上　　　　D. 第 15 日以上

E. 第 9～10 日

334. 关于流产的概念，下列哪项正确

A. 妊娠不足 24 周，胎儿体重不足 1000g 而终止者

B. 妊娠不足 28 周，胎儿体重不足 1500g 而终止者

C. 妊娠不足 20 周，胎儿体重不足 1000g 而终止者

D. 妊娠不足 28 周，胎儿体重不足 1000g 而终止者

E. 以上均不是

335. 子痫患者为控制抽搐需立即处理时，主要选用的药物中不包括

A. 冬眠合剂　　　　　　B. 吗啡

C. 5% 葡萄糖盐水　　　D. 硫酸镁

E. 哌替啶

336. 下面哪项不是早产的原因

A. 妊娠高血压综合征　　B. 急性阑尾炎

C. 严重贫血　　　　　　D. 性传播疾病

E. 上呼吸道感染

337. 预防妊娠高血压综合征的发生及发展，下列哪项是不对的

A. 定期进行产前检查

B. 重视孕妇主诉

C. 妊娠早期了解基础血压

D. 妊娠晚期体重每周超过 1000g 即为妊娠水肿

E. 避免精神过度紧张

338. B 超诊断前置胎盘的依据是

A. 妊娠 32 周 B 超下见胎盘近子宫颈内口或覆盖内口

B. 妊娠 12～28 周 B 超下见胎盘近子宫颈内口或覆盖内口

C. 妊娠后 B 超下见胎盘近子宫颈内口或覆盖内口

D. 妊娠 34 周 B 超下见胎盘近子宫颈内口或覆盖内口

E. 妊娠 36 周 B 超下见胎盘近子宫颈内口或覆盖内口

339. 26 岁女性，停经 42 天，尿妊娠试验阳性，近 3 日轻度右下腹痛，自服保胎丸。今晨右下腹痛突然加剧，晕厥 1 次，测血压 80/40mmHg，心率 120 次/分，于后穹窿穿刺抽出 3ml 不凝血，该患者的治疗应为

A. 腹腔镜　　　　　　　B. 盆腔 B 超

C. 输血、输液　　　　　D. 静脉升压药

E. 抢救休克的同时立即剖腹探查

340. 腹腔妊娠的发生率约为

A. 1：10000 次正常妊娠

B. 1：8000 次正常妊娠

C. 1：5000 次正常妊娠

D. 1：15000 次正常妊娠

E. 1：20000 次正常妊娠

341. 造成前置胎盘的主要原因是

A. 胎盘面积过大

B. 子宫体部内膜病变

C. 胎盘异常——副胎盘

D. 受精卵滋养层发育迟缓

E. 以上都对

342. 前置胎盘的典型临床表现是

A. 阴道出血常与外伤有关

B. 无痛性阴道出血

C. 有痛性阴道出血

D. 宫缩时阴道出血停止

E. 阴道出血量与贫血程度不成比例

343. 前置胎盘时出现阴道流血，下列哪项正确

A. 常伴有下腹部疼痛

B. 常发生在妊娠中期

C. 阴道出血量与贫血程度不成比例

D. 妊娠足月出现阴道出血应考虑为部分性前置胎盘

E. 妊娠 28 周出现阴道出血应考虑为完全性前置胎盘

344. 28 岁初产妇，孕 36 周，双胎，分娩两个同血型及指纹的女婴后，检查为两个独立的胎盘，两个羊膜，两个绒毛膜，试问受精卵复制分裂发生在受精的

A. 4 天内   B. 6 天内

C. 3 天内   D. 5 天内

E. 12 天内

345. 双胎输血综合征可以发生在

A. 双卵双胎   B. 单卵双胎

C. 所有类型的双胎   D. 联体双胎

E. 寄生胎

346. 关于双卵双胎两个胎儿的叙述正确的是

A. 血液循环相通

B. 基因不同

C. 基因相同

D. 其发生与种族、遗传、胎次及促排卵药物应用无关

E. 两胎囊之间中隔由两层羊膜组成

347. 利用 B 超测量判断胎儿宫内发育迟缓，下述哪项是不正确的

A. 胎儿股骨长度   B. 胎头双顶径

C. 腹围、胸围、头围   D. 羊水量与胎盘成熟度

E. 腹围/胸围

348. B 超测量，判断胎儿宫内发育迟缓较准确，常用指标有胎头双顶径，下述哪项指标是错误的

A. 孕 28 周 <70mm

B. 增长速度 2 周仅增加 ≤4mm

C. 增长速度 3 周仅增加 <4mm

D. 孕 30 周 <75mm

E. 孕 32 周 <80mm

349. 哪一项胎儿发育指数可以提示有胎儿宫内发育迟缓的可能

A. < -1   B. < -3

C. < -2   D. >1

E. >3

350. 下面哪项是正常的胎儿发育指数

A. -4 和 +4 之间   B. -4 和 +3 之间

C. -3 和 +4 之间   D. -2 和 +3 之间

E. -3 和 +3 之间

351. 下列哪项病史与胎儿宫内发育迟缓无关

A. 有过先天畸形、IUGR（胎儿宫内发育迟缓）、死胎的不良分娩史

B. 有引起胎儿宫内发育迟缓的高危因素

C. 有吸烟、吸毒与酗酒的不良嗜好

D. 有子宫增长较慢的病史

E. 有子宫肌瘤病史

352. 死胎是指妊娠多少周胎儿在子宫内死亡

A. 24 周   B. 20 周

C. 18 周   D. 26 周

E. 28 周

353. 关于胎儿宫内发育迟缓围生儿死亡率哪项是正确的

A. 是正常儿的 2 倍

B. 是正常儿的 1 倍

C. 是正常儿的 4～6 倍

D. 是正常儿的 1～3 倍

E. 是正常儿的 1～2 倍

354. 子痫患者，使用的冬眠合剂是指

A. 哌替啶 100mg，氯丙嗪 50mg

B. 地西泮 10mg，哌替啶 100mg

C. 氯丙嗪 50mg，异丙嗪 50mg

D. 哌替啶 50mg，氯丙嗪 50mg，异丙嗪 50mg

E. 哌替啶 100mg，氯丙嗪 50mg，异丙嗪 50mg

355. 应用 MIX 治疗输卵管妊娠的常用剂量是

A. 0.6m/（kg·d）   B. 0.4mg/（kg·d）

C. 0.2mg/（kg·d）   D. 0.8mg/（kg·d）

E. 1.0mg/（kg·d）

356. 常用于治疗异位妊娠的化学药物是

A. 放线菌素 D   B. 环磷酰胺

C. 甲氨蝶呤   D. 长春新碱

E. 顺铂

357. 下面哪项不能用于输卵管妊娠的治疗

A. 期待疗法   B. 输卵管切除术

C. 中药治疗   D. MTX

E. 联合化疗

358. 关于输卵管妊娠与流产，下列哪项不正确
A. 输卵管妊娠可于后穹窿穿刺抽出不凝血
B. 流产表现为下腹阵发性坠痛
C. 流产出现休克时其程度与外出血不成比例
D. 两者尿 HCG 均可阳性
E. 宫颈举痛为输卵管妊娠的典型体征

359. 28 岁女性，月经规律，末次月经 42 天后出现下腹痛，伴肛门坠胀感，其阳性体征主要为
A. 宫颈中度糜烂　　B. 移动性浊音（＋）
C. 腹部包块　　D. 宫颈举痛
E. 子宫稍大变软

360. 关于输卵管妊娠下列哪项是错误的
A. 尿妊娠试验可出现假阴性
B. 多有停经史
C. 后穹窿穿刺阴性可排除输卵管妊娠的存在
D. 失血症状与阴道流血量不成正比
E. 后穹窿穿刺抽出的血液常不凝

361. 异位妊娠时，子宫的表现哪项不正确
A. 子宫小于停经月份
B. 子宫增大变软
C. 子宫内膜病理有时可见 A－S 反应
D. 超声检查显示子宫腔内空虚
E. 子宫大小与停经周数基本相符

362. 输卵管妊娠时，受精卵最易着床的部位是
A. 峡部　　B. 壶腹部
C. 间质部　　D. 伞部
E. 峡部与壶腹部

363. 输卵管妊娠占异位妊娠的
A. 92% 左右　　B. 90% 左右
C. 95% 左右　　D. 96% 左右
E. 98% 左右

364. 近年来统计我国异位妊娠与正常妊娠的比例为
A. 1∶52～1∶83　　B. 1∶51～1∶83
C. 1∶56～1∶93　　D. 1∶56～1∶83
E. 1∶52～1∶93

365. 关于流产的概念，下述正确的是
A. 难免流产——继续妊娠仅有部分可能性
B. 先兆流产——原因消除，妊娠仍能继续者
C. 流产——妊娠＜24 周，胎儿体重＜800g 而终止者
D. 不全流产——宫口已开并见胎囊堵塞于宫颈口者
E. 习惯性流产——自然流产连续发生两次以上者

366. 下面哪项不是内因性匀称型胎儿宫内发育迟缓的

特点
A. 器官分化或成熟度与孕龄相符，但各器官的细胞数均减少，脑重量轻
B. 外表呈营养不良或过熟儿表现
C. 体重、身长、头径均相称，但小于该孕龄正常值
D. 胎盘小，细胞数少
E. 胎儿无缺氧表现

367. 25 岁孕妇，患妊娠高血压综合征，对估计病情及决定处理方案最有价值的辅助检查是
A. 测血细胞比容
B. 全血黏度及血浆黏度
C. 眼底检查
D. 血丙氨酸转氨酶（ALT）值
E. 尿肌酐值

368. 关于子痫，下列哪项是错误的
A. 子痫抽搐是脑部小血管痉挛，脑水肿
B. 子痫时可引起子宫收缩而发生早产
C. 发生子痫时为去除病因，立即做剖腹产终止妊娠
D. 子痫发生时，双臂屈曲
E. 子痫病人可给予冬眠合剂治疗

369. 对于重型胎盘早剥，下列哪项正确
A. 出现无痛性无原因阴道出血
B. 多见于妊娠高血压综合征孕妇
C. 多发生在分娩期
D. 阴道出血量与贫血程度成正比
E. 胎盘剥离面超过胎盘的 1/5

370. 重型胎盘早剥主要表现有
A. 以外出血为主，胎盘剥离面不超过胎盘的 2/3
B. 以内出血为主，胎盘剥离面不超过胎盘的 1/3
C. 以外出血为主，胎盘剥离面不超过胎盘的 1/3
D. 以内出血为主，胎盘剥离面超过胎盘的 1/3
E. 以上都不是

371. 何谓胎盘早剥
A. 妊娠 28 周后，胎盘在胎儿娩出前部分或全部从子宫壁剥离
B. 妊娠后，胎盘在胎儿娩出前部分或全部从子宫壁剥离
C. 妊娠 20 周后，胎盘在胎儿娩出前部分或全部从子宫壁剥离
D. 分娩期胎盘在胎儿娩出前部分或全部从子宫壁剥离
E. 以上都不对

372. 对于胎盘早期剥离的处理，正确的是

A. 经阴道分娩者不宜破膜

B. 确诊为轻型者，可行期待疗法

C. 纠正休克，大量补液

D. 一旦确诊，不论胎儿是否存活，均应及时行剖宫产术

E. 应用肝素治疗凝血功能障碍

373. 下面哪项不是应用硫酸镁的禁忌证

A. 膝腱反射消失

B. 心率大于 110 次/分

C. 呼吸少于 16 次/分

D. 尿量少于 25ml/h

E. 尿量少于 600ml/24h

374. 子痫患者的药物治疗不包括

A. 甘露醇 　　　　　　 B. 硫酸镁解痉

C. 镇静冬眠 　　　　　 D. 血管收缩药物

E. 降压药物

375. 妊娠高血压综合征出现哪项症状不属于先兆子痫

A. 头痛 　　　　　　　 B. 腹痛

C. 视力模糊 　　　　　 D. 头晕

E. 呕吐

376. 28 岁初产妇，孕 30 周，产前检查发现子宫比孕周大，羊水量较多，近几周孕妇体重增加过快，但无水肿，腹壁可触及，肢体较多，应对该孕妇首选哪项辅助检查

A. 多普勒胎心线 　　　 B. X 线片

C. B 超检查 　　　　　 D. 血甲胎蛋白

E. 以上都不是

377. 同双胎关系不大的是

A. 产后出血 　　　　　 B. 纸样胎儿

C. 巨幼红细胞性贫血 　 D. 子宫破裂

E. 尿促性素

378. 防止产后出血，下列哪项措施是错误的

A. 以腹带紧裹腹部预防腹压下降引起休克

B. 腹部置沙袋

C. 第二个胎儿前肩娩出时，静脉注射麦角新碱 0.2mg 及缩宫素 10U

D. 第二个胎头着冠时，静脉注射麦角新碱 0.2mg 及缩宫素 10U

E. 当胎盘娩出时，仔细检查胎盘的完整性

379. ABO 血型不合主要发生在

A. 孕母 B 型，丈夫 A 型、B 型、AB 型

B. 孕母 A 型，丈夫 A 型、B 型、AB 型

C. 孕母 O 型，丈夫 A 型

D. 孕母 O 型，丈夫 AB 型

E. 孕母 O 型，丈夫 A 型、B 型、AB 型

380. 29 岁初产妇，妊娠 39 周，中期产前检查无异常。孕 38 周时觉头痛，眼花。检查：BP 160/110mmHg，尿蛋白（++），宫缩不规律，胎心率 134 次/分。处理是

A. 温肥皂水灌肠引产

B. 静脉滴注硫酸镁

C. 门诊治疗随访

D. 人工破膜静点缩宫素

E. 行剖腹产术

381. ABO 血型不合约有多少发生在第一胎

A. 40% 　　　　　　　 B. 30%

C. 50% 　　　　　　　 D. 60%

E. 70%

382. 24 岁，孕 37 周，既往血压正常，未做产前检查，7 日前突觉头痛，逐渐加重。检查：BP 166/112mmHg，尿蛋白（+++），浮肿（++），血细胞比容 0.40。此时正确处理是

A. 作 CT 　　　　　　 B. 行剖腹产术

C. 静脉滴注呋塞米 40mg 　 D. 呋塞米 40mg 肌注

E. 25% $MgSO_4$ 16ml 缓慢静脉滴注后静脉滴注 $MgSO_4$

383. 女性，25 岁，孕 26 周，自觉胎动消失 5 周，入院。查血小板 $90 \times 10^9/L$，纤维蛋白原 1.2g/L，则该患者应给予下列哪种治疗

A. 给予抗炎治疗 　　　 B. 输入肝素

C. 引产 　　　　　　　 D. 输入血小板

E. 输入新鲜血

384. 下面哪项不是造成死胎最常见的原因

A. 染色体畸变 　　　　 B. 遗传基因突变

C. 胎儿缺氧 　　　　　 D. 宫内感染

E. 应用致畸药物

385. 胎儿宫内死亡几周以上发生凝血功能障碍的几率明显增大

A. 2~3 周 　　　　　　 B. 1~2 周

C. 3~4 周 　　　　　　 D. 5~6 周

E. 1 周以内

386. 治疗胎儿宫内发育迟缓，下述何孕周后治疗疗效差

A. 孕 33 周后 　　　　 B. 孕 32 周后

C. 孕 34 周后 　　　　 D. 孕 35 周后

E. 孕 36 周后

387. 不是重度妊娠高血压综合征并发症的是

A. 脑出血 　　　　　　 B. 急性肾功能衰竭

C. 胎盘早剥 　　　　　 D. HELLP 综合征

E. 肺炎

388. 妊娠 39 周患先兆子痫的初产妇，恰当处理应是
A. 积极治疗至预产期引产
B. 治疗 24～48 小时症状改善后引产
C. 积极治疗等待产程发动
D. 静脉滴注缩宫素引产
E. 行人工破膜引产

389. 治疗重度妊娠高血压综合征孕妇的药物应是
A. 强镇静药   B. 降压药
C. 解痉药   D. 利尿药
E. 扩容药

390. 给予阿司匹林治疗胎儿宫内发育迟缓，下列哪项是正确的
A. 阿司匹林 50mg，bid
B. 阿司匹林 5mg，qd
C. 阿司匹林 100mg，qd
D. 阿司匹林 75mg，bid
E. 阿司匹林 50mg/d

391. 下面哪项不是胎儿宫内发育迟缓继续妊娠的指征
A. 宫内监护情况良好   B. 胎儿已经足月
C. 胎儿尚未足月   D. 胎盘功能好转
E. 孕妇病情稳定

392. 妊娠 20 周时对妊娠高血压综合征的发生进行预测性诊断，最有预测价值的方法是
A. 右侧卧位较仰卧位的舒张压高 30mmHg
B. 左侧卧位较仰卧位的舒张压高 15mmHg
C. 平均动脉压为 90mmHg
D. 测尿钙，肌酐比值为 0.06
E. 血细胞比容 0.31，全血黏度 3.2，血浆黏度 1.4

393. 关于流产治疗，下述错误的是
A. 妊娠早期先兆流产者，可肌注黄体酮
B. 宫颈内口松弛者，应行宫颈内口环扎术
C. 难免流产应等待自然排出
D. 不全流产应行吸宫术
E. 流产感染应先抗感染治疗后刮宫

394. 下面哪项可诊断为早产
A. 孕 32 周规律腹坠 2 小时，查宫口开大 1cm
B. 孕 33 周见红，不规律腹坠，查颈管未消失
C. 孕 34 周规律腹坠 3 小时，查宫口开大 3cm
D. 孕 38 周规律腹坠 1 小时，查宫口开大 3cm
E. 孕 27 周规律腹坠 2 小时，查宫口开大 3cm

395. 一般妊娠晚期妇女，24 小时尿蛋白定量不应多于
A. 0.25g   B. 1g
C. 0.5g   D. 2g

E. 5g

396. 29 岁妇女，宫内孕 32 周，自觉水肿半月，检查血压 155/100mmHg，水肿（＋＋），尿蛋白（＋），应诊为
A. 重度妊娠高血压综合征
B. 中度妊娠高血压综合征
C. 轻度妊娠高血压综合征
D. 先兆子痫
E. 子痫

397. 妊娠高血压综合征患者，水肿（＋＋＋）表示
A. 水肿延及股部   B. 水肿延及外阴及腹部
C. 踝部及小腿水肿   D. 全身水肿
E. 伴有腹水

398. 重度妊娠高血压综合征患者，血压应高于或等于
A. 160/100mmHg   B. 150/100mmHg
C. 160/110mmHg   D. 150/90mmHg
E. 140/100mmHg

399. 轻度妊娠高血压综合征患者，血压较基础血压升高
A. 20/10mmHg   B. 30/15mmHg
C. 15/30mmHg   D. 25/15mmHg
E. 20/5mmHg

400. 妊娠高血压综合征时，应用硫酸镁最早出现的中毒反应是
A. 尿量减少   B. 心率减慢
C. 呼吸减慢   D. 腱反射消失
E. 腱反射亢进

401. 先兆子痫和重度妊娠高血压综合征的主要区别是
A. 尿蛋白多少
B. 血压高度
C. 眼底有无小动脉痉挛
D. 尿中有无管型和红、白细胞
E. 有无头痛

402. 妊娠高血压综合征的病因学说中，下列哪项与之无关
A. 慢性弥漫性血管内凝血学说
B. 免疫学说
C. 子宫、胎盘缺血学说
D. 子宫内膜种植学说
E. 血浆内皮素学说

403. 对于妊娠高血压综合征发病因素，下列哪项与之无关
A. 营养不良，低蛋白血症者
B. 有慢性高血压、肾炎、糖尿病者
C. 子宫张力过高，如羊水过多、双胎、糖尿病巨

大儿者

D. 精神过分紧张或受刺激中枢神经系统功能紊乱者

E. 风湿性心脏病、先天性心脏病患者

404. 妊娠高血压综合征主要临床表现为

A. 胸闷、高血压、浮肿

B. 高血压、蛋白尿、水肿

C. 心力衰竭、蛋白尿、高血压

D. 心悸、蛋白尿、肾衰

E. 低蛋白、高血脂、高胆固醇

405. 下面各药哪些不是治疗先兆早产的药物

A. 前列腺素抑制剂

B. β肾上腺素能受体兴奋剂

C. 硫酸镁静脉缓慢滴注

D. 大剂量盐酸哌替啶肌注

E. 肌注苯甲酸雌二醇

406. 胎盘早剥的主要病理变化是

A. 子宫胎盘卒中　　　B. 叶状绒毛膜血肿

C. 底蜕膜血肿　　　　D. 壁蜕膜血肿

E. 胎盘边缘血窦破裂

407. 下面哪项不是治疗早产的药物

A. 地西泮　　　　　　B. 吲哚美辛

C. 沙丁胺醇　　　　　D. 地巴唑

E. 舒喘灵

408. 入院后进行催产素引产，第1天出现规律宫缩，但引产12小时后，宫颈未开，停催产素后宫缩很快消失，第2天再次复查B超，羊水指数为5，各种临床资料未显示破水，下列处理比较恰当的是

A. 改用米索前列醇引产

B. 继续催产素引产

C. 在严密胎心监护下进行催产素引产

D. 择期剖宫产

E. 可以急症剖宫产

409. 曾有过输卵管妊娠病史的妇女，再发输卵管妊娠的可能性为

A. 不可能　　　　　　B. 较大

C. 较小　　　　　　　D. 发生率100%

E. 不确定

410. 输卵管妊娠的直接证据是

A. 直肠子宫陷凹有积液

B. 宫旁一侧见混合性包块，其内有妊娠囊

C. 子宫内可见妊娠囊

D. 尿妊娠试验（＋）

E. 后穹窿穿刺抽出不凝血

411. 诊断死胎的可靠依据是

A. 检查无胎心

B. 自觉胎动消失

C. 子宫比妊娠周数小

D. 孕妇24小时尿雌三醇含量＜3mg

E. B超发现胎动胎心消失

412. 输卵管妊娠最常见的原因是

A. 子宫内膜异位症　　B. 慢性输卵管炎

C. 输卵管发育不良　　D. 输卵管结扎术后再通

E. 孕卵外游

413. 应用MTX治疗输卵管妊娠，下列哪项不正确

A. 输卵管妊娠未发生破裂或流产

B. 输卵管妊娠包块直径＜3cm

C. 无明显内出血

D. 血HCG＜2000U/L

E. 血HCG＜2300U/L

414. 输卵管妊娠的典型症状为

A. 停经、腹痛与白带增多

B. 停经、腹痛、阴道流血、晕厥与休克

C. 停经、腹痛、阴道流血及发热

D. 腹痛、阴道流血、恶心及呕吐

E. 痛经与白带增多

415. 关于妊娠剧吐，下列哪项治疗措施是正确的

A. 应大量输入乳酸盐溶液

B. 鼓励患者尽可能进食

C. 不需住院治疗

D. 立即终止妊娠

E. 应住院输液治疗，禁食2～3日，待症状缓解方可进食

416. 对于妊娠剧吐以下哪项是正确的

A. 多在清晨空腹时较严重

B. 择食，轻度的恶心、呕吐、头晕、倦怠

C. 对生活工作影响不大，不需特殊治疗

D. 多在妊娠12周前后消失

E. 频繁恶心呕吐，不能进食，影响身体健康，甚至威胁孕妇生命

417. 23岁，妊娠37周初产妇，晨起突然剧烈头痛伴喷射性呕吐。检查：BP 160/110mmHg，尿蛋白（＋＋＋）。治疗措施错误的是

A. 快速静脉滴注甘露醇

B. 静脉滴注硫酸镁4g后继续静脉滴注1h

C. 静脉滴注地西泮

D. 静脉滴注地塞米松

E. 即行剖腹产术

418. 有严重水肿，特别是出现脑水肿、肺水肿和肾功能不全时，比较有效的药物是

A. 降压剂   B. 冬眠药物

C. 利尿剂   D. 解痉剂

E. 镇静剂

419. Rh 血型不合约有多少发生在第一胎

A. 20%   B. 10%

C. 30%   D. 40%

E. 罕见，除非接受过输血、换血治疗

420. 早产概念正确的是

A. 妊娠 28 足周至不满 36 周间终止者

B. 妊娠 24 足周至不满 36 周间终止者

C. 妊娠 20 足周至不满 37 周间终止者

D. 妊娠 28 足周至不满 37 周间终止者

E. 妊娠 28 足周至不满 38 周间终止者

421. 为了预防胎儿宫内发育迟缓，哪项措施是不正确的

A. 加强产前检查

B. 建立三级围生期保健网

C. 每周 1 次 B 超检查

D. 定期测量宫高、腹围、体重

E. 用妊娠图进行孕期监护

422. 有母儿血型不合的胎儿生后应向脐静脉内注射的药物是

A. 葡萄糖，肾上腺皮质激素，维生素

B. 肾上腺皮质激素，维生素 C

C. 葡萄糖，地塞米松，维生素 C

D. 肾上腺皮质激素

E. 地塞米松

423. 孕期应重复作何种检查

A. COOM 试验   B. 羊水中胆红素测定

C. 血清抗体 IgG 效价   D. 尿雌三醇

E. 凝血功能

424. 如发现抗体效价升高应采取以下何种措施

A. 输入血小板

B. 给予维生素 E、维生素 K、维生素 C 及中药治疗

C. 终止妊娠

D. 定期输入白蛋白

E. 地塞米松

425. 产前检查，发现胎儿巨大，最应考虑孕妇的病理情况是

A. 父母身材高大   B. 营养过剩

C. 过期妊娠   D. 胎儿畸形

E. 糖尿病

426. 胎儿出生缺陷发生的顺序，下列正确的是

A. 先天性心脏病，脑积水，无脑儿，开放性脊柱裂，腭裂，脑脊膜膨出

B. 无脑儿，脑积水，开放性脊柱裂，脑脊膜膨出，腭裂，先天性心脏病

C. 脑积水，开放性脊柱裂，无脑儿，脑脊膜膨出，腭裂，先天性心脏病

D. 21 – 三体综合征，腹裂，脑膨出，无脑儿，脑积水，腭裂

E. 开放性脊柱裂，21 – 三体综合征，脑积水，无脑儿，腭裂，脑脊膜膨出

427. 胎儿脊柱裂表现明显是在

A. 孕 17 周后   B. 孕 16 周后

C. 孕 18 周后   D. 孕 19 周后

E. 孕 20 周后

428. 该患儿最可能的诊断为

A. 缺血缺氧性脑病   B. 母儿血型不合

C. 先天性心脏病   D. 新生儿败血症

E. 先天畸形

429. Rh 血型不合时新生儿换血采用下列哪种类型血

A. Rh 阳性，与新生儿同型

B. Rh 阴性，A 型血

C. Rh 阴性，O 型血

D. Rh 阳性，O 型血

E. Rh 阴性，与新生儿同型

430. 新生儿采用光照法应选择

A. 绿光   B. 白光

C. 阳光   D. 日光灯

E. 蓝光

431. 哪一孕周时行 B 超检测胎儿各种径线，以此作为胎儿生长发育的基线

A. 孕 15 周   B. 孕 14 周

C. 孕 13 周   D. 孕 16 周

E. 孕 17 周

432. 国内资料显示巨大胎儿占出生儿总数的

A. 4.3% ~5.6%   B. 0.79% ~1.04%

C. 2.8% ~4.9%   D. 3.54% ~5.12%

E. 5.62% ~6.49%

433. 发现胎脊柱裂最佳时机是

A. 孕 15 周   B. 孕 14 周

C. 孕 16 周   D. 孕 17 周

E. 孕 18 周

434. 胎儿脊柱开始骨化的孕周是

A. 孕 7 ~8 周   B. 孕 6 ~7 周

C. 孕 8 ~9 周   D. 孕 9 ~10 周

E. 孕 10～11 周

435. ABO 血型不合应间隔多长时间检查一次
A. 4～5 周　　　　B. 1～2 周
C. 5～6 周　　　　D. 1 周
E. 2～4 周

436. ABO 血型不合换血时应采用下列哪种类型血
A. AB 型红细胞，O 型血浆
B. O 型红细胞，AB 型血浆
C. AB 型红细胞，AB 型血浆
D. AB 型红细胞，O 型血浆
E. A 型红细胞，A 型血浆

437. 产后 24 小时应给予何种物质中和抗原
A. 肾上腺皮质激素　　B. 抗 D 丙种球蛋白
C. 白蛋白　　　　D. 血浆
E. 葡萄糖

438. 超声多普勒孕晚期 S/D 正常比值是多少
A. >2　　　　B. ≤4
C. ≤2　　　　D. ≤3
E. ≥3

439. 脐血 S/D 值在下列何种情况下胎儿宫内发育迟缓发生率明显升高
A. S/D <2　　　　B. S/D <1
C. S/D <3　　　　D. S/D 比值下降
E. S/D 比值升高

440. 若脐血血红蛋白 <120g/L，应采取何种治疗
A. 白蛋白　　　　B. 光疗
C. 苯巴比妥　　　　D. 换血
E. 激素治疗

441. 单卵双胎约占双胎妊娠的
A. 2/3　　　　B. 3/4
C. 1/2　　　　D. 2/5
E. 1/3

442. 对于巨大儿的定义，下列哪项是正常的
A. 胎儿体重达到或超过 4500g 者，称巨大胎儿
B. 胎儿体重达到或超过 4000g 者，称巨大胎儿
C. 胎儿体重达到或超过 3900g 者，称巨大胎儿
D. 胎儿体重达到或超过 3600g 者，称巨大胎儿
E. 胎儿体重达到或超过 3800g 者，称巨大胎儿

443. 前置血管常发生于下列哪种胎盘
A. 副胎盘　　　　B. 胎盘血管瘤
C. 双叶胎盘　　　　D. 帆状胎盘
E. 轮廓状胎盘

444. 哪一项不是羊水过多的高危因素
A. 妊娠合并糖尿病　　B. 母儿血型不合

C. 多胎妊娠　　　　D. 妊娠合并肾炎
E. 胎儿畸形

445. 关于羊水的描述哪一项是错误的
A. 充满羊膜腔内
B. 羊水具有保护作用，缓冲外力对胎儿的压迫和震荡
C. 可防止胎儿肢体粘连
D. 分娩时还有扩张宫颈和冲洗产道的作用
E. 无论多少都属正常

446. 女，32 岁，G1P0，孕 32 周。定期产前检查：体重三次未增加，宫高 28cm，双顶径 77mm，羊水深 50mm。血压 140/90mmHg。蛋白尿（±）其诊断应该是
A. 羊水过少
B. 轻度妊娠期高血压疾病
C. IUGR
D. 轻度妊娠期高血压疾病 + IUGR
E. 慢性高血压

447. 下列哪项不是妊娠高血压综合征扩容治疗的指征
A. 全血黏度比值≥3.6
B. 尿比重 >1.020
C. 血细胞比容 >0.35
D. 血浆黏度比值≥1.6
E. 低钠、钾血症

448. 胎儿畸形引起羊水过少最多见的是
A. 无脑儿　　　　B. 脊柱裂
C. 腭裂　　　　D. 胎儿泌尿系统畸形
E. 先天性心脏病

449. 34 岁，已婚，习惯性流产，每次自然流产均发生于妊娠 6 个月左右，最常见的原因可能为
A. 子宫颈内口功能不全　　B. 受精卵发育异常
C. 卵巢发育异常　　D. 黄体功能不全
E. 合并内科疾患

450. G1P0，孕 33 周，因先兆早产入院，抑制宫缩治疗已一周，子宫仍敏感，曾肌注地塞米松，治疗两天，今做 NST 检查，为无反应型，首选的方案为
A. 吸氧，左侧卧位
B. 尽快剖宫产，结束分娩
C. 复查 NST，继续保胎
D. 缩宫素引产
E. 人工破膜了解羊水情况

451. 下列哪个疾病不是妊娠期高血压疾病的好发因素
A. 贫血　　　　B. 营养不良
C. 慢性高血压　　D. 甲状腺功能亢进

E. 慢性肾炎

452. 单卵双胎中根据胚胎分裂的时间,分成不同类型,下列哪一时期形成的单卵双胎的比例最高

A. 分裂发生在桑葚期

B. 分裂发生在晚期囊胚

C. 发生在羊膜囊形成后

D. 发生在原始胎盘形成后

E. 发生在胚胎形成后

453. 关于羊水过多的描述,哪项错误

A. 胎儿畸形的发生率升高

B. 易发生早产

C. 为剖宫产的指征

D. 母儿血型不合

E. 易发生产后出血

454. 单卵双胎的表现,哪一项是错误的

A. 性别一致　　　B. 出生体重一致

C. 血型一致　　　D. 基因一致

E. 容貌一致

455. 关于过期妊娠,下列哪项错误

A. 是影响围生儿发育与生存的病理妊娠

B. 过期妊娠应以预防为主,定期进行产前检查

C. 胎儿为小样儿时,对胎儿危害小

D. 胎儿可继续生长成为巨大儿

E. 可伴羊水过少

456. 有关双卵双胎的叙述,哪一项是不正确的

A. 胎儿性别可以相同,也可以不同

B. 胎儿血型可以相同,也可以不同

C. 容貌与一般的兄弟姐妹相似

D. 基因可以相同,也可以不同

E. 胎盘可以分离,也可以融合

457. 对于羊水过多,以下哪项错误

A. B超有助于诊断羊水过多

B. 应测定甲胎球蛋白

C. 确诊羊水过多,无论胎儿有无畸形,均应立即终止妊娠

D. 破膜后要注意控制羊水流速

E. 破膜后不宜马上用催产素加强宫缩

458. 对于过期流产的处理,下列哪项错误

A. 确诊后尽早排空子宫

B. 在处理之前应先行凝血功能检查

C. 处理前可先口服己烯雌酚,共5天

D. 如子宫大于12周者可行刮宫术

E. 术时应用子宫收缩剂

459. 对于先兆流产,错误的是

A. 首选保胎治疗

B. 保胎期间应卧床休息

C. 黄体功能不全者给予黄体酮肌注

D. 流产常因胚胎发育异常,一旦确诊应尽早清宫

E. 如保胎治疗2周症状不见改善,可考虑终止妊娠

460. 对于双胎的处理哪项正确

A. 妊娠期如无并发症,可无特殊检查

B. 第一胎儿娩出后待脐带停止搏动后再断脐

C. 第二胎儿为横位可行外倒转术

D. 第一胎儿娩出后一般20分钟内娩出第二胎儿

E. 第一胎儿娩出后可肌注催产素加强宫缩

【A3/A4型题】

(1～3题共用题干)

27岁经产妇,妊娠37周,今晨起床时发现阴道流血,量中等,无明显腹痛,无明显宫缩,于上午9时来院就诊。

1. 本病例的诊断应是

A. 胎盘早剥　　　B. 胎盘边缘血窦破裂

C. 前置胎盘　　　D. 凝血功能障碍

E. 以上都不是

2. 确诊需参考的辅助检查结果是

A. 血压高

B. 胎心听不清

C. 子宫有局限性压痛区

D. 阴道穹隆部触及较厚软组织

E. 贫血程度与阴道流血量不成正比

3. 处理时与本例无直接关系的项目是

A. 扩张宫颈　　　B. 给予子宫收缩剂

C. 人工破膜　　　D. 产钳助娩

E. 剖宫产

(4～6题共用题干)

女,27岁,G2P0,平时月经规律,停经40天,右下腹剧痛4小时伴头晕,肛门坠胀感,查体:BP 90/60mmHg,面色苍白,痛苦面容,腹部轻度肌紧张,压痛,反跳痛,尤以右下腹为著,移动性浊度(+),妇检宫颈举动,子宫稍大,右附件区可及不规则包块4cm×3cm×3cm,压痛,尿HCG(+),血红蛋白10g。

4. 可能的诊断是

A. 卵巢囊肿蒂扭转

B. 卵巢囊肿破裂

C. 黄体囊肿破裂

D. 子宫内膜异位囊肿破裂

E. 输卵管妊娠破裂

5. 简单可靠的诊断方法是

116

A. 血 HCG 测定　　　　　　B. B 超检查

C. 后穹隆穿刺　　　　　　　D. 腹腔镜检查

E. 诊断刮宫

6. 下述何种处理方法为宜

A. 中药治疗

B. 全身应用甲氨蝶呤（MTX）

C. 局部应用甲氨蝶呤（MTX）

D. 严密观察

E. 手术治疗

（7~9 题共用题干）

25 岁已婚妇女，停经 75 日，阴道中等量流血 4 日伴发热。昨日阴道排出一块肉样组织，今晨突然大量阴道流血。查血压 80/60mmHg，体温 38.2℃，脉搏 116 次/分。子宫如近妊娠 2 个月大，有压痛，宫口通过一指松，阴道分泌物明显臭味。血白细胞总数 20.5×10^9/L，Hb 68g/L。

7. 应诊断本例为感染合并

A. 先兆流产　　　　　　　　B. 难免流产

C. 不全流产　　　　　　　　D. 稽留流产

E. 完全流产

8. 除抗休克外，还需进行的紧急处理是

A. 大量输液、输血

B. 注射宫缩剂

C. 抗生素大剂量静滴

D. 钳夹出宫腔内妊娠物

E. 立即进行彻底清宫

9. 自然流产最常见的原因可能是

A. 孕妇患甲状腺功能低下

B. 孕妇接触放射性物质

C. 孕妇细胞免疫调节失调

D. 母儿血型不合

E. 遗传基因缺陷

（10~12 题共用题干）

某孕妇 25 岁，妊 2 产 0，停经 33 周，阴道少许流血 2 天，不规律腹坠 3 个小时，肛查子宫颈管消退，宫口开大 1cm。

10. 最可能的诊断是

A. 临产　　　　　　　　　　B. 前置胎盘

C. 胎盘早剥　　　　　　　　D. 先兆早产

E. 晚期流产

11. 最不恰当的处理是

A. 吸氧　　　　　　　　　　B. 左侧卧位

C. 口服舒喘灵　　　　　　　D. 少量镇静剂

E. 催产素调整宫缩

12. 治疗期间宫缩越来越频繁，达到 1 次/3 分钟，中等强度，肛查宫口开大 3cm，下列叙述不正确的是

A. 诊断为早产临产

B. 慎用哌替啶、吗啡类药物

C. 因胎儿不大应尽量避免会阴侧切开

D. 产程中孕妇吸氧

E. 做好新生儿抢救准备

（13~14 题共用题干）

某患者停经 2 个月，阴道出血 20 天，低热 3 天。出血开始似月经量，并有血块及肉样组织排出，后出血淋漓。B 超提示宫腔内不均回声 $3cm \times 2cm$。

13. 该患者可能诊断为

A. 先兆流产　　　　　　　　B. 完全流产

C. 习惯性流产　　　　　　　D. 流产感染

E. 以上都不对

14. 该患者正确的处理为

A. 立即清宫

B. 予抗炎、止血药等保守治疗

C. 应用广谱抗生素 2~3 天控制感染后再行刮宫

D. 急诊宫腔镜手术

E. 监测生命体征，严密观察病情变化

（15~17 题共用题干）

26 岁已婚妇女，停经 46 天，下腹部轻度阵发性疼痛及阴道少量流血伴血块 10 小时。妇科检查：子宫稍大，宫口未开。

15. 本例的正确诊断应是

A. 先兆流产　　　　　　　　B. 难免流产

C. 不全流产　　　　　　　　D. 稽留流产

E. 习惯性流产

16. 若 2 日后阴道流血量增多，下腹阵发性疼痛明显加重，妇科检查宫口通过一指，宫口处见有胚胎组织堵塞，此时应诊断为

A. 先兆流产　　　　　　　　B. 难免流产

C. 不全流产　　　　　　　　D. 稽留流产

E. 习惯性流产

17. 本例最有效的止血紧急措施应是

A. 输液中加巴曲酶

B. 压迫下腹部，排出胚胎组织

C. 肌注维生素 K_1

D. 纱条填塞阴道压迫止血

E. 刮宫术

（18~20 题共用题干）

25 岁，初产妇，孕 34 周，因重度胎盘早剥行剖宫产术，术中见子宫表面有紫色瘀斑，尤其胎盘附着处更为显著，子宫出血仍多。

18. 下列的处理哪项不正确

A. 按摩子宫

B. 子宫肌壁内注射催产素

C. 经积极处理子宫仍不收缩应立即切除子宫

D. 经积极处理出现血液不凝时，不宜行子宫切除术

E. 配血，输血

19. 妊娠 28 周以后，无明显原因不规则阴道出血，无痛性，出血量逐渐增多，以下哪项临床表现符合前置胎盘

A. 伴有下腹阵痛　　　　B. 伴血压升高

C. 胎先露高浮，臀位　　D. 子宫板硬，有压痛

E. 宫底升高，胎位不清

20. 妊娠 34 周，无痛性阴道出血，量比月经稍少，宫底脐上 4 指，软，无压痛，左骶前位，先露高，胎心好。处理应

A. 立即剖宫产

B. 立即人工破膜

C. 立即催产素静脉点滴引产

D. 立即牵引儿足压迫胎盘止血

E. 立即住院卧床休息，保胎，观察

（21～22 题共用题干）

27 岁，G2P0，停经 60 天，恶心，厌油腻 20 天，妊娠试验阳性，妇科检查子宫如停经月份。7 岁时发现室间隔缺损，生活、工作不受影响。

21. 对此次妊娠建议

A. 立即人工流产　　　　B. 足月后剖腹产

C. 足月后可阴道分娩　　D. 孕 37 周引产

E. 可继续妊娠，定期评价心功能

22. 孕妇现孕 34 周，近 2 天活动后感觉胸闷，憋气，休息后心率 95 次/分，此患者心功能为

A. Ⅰ级　　　　　　　　B. Ⅱ级

C. Ⅲ级　　　　　　　　D. Ⅳ级

E. 功能正常

（23～25 题共用题干）

28 岁，G2P0，孕 31 周，从 28 周开始反复阴道出血，共 4 次，出血量少于月经量，不伴腹痛。一天来阴道出血如月经量，立即收入院。检查：BP16/11.2kPa（120/84mmHg），P 84 次/分，子宫软，无宫缩，头位，儿头高浮，胎心 144 次/分。

23. 依据病史及查体主要诊断为

A. 先兆早产　　　　　　B. 胎盘早剥

C. 前置胎盘　　　　　　D. 前置血管破裂

E. 宫颈息肉出血

24. 应着手做哪项检查

A. B 超检查确定胎盘的位置

B. X 线检查

C. 肛查判断宫颈是否已扩张

D. 尿常规

E. 测定血 E_3 判断胎儿是否成熟

25. 以下处理哪项是错误的

A. 立即卧床休息，密切观察血压及阴道出血情况

B. B 超确定胎盘位置

C. 如阴道有活动性出血，量多，应立即行剖宫产

D. 出血量多，阴道填塞纱布止血

E. 积极纠正贫血，如阴道出血减少，可尽量维持妊娠至 37 周

（26～28 题共用题干）

28 岁经产妇，妊娠 37 周，阴道无痛性多量流血 5 小时入院。查血压 80/60mmHg，脉搏 102 次/分。无宫缩，宫底在剑突下 2 指，臀先露，胎心 94 次/分，骨盆外测量正常。

26. 本例最可能的诊断应是

A. 先兆临产　　　　　　B. 正常产程

C. 前置胎盘　　　　　　D. 胎盘早剥

E. 先兆子宫破裂

27. 本例最恰当的处理应是

A. 期待疗法　　　　　　B. 外转胎位术

C. 人工破膜　　　　　　D. 静滴缩宫素

E. 立即剖宫产

28. 预防本病发生最有意义的项目是

A. 避免多次刮宫、多产、产褥感染

B. 避免宫腔内压力骤然降低

C. 加强定期的产前检查

D. 妊娠期间避免长时间仰卧和腹部外伤

E. 积极防治妊娠期高血压疾病

（29～30 题共用题干）

28 岁已婚未产妇，停经 47 天，尿妊娠试验（＋）。突感右下腹疼痛，面色苍白，恶心，出汗，阴道少量出血，体温不高。既往有盆腔炎病史。

29. 以下哪项是错误的

A. 最可能的诊断为输卵管妊娠破裂

B. 妇科检查：子宫稍大，软，宫颈举痛，后穹隆饱满

C. 血压下降，脉搏增快

D. 后穹隆穿刺为脓性液体

E. 血 HCG 可升高

30. 进一步确诊的辅助检查是

A. 超声检查　　　　　　B. 宫腔镜检查

C. 腹腔镜检查　　　　　D. 后穹隆穿刺

E. 诊断性刮宫

(31 ~ 32 题共用题干)

30 岁妇女，现停经 12 周，少许阴道出血 1 周，B 超示胎芽如孕 10 周大，未见胎心。

31. 该患者最可能的诊断是

    A. 先兆流产   B. 先兆早产

    C. 难免流产   D. 不全流产

    E. 稽留流产

32. 此时最佳处理为

    A. 血 HCG 测定

    B. 肌注黄体酮

    C. 立即清宫

    D. 查血常规和凝血功能

    E. 应用抗生素

(33 ~ 34 题共用题干)

30 岁经产妇，妊娠 26 周以前经过正常，随后腹部迅速膨隆，出现腹部胀痛、呼吸困难和下肢浮肿，于妊娠 29 周来院。查宫底在剑突下 3 横指，腹围 100cm，胎位触不清，胎心听不清，隐约触到胎动。

33. 本例腹部迅速膨隆的原因是

    A. 急性羊水过多   B. 双胎妊娠

    C. 巨大胎儿   D. 巨大卵巢囊肿

    E. 腹水

34. 估计在分娩过程中不会发生的产科异常情况是

    A. 子宫收缩乏力   B. 胎位异常

    C. 胎头交锁   D. 头盆不称

    E. 宫缩乏力性出血

(35 ~ 36 题共用题干)

32 岁，初孕妇，24 周妊娠，月经周期正常，B 超检查，LOA，双顶径为 44mm，胸径 40mm，腹径 40mm，胎动正常，胎心 124 次/分，羊水池最大直径 2cm，肾脏结构隐约可见，膀胱未显示。

35. 目前诊断是

    A. 胎儿宫内发育迟缓，合并羊水过少

    B. 胎儿宫内发育迟缓

    C. 胎儿窘迫

    D. 正常妊娠

    E. 羊水过少

36. 引起该病的原因最可能是

    A. 胎肺发育不良   B. 21 三体综合征

    C. 胎儿脑发育不全   D. 胎儿泌尿系统畸形

    E. 胎儿先天性心脏病

(37 ~ 38 题共用题干)

32 岁孕妇，孕 32 周，羊水过多，孕妇有自觉症状，B 超未见胎儿畸形，NST 为反应型。

37. 处理原则首选

    A. 吲哚美辛治疗，用药 1 ~ 4 周

    B. 不予处理，继续妊娠

    C. 行人工破膜终止妊娠

    D. 羊膜腔穿刺放羊水，同时腔内注射地塞米松 10mg

    E. 采用高位破膜

38. 穿刺放羊水的过程中需注意

    A. 从腹部固定胎儿为纵产式

    B. 口服吲哚美辛

    C. 一次放出的羊水量可以达 2000ml

    D. 术后必须应用保胎药

    E. 禁止重复穿

(39 ~ 41 题共用题干)

35 岁孕妇，孕 2 产 1，妊娠 40 周临产，产前估计胎儿体重 4000g，第一产程顺利，第二产程延长，阴道检查：胎先露棘下 2cm，胎头矢状缝在 3 点和 9 点，行会阴侧切胎吸助娩，胎头娩出后，前肩嵌顿于耻骨联合上方，常规手法不能娩出胎肩，后反复旋转牵拉胎颈 4 分钟，最终娩出一男婴，体重 4600g，Apgar 评分 1 分钟 2 分，5 分钟 10 分。

39. 产妇最可能的胎位是

    A. LOA   B. LOT

    C. LOP   D. ROA

    E. ROP

40. 此时最可能的诊断应除外哪项

    A. 巨大儿   B. 扁平骨盆

    C. 肩难产   D. 骨盆倾斜度过小

    E. 新生儿窒息

41. 此时选择的处理哪项是不恰当的

    A. 抬高臀部

    B. 屈曲大腿

    C. 耻骨联合上方后肩压前肩并同时牵拉胎儿

    D. 当后肩入盆时，将后肩向侧上旋转，同时将胎头同向旋转，当后肩旋转至前肩位置时娩出

    E. 握住胎儿后上肢沿胎儿胸前滑出阴道而娩出后肩及后上肢，再将胎肩旋转至骨盆斜径上，牵引胎头使前肩入盆即可娩出

(42 ~ 43 题共用题干)

26 岁已婚妇女，因停经 49 天，尿妊娠试验（＋），要求行人工流产术。术前妇科检查：宫体后倾后屈，稍大稍软，附件未扪及，术中测宫腔深 9cm，吸出物未见绒毛，出血少。

42. 吸出组织最可能是

    A. 蜕膜   B. 葡萄胎

    C. 子宫内膜息肉   D. 增生期子宫内膜

E. 分泌期子宫内膜

43. 为排除宫外孕, 有价值的辅助检查项目是
- A. 尿 HCG 定量
- B. 妇科 B 超检查
- C. 急查血常规
- D. 阴道后穹窿穿刺
- E. 吸出物送病理检查

(44 ~ 45 题共用题干)

女性, 35 岁, 停经 42 天, 阴道不规则少量淋漓出血 10 余天。诊断性刮宫, 病理报告为 "蜕膜组织, 未见绒毛"。

44. 最可能的诊断是
- A. 先兆流产
- B. 不全流产
- C. 难免流产
- D. 异位妊娠
- E. 功能性子宫出血

45. 妇检中最可能的发现是
- A. 子宫稍大, 质软, 宫口闭合
- B. 子宫稍大, 质软, 宫口松软
- C. 子宫正常大小, 附件区可触及小囊性包块有压痛
- D. 子宫正常大小, 双附件区有压痛
- E. 子宫正常大小, 双附件正常

(46 ~ 48 题共用题干)

女性, 32 岁, 已婚。2 月前妇科检查正常。今突然左下腹痛阴道少量出血就诊。检查: 面色苍白, 心率 110 次/分, 血压 90/60mmHg。B 超检查: 子宫正常大小, 左侧 4cm × 4cm × 3cm 非均质包块, 盆腔中量积液。检查尿 HCG (-)。

46. 本病例最有价值的病史是
- A. 腹痛情况
- B. 有无恶心、呕吐
- C. 有无停经
- D. 有无晕厥
- E. 有无外伤史

47. 需立即采取的诊断方法是
- A. 子宫镜检查
- B. 腹腔镜检查
- C. X 线检查
- D. 后穹窿穿刺或腹穿
- E. 血常规检查

48. 可能的诊断是
- A. 左卵巢肿物
- B. 左侧输卵管妊娠
- C. 先兆流产
- D. 痛经
- E. 功血

(49 ~ 51 题共用题干)

24 岁初孕妇, 停经 4 个月, 阴道流血 10 日, 量时多时少, 宫底在脐上一横指, 听不到胎心, 扪不清胎位, 血压 150/90mmHg, 轻度贫血貌。

49. 本例有价值的辅助检查方法应是
- A. 尿 β - HCG 值测定
- B. β-HCG 值测定

- C. 腹部 X 线摄片
- D. B 型超声检查
- E. 腹腔镜检查

50. 确诊后应采取的处理方案应是
- A. 镇静、降压治疗, 密切观察病情
- B. 输液输血
- C. 备血, 立即行清宫术
- D. 静脉滴注缩宫素使其流产
- E. 子宫切除后化疗

51. 该患者出院时的医嘱, 错误的是
- A. 每周查血或尿 β-HCG 值
- B. 血 β-HCG 值 < 3.1U/L 可每月或每 2 月查一次, 持续半年
- C. 持续查半年 HCG 值均在正常范围, 改为每半年或每年一次, 持续 2 年
- D. 出现不规则阴道流血来复查
- E. 出院后 2 年内应严格避孕

【B 型题】

(1 ~ 2 题共用备选答案)
- A. 硫酸镁静脉滴注
- B. 哌替啶肌内注射
- C. 肼苯达嗪静脉滴注
- D. 甘露醇快速静滴
- E. 阿托品静脉推注

1. 妊娠期高血压疾病孕妇血压 180/116mmHg 时首选药物是

2. 妊娠期高血压疾病孕妇头痛剧烈伴呕吐时首选药物是

(3 ~ 5 题共用备选答案)
- A. 前置胎盘
- B. 羊水过多
- C. 胎盘早剥
- D. 先兆子宫破裂
- E. 子宫破裂

3. 26 岁初孕妇, 妊娠 38 周, 患重度妊娠高血压综合征, 昨晚突然出现阴道流血伴下腹痛, 最可能的诊断应是

4. 26 岁初产妇, 临产后出现下腹剧痛, 烦躁不安, 呼叫, 下腹拒按, 最可能的诊断应是

5. 经产妇, 27 岁, 32 周妊娠, 昨日夜晚突然出现无痛性阴道流血, 最可能的诊断是

(6 ~ 7 题共用备选答案)
- A. 硫酸镁静脉滴注
- B. 哌替啶肌内注射
- C. 肼苯达嗪静脉滴注
- D. 甘露醇快速静滴
- E. 氯丙嗪静脉推注

6. 重度妊娠高血压综合征孕妇头痛剧烈伴呕吐时首选药物应是

7. 不协调性子宫收缩乏力时, 首选药物应是

(8 ~ 9 题共用备选答案)
- A. 人工破膜
- B. 剖宫产
- C. 引产
- D. 会阴侧切
- E. 低位产钳术

8. 孕 35 周，子痫，抽搐控制 6 小时，此时应采取的措施是

9. 轻度妊娠期高血压疾病初产妇，孕 39 周，临产，宫口开全 1 小时，LOA，S + 3，胎心 110 次/分，羊水轻度胎粪污染，此时应采取的措施是

（10 ~ 11 题共用备选答案）

  A. 25 周　　　　　　　　B. 28 周

  C. 30 周　　　　　　　　D. 35 周

  E. 40 周

10. 羊水内出现肺表面活性物质的时间是

11. 羊水内肺表面活性物质迅速增加的时间是

（12 ~ 13 题共用备选答案）

  A. 月经第 5 ~ 6 日刮宫见子宫分泌反应内膜

  B. 经前 2 日刮宫见子宫内膜分泌反应不良

  C. 经前 3 日刮宫见子宫内膜增生期改变

  D. 经前 2 日刮宫见子宫内膜分泌期改变

  E. 刮宫为蜕膜

12. 子宫内膜不规则脱落时，应为

13. 无排卵性功能失调性子宫出血时，应为

（14 ~ 15 题共用备选答案）

  A. 羊水过多　　　　　　B. 羊水过少

  C. 过期妊娠　　　　　　D. 胎儿畸形

  E. 双胎妊娠

14. 以上哪种情况常伴有巨大胎儿、胎儿窘迫或难产

15. 以上哪种情况可能与胎儿泌尿系统畸形有关

（16 ~ 18 题共用备选答案）

  A. 胎盘早剥　　　　　　B. 前置胎盘

  C. 先兆早产　　　　　　D. 妊娠合并阑尾炎

  E. 妊娠合并子宫肌瘤红色变

16. 一孕妇妊娠 34 周，孕期经过顺利，今晨起床后发现阴道流血如月经量，无腹部疼痛，胎动好，来院检查子宫大小符合孕周，无宫缩，胎位左骶前，先露浮，胎心正常，可能的诊断为

17. 36 岁经产妇，现妊娠 35 周，有慢性高血压病史，今下午散步时被人撞倒在地，回家后突感腹部疼痛，持续性，无阴道出血，来院检查子宫发硬，无明显松弛，胎位似左枕前，胎心弱、听不清，可能的诊断为

18. 39 岁孕妇，孕期经过顺利，现妊娠 36 周，2 天来右下腹隐痛，逐渐加重，伴恶心、发冷。检查体温 39℃，无阴道流血，无子宫收缩，右下腹压痛、反跳痛阳性，胎位右枕前，儿头浅定，胎心正常，可能的诊断为

（19 ~ 22 题共用备选答案）

  A. 胎盘剥离后滞留　　　　B. 胎盘嵌顿

  C. 胎盘粘连　　　　　　D. 胎盘剥离不全

  E. 凝血功能障碍

19. 多次人工流产可导致

20. 子宫收缩乏力可导致

21. 过早粗暴按摩子宫可导致

22. 重度胎盘早剥可出现

（23 ~ 25 题共用备选答案）

  A. 复合先露　　　　　　B. 脐带先露

  C. 脐带脱垂　　　　　　D. 脐带缠绕

  E. 帆状胎盘

23. 胎膜未破，脐带位于胎先露以下，诊断为

24. 胎膜已破，脐带脱出于宫颈口外或阴道口外，诊断为

25. 脐带附着于胎膜，血管经胎膜做扇状分布进入胎盘，诊断为

（26 ~ 28 题共用备选答案）

  A. 阴道出血与全身症状成正比

  B. 阴道出血与全身症状不一致

  C. 阴道可有出血并有血尿

  D. 阴道可不出血

  E. 阴道出血量多于月经量

26. 胎盘早剥表现为

27. 前置胎盘表现为

28. 先兆子宫破裂表现为

（29 ~ 31 题共用备选答案）

  A. 易引起 DIC　　　　　B. 易引起失血性休克

  C. 易引起宫腔粘连　　　D. 易引起人流综合征

  E. 易引起子宫穿孔

29. 哺乳期、妊娠期行人流术的后果是

30. 人流术中过度刺激宫颈的后果是

31. 稽留流产的后果是

（32 ~ 34 题共用备选答案）

  A. 妊娠期高血压　　　　B. 子痫前期重度

  C. 妊娠合并慢性肾炎　　D. 妊娠合并慢性高血压

  E. 子痫前期轻度

32. 眼底血管痉挛，视网膜水肿，24 小时尿蛋白≥2g，一般发生在

33. 眼底动脉硬化屈曲，视网膜有棉絮状渗出，尿中多量蛋白，有各种管型，一般发生在

34. 眼底动脉硬化屈曲，动静脉压迹，尿蛋白常阴性，一般发生在

（35 ~ 37 题共用备选答案）

  A. 右旋糖酐　　　　　　B. 硫酸镁

  C. 甘露醇　　　　　　　D. 地西泮

  E. 氢氯噻嗪

35. 子痫前期重度病人剧烈头痛伴呕吐用

36. 不协调子宫收缩乏力用

37. 子痫前期重度病人血压 160/110mmHg 用

（38 ~ 39 题共用备选答案）

    A. 催产素引产   B. 急诊剖宫产

    C. 择期剖宫产   D. 自数胎动，继续妊娠

    E. 人工破膜术

38. 确诊为过期妊娠，肛查宫颈评 8 分，B 超示 AFL 7cm，无产科指征，胎心监护正常，处理原则为

39. 初产妇确诊为过期妊娠，头浮，肛查宫颈评 4 分，胎心监护频发晚减，处理原则为

（40 ~ 42 题共用备选答案）

    A. 双卵双胎

    B. 单卵双胎，双羊膜囊，双绒毛膜

    C. 单羊膜囊双胎妊娠

    D. 联体儿

    E. 单卵双胎，双羊膜囊，单绒毛膜

40. 分裂发生在羊膜囊形成后即受精后 9 ~ 13 天为

41. 分裂发生在原始胚盘形成后即受精后第 13 天以上为

42. 分裂发生在晚期囊胚即受精后 4 ~ 8 天为

（43 ~ 44 题共用备选答案）

    A. <32 周   B. <33

    C. <34 周   D. >36 周

    E. <36 周

43. 治疗 FGR 下述何孕周开始治疗时效果最佳

44. 治疗 FGR 下述何孕周开始治疗时效果最差

（45 ~ 47 题共用备选答案）

    A. 先兆流产   B. 难免流产

    C. 不全流产   D. 完全流产

    E. 稽留流产

45. 停经后阴道流血量较多，阵发性腹痛加剧，妇科检查宫颈口已扩张，可能为

46. 中期妊娠孕妇腹部不见增大，胎动消失，妇科检查宫颈口未开，可能为

47. 停经后阴道流血开始较多，有组织物排出，后出血自行停止，妇科检查及 B 超未见异常，可能为

（48 ~ 50 题共用备选答案）

    A. 胎儿状况良好

    B. 胎头受压，脑血流量一时性减少

    C. 脐带受压，兴奋迷走神经

    D. 胎儿缺氧

    E. 胎儿受镇静药物影响

48. 胎心减速出现在宫缩开始时，收缩后恢复正常，时间短，恢复快，提示

49. 胎心减速出现在宫缩高峰后，下降慢，持续时间长，

恢复慢，提示

50. 胎心减速与宫缩关系不恒定，出现时下降迅速，幅度大，恢复也快，提示

（51 ~ 52 题共用备选答案）

    A. 输卵管妊娠破裂型   B. 卵巢黄体破裂

    C. 卵巢卵泡破裂   D. 子宫肌瘤红色变

    E. 卵巢肿瘤蒂扭转

51. 26 岁妇女，结婚 2 年未孕，现停经 40 日，今晨突感下腹痛伴肛门坠胀。妇科检查：宫颈举痛明显，后穹窿饱满且有触痛，子宫漂浮感，下腹压痛明显，触诊不满意。本例可能的诊断是

52. 29 岁已婚妇女，平时月经周期正常。去年发现左下腹部有手拳大肿块，活动良好，今晨起床时突然出现下腹持续疼痛。本例可能的诊断是

（53 ~ 56 题共用备选答案）

    A. 硫酸镁静脉滴注

    B. 哌替啶肌注

    C. 肼屈嗪静脉滴注

    D. 甘露醇快速静脉滴注

    E. 地西泮静脉滴注

53. 不协调性子宫收缩乏力时首选药物是

54. 妊娠期高血压疾病孕妇头痛剧烈伴呕吐首选药物是

55. 确诊为重度子痫前期时首选药物是

56. 重度子痫前期孕妇，血压 180/120mmHg 时首选药物是

（57 ~ 59 题共用备选答案）

    A. Ⅲ度胎盘早剥

    B. 部分性前置胎盘

    C. 完全性前置胎盘

    D. 先兆子宫破裂

    E. 子宫破裂

57. 25 岁初孕妇，妊娠 39 周，患重度子痫前期，昨日突然出现阴道流血伴下腹痛。最可能的诊断是

58. 28 岁初产妇，临产过程中出现下腹剧痛，烦躁不安，呼叫，下腹拒按，最可能的诊断是

59. 27 岁初孕妇，妊娠 29 周，睡眠中发现无痛性阴道流血，流血量与贫血程度成正比。最可能的诊断是

（60 ~ 63 题共用备选答案）

    A. 经前诊刮子宫内膜为分泌反应不良

    B. 月经第 5 日刮子宫内膜为混合型

    C. 经前诊刮子宫内膜呈增生期

    D. 经前诊刮子宫内膜呈分泌期

    E. 子宫内膜呈蜕膜改变

60. 子宫内膜不规则脱落

61. 黄体功能不足

62. 无排卵性功能失调性子宫出血

63. 输卵管妊娠

（64～67题共用备选答案）

    A. 停经后少量阴道流血，轻微下腹痛，宫口未开，胎膜未破

    B. 停经后多量阴道流血，下腹阵发性剧痛，宫口开大，胎膜已破

    C. 停经后多量阴道流血，有肉样组织排出，子宫小于停经周数，宫口开大

    D. 停经后出现反复阴道流血，子宫明显小于停经周数，尿妊娠试验阴性

    E. 以上都不是

64. 流产感染的表现是

65. 稽留流产的表现是

66. 难免流产的表现是

67. 先兆流产的表现是

（68～72题共用备选答案）

    A. 死胎   B. 死产

    C. 早产   D. 流产

    E. 过期产

68. 妊娠20周以后胎儿在子宫内死亡

69. 胎儿在分娩过程中死亡

70. 月经规律，妊娠超过42周分娩者

71. 妊娠满28周但不满37周分娩

72. 妊娠不足28周，胎儿体重不足1000g而终止者

（73～76题共用备选答案）

    A. 催产素引产   B. 立即剖宫产

    C. 择期剖宫产   D. 不予任何处理

    E. 严密监测下继续妊娠

73. 明确过期妊娠，胎儿宫内未见异常，无产科指征，处理原则为

74. 明确过期妊娠，胎心监护评5分，羊水指数为3，无产科指征，处理原则为

75. 明确过期妊娠，羊水指数为6，临产后频繁晚期减速，处理原则为

76. 明确过期妊娠，胎儿宫内未见异常，初产头浮，估计胎儿4000g，最佳处理是

（77～79题共用备选答案）

    A. 高张性宫缩   B. 低张性宫缩

    C. 生理缩复环   D. 病理缩复环

    E. 痉挛性狭窄环

77. 治疗以加强宫缩为主的是

78. 分娩过程中，子宫上下段的肌壁厚薄不同，两者之间的子宫内面形成一环的是

79. 子宫收缩无节律性及对称性的是

（80～82题共用备选答案）

    A. 轻度妊娠期高血压疾病

    B. 中度妊娠期高血压疾病

    C. 先兆子痫

    D. 妊娠合并慢性肾炎

    E. 妊娠合并原发性高血压

80. 妊娠24周，血压140/90mmHg，水肿（-），尿蛋白微量为

81. 孕33周时，血压165/115mmHg，尿蛋白（++），出现头晕头痛、眼花、呕吐为

82. 孕32周，血压200/120mmHg，尿蛋白（-），水肿（-），无明显自觉症状为

（83～86题共用备选答案）

    A. 胎盘剥离不全   B. 胎盘剥离后滞留

    C. 胎盘粘连或植入   D. 胎盘早剥

    E. 胎盘残留

83. 多次或过度刮宫使子宫内膜受损伤而引起子宫内膜炎，致使子宫内膜发育不良，易发生

84. 胎盘全部剥离，因子宫收缩乏力，腹肌无力可造成

85. 胎盘未剥离部影响宫缩，使血窦开放，产后出血过多，应诊断为

86. 妊娠晚期突然发生持续性腹痛和阴道出血，可能的诊断是

参考答案

【A1/A2型题】

1. C	2. E	3. D	4. D	5. B	6. A	7. B	8. B
9. B	10. C	11. D	12. E	13. E	14. E	15. B	16. D
17. D	18. E	19. E	20. C	21. C	22. B	23. C	24. D
25. E	26. D	27. E	28. B	29. D	30. D	31. D	32. E
33. B	34. C	35. D	36. E	37. D	38. D	39. E	40. C
41. E	42. B	43. D	44. C	45. B	46. E	47. D	48. E
49. C	50. B	51. B	52. D	53. C	54. E	55. B	56. B
57. B	58. D	59. C	60. D	61. B	62. E	63. B	64. D
65. E	66. B	67. C	68. A	69. B	70. D	71. C	72. D
73. E	74. B	75. B	76. C	77. B	78. D	79. A	80. D
81. C	82. E	83. D	84. C	85. E	86. D	87. D	88. B
89. B	90. B	91. B	92. D	93. C	94. E	95. B	96. B
97. C	98. D	99. D	100. D	101. B	102. C	103. B	
104. D	105. E	106. D	107. B	108. E	109. B	110. E	
111. B	112. E	113. A	114. B	115. E	116. D	117. E	
118. C	119. E	120. D	121. B	122. D	123. C	124. A	
125. B	126. C	127. D	128. C	129. D	130. C	131. C	
132. B	133. D	134. E	135. C	136. B	137. B	138. A	
139. E	140. C	141. C	142. D	143. D	144. B	145. D	

146. C　147. E　148. E　149. D　150. C　151. C　152. E
153. D　154. C　155. D　156. B　157. A　158. C　159. B
160. A　161. D　162. B　163. D　164. A　165. D　166. D
167. D　168. D　169. E　170. A　171. D　172. D　173. E
174. B　175. D　176. C　177. D　178. D　179. B　180. C
181. C　182. B　183. C　184. C　185. B　186. B　187. A
188. E　189. D　190. B　191. C　192. D　193. D　194. A
195. A　196. D　197. A　198. D　199. C　200. D　201. E
202. A　203. A　204. C　205. A　206. A　207. D　208. E
209. D　210. B　211. A　212. D　213. A　214. C　215. E
216. A　217. E　218. D　219. D　220. E　221. B　222. E
223. C　224. C　225. E　226. D　227. B　228. B　229. D
230. C　231. B　232. C　233. E　234. B　235. A　236. B
237. A　238. E　239. A　240. D　241. D　242. E　243. D
244. E　245. A　246. C　247. B　248. A　249. D　250. C
251. E　252. D　253. C　254. D　255. C　256. E　257. A
258. A　259. D　260. B　261. D　262. D　263. A　264. C
265. A　266. C　267. D　268. A　269. B　270. A　271. D
272. D　273. E　274. D　275. C　276. A　277. B　278. A
279. A　280. C　281. D　282. D　283. D　284. C　285. C
286. E　287. A　288. B　289. E　290. D　291. B　292. E
293. A　294. B　295. C　296. C　297. C　298. C　299. B
300. A　301. A　302. A　303. A　304. C　305. C　306. A
307. D　308. D　309. B　310. C　311. D　312. C　313. D
314. E　315. C　316. C　317. D　318. C　319. C　320. E
321. C　322. D　323. D　324. C　325. D　326. D　327. D
328. D　329. E　330. E　331. D　332. D　333. C　334. D
335. C　336. E　337. D　338. D　339. E　340. D　341. E
342. B　343. C　344. C　345. B　346. B　347. E　348. D
349. B　350. E　351. E　352. C　353. C　354. D　355. B
356. C　357. B　358. C　359. D　360. C　361. E　362. B
363. C　364. D　365. D　366. D　367. C　368. D　369. B
370. D　371. E　372. D　373. B　374. D　375. B　376. C
377. D　378. D　379. E　380. D　381. B　382. E　383. B
384. C　385. C　386. E　387. E　388. C　389. C　390. E
391. B　392. D　393. C　394. C　395. C　396. B　397. B
398. C　399. B　400. D　401. E　402. D　403. E　404. B
405. E　406. C　407. D　408. E　409. B　410. B　411. E
412. B　413. E　414. C　415. E　416. E　417. B　418. C
419. D　420. D　421. C　422. C　423. D　424. C　425. E
426. B　427. E　428. B　429. E　430. E　431. D　432. E
433. E　434. C　435. E　436. B　437. D　438. D　439. C
440. D　441. E　442. D　443. D　444. D　445. E　446. D
447. E　448. D　449. A　450. E　451. C　452. E　453. C
454. B　455. C　456. D　457. C　458. D　459. D　460. D

【A3/A4 型题】

1. C　2. D　3. A　4. E　5. C　6. E　7. C　8. D
9. E　10. D　11. E　12. C　13. D　14. C　15. A　16. B
17. E　18. D　19. D　20. E　21. A　22. B　23. C　24. A
25. D　26. C　27. E　28. A　29. D　30. A　31. E　32. D
33. A　34. D　35. A　36. D　37. D　38. A　39. D　40. D
41. C　42. A　43. B　44. D　45. C　46. C　47. D　48. E
49. D　50. C　51. D

【B 型题】

1. C　2. A　3. C　4. D　5. A　6. B　7. B　8. B
9. B　10. A　11. D　12. D　13. C　14. C　15. B　16. B
17. A　18. D　19. C　20. A　21. D　22. E　23. B　24. C
25. E　26. B　27. C　28. C　29. E　30. B　31. A　32. B
33. C　34. D　35. C　36. D　37. D　38. E　39. B　40. D
41. D　42. E　43. A　44. D　45. B　46. E　47. D　48. E
49. D　50. B　51. C　52. C　53. C　54. D　55. B　56. C
57. A　58. D　59. C　60. B　61. A　62. C　63. E　64. E
65. B　66. E　67. C　68. E　69. B　70. E　71. C　72. B
73. A　74. D　75. B　76. C　77. B　78. C　79. A　80. A
81. C　82. E　83. C　84. B　85. A　86. D

精选解析

【A1/A2 型题】

1. 输卵管妊娠最多见（占 95% 左右）。慢性输卵管炎（包括输卵管黏膜炎和周围炎）为异位妊娠最常见的原因；输卵管发育不良或功能异常（如输卵管过长、肌层发育不良、黏膜纤毛缺乏、蠕动异常或上皮细胞分泌异常等）均影响受精卵的正常运行；输卵管周围的子宫肌瘤或卵巢肿瘤，由于压迫到输卵管，可影响输卵管通畅，使受精卵运行受阻。宫内节育器本身不增加异位妊娠，可能与其造成输卵管炎有关，其他节育措施如输卵管结扎、电凝、硅胶环套术、输卵管吻合复通术等，若造成输卵管瘘管或通而不畅，均有导致异位妊娠的可能；一侧卵巢排卵，若受精卵经宫腔或腹腔向对侧输卵管移行，由于受精卵移行时间过长，发育增大，可在对侧输卵管内着床发展成为输卵管妊娠。

2. A、B、C、D 项均为双胎的表现，但不是确切的诊断，有时可因检查者的技巧出现误诊。B 超对中晚期双胎的诊断准确率达 100%。

3. 双胎妊娠应加强妊娠期保健。分娩方式应根据母亲有无合并症、胎儿大小、胎位、有无胎儿窘迫、产程进展等情况决定。即使阴道分娩，产程中也容易出现一些合并症。常常需要阴道助产，特别是对第二胎儿的监护和助产。

4. 纠正胎盘早剥引起的休克，应及时输新鲜血补充血容量。一旦确诊即使为轻型者，也应及时终止妊娠。经阴道分娩者，应予以破膜后包裹腹部（以减少出血），必要时静滴缩宫素（尽快结束分娩）。胎盘早剥容易诱发DIC，在DIC的高凝阶段可慎用肝素治疗凝血功能障碍。

5. 主要因为胎盘附着于子宫下段，此处收缩力差、底蜕膜薄、近宫颈外口，故 A、C、E 项均容易发生；又因为妊娠晚期出血，将殃及胎儿，或不得不及早终止妊娠，故围产儿死亡率高。B 项（胎盘子宫卒中）为胎盘早剥的合并症。

6. 流产的主要症状为停经后出现阴道流血和腹痛。妇科检查见宫颈口已扩张，宫颈口有妊娠物堵塞及持续性血液流出，子宫小于停经周数，为不全流产。一经确诊，应及时行吸宫术或钳刮术，以清除宫腔内残留组织。流血多有休克者应同时输血输液，出血时间较长者，应给以抗生素预防感染。

7. 妊娠晚期羊水量少于300ml 称羊水过少。可能病因有胎儿畸形（如胎儿先天肾缺如、输尿管或尿道狭窄致尿少或无尿致羊水少）、过期妊娠（胎盘功能减退、胎儿脱水致羊水少）、胎儿宫内发育迟缓（IUGR）胎尿生成减少致羊水少及羊膜病变。

8. 异位妊娠伴出血性休克的最佳处理是纠正休克同时手术。自体输血是有效措施之一。选用切除患侧输卵管或保留患侧输卵管手术（保守性手术）。

9. 有习惯性流产史的妇女，应在怀孕前进行必要检查，包括女方生殖道检查及卵巢功能检查、男方精液检查及夫妇双方染色体检查与血型鉴定。查出引起流产原因，尽可能于怀孕前治疗。抗磷脂抗体与习惯性流产间有很强的相关性，阳性者习惯性流产发生率高达66%~89%。所以提示与习惯性流产有相关性的检查是抗磷脂抗体检查。

11. 前置胎盘的处理方案应根据阴道出血量、有无休克、妊娠周数、胎位、胎心等决定。阴道分娩仅适用于边缘性前置胎盘、枕先露、阴道出血不多，估计短期内能经阴道结束分娩者。其余几项均正确。

12. 根据本例生育年龄已婚女性，有不孕病史，月经规律，停经后出现阴道少量出血，突然右下腹疼痛，面色苍白，恶心，出汗等，首先应考虑到异位妊娠破裂的可能，而且可能有腹腔内出血。尽管尿妊免检查（-），可能与停经时间短和尿妊免试验不够敏感有关。所以题中描述的妇科检查所发现的体征、B超可探测到右附件3~4cm的囊性包块、测血压下降、脉搏增快以及血HCG升高等，均可能出现。后穹窿穿刺很可能抽出不凝的血液，而不会抽出脓性液体，因为患者体温不高，

病程不长，尚没有盆腔感染的可能。

13. 妊娠28周内终止者称为流产，妊娠12周前为早期流产，12~28周之间为晚期流产。早期自然流产时，50%~60%以上为染色体异常。母体急性感染、全身疾病、生殖系统疾病、内分泌失调、外伤等均可导致流产。孕激素对维持妊娠至关重要。某些化学物质（如镉、铅、有机汞、致畸药物等）或物理因素（放射线、噪音、高温等），以及过量吸烟、酗酒等均可导致流产。

14. 羊水过多的处理取决于胎儿有无畸形和孕妇的症状。一旦诊断胎儿畸形，立即终止妊娠。前列腺素抑制剂可促使经胎膜的羊水转运，但可引起胎儿动脉导管过早关闭，只可间断应用。羊膜腔穿刺放羊水，一次量应<1500ml，高位破膜后应加用催产素引产。

15. 稽留流产时会发生凝血功能的障碍，所以手术前应检查凝血功能；做好输血准备，手术前口服己烯雌酚可以提高子宫肌对缩宫素的敏感性，防止手术中的大出血。

16. 边缘性前置胎盘、枕先露、流血不多、估计在短时间内可结束分娩者可考虑阴道分娩。

17. 生育年龄妇女有停经史，表现为阴道出血、发热、腹痛，查体子宫增大、宫口有组织物堵塞，子宫及附件压痛应考虑感染性流产。

18. 双胎妊娠属高危妊娠范围，临床上应予重视，孕期加强管理。分娩时，第1胎儿娩出时，应立即断脐，若无异常，可等待第2个胎儿自然分娩，一般在20分钟内第2个胎儿会顺利娩出，若超过15分钟仍无宫缩，可予人工破膜尽快娩出第2胎儿。产程中如宫缩乏力可以用小量催产素静滴以调整宫缩。

19. 米非司酮可使蜕膜坏死、脱落，孕卵死亡。合用米索可使宫颈软化，子宫和输卵管收缩。正常妊娠服用两药后可能出现题中所诉症状，但腹痛的个体差异较大。若为宫外孕，应用药物流产，造成人为的异位妊娠流产或破裂，也会出现上诉症状，并有生命危险，所以应首先除外宫外孕。

20. 胎盘面积过大与前置胎盘有关，与胎盘早剥无关，其他各项均为胎盘早剥的危险因素。

21. 流产的主要病因有遗传基因缺陷、外界不良因素、母体急性疾病、生殖器官疾病、内分泌失调、创伤等。妊娠合并慢性疾病在妊娠早期一般不会使胎儿缺氧，发生流产的可能性较小。

99. 患子痫前期易发生胎盘早剥。

100. A、B、C、E 均为前置胎盘的临床表现。

101. 主要病理变化是底蜕膜出血；底蜕膜分离面

大，形成胎盘后血肿瘤，表现隐性出血；发生隐性出血，容易发生子宫胎盘卒中。

102. Ⅲ度胎盘早剥属隐性剥离，以内出血为主，多为阴道少量流血。

103. 妊娠晚期出现有痛性阴道流血是Ⅲ度胎盘早剥的重要特点。

104. 多发生在妊娠 28~32 周；胎儿畸形不如急性羊水过多发生率高；自觉症状轻微。

105. 停经周数一般 <6 周。

106. 胎儿生长受限是指孕 37 周后胎儿体重 <2500g；是指低于同孕龄平均体重的 2 个标准差；是指低于同孕龄体重的第 10 百分位数；生后远期影响体能与智能发育。

107. 胎盘剥离后降至子宫下段，下段被扩张，宫体呈狭长形被推向上，宫底升高达脐上。

108. 输卵管妊娠时，绒毛产生 HCG 量少，不会是明显阳性。

109. Ⅲ度胎盘早剥多发生在妊娠晚期；出现有痛性阴道流血；阴道流血量因多为隐性出血，与贫血程度不成正比；胎盘剥离面多超过胎盘的 1/2。

111. 本例诊断为重度子痫前期，已妊娠足月，选 B 恰当。

112. 本例诊断为不全流产，要点是子宫较妊娠周数小，已破膜，仅剩下胎盘组织，应予及时刮宫。

115. 由于腹腔内出血，导致贫血外貌与阴道流血量不成比例，协助诊断有价值。

116. 血中甲胎蛋白值应超过同期正常妊娠平均值 2 个标准差以上。

117. 通常在 20 分钟左右第二个胎儿娩出。

118. A 为妊娠后期的正常现象；B 为水肿（＋）；D 为水肿（＋＋＋）；全身水肿为水肿（＋＋＋＋）。

119. 尿雌三醇值 6mg/24h 提示胎盘功能不良，应迅速终止妊娠。

120. 本例应诊断为输卵管妊娠破损，根据病情应予剖腹探查为宜。

121. 本例诊断为重度子痫前期，此时首要处置应为解痉，故选用硫酸镁。

122. 胎头双顶径 >10cm 即可确诊。

123. 平均动脉压 ≥85mmHg 有预测价值；左侧卧位较仰卧位 ≥20mmHg、尿钙/肌酐比值 ≤0.04、血细胞比容 >0.35、全血黏度 ≥3.6、血浆黏度 ≥1.6 均有预测

价值。

124. 子痫与是否定期作产前检查关系密切，发生率相差悬殊；多发生在妊娠晚期或临产前称产前子痫；先是深部肌肉僵硬，很快发展成典型的全身高张阵挛惊厥，有节律的肌肉收缩和紧张；每次抽搐持续 1~1.5 分钟。

125. 根据血压 >160/110mmHg、尿蛋白 >2g/24h，明显自觉症状发生在妊娠 34 周时，为重度子痫前期。

126. 根据血压 >140/90mmHg 尿蛋白 >0.3g/24h，自觉状态出现在妊娠 20 周之后，为轻度子痫前期。

127. 本例为输卵管妊娠破裂，输液与手术两者必须同时进行。不剖腹探查不能止血，输血再多也纠正不了休克征象。

128. 本例诊断为先兆流产，要点是宫口未开，应予保胎治疗。尿妊娠试验阳性只能证明为活胎，但不能表明胚胎正常。

129. 本例诊断为难免流产，要点是宫口开大 2cm，一经确诊应尽早使妊娠物完全排出，应行负压吸宫术。

130. 羊水过多时不易感觉到胎动；与心脏病孕妇不相关；B 超检查羊水暗区垂直深度 >7cm 即可确诊羊水过多；多为无脑儿女婴居多。

132. 食盐无须严格限制，长期低盐饮食可引起低钠血症，易发生产后血液循环衰竭，也影响食欲，减少蛋白质的摄入，对母儿均不利。

133. 双卵双胎的发生率约占 2/3，比单卵双胎多一倍；两个胎儿体重近似；不会发生双胎输血综合征；胎儿死亡率低于单卵双胎。

134. 前置胎盘出现阴道流血常发生在妊娠晚期；不伴有下腹痛，为无痛性阴道流血；阴道流血量与贫血程度成正比；妊娠足月发生应考虑边缘性前置胎盘。

135. 娩出巨大儿造成宫颈内口松弛所致的可能性最大。

136. MTX 可杀死滋养细胞，比较安全，为异位妊娠保守治疗常用药物。

137. 该患者有习惯性流产史，均发生在 5~6 个月，检查宫颈口扩张并可触及羊膜囊，目前妊娠 4 个月，为防治流产，应尽快行保胎治疗 + 宫颈内口环扎术。

138. 本题考点是羊水过少易导致的胎儿畸形。可以从羊水交换的过程来理解、选择。羊水容量正常时可伴有胎儿异常。有些胎儿异常引起羊水过少，如肺发育不全、胎儿肾发育异常及泌尿道阻塞。某些胎儿异常是由于羊水过少引起的，如胎体与胎膜粘连所造成的胎儿畸形。羊水过少可能伴有慢性胎盘功能不全，而与胎儿的

长骨发育无关。

139. 常见错误是选 A 或 B。错选 A 者可能是混淆了急性和慢性羊水过多的发生时间。急性羊水过多多发生在妊娠 20~24 周。错选 B 者可能是认为妊娠 4~5 个月，孕周小，不应发生水肿。其实在急性羊水过多中，由于胀大的子宫压迫下腔静脉，影响血液回流，易引起下肢及外阴水肿及静脉曲张；自觉症状严重，由于子宫极度增大，横膈上抬，不能平卧，出现呼吸困难，甚至发绀；胎心听诊遥远；易发生早产。

140. 巨大胎儿的发生与遗传、产次有关。患糖尿病的孕妇由于高血糖的刺激易发生巨大胎儿。常见错误是选 E，由于只考虑到过期妊娠，胎盘功能下降，营养物质交换减少而不利于胎儿生长。但在另一种情况下，胎盘功能正常，胎儿继续生长，体重增加成为巨大胎儿。

141. 常见错误是选 B。由于妊娠足月时的羊水量约为 800~1000ml，所以误以为超过 1000ml 即是羊水过多。事实上当羊水量超过 2000ml 时才诊断羊水过多。错选其他答案是由于对定义掌握不好。

142. 本题考点是双胎妊娠的各项并发症。常见错误为选 A。选 A 者是由于不了解妊娠期高血压疾病的病因。由于双胎妊娠子宫张力高，影响子宫的血液供应，造成子宫-胎盘缺血、缺氧，因此易合并妊娠期高血压疾病。由于双胎妊娠时子宫过度膨胀，易发生胎膜早破、早产、宫缩乏力、产后出血，而很少发生过期妊娠。

143. 常见错误为选 A。选 A 者是混淆了羊水过多与羊水过少的胎儿易发生的并发症。此题可以从羊水的生成途径去理解记忆。先天性食管闭锁的胎儿由于无法吞咽羊水，使羊水交换失去平衡，出现羊水过多。

144. 常见错误是选择 A 或 E。羊水过多以慢性者多见。急性羊水过多常与单卵双胎并发。慢性羊水过多常与妊娠期糖尿病、Rh 同族免疫以及常见的胎儿神经管畸形并发。但要记住，多数合并羊水过多者新生儿是正常的。围生期死亡率增加是由于分娩合并症、胎位异常、脐带脱垂以及胎儿及产妇并发疾病所致。

145. 本题考点是羊水量正常、异常的概念。常见错误多为记忆错误。羊水量开始是随孕龄的增加而增加，至孕 36~38 周达高峰，约为 1000~1500ml，临近预产期时有所下降，超过预产期后则迅速减少。如果羊水量超过 2000ml 以上，称为羊水过多。孕足月时羊水量少于 300ml，则为羊水过少，正常约 800~1000ml。

146. 这道题考核的是流产的治疗原则。常见错误为选 B。妊娠早期卵巢形成妊娠黄体，分泌孕激素和雌激素，以维持妊娠的继续进行。黄体功能不足是造成妊娠早期流产的重要原因，故妊娠早期先兆流产者肌注黄体酮具有保胎效果。要点：①宫颈内口松弛是妊娠晚期流产的原因之一，一般在妊娠前做宫颈内口修补术，若已经妊娠，最好在妊娠 14~16 周行宫颈内口环扎术；②黄体功能不全是妊娠早期流产的常见原因，肌注黄体酮可补充黄体分泌的孕激素，维持妊娠的继续进行；③难免流产一旦确诊，应尽早使胚胎和胎盘完全排出；④不全流产应及早行吸宫术或刮宫术，否则容易引起子宫出血过多时间过长；⑤流产感染应在积极控制感染的基础上进行清宫，否则容易造成感染的扩散。

147. 本题考点是羊水过多易发生的畸胎种类。羊水的主要来源是胎儿的尿。胎儿的消化道是羊水排出的重要途径。无脑儿由于缺乏抗利尿激素，使尿量增多而使羊水过多。另外，无脑儿和脊柱裂由于脑脊膜暴露在外，使渗透液增加，导致羊水过多。当胎儿食管闭锁或胃肠道梗阻时胎儿无法吞咽羊水，使羊水去路受阻导致羊水过多，但肛门闭锁由于不影响胎儿吞咽功能，故与羊水过多无关。错选者是由于没能掌握羊水的交换途径。

148. 本题考点是对双卵双胎特点的掌握。双卵双胎发生率约占双胎妊娠的 2/3，比单卵双胎妊娠多一倍；两个胎儿体重相近；不会发生双胎输血综合征；胎儿死亡率低于单卵双胎。错选是由于将相关内容与单卵双胎相混淆。

149. 本题考点是羊水过多对新生儿的影响。常见错误为选 B 或 E，错选原因是误认为糖尿病孕妇易发生羊水过多，而糖尿病孕妇的新生儿易发生肺透明膜病、低血糖，故羊水过多的新生儿也容易发生肺透明膜病及低血糖。由于胎儿消化道闭锁，羊水交换受到影响，容易发生羊水过多。

150. 该题是死记硬背题，考核学生对前置胎盘辅助检查的认识与灵活应用。常见错误为选 A 或 B，可能是由于记忆不牢，理解不透彻，按习惯认为阴道检查与肛查是简单直接的诊断方法。要点：①前置胎盘病例中阴道检查与肛查非安全的检查方法，有可能加重阴道出血甚至致命的大出血；②疑前置胎盘时必须在有输液、输血及手术的条件下方可进行。若诊断已明确或流血过多不应再作阴道检查。

151. 本题考核异位妊娠病理生理变化机制。常见错误为选 A、B 或 D。HCG 是妊娠时的一种特有激素，易于混淆正确的答案。实际上 HCG 是绒毛膜促性腺激素，最终致雌激素、孕激素增加而引起子宫内膜 A/S 反应。

152. 本题考核异位妊娠的临床特点。常见错误为选 A，是认为妊娠一定会有停经史。宫外孕的主要症状是停经、腹痛和阴道流血，但约 20%~30% 患者无明显停经史，或将不规则阴道流血误认为末次月经，或由于月经仅过期几天，不认为是停经。后穹窿穿刺阴性可以是内出血较少、血肿位置较高或直肠子宫陷凹有粘连，故正确的只有E。

153. 本题考核异位妊娠的治疗原则，常见错误为选E。宫外孕的治疗原则以手术治疗为主，其次是非手术治疗。手术方式有切除患侧输卵管和保留输卵管的保守性手术。后者适用于有生育要求的年轻妇女，而经腹腔镜进行手术，可减少粘连，效果更好。中医治疗及化疗有一定的适应证，其中输卵管妊娠直径不超过3cm。因此，D处理更好。

154. 常见错误是为选B、D、E。选B者没有掌握单卵双胎是由一个受精卵分裂形成。由于胎儿的基因相同，故两个胎儿性别相同，相貌相似。由于双胎妊娠子宫过度膨胀，易发生宫缩乏力、产后出血，D、E均是预防产后出血的有效措施，故是正确的。单卵双胎如受精卵分裂发生在晚期囊胚时，则形成双羊膜囊、单绒毛膜的单卵双胎，故C是错误的。

155. "常规应用利尿药物"的叙述是错误的，因为利尿剂不能预防重症先兆子痫及子痫的发生，且会使血液更加浓缩，并易引起低钠低钾血症，所以只宜短期选择使用，且仅适用于严重水肿、并发脑水肿和肾功能不全时。侧卧位可以增加肾脏和子宫的血流量及尿排出量，从而使血压下降，并能改善胎盘功能；硫酸镁能减低血管张力，抑制神经肌肉活动，防止抽搐，还能减轻血管痉挛，改善脑肾的缺氧；硝普钠能迅速透过胎盘进入胎儿体内，并保持较高浓度，其代谢产物对婴儿具有毒性作用。

156. 这道题考核的是流产的几种类型。常见错误为选C。先兆流产去除原因后妊娠才可能继续进行，难免流产时妊娠已不可能继续。要点：①流产是指妊娠不足28周，胎儿体重不足1000g而终止的。②先兆流产经休息治疗后，若阴道流血和下腹痛消失，妊娠仍可继续进行。③难免流产指流产已经不可避免，此时宫口已开大，甚至有部分组织物已经阻塞在宫口，不可能再继续妊娠。④习惯性流产指自然流产连续发生3次或3次以上的。自然流产连续发生两次以上者临床上一般称为复发性流产。⑤完全流产和不全流产均由难免流产发展而来，是难免流产的不同结局。

157. 这是一道理解运用题，考核学生对前置胎盘分类及处理原则的理解运用。常见错误为选D，可能是由于考虑死胎，按常规经阴道引产的缘故。要点：①前置胎盘分中央性、部分性及边缘性前置胎盘三种类型。中央性前置胎盘又称完全性前置胎盘，指宫颈内口全部被胎盘组织所覆盖，所以剖宫产是中央性前置胎盘终止妊娠的主要方式，而不论胎儿是否存活。②剖宫产能迅速分娩，达到止血目的，是处理前置胎盘的主要手段。完

全性和部分性前置胎盘的处理，70%~90%均是采用剖宫产。③阴道分娩仅适用于边缘性前置胎盘、枕先露、流血不多，估计在短时间内能结束分娩者。该题中只有A项条件符合。

158. 常见错误是选B。误认为心脏病出现右心衰竭时，体循环淤血，易出现腹腔积液，将它与羊水过多混淆。羊水过多时，不易感觉到胎动，与心脏病孕妇无关，超声检查可明确诊断，胎儿畸形多为无脑儿女婴居多。

159. HPL是胎盘生乳素，可反映胎盘功能；AFP是甲胎蛋白，妊娠期如异常升高要警惕胎儿神经管畸形；E/C是指孕妇随意尿的雌激素与肌酐比值，用来估计胎儿胎盘单位功能；VS是指卵磷脂与鞘磷脂比值，代表胎肺成熟情况；HCG是指绒毛膜促性腺激素，可表示黄体功能。羊水过多常有胎儿神经管畸形，故B是正确答案。

160. 该题是死记硬背题，考核学生对前置胎盘并发症发生机制的掌握。常见错误为选D或B，可能是由于记忆不牢，与胎盘早剥产后出血的发生机制混淆。要点：①前置胎盘中胎盘附着于子宫下段；②分娩后由于子宫下段使肌组织菲薄收缩力差，附着于此处的胎盘剥离后血窦一时不易缩紧闭合，常发生产后出血。

161. 该题是死记硬背题，考核学生对胎盘早剥并发症的掌握。常见错误为选B，主要由于记忆不牢引起。要点：①胎盘早剥由于失血过多或休克，发生DIC以及伴发妊娠期高血压疾病均可严重影响肾脏的血供，造成双侧肾小管或肾皮质缺血坏死，出现急性肾功能衰竭；②胎盘早剥的并发症还有弥散性血管内凝血（DIC），产后出血，胎儿宫内死亡。

162. 该题是死记硬背题，考核学生对胎盘早剥与前置胎盘鉴别诊断的掌握。常见错误为选C，可能是前置胎盘出血的机制记忆不牢引起。要点：①前置胎盘出血是由于妊娠晚期子宫下段逐渐伸展或由于临产后子宫收缩，使位于宫颈内口的胎盘与宫颈之间发生错位，导致前置部分的胎盘自其附着处剥离，使血管破裂而出血；②胎盘早剥主要是由于底蜕膜出血，形成血肿，使胎盘自附着处剥离而出血，所以其出血不会因破膜而停止。

163. 这是一道理解运用题，考核学生对胎盘早剥处理原则的掌握。常见错误为选B，可能是因为考虑无存活儿而不行子宫切除。要点：①子宫胎盘卒中，子宫收缩欠佳，若经加强宫缩处理后不能改善，以免引起产后大出血、DIC而危及产妇生命，虽无存活儿，亦应行子宫切除术；②胎盘早剥的处理过程中，若产妇病情恶化，虽然胎儿已死亡，为避免子宫胎盘卒中、DIC等危及产妇生命，宜尽早剖宫产。

164. 常见错误为选C，可能是由于对胎盘早剥隐性

出血的机制不清楚的缘故。要点：①胎盘早剥的主要病理变化为底蜕膜出血，使胎盘自附着处剥离，若出血多形成胎盘后血肿，使剥离面积增大，当胎盘边缘仍附着于子宫壁上，或胎膜与子宫壁未分开，或胎头固定于骨盆入口均能使胎盘的血液不能外流，而积聚于胎盘与子宫壁之间，即为隐性出血。由此可见胎盘早剥的出血为胎盘的出血而非羊膜腔内出血，一般为非血性羊水。②胎盘早剥隐性出血可靠的诊断依据是B超见胎盘与子宫壁之间有液性低回声区，并见胎盘增厚。

165．常见错误为选A，可能由于外伤史，剧烈腹痛及休克症状误导所致。要点：①外伤史是胎盘早剥的常见病因，外伤后的剧烈腹痛，阴道少量流血，查体休克征，宫底上升，子宫无痛高度怀疑重型胎盘早剥；②子宫破裂宫底无上升，该例患者妊娠31周，宫底剑突下三横指，宫底上升，不支持子宫破裂的诊断。另外，前置胎盘的出血多为无痛性的。

166．常见错误为选B。错选原因是误以为流产后早孕反应消失。实际上先兆流产的孕妇，胚胎尚存活，经去除诱因后有希望可继续妊娠。此时早孕反应仍然存在。要点：①先兆流产的主要症状是停经后出现少量阴道流血，伴有轻微下腹痛、腰痛或下坠感，妊娠产物尚未排出；②主要体征：宫颈口未开，胎膜未破，子宫大小与停经周数相符；③胎膜破裂是难免流产而不是先兆流产的特点。

167．本题考点是巨大胎儿发生的原因。巨大胎儿的发生与遗传及产次有关，同时其与母亲的糖尿病也有关。常见错误是选E。在过期妊娠中，一种是由于胎盘功能减低而导致胎儿生长发育受阻影响，但在另一种情况下，胎盘功能正常，胎儿继续发育最终导致巨大胎。需要记住的是巨大胎与母儿血型不合所生的水肿胎是不同的。

168．本题考点是双胎妊娠在分娩时的并发症。常见错误是选A、C或E。选A者是考虑到臀位分娩时容易发生后出头困难，但在双胎妊娠时由于胎儿发育往往较小，故臀位后出头困难发生机会小。选C，E者是由于考虑到双胎分娩时由于子宫过度膨胀，易发生宫缩乏力，而导致活跃期延缓或第二产程延长，但针对本题给出的条件来说，正确的选择是易发生胎头交锁。

169．本题考点是双胎妊娠的剖宫产指征。常见错误是选C或D。由于现在臀位初产几乎都以剖宫产中止妊娠，故当双胎妊娠时有胎儿的胎位是臀位时认为也应剖宫产，或是见到有胎位为横位时，认为一定不能阴道分娩。在双胎妊娠中，由于胎儿多数发育较小，所以多数的双胎妊娠都可以阴道分娩，当胎位为头位－臀位时，虽然有可能发生胎头交锁，但如果注意预防，也可以阴道分娩。当胎位为横位－臀位时，可在第一胎娩出后，由助手在腹部行外倒转或行内倒转术娩出胎儿。只有当第一胎为横位时，才不能阴道分娩。

170．本题主要考点在双胎妊娠分娩期的处理。常见错误是选B或C。选B者没有掌握到第一胎娩出后应观察15～20分钟，多数第二胎能自行娩出。如超过15分钟无宫缩，才行人工破膜。太早破膜会使宫口回缩，反而不利于第二胎娩出。选C者则忽略是双胎分娩，在第二胎娩出前绝不能肌注催产素。选D者则没有很好掌握双胎妊娠剖宫产指征。第二胎为横位，可行外倒转或内倒转转为头位或臀位分娩。选E者类似选择C者，忽略是双胎妊娠分娩，在第二胎娩出前不能用腹带紧裹腹部。选择A是正确的，以避免第二胎失血。

171．受精卵分裂发生在羊膜囊形成后形成单羊膜囊双胎妊娠。两个胎儿共用一个胎盘，一个羊膜囊，其发生率不足1%。最常见的是分裂发生在晚期囊胚期，形成双羊膜囊、单绒毛膜的单卵双胎，占单卵双胎的2/3，其次是分裂发生在桑葚期（早期囊胚期），形成两个羊膜囊，两个绒毛膜的单卵双胎，占18%～36%。分裂发生在原始胚盘形成后又复制者，将形成联体儿，极少见。

172．本题考点是如何靠听胎心来诊断双胎妊娠。错选的原因是对诊断标准没有掌握。产前检查时，在不同部位听到两个不同频率的胎心，同时计数1分钟，胎心率相差10次以上，或两胎心音之间隔有无音区要考虑双胎妊娠。

173．常见错误是选D。多数的单卵双胎是双羊膜囊，但是在胚胎分裂复制发生在羊膜囊形成以后，则两个胎儿共用一个胎盘，共存于一个羊膜囊内，此类罕见。单卵双胎如果在桑葚期形成，可有双羊膜，双绒毛膜。如果发生在晚期囊胚，则为双羊膜，单绒毛膜，决不会只有两层羊膜，而没有绒毛膜。

174．双胎妊娠中由于子宫的空间相对较小，易发生胎位异常。但要记住的是，胎头是胎儿最重的部分，由于重力作用，始终是头位的机会多。其他的选项均是干扰项。

175．本题考点是双胎妊娠发生的原因。虽然母亲的年龄与双卵双胎有关，但父亲年龄似乎对双卵双胎的发生率没有影响。有家族史、分娩次数多、年龄大者易发生，促排卵药物的应用以及种族均可影响多胎妊娠的发生率。

176．本题考点是单卵双胎与双卵双胎的特点。常见错误为选A或B。选A者误认为单卵双胎是一个胎盘，而双卵双胎是两个胎盘。但在双卵双胎中，两个胎盘可以互相融合紧靠似一个胎盘。多胎妊娠中，当两个羊膜腔之间的中隔为两层羊膜而没有绒毛膜者才能诊断单卵双胎。若有绒毛膜存在，胎儿既可能是单卵双胎也可能是双卵双胎。选 B 者也常见。当胎儿共用胎盘血管系统时，则可发生纸样胎，而且可发生于任何多胎妊娠。妊娠的平均孕龄是与胎儿数目呈反比。单卵双胎的性别总是一样，而双卵双胎的性别可以相同，也可以不同。

177. 常见错误是选 A 或 C。双卵双胎分娩时是两个胎儿先娩出后胎盘才娩出。双卵双胎由于由两个受精卵发育形成，故其胎儿的性别可以相同，也可以不同。双卵双胎是两个受精卵在宫腔内不同部位着床，有两个胎盘和两个胎囊，两个胎儿各在一个囊内，互不影响，不形成联体双胎。单卵双胎，如受精卵在胎盘已开始后分裂或分裂不完全时，可形成不同程度、不同形式的联体双胎。

178. 常见错误为选 B 或 C。选 B 者没有掌握双胎输血综合征仅发生于单卵双胎，两胎儿的胎盘间有血管吻合，尤其是动静脉吻合，使一胎儿的血液经过动脉而流入另一胎儿的静脉，前者失血，表现明显贫血，体重轻；后者获得更多的血液，表现为多血质、体重增加。临床症状取决于动静脉吻合口的大小、胎盘内有无动脉之间、静脉之间吻合的代偿作用。因此，单卵双胎的胎儿可以出现大小显著不同。选 C 者以为单卵双胎的双羊膜囊结构和双卵双胎一样。事实上单卵双胎之间的中隔是两层羊膜及一层绒毛膜组成的。

179. 常见错误为选 A，主要是记忆不牢的缘故。要点：①重型胎盘早剥的症状有剧烈腹痛伴阴道出血，阴道出血以混合性及内出血为主；②体检：子宫板状，宫底升高，胎位触及清楚，若剥离面超过胎盘面积的 1/2，胎儿会因缺氧死亡，重型胎盘早剥患者的胎心多已消失。

180. 常见错误是选 D。认为断颈术可导致胎儿死亡，所以不能使用。其实当发生胎头交锁，且第一胎已经死亡，为救第二胎，可以行断颈术，待第二胎娩出后再取出第一个胎头。第一胎娩出后，为了避免第二个胎儿失血，应立即断脐。第二胎娩出后，子宫的空间大，第二胎易转为横位导致分娩困难，因此在第一胎娩出后，应保存第二胎为纵式，包括头位或臀位。第一胎娩出后，如超过 20 分钟第二胎未娩出，应人工破膜。第二胎胎肩娩出后，为防止产后出血，应立即注射催产素。

181. 常见错误是选 D。错选原因是仅考虑到斜颈是继发于分娩时胸锁乳突肌受损。羊水过少若发生在妊娠早期，胎膜可与胎体粘连，造成胎儿畸形，甚至肢体短缺。若发生在妊娠中晚期，子宫四周的压力直接作用于胎儿，容易引起肌肉骨骼畸形，如斜颈，曲背，手足畸形或胎儿皮肤干燥。胎儿呼吸运动受限引起肺发育不全。髋部脱位与羊水过少关系不大。

182. 常见错误是选 D。错选原因是误认为羊水过多多发生在 28～32 周。羊水过多指妊娠任何时期羊水量超

过 2000ml，常合并胎儿畸形，以神经管畸形最常见。在糖尿病的患者中由于高血糖刺激羊膜分泌羊水故常合并羊水过多。双胎妊娠的发生率高于单胎妊娠。羊水过多分为急性羊水过多和慢性羊水过多。急性者多在 20～24 周发生，慢性者多在 28～32 周发生。

183. 常见错误选 B，可能是常规认为须先抗休克治疗。要点：①胎盘早剥出现休克时须积极抗休克同时尽快手术终止妊娠，以免贻误病情、危及婴儿生命；②轻型胎盘早剥可人工破膜静滴催产素引产，试产过程中密切观察产程进展、腹痛、阴道流血情况及生命体征，若病情恶化，有轻型胎盘早剥向重型胎盘早剥转化或有其他产科指征时，应及时剖宫终止妊娠，而不是诊断轻型胎盘早剥即行剖宫产。

184. 该题是死记硬背题，考核学生对重型胎盘早剥临床表现的掌握。常见错误为选 A，可能认为妊娠期高血压疾病病人一定要有血压升高。要点：①重型胎盘早剥的常见病因之一为重度妊娠高血压综合征。妊娠期高血压疾病病人血压可在正常范围，若尿蛋白或水肿达到妊娠期高血压疾病的诊断标准即可确诊；②重型胎盘早剥以内出血或混合性出血为主。其中往往内出血较多，而外出血较少。

444. 妊娠合并肾炎不是羊水过多的高危因素。

450. 需复查 NST，继续保胎治疗。

451. 甲状腺功能亢进与妊娠期高血压疾病发病无关。

452. 受精卵分裂发生在晚期囊胚而形成双胎者占单卵双胎的 2/3。

456. 双卵双胎的两个胎儿基因不同。

457. B 超可通过测量羊水池深度间接判断羊水量的多少，是临床上助诊羊水过多的重要手段之一，但确诊还需要分娩时统计羊水量。羊水及母血清甲胎球蛋白值异常升高多见于开放性神经管缺陷的胎儿及消化道闭锁的胎儿，该类胎儿畸形易合并羊水过多。若羊水过多合并胎儿畸形，处理原则为及时终止妊娠。若未发现胎儿异常，应根据羊水过多的程度、孕妇的症状及胎龄决定处理方法。破膜后应从腹部固定胎儿为纵式；控制羊水流速，严密观察宫缩；防止胎盘早剥与脐带脱垂的发生，而不能马上使用催产素加强宫缩。

458. 过期流产又称稽留流产。稽留时间过长，可能发生凝血机制障碍，导致 DIC，造成严重的出血。所以，处理之前应行凝血功能检查，并做好输血准备。若凝血功能正常可口服已烯雌酚 5mg 每日 3 次，连用 5 日，以提高子宫肌对催产素的敏感性。子宫小于 12 周者，可行刮宫术，术时应用宫缩剂减少出血。子宫大于和（或）等于 12 周者，应静滴缩宫素或用前列腺素引产。

459. 先兆流产应首选保胎治疗和休息，也可肌注黄体酮以补充黄体功能；如保胎治疗 2 周无效或发现胚胎已死亡，应及时终止妊娠。不应该一经诊断为先兆流产就草率清宫。

460. 双胎妊娠属高危妊娠范围，临床上应予重视。分娩时，第一胎儿娩出后，应立即断脐，保持第二胎儿为纵产式，若无异常，一般在 20 分钟内第二个胎儿会顺利娩出，若超过 15 分钟仍无宫缩，可予人工破膜加强宫缩，若第二个胎儿为横位，立即破膜行内倒转臀牵引术娩出胎儿。

【A3/A4 型题】

（1~3 题共用题干）根据病例摘要，本例应诊断为前置胎盘。采用阴道检查，触及阴道穹窿部较厚软组织——胎盘。本例处理时无须扩张宫颈，应行剖宫产术，因已妊娠足月，阴道流血中等量，且未进入产程。

（7~9 题共用题干）停经两个半月，子宫小于停经周数，阴道曾排出肉样组织为妊娠物，故诊断为不全流产。只能钳夹妊娠物，不能全面搔刮宫腔，以免造成感染扩散。遗传基因缺陷占 50% ~60%，为自然流产最常见原因。

（15~17 题共用题干）宫口未开，未破膜。宫口通过一指，已破膜，于宫口处见有胚胎组织堵塞。刮宫能快速止血。

（21~22 题共用题干）心脏病患者可以妊娠的条件是：心脏病变较轻，心功能 I、II 级患者，既往无心衰史，也无其他并发症者，妊娠后经适当治疗，估计能承受妊娠和分娩，很少发生心力衰竭。该患者为先天性心脏病，心功能 I 级，符合继续妊娠条件，但需定期产前检查，评价心功能。心功能分为 4 级：I 级一般体力活动不受限制。II 级一般体力活动稍受限制，活动后心悸、轻度憋气，休息后无症状。III 级一般体力活动显著受限，休息时无不适，轻微日常工作即感不适，心悸、呼吸困难。IV 级不能进行任何活动，休息时仍有心悸、气短等心衰表现。根据分级标准，该患者应为心功能 II 级。

（26~28 题共用题干）根据病例摘要，诊断为前置胎盘。因臀先露尚未进入产程，胎心慢，出现胎儿窘迫征象，应立即剖宫产。避免发生子宫内膜损伤或子宫内膜炎。

（33~34 题共用题干）根据病例摘要，应诊断为急性羊水过多。羊水过多的胎儿多不大，不会发生头盆不称。

（35~36 题共用题干）24 周妊娠，B 超检查双顶径为 44mm，胸径 40mm，腹径 40mm，均小于同月份胎儿，为宫内发育迟缓。>2cm 为羊水过少，而 B 超检查该例羊水池最大直径仅 2cm，应诊为羊水过少。该患者妊娠 24 周，B 超肾脏结构隐约可见，膀胱未显示，羊水过少

病因，考虑为胎儿泌尿系统畸形。

（42~43 题共用题干）吸出妊娠物未见绒毛，只能是蜕膜。吸出物送病理检查，需要较长时间，而 B 超检查发现附件区有妊娠囊图像即可确诊。

（44~45 题共用题干）病理报告说明该妇女怀孕，且孕卵很可能不在宫腔内，可能为异位妊娠。停经后少量阴道出血的症状也与异位妊娠相符。但也有可能为完全流产，孕卵已排出宫腔；典型异位妊娠病人有 6~8 周停经史，90% 以上病人有腹痛，未破裂或流产前表现为一侧下腹隐痛或酸胀感。但最应了解的是平时患者月经是否规律。从而判断有无停经或停经的长短；异位妊娠时子宫可能稍大或正常大小，质较软。较多的异位妊娠病人可触及盆腔内高张力的囊性包块；若患者有正常月经，停经 42 天，在 B 超下应可见到孕囊。

（46~48 题共用题干）患者面色苍白，血压下降，脉搏加快，左侧 4cm×4cm×3cm 非均质包块，盆腔内有积液，提示有内出血，有患宫外孕的可能，但应与黄体破裂鉴别，故采集最有价值的病史是有无停经史。当有腹腔内出血时，后穹窿穿刺是一种简单可靠的办法。如出血多，也可进行腹穿。

（49~51 题共用题干）本例应诊断为葡萄胎。一经确诊，应尽快行清宫术，清除宫腔内容物。必须严密随诊，不能等待到出现症状时再复查。

【B 型题】

（1~2 题共用备选答案）

（1）降压药仅用于血压过高的患者。舒张压 ≥110mmHg 或平均动脉压 ≥140mmHg 者应用降压药。常用的药物有肼苯达嗪 10~20mg，每日 2~3 次口服；或 40mg 加于 5% 葡萄糖液 500ml 静滴。

（2）解痉药物中硫酸镁有预防和控制子痫发作作用，适用于先兆子痫和子痫患者。对宫缩和胎儿无不良影响。用药方法：硫酸镁肌注或静脉给药。首次 25% 硫酸镁 20ml 加 2% 普鲁卡因 2ml，深部臀肌注射，每 6 小时 1 次；或首次 25% 硫酸镁 16ml 溶于 25% 葡萄糖液 10ml 中，缓慢静推，继以 25% 硫酸镁 60ml 溶于 25% 葡萄糖液 1000ml 中静滴，滴速以每小时 1g 为宜，不得超过 2g，日用量 15~20g。

（3~5 题共用备选答案）

（1）重度妊娠期高血压疾病、慢性高血压及慢性肾炎孕妇，底蜕膜螺旋小动脉痉挛或硬化，引起血管破裂流至底蜕膜层形成胎盘后血肿，导致胎盘从宫壁剥离。

（2）前置胎盘症状是指妊娠晚期或临产时突然发生无诱因无痛性反复阴道流血。

（6~7 题共用备选答案）

（1）镇静药物如安定，口服5mg每日3次或10mg肌注。重症10mg静推。

（2）不协调性子宫收缩乏力，为使其恢复极性，应给予肌注哌替啶。

（8~9题共用备选答案）

（1）由于发生子痫，所以为妊娠高血压综合征。又因为子痫控制后6~12小时的孕妇是可以终止妊娠指征。而剖宫产适用于：①有产科指征；②宫颈条件不成熟，短期不能经阴道分娩；③引产失败；④胎盘功能明显减退，已有胎儿窘迫征象。

（2）羊水轻度污染，胎心率＜120次，诊断为胎儿窘迫。接近足月妊娠，为减少宫缩对胎儿的影响，可行剖宫产。且胎儿窘迫征象符合剖宫产的适应证，所以可以行剖宫产。

（12~13题共用备选答案）正常月经期第3~4日时，分泌性内膜已全部脱落，代之以再生的增生性内膜。但在子宫内膜不规则脱落时，于月经期第5~6日仍能见呈分泌反应的内膜。

（14~15题共用备选答案）过期妊娠时胎盘功能减退、胎儿脱水，常导致羊水过少，伴有巨大胎儿、胎儿窘迫或难产。妊娠期羊水量少于300ml，或B超探测最大羊水平面＜2cm为羊水过少。可能与胎儿肾缺如、泌尿系统畸形、胎盘功能减退、羊膜病变等有关。胎儿神经管畸形、双胎、妊娠期糖尿病等可导致羊水过多。羊水过多、过少均可使围生儿死亡率增高。

（16~18题共用备选答案）前置胎盘时阴道流血是无痛性的，无宫缩，胎位胎心清楚，常伴有胎位不正，阴道流血量与贫血程度成正比。胎盘早剥常合并妊娠期高血压疾病等血管疾病，可有外伤病史，突然腹部持续性疼痛，伴或不伴阴道流血，子宫强直性收缩，胎位胎心不清。胎盘早剥容易导致DIC、凝血功能障碍、产后出血、急性肾功能障碍、胎儿宫内死亡等。妊娠合并阑尾炎产科检查无明显异常，主要表现为右下腹压痛、反跳痛，伴恶心、发热等。早产的特征是子宫收缩和少量阴道出血等临产症状。肌瘤红色变特征为有肌瘤病史、子宫体某部分压痛伴发热等。这些合并症均可用B超来进一步鉴别。

（19~22题共用备选答案）多次人工流产因子宫内膜损伤或感染可导致胎盘粘连；子宫收缩乏力可导致胎盘剥离后无力逼出而滞留；胎盘剥离前过早粗暴按摩子宫可导致胎盘剥离不全；重度胎盘早剥可并发凝血功能障碍。

（23~25题共用备选答案）胎膜未破，脐带位于胎先露以下者，为脐带先露，也称为隐性脐带脱垂，可发展为脐带脱垂，容易导致胎儿窒息、死亡，应尽快结束

分娩。帆状胎盘者，胎膜上面的血管容易破裂、出血，危及胎儿安全。复合先露影响胎先露进入骨盆，导致难产。脐带缠绕最常见的为绕颈，影响胎头下降，并可致胎儿缺氧窒息。

（26~28题共用备选答案）胎盘早剥全身症状可与阴道出血量不一致，因为有时是隐性出血；前置胎盘均为外出血，故全身症状与阴道出血量一致；先兆子宫破裂阴道可有出血及血尿。

（29~31题共用备选答案）哺乳期、妊娠期子宫柔软，施行人工流产时容易致子宫穿孔。人流综合征指受术者在术中心动过缓、心律紊乱、血压下降、面色苍白、出汗甚至昏厥和抽搐；主要由于宫颈和子宫遭受刺激引起迷走神经反射所致，并与精神紧张有关。稽留流产如果稽留时间过长，可能发生凝血功能障碍，导致DIC。

（45~47题共用备选答案）

（1）先兆流产指妊娠28周前先出现少量阴道流血，常为暗红色或血性白带，无妊娠物排出，随后出现阵发性下腹痛或腰背痛。妇科检查宫颈口未开，胎膜未破，子宫大小与停经周数相符。

（2）难免流产指流产不可避免。在先兆流产基础上，阴道流血量增多，阵发性下腹痛加剧，或出现阴道流液（胎膜破裂）。妇科检查宫颈口已扩张，有时可见胚胎组织或胎囊堵塞于宫颈口内，子宫大小与停经周数基本相符或略小。

（3）不全流产：难免流产继续发展，部分妊娠物排出宫腔，且部分残留于宫腔内或嵌顿于宫颈口处，或胎儿排出后胎盘滞留宫腔或嵌顿于宫颈口，影响子宫收缩，导致大量出血，甚至发生休克。

妇科检查见宫颈口已扩张，宫颈口有妊娠物堵塞及持续性血液流出，子宫小于停经周数。

（4）完全流产指妊娠物已全部排出，阴道流血逐渐停止，腹痛逐渐消失。妇科检查宫颈口已关闭，子宫接近正常大小。

流产有3种特殊情况：①稽留流产又称过期流产。指胚胎或胎儿已死亡滞留宫腔内未能及时自然排出者。典型表现为早孕反应消失，有先兆流产症状或无任何症状，子宫不再增大反而缩小。若已到中期妊娠，孕妇腹部不见增大，胎动消失。妇科检查宫颈口未开，子宫较停经周数小，质地不软，未闻及胎心。②习惯性流产指连续自然流产3次及3次以上者。近年常用复发性流产取代习惯性流产，改为连续2次及2次以上的自然流产。每次流产多发生于同一妊娠月份，其临床经过与一般流产相同。③流产合并感染：流产过程中，若阴道流血时间长，有组织残留于宫腔内或非法堕胎，有可能引起宫腔感染，常为厌氧菌及需氧菌混合感染，严重感染可扩

展至盆腔、腹腔甚至全身，并发盆腔炎、腹膜炎、败血症及感染性休克。

（77～79题共用备选答案）低张性宫缩乏力，子宫收缩有正常的节律性、对称性、极性，但收缩力弱，产程进展缓慢，治疗应以加强宫缩为主；产程中子宫上段肌层越来越厚，下段扩张变薄，子宫上下段肌壁间在子宫内面形成一环状隆起，称为生理缩复环。梗阻性分娩时，出现病理性缩复环，脐水平出现环行凹陷，此征象常为子宫破裂的先兆；高张性宫缩乏力，子宫收缩的极性倒置，节律不协调，宫缩不能促使产程进展，属无效宫缩。

（80～82题共用备选答案）轻度妊娠期高血压疾病的标准为 $140/90mmHg \leqslant BP < 150/100mmHg$，或较基础 BP 升高 $30/15mmHg$，可伴有轻微蛋白尿和（或）水肿；先兆子痫的标准为：$BP \geqslant 160/100mmHg$ 和（或）蛋白尿

（++）～（++++）和（或）水肿，有头痛、眼花、胸闷等自觉症状；妊娠合并原发性高血压时，常常 $BP > 220/120mmHg$ 而无自觉症状，常无水肿，一般无尿蛋白及管型，常孕前或孕早期发病，多为年龄较大的初产妇。

（83～86题共用备选答案）子宫内膜炎症或多次人工流产有可能造成子宫内膜损伤，致使子宫内膜发育不良，容易造成胎盘粘连；由于宫缩乏力，膀胱膨胀等因素影响，胎盘从宫壁完全剥离后未能排出，潴留于宫腔内，影响子宫收缩，称为胎盘剥离后滞留；由于宫缩乏力，过早牵拉脐带或刺激子宫等，胎盘部分自宫壁剥离，尚未剥离的部分影响宫缩，血窦开放而出血不止，称为胎盘剥离不全。胎盘早剥的典型症状是妊娠晚期突然发生持续性腹痛和阴道出血。往往起病急，进展快，如处理不及时可危及母儿生命。

第九章　妊娠合并症

1. 妊娠期高血压疾病基本病理生理变化中最重要的是
   - A. 全身小动脉痉挛
   - B. 弥漫性血管内凝血
   - C. 水钠潴留
   - D. 胎盘绒毛退行性变
   - E. 肾小球肿胀

2. 应首先考虑切除子宫止血的是
   - A. 宫缩乏力
   - B. 胎盘粘连
   - C. 胎盘大部植入
   - D. 凝血功能障碍
   - E. 子宫胎盘卒中

3. 初产妇，孕 38 周，下肢水肿伴头晕、眼花、视物模糊 1 周，血压 160/104mmHg，尿蛋白（+），NST 有反应型。正确的处理是
   - A. 立即剖宫产
   - B. 积极治疗，等待自然分娩
   - C. 积极治疗 1 周终止妊娠
   - D. 积极治疗 24～48 小时终止妊娠
   - E. 立即静脉滴注催产素引产

4. 女，28 岁。妊娠 28 周，2 小时糖耐量试验血糖水平依次为 5.0、9.5、10.0 及 8.5mmol/L，一周后早餐后 2 小时血糖为 8.7mmol/L，患者系初次妊娠，既往无糖尿病病史，诊断为
   - A. 糖耐量正常
   - B. 妊娠期糖耐量减低
   - C. 妊娠期糖尿病
   - D. 糖尿病合并妊娠
   - E. 特殊类型糖尿病

5. 心脏病产妇胎儿娩出后应立即
   - A. 腹部放置沙袋
   - B. 静脉滴注麦角新碱
   - C. 鼓励下床活动
   - D. 抗感染
   - E. 行绝育手术

6. 初产妇，28 岁，足月妊娠，合并风湿性心脏病，心功能 II 级。检查：枕左前位，胎心率正常，无头盆不称，决定经阴道分娩。其产程处理，下列哪项正确
   - A. 产妇取平卧位休息
   - B. 出现心衰征象时吸氧
   - C. 第二产程鼓励产妇屏气用力
   - D. 胎肩娩出后腹部放置砂袋并用腹带包扎固定
   - E. 产后常规注射麦角新碱，预防产后出血

7. 妊娠合并心脏病，其发病率最高的是
   - A. 先天性心脏病
   - B. 贫血性心脏病
   - C. 高血压心脏病
   - D. 风湿性心脏病
   - E. 围生期心脏病

8. 胎儿在子宫内急性缺氧初期表现为胎动
   - A. 减弱
   - B. 增强
   - C. 次数减少
   - D. 频繁
   - E. 次数稍增多

9. 硫酸镁中毒时最早出现的是
   - A. 呼吸加快
   - B. 尿量减少
   - C. 呼吸减慢
   - D. 膝反射消失
   - E. 心率加快

10. 妊娠期高血压疾病的发病因素，不包括
    - A. 既往有慢性高血压、肾炎病史
    - B. 孕妇过于年轻或高龄初产妇
    - C. 营养不良或过于肥胖
    - D. 有过流产史的经产妇
    - E. 双胎或羊水过多

11. 风湿性心脏病孕妇，24 岁，妊娠 20 周来做产前检查及孕产期保健咨询，目前心功能 II 级，她询问关于容易发生心衰的危险时期，以下回答哪项恰当
    - A. 妊娠 32～34 周、分娩期和产后最初 3 日内
    - B. 妊娠 28 周以后
    - C. 哺乳期
    - D. 产后最初 1 周内
    - E. 妊娠 36 周以后

12. 妊娠期贫血的防治，以下哪项恰当
    - A. 孕妇贫血的诊断标准为血红蛋白＜100g/L
    - B. 妊娠后半期无贫血者，不需要常规应用硫酸亚铁
    - C. 产时和产后无须特殊处理
    - D. 严重贫血伴心功能不全而迫近分娩者，严禁输血
    - E. 治疗贫血最好静脉滴注或肌注铁剂

13. 44 岁妇女，G1P1。有高血压、冠心病、糖尿病病史，一年来月经失调，10～15 天/20～60 天，经量时多时少，最近检查子宫饱满经产大，质地中等 B 超提示子宫经产大，内膜厚度 1.8cm，双附件正常。该病例的诊断和处理以下哪项不恰当
    - A. 应尽快分段诊刮以确诊
    - B. 首先考虑子宫内膜癌的可能性大
    - C. 如确诊子宫内膜癌应首选手术治疗
    - D. 如已侵犯颈管，不宜手术治疗
    - E. 若不能耐受手术可放射治疗

14. 患者，女，26 岁，G2P0。妊娠 36 周，因 2 天前检查发现血压 140/90mmHg，尿蛋白（＋），收入院治疗。以下哪项治疗原则不合适
   A. 首选解痉治疗，可预防和控制子痫发生
   B. 降压药适用于所有血压升高者
   C. 适时终止妊娠是重要措施
   D. 利尿药物仅适用于全身水肿、心衰或肺水肿者
   E. 镇静药物用于硫酸镁治疗效果不佳者

15. 患心脏病的孕产妇，最主要的死亡原因为
   A. 剖宫产分娩
   B. 阴道助产分娩
   C. 心力衰竭与感染
   D. 羊水栓塞
   E. 产后出血

16. 下列哪项与妊娠期高血压疾病无关
   A. 胎盘前置
   B. 眼底动脉痉挛，A∶V ＝ 1∶2
   C. 肝肾功能受损
   D. 羊水过少
   E. 胎儿生长受限

17. 妊娠期早期心衰的体征，以下哪项不恰当
   A. 轻微活动后出现胸闷、气急及心悸感
   B. 休息时呼吸大于 16 次/分
   C. 肺底出现少量持续湿性啰音
   D. 夜间常感胸闷，需坐起呼吸
   E. 休息时心率大于 110 次/分

18. 患者，女性，25 岁，第一次妊娠，平时月经规律 4～5 天/28～32 天，孕期多次检查，母婴均未发现明显异常，目前妊娠 41 周，以下处理哪项恰当
   A. 胎动计数 12 小时内少于 12 次，提示胎儿缺氧
   B. 应用羊膜镜观察羊水多少和形状，了解胎儿是否缺氧
   C. NST 无反应型，提示胎儿缺氧
   D. 一旦确诊过期妊娠，应立即终止妊娠
   E. 终止妊娠的方法应选择剖宫产

19. 妊娠合并心脏病的妊娠期处理，以下哪项不合适
   A. 妊娠 20 周后建议每周检查一次
   B. 孕期适当休息，避免过劳
   C. 孕中晚期常规给予铁制剂，及早预防和治疗贫血
   D. 孕晚期常规给予抗生素，积极预防上呼吸道感染
   E. 有早期心衰的孕妇，给予地高辛治疗

20. 1 岁小儿，血压 11/8kPa（83/60mmHg），面及四肢明显凹陷性浮肿，腹膨隆，移动性浊音（＋），Hb 125g/L，胆固醇 7.2mmol/L，血浆蛋白 42g/L，白蛋白 18g/L，BUN 5.3mmol/L，尿蛋白（＋＋＋＋），RBC 偶见/HP，最可能的诊断是
   A. 急性肾炎
   B. 单纯性肾病

C. 慢性肾炎
   D. 肾炎性肾病
   E. 慢性肾炎急性发作

21. 25 岁初产妇，现孕 26 周，其丈夫婚检时发现 HBsAg（＋），肝功正常，孕妇欲确诊是否感染乙肝及对胎儿有无影响。应检查
   A. ALT
   B. HBsAg
   C. 肝脏 B 超
   D. 乙肝抗原、抗体五项
   E. 肝脏 CT

22. 32 岁孕妇，患风湿性心脏病 5 年，孕 32 周就诊，病人主诉及体检中，哪项不能用妊娠期心血管功能改变来解释
   A. 心率加速有心悸感
   B. 气短
   C. 心尖搏动向左移位
   D. 舒张期杂音
   E. 心尖部有柔和收缩期杂音

23. 女性 28 岁，妊娠性高血压，用硫酸镁注射降压，突然血压过低，6.67/4kPa（50/30mmHg）。应当立即给静脉注射哪种药物
   A. 去甲肾上腺素
   B. 氯化钙
   C. 麻黄素
   D. 多巴胺
   E. 碳酸锂

24. 对于妊娠期高血压疾病，哪项不正确
   A. 初产妇多于经产妇
   B. 妊娠 20 周前一般不发生
   C. 重症易并发胎盘早期剥离
   D. 24 小时尿蛋白定量在 0.5g 以上者应视为重症
   E. 葡萄胎易早期出现妊娠期高血压疾病

25. 30 岁初产妇，风湿性心脏病，心功能Ⅰ级，骨盆及胎位正常，现足月临产 3 小时，心率 88 次/分，宫口开大 2cm，应如何处理
   A. 产程中尽量使产妇安静，适当应用镇静剂
   B. 缩宫素点滴，加强宫缩
   C. 立即剖宫产
   D. 快速给毛花苷丙（西地兰）预防心衰
   E. 立即行人工破膜，缩短产程

26. 心脏病患者，下列哪项不宜妊娠
   A. 心功能Ⅰ、Ⅱ级者
   B. 风心病心功能良好者
   C. 无明显心脏扩大
   D. 稍轻微活动后有胸闷气喘者
   E. 有先心病、心衰史者后经手术纠正好转

27. 以下哪项不是妊娠期高血压疾病扩容治疗之指征
   A. 尿少于 600ml/d
   B. 尿比重大于 1.020

C. 血浆黏度比值≥1.6　　　D. 血球压积 1 > 0.35

E. 全血黏度比值≥3.6

28. 35 岁初产妇，自停经 20 周起，即发现血压较高，150 ~ 170/90 ~ 110mmHg，并有下肢浮肿，偶有头痛；36 周时，BP 180/120mmHg，下肢浮肿及头晕头痛加重，尿蛋白（-），下列何项诊断是正确的

A. 先兆子痫

B. 原发性高血压并发先兆子痫

C. 妊娠高血压

D. 中度妊娠期高血压疾病

E. 原发性高血压

29. 某女性患者，20 岁，未婚。因右下腹疼痛 4 小时到某医院急诊，医生诊断为急性阑尾炎而进行手术。术中见阑尾正常，但右侧输卵管妊娠破裂出血。医生切除了病人右侧输卵管并结扎止血。术后，患者要求医生为其宫外孕保密。当患者母亲问及病情时，医生应该

A. 如实向其母陈述病情

B. 先告知其母真情，再向患者解释

C. 说服患者，让其自己告诉其母实情

D. 为患者保密

E. 以上都不是最佳方案

30. 3 岁男孩，自生后 6 个月开始出现发绀，有杵状指。胸部 X 线检查示"靴型"心影，肺血减少。最可能的诊断是

A. 肺动脉狭窄　　　B. 室间隔缺损

C. 动脉导管未闭　　　D. 法洛四联症

E. 艾森曼格综合征

31. 妊娠合并急性阑尾炎的治疗原则是

A. 终止妊娠后手术治疗

B. 终止妊娠后行保守治疗

C. 以保守方法为主

D. 一经确诊立即手术治疗

E. 手术治疗的同时都要行剖宫产术

32. 妊娠合并糖尿病病人分类"T"表示患者有

A. 视网膜病　　　B. 肾移植

C. 心脏病　　　D. 糖尿病历时 10 ~ 19 年

E. 下肢血管钙化

33. 妊娠合并急性化脓性阑尾炎，行剖宫产和阑尾切除术，术中发现阑尾坏死穿孔，弥漫性腹膜炎和严重的盆腔炎，最好采取哪项措施

A. 全子宫切除术

B. 次全子宫切除术

C. 盆腔引流术

D. 全子宫切除 + 盆腔引流术

E. 次全子宫切除术 + 盆腔引流术

34. 妊娠糖尿病性肾病会出现下列哪种情况

A. 高血压不常见

B. 随妊娠进展尿蛋白量常减少

C. 出现尿蛋白是本病晚期的标志

D. 几乎均出现视网膜病变

E. 尿酸浓度仍有助于先兆子痫的诊断

35. 糖尿病孕妇的胎儿可能发生的情况，几率最小的是

A. 先天畸形　　　B. 巨大胎儿

C. 新生儿窒息　　　D. 低体重儿

E. 死胎

36. 妊娠合并急性阑尾炎术中哪项说法不正确

A. 妊娠早期诊断不确切时可行正中切口

B. 妊娠中晚期采取麦氏切口

C. 最好不放置腹腔引流

D. 采取左侧卧位以便于暴露阑尾

E. 妊娠早期可用腹腔镜诊治

37. 决定妊娠合并阑尾炎的预后主要因素是

A. 胎儿体重

B. 孕龄及阑尾炎严重程度

C. 孕妇年龄

D. 孕妇既往生育史

E. 以上都不正确

38. 妊娠合并心脏病对胎儿的影响，下列哪项是正确的

A. 二尖瓣狭窄手术后已恢复工作的孕妇易发生早产

B. 心功能Ⅲ级以上的孕妇胎儿窘迫发生率高

C. 心脏代偿功能良好的孕妇也易引起死胎

D. 妊娠合并心脏病的孕妇和其胎儿的预后均差

E. 单有房间隔缺损的孕妇易发生胎儿生长受限

39. 妊娠期心脏病患者中，下列哪项不是早期心衰体征

A. 休息时呼吸大于 20 次/分

B. 休息时心率大于 110 次/分

C. 轻微活动后有胸闷、气急及心悸感

D. 肝脾大、有压痛

E. 阵发性夜间呼吸困难

40. 心脏病孕妇最易发生心力衰竭的时间是

A. 妊娠 28 ~ 31 周　　　B. 妊娠 24 ~ 26 周

C. 妊娠 32 ~ 34 周　　　D. 妊娠 35 ~ 36 周

E. 妊娠 37 ~ 40 周

41. 妊娠期间可以诊断器质性心脏病的体征主要是

A. 心律失常，有期前收缩

B. 心尖部有Ⅱ级收缩期吹风样杂音

C. 心率达 120 次/分

D. 心尖部有舒张期雷鸣样杂音

E. 心界稍向左扩大

42. 妊娠合并肠梗阻与以下哪项无关
　　A. 肠道肿瘤　　　　　　B. 既往腹部手术史
　　C. 子宫黏膜下肌瘤　　　D. 子宫浆膜下肌瘤
　　E. 双胎妊娠

43. 妊娠期阑尾位置随孕周增长总的变化特点是
　　A. 向上、内、前移位　　B. 向上、外、后移位
　　C. 向上、内、后移位　　D. 向上、外、前移位
　　E. 向上、后移位

44. 妊娠期急性胆囊炎和胆石症更常见于妊娠哪个期
　　A. 早中期　　　　　　　B. 早期
　　C. 晚期　　　　　　　　D. 中晚期
　　E. 中期

45. 下列哪种说法不正确
　　A. 胆汁中胆固醇浓度增加
　　B. 孕激素降低胆囊黏膜上皮对钠的调节，使黏膜吸收水分能力下降，影响胆囊浓缩功能
　　C. 妊娠期胆汁成分明显变化
　　D. 多数胆囊炎患者合并胆石症
　　E. 孕激素使胆道平滑肌松弛，胆囊排空能力减弱，导致结石形成

46. 足月妊娠患者临床确诊阑尾炎后，宫颈开大 5cm，S–1，最佳处理方案为
　　A. 等待阴道自然分娩，阴道分娩后行阑尾切除术
　　B. 立即行剖宫产，同时行阑尾切除术
　　C. 如无剖宫产指征，加强产力，缩短产程，分娩后尽早行阑尾炎手术
　　D. 如无剖宫产指征，加强产力，缩短第二产程，分娩后如阑尾病情较轻则采用保守治疗
　　E. 保守治疗阑尾炎同时等待阴道自然分娩

47. 妊娠合并肠梗阻正确的是
　　A. 妊娠早期肠梗阻需手术治疗者，应行梗阻手术同时行人工流产
　　B. 妊娠晚期尤其是 34 周以后，估计胎儿已成熟者，可行肠梗阻术后再行剖宫产
　　C. 中期妊娠肠梗阻患者如无产科指征可术后继续妊娠并保胎治疗
　　D. 中期妊娠肠梗阻患者如无产科指征亦宜在术后行中期妊娠引产术
　　E. 肠梗阻经非手术治疗缓解后应及时终止妊娠

48. 测量肺动脉楔压可为下列哪种指标提供依据
　　A. 心肌收缩力　　　　　B. 左心前负荷
　　C. 右心前负荷　　　　　D. 后负荷
　　E. 心率

49. 对于妊娠合并肠梗阻不正确的是
　　A. 绞窄性肠梗阻一经确诊立即手术
　　B. 单纯性肠梗阻保守治疗 48 小时无缓解时应手术治疗
　　C. 治疗原则是纠正梗阻引起的水电解质紊乱及酸碱失衡，解除肠梗阻
　　D. 麻痹性肠梗阻保守治疗 12 ~ 24 小时无缓解应积极手术
　　E. 多发生于妊娠晚期

50. 对于妊娠期胆囊的描述正确的是
　　A. 妊娠期胆囊容积明显变小
　　B. 妊娠期胆囊容积变化不大
　　C. 妊娠期胆囊容积明显增大
　　D. 妊娠期胆囊壁明显变厚
　　E. 妊娠期胆囊壁无明显变化

51. 妊娠晚期胰岛素需要量增加的主要原因是
　　A. 体力活动减少　　　　B. 血容量增加
　　C. 摄入热量增加　　　　D. 胎盘催乳素的分泌
　　E. 游离皮质醇浓度升高

52. 26 岁，初孕妇，孕 9 周，伴有风湿性心脏病，二尖瓣狭窄和闭锁不全，出现下列哪项情况要终止妊娠
　　A. 心功能 I 级合并急性气管炎
　　B. 心功能 I 级合并缺铁性贫血
　　C. 心功能 I 级合并漏斗型骨盆
　　D. 心功能 II 级
　　E. 心功能 III 级

53. 对于妊娠期及产褥期并发急性肾盂肾炎下列叙述中哪项是不正确的
　　A. 单侧时以右侧多见
　　B. 发病率约占病人的 2%
　　C. 症状包括厌食、恶心呕吐
　　D. 大肠埃希菌是主要致病菌
　　E. 常合并自体免疫缺乏

54. 巨幼细胞性贫血造成胎儿畸形最常见的是
　　A. 脑积水　　　　　　　B. 短肢畸形
　　C. 神经管缺损　　　　　D. 先天愚型
　　E. 先天性心脏病

55. 预防孕期缺铁性贫血的措施，下列哪项是错误的
　　A. 孕期鼓励进食含铁丰富的食物
　　B. 妊娠早期起常规补充铁剂
　　C. 妊娠前积极治疗失血性疾病
　　D. 产前检查必须查血常规，在妊娠后期应多次复查
　　E. 在口服硫酸亚铁同时补充维生素 C

56. 除下列哪点外均为缺铁性贫血的实验室诊断依据

A. 血细胞比容 <0.30

B. 红细胞 <3.5×10^{12}/L

C. 血红蛋白 <100g/L

D. 孕妇血清铁 <10μmol/L

E. 骨髓象为红细胞增生，铁颗粒减少

57. 下面叙述错误的是

　　A. 几乎有 50% 孕妇合并贫血

　　B. 妊娠合并贫血是妊娠期最常见的合并症

　　C. 正常成年妇女体内含铁总量为 2g，主要以结合方式存在

　　D. 铁剂通过简单扩散方式从母体转给胎儿

　　E. 为预防缺铁性贫血可从孕中期开始补铁治疗

58. 对于妊娠时孕妇需铁量，下列哪项是不正确的

　　A. 胎儿胎盘需铁 300mg

　　B. 母体红细胞增加需铁 500mg

　　C. 补充铁剂通常是预防缺铁性贫血所必需的

　　D. 妊娠期排泄的铁约为 200mg

　　E. 妊娠时胃肠吸收铁量减少

59. 妊娠期贫血的防治哪项是正确的

　　A. 治疗贫血最好静脉滴注或肌注铁剂

　　B. 妊娠后半期无贫血者，不需要常规应用硫酸亚铁

　　C. 每提高 1g 血红蛋白需右旋糖酐铁 300mg 或山梨醇铁 200mg

　　D. 口服硫酸亚铁一般需 1 个月才能纠正贫血

　　E. 严重贫血有心功能代偿失调而迫近分娩者有，严禁输血

60. 妊娠早期合并重症病毒性肝炎，最好的处理是

　　A. 立即做人工流产术

　　B. 积极治疗肝炎

　　C. 积极治疗肝炎，病情好转后做人工流产

　　D. 肝炎好转后继续妊娠

　　E. 立即行药物治疗

61. 下面有关急性病毒性肝炎的治疗原则哪项是错误的

　　A. 继续妊娠时，注意预防妊娠期高血压疾病的发生

　　B. 孕中、晚期不宜终止妊娠

　　C. 早孕期应治疗后行人工流产，以防止畸胎

　　D. 分娩时注意缩短第二产程及预防产后出血

　　E. 产后用抗生素预防感染

62. 妊娠合并再障的病人，下列哪项是不正确的

　　A. 妊娠 4 个月以上，可继续妊娠

　　B. 妊娠早期应行人流术

　　C. 应尽量阴道分娩，缩短第二产程

　　D. 产后预防应用抗生素

　　E. 临产后予输血，但不必常规使用催产素

63. 下面有关妊娠合并心脏病的处理，哪项不合适

　　A. 临产后应密切观察心跳、呼吸

　　B. 临产后用抗生素，直至产后一周

　　C. 除非病情需要，一般不主张预防性应用

　　D. 产程进展慢，估计有头盆不称者，以剖宫产为宜

　　E. 产后出血时应立即静脉滴注麦角新碱

64. 关于妊娠合并心脏病产妇的分娩期，下列哪项处理是错误的

　　A. 孕妇心率 >110 次/分，应快速给予洋地黄

　　B. 吸氧

　　C. 产程开始后给予抗生素至产后 1 周

　　D. 为预防产后出血，应静脉注射麦角新碱

　　E. 应缩短第二产程，胎儿娩出后产妇腹部放置沙袋

65. 心脏病患者现妊娠 8 周，出现急性心力衰竭，最好的处理办法是

　　A. 控制心力衰竭后继续妊娠

　　B. 即刻终止妊娠

　　C. 控制心力衰竭后，吸宫终止妊娠

　　D. 控制心力衰竭后，剖腹取胎终止妊娠

　　E. 边控制心力衰竭边终止妊娠

66. 妊娠合并心脏病的处理，下列哪项是正确的

　　A. 预防产后出血，静脉注射麦角新碱

　　B. 胎儿娩出后，在产妇腹部放置沙袋加压

　　C. 宫口开全后鼓励产妇屏气，腹部加压，快速结束分娩

　　D. 产后 24 小时后鼓励产妇下床活动有助于子宫复旧

　　E. 产后立即行绝育手术

67. 妊娠合并急性阑尾炎在哪个时期多见

　　A. 妊娠 8 个月后　　　B. 妊娠前 6 个月

　　C. 妊娠前 3 个月　　　D. 分娩时

　　E. 产褥期

68. 妊娠 35 周合并不完全性肠梗阻者，最合适的治疗为

　　A. 无须促胎肺成熟，保守治疗 12～24 小时无缓解可先行肠梗阻手术再行剖宫产术

　　B. 尽量先行保守治疗，同时促胎肺成熟后行剖宫产术

　　C. 尽量先行保守治疗，同时促胎肺成熟

　　D. 无须促胎肺成熟，保守治疗 12～24 小时无缓解先行剖宫产术再行肠梗阻手术

　　E. 无须促胎肺成熟，保守治疗 12～24 小时缓解后可继续妊娠

69. 下列关于妊娠胆囊炎的说法不正确的是

　　A. 多有高脂饮食史

　　B. 右上腹绞痛，阵发性加重

C. 腹部可见肠形、肠蠕动波

D. Murphy's 征 （＋）

E. 可有肝功能异常

70. 胰岛素依赖型糖尿病孕妇与正常孕妇相比，昼夜血糖浓度有何变化

A. 糖尿病患者任何时候血糖均高

B. 无变化

C. 糖尿病患者白天血糖高

D. 糖尿病患者夜间血糖高

E. 糖尿病患者白天血糖高，夜间低

71. 糖尿病对孕妇和胎儿的影响不包括以下哪点

A. 糖尿病孕妇羊水过多的发生率增高，原因不明

B. 糖尿病孕妇易在妊娠期和分娩期发生泌尿生殖系统感染

C. 糖尿病孕妇的胎儿均为巨大胎儿

D. 糖尿病孕妇的胎儿畸形、死胎及新生儿死亡率高

E. 糖尿病患者易并发妊娠期高血压疾病

72. 糖化血红蛋白与患者过去一段时间的血糖浓度有密切关系，这段时间是多长

A. 3 天　　　　　　B. 24 小时

C. 1 周　　　　　　D. 4 周

E. 8 周

73. 妊娠对糖尿病的影响，下列叙述错误的是

A. 胎盘分泌的激素在周围组织中有抗胰岛素作用

B. 血容量增加，血液稀释，胰岛素相对不足

C. 随妊娠进展，空腹血糖开始下降

D. 产程中能量消耗及产妇进食少，容易发生酮症酸中毒

E. 产后全身内分泌激素很快恢复至非妊娠水平，不再会发生低血糖

74. 重症肺结核对妊娠的影响，下列哪项是正确的

A. 早产发生率不增多

B. 流产发生率不增多

C. 受孕率明显降低

D. 容易引起胎儿宫内发育迟缓

E. 容易引起胎死宫内

75. 妊娠合并肝炎的诊断，下列哪项是正确的

A. 妊娠期 ALT 升高即可诊断

B. 妊娠期出现黄疸即可诊断

C. 可疑妊娠合并肝炎患者，产后如肝功能很快恢复正常即可诊断

D. 妊娠期 ALT 升高伴有呕吐即可诊断

E. 以上都不正确

76. 对于妊娠合并慢性肾小球性肾炎，下列哪项是错

误的

A. 容易合并妊高征

B. 仅有蛋白尿时，获得活婴率约为 55%

C. 慢性肾炎由于妊娠而恶化者居多

D. 有氮质血症者不宜妊娠

E. 因胎盘功能低下，常有胎儿宫内发育迟缓或胎死宫内

77. 下面有关妊娠合并肺结核的治疗，哪项是错误的

A. 新生儿出生后应及时接种卡介苗预防感染

B. 链霉素偶可致新生儿听力障碍，慎用或减量使用

C. 活动期肺结核患者应避免妊娠

D. 孕期禁做肺结核的手术

E. 肺结核不是剖宫产指征，尽可能阴道分娩

78. 下面哪项不是妊娠合并甲亢的诊断依据之一

A. 总 T_3：5.0nmol/L

B. 甲状腺明显增大伴有血管杂音

C. 血清蛋白结合碘 0.60nmol/L

D. 心率 110 次/分

E. 基础代谢率大于正常 30%

79. 甲亢合并妊娠，下列哪项是正确的

A. 可用放射性同位素治疗

B. 不宜用抗甲状腺药物治疗

C. 甲亢是终止妊娠的适应证

D. 如需手术，应先终止妊娠

E. 用抗甲状腺药物时不宜哺乳

80. 下面哪项不是糖尿病孕妇行剖宫产的指征

A. 胎位不正

B. 巨大胎儿，有相对头盆不称

C. 有死胎、死产史

D. 病程大于 10 年，病情较严重

E. 需胰岛素控制血糖者

81. GDM 患者，孕晚期为预防胎死宫内应做到以下 4 项，但除外

A. 每周做一次 B 超，估计胎儿成熟度

B. 每周进行一次 NST

C. 定期监测胎动次数

D. 每周做一次 OCT

E. 预产期前引产

82. 对于妊娠合并糖尿病，下列哪项是不正确的

A. 孕期控制饮食

B. 用胰岛素控制血糖，不影响胎儿

C. 已有严重心血管病史，肾功能减退不宜妊娠

D. 产后继续用产前所用胰岛素剂量

E. 孕晚期估计胎儿成熟度

83. 为了预防风湿性心脏病产妇发生心力衰竭，错误的措施是
A. 产时及产后给予镇静剂
B. 吸氧
C. 手术缩短第二产程
D. 胎儿娩出后在腹部放置砂袋
E. 预防产后出血静脉滴注麦角新碱

84. 关于妊娠期阑尾的位置正确的是
A. 妊娠 2 个月末，在髂嵴下 2 横指
B. 妊娠 4 个月末，在髂嵴水平
C. 妊娠 7 个月末，在髂嵴上 2 横指
D. 妊娠足月可达胆囊区
E. 产后 5 日回复到接近原来位置

85. 孕妇于妊娠早期患重症肝炎，正确处理应是
A. 积极治疗重症肝炎
B. 立即行人工流产术
C. 肝炎好转后继续妊娠
D. 治疗肝炎同时行人工流产术
E. 治疗肝炎待病情好转行人工流产

86. 关于妊娠合并心脏病，下述正确的是
A. 总血容量于妊娠 36～38 周增加达高峰
B. 行剖宫产或宫口开全后尽快协助经阴道分娩
C. 为预防产后出血，静脉滴注麦角新碱
D. 发生产后出血，应快速输血
E. 产时未发生心衰，产后通常不再发生心衰

87. 同糖尿病孕妇无关的项目是
A. 羊水过多
B. 子痫前期
C. 胎儿畸形
D. 新生儿高血糖
E. 新生儿高胆红素血症

88. 重症肝炎初产妇，妊娠近足月，临产 7 小时，宫口开大 3cm，本例错误处置是
A. 输新鲜血
B. 静滴葡萄糖液内加维生素 C
C. 肌注维生素 K₁
D. 经阴道手术助娩
E. 剖宫产

89. 26 岁风湿性心脏病妇女，停经 7 周，尿妊娠试验阳性，B 超检查见妊娠环。近一周自觉心悸、气短，有时痰中带血丝。此患者的最佳处理应是
A. 地高辛 0.25mg，每日 2 次口服
B. 间断吸氧
C. 给予广谱抗生素预防感染
D. 严密观察经过，对症处理
E. 对症治疗后，尽早终止妊娠

90. 母亲妊娠晚期患急性乙型肝炎时，胎儿感染率为
A. 25%
B. 50%
C. 70%
D. 85.90%
E. 100%

91. 初孕妇，28 岁，孕 34 周，血压 130/85mmHg，尿蛋白（-），宫高 27cm，下肢浮肿（±），B 超双顶径 78mm，股骨长 60mm，腹径 76mm，羊水指数 10cm，其最可能的诊断是
A. 羊水过少
B. 轻度妊娠期高血压疾病
C. 妊娠期高血压疾病 + IUGR
D. IUGR
E. 低危妊娠

92. 24 岁，孕 38 周来诊，查血压 90/60mmHg，心率 100 次/分，口唇稍紫，杵状指，心脏听诊杂音粗糙，应建议患者
A. 立即终止妊娠
B. 可继续妊娠
C. 出现心衰症状后方考虑终止妊娠
D. 此次终止妊娠，半年后终止妊娠
E. 可继续妊娠，分娩后建议做绝育手术

93. 孕妇，30 周妊娠，血压 160/100mmHg，自感头晕，视物不清，双下肢浮肿加重，尿蛋白（+++），此时应给予的处理为
A. 继续门诊口服药治疗观察
B. 在基层医院住院治疗观察
C. 解痉、镇静、降压、利尿
D. 立即剖宫产
E. 胎盘功能检查及胎儿成熟度监测

94. 初产妇，28 岁，妊娠 36 周，自觉乏力、恶心、食欲减退已 10 日，血压 130/90mmHg，ALT 256 单位。本例极易
A. 发展为重度妊娠期高血压疾病
B. 发展为重症病毒性肝炎
C. 发生妊娠期肝内淤积综合征
D. 可能发生妊娠性脂肪肝
E. 导致胎儿缺血缺氧出现胎儿窘迫

95. 初产妇，25 岁，曾因感冒诱发心力衰竭，现妊娠 13 周就诊。以下哪项为正确的临床处理
A. 继续妊娠，无特殊处理
B. 继续妊娠，口服地高辛预防心衰
C. 继续妊娠，加强产前监护
D. 终止妊娠，行负压吸宫术
E. 终止妊娠，行钳刮术

96. 下列临床表现中哪项不能用妊娠时正常的心血管功

能改变来解释

A. 心尖区及肺动脉瓣柔和的收缩期杂音

B. 心率加速而有心悸感

C. 妊娠晚期轻度的气短、气喘

D. 下肢水肿，卧床后消退

E. 心浊音界轻微扩大

97. 孕妇25岁，G0P0，孕38周，风湿性心脏病，已临产，心功能Ⅰ~Ⅱ级，胎儿体重估计2700g，分娩期处理正确的是

A. 剖宫产术

B. 应助产，以缩短第二产程

C. 等待自然分娩

D. 忌用吗啡

E. 肌注麦角新碱预防产后出血

98. 妊娠晚期合并急性病毒性肝炎者，应给予重视和积极治疗，主要是因为

A. 容易合并妊娠期高血压疾病及发生子痫

B. 容易发展为重症肝炎，致使孕产妇死亡率增加

C. 容易发生糖代谢障碍，影响胎儿发育

D. 容易发生早产，胎儿不易存活

E. 容易发生宫缩乏力，产程延长

99. 孕妇妊娠晚期有恶心、呕吐、不思饮食，血肿增高，乙肝表面抗原阳性，诊断为急性肝炎，宜采用下列哪项处理

A. 隔离，静脉注射护肝药物，继续妊娠

B. 卧床休息，口服护肝药物，继续妊娠

C. 按传染性肝炎治疗后观察一周，肝功能无明显改善者，终止妊娠

D. 立即隔离，终止妊娠——引产

E. 立即剖宫产，防止肝脏负担继续加重

100. 孕妇28岁，妊娠2个月，合并风湿性心脏病前来就诊，确诊为"二尖瓣狭窄"，心功能Ⅱ级，既往无心衰史，对此孕妇正确的处理及预后是

A. 在产科及内科大夫的监护下可继续妊娠

B. 及早终止妊娠

C. 应劝其长期避孕，今后亦不宜妊娠

D. 分娩过程中极易发生心力衰竭

E. 孕期发生心力衰竭可能性增高

101. 关于妊娠合并甲状腺功能亢进，下列说法正确的是

A. 是剖宫产的适应证

B. 是终止妊娠的指征

C. 容易造成过期妊娠

D. 重症易引起流产、死胎

E. 甲亢于妊娠期可明显缓解

102. 初产妇，妊娠37周合并重症肝炎，临产7小时，宫

口开大1cm，错误的处理是

A. 输注新鲜血　　　　B. 静滴葡萄糖加维生素C

C. 肌注维生素K₁　　　D. 剖宫产

E. 经阴道分娩

103. 初产妇，24岁，妊娠36周合并急性乙型肝炎入院，以下处理错误的是

A. 静滴葡萄糖加维生素C

B. 静滴红霉素预防感染

C. 卧床休息，增加营养

D. 病情稳定可等待其自然分娩

E. 肌注维生素K₁

104. 关于妊娠合并急性肾盂肾炎，下列说法正确的是

A. 是妊娠罕见的并发症

B. 妊娠中期以后容易造成排尿不畅

C. 左侧输尿管较右侧更易积蓄尿液

D. 容易发生过期妊娠

E. 治疗原则是改变尿液酸碱度

105. 关于病毒性肝炎合并妊娠的处理，下列哪项是错误的

A. 早期妊娠应行人工流产，中期妊娠一般不主张终止妊娠

B. 近预产期应使用维生素K₁并备新鲜血

C. 禁用四环素治疗和预防感染

D. 产时应常规选用对肝脏无害的抗生素

E. 临产期间应及时加用肝素预防DIC的发生

106. 关于妊娠合并心脏病产妇的分娩期，下列哪项处理是错误的

A. 产程开始给予抗生素至产后3天

B. 吸氧

C. 孕妇心率大于110次/分，应快速给予洋地黄

D. 可行产钳助产

E. 发生严重心衰难以纠正，可边控制心衰边紧急剖宫产

107. 心脏病孕妇临产后的处理，下列哪项不合适

A. 临产后即用抗生素，至少维持至产后一周

B. 可适当应用镇静剂

C. 若非病情需要不主张常规使用洋地黄预防心衰

D. 产程进展缓慢，估计头盆不称，尽早行剖宫产

E. 产后流血较多时尽量避免输血

108. 对于糖尿病对妊娠的影响，下列哪项是错误的

A. 孕期宫内死胎的发生率增高

B. 易发生巨大儿

C. 合并妊娠期高血压疾病的几率增高

D. 胎儿成熟较晚，故一般应待妊娠38周后终止妊娠

E. 易发生胎儿畸形

109. 关于妊娠与急性胆囊炎和胆石症的相互影响，下列说法正确的是

A. 在雌激素的影响下，胆囊及胆道平滑肌松弛使胆囊排空缓慢

B. 孕激素降低胆囊黏膜对钠的调节，影响胆囊浓缩功能

C. 妊娠期胆汁盐及磷脂分泌增多，有利于形成胆结石

D. 在妊娠期胆石症极易感染

E. 妊娠期胆汁中胆固醇成分增多

110. 孕妇 37 岁，第二胎，妊娠 20 周，做家务后感胸闷气短，近一周夜间经常咳嗽咳痰，不能平卧，体检：心率 120 次/分，心界向左扩大，心尖部可闻及收缩期杂音，双肺底闻小水泡音，双下肢水肿（＋），最适宜的处理是

A. 加强产前监护　　　　B. 限制食盐摄入

C. 立即终止妊娠　　　　D. 控制心衰继续妊娠

E. 控制心衰后终止妊娠

111. 关于正常妊娠期肝功能变化，下列说法错误的是

A. 由于血液稀释，血清总蛋白降低

B. 血清胆固醇升高，半数高于 6.5mmol/L

C. 血清总胆红素升高

D. 妊娠中期起血清转氨酶升高

E. 血清碱性磷酸酶升高

112. 孕妇 25 岁，因停经 50 天，感心慌、胸闷，诊断为"先天性心脏病合并早孕"，来院咨询是否可以继续妊娠。体检：口唇、甲床轻度发绀，血压正常，心率 80 次/分，律齐，胸骨左缘第 3 ~ 4 肋间可闻及收缩期杂音，肺动脉瓣第二心音亢进，双肺呼吸音清。超声诊断：室间隔缺损伴肺动脉高压。下列哪项是正确的

A. 在心内科及产科医生的治疗下维持妊娠至足月

B. 不宜继续妊娠，入院行人工流产术

C. 入院先行心脏手术，如心功能改善则继续妊娠

D. 等待至孕中期行引产术

E. 严密监护心功能，出现心衰即刻终止妊娠

113. 关于妊娠合并肝炎对母儿的影响，下列哪项不正确

A. 发生于妊娠早期时可加重妊娠反应

B. 妊娠早期患病毒性肝炎的胎儿畸形发生率约高 2 倍

C. 妊娠晚期患急性乙型肝炎者，约 70% 婴儿发生感染

D. 母亲 HBsAg 阳性，新生儿全为阳性

E. 易发生早产

114. 妊娠贫血的诊断标准是

A. 血红蛋白 < 120g/L，血细胞比容 < 0.30

B. 血红蛋白 < 80g/L，血细胞比容 < 0.25

C. 血红蛋白 < 100g/L，血细胞比容 < 0.30

D. 血红蛋白 < 110g/L，血细胞比容 < 0.33

E. 血红蛋白 < 60g/L，血细胞比容 < 0.20

115. 孕妇易患肾盂肾炎的原因是

A. 孕激素使输尿管蠕动增强

B. 孕期肾血流量及肾小球滤过率增加，加重肾脏负担

C. 孕期多种激素使输尿管扩张，加呋塞米液引流

D. 子宫常右旋，压迫右输尿管致引流不畅

E. 孕期输尿管和肾盂可积尿达 100 ~ 200ml 之多

116. 32 岁经产妇，现停经 60 天，诊断早孕，急性肾盂肾炎。下列药物中首选何种

A. 氨苄西林　　　　　　B. 磺胺类药物

C. 卡那霉素　　　　　　D. 四环素

E. 氯霉素

117. 关于 HBsAg 阳性的孕妇正确的是

A. 母亲和新生儿都是乙型肝炎

B. 母亲 e 抗原（＋），新生儿多数为 HBsAg（－）

C. 母亲 s 抗原（＋），新生儿多数为 HBsAg（－）

D. 母亲血清中有抗 e 抗体，新生儿大多数不会被感染

E. 乙肝病毒不能通过胎盘

118. 对于妊娠合并肝炎，下述处理正确的是

A. 妊娠早期安胎

B. 妊娠中期需终止妊娠

C. 妊娠晚期及早终止妊娠

D. 终止妊娠前应用维生素 K

E. 应以剖宫产终止妊娠

119. 孕妇，26 岁，G1P0，妊娠 28 周，来院进行产前检查，GPT 40 单位，HbsAg（＋），HBeAg（＋），其他常规检查正常。产科检查正常，其母婴传播的情况可能是

A. 乙肝病毒不通过胎盘传递给胎儿

B. 其婴儿多半受感染

C. 分娩时通过母血传播，但其唾液和汗液不传播给婴儿

D. 其婴儿将不会成为病毒携带者

E. 孕中期急性乙型肝炎者，婴儿感染率为 70%

120. 妊娠合并病毒性肝炎时，在昏迷前期口服新霉素的目的是

A. 预防肠道感染

B. 抑制肠道内细菌生长，减少游离氨及其他毒性

物质形成

- C. 杀伤病毒，预防内源性感染
- D. 控制肝炎进展恶化
- E. 预防肝肾综合征的发生

121. 关于妊娠合并病毒性肝炎，下述错误的是
- A. 由于孕期的生理改变，如孕妇营养不良，肝脏易受病毒损害
- B. 甲型病毒性肝炎可通过胎盘传给胎儿
- C. 肝炎发生于妊娠早期，胎儿畸形的发生率增高
- D. 孕妇患肝炎后特别容易转成慢性
- E. 妊娠晚期，肝炎的诊断比非孕期困难

122. 关于病毒性肝炎对妊娠的影响，下列说法错误的是
- A. 妊娠晚期患病，妊娠期高血压疾病的发生率高
- B. 易发生产后出血
- C. 早产发生与围生儿死亡率明显增高
- D. 易发生 DIC
- E. 妊娠早期患乙型肝炎，婴儿感染率 25%

123. 对于妊娠合并心脏病者，下列哪项不是早期心衰征兆
- A. 轻微活动后有胸闷气急及心悸感
- B. 休息时心率 >110 次/分
- C. 休息时呼吸 >20 次/分
- D. 肺底有湿啰音，咳嗽后消失
- E. 阵发性夜间呼吸困难

124. 关于心脏病患者早孕终止妊娠的指征，下述哪项不当
- A. 心功能Ⅱ级或以上
- B. 风湿活动期
- C. 严重心肌损害
- D. 伴有肺高压表现者
- E. 有心衰病史者

125. 下列对于妊娠期合并急性阑尾炎的说法正确的是
- A. 死亡率并不比非孕期高
- B. 妊娠 5 个月，阑尾在髂棘下 2 横指
- C. 容易发生阑尾穿孔和腹膜炎
- D. 一经确诊应给予大剂量广谱抗生素
- E. 发生在妊娠晚期，腹肌较紧张

126. 第二产程心脏负担最重不是由于下列哪项引起的
- A. 血容量增加
- B. 心排量及平均动脉压增高
- C. 周围阻力增高
- D. 肺循环压力增高
- E. 腹压增加，内脏血液涌向心脏

127. 孕妇，30 岁，G1P0，妊娠 37 周，自觉乏力、纳差伴恶心、呕吐，小便深黄 5 天。体检：体温 37.5℃，神志清，全身皮肤黄染，躯干及四肢可见

散在出血点，肝肋下及边，有触痛，儿头浅入，胎心 140 次/分，初步印象为妊娠合并病毒性肝炎。下列处理中错误的是
- A. 临产时应备好新鲜血
- B. 预防感染常规选用四环素
- C. 使用肝素应小剂量并根据病情调整
- D. 临产期间和产后 12 小时内不宜用肝素
- E. 在保肝及纠正凝血功能后，尽早剖宫产结束分娩

128. 风湿性心脏病，孕 38 周，无心衰及头盆不称宫口开大 10cm，S +3，此时应
- A. 严密监护下继续妊娠
- B. 立即人工流产
- C. 等待自然分娩
- D. 手术助产缩短第二产程
- E. 剖宫产

129. 妊娠合并急性病毒性肝炎之处理，下述何项是错误的
- A. 注意缩短第一、第二产程
- B. 中晚期不宜终止妊娠
- C. 注意防止妊娠高血压综合征发生
- D. 早妊期治疗后行人流产以防畸形
- E. 应用四环素预防感染

130. 妊娠合并病毒性肝炎，分娩期的处理哪项是错误的
- A. 注意防止发生 DIC
- B. 产前注射维生素 K
- C. 及时注射宫缩剂减少产后出血
- D. 配血备血
- E. 以剖宫产结束分娩为宜

131. 妊娠并早期心力衰竭的临床表现是
- A. 心悸，气促，心界稍扩大，心尖区可闻及Ⅱ级柔和收缩期杂音
- B. 轻微活动即有胸闷，气急，静息心率 114 次/分，呼吸 22 次/分
- C. 气急，发绀，不能平卧，肺底部持续湿音，颈静脉充盈
- D. 心悸，气急，心尖区可闻及Ⅲ级收缩期杂音及舒张期杂音
- E. 心悸，气短，自幼即发绀，从未参加体力劳动，能平卧

132. 关于妊娠合并肝炎，下述处理哪项正确
- A. 终止妊娠前用维生素 K
- B. 妊娠中期需终止妊娠
- C. 妊娠晚期及早终止妊娠
- D. 妊娠早期安胎

E. 应以剖宫产终止妊娠

133. 妊娠晚期及分娩期合并急性病毒性肝炎，对产妇威胁最大的是
A. 易合并妊娠期高血压疾病
B. 易发生宫缩乏力产程延长
C. 易发展为重型肝炎，孕产妇死亡率高
D. 易发生产后出血 DIC
E. 易发生早产，围产死亡率增加

134. 关于妊娠合并心脏病的处理，下列哪项是错误的
A. 发绀型心脏病患者经手术矫治，心功能改善为 Ⅰ～Ⅱ级者，可以妊娠
B. 早孕期有心衰发作者，应于心衰控制后终止妊娠
C. 单纯因二尖瓣病变而心功能恶化的孕期妇女，可以在孕期作心脏矫治手术后继续妊娠
D. 换瓣手术的心脏病妇女，由于凝血功能的特殊要求，不宜妊娠
E. 心功能Ⅲ级以上者，产后不宜哺乳，应予产褥早期回乳

135. 某妇，38 岁，风湿性心脏病，孕 10 周，孕前曾心衰一次，现心率 100 次/分，呼吸 18 次/分，则应
A. 严密监护下继续妊娠
B. 手术助产缩短第二产程
C. 立即人工流产
D. 等待自然分娩
E. 剖宫产

136. 高危妊娠是指
A. 对孕妇，胎儿有较高危险性的妊娠
B. 对孕妇有较高危险性的妊娠
C. 对新生儿有较高危险性的妊娠
D. 对胎儿有较高危险性的妊娠
E. 对孕妇，胎儿及新生儿有较高危险性的妊娠

137. 风湿性心脏病孕妇于分娩时，正确的是
A. 宫口开全后，鼓励孕妇用力屏气尽快结束分娩
B. 预防产后出血，静脉注射麦角新碱
C. 胎儿娩出后，在腹部放置砂袋加压
D. 产后 24 小时内行输卵管结扎术
E. 产后 24 小时鼓励下床轻微活动，有助于子宫复旧

138. 有关妊娠合并心脏病，下述哪项是错误的
A. 宫口开全后应防止产妇用力屏气
B. 胎儿娩出后给予镇静剂如哌替啶或吗啡
C. 如有产后出血，可以输血，但需要注意输血速度
D. 胎儿娩出后，若子宫收缩不佳，可肌注麦角

新碱
E. 产前，产时有心力衰竭的产妇产后继续用强心药

139. 病毒性肝炎对妊娠的影响，下述哪项是错误的
A. 妊娠早期患肝炎致畸发生率高
B. 妊娠晚期发病易并发妊娠期高血压疾病
C. 妊娠早期患肝炎易发展为急性、亚急性肝炎
D. 妊娠中晚期发病易诱发 DIC
E. 妊娠期发生病毒性肝炎致围生（产）儿死亡率高

140. 下述何项不属于乙型病毒性肝炎母婴传播途径
A. 娩出时接触母亲产道分泌液或血污染
B. 粪－口传染
C. 母婴垂直传染
D. 乳汁传染
E. 密切生活接触传染

141. 妊娠合并风湿性心脏病，下列哪个体征是早期心衰的可靠诊断依据
A. 休息时心率 >110 次/分
B. 心尖部闻及Ⅱ级收缩期杂音
C. 肺底部持续性湿啰音
D. 心界扩大
E. 下肢凹陷性水肿Ⅰ度

142. 关于风湿性心脏病孕妇的分娩期处理，正确的是
A. 除有产科指征外，不需作剖宫产术
B. 忌用吗啡
C. 宫口开全要防止产妇用力屏气
D. 无感染征象，不需使用抗生素
E. 肌注麦角新碱，预防产后出血

143. 重型病毒性肝炎孕妇口服广谱抗生素的主要目的是
A. 防止 DIC
B. 清除体内病毒
C. 预防产后出血
D. 控制肝炎发展
E. 预防肝昏迷

144. 孕早期心脏病患者，决定是否能继续妊娠的最重要依据是
A. 心脏病种类
B. 心脏病变部位
C. 症状严重程度
D. 心功能分级
E. 有否以往生育史

145. 一风湿性心脏病患者，病情稳定，心功能Ⅱ级产妇临产入待产室，医生在考虑对她的处理时，哪项可不予考虑
A. 产程进展慢，估计有头盆不称可能时，早作剖宫产
B. 可适当应用镇静剂

C. 若非病变需要，不主张常规使用洋地黄预防
　　心衰

D. 临产即用抗生素，至少维持至产后一周

E. 产后流血较多时，尽量避免输血

146. 病毒性肝炎孕妇，凝血酶原时间延长，在妊娠中、晚期预防产后出血的主要措施是

A. 用维生素 K、C　　　　B. 引产终止妊娠

C. 高蛋白饮食增加营养　　D. 立即剖宫产

E. 用对羧基苄胺

147. 下列哪项是确诊妊娠期病毒性肝炎的根据

A. 黄疸昏迷

B. 皮肤瘙痒和黄疸

C. 妊娠晚期上腹部疼痛，吐咖啡样物

D. 蛋白尿和水肿

E. 血中谷丙转氨酶增高，HBsAg 阳性

148. 妊娠合并心脏病孕妇分娩期血流动力学变化，下述哪项是错误的

A. 第二产程，宫缩加上腹压，周围阻力增大

B. 第一产程，规律宫缩使周围循环阻力增加，回心血量减少

C. 第二产程，腹压增高使内脏血流涌向心脏，回心血量增加

D. 第三产程，子宫迅速缩小，腹压减低，大量血液流回内脏血管，回心血量减少

E. 第三产程，胎儿娩出后子宫胎盘循环停止，大量血液进入体循环，回心血量增加

149. 促使心脏病孕妇死亡的主要因素是

A. 心衰与感染

B. 产程中用力过度致心衰

C. 孕妇年龄大

D. 心脏病病程长

E. 产后哺乳致心衰

150. 28 岁，孕 34 周，10 天前开始感觉乏力，食欲差，近 5 天病情加重，伴呕吐，巩膜发黄，神智欠清而入院，血压 18.0/12.0kPa（135/90mmHg），SGPT 35U，胆红素 176μmol/L，尿蛋白（－）。首先应选择的检查是

A. 肝炎病毒抗原抗体七项　　B. 碱性磷酸酶

C. 胆酸　　　　　　　　　　D. 全血细胞计数

E. 血糖

151. 女，G1P0，孕 32 周，感头昏，乏力及食欲差，半月余，查：胎位，胎心及骨盆测量均正常，血红蛋白 80g/L，红细胞压积 25%。较准确的诊断是

A. 巨幼红细胞性贫血　　　　B. 地中海贫血

C. 缺铁性贫血　　　　　　　D. 再生障碍性贫血

E. 以上都不是

152. 孕 34 周，心脏改变是

A. 轻微活动即有胸闷，气急，静息心率 114 次/分，呼吸 22 次/分

B. 气急，发绀，不能平卧，肺底部持续湿音，颈静脉充盈

C. 心悸，气促，心界稍扩大，心尖区可闻及 Ⅱ 级柔和收缩期杂音

D. 心悸，气急，心尖区可闻及 Ⅲ 级收缩期杂音及舒张期杂音

E. 心悸，气短，自幼即发绀，从未参加体力劳动，能平卧，肺无音

153. 32 岁，第二胎，孕 34 周，出现皮肤瘙痒，巩膜发黄一周，无其他不适，血压 16/12kPa（120/90mmHg），以往妊娠有同样发作史，产后黄疸自行消退；化验 SGPT 140 单位。下列诊断何项可能性最大

A. 妊娠期肝内胆汁淤积症

B. 急性病毒性肝炎

C. 妊娠急性脂肪肝

D. 妊娠期高血压疾病致肝功能损害

E. 药物性肝炎

154. 患风湿性心脏病的初孕妇，孕 35 周，心衰经治疗以后心率降至 110 次/分，已能平卧，胎心音好，应

A. 等待自然分娩

B. 立即人工流产

C. 手术助产缩短第二产程

D. 严密监护下继续妊娠

E. 剖宫产

155. 妊娠并早期心力衰竭的临床表现是

A. 轻微活动即有胸闷，气急，静息心率 114 次/分，呼吸 22 次/分

B. 心悸，气促，心界稍扩大，心尖区可闻及 Ⅱ 级柔和收缩期杂音

C. 心悸，气急，心尖区可闻及 Ⅲ 级收缩期杂音及舒张期杂音

D. 气急，发绀，不能平卧，肺底部持续湿音，颈静脉充盈

E. 心悸，气短，自幼即发绀，从未参加体力劳动，能平卧

156. 可以妊娠的心脏病妇女是

A. 在活动量少于一般日常体力活动时即感疲劳，心悸气急

B. 一般体力活动时有心悸和轻度气短

C. 严重二尖瓣狭窄伴有肺动脉高压的风湿性心

脏病

D. 风湿性心脏病心率快难于控制者

E. 伴有严重的内科并发症如慢性肾炎、肺结核等

157. **妊娠合并肺结核的产科处理哪项错误**

A. 合并肺结核者行剖宫产时应选硬膜外麻醉

B. 妊娠合并肺结核者分娩方式均以剖宫产为宜

C. 妊娠合并活动性肺结核者应在预产期前 1~2 周住院待产

D. 分娩时应尽量避免屏气用力

E. 可适当助产以缩短第二产程

158. **妊娠合并甲状腺危象的治疗方案不包括下列哪些措施**

A. 加倍服用丙基硫氧嘧啶

B. 静点碘化钠或口服复方碘溶液

C. 物理或药物降温,必要时人工冬眠

D. 放射性碘治疗

E. 普萘洛尔降低心率

159. **妊娠合并甲状腺功能亢进患者常表现为高代谢症候群,下列不属于高代谢症候群的为**

A. 怕热   B. 消瘦

C. 食欲亢进   D. 皮肤干燥

E. 多汗、皮肤湿润和面色潮红

160. **妊娠合并急性肾盂肾炎首选抗生素是**

A. 甲硝唑   B. 氧氟沙星

C. 链霉素   D. 氨苄西林

E. 红霉素

161. **对于妊娠合并心脏病临产后的处理,下列哪项是不合适的**

A. 密切观察心率及呼吸

B. 有产后出血时应尽量避免输血

C. 临产后使用抗生素直至产后 1 周

D. 产程进展慢,估计有头盆不称,应行剖宫产术

E. 一般不主张常规使用洋地黄制剂

162. **对于妊娠合并肺结核者产褥期注意事项哪项不正确**

A. 活动性肺结核患者产后不可哺乳

B. 活动性肺结核患者产后应与新生儿严格隔离

C. 产褥期应加强营养,延长休息时间

D. 新生儿不需接种卡介苗

E. 产后 6 周及 3 个月应复查肺部 X 线

163. **38 岁,妊娠 2 个月,从事家务劳动后胸闷、气急、心悸,近来夜间常因胸闷而需起床,检查心率 118 次/分,呼吸 22 次/分,心界向左侧扩大,心尖区有 III 级收缩期杂音,粗糙,肺底可闻及湿啰音,下肢水肿(+)。处理应是**

A. 限制食盐摄入

B. 加强产前监护

C. 立即终止妊娠

D. 积极控制心衰,继续妊娠

E. 控制心衰后行人工流产术

164. **对于妊娠与慢性肾炎的相互影响,下列哪项是错误的**

A. 慢性肾炎病程较长者,易导致胎盘功能减退,影响胎儿发育

B. II 型慢性肾炎孕妇易发生妊娠高血压综合征,但症状轻,胎儿预后较好

C. 妊娠能使原有慢性肾炎加重

D. 血清肌酐 <132.6μmol/L,对母儿影响不大

E. 慢性肾炎对妊娠影响取决于肾损害程度

165. **关于妊娠合并重度缺铁性贫血的影响,哪项是错误的**

A. 当孕妇患有重度贫血时可导致胎儿窘迫

B. 当血红蛋白 <60g/L 时可以引起胎盘缺血而发生胎儿发育迟缓

C. 当孕妇患有重度贫血时可导致早产

D. 当孕妇患有重度贫血时可导致死胎

E. 当孕妇患有重度贫血时可导致胎儿畸形

166. **对于肺结核对妊娠的影响,下列哪项是错误的**

A. 非活动性肺结核病变范围不大,对妊娠经过和胎儿发育影响不大

B. 肺结核患者除非同时患有生殖器结核,一般不影响受孕

C. 活动性肺结核患者妊娠,可致流产、胎死宫内

D. 严重肺结核合并妊娠,围产儿死亡率可高达 30%~40%

E. 结核病孕妇在产前不会将结核菌传给胎儿

167. **妊娠合并心脏病妊娠期的处理,下列哪项是不正确的**

A. 妊娠 4 个月后适当控制食盐摄入

B. 不宜妊娠者,应 12 周以前行人工流产术

C. 预防感染,尤其是上呼吸道感染

D. 纠正贫血,防治妊娠高血压综合征

E. 可常规用洋地黄预防心衰

168. **孕妇易患急性肾盂肾炎的原因是**

A. 子宫增大后由盆腔进入腹腔,输尿管受压解除

B. 孕激素使输尿管蠕动增强

C. 子宫常向右旋,压迫右侧输尿管致扩张

D. 排尿通畅不易发生尿潴留

E. 孕中期输尿管及肾盂可积尿 100~200ml 之多

169. **妊娠合并慢性肾炎的诊断依据是**

A. 妊娠前血压 > 200/120mmHg

B. 妊娠 20 周后出现蛋白尿、血尿或伴管型

C. 孕前或妊娠 20 周内已有蛋白尿、血尿或伴管型

D. 妊娠 20 周后出现血压升高和蛋白尿

E. 孕前有高血压，妊娠 20 周后出现浮肿、蛋白尿伴尿酸增高

170. 关于妊娠期糖尿病，以下哪项是错误的

A. 妊娠期胎盘分泌的激素具有抗胰岛素作用

B. 妊娠期肾糖阈降低，尿糖不能正确反映病情

C. 妊娠期母体对胰岛素的需要量较非孕时增加，分娩时胰岛素的用量应与妊娠期相同

D. 妊娠期糖尿病容易合并酮症酸中毒

E. 早孕期空腹血糖常在正常范围，随妊娠进展空腹血糖开始下降

171. 初产妇女，30 岁，妊娠 20 周，有风湿性心脏病史，无心衰史，感冒后出现胸闷、气急、夜间不能平卧，检查心率 120 次/分，双下肢水肿（＋）。处理应是

A. 控制心衰后静脉滴注催产素引产

B. 静脉滴注催产素引产

C. 控制心衰后行剖宫产术终止妊娠

D. 积极控制心衰后，继续妊娠

E. 立即行剖宫产术

172. 妊娠合并心脏病的治疗应是

A. 妊娠 2 个月发生心衰，应立即行人工流产

B. 宫口开全立即手术助娩

C. 产后乏力性出血，应立即肌注麦角新碱

D. 产后 24 小时应行输卵管结扎术

E. 产后不宜哺乳，应加服雌激素回奶

173. 关于妊娠合并病毒性肝炎的鉴别诊断，下述哪项除外

A. 妊娠高血压综合征

B. 原发性妊娠急性脂肪肝

C. 妊娠呕吐

D. 妊娠合并糖尿病

E. 妊娠肝内胆汁淤积症

174. 关于妊娠合并心脏病患者早期心衰的预防，下述哪项是错误的

A. 预防妊娠高血压综合征

B. 积极治疗贫血

C. 防治上呼吸道感染

D. 充足睡眠避免疲劳

E. 饮食宜富于营养不必限盐

175. 妊娠期妇女如高度可疑急性阑尾炎，首选的治疗措施是

A. 广谱抗生素结合保胎治疗

B. 广谱抗生素进行保守治疗

C. 开腹探查术

D. 不予以处理，严密观察病情变化

E. 以上都可以

176. 预防妊娠合并肺结核与下列哪项无关

A. 肺结核活动期妊娠者应在妊娠 8 周内行人工流产

B. 肺结核活动期应避免妊娠

C. 活动性肺结核患者应在治愈 1~2 年后再考虑妊娠

D. 对有结核病史者应在妊娠前行胸部 X 线检查

E. 对所有准备妊娠者均应行胸部 X 线检查

177. 38 岁，妊娠 11 周，从事家务劳动后胸闷、气喘、心悸，同时伴有夜间阵发性呼吸困难。查体：心率 118 次/分，呼吸 22 次/分，心界向左扩大，心尖部可闻及Ⅲ级收缩期杂音，粗糙，肺底有湿啰音，下肢浮肿（＋）。处理应是

A. 限制食盐的摄入　　B. 加强产前检查

C. 应控制心衰后终止妊娠　D. 立即终止妊娠

E. 积极治疗心衰后，密切监测下继续妊娠至胎儿能存活

178. 妊娠中期和晚期阑尾炎患者的临床表现与非妊娠期患者不同点主要表现在

A. 转移性腹痛　　B. 恶心和呕吐

C. 发热　　D. 腹膜炎体征

E. 血常规白细胞增高

179. 产后，阑尾回到接近原来位置的时间是

A. 7 天　　B. 5 天

C. 3 天　　D. 10 天

E. 30 天

180. 关于妊娠合并巨幼红细胞性贫血的临床表现，哪项是错误的

A. 常伴有头昏、乏力、心悸等

B. 多发生于妊娠早中期，随着妊娠逐渐加重

C. 一般贫血较严重

D. 伴有周围神经变性导致多种症状

E. 腹泻、舌炎等

181. 足月妊娠初产妇，合并心脏病临产入院，检查心率 100 次/分，心功能Ⅰ~Ⅱ级，胎位正常，宫口开大 5cm，先露部在棘下 2cm，应选择哪种方式分娩最合适

A. 剖宫产术

B. 待宫口开全，阴道助产（胎头吸引或产钳）

C. 自然分娩

D. 催产素引产

E. 适当加腹压缩短第二产程

182. 25 岁孕妇，妊娠 34 周，近 1 周开始乏力，食欲差，3 天前症状加重，伴呕吐，巩膜发黄，神志欠清。查体：血压 130/90mmHg，SGPT 254U/L，胆红素 170μmol/L，尿蛋白（±）。最可能的诊断是

A. 妊娠高血压综合征肝损害

B. 妊娠脂肪肝

C. 妊娠肝内胆汁淤积症

D. 妊娠合并重型肝炎

E. 药物性肝损害

183. 下面临床表现哪项不能用妊娠时心血管功能改变来解释

A. 气短、气喘

B. 心率加速而有心悸感

C. 心尖部及肺动脉瓣区柔和收缩期杂音

D. 下肢浮肿，卧床休息后不减退

E. 心浊音界轻微扩大

184. 乙型肝炎传给婴儿的主要方式是

A. 输血

B. 注射血浆制品

C. 粪－口传播

D. 母婴垂直传播

E. 密切生活接触

185. 妊娠合并病毒肝炎，妊娠及分娩期的正确处理是

A. 妊娠晚期应尽早结束妊娠

B. 妊娠中期需终止妊娠

C. 妊娠早期保胎

D. 妊娠期注意防治妊娠高血压综合征

E. 为减轻肝脏负担，需剖宫产缩短产程

186. 足月妊娠时阑尾的位置是

A. 肯定在胆囊区

B. 髂嵴水平

C. 髂嵴上 2 横指

D. 可以达到胆囊区

E. 以上都不对

187. 关于乙型肝炎母婴传播途径，哪项是不正确的

A. 分娩时经血或羊水传播

B. 经胎盘传播

C. 产后接触产妇唾液或汗液

D. 乳汁传播

E. 粪便传播

188. 妊娠合并重型肝炎并 DIC 的处理，下述哪项是错误的

A. 使用小剂量肝素

B. 输新鲜血

C. 红霉素预防感染

D. 临产时及产后 12 小时内不宜使用肝素

E. 剖宫产需在停用肝素 4 小时后进行

189. 下面哪项不是妊娠期急性肾盂肾炎的临床表现

A. 可有明显的膀胱刺激症状

B. 发病急

C. 有 10% 孕妇仅有腰酸的症状

D. 妊娠期有两种类型急性肾盂肾炎

E. 30% 无症状性菌尿可发展为症状性肾盂肾炎

190. 确保妊娠合并心脏病患者安全时，采取下列哪项措施是错误的

A. 从产程开始至产后 1 周应使用抗生素

B. 有严重心肌损害者不宜妊娠

C. 孕早期出现心衰，应控制心衰后终止妊娠

D. 手术缩短第二产程

E. 妊娠 32~34 周易发生心衰，应终止妊娠

191. 妊娠合并再障对胎儿的影响哪项应除外

A. 当孕妇重度贫血时可出现胎儿发育迟缓

B. 当血红蛋白≤60g/L 时可以导致流产

C. 当孕妇重度贫血时可发生早产

D. 当孕妇重度贫血时可发生死胎、死产

E. 当孕妇重度贫血时可发生胎儿畸形

192. 妊娠合并再障孕妇死亡的主要疾病哪项应除外

A. 严重的呼吸道感染

B. 充血性心力衰竭

C. 颅内出血

D. 严重的泌尿道感染

E. 败血症

193. 妊娠合并再障妊娠期哪项处理不恰当

A. 高蛋白饮食

B. 少量、间断、多次输新鲜血

C. 将血色素维持在 70g/L 以上

D. 间断成分输血（白细胞、血小板及浓缩红细胞）

E. 预防感染

194. 妊娠合并再障分娩方式哪项处理不恰当

A. 可适当助产，防止产伤

B. 尽量阴道分娩，缩短第二产程

C. 产后仔细检查软产道

D. 当分娩方式采用剖宫产术时一并切除子宫

E. 可放宽剖宫产指征以避免用力造成颅内出血

195. 妊娠合并再障孕妇分娩的新生儿一般血象正常，极少发生再障，而当血红蛋白低于多少时可导致流产、早产、死胎、死产及胎儿发育迟缓

A. 血红蛋白≤50g/L

B. 血红蛋白≤40g/L

C. 血红蛋白≤30/L

D. 血红蛋白≤60/L

E. 血红蛋白≤70/L

196. 下面哪项不能作为确诊妊娠合并心脏病的依据

A. Ⅳ级或Ⅳ级以上收缩期杂音，性质粗糙，时限

较长

B. 舒张期杂音

C. 心房颤动

D. 舒张期奔马律

E. 室性早搏

197. 妊娠5个月末，阑尾的正确位置是

A. 髂前上棘与脐连线中点

B. 髂前上棘与脐连线外1/3和中1/3的交点

C. 髂嵴与脐连线外1/3和中1/3的交点

D. 髂嵴与脐连线中点

E. 髂嵴水平

198. 关于妊娠期易合并贫血的原因，下列哪项是不恰当的

A. 孕期对铁、叶酸、维生素B_{12}需要量增加

B. 妊娠期血容量增加，血浆增加多于红细胞增加，使血液稀释

C. 孕期需要铁剂增加，而饮食中的铁剂只有30%被吸收，故应及时补充铁剂

D. 孕妇胃酸分泌减少，影响叶酸吸收

E. 孕妇肾血流量增加，肾小管回吸收减少，使叶酸排泄增多

199. 麦氏点的位置在

A. 髂前上棘与脐连线内1/3和中1/3的交点

B. 髂前上棘与脐连线中点

C. 髂前上棘与脐连线外1/3和中1/3的交点

D. 耻骨联合上缘中点与髂前上棘连线中点

E. 以上都不是

200. 妊娠合并肝炎对胎儿的影响哪项不正确

A. 妊娠晚期可发生早产、死产以及新生儿死亡

B. 妊娠中期可发生流产、死胎

C. 妊娠早期胎儿畸形发生率增高

D. 通过胎盘传播的肝炎病毒除乙型肝炎外还有少量甲型肝炎

E. 胎儿通过母婴传播途径可以受到感染

201. 妊娠合并贫血的诊断标准是

A. Hb < 110g/L，红细胞比容 < 32%，红细胞 < 3.4×10^{12}/L

B. Hb < 110g/L，红细胞比容 < 30%，红细胞 < 3.5×10^{12}/L

C. Hb < 100g/L，红细胞比容 < 30%，红细胞 < 3.5×10^{12}/L

D. Hb < 110g/L，红细胞比容 < 32%，红细胞 < 3.3×10^{12}/L

E. Hb < 100g/L，红细胞比容 < 31%，红细胞 < 3.3×10^{12}/L

202. 关于妊娠合并慢性肾炎的围产期监护，下列哪项是不恰当的

A. 监测尿蛋白定量、血浆蛋白含量

B. 当肌酐≤132.6μmol/L，可继续妊娠

C. 密切监测肾功能的变化

D. 监测胎儿胎盘功能、胎儿发育及成熟情况

E. 预防妊娠高血压综合征的并发

203. 妊娠合并再障的孕妇，下列哪项是不正确的

A. 妊娠4个月以上，可继续妊娠

B. 妊娠早期应行人工流产术

C. 应尽量阴道分娩，缩短第二产程

D. 产褥期应用抗生素预防感染

E. 临产后予以输血，但不必使用催产素

204. 妊娠合并肝炎的产科处理原则，哪项不恰当

A. 妊娠 >12周，治疗无效考虑终止妊娠

B. 妊娠 <12周，应行人工流产术

C. 重型肝炎临产后应积极治疗尽可能阴道分娩

D. 分娩时积极做好输血准备

E. 产时常规使用对肝脏损害性小的抗生素

205. 对于妊娠期间阑尾的位置描述正确的是

A. 妊娠期间阑尾的位置随妊娠子宫的增大逐渐被推向内上方

B. 妊娠期间阑尾的位置随妊娠子宫的增大逐渐被推向外上方

C. 妊娠期间阑尾的位置不发生改变

D. 妊娠期间阑尾的位置随妊娠子宫的增大逐渐被推向前下方

E. 妊娠期间阑尾的位置随妊娠子宫的增大逐渐被推向前上方

206. 为了预防心脏病患者分娩时发生心衰，下列哪项处理是错误的

A. 手术缩短第二产程

B. 为预防产后出血时可使用麦角新碱

C. 适当使用镇静剂

D. 给予氧气吸入

E. 胎儿娩出后腹部可放置沙袋

207. 25岁，初产妇，妊娠39周，诊断为重型肝炎，临产2小时，宫口开大1cm，先露部S-1。下列哪项处理不恰当

A. 输新鲜血

B. 给予大剂量维生素K、维生素C

C. 给予静脉滴注葡萄糖

D. 剖宫产

E. 观察产程进展，期待自然分娩

208. 关于妊娠合并重度贫血的实验室检查诊断依据，哪

项是错误的

  A. 血红蛋白 <40g/L，红细胞 <1.3×10^{12}/L，血细胞比容 <0.29

  B. 血红蛋白 <30g/L，红细胞 <1.1×10^{12}/L，血细胞比容 <0.28

  C. 血红蛋白 <50g/L，红细胞 <1.5×10^{12}/L，血细胞比容 <0.30

  D. 血红蛋白 <55g/L，红细胞 <1.7×10^{12}/L，血细胞比容 <0.31

  E. 血红蛋白 <60g/L，红细胞 <2.0×10^{12}/L，血细胞比容 <0.35

209. 妊娠合并病毒性肝炎产妇在产褥期的注意事项应除外哪一项

  A. 产妇不宜哺乳

  B. 密切观察病情以及肝功能变化，以防演变为慢性肝炎

  C. 使用对肝脏损害小的广谱抗生素控制感染

  D. 新生儿应在出生后隔离 2 周，避免接触感染

  E. 新生儿应接种肝炎疫苗，防止发病

210. 妊娠 8 个月末，阑尾的正确位置是

  A. 髂嵴水平

  B. 髂嵴下 2 横指

  C. 髂前上棘与脐连线外 1/3 和中 1/3 的交点

  D. 髂嵴上 2 横指

  E. 以上都不正确

211. 急性重型肝炎的主要病理表现为

  A. 肝细胞急性广泛性变性

  B. 肝小叶中心肝细胞散在性变性

  C. 肝小叶中心肝细胞急性变性

  D. 肝细胞散在性坏死

  E. 肝细胞广泛性坏死

212. 关于心脏病产妇的产褥期处理，下列哪项是错误的

  A. 心功能Ⅱ级可允许哺乳

  B. 应用抗生素预防感染

  C. 产后 1~3 天易发生心衰可适当使用小剂量镇静剂

  D. 心功能Ⅰ级、Ⅱ级应早期下地活动

  E. 心功能良好需做绝育术者，一般在产后 1 周左右进行

213. 30 岁孕妇，妊娠 34 周，恶心、呕吐 1 周，血 SGPT 增高，HBsAg（+），诊断为急性肝炎。应采取下述哪项处理方法

  A. 卧床休息，口服保肝药物，继续妊娠

  B. 隔离、保肝治疗，继续妊娠

  C. 立即隔离，终止妊娠

  D. 按传染性肝炎治疗后观察 1 周，若肝功能无明显好转，应终止妊娠

  E. 立即行剖宫产，防止肝脏负担继续加重

214. 孕妇常规补充铁剂的时间应是

  A. 妊娠 2 个月开始   B. 妊娠 6 周开始

  C. 妊娠 2 个半月开始 D. 妊娠 3 个月开始

  E. 妊娠 4 个月开始

215. 下面哪项说明妊娠期合并乙型肝炎病毒感染

  A. 突起上腹痛，吐咖啡样液体

  B. 皮肤瘙痒及黄疸

  C. 血中谷丙转氨酶增高

  D. 血中 HBsAg 阳性

  E. 血中尿酸、尿素氮升高

216. 妊娠合并肝炎的处理，以下哪项是错误的

  A. 妊娠中晚期经治疗后效果不佳，可考虑终止妊娠

  B. 妊娠早期积极治疗后行人工流产

  C. 分娩期应备好新鲜血，宫口开全可行手术助娩

  D. 对于重型肝炎应经短期保肝治疗、纠正凝血功能后及时行择期剖宫产术

  E. 临产期间和产后 6 小时内不宜使用肝素

217. 重型肝炎的处理哪一项是错误的

  A. 保持大便的通畅，从而减少氨及毒素的吸收

  B. 应限制蛋白质的摄入

  C. 在补充新鲜血、抗凝血酶Ⅲ后可以加大剂量使用肝素从而达到预防 DIC 的目的

  D. 给予新鲜血浆、白蛋白，加强免疫功能

  E. 给予复方支链氨基酸每日静脉滴注

218. 对于病毒性肝炎哪项是错误的

  A. 以乙型肝炎最常见

  B. 病原主要包括甲、乙、丙、丁、戊五型

  C. 常见发生于妊娠中晚期

  D. 孕妇肝炎的发生率高于非孕妇女

  E. 暴发性肝炎的发生率明显高于非孕妇女

219. 关于妊娠合并再障的处理哪项不恰当

  A. 妊娠中晚期，加强支持疗法，监护下继续妊娠

  B. 妊娠早期在做好输血准备的基础上行人工流产

  C. 使用广谱抗生素，预防感染

  D. 尽量阴道分娩，防止第二产程用力过度造成颅内出血

  E. 由于再障的孕妇分娩的新生儿再障发生率较高，故产后应密切监测新生儿的血象变化

220. 关于重型肝炎的诊断要点，下列哪项不正确

  A. 肝脏进行性缩小

B. 消化道症状严重
C. 黄疸迅速加深，血清总胆红素值＞165μmol/L
D. 迅速出现精神、神经症状
E. 可并发凝血功能障碍，出现全身出血倾向

221. 关于妊娠合并糖尿病以下哪项是正确的
A. 剖宫产应选择连续硬膜外麻醉，不可用局麻
B. 对阴道分娩患者应在12小时内结束分娩
C. 对糖尿病孕妇应严格控制饮食以便使血糖控制在正常水平
D. 因糖尿病孕妇娩出的新生儿抵抗力弱，故主张对糖尿病孕妇应等到预产期以后再终止妊娠
E. 一旦确诊妊娠期糖尿病即应加用胰岛素治疗

222. 妊娠合并肝炎，产后不宜选用哪种抗生素
A. 氯霉素　　　　B. 四环素
C. 庆大霉素　　　D. 青霉素
E. 链霉素

223. 关于急性肾盂肾炎对于妊娠的影响，下列哪项是错误的
A. 妊娠早期高热可使胎儿神经管发育障碍发生率增高
B. 妊娠早期高热使无脑儿发生率增高
C. 妊娠早期高热可导致流产
D. 妊娠早中期高热可使泌尿生殖系统畸形发生率增高
E. 妊娠中晚期高热可导致流产及早产

224. 对于妊娠合并慢性肾炎终止妊娠的指征哪项应除外
A. 胎盘功能明显减退，出现胎儿窘迫，估计胎儿可存活
B. 高血压持续加重，肾功能恶化
C. 尿蛋白持续加重，肾功能恶化
D. 既往有死胎、死产史，经促胎肺成熟后，应在妊娠36周以前终止妊娠
E. 不宜妊娠者如果已妊娠可在12周前行人工流产

225. 妊娠合并糖尿病有确诊意义的是
A. 服50g糖1小时抽静脉血测血糖值≥7.8mmol/L
B. 妊娠期有"三多"症状，且本次妊娠伴有巨大儿，尿糖阳性
C. 有糖尿病家族史特别是不明原因的死胎、死产、巨大儿分娩史
D. 口服糖耐量试验结果有两点超过正常值
E. 空腹血糖≥5.8mmol/L

226. 32岁妊娠70天的经产妇，患急性肾盂肾炎首选药物是
A. 大环内酯类　　　B. 青霉素类
C. 磺胺类药物　　　D. 喹诺酮类

E. 氨基糖苷类

227. 对于妊娠期糖尿病以下哪项是正确的
A. 如果一次筛查结果阴性即不用再重复检查
B. 一般情况孕妇应在32周左右进行糖筛查
C. 如果两次空腹血糖≥5.8mmol/L则不用进行口服糖耐量试验，即可确诊
D. 妊娠期糖尿病患者产后均可恢复正常
E. 如果孕妇任何一次血糖≥11.1mmol/L即可诊断糖尿病的存在

228. 关于慢性肾炎孕妇下列处理哪项不正确
A. 控制血压
B. 合理营养，低蛋白、低磷、低盐饮食
C. 预防感染
D. 加强围生期监护
E. 并发妊娠高血压综合征时应尽快结束分娩，以避免病情恶化

229. 缺铁性贫血对妊娠的影响哪项是错误的
A. 重度贫血可导致心肌缺血
B. 轻度贫血对妊娠影响不大
C. 重度贫血易发生妊娠高血压综合征
D. 孕妇易发生感染
E. 铁可以通过胎盘双向运转，但在一般情况下胎儿摄取占主要优势

230. 关于妊娠合并缺铁性贫血的实验室检查诊断依据，哪项是错误的
A. 血细胞比容＜0.30　　B. 红细胞＜3.5×10⁹/L
C. 血红蛋白＜100g/L　　D. 血清铁＜6.3μmol/L
E. 骨髓象为红细胞系统增生，中幼红细胞增生，晚幼红细胞相对减少

231. 对于急性肾盂肾炎对妊娠的影响，下列哪项不正确
A. 妊娠早期高热可使胎儿神经管发育障碍
B. 高热可引起流产、早产
C. 无脑儿的发生率较正常者高
D. 孕妇患急性肾盂肾炎中有3%可发生中毒性休克
E. 孕妇患急性肾盂肾炎中有10%可发生中毒性休克

232. 子痫抽搐的主要原因是
A. 血尿素氮、尿酸、肌酐增高
B. 颅内小动脉痉挛、脑水肿
C. 代谢性酸中毒
D. 呼吸性酸中毒
E. 颅内出血

233. 妊娠糖尿病的高危因素与下列哪个因素无关
A. 肥胖　　　　　B. 家族糖尿病病史

C. 孕妇身高　　　　　D. 孕妇出生体重

E. 有死胎或巨大儿史

234. 28 岁，孕 32 周，妊娠合并糖尿病，用胰岛素治疗中，在 5am 时惊醒，心慌、出汗，此时应立即

A. 试体温　　　　　B. 测血糖

C. 查尿糖及酮体　　D. 进食

E. 开放静脉

235. 女性，25 岁，初产妇，孕 36 周，孕期检查正常，2 周来皮肤黄，食欲好，皮肤瘙痒，检查血胆红素 3mg/dl，ALT 正常，血胆酸明显升高，血压 120/80mmHg，下列哪项可能性大

A. 妊娠高血压综合征

B. 急性传染性肝炎

C. 妊娠期胆汁淤积症

D. 原发性妊娠急性脂肪肝

E. 药物性肝炎

236. 男性红细胞数目和血红蛋白含量通常高于女性是由于

A. 男性喜欢运动

B. 男性摄入更多的蛋白质

C. 男性体内红细胞破坏减少

D. 男性体内雄激素的浓度高

E. 男性通常摄入更多的铁

237. 慢性肾炎在什么情况下不宜妊娠

A. 妊娠前血肌酐 <1.5mg/dl

B. 蛋白尿微量，肾功能正常

C. 不合并糖尿病

D. 不合并慢性高血压

E. 妊娠前尿素氮 >30mg/dl

238. 下列哪项可诊为妊娠期糖尿病

A. 双亲有家族史

B. 尿糖呈阳性

C. 糖筛查结果 7.8mmol/L

D. 两次空腹血糖≥105mmol/L

E. 餐后血糖 9.2mmol/L

239. 处理重症肝炎，哪项是错误的

A. 分娩方式以剖宫产为宜

B. 准备新鲜血

C. 一经诊断立即终止妊娠

D. 预防感染

E. 限制蛋白入量

240. 38 岁，初次妊娠，孕 16 周出现口渴，24 周糖筛查，血糖值为 10.5mmol/L，病人需要进一步检查

A. 尿糖检测　　　　B. 空腹血糖

C. OGTT　　　　　D. 尿酮体

E. 羊水穿刺

241. 妊娠合并心脏病发生心衰，与下列哪种情况无关

A. 心脏病的类型

B. 心功能情况

C. 有无明显心脏扩大

D. 是否用强心药物预防心衰

E. 先心病、有心衰史，手术后心功能Ⅰ、Ⅱ级

242. 高危妊娠管理中要提高的三个率及其目的，其中不包括

A. 高危妊娠检出率

B. 高危妊娠治愈率

C. 高危妊娠随诊率

D. 高危妊娠住院分娩率

E. 降低围产儿死亡率

243. 38 周妊娠合并糖尿病，胎膜早破 2 小时入院。首选处理方法是

A. 应用抗生素　　　B. 缩宫素点滴

C. 了解血糖水平　　D. 尽快剖宫产

E. 地塞米松 10mg 静滴

244. 妊娠合并肌瘤红色变性首选的治疗是

A. 保守治疗

B. 剖宫产肌瘤切除术

C. 剖宫产肌瘤不切除

D. 切除肌瘤，继续妊娠

E. 剖宫产及子宫切除

245. 妊娠期糖尿病与妊娠结果有关的因素哪项不正确

A. 血糖控制情况

B. 餐后 2 小时血糖水平

C. 孕早期血糖水平

D. 饮食是否合理

E. 胰岛素可导致胎儿畸形

246. 女，28 岁，G1P0，幼年患过肾炎已愈，现孕 28 周血压 130/80mmHg，宫高 25cm，蛋白尿（＋），双顶径 68mm，除监护血压外最重要的检验是

A. 每周验血尿酸，肌酐，尿素氮

B. 每周称体重

C. 每周测尿蛋白定量

D. 每周作尿常规

E. 肝功能

247. 患者女性，40 岁，闭经半年，怕热多汗。因 T_3、T_4 升高，血 TSH 降低，诊为甲亢。近日感冒后突然出现高热 39℃~40℃，心率 120~140 次/分，气短。可能合并

A. 肺炎　　　　　　　B. 病毒性心肌炎

C. 甲亢危象　　　　　D. 甲状腺炎

E. 心力衰竭

248. 妊娠合并肝炎，哪项正确

A. 妊娠可加重孕妇肝脏负担，但对胎儿影响不大

B. 乙型肝炎易感者应注射乙肝疫苗

C. 妊娠早期发病者经积极治疗后行人流术

D. 分娩时为预防产后出血可静脉滴注止血药

E. 新生儿同样注射乙肝疫苗

249. 经产妇，宫内孕 39⁺² 周，于孕 30 周出现双下肢浮肿，于半个月前浮肿加重，在当地测血压 150/95mmHg，未治疗。今日患者见红 3 小时，不规律宫缩 1 个多小时，入院查体，子宫符合妊娠月份，水肿（＋＋＋），测血压 160/110mmHg，尿蛋白（＋＋），宫缩规律，胎头棘下 1cm，宫口开 3cm，胎心正常。处理措施是

A. 立即行剖宫产术

B. 给予解痉降压药待自然分娩

C. 静点催产素加速产程

D. 侧切产钳助产

E. 扩容治疗

250. 患者女性，28 岁，妊娠 6 个月，心悸、乏力、手抖 20 天，T₃、T₄ 升高，诊为甲亢。目前治疗适于

A. 甲巯咪唑　　　　　B. 手术

C. ¹³¹I 放疗　　　　　D. β 阻滞剂

E. 终止妊娠

【A3/A4 型题】

（1～3 题共用题干）

27 岁经产妇，妊娠 27 周出现皮肤瘙痒，巩膜轻微发黄半月，无其他不适。血压 126/84mmHg，前次妊娠有同样病史，于产后黄疸自行消退。化验 ALT 140 单位。

1. 本例最可能的诊断是

A. 妊娠期高血压疾病引起肝损害

B. 急性病毒性肝炎

C. 妊娠期急性脂肪肝

D. 妊娠期肝内胆汁淤积症

E. 药物性肝炎

2. 若怀疑是妊娠期肝内胆汁淤积症，为确诊应做的检查项目是

A. 血清直接胆红素　　B. 血胆固醇

C. 血清胆酸　　　　　D. 尿胆原

E. 以上都不是

3. 若怀疑是病毒性肝炎，应具备

A. 黄疸

B. ALT 剧烈升高

C. 胆固醇升高

D. 食欲不振、恶心、呕吐等消化道症状

E. HBsAg（＋）

（4～6 题共用题干）

27 岁初孕妇，妊娠 33 周，头痛 6 日就诊。查血压 180/120mmHg，脉搏 96 次/分。面色苍白。子宫长度 28cm，臀先露 RSA，胎心 140 次/分，全身浮肿（＋＋＋＋）。

4. 此时最重要的辅助检查应是

A. 血红细胞计数及血红蛋白值

B. 血细胞比容

C. 红细胞沉降率

D. 眼底检查

E. 尿常规

5. 患者住院，不应立即采取的措施是

A. 左侧卧位休息　　　B. 给予强心剂

C. 给予利尿剂　　　　D. 给予降压剂

E. 给予解痉剂

6. 不受累的器官是

A. 脑　　　　　　　　B. 眼

C. 肺　　　　　　　　D. 心

E. 肾

（7～9 题共用题干）

一患者李某，28 岁，教师，孕 1 产 0，孕 31 周，恶心、呕吐伴不规律下腹坠痛 8 小时入院。生命体征平稳，T 37.3℃，BP 120/80mmHg，P 90 次/分，R 20 次/分；心肺无异常，妊娠腹型，肝脾未及，剑突下右侧轻压痛，无反跳痛，麦氏点无压痛。有不规律宫缩，宫体部无压痛，宫缩间期子宫无张力。宫高 29cm，腹围 90cm，LOA，FHR 134 次/分，入院后经初步查体及实验室检查，请外科会诊，诊断为妊娠合并急性阑尾炎。

7. 对于该患者首选的治疗方案是

A. 立即手术治疗切除阑尾，术后抗炎、保胎治疗，尽可能延长孕周

B. 大量抗菌药保守治疗，可同时予甲硝唑

C. 立即行剖宫产术，然后切除阑尾

D. 立即行阑尾切除术，然后行剖宫产

E. 大量抗菌药保守治疗同时可予抑制宫缩药，防止早产，尽可能不行手术

8. 如拟实施阑尾切除术，最佳麻醉方式是

A. 全麻　　　　　　　B. 局麻

C. 腰麻　　　　　　　D. 局麻＋静脉复合麻醉

E. 连续硬膜外麻

9. 术中切口的选择是

A. 上腹正中切口

B. 麦氏点切口

C. 高于麦氏点的右侧腹直肌旁切口

D. 胆囊切口

E. 下腹正中切口

（10~12 题共用题干）

26 岁初孕妇，妊娠 32 周，头痛 5 日就诊。查血压 160/110mmHg，脉搏 94 次/分，面色苍白。子宫长度 26cm，臀先露，骶右后位，胎心 144 次/分，尿蛋白 2g/24h，水肿（±）。

10. 最重要的辅助检查项目是

    A. 血细胞比容   B. 总蛋白与白蛋白

    C. 血常规及出凝血时间   D. 眼底检查

    E. B 超检查

11. 送患者至病房，不需采取措施的项目是

    A. 卧床休息行左侧卧位   B. 给予地塞米松

    C. 给予硫酸镁   D. 给予呋塞米

    E. 给予肼屈嗪

12. 预防措施不包括

    A. 指导孕妇减少脂肪和过多盐的摄入

    B. 保持情绪愉快

    C. 积极选用钙制品

    D. 增多产前检查次数

    E. 在妊娠晚期开展预测工作

（13~14 题共用题干）

足月产妇，孕 39 周，重度妊娠期高血压疾病，先兆子痫，剖宫产术后 1h，阴道持续流血，未见血凝块，失血达 900ml，应用宫缩剂无效。

13. 最可能的出血原因是

    A. 子宫收缩乏力   B. 软产道裂伤

    C. 胎盘残留   D. 凝血功能障碍

    E. 羊水栓塞

14. 需要进一步检查的项目是

    A. 胸部 X 线片   B. 血小板，凝血试验

    C. 心电图   D. 眼底检查

    E. 肝功能检查

（15~17 题共用题干）

某女性 25 岁，主因宫内妊娠 24 周，双下肢肿 2 周，头痛眼花 1 天入院。入院查：血压 180/120mmHg。宫底平脐，胎心 156 次/分。

15. 追问病史有重要价值的是

    A. 既往血压正常

    B. 有高血压家族史

    C. 曾有反复发作的泌尿系统感染

    D. 曾患病毒性肝炎

    E. 既往脑炎病史

16. 最有可能出现的辅助检查结果是

    A. 尿蛋白（-）   B. 眼底小动脉痉挛

    C. 血肌酐增高   D. 血小板 $<50×10^9/L$

    E. 血红蛋白 <80g/L

17. 入院后查尿蛋白（++++），下列治疗中最不恰当的是

    A. 静点硫酸镁   B. 口服降压药物

    C. 适当应用镇静药   D. 口服地高辛

    E. 酌情应用利尿剂

（18~19 题共用题干）

26 岁初孕妇，现妊娠 40 周，近半月头痛、眼花，今晨出现剧烈头痛并呕吐 2 次来院就诊。

18. 最有价值的病史是

    A. 既往无头痛史   B. 既往血压正常

    C. 有高血压家族史   D. 有患病毒性肝炎史

    E. 有多次泌尿系统感染史

19. 为与慢性肾炎鉴别，最有价值的血液检查结果是

    A. 尿素氮值增高   B. 尿素值增高

    C. 尿酸值增高   D. 肌酸值增高

    E. 肌酐值增高

（20~22 题共用题干）

30 岁，G2P1，宫内孕 38 周，因"无诱因胸闷、憋气、不能平卧 3 天"入院。患者孕期各项检查正常，4 年前足月顺产。查体：BP 125/80mmHg，心率 130 次/分，早搏 2 次/分，呼吸 23 次/分，半卧位，颈静脉轻度怒张，双肺散在细小湿啰音，胎心 160 次/分，肝肋下未及，双下肢轻度浮肿。Hb 89g/L。

20. 该患者最可能的诊断是

    A. 上感   B. 肺炎

    C. 围产期心肌病   D. 妊娠期高血压疾病

    E. 妊娠期高血压疾病心脏病

21. 为明确诊断，首选哪项检查

    A. 血常规   B. 尿蛋白

    C. 肝肾功能   D. 超声心动检查

    E. 胸片

22. 产科处理原则是

    A. 立即剖宫产   B. 立即缩宫素引产

    C. 立即前列腺素引产   D. 卧床休息，吸氧

    E. 积极控制心衰后以剖宫产终止妊娠

（23~24 题共用题干）

患者孕 35 周，于 34 周发现下肢浮肿，血压 150/100mmHg，尿蛋白（+），近 2 天来血压 170/110mmHg，尿蛋白（+++），水肿（+++），并伴有头痛、眼花，有时呕吐，胎心胎动正常。

23. 应诊断为

A. 急性肾性高血压

B. 妊娠水肿

C. 急性高血压

D. 重度妊娠期高血压疾病，先兆子痫

E. 肾性高血压伴脑血管痉挛

24. 根据上述症状应做何种检查了解病情的严重程度

A. B 超了解胎儿发育情况

B. 眼底检查了解血管痉挛程度

C. 尿常规化验

D. 血液黏稠度检查

E. 肝功能检查

(25 ~ 26 题共用题干)

患者孕 37 周，孕期多次检查各项均正常，近 1 周来出现食欲不振，全身皮肤发黄，恶心呕吐，乙肝表面抗原阳性。

25. 最可能的诊断为

A. 急性肝炎

B. 丙型肝炎

C. 药物性肝损伤

D. 妊娠期肝内胆汁淤积症

E. 妊娠期急性脂肪肝

26. 首选的治疗方案是

A. 严格隔离，保肝治疗，继续妊娠

B. 严格隔离，保肝治疗，症状好转后终止妊娠

C. 卧床休息继续妊娠

D. 口服保肝药等待自然分娩

E. 产后为防止感染可选用多种抗生素

(27 ~ 28 题共用题干)

29 岁经产妇，前两次妊娠患妊娠期高血压，娩出的胎儿体重 4100g，且娩出后不久死亡。现又妊娠 20 周，血压 150/90mmHg，尿糖阳性，下肢浮肿。

27. 本例的孕妇应想到可能患的疾病是

A. 肺结核

B. 轻型糖尿病

C. 慢性肾炎

D. 甲状腺功能亢进

E. 病毒性肝炎

28. 本例应进行的辅助检查项目是

A. 检查空腹血糖值

B. 测定基础代谢率

C. 胸部 X 线摄片

D. 检查尿沉渣有无管型

E. 检测肝功能

(29 ~ 30 题共用题干)

32 岁女性，停经 9 周，自述早孕反应最近一周明显加重，恶心、呕吐、乏力、忽冷忽热，检查发现巩膜黄染，ALT 400U/L，诊断为妊娠合并急性病毒性肝炎收入院治疗。

29. 关于该方面的知识，如下的回答哪项正确

A. 肝炎病毒不易透过胎盘屏障感染胎儿

B. 病毒性肝炎与胎儿畸形无关

C. 病毒性肝炎与流产或早产无关

D. 病毒性肝炎与妊娠高血压的发生无关

E. 分娩期容易发生产后出血或产褥感染

30. 住院后下列哪项处理正确

A. 积极保肝治疗后行负压吸引术流产

B. 积极保肝治疗后行药物流产

C. 立即终止妊娠

D. 积极治疗妊娠剧吐肝功能可自然好转

E. 可以积极保肝治疗继续妊娠

(31 ~ 33 题共用题干)

25 岁初孕妇，孕 39 周，未经产前检查，诉下肢水肿半月，头痛 3 日，今晨出现视物不清及头痛加重，且呕吐 2 次，急诊来院，查尿蛋白 2.5g/24h。

31. 体格检查时最可能发现的是

A. 心率 >110 次/分　　B. 血压 160/110mmHg

C. 脾肿大　　　　　　D. 肝肿大

E. 肾区叩痛

32. 若测血压为 148/98mmHg，本例最可能的诊断应是

A. 妊娠期高血压　　　B. 轻度子痫前期

C. 重度子痫前期　　　D. 妊娠合并慢性肾炎

E. 妊娠合并原发性高血压

33. 若眼底检查发现小动脉痉挛且有视网膜渗出，首选药物应是

A. 肼屈嗪　　　　　　B. 硝苯地平

C. 拉贝洛尔　　　　　D. 呋塞米

E. 硫酸镁

(34 ~ 36 题共用题干)

25 岁初孕妇，妊娠 29 周，今晨产前检查时发现血压 144/92mmHg，尿蛋白阴性。

34. 此时最适宜的处理应是

A. 一周后复查

B. 2 周后复查

C. 一个月后复查

D. 有头痛等症状及时复查

E. 出现下肢浮肿时复查

35. 再次复查时结果同前，此时最适宜的处理应是

A. 卧床休息　　　　　B. 左侧卧位休息

C. 静脉滴注缩宫素　　D. 静脉滴注冬眠剂

E. 口服利尿剂

36. 经过治疗，孕妇血压降至正常，妊娠末期最恰当的医嘱是
    A. 加强营养，适当锻炼
    B. 密切观察血压变化
    C. 胎心监护仪定期监测胎心
    D. B超检查定期监护
    E. 定期作羊水振荡试验

(37～38题共用题干)

36周孕妇，因上楼爬坡时心悸气促就诊，查：血压140/90mmHg，脉搏96次/分，呼吸20次/分，叩诊心稍向左扩大，心尖区及肺动脉瓣区均可闻及Ⅰ级收缩期吹风样杂音，左肺底部可闻及啰音，咳嗽后消失，尿蛋白(+)，下肢浮肿(+)。

37. 最可能的诊断是
    A. 妊娠合并风湿性心脏病
    B. 妊娠期高血压疾病性心脏病
    C. 妊娠合并肺动脉瓣狭窄
    D. 心脏病性质待查
    E. 正常妊娠改变

38. 以下哪项处理不对
    A. 解痉，降压，镇静
    B. 强心，利尿，扩血管
    C. 应用抗生素
    D. 扩容
    E. 短时间内终止妊娠

(39～41题共用题干)

25岁，G3P0，宫内孕34周，皮肤瘙痒、发黄4天，一般情况好，产科检查无明显异常。其姐姐怀孕时也曾出现类似症状。

39. 该患者最可能的诊断是
    A. 急性肝炎
    B. 药物性肝损害
    C. 妊娠期肝内胆汁淤积症
    D. 妊娠期急性脂肪肝
    E. 妊娠期高血压疾病肝损害

40. 确定本病最有价值的检查项目是
    A. 血红蛋白
    B. 白细胞
    C. 血小板
    D. 谷丙转氨酶
    E. 血胆汁酸

41. 处理原则是
    A. 立即引产
    B. 立即剖宫产
    C. 立即依沙吖啶引产
    D. 积极治疗后终止妊娠
    E. 期待疗法

(42～44题共用题干)

25岁初孕妇，现妊娠37周，近5日头痛、眼花，昨晚头痛加重，今晨呕吐2次，来院急诊。

42. 进行查体时应发现
    A. 血压 >180/110mmHg
    B. 心率 >120次/分
    C. 24小时尿内蛋白2.5g
    D. 肝、脾肿大
    E. 眼底检查见小动脉变细

43. 追问病史有重要价值的是
    A. 既往血压正常
    B. 有高血压家族史
    C. 曾患泌尿系统感染，多次发作
    D. 曾患病毒性肝炎
    E. 既往无头痛史

44. 为区别子痫前期与慢性肾炎，最有价值的辅助检查项目应是
    A. 血肌酸
    B. 血肌酐
    C. 血尿酸
    D. 血尿素
    E. 血尿素氮

(45～47题共用题干)

某女性25岁，主因宫内妊娠36周，头痛2天，加重伴呕吐4小时入院。未行任何产前检查。妊1产0。B超示单活胎头位，胎盘Ⅱ级。

45. 查体最有可能的是
    A. 肝肿大
    B. 肾区叩痛
    C. 血压160/110mmHg
    D. 心率120次/分
    E. 扁桃体肿大

46. 若病人血压170/120mmHg，尿蛋白(++++)，首选治疗为
    A. 硫酸镁
    B. 地塞米松
    C. 地高辛
    D. 地西泮
    E. 硝普钠

47. 为与慢性肾炎鉴别，最有价值的辅助检查是
    A. 血肌酐
    B. 血尿酸
    C. 血肌酸
    D. 血红蛋白
    E. 血尿素氮

(48～49题共用题干)

37岁孕34周，出现食欲减退、恶心、呕吐、腹胀、低热等不适，同时出现尿色深黄，查体发现巩膜黄染，血ALT 140 U/L，总胆红素2mg/dl，血压140/90mmHg，胎头浅定，胎心140次/分。

48. 该孕妇的诊断应该是
    A. 妊娠期高血压疾病导致的肝损害
    B. 急性病毒性肝炎
    C. 妊娠急性脂肪肝
    D. 妊娠期肝内胆汁淤积症
    E. 药物性肝炎

49. 以下哪项处理不适当

    A. 积极保肝治疗

    B. 积极治疗妊娠期高血压疾病

    C. 积极控制病情后考虑终止妊娠

    D. 产时用宫缩剂、防止产后出血

    E. 产后鼓励

（50～52题共用题干）

    女，25岁，孕15周，血压150/90mmHg，尿蛋白（+++）伴颗粒管型，全身水肿，BUN 5.3mmol/L，10岁曾患急性肾炎，治疗后痊愈。现急诊入院

50. 入院初步诊断，哪项可能性大

    A. 妊娠合并慢性肾炎

    B. 妊娠期高血压疾病合并慢性肾炎

    C. 妊娠合并慢性高血压

    D. 重度妊娠期高血压疾病

    E. 妊娠期高血压疾病合并慢性高血压

51. 该病人确诊，最有价值的检查是

    A. 肾功能　　　　　　B. 肝功能

    C. 眼底血管改变　　　D. 心电图

    E. 凝血功能

52. 进一步的处理是

    A. 治疗肾炎

    B. 继续妊娠

    C. 利尿

    D. 积极治疗后终止妊娠

    E. 治疗高血压

（53～55题共用题干）

    某孕妇34岁，宫内妊娠33周，双下肢水肿1个月，腹胀、伴头晕眼花2天入院。基础血压120/80mmHg。妊2产0。入院查血压170/110mmHg，心肺（－），腹膨隆，移动性浊音（+）。B超示单活胎，头位，估计胎儿体重2000g，胎盘Ⅰ级。

53. 其诊断为

    A. 妊娠期高血压　　　B. 子痫前期重度

    C. 子痫　　　　　　　D. 子痫前期轻度

    E. 慢性高血压并发子痫前期

54. 下列处理不恰当的是

    A. 静点硫酸镁解痉　　B. 急诊剖宫产

    C. 口服降压药物　　　D. 适当镇静

    E. 监测胎儿宫内情况

55. 病人入院第2天出现少许阴道出血，查体当时血压：160/100mmHg，子宫敏感，胎心监护胎心基线平直。此时病人最有可能出现的情况是

    A. 前置胎盘　　　　　B. 先兆流产

    C. 临产　　　　　　　D. 胎盘早剥

    E. 先兆早产

【B型题】

（1～3题共用备选答案）

    A. 95%　　　　　　　　B. 80%～90%

    C. 70%～90%　　　　　D. 20%

    E. 60%～70

1. ITP合并妊娠行脾切除的有效率可达到

2. 缺铁性贫血占妊娠期贫血的

3. IDM患者再次妊娠将会有多少患者再次发生GDM

（4～6题共用备选答案）

    A. 禁食无脂肪食物

    B. 内科药物治疗，包括解痉、镇痛、抗炎

    C. 尽可能切除胆囊

    D. 胆囊造口引流术

    E. 尽可能切除胆囊并行胆管探查术

    F. 内科药物治疗，病情缓解后行胆囊切除术

4. 孕24周，第一胎，诊断妊娠期胆囊炎，第一次发作，病情较轻，治疗方案为

5. 如果内科药物治疗有效，但间断发作，则可以选择外科治疗，术中

6. 如果胆囊切除困难，则行

（7～9题共用备选答案）

    A. 50～100mg/d　　　B. 100～200mg/d

    C. 200～300mg/d　　　D. 300～400mg/d

    E. 400～500mg/d

7. 妊娠合并甲状腺功能亢进患者药物治疗首选丙基硫氧嘧啶，药物的剂量主要由患者病情的严重程度来决定，如患者为初治病人，心率可作为选择药物及剂量选择的重要指标，如果患者心率小于100次，则丙基硫氧嘧啶的剂量最好为

8. 如果患者心率小于100～120次，则丙基硫氧嘧啶的剂量最好为

9. 如果患者心率大于120次，则丙基硫氧嘧啶的剂量最好为

（10～11题共用备选答案）

    A. 洋地黄　　　　　　B. 抗生素

    C. 麦角新碱　　　　　D. 缩宫素

    E. 雌激素

10. 妊娠合并心脏病患者禁用

11. 妊娠合并心脏病心衰，首选药物

（12～14题共用备选答案）

    A. 新霉素　　　　　　B. 精氨酸

    C. 雌激素　　　　　　D. 维生素K、C

    E. 青霉素

12. 妊娠合并肝炎产后回奶禁用

13. 妊娠合并肝昏迷降低血氨用

14. 减少氨及其他毒素形成抑制大肠埃希菌用

49. E 50. A 51. A 52. D 53. B 54. B 55. D

参考答案

【A1/A2 型题】

1. A 2. C 3. D 4. C 5. A 6. D 7. A 8. D
9. D 10. D 11. A 12. A 13. D 14. B 15. C 16. A
17. B 18. C 19. D 20. B 21. D 22. D 23. B 24. D
25. A 26. D 27. A 28. B 29. C 30. D 31. D 32. B
33. E 34. D 35. C 36. B 37. B 38. B 39. D 40. C
41. D 42. C 43. B 44. C 45. A 46. C 47. A 48. D
49. B 50. B 51. D 52. E 53. E 54. C 55. B 56. D
57. D 58. E 59. C 60. C 61. B 62. E 63. C 64. D
65. C 66. B 67. B 68. D 69. D 70. E 71. C 72. E
73. E 74. D 75. E 76. B 77. D 78. C 79. B 80. E
81. D 82. B 83. A 84. D 85. B 86. B 87. D 88. B
89. E 90. C 91. D 92. A 93. C 94. B 95. C 96. D
97. B 98. B 99. A 100. A 101. A 102. E 103. B
104. B 105. E 106. A 107. E 108. D 109. E 110. E
111. D 112. B 113. D 114. C 115. D 116. A 117. D
118. D 119. D 120. B 121. D 122. E 123. D 124. A
125. C 126. A 127. B 128. D 129. E 130. C 131. B
132. A 133. D 134. D 135. C 136. B 137. C 138. D
139. D 140. B 141. D 142. C 143. E 144. D 145. E
146. A 147. C 148. D 149. D 150. A 151. C 152. C
153. A 154. C 155. C 156. C 157. E 158. C 159. D
160. D 161. B 162. C 163. E 164. B 165. E 166. E
167. C 168. C 169. D 170. C 171. C 172. B 173. E
174. E 175. B 176. E 177. B 178. D 179. D 180. B
181. B 182. D 183. D 184. D 185. B 186. D 187. E
188. C 189. D 190. E 191. B 192. B 193. C 194. E
195. D 196. E 197. C 198. E 199. C 200. D 201. C
202. B 203. E 204. C 205. D 206. D 207. E 208. C
209. D 210. D 211. E 212. D 213. A 214. E 215. D
216. E 217. C 218. C 219. E 220. C 221. B 222. B
223. D 224. D 225. D 226. B 227. C 228. B 229. E
230. D 231. D 232. B 233. D 234. D 235. C 236. D
237. E 238. C 239. C 240. C 241. D 242. E 243. C
244. A 245. E 246. C 247. C 248. C 249. B 250. A

【A3/A4 型题】

1. D 2. C 3. D 4. D 5. B 6. C 7. A 8. E
9. C 10. D 11. B 12. E 13. D 14. B 15. A 16. B
17. D 18. B 19. C 20. C 21. D 22. E 23. D 24. B
25. A 26. D 27. B 28. A 29. E 30. A 31. D 32. C
33. E 34. A 35. B 36. B 37. D 38. C 39. C 40. D
41. D 42. A 43. A 44. C 45. C 46. A 47. B 48. B

【B型题】

1. C 2. A 3. E 4. B 5. C 6. D 7. C 8. D
9. E 10. C 11. A 12. C 13. B 14. A

精选解析

【A1/A2 型题】

2. 胎盘剥离不全、滞留及粘连行徒手剥离取出。部分残留用大刮匙刮残留物。胎盘植入应剖腹切开子宫检查,确诊则行子宫次全切除。胎盘嵌顿在子宫狭窄环以上用乙醚麻醉,狭窄环松懈,用手取出胎盘。

4. 由于孕妇及胎儿代谢产物增多,肾脏负担加重。肾血浆流量及肾小球滤过率在整个妊娠期间维持高水平,代谢产物尿素、尿酸、肌酸、肌酐等排泄增多,由于肾小管对葡萄糖再吸收能力不能相应增加,孕妇饭后可能出现糖尿,应注意与真性糖尿病相鉴别。

5. 心功能良好、无手术指征的心脏病孕妇,产程开始给予抗生素预防感染,缩短第二产程,必要时阴道助产。严密监护下经阴道分娩,胎儿娩出后,产妇腹部放置砂袋,防止腹压骤降诱发心衰。产后立即肌注吗啡10mg或哌替啶(度冷丁)100mg。若子宫收缩不佳,肌注缩官素10~20U,禁用麦角新碱,以防静脉压增高,引起心衰。

6. 胎儿娩出后腹部置砂袋,以防腹压骤降而诱发心衰。出现心衰征象时产妇应取半卧位,并在第二产程避免屏气加腹压,行助产缩短产程,产后禁用麦角新碱,可用缩官素。

7. 先天性心脏病是妊娠合并心脏病发病率最高的。

8. 胎儿在宫内缺氧危及健康和生命称胎儿窘迫,多发生在临产后,偶可见于妊娠晚期。急性胎儿窘迫初期,表现为胎动过频,继而转弱及次数减少,直至消失。

9. 硫酸镁中毒首先为膝反射消失,随后出现全身肌张力减退及呼吸抑制,严重者心跳突然停止。

10. 除了A、B、C、E项的内容外,妊娠期高血压疾病的其他发病因素还有:精神紧张、寒冷或气温突变、家族有高血压史、孕妇母亲有妊娠期高血压疾病史等。而与流产史无关。

11. 容易发生心衰的危险时期,即心脏负担最重的时期。妊娠32~34周,为血容量高峰期;分娩期产妇用力、疲劳、宫缩及胎盘娩出;产后3日内组织内大量液体回体循环及子宫缩复等均增加心脏负担。

12. 妊娠后半期无贫血者,也需要给予口服铁剂预防；贫血者一般以口服铁剂为主，不适应口服或贫血较严重者可肌注铁剂；严重贫血伴心功能不全而迫近分娩者，应少量多次输新鲜血；产时应避免产程延长，产后应积极防治出血和感染。

13. 手术治疗最理想，侵犯颈管属于Ⅱ期，宜选择手术治疗（广泛子宫双附件切除及盆腔淋巴结清扫术）。其余几项均正确。

14. 妊娠期高血压的治疗原则为解痉、镇静、降压、合理扩容和利尿、适时终止妊娠。解痉是关键，降压药物仅适于血压过高的患者。其余几项均正确。

15. 妊娠合并心脏病是孕产妇死亡的第二原因，在孕期32周、分娩期、产褥早期心脏负担最重，而导致死亡的主要原因是心力衰竭与感染。阴道助产分娩、剖宫产分娩可减轻心脏负担，羊水栓塞和产后出血确很凶险，可导致死亡，但与心脏病无直接关系。

16. 由于全身小动脉痉挛，眼底动静脉管径比由正常的2:3变为1:2～1:4；由于胎盘血管痉挛缺血，常导致胎儿生长受限、羊水过少、肝肾功能受损，以及心、肺、脑的相应病变、HELIP综合征、胎盘早剥、凝血障碍、胎死宫内等合并症。与胎盘前置无关。

17. B项应该是休息时呼吸大于20次/分，其余各项均为早期心衰的体征。

18. 可通过羊膜镜观察羊水的颜色，但临床较少使用；对接近过期的妊娠常用的监测方法有胎动计数、NST、CST、尿雌激素/肌酐比值等了解胎儿宫内情况。一旦确诊过期妊娠应根据宫颈条件、胎盘功能、胎儿大小、有无合并症等选择终止妊娠的时间和方法。

19. 除D项外均正确，应积极防治上呼吸道感染，抗生素适于治疗，不用于常规预防。另外，如因心功能不良不适于妊娠者，应在妊娠12周内行人工流产；若有心衰，应控制心衰后终止妊娠。

20. 高度浮肿，大量蛋白尿，低白蛋白血症，高胆固醇血症，无血尿及高血压，肾功能正常，符合单纯性肾病综合征。

21. 为确定是否感染乙肝应查乙肝抗原、抗体五项；ALT只提示肝功情况，仅查HBsAg不能预示对胎儿有无影响；肝脏B超或CT不能诊断乙肝，且后者在妊娠期不宜使用。

22. 正常妊娠时可有轻度心悸、气短、浮肿、心动过速等症状，由于妊娠腹压增加、横膈上移，心脏向左上旋转，心尖搏动也向左上移位，使肺动脉区与心尖区有收缩期杂音的体征。但有舒张期杂音应考虑有器质性心脏病。

23. 硫酸镁注射给药抑制中枢和外周神经系统，引起骨骼肌松弛和血压下降。中毒时应缓慢注射氯化钙可迅速消除Mg^{2+}的作用，主要机制可能由于Mg^{2+}和Ca^{2+}间相互拮抗。去甲肾上腺素虽可收缩血管，升高血压，但不是针对性的。麻黄碱激动α、β-受体，高血压者禁用。多巴胺激动α、β-受体，用于各种类型休克，伴有肾功能不全、心排出量降低的患者尤为适宜。碳酸锂为抗躁狂药物，怀孕者不宜应用。

24. 重度妊娠期高血压疾病时，子宫小动脉高度痉挛，易发生破裂出血而至胎盘早剥。24小时尿蛋白定量>0.5g时，相当于尿蛋白定性（+）；≥5g时相当于尿蛋白（++～++++），提示重度妊娠期高血压疾病。葡萄胎时子宫增大迅速，因影响子宫血供，造成子宫胎盘缺血缺氧而易发生妊娠期高血压疾病。

25. 心功能Ⅰ级、胎儿不大、胎位及产道正常者，可在严密监护下经阴道分娩。题中患者第一产程进展顺利，应使产妇安静，而不要人为缩短第一产程，增加心脏负担。若发现心衰征象，应予西地兰缓慢静推，不予预防用药。

26. 心脏病变较轻、心功能Ⅰ级及Ⅱ级患者可以继续妊娠，心脏病变较重，心功能Ⅲ级或Ⅳ级以上的患者不宜妊娠。轻微活动即有胸闷气喘者属心功能在Ⅲ级以上。

27. 扩容的指征是血液浓缩，即后四项指标；肾功能不全者如尿量过少时不能扩容。

28. 患者20周时即有血压升高、浮肿，考虑为原发性高血压。36周后血压进一步升高与尿蛋白程度不相符；而且有自觉症状，虽尿蛋白（-）也应考虑原发性高血压合并妊娠期高血压疾病，先兆子痫。

29. 因患者是成人，须尊重本人的意见为其保密；但在整个医疗活动中，其母亲也需要了解病人病情，故最好让患者自己告诉其母实情。

30. 法洛四联症是一种常见的发绀型先天性心脏病。多于生后2～6个月动脉导管关闭之后青紫加重，X线检查：心影呈"靴形"心，肺血减少，肺野清晰。

83. 预防产后出血可肌注缩宫素。静脉滴注麦角新碱使静脉压增高应禁用。

84. A、B、C分别应是3个月末、5个月末和8个月末；产后10～12日阑尾恢复到非妊娠时的位置。

85. 因妊娠后对母儿威胁大。

86. 总血容量于妊娠32～34周增加达高峰；心脏病产妇禁止静脉滴注麦角新碱，以防静脉压增高；输血时必须注意速度不可过快；产后发生心衰者并不少见。

87. 由于产后血糖来源断绝，而新生儿本身又有胰岛 β 细胞增生，极易发生反应性低血糖。

88. 重症肝炎产妇，以剖宫产为宜。因经阴道手术助娩，消耗体力，加重肝脏负担。

89. 属于心功能Ⅲ级，不宜妊娠，在孕早期应尽早终止妊娠。

90. HBV 的母婴传播报道资料为：妊娠晚期患急性乙型肝炎者，胎儿感染率为 70%。

91. 患者血压 130/85mmHg，尿蛋白（-），下肢浮肿（±），不足以诊断妊高征。根据 B 超双顶径 78mm，股骨长 60mm，腹径 76mm，羊水指数 10cm 诊断为 IUGR。

92. 患者血压 90/60mmHg，心率 100 次/分，口唇稍紫，杵状指，心脏听诊杂音粗糙，为发绀型先心病，心功能Ⅲ级以上，不宜妊娠。

93. 孕妇妊娠 30 周，血压 160/100mmHg，自感头晕，视物不清，双下肢浮肿个加重，尿蛋白（+++），为重度妊娠期高血压疾病、先兆子痫，且有自觉状，应尽快解痉、镇静、降压、利尿。

94. 该题常见错误是选择 A。妊娠晚期出现消化道症状，转氨酶明显升高，首先应考虑妊娠合并肝炎。本例血压轻度异常，可以是妊娠期肝炎并发妊娠期高血压疾病，此时易发生急性肝坏死，发展为重症肝炎。

95. 该题常见错误是选择 C 或 D。该孕妇有心衰史，不宜妊娠，在早期妊娠应行吸宫术终止妊娠；妊娠 12 周以上应行钳刮术或中期引产；妊娠 28 周以上，引产的危险并不亚于继续妊娠，不宜施行引产，故正确的是 E。

96. 该题考查学生对妊娠期心血管系统生理性改变的理解记忆。常见错误是选择 B。妊娠晚期心率每分钟增加 10~15 次属正常改变，部分孕妇会出现心悸感。孕晚期下肢水肿，休息后可消退者，一般与心功能无关，其原因是增大的子宫压迫下肢造成静脉回流不佳，引起渗出性的下肢水肿。

97. 这题考察的是学生对妊娠期心脏病的产科处理原则的理解与应用。常见错误为选 A。目前妊娠合并心脏病已不是剖宫产的禁忌证，但亦不应滥用剖宫产术。如心脏代偿功能良好（心功能评定Ⅰ~Ⅱ级），胎儿不大，没有产科手术指征者（如骨盆狭窄、胎位异常、羊水过少等），可阴道试产。选择 C 者的错误在于对于分娩期心脏病产妇来说心脏负担最重，极易发生心衰，尽快结束分娩是降低心衰发生率的有效措施之一，故尽量缩短产程，尤其是第二产程，是该产科合并症的处理原则之一。

98. 这题考查学生对妊娠与急性肝炎之间相互影响的理解记忆。常见错误为选 A 或 C。选 A、C 者是不了解妊娠期急性肝炎的特点为重症肝炎比例高，死亡率较高，可对胎儿有影响（早产、死胎、畸形）；妊娠晚期重症肝炎的肝损害往往不可逆转，救治难度大，所以正确答案为 B。

99. 这题考查学生对晚期妊娠急性肝炎产科处理原则的理解应用。常见错误为选 C、D、E。错误原因是错误理解终止妊娠对急性肝炎的治疗意义。妊娠中、晚期，包括剖宫产在内，任何分娩方式都有可能加重肝脏负担，不但不能挽救病人的生命，反而诱发重症肝炎。妊娠中晚期人工终止妊娠比继续妊娠的危险性要大，如经积极治疗病情仍继续发展，才考虑终止妊娠。另外，选 B 者没有考虑到妊娠期急性肝炎患者消化道症状明显，口服药物吸收差，肝脏代谢功能下降，口服药物治疗效果欠佳。

100. 这题考查的是学生对早期妊娠合并心脏病处理原则的理解运用能力。常见错误为选择 B。错误在于未能正确理解妊娠合并心脏病终止妊娠的意义所在。终止妊娠的目的是估计继续妊娠下去心衰发生率明显增高，如本病例心功能评定级，既往无心衰史，说明心脏代偿功能好，继续妊娠发生心衰的几率不大，可继续妊娠，因此 C、D、E 是错误的。

101. 该题常见错误是选择 A。药物能控制的甲亢对妊娠和分娩一般没有明显影响，故可以阴道分娩，有产科指征方采用剖宫产。轻症或药物可控制的甲亢病例，不需终止妊娠。甲亢与过期妊娠无关。妊娠加重心脏负担，故不能缓解甲亢症状，只会加重甲亢病情。

102. 该题常见错误是选择 D。孕产妇重症肝炎的护肝治疗与非孕期相同。因母儿耐受能力较差，过度的体力消耗可加重肝脏负担，分娩方式以剖宫产为宜。

103. 该题常见的错误是选择 D。妊娠合并急性肝炎内科处理与非孕期基本相同：休息、增加营养、高维生素饮食、预防感染。预防感染应用考虑对孕妇及胎儿的影响，红霉素有肝损害，故不宜用。产科方面预防产后出血，妊娠中晚期病情稳定可待其自然分娩，若病情继续进展才考虑终止妊娠，重症肝炎则不同：病情控制 24 小时后迅速终止妊娠。

104. 该题常见错误是选择 E。妊娠合并肾盂肾炎的治疗原则是使尿液引流通畅，给予抗生素。急性肾盂肾炎是妊娠期常见并发症。由于妊娠期子宫右旋压迫右侧输尿管，故右侧输尿管较左侧易积蓄尿液。急性肾盂肾炎容易并发流产、早产。

105. 这题考查学生对病毒性肝炎孕产妇产科处理原则的理解和应用能力。常见错误是由于审题不清，如忽略了题干要求而选择了错误的观点。肝炎患者临产期间及产后12小时内不宜应用肝素，以免发生创面大出血。

106. 这题考查学生对心脏病产妇分娩期、产褥期处理原则的理解应用。常见错误为选E，错选原因是不了解严重心衰经内科各种措施均未能奏效时，紧急剖宫产，取出胎儿可减轻心脏负担，挽救产妇生命。另外，各种感染均有可能诱发心衰，产后3天会阴伤口、子宫宫颈等远未恢复，产妇抵抗力较差，这时停用抗生素为时过早。正确的处理是应用广谱抗生素预防感染至产后1周左右，无感染征象时停药。

107. 该题考查心脏病孕妇产程中的有关处理要点。常见错误是选择C。洋地黄是治疗急、慢性心衰的常规药物，但该类药物在体内易出现蓄积，故不主张预防用药。产后流血较多易致贫血、血容量不足，这些都是诱发心衰的因素，故输血要积极些。只要注意控制输血的速度和输血量，一般不会加重心脏负担。

108. 该题常见错误是选择E。据统计，糖尿病孕妇胎儿畸形的发生率为6%~8%，为正常孕妇的3倍，发生机制不清。糖尿病孕妇的胎儿的肺表面活性物质合成障碍，故胎儿肺成熟较晚，但由于代谢紊乱和血管病变所致胎盘功能障碍，容易导致预产期前胎死宫内，多见于妊娠38周以后，故一般主张在妊娠37周就终止妊娠，病情严重者，终止妊娠还需提前。

109. 该题常见错误是选择A、B。孕激素使胆囊及胆道平滑肌松弛。雌激素则影响胆囊的浓缩功能。妊娠期胆汁中的胆汁盐及磷脂分泌减少，胆固醇成分增加，有利于胆结石形成。临床上妊娠期急性胆囊炎少见的原因是胆石症极少发生感染。

110. 这题考查学生对心衰孕妇处理原则的理解应用。常见错误是选择A，错选原因可能是没有诊断出该孕妇合并有心力衰竭。妊娠20周时孕妇的血容量仍未达到高峰，随妊娠血容量逐渐增加，心脏负担继续增加，此后心衰的发生率较妊娠20周更高，病情也更难以控制，所以继续妊娠下去是错误的。应在心衰控制后及时终止妊娠。

111. 这题考查学生对孕期肝功能生理改变的理解记忆。常见错误为选择C、E。孕妇肠道吸收脂肪能力增强，血清胆固醇会增加。碱性磷酸酶在妊娠早期可有轻度升高，妊娠晚期可达非孕期2倍，其升高系由胎盘产生的一种碱性磷酸酶同工酶（AKP4）所致。少数孕妇的转氨酶在孕晚期升高，故答案D的描述是错误的。

112. 这题考查学生对发绀型心脏病是否适宜妊娠的认识和理解。常见错误是选择A。先天性心脏病或风湿性心脏病有明显发绀或伴有肺动脉高压者，因易在孕期发生心衰，不宜妊娠；若已妊娠，则应在妊娠早期人工终止，以防在孕产期发生心力衰竭而危及生命。

113. 这题考察病毒性肝炎对妊娠影响的理解记忆。学生常见的错误是选择E。由于肝炎病毒可经胎盘感染胎儿，易造成流产、早产、死胎和新生儿死亡。另外，病毒性肝炎孕妇易并发妊娠期高血压疾病等产科合并症，根据病情提前终止妊娠也是早产的一方面原因。孕妇HBsAg阳性其新生儿约半数为阳性。

114. 该题考察的要点是孕妇贫血的诊断标准，属于理解记忆题。常见错误是选择D。答案D是非孕期时女性贫血的诊断标准。妊娠后由于血容量增加比红细胞快，会出现血液稀释，贫血的诊断标准也相应降低，即血红蛋白<100g/L，血细胞比容<0.30。

115. 该题考查学生对孕期泌尿系统变化的理解记忆。常见错误为选择B和E。孕期肾脏血流量及肾小球滤过率增加，虽然肾脏负担加重，但尿量增多不利于细菌在泌尿系中繁殖，故不是肾盂肾炎的易患因素。在生理情况下，孕妇一般不会出现输尿管和肾盂内积尿100~200ml，故选项E也是错误的。孕期子宫增大，一般出现右旋，压迫右侧输尿管，使尿液引流不畅，故容易患右侧肾盂肾炎。

116. 该题考察要点是早孕合并急性肾盂肾炎的用药。孕期，尤其是早孕期，许多药物对胎儿有损害或致畸作用，所以孕期用药必须慎重。目前，已知的抗生素中有两类对胎儿影响较小：青霉素类和头孢类，病情需要时可以采用。因此，正确答案为A，其他选项中的药物虽然对急性肾盂肾炎有效，但对胎儿均有较大的不良影响。

117. 这题考查学生对乙型肝炎病毒抗原抗体系统临床意义的理解记忆。常见的错误是选择A。HBsAg阳性，提示目前感染HBV，见于乙型肝炎患者或病毒携带者，故A是错误的。e抗体阳性，提示HBV感染恢复期，传染性较低，新生儿大多数不会被感染。因此，正确答案是D。

118. 该题综合考察了妊娠合并肝炎在妊娠各时期及分娩的临床处理原则。常见错误是选择E。目前妊娠合并肝炎孕妇，可根据病情需要选择剖宫产终止妊娠，但非所有的病例都需要剖宫产。妊娠早期合并肝炎，应及时终止妊娠，待肝功能正常后再怀孕。妊娠中期及晚期继续妊娠和引产的危险程度相当，故应护肝治疗后观察疗效不佳，肝功能继续恶化，才需要终止妊娠。

119. 这题考查学生对病毒性肝炎母婴传播的理解记忆情况。从题干上看，该病例的诊断是乙型肝炎病毒携带者，e抗原阳性，表示为感染期，提示大量病毒存在于血液中，传染性较强，胎儿多数受感染。围生期感染的婴儿中，85%～90%将会转为慢性病毒携带者，如本病例在妊娠晚期患急性肝炎，婴儿感染率为70%；妊娠中期患急性肝炎，婴儿感染率为25%；妊娠早期患急性肝炎，婴儿无一例感染。乙型肝炎病毒通过母婴传播的三种方式为：经胎盘传播；接触母血或羊水；接触母亲唾液或喂母乳。

120. 这题考查学生对妊娠合并重症肝炎治疗原则的理解。常见错误为选择A。一方面新霉素并非广谱抗生素，久服可引起二重感染，不适宜作为预防感染药物；肝昏迷前期应用新霉素的作用是肠道消毒，抑制大肠埃希菌的生长，减少游离氨及其他毒性物质的产生。

121. 这题考查学生对妊娠与肝炎相互影响的理解记忆。学生的常见错误是选择D。错误的原因在于学生常记得妊娠期肝炎容易发展为重症肝炎，而忽视孕期肝炎由于肝脏负担加重，影响肝炎治愈而转变为慢性过程。另外，部分学生没看清题干要求选择"错误"的描述，匆忙选择了B以外的选项。甲型肝炎病毒的传播途径主要是粪－口传播，不会通过胎盘或其他途径传给胎儿，B的观点是错误的，所以应选择B。

122. 这题是一道理解记忆题，仍然是考查学生对病毒性肝炎影响的掌握情况。常见错误是选择A。从内科角度看，肝炎与高血压没有明显的关系。孕晚期肝炎孕妇易并发妊娠高血压综合征，可能与肝病时醛固酮灭活能力下降有关。孕中期患乙型病毒性肝炎，据文献统计胎儿感染率为25%，孕早期患病者，胎儿感染率远远低于这一几率。

123. 该题考查学生对妊娠心脏病患者的早期心衰体征的理解记忆。常见错误是选择E。阵发性夜间呼吸困难通常表现为入睡并无困难，但在夜间熟睡后突然胸闷、气急而被迫坐起；轻者坐起后数分钟可缓解，但有的伴阵咳、咳泡沫痰等。其发生机制可能与平卧时静脉回流增加、膈肌上抬、肺活量减少和夜间迷走神经张力增高有关，属早期心衰的表现之一。咳嗽后不消失的持续存在的肺底湿啰音才是肺淤血的表现，属早期心衰的表现。

124. 该题要求学生掌握心脏病患者何种情况下不宜继续妊娠。常见错误是选择E。有心衰病史者，妊娠时由于心脏负荷加重，再发心衰的几率较大，故不宜妊娠。一般而言，心功能Ⅰ～Ⅱ级可妊娠，Ⅲ级及Ⅲ级以上者不宜妊娠，在早孕期应以人工流产术终止妊娠。

125. 该题常见错误是选择D。急性阑尾炎的治疗原则是一经确诊，即行阑尾切除术，除非症状轻微。妊娠合并急性阑尾炎死亡率高于非孕期。妊娠5个月阑尾的位置一般在髂嵴水平。妊娠晚期由于巨大子宫的遮蔽，腹膜炎体征不明显。

126. 该题考查学生对妊娠期产妇循环系统改变的理解记忆。常见错误是选择B。第二产程宫缩增强，周围循环阻力增加，子宫及周围组织的血液涌向心脏，回心血量增加，心排出量随之增加，平均动脉压随周围阻力增加而增高，但总的血容量并不增加。

127. 本病例已妊娠足月，出现乏力、黄染、消化道症状、肝脏肿大、肝脏触痛等，最常见于病毒性肝炎。另外，产妇有全身出血倾向，说明肝功能损害较严重。对于妊娠合并病毒性肝炎终止妊娠时机的选择，过去的观点是：妊娠期患肝炎，采用任何一种方法终止妊娠，都有可能加重肝脏的负担，使病情恶化，因此主张积极保护肝脏待其自然分娩。目前，由于麻醉技术的提高、剖宫产技术的改进、手术时程明显缩短、手术创伤减少，病毒性肝炎，包括重症肝炎在内，已不是剖宫产的禁忌证。本病例已妊娠足月，无产兆，胎头浅入，短期内结束分娩比较困难。为减轻妊娠及分娩对肝脏的负担，经短期护肝治疗及纠正凝血功能后，应及时择期剖宫产终止妊娠。孕期应用四环素，一方面会造成婴儿乳牙釉质发育不全及黄色沉积，引起畸形或生长抑制；另一方面会加重肝脏负担，故B是错误的。

234. 此例最大可能是低血糖，故应尽快进食。

239. 应予积极支持疗法和尽快终止妊娠。

240. 行OGTT确定有无糖尿病合并妊娠。

242. 要提高的"三个率"包括A、C、D，不包括B、E。E是提高三个率的目的。故选B。

243. 首先应了解产妇的血糖水平，帮助产时的处理。

244. 妊娠合并肌瘤红色变性，应首先保守治疗，应用抗生素预防感染。若保守治疗无效，再考虑手术治疗。

246. 每周监测肾脏功能，了解随妊娠的进展，肾功能损害有无加重。

247. 该甲亢病人感冒后突然出现高热、心率快和气短，最可能合并甲亢危象，而其他四种情况均无明确依据。

248. 妊娠可增加肝脏负担，也可使胎儿畸形率、流产、早产、死胎、死产和新生儿死亡率明显增加。所以妊娠早期发病者，应积极治疗后行人流术。这样可避免随妊娠时间延长病情进展而急性发作。乙肝易感者应注射乙型肝炎免疫球蛋白（HBIG）。新生儿应进行联合免疫，但母亲患乙肝者，新生儿应先查血中有否抗体存在，若阴性可进行乙肝疫苗及HBIG的注射，若阳性则不需要再进行乙肝疫苗的注射。由于肝功能不佳、凝血因子缺乏，分娩期可出现大出血，所以单纯止血药效果不明显，分娩期的处理以备新鲜血、缩短第二产程、防止产道损伤和胎盘。

249. 足月经产妇，虽属重度妊娠期高血压疾病，目前产程进展顺利，已进入活跃期，宫缩正常，儿头下降满意，目前无产科干涉分娩的指征。但产妇现为重度妊娠期高血压疾病且已进入产程，应及时给予解痉降压药物治疗，减少先兆子痫和子痫的发生几率。在宫口开全后为尽快缩短第二产程，减少病人过度用力，低位产钳或胎头吸引器助产可能有必要。

250. 该病人妊娠6个月时发生甲亢，因甲亢对母亲和胎儿均不利，并可引发死胎或早产，目前宜用抗甲状腺药如他巴唑控制甲亢，可以继续妊娠。由于自妊娠12~14周起，胎儿甲状腺已有聚碘功能，故禁用 ^{131}I 放疗；妊娠期一般不宜手术治疗甲亢，如计划手术治疗，宜于妊娠中期（即妊娠第4~6个月）施行，该病人妊娠已6个月，故已不宜手术；β受体阻滞剂如普萘洛尔等对胎儿不利，亦不宜用。

【A3/A4 型题】

（1~3题共用题干）临床表现典型。妊娠28周左右出现症状，有既往史，不难诊断。血清胆酸增高是妊娠期肝内胆汁淤积症的特征性变化。肝炎时的消化道症状明显。妊娠期肝内胆汁淤积症对孕妇影响不大，不影响孕妇血压，主要是影响胎儿。

（4~6题共用题干）根据病例摘要诊断为重度子痫前期，为反映妊娠期高血压疾病严重程度的重要标志。视网膜小动脉痉挛程度可反映孕妇体内主要器官的小动脉状况。无心衰表现，不需要给予强心剂。

（10~12题共用题干）本例应诊断为重度子痫前期。应行眼底检查。妊娠仅32周，仍需积极治疗子痫前期，不是应用地塞米松的适应证。应在妊娠中期进行妊娠期高血压疾病预测工作。

（18~19题共用题干）重度妊娠期高血压疾病，未孕时血压不高，妊娠20周后血压升高。先兆子痫除高血压及蛋白尿外，出现头痛、眼花、恶心、胃区疼痛及呕吐等症状，预示即将发生抽搐。妊娠期高血压疾病应与慢性肾炎合并妊娠相鉴别，使用肝肾功能测定鉴别。ALT、AST、血清肌酐、尿素氮、尿酸的测定判断肝肾功能。测定电解质与血气分析，早期发现酸中毒纠正。本题中胎心为176次/分，大于160次/分，为胎儿缺氧的初期表现。应采取剖宫产术。该手术适用于有产科指征，宫颈条件不成熟、短期不能经阴道分娩，引产失败，胎盘功能明显减退、已有胎儿窘迫征象的孕妇。

（23~24题共用题干）患者怀孕35周，BP≥160/110mmHg，尿蛋白（+++），水肿（+++），并伴有头晕、眼花、呕吐等症状，应诊为重度妊娠期高血压疾病，

先兆子痫；重度妊娠期高血压疾病时，尿常规、血液黏稠度、肝功能均有可能异常，但因为视网膜动脉可反映体内主要器官的小动脉情况，所以眼底变化是反映妊娠期高血压疾病严重程度的一项重要的参考指标，反映脑动脉痉挛的程度，了解脑水肿的轻重，以正确处理，防止子痫的发生；患者未足月，重度妊娠期高血压疾病合并先兆子痫，应立即住院。予解痉、镇静、降压、利尿治疗，尽量争取足月后分娩。

（25~26题共用题干）患者孕期检查均正常，说明乙肝是急性感染，且全身皮肤发黄、恶心呕吐症状也符合急性肝炎的表现，进一步应进行肝功能检查。一旦诊断为乙型肝炎，应立即将病人严格隔离，保肝治疗。因孕妇已达足月妊娠，再继续妊娠不但增加肝脏负担，而且可能增加宫内感染机会，对母儿均不利，所以症状控制后应终止妊娠。产后因肝功能不好，应合理使用对肝脏损害较小的广谱抗生素，以控制感染。妊娠晚期患急性肝炎，易并发妊娠期高血压疾病，对母体及胎儿带来很大威胁，包括发生DIC，所以妊娠期应引起高度重视。

（27~28题共用题干）妊娠期高血压孕妇分娩巨大儿，首先应想到轻型糖尿病。轻型糖尿病，必须核查空腹血糖值或作糖耐量试验。

（29~30题共用题干）妊娠早期合并病毒性肝炎，胎儿畸形率增高2倍。肝炎病毒可经过胎盘感染胎儿，发生流产或早产，增加围产儿死亡。病毒性肝炎者妊娠期高血压疾病的发生增加；重症肝炎者可发生DIC、危及母婴生命。妊娠早期应积极保肝治疗后行负压吸引术流产，注意预防出血和感染，不适宜药物流产；妊娠中、晚期不宜盲目终止妊娠，若原发病控制不好，分娩反而加重病情；应注意妊娠剧吐与急性病毒性肝炎的鉴别诊断和合理治疗；分娩时注意缩短第二产程及预防产后出血，重症肝炎应及时剖宫产。

（31~33题共用题干）本例应为重度子痫前期，血压应在160/110mmHg及以上。若血压稍低，因自觉症状明显，尿蛋白2.5g/24h，仍应诊为重度子痫前期。硫酸镁为解痉药，解除小动脉痉挛。扩容必须根据血细胞比容结果，只有血细胞比容＞0.35方能进行。子痫前期时血尿酸值明显增高。

（34~36题共用题干）本例应诊断为妊娠期高血压。左侧卧位纠正右旋子宫，减轻下腔静脉受压，增加回心血量，改善肾血流量增加尿量，并有利于维持正常的子宫胎盘血液循环。该患者主要临床表现是血压高，故需密切观察血压变化。

（37~38题共用题干）患者血压高、蛋白尿，妊娠期高血压疾病诊断明确，查体考虑妊娠期心脏病、肺水肿，不宜扩容，否则会加重肺水肿。

（39～41 题共用题干）需要积极治疗后，视母体征状和胎儿情况酌情适时终止妊娠。

（42～44 题共用题干）本例为重度子痫前期，血压高达 180/110mmHg 是主要体征。子痫前期的诊断依据，必须妊娠前无高血压病史。子痫前期时血尿酸值明显增高。应尽快降低颅压后行剖宫产术。

（48～49 题共用题干）急性病毒性肝炎的临床表现为出现不能用妊娠反应解释的消化道症状，继之出现乏力，发热，尿深黄，巩膜黄染，肝肿大，肝区叩击痛。血清 ALT 升高，总胆红素升高等。妊娠期病毒性肝炎的处理原则是加强营养，积极保肝，注意预防感染和产后出血。为预防母婴传播不宜母乳喂养。

（50～52 题共用题干）本例为中期妊娠有急性肾炎史，现肾脏损伤为主，首先应考虑妊娠合并慢性肾炎。

第十章　妊娠合并性传播疾病

【A1/A2 型题】

1. 关于一期梅毒的叙述错误的是

  A. 有不洁性交史   B. 可出现硬下疳

  C. 梅毒血清学阴性   D. 有心血管梅毒

  E. 外阴表面溃疡，有浆液性渗出

2. 淋病的特点，错误的是

  A. 易侵袭黏膜

  B. 以性传播为主

  C. 是世界上发病率最高的性传播疾病

  D. 感染最早期表现为阴道炎

  E. 病原体为革兰阴性双球菌

3. 确诊为女性生殖器尖锐湿疣，不适宜的治疗是

  A. 50% 三氯醋酸   B. 冷冻

  C. 激光   D. 口服红霉素

  E. 微波

4. 急性淋病的治疗，首选药物是

  A. 青霉素   B. 链霉素

  C. 红霉素   D. 庆大霉素

  E. 大观霉素

5. 关于淋病的描述，以下哪项错误

  A. 宫颈充血、水肿、脓性分泌物

  B. 分泌物淋球菌培养阳性率低，不可靠

  C. 分泌物涂片检查，找到革兰染色阴性双球菌，即可诊断

  D. 作后穹窿穿刺，抽出液中可找到淋球菌

  E. 淋病的治疗首选大剂量青霉素治疗

6. 关于尖锐湿疣，以下哪项错误

  A. 与低危型 HPV6、11 型有关

  B. 病变可呈鸡冠状、乳头状疣

  C. 妊娠期病灶生长迅速，产后可自然消退

  D. 细胞学或病理学检查可见挖空细胞

  E. 尖锐湿疣与宫颈癌、外阴癌发病无关

7. 梅毒的传播途径，以下哪项正确

  A. 性行为直接接触感染

  B. 输入污染的血制品

  C. 通过胎盘传染给胎儿（垂直传播）

  D. 阴道分娩，胎儿通过软产道被传染

  E. 以上均可传染

8. 28 岁妇女，阴道异常排液就诊，查外阴及阴道

（−），宫颈肥大、充血，宫颈口有大量黏液性分泌物，盆腔检查（−）。最可能的诊断是

  A. 滴虫性阴道炎   B. 霉菌性阴道炎

  C. 细菌性阴道病   D. 宫颈沙眼衣原体感染

  E. 宫颈淋菌感染

9. 对于获得性免疫缺陷综合征，下列哪项不正确

  A. 艾滋病由人免疫缺陷病毒感染所致

  B. 艾滋病是一种以细胞免疫功能严重损害为特征的性传播性疾病

  C. 除通过性交传播外，同性恋、输血、血液制品等均可传播

  D. 孕妇感染后可通过胎盘传给胎儿

  E. 艾滋病病程短，患病后很快死亡

10. 下列哪种药物不能在妊娠合并淋菌感染时使用

  A. 头孢曲松钠   B. 红霉素

  C. 青霉素   D. 喹诺酮类

  E. β - 内酰胺类

11. 淋病的潜伏期通常为

  A. 2 天   B. 24 小时

  C. 3 ~ 7 天   D. 10 ~ 15 天

  E. 2 个月左右

12. 对于艾滋病的临床表现，下列哪项是正确的

  A. 前驱期有发热、消瘦及淋巴结增大的症状，极易诊断

  B. 发病前少数病人有前驱期症状

  C. 潜伏期短，一般为 2 个月

  D. 其特点为细胞免疫功能严重低下，为各种严重的条件性感染创造机会，如卡波济肉瘤及肺囊虫病

  E. 胸腹腔及四肢皮肤有典型的玫瑰疹

13. 对于淋病的临床表现，下列哪项正确

  A. 急性淋病分为上、下生殖道感染两种

  B. 病理分为急性及慢性两种

  C. 潜伏期长达 3 ~ 5 周

  D. 慢性淋病，淋菌存在于生殖道分泌物中

  E. 为革兰阳性双球菌

14. 关于淋病，下列哪项是错误的

  A. 淋病奈瑟菌多存在于多核白细胞内

  B. 为我国性传播疾病中最多见

  C. 淋病以侵袭泌尿生殖道黏膜为主

D. 首先出现急性尿道炎的症状

E. 淋菌经输卵管伞端可发展为播散性淋病

15. 关于淋病，哪项正确

A. 急性下生殖道感染的首要症状是急性宫颈炎

B. 60%~80% 感染后无症状，易被忽略

C. 成人淋病的 80% 由性接触传播

D. 可通过血行传播，引起弥漫性腹膜炎

E. 分泌物培养阳性，方可确诊

16. 关于梅毒，下列哪项是正确的

A. 早期梅毒指孕期半年内的梅毒

B. 梅毒螺旋体的抵抗力较强

C. 早期梅毒指一期梅毒

D. 三期梅毒的传染性最强

E. 查血清反应素有诊断价值

17. 关于沙眼衣原体感染，哪项正确

A. 首先出现前庭大腺炎感染症状

B. 孕妇感染后可引起新生儿结膜炎和肺炎

C. 为我国性传播疾病中最常见的一种

D. 免疫学检查阳性率不高

E. 以污染的手或衣物接触感染为主

18. 关于尖锐湿疣，哪项正确

A. 与宫颈癌、外阴癌发病无关

B. 由性接触传播，在 STD 中占首位

C. 病原体为 HPV 病毒，以 HPV16、HPV18 型为主

D. 通过产道感染可引起新生儿喉头瘤

E. 细胞学见到挖空细胞，或电镜见到感染细胞内病毒颗粒，方可确诊

19. 关于艾滋病，哪项是错误的

A. 可通过胎盘感染胎儿、软产道、母乳感染新生儿

B. 感染后 6 周可出现抗体阳性

C. 主要通过性行为直接传播

D. 最初症状表现为靶器官的皮肤、黏膜病变

E. 潜伏期为半年到 5 年或更长

20. 关于尖锐湿疣，下列哪项是正确的

A. 病原体主要侵犯柱状上皮和移行上皮

B. 在性传播疾病较多见

C. 潜伏期为 2 周

D. 40 岁以上妇女较多见

E. 病理检查为棘细胞层增生，有挖空细胞

21. 关于淋菌感染，哪项描述是正确的

A. 病原体检查取材部位最好是阴道上段

B. 淋球菌主要侵袭生殖道黏膜的鳞状上皮

C. 分泌物涂片在多核白细胞内找到数对革兰阴性双球菌可以诊断

D. 淋病患者一般很少伴发尖锐湿疣

E. 妇女感染淋病 3~7 天均有症状

22. 关于诊断沙眼衣原体的方法，下列哪项是错误的

A. 培养法

B. Giemsa 染色查包涵体

C. 酶联免疫吸附试验

D. 单克隆抗体免疫荧光直接涂片法

E. 荧光显微镜检查

23. 孕妇巨细胞病毒不能通过哪条途径感染胎儿

A. 产道感染   B. 呼吸道传播

C. 垂直传播   D. 乳汁感染

E. 唾液感染

24. 导致尖锐湿疣最常见的病原体是

A. HIV   B. HPV

C. HSV   D. HBV

E. VIN

25. 关于单纯疱疹病毒感染对胎儿的影响，下列哪项是错误的

A. 孕妇 20 周后感染 HSV 可发生早产

B. 孕妇 20 周前感染 HSV 流产率较高

C. HSV 宫内感染极易发生先天发育异常

D. 新生儿经产道感染占 80% 以上

E. 新生儿感染病死率高

26. 关于孕妇感染巨细胞病毒，下述正确的是

A. 早期妊娠发现确诊，应及时治疗，继续妊娠

B. 多为显性感染

C. 中晚期妊娠发现确诊，应予引产

D. 可以哺乳，因乳汁中无病毒

E. 血培养可用于巨细胞病毒感染的诊断

27. 孕妇在妊娠期间感染梅毒，对胎儿的影响是

A. 患二期梅毒孕妇感染胎儿机会较大

B. 患三期梅毒孕妇感染胎儿机会最大

C. 患一期梅毒孕妇感染胎儿机会不大

D. 晚期潜伏期梅毒孕妇无传染性不感染胎儿

E. 早期潜伏期梅毒孕妇感染胎儿机会大

28. 妊娠及哺乳期巨细胞病毒感染的处理哪项是错误的

A. 乳汁中分离出病毒应停止哺乳

B. 妊娠晚期从宫颈分离出病毒应剖宫产终止妊娠

C. 妊娠早期确诊应立即终止妊娠

D. 抗病毒药物并无实际应用价值

E. 可能感染的新生儿尿布应做消毒处理

29. 沙眼衣原体的临床表现，下列哪项是错误的

A. 急性尿路综合征（尿频、尿急、尿痛、无菌尿）

B. 急性或慢性输卵管炎

C. 宫颈炎，黏液脓性白带

D. 小阴唇下疳

E. 新生儿沙眼衣原体结膜炎及衣原体肺炎

30. 筛查淋病的标准是

A. 分泌物 PCR 检查　　　B. 血培养

C. 分泌物培养　　　　　D. 血清学检查

E. 尿培养

31. 对于生殖道病毒感染，下列哪项不正确

A. 巨细胞病毒可经胎盘感染胎儿，引起流产、死胎、畸形等

B. 巨细胞病毒感染灶往往在宫颈

C. 疱疹病毒感染主要侵犯外阴

D. 尖锐湿疣是 HSV 感染

E. 目前认为人乳头状瘤病毒及单纯疱疹病毒与宫颈癌发病有关

32. 下列哪项叙述是正确的

A. 沙眼衣原体不会引起沙眼以外的感染

B. 沙眼衣原体感染不属于性传播疾病

C. 孕妇生殖道衣原体感染会发生垂直传播

D. 细胞培养的方法不用于衣原体的诊断

E. 新生儿衣原体只侵犯眼结膜

33. 关于妊娠合并尖锐湿疣，下述正确的是

A. 通过软产道感染胎儿罕见

B. 胎儿宫内感染并不少见

C. 出生的新生儿常患喉乳头瘤

D. 妊娠期病灶增长缓慢

E. 妊娠期何容易患尖锐湿疣

34. 关于妊娠合并尖锐湿疣，下述哪项是错误的

A. 有垂直传播的危险

B. 妊娠期病灶增殖快

C. 极易造成胎儿宫内感染

D. 妊娠足月外阴阴道病变广泛，应剖宫产终止妊娠

E. 新生儿感染大多数是通过软产道感染

35. 关于孕妇生殖道感染沙眼衣原体，下述正确的是

A. 多为宫内感染

B. 产道感染少见

C. 产褥期感染多见

D. 影响胎儿易患结膜炎、肺炎

E. 喹诺酮类药物有显效

36. 关于淋病于妊娠期间的治疗，下述正确的是

A. 肌注青霉素效果佳

B. 多合并支原体感染应给予抗支原体药物

C. 临床症状消失为治愈

D. 青霉素过敏可选喹诺酮类药物

E. 用药必须足量、及时

37. 淋菌的特征有

A. 为革兰染色阳性菌

B. 为球菌

C. 对复层鳞状上皮有亲合力

D. 孕妇感染淋菌并不多见

E. 淋菌表面有菌毛

38. 关于淋病感染途径，下列哪项错误

A. 成人主要是性接触传染

B. 幼女通常不会感染淋菌

C. 间接接触感染较少见

D. 胎儿主要在分娩时经产道时感染

E. 好发部位为尿道旁腺、前庭大腺

39. 关于外阴尖锐湿疣以下错误的是

A. 妊娠、糖尿病者患尖锐湿疣时，湿疣生长迅速且不易控制

B. 性伴侣一方有体征，另一方可半年才出现体征甚至不出现体征

C. 棘细胞层高度增生、有挖空细胞的出现是尖锐湿疣的特征性改变

D. 干扰素具有抗病毒、抗增殖及调节免疫的作用，所以对于反复发作的病例主要以干扰素治疗为主

E. 以上都不是

40. 关于淋菌奈瑟菌，下列哪项正确

A. 为革兰染色阳性双球菌

B. 通常存在于淋巴细胞内

C. 以侵犯鳞状上皮为主

D. 习性喜潮湿，怕干燥

E. 在厕所座板上可存活 12 小时

41. 关于梅毒，下列哪项正确

A. 梅毒螺旋体的抵抗力较强

B. 早期梅毒指病期半年内的梅毒

C. 早期梅毒指一期梅毒

D. 三期梅毒的传染性最强

E. VDRL 可作定量、定性试验，易于操作，敏感性高，结果快，目前应用最广泛

42. 尖锐湿疣的病原体为

A. 人类免疫缺陷病毒　　B. 人类乳头状瘤病毒

C. 巨细胞病毒　　　　　D. 单纯疱疹病毒

E. 以上都不是

43. 关于生殖道病毒感染，下列哪项是错误的

A. 尖锐湿疣由病毒引起，在 STD 中仅次于淋病，占第二位

B. 生殖道病毒感染可致流产、死胎，胎儿致畸并使

167

新生儿感染

C. 下生殖道感染途径往往是通过直接接触

D. 生殖道病毒感染以单纯疱疹病毒、巨细胞病毒及人乳头瘤病毒感染较为常见

E. 妊娠任何时期一旦确诊有生殖道病毒感染应立即终止妊娠

44. 关于梅毒，下列哪项是正确的

A. 梅毒螺旋体抵抗力较强，对化学消毒剂不敏感

B. 梅毒是一种全身病变的性传染病

C. 梅毒螺旋体不耐热，加热到50℃1分钟内死亡

D. 梅毒主要由性行为传播，不能通过接触病人污染的衣物而间接传染

E. 梅毒可经产道传播，而不能通过胎盘

45. 梅毒的实验室诊断，下列哪项是正确的

A. 血清学试验敏感性高，在感染后即为阳性

B. 一期梅毒时硬下疳表面的渗出物中含大量梅毒螺旋体，但到二期梅毒时肿大的淋巴结抽出液中已找不到螺旋体

C. 性病研究室试验可作定量、定性试验，易于操作，敏感性高，结果快，目前应用最广泛

D. 血清液试验在感染后出现阳性，到二期时为阴性

E. 黑地映光法找梅毒螺旋体已废用

46. 对孕期生殖道衣原体感染，下列哪项是首选治疗方案

A. 因沙眼衣原体感染会引起胎儿发育异常，应立即终止妊娠

B. 因沙眼衣原体感染者对胎儿无致命威胁，不必治疗，产后再行治疗

C. 因沙眼衣原体感染者在分娩时会导致新生儿感染，孕期应积极药物治疗

D. 因沙眼衣原体感染者在治疗中药物对胎儿造成不利影响，故不宜药物治疗

E. 为防止药物对下一代不良影响故孕期不必治疗，足月时常规采取剖宫产结束分娩

47. 关于淋病的描述，下列哪项是错误的

A. 淋病是当前发生率最高的STD

B. 淋球菌离体后在干燥下2小时即灭活

C. 淋病侵袭泌尿生殖道的黏膜和外阴皮肤

D. 一般消毒剂与肥皂均可使其迅速灭活

E. 淋病在潮湿环境中可生存较长时间

48. 为确诊有无衣原体感染，下列哪项检查最敏感

A. 分泌物涂片找包涵体

B. 组织培养法

C. 黑地映光显微镜检查

D. 聚合酶链反应法（PCR）

E. 免疫学诊断，检测局部衣原体抗体

49. 关于人免疫缺陷病毒（HIV）感染的临床表现，下列哪项是正确的

A. 一旦感染，将出现腹泻、发热、体重下降、全身乏力，食欲减退等细胞免疫缺陷症状

B. 多数病人前驱症状明显

C. 感染后6个月可出现抗体阳性

D. 潜伏期一般2个月至半年

E. 感染症状很少表现在性器官，症状无特异性，很难诊断，故检测HIV抗体是必要的诊断手段

50. 下列哪项不是淋病的临床表现

A. 淋病早期局限于生殖道泌尿道，表现为尿频、尿痛、排尿困难、黄色脓性白带

B. 淋病的潜伏期为两周

C. 淋球菌沿生殖道黏膜上行传播，易引起尿道旁腺炎，前庭大腺炎，颈管炎

D. 淋病可上行引起子宫内膜炎、急性输卵管炎、输卵管卵巢囊肿、盆腔脓肿、弥漫性腹膜炎以至中毒休克

E. 淋球菌可经血行播散引起全身性淋病

51. 关于淋病的治疗，下列哪项是错误的

A. 孕妇感染淋病对胎儿危害极大，而且妊娠期用药对胎儿不利，应终止妊娠

B. 对青霉素过敏可选用四环素、红霉素、多西环素、淋得治等

C. 淋球菌性输卵管积脓，输卵管卵巢脓肿经药物治疗3天病情不改善应手术治疗

D. 淋病的首选药物为青霉素，大剂量一次治愈

E. 重型淋菌性盆腔炎应用水剂青霉素，头孢他林加庆大霉素、甲硝唑

52. 对梅毒的治疗，下列哪项是错误的

A. 因药物不足治疗不彻底，可转为潜伏梅毒，亦无传染性

B. 对青霉素过敏者可用四环素、红霉素

C. 母亲患有梅毒可经过胎盘传给胎儿而引起流产、早产、死胎，因此孕期应积极治疗

D. 青霉素是首选药物

E. 孕妇对青霉素过敏可选用红霉素，忌用四环素

53. 关于淋病，下列何项是正确的

A. 淋病是仅次于沙眼衣原体的性传播疾病

B. 淋球菌可存在于生殖道分泌物中，但不能长期潜伏在生殖道黏膜腺体

C. 淋球菌侵袭黏膜，以生殖、泌尿系统黏膜的柱状上皮移行上皮为主

D. 孕妇感染淋球菌最好终止妊娠以防引起胎儿畸形

E. 性接触系淋病传播方式，但不是主要方式

54. 关于获得性免疫缺陷综合征，下列哪项是错误的

A. HIV 感染后潜伏很短，患病后很快死亡

B. HIV 感染主要通过性行为直接传播

C. HIV 可通过胎盘传给胎儿

D. 是由人免疫缺陷病毒引起

E. 输入有感染的供血者的血制品，同样可致病

55. 下列何组为我国法定报告性病

A. 淋病、梅毒、性病淋巴肉芽肿

B. 淋病、梅毒、艾滋病、性病性淋巴肉芽肿

C. 淋病、梅毒、软下疳

D. 淋病、梅毒、艾滋病、沙眼衣原体

E. 淋病、梅毒、艾滋病

56. 关于尖锐湿疣，下列哪项是错误的

A. 尖锐湿疣的潜伏期为 1 ~ 3 周，症状不明显，可有瘙痒，烧灼感

B. 尖锐湿疣的病原体为 HPV

C. HPV 主要感染上皮细胞，它与外阴癌、宫颈癌的发病有关

D. 尖锐湿疣在性传播疾病中（STD）中仅次于淋病

E. 免疫功能低下和雌激素的影响可使病灶迅速发展

57. 尖锐湿疣的治疗，下列哪项是错误的

A. 免疫调节剂既抗病毒又增强机体免疫功能

B. 常用药物为 33% ~50% 的三氯醋酸

C. 5 - 氟尿嘧啶适用于外阴、肛周疾病

D. 药物治疗应用于小的病灶

E. 激光、冷冻等物理疗法疗效不佳

58. 下列所述哪项不是淋病的好发部位

A. 子宫颈管　　　　　B. 尿道旁腺

C. 前庭大腺　　　　　D. 尿道

E. 子宫内膜

59. 关于妊娠合并淋菌感染，下列哪项是错误的

A. 对可疑感染者取分泌物培养可确诊

B. 易发生胎儿宫内感染

C. 妊娠早期可致感染性流产

D. 治疗首选喹诺酮类药物

E. 淋病高发区孕妇产前常规筛查淋菌

60. 梅毒的主要传播途径为

A. 接吻　　　　　　　B. 输血

C. 衣物　　　　　　　D. 饮食

E. 性交

61. 孕早期患哪种疾病应终止妊娠

A. 念珠菌性阴道炎　　B. 尖锐湿疣

C. 巨细胞病毒感染　　D. 沙眼衣原体感染

E. 细菌性阴道病

62. 关于妊娠合并巨细胞病毒感染，下列哪项是错误的

A. 孕妇巨细胞病毒感染多为隐性感染

B. 可垂直传播给胎儿

C. 原发性巨细胞病毒感染易引起胎儿先天发育异常

D. 巨细胞病毒感染的新生儿多数出生后数小时至数周死亡

E. 妊娠晚期从宫颈分离出病毒应积极治疗，剖宫产终止妊娠

63. 下面哪项不宜用于巨细胞病毒感染的诊断

A. 宫颈脱落细胞涂片行 Giemsa 染色

B. 酶联免疫吸附试验检测孕妇巨细胞病毒 IgG、IgM

C. DNA 分子杂交

D. PCR 技术

E. 血培养

64. 生殖器疱疹感染的临床分型为

A. 疱疹 I 型和 II 型

B. 早期、中期、晚期

C. I 型和 II 型

D. 初感染的急性型和再活化的诱发型

E. 潜伏型和感染型

65. 对于外阴尖锐湿疣，错误的是

A. 由 HPV 感染引起

B. 大小阴唇、会阴及肛周组织均为尖锐湿疣的好发部位

C. 初发时常无自觉症状，增大后可有瘙痒及压迫感

D. 治疗后容易复发

E. 即使反复发生也不会恶变

66. 对于沙眼衣原体感染下列哪项说法是错误的

A. 沙眼衣原体不仅是沙眼的病原体，也是引起女性生殖道感染的常见病原体

B. 泌尿生殖道沙眼衣原体感染是国家卫生部要求严格控制的性传播性疾病

C. 孕妇生殖衣原体感染不会发生垂直传播

D. 衣原体感染新生儿最常侵犯眼结膜

E. 可用细胞培养分离衣原体

67. 关于淋菌感染，下列哪项是正确的

A. 感染淋菌 3 ~7 天均有症状

B. 淋病患者一般很少伴发尖锐湿疣

C. 淋球菌主要侵袭生殖道黏膜的鳞状上皮

D. 病原体检查取材部位最好是阴道上段

E. 分泌物涂片在多核白细胞内找到数对革兰阴性双球菌

68. 对于妊娠合并梅毒下列哪项叙述是错误的

A. 早期梅毒的孕妇可通过胎盘传给胎儿

B. 早期表现为皮肤损害，晚期能侵犯心血管等重要脏器

C. 梅毒病原体不会在胎儿内脏和组织中繁殖

D. 妊娠合并梅毒引起死胎、早产与胎盘病变有关

E. 非梅毒螺旋体抗原血清试验是梅毒常规筛查方法

69. 生殖器疱疹是由哪种病原体引起的

A. CMV　　　　　　　B. HBV

C. HPV　　　　　　　D. HSV

E. HIV

70. 诊断女性生殖道淋病，取材的最佳部位是

A. 阴道口　　　　　　B. 宫颈管

C. 阴道　　　　　　　D. 宫颈阴道部

E. 阴道穹窿

71. 关于巨细胞病毒感染，下列哪项不正确

A. 母儿垂直感染是巨细胞病毒的重要传播途径

B. 妊娠期间的巨细胞感染多无明显的症状和体征

C. 宫颈管分离出巨细胞病毒的孕妇不应阴道分娩

D. 乳汁中检测出巨细胞病毒的产妇应停止母乳喂养

E. 先天性巨细胞病毒感染的诊断主要根据实验室检查结果

72. 关于妊娠合并尖锐湿疣，下述哪项不正确

A. 孕期尖锐湿疣数目多、病灶大、多形态

B. 可发生母儿垂直传播

C. 大多数感染发生在下生殖道

D. 以全身用药治疗为主

E. 以病灶局部治疗为主

73. 对于淋病的防治，错误的是

A. 注意性卫生，避免婚外性生活

B. 急性期必须做盆腔内诊检查确诊

C. 青霉素为首选治疗药物

D. 性伴侣应同时进行治疗

E. 连续3个月分泌物复查阴性，方为治愈

【A3/A4型题】

(1~2题共用题干)

28岁女性，有不洁性生活史。现孕5个月，于大阴唇出现圆形直径1~2cm边界清晰的皮疹，表面略高于皮肤，可见溃烂。

1. 最可能的诊断是

A. 尖锐湿疣　　　　　B. 结核

C. 硬下疳　　　　　　D. 淋病

E. 外阴癌

2. 需确诊的首选检查是

A. 在病变部位取血清渗出液镜下观察

B. 病理组织学检查

C. 分泌物细菌培养

D. PCR

E. 血清抗体检测

(3~5题共用题干)

女性，24岁，近期出现尿频、尿痛3天，2天来白带增多，黄脓样，伴外阴疼痛。检查见外阴前庭及阴道黏膜充血，以手指压尿道旁腺时有脓性分泌物流出，触痛明显。

3. 此患者的诊断可能是

A. 白色念珠菌性阴道炎

B. 泌尿系感染

C. 滴虫性阴道炎

D. 淋菌性阴道炎

E. 艾滋病

4. 应做什么检验

A. 宫颈刮片，细胞学检查

B. 分泌物悬滴检查

C. 宫颈分泌物涂片革兰染色

D. 分泌物加10%的氢氧化钾镜检

E. 衣原体培养

5. 假设宫颈分泌物涂片在多核白细胞内找到革兰阴性双球菌，最佳的治疗方法是

A. 链霉素0.5g肌内注射

B. 庆大霉素8万单位注射，每8小时一次

C. 甲硝唑0.2g口服，一日3次

D. 水剂普鲁卡因青霉素480万单位一次肌注，两侧臀部各240万单位

E. 卡那霉素0.2g肌注，每日2次

【B型题】

(1~3题共用备选答案)

A. 生殖器疱疹　　　　B. 外阴毛囊炎

C. 外阴尖锐湿疣　　　D. 生殖器梅毒

E. 沙眼衣原体感染

1. 外生殖器出现单发、无痛性、圆形、红色隆起硬结，表面有浆液性渗出物的是

2. 可通过手、眼或污物间接感染，临床症状不明显，可导致不孕或异位妊娠的是

3. 外生殖器可见多个红丘疹、水疱状疹、伴有烧灼疼痛感或瘙痒的是

参考答案

【A1/A2型题】

1. D　　2. D　　3. D　　4. A　　5. B　　6. E　　7. E　　8. D

9. E　10. D　11. C　12. D　13. B　14. E　15. B　16. E

17. B　18. D　19. D　20. E　21. C　22. E　23. B　24. B

25. C　26. E　27. E　28. B　29. D　30. C　31. D　32. C

33. E　34. C　35. D　36. E　37. E　38. B　39. D　40. D

41. E　42. B　43. E　44. B　45. C　46. C　47. C　48. D

49. E　50. B　51. A　52. C　53. C　54. A　55. E　56. A

57. E　58. C　59. D　60. E　61. C　62. E　63. E　64. D

65. E　66. C　67. E　68. C　69. D　70. B　71. C　72. D

73. B

【A3/A4型题】

1. C　2. A　3. D　4. C　5. D

【B型题】

1. D　2. E　3. A

精选解析

【A1/A2型题】

1. 一期梅毒经黏膜或皮肤擦伤处侵入机体，很快沿淋巴管达附近淋巴结，经约3周的潜伏期发病，主要通过性行为传播。此期的主要临床特征为硬下疳，在外阴、阴唇、阴道、宫颈、肛门、口唇或乳房等处，出现无痛性、红色炎性硬结，圆形，直径1～2cm，表面呈表浅溃疡，有浆液性渗出物（有大量梅毒螺旋体），边缘整齐，隆起，或称为初期硬结。往往是单发，常伴有局部淋巴结肿大，硬，不痛。硬下疳不经治疗，亦可于3～8周内自然消退。血清学试验在硬下疳初现时往往阴性，于1～2周后开始出现阳性，到7～8周后全部患者血清学阳性。三期梅毒约10%未经治疗的患者，在感染后10～30年发生晚期心血管梅毒，约25%同时合并神经梅毒。

2. 淋病是世界上、也是我国发病率最高的性传播疾病，它由淋球菌引起。该菌属革兰阴性双球菌，存在于中性粒细胞内，呈肾形成对排列。其特点是侵袭黏膜，以生殖泌尿系统黏膜的柱状上皮与移行上皮为主。皮肤为鳞状上皮，对淋菌有一定抵抗力。淋菌喜湿潮，怕干燥，离体后在完全干燥情况下1～2小时死亡，在微湿衣裤、毛巾、被褥中可生存10～17小时，在厕所坐板可存活18小时。一般消毒剂或肥皂均能将其迅速灭活。性接触感染是主要的传染方式，成人淋病99%～100%为性传播。

3. 女性生殖器尖锐湿疣治疗包括以下几个方面：
（1）药物治疗适于小病灶，常用药物为33%～50%三氯醋酸；也可用5% 5-氟尿嘧啶膏涂抹局部。近年应用基因工程干扰素（隔日肌注一次，也可采用病灶基底局部注射）。对顽固性尖锐湿疣，可采用与激光等疗法联合使用。（2）冷冻治疗用简便的液氮或一氧化氮探针冷冻病灶及周围1～2mm。（3）激光治疗外阴病变、阴道、尿道口、宫颈病变可用，出血少，不产生瘢痕，效果满意。（4）高频电刀电灼、微波器切除或手术切除适于巨型尖锐湿疣。（5）妊娠期的治疗意见不一致，因分娩后可消退，故可暂不处理病灶大、影响阴道分娩者，可行剖宫产。

5. 淋病的诊断依据包括：取尿道口、宫颈管等处的分泌物涂片，作革兰染色。淋病急性期可见中性粒细胞内、外均有革兰染色阴性双球菌。对涂片可疑或临床表现可疑但涂片阴性者，可做分泌物淋菌培养，阳性率可达80%～90.5%。对可疑盆腔积液者，可作后穹窿穿刺，抽出的脓液行淋球菌培养或涂片找淋球菌进行诊断。

6. 尖锐湿疣与性生活传播有关，以低危型HPV6、11型感染为主，高危型HPV16、18型次之。病变多在会阴、阴道、宫颈，呈鸡冠状、乳头状疣；妊娠期病灶生长迅速，产后可缩小或自然消退，细胞学或病理学检查可见挖空细胞；尖锐湿疣与宫颈癌、外阴癌发病有关。

7. A～D项均为梅毒的传播途径。可通过性行为直接感染、通过胎盘传染给胎儿（垂直传播）、输入污染的血制品或胎儿通过软产道横向传染；还可通过污染的衣物、用具、医疗器械等间接感染。

8. 宫颈充血、大量黏液性分泌物符合衣原体性宫颈炎。滴虫性阴道炎的分泌物应是灰黄、稀脓性、泡沫状，光镜下悬滴液也可见活动的滴虫；真菌性阴道炎的分泌物应是白色、豆渣样，分泌物中可找到真菌；细菌性阴道炎的分泌物应是腥臭、均匀的分泌物，期间可找到加德纳菌，氨味实验阳性；宫颈淋菌的感染应是宫颈口有黄脓性分泌物、宫颈红肿，培养分泌物可找到革兰阳性的双球菌。

35. 多为产道感染；宫内感染和产褥期感染均少见；孕期禁用喹诺酮类药物，多选用大环内酯类（红霉素）药物有显效。

36. 首选药物应为第三代头孢菌素，因耐药菌株增多；多合并衣原体感染，应加用治疗衣原体的药物；治愈必须经3次培养阴性；孕期禁用喹诺酮类药物。

37. 为革兰染色阴性双球菌；可在多核的细胞内见到多个淋菌；对腺上皮有亲和力；孕妇感染淋菌多见。

38. 这是一道记忆题。性接触感染是淋病的主要传染方式。淋菌通过性交感染，性交时有淋菌的分泌物侵入尿道口、宫颈管等处，淋菌于该处繁殖而发病，并可沿生殖道黏膜上行传播。好发部位为尿道旁腺、宫颈管、前庭大腺等处。常见错误为选C。选C者未注意胎儿经阴道娩出可以发生新生儿淋菌结膜炎、肺炎。正确答案为 B，幼女接触淋菌污染的衣物、便桶等间接感染淋病。

39. 这道题有可能错选 B。尖锐湿疣是由人乳头瘤病毒感染引起，该病毒在温暖潮湿的环境中易于生长，当细胞免疫功能低下时易感，感染后不一定会很快就有表现，因为其潜伏期为 3 周至 8 个月，平均是 3 个月，所以性伴侣双方可一方有体征而另一方较长时间后才有表现甚至没有表现。镜下表层细胞有角化不全或过度角化、棘细胞层高度增生及挖空细胞的出现是 HPV 感染的特征性改变。尖锐湿疣的治疗原则是去除外生疣体，改善症状和体征，干扰素具有抗病毒、抗增殖及调节免疫作用，一般不单独使用，多作为辅助用药。

40. 这一道是记忆题，主要考核学生对淋菌病原体的认识。淋病奈瑟菌属革兰阴性双球菌，存在于多核白细胞内，呈肾形成对排列，侵袭黏膜以生殖泌尿系统黏膜的柱状上皮和移行上皮为主。淋菌可致淋病。淋菌在厕所坐板上可存活 18 小时。

41. 梅毒螺旋体的抵抗力极弱。常见错误为选 B 或 D。选 B 者忽略了早期梅毒病期 2 年以内，包括一、二期梅毒；选 D 者没有注意到一、二期梅毒孕妇的传染性最强，三期梅毒几乎无传染性。

42. 艾滋病致病原体是人类免疫缺陷病毒；巨细胞病毒感染是由巨细胞病毒引起的一种全身感染性疾病；人乳头瘤病毒是尖锐湿疣的致病原体；单纯疱疹病毒分为两型，分别可引起上半身皮肤、黏膜或器官疱疹及生殖器疱疹。

70. 淋球菌主要侵袭生殖、泌尿道柱状上皮与移行上皮，鳞状上皮有一定的抵抗力。因此，由宫颈管取材较易找到病原体。

71. 可经阴道分娩，因胎儿可能已在宫内感染。

73. 急性期应避免盆腔检查，因为可造成炎症上行扩散，引起子宫内膜炎、输卵管炎或输卵管积脓，甚至发生腹膜炎。

【B 型题】

（1~3 题共用备选答案）梅毒的初期外生殖器出现无痛性红色炎性硬结，中期全身出现斑丘疹，晚期可侵及骨、眼、心血管等。实验室检查可在皮肤病灶找梅毒螺旋体和血清学检查。首选青霉素大剂量治疗。病程在 2 年以上者，几无传染性。沙眼衣原体常与淋球菌混合感染。与性生活活跃有关，可通过手、眼或污物间接感染，临床症状不明显或无症状，宫颈管炎最常见，可导致不孕或异位妊娠。以口服四环素、红霉素治疗为主。生殖器疱疹主要由性接触感染，外生殖器可见红丘疹、水疱状疹、疼痛，原发疱疹 90% 累及子宫颈；为防止继发感染不应将疱疹挤破，应局部和全身联合用药。

第十一章 异 常 分 娩

【A1/A2 型题】

1. 初产妇，足月妊娠，宫口开全 1 小时 30 分尚未分娩。阴道检查：头先露，宫口开全，胎头位于坐骨棘水平下 3cm，枕左横位（LCIT），胎膜已破，羊水清，胎心率 140 次/分，估计胎儿重 3200g。本例正确处理应是
   A. 行剖宫产术
   B. 缩宫素静脉滴注
   C. 等待阴道自然分娩
   D. 徒手将胎头枕部转向前方，然后阴道分娩
   E. 行产钳助产术

2. 初产妇，宫口开全 2 小时，诊断为持续性枕横位，S+4，胎心 148 次/分。本例最适宜的分娩方式是
   A. 静脉滴注缩宫素经阴道分娩
   B. 等待胎头转为枕前位后经阴道分娩
   C. 会阴侧切后行产钳术
   D. 会阴侧切后手转胎头行产钳术
   E. 行剖宫产术

3. 属于骨盆狭窄的径线是
   A. 髂棘间径 24cm   B. 骶耻外径 19cm
   C. 骨盆入口前后径 10cm   D. 坐骨棘间径 10cm
   E. 坐骨结节间径 7.5cm，出口后矢状径 8cm

4. 关于胎膜早破的临床诊断，以下哪项错误
   A. 孕妇突然感到阴道流出较多液体
   B. 咳嗽时阴道流水增多
   C. 阴道后穹窿液体的 pH > 6.5
   D. 阴道液涂片干燥后有羊齿植物叶状结晶
   E. 羊膜镜检查见前羊膜囊内羊水黄绿

5. 初产妇，29 岁，孕期定期检查正常，现妊娠 39 周，最近感冒，咳嗽 2 天，今晨排便后自觉阴道流水，内裤湿透，没有阴道出血和腹痛，来院就诊，下列处理哪项不恰当
   A. 破膜 12 小时未临产者给予催产素点滴引产
   B. 住院待产，卧床休息，保持外阴清洁
   C. 破膜 12 小时以上者给予预防性抗生素
   D. 破膜 12 小时以上未临产者，应行剖宫产术
   E. 若诊断绒毛膜羊膜炎，应立即剖宫产终止妊娠

6. 下列对于协调性宫缩乏力，哪项恰当
   A. 多数产妇觉持续性腹痛，且产程延长

   B. 宫缩对称性、极性正常，仅收缩力弱
   C. 不易发生胎盘残留
   D. 不适宜静脉滴注催产素
   E. 容易发生胎儿窘迫

7. 下列对于骨产道异常，哪项恰当
   A. 骨产道异常指骨盆形态异常
   B. 骨产道异常指骨盆径线过长或过短
   C. 骨产道异常指骨盆径线过短或骨盆形态异常
   D. 骨产道异常只有在分娩时才能发现和处理
   E. 骨产道异常主要影响产妇，对胎儿无危害

8. 关于肩先露的描述，以下哪项正确
   A. 胎体纵轴与母体纵轴相垂直即可诊断
   B. B 超检查可确定肩先露具体胎位
   C. 不容易发生胎膜早破或脐带脱垂
   D. 孕期检查一经诊断，立即住院剖宫产
   E. 如胎儿已死亡，均应经阴道分娩

9. 关于肩难产的描述，以下哪项正确
   A. 肩难产必然发生于肩先露
   B. 头先露胎儿过大不会造成肩难产
   C. 估计胎儿过大肩娩出困难者应及时剖宫产
   D. 一旦发生肩难产应立即剖宫产
   E. 一旦发生肩难产应立即产钳助产

10. 35 岁经产妇，2 次不良产史，现足月妊娠，阵发性腹痛 7 小时住院待产，检查子宫收缩 20~30 秒/5~6 分钟，宫口开大 2cm，头先露 S-3，胎儿估计 4000 克，诊断为子宫收缩乏力，其诱因可能与下列哪项无关
   A. 精神因素   B. 头盆不称
   C. 子宫过度膨胀   D. 第一产程 7 小时
   E. 产前可能应用镇静剂

11. 骨产道狭窄的诊断，以下哪项正确
   A. 胎头低于耻骨联合前表面为跨耻征阴性，显示骨盆入口狭窄
   B. 骨盆入口狭窄是引起持续性枕横位的原因
   C. 坐骨结节间径 + 后矢状径小于 15cm 可以试产
   D. 身高低于 150cm、孕晚期悬垂腹、胎位异常者应注意骨盆是否异常
   E. 坐骨棘间径 <10cm 为骨盆出口狭窄

12. 初产妇，孕 39 周，宫口开全 2 小时频频用力，未见

胎头拨露。检查：宫底部为臀，腹部前方可触及胎
儿小部分，未触及胎头。肛查胎头已达棘下 2cm，
矢状缝与骨盆前后径一致，大囟门在前方，诊断为

A. 骨盆入口轻度狭窄　　　B. 骨盆入口头盆不称

C. 原发宫缩无力　　　　　D. 持续性枕后位

E. 持续性枕横位

13. 28 岁初产妇，因宫缩乏力致第二产程延长行产钳助
娩，产后阴道流血量约 800ml，诊为宫缩乏力所致，
其主要临床表现应为

A. 胎盘剥离延缓而出血

B. 胎盘未娩出时出血不止

C. 胎儿娩出后立即出血不止

D. 胎盘娩出后阵发性出血量多

E. 胎盘娩出后出血无血块

14. Bishop 评分法评分正确的是

A. 宫口开大 5cm 得 2 分

B. 宫颈管消退 70% 得 3 分

C. 胎头位置在 S-2 得 2 分

D. 宫口位置在后得 1 分

E. 宫颈中等度硬得 1 分

15. 容易引起孕妇发生低纤维蛋白原血症的是

A. 死胎稽留

B. 不全流产伴休克

C. 前置胎盘大量阴道流血

D. 患血小板减少性紫癜

E. 患再生障碍性贫血

16. 臀先露对胎儿预后最差的是

A. 腿直臀先露　　　　　B. 混合臀先露

C. 单足先露　　　　　　D. 单膝先露

E. 双膝先露

17. 26 岁初产妇，胎儿娩出后无阴道流血，胎盘娩出后
阴道流血不断，时多时少，1 小时内阴道流血量超过
600ml，血压 70/50mmHg，脉搏 126 次/分。此时采
取的紧急措施应是

A. 为宫颈裂伤，立即缝合

B. 为阴道血肿，立即处理

C. 检查凝血功能，并输纤维蛋白原

D. 静脉滴注麦角新碱加强宫缩

E. 手入宫腔探查

18. 25 岁，初产妇，双胎妊娠，第一儿为单臀先露，娩
出的新生儿 2600g，Apgar 评为 8 分。阴道检查知第
二儿是肩先露，破膜后上肢脱出，胎心 144 次/分、
有力规律。本例恰当的紧急处理应是

A. 给予子宫收缩剂　　　B. 行外转胎位术

C. 行内转胎位术　　　　D. 行剖宫产术

E. 以上都不是

19. Bishop 宫颈成熟度评分，应得 2 分的项目是

A. 宫口开大 5cm　　　　B. 宫颈中等度硬

C. 宫颈管消退 80%　　　D. 宫口位置在前

E. 胎头位置 +1

20. 单臀先露的两下肢姿势是

A. 髋关节屈曲，膝关节屈曲

B. 髋关节直伸，膝关节直伸

C. 髋关节直伸，膝关节屈曲

D. 髋关节屈曲，膝关节直伸

E. 以上都不是

21. 同持续性枕后位无关的项目是

A. 胎头俯屈不良　　　　B. 脐带绕颈

C. 产妇过早使用腹压　　D. 第二产程延长

E. 腹壁明显扣清胎儿肢体

22. 胎儿娩出 10 分钟时，产妇出现阴道流血约 200ml，
用手在产妇耻骨联合上方轻压子宫下段时，外露脐
带回缩，此时接产者正确处理方法应是

A. 继续等待胎盘剥离

B. 按压宫底用手牵拉脐带

C. 按摩子宫刺激子宫收缩

D. 徒手剥离胎盘后取出

E. 静脉滴注缩宫素 20U

23. 27 岁经产妇，妊娠 38 周，阴道无痛性流血 2 日，量如
月经量，检查枕左前位，胎头高浮，胎心 142 次/分。
产后检查见胎膜破口距胎盘边缘 4cm，胎盘边缘有
黑紫色陈旧血块附着。本例的最终诊断应是

A. 部分性前置胎盘

B. Ⅱ度胎盘早剥

C. 胎盘边缘静脉窦破裂

D. 脐带帆状附着前置血管破裂

E. Ⅰ度胎盘早剥

24. 臀先露发生率正确的是

A. 腿直臀先露发生率最低

B. 混合臀先露发生率最高

C. 早产的发生率高于足月产时

D. 脐带脱垂发生率不比枕先露高

E. 早期减速发生率高于枕先露时

25. 处理复合先露时正确的是

A. 无头盆不称，手与头先露者，应嘱产妇向手露出
的同侧侧卧

B. 手和头先露，若已入盆，宫口开大 2cm 者，应将
胎手上推

C. 手和臀先露，一旦确诊应剖宫产

D. 下肢和头先露，确诊应剖宫产

E. 有头盆不称征象应剖宫产

26. 子宫破裂正确的是

A. 在平脐处见到缩复环，应想到子宫破裂

B. 出现先兆子宫破裂征象，宫口已开全，应行产钳术

C. 刮宫产手术瘢痕破裂时，无先兆征象

D. 子宫破裂后继续可见子宫收缩过强

E. 因不发生胎盘早剥，胎儿极少死亡

27. 同病理缩复环关系最密切的是

A. 双胎妊娠　　　　B. 妊娠期高血压疾病

C. 前置胎盘　　　　D. 胎盘早剥

E. 嵌顿性肩先露

28. 持续性枕后位的特点是

A. 发生原因之一是胎头仰伸

B. 产妇过早感觉肛门坠胀而使用腹压

C. 不易发生宫颈水肿

D. 肛查觉盆腔前部空虚

E. 阴道检查胎头前囟在骨盆后方

29. 胎位正常、无头盆不称的协调性子宫收缩乏力妊娠足月产妇，拟静滴缩宫素增强宫缩，在5%葡萄糖液500ml 中应加入缩宫素

A. 2.5U　　　　　　B. 5U

C. 10U　　　　　　D. 15U

E. 20U

30. 分娩时允许进行"试产"的条件是

A. 枕先露，骨盆入口轻度狭窄

B. 枕先露，骨盆出口轻度狭窄

C. 枕先露，中骨盆轻度狭窄

D. 臀先露，骨盆入口轻度狭窄

E. 臀先露，中骨盆轻度狭窄

31. 妊娠26周发现该孕妇为臀先露，应采取的措施是

A. 胸膝卧位

B. 激光或艾灸至阴穴

C. 外转胎位术

D. 等待自然转为头先露

E. 内服转胎中药

32. 不是子宫收缩乏力的原因是

A. 产妇精神过度紧张

B. 胎位异常

C. 临产后应用大剂量镇静药

D. 临产后产妇体内前列腺素过多

E. 膀胱充盈

33. 不应试产而应行剖宫产的条件是

A. 宫口开大4cm，胎膜完整，胎头浮动，经产妇

B. 每6分钟宫缩一次，持续20秒，产程无明显进展

C. 宫口近开全，胎心监护仪提示出现早期减速

D. 坐骨结节间径7.5cm，出口后矢状径6.5cm，胎头双顶径9.2cm，足月活胎

E. 胎心154次/分，胎膜早破

34. 经产妇，足月活胎能经阴道娩出的胎位是

A. 枕右后位　　　　B. 额右后位

C. 额左后位　　　　D. 肩右后位

E. 肩左后位

35. 对于骨盆狭窄的诊断正确的是

A. 骨盆各径线比正常值小1cm 为均小骨盆

B. 坐骨棘间径<10cm 为中骨盆狭窄

C. 真结合径<13cm 为骨盆入口狭窄

D. 坐骨结节间径与出口后矢状径之和<18cm 为骨盆出口狭窄

E. 胎头跨耻征阳性提示骨盆入口狭窄

36. 选用外转胎位术纠正臀先露的最佳时期是

A. 妊娠22～24周　　　B. 妊娠26～28周

C. 妊娠30～32周　　　D. 妊娠34～36周

E. 妊娠38～40周

37. 27岁初产妇，宫口开全近2小时，诊断为持续性枕后位，S+4，胎心148次/分。本例最适宜的分娩方式应是

A. 静脉滴注缩宫素增强宫缩经阴道分娩

B. 等待胎头内旋转后经阴道自然分娩

C. 会阴侧切后产钳助娩

D. 会阴侧切手转胎头后产钳助娩

E. 行剖宫产术

38. 产褥感染最常见的病理变化是

A. 急性子宫内膜炎、子宫肌炎

B. 血栓静脉炎

C. 急性输卵管炎

D. 急性盆腔腹膜炎

E. 弥漫性腹膜炎

39. 外源性产褥感染的主要致病菌是

A. 厌氧芽孢梭菌

B. 金黄色葡萄球菌

C. 需氧性链球菌

D. 消化链球菌和消化球菌

E. 类杆菌属

40. 27岁初产妇，半月前经阴道自然分娩，产后出血量约700ml，未输血。至今恶露量多，有臭味。查宫底

在耻骨联合上 2cm，有压痛。妇科检查：子宫左侧触及 6cm×7cm×5cm 有压痛肿块。本例错误的处置项目是

A. 取宫腔分泌物作细菌培养

B. B 型超声检查

C. 静脉滴注广谱抗生素

D. 急查白细胞总数及分类

E. 行剖腹探查

41. 胎儿娩出后 3 分钟，产妇出现多量阴道活动性流血，最可能是

A. 宫缩乏力　　　　B. 阴道静脉破裂

C. 宫颈裂伤　　　　D. 胎盘部分剥离

E. 凝血功能障碍

42. 胎头下降延缓是指活跃晚期及第二产程，胎头下降速度初产妇每小时少于

A. 0.4cm　　　　B. 0.6cm

C. 0.8cm　　　　D. 1.0cm

E. 1.2cm

43. 遇可疑头盆不称孕妇，进行试产的时间应是

A. 2~4 小时　　　　B. 3~5 小时

C. 4~6 小时　　　　D. 5~7 小时

E. 6~8 小时

44. 不是先兆子宫破裂临床表现的项目是

A. 迅速出现贫血　　　　B. 呼吸短促

C. 脉搏加快　　　　D. 子宫收缩过强

E. 出现病理缩复环

45. 孕妇行剖宫产的绝对指征应是

A. 颏前位　　　　B. 臀先露

C. 骶耻外径 14cm　　　　D. 持续性枕后位

E. 部分性前置胎盘

46. 胎头下降停滞是指活跃晚期胎头停留在原处不下降达

A. 30 分钟以上　　　　B. 1 小时以上

C. 1 小时 30 分以上　　　　D. 2 小时以上

E. 3 小时以上

47. 女，27 岁，G2P0，孕 36 周，双胎，ROA/LOA，第一胎娩出后，立即破膜，胎心变慢达 70 次/分，宫缩好，行阴道检查，发现缩后胎头从 -3 下降到 +3，引起胎心变慢最不可能的诊断是

A. 胎盘早剥　　　　B. 脐带脱垂

C. 胎头受压　　　　D. 胎位不正

E. 脐带受压

48. 对于 Apgar 评分，下列哪项正确

A. 新生儿一旦娩出，应立即进行 Apgar 评分

B. Apgar 评分是以皮肤颜色为基础

C. Apgar 评分是以呼吸状态为基础

D. 分娩时 Apgar 评分可反映胎儿宫内缺氧状态

E. 1 分钟 Apgar 评分可反映新生儿的预后

49. 对于前置胎盘的处理哪项错误

A. 剖宫产是处理前置胎盘的主要手段

B. 术前 B 超的重要目的是胎盘定位和选择切口

C. 术前必须做阴道检查

D. 术前必须做好防止和抢救出血的准备

E. 子宫切口应避开胎盘附着部位

50. 初孕妇，28 岁，37 周，腹痛 10 小时入院，查血压 100/70mmHg，宫缩 35 秒，3 分，已破膜，宫口开大 8cm，单臀，位于棘下 3cm，胎心 140 次/分，胎儿估计 3000 克，此时最适当的处理方式是

A. 立即行臀牵引术　　　　B. 急诊行剖宫产术

C. 静脉点滴缩宫术　　　　D. 堵臀准备阴道分娩

E. 等待自然分娩

51. 女，26 岁，0-0-1-0，妊娠 38 周，中度妊娠期高血压疾病孕妇，因胎膜早破入院，入院时血压 21.3/14.6kPa（160/110mmHg），尿蛋白（+），宫缩强，总产程 2 小时 50 分钟。产后检查胎盘胎膜完整，阴道与宫颈裂伤处经修补阴道内仍有阵阵暗红色血流出伴有血块，子宫时软时硬，失血量已超过 300ml，此产妇产后出血原因可能是

A. 产道损伤　　　　B. 凝血功能障碍

C. 胎盘残留　　　　D. 子宫收缩不良

E. 胎盘滞留

52. 妊娠 28 周前臀位处理最好的是

A. 胸膝卧位　　　　B. 艾灸至阴穴

C. 中药转胎位　　　　D. 等待自动转为头位

E. 外倒转术

53. 初产妇，27 岁，妊娠足月腹阵胀 12 小时，昨晚未入睡，精神欠佳。今日来院就诊，骨盆外测量正常，LOT，胎心好，宫缩 20s/7~10min，宫口 1cm，先露 S-1，胎膜未破。应首选以下哪项措施

A. 剖宫产

B. 肌注哌替啶 100mg

C. 催产素点滴

D. 人工破膜加催产素点滴

E. 暂顺其自然

54. 下列哪种情况可试产

A. 头位，骶耻外径 17cm，入口前后径 8.5cm

B. 头位，骶耻外径 15cm，入口前后径 8cm

C. 坐骨棘间径 9cm，坐骨切迹小于 2 横指

D. 坐骨结节间径与后矢状径之和 14cm

E. 均小骨盆，估胎重 3500g

55. 足月临产，产程进展慢，胎心 148 次/分，宫缩 35 ~ 45s/2 ~ 3min，较强。阴道检查羊水清，宫口开大 8cm，S + 2，小囟门在 5 点处，矢状缝在左斜径上。以下处理正确的是

A. 孕妇反胎背方向侧卧，观察

B. 立即产钳助产

C. 立即剖宫产

D. 徒手逆时针转胎头 135° 后，等待自然分娩

E. 徒手顺时针转胎头 45° 后，等待自然分娩

56. 子宫破裂最典型的临床表现是

A. 子宫出现病理缩复环

B. 产程中出现肉眼血尿

C. 胎儿娩出后立即出现阴道流血

D. 胎动消失伴阴道大量流血

E. 子宫缩小，在腹壁下可清楚扪及胎体

57. 正常分娩时为预防产后出血，静脉注射缩宫素或麦角新碱应在

A. 胎头拨露阴唇后联合紧张时

B. 胎头着冠时

C. 胎头娩出后

D. 胎肩娩出时

E. 胎盘娩出后

58. 关于对持续性枕后位的处理，下述哪项正确

A. 第一产程卧向胎背侧

B. 有排便感，即用力屏气

C. 宫口开全，手转成枕前位，产钳助产

D. 宫口开全胎儿窘迫，应立即剖宫产

E. 宫口开全，胎心偏慢。待先露达 S + 3 时，手转成枕前位后助产

59. 引起产后出血最常见的原因是

A. 产道裂伤　　　　B. 胎盘剥离不全

C. 宫缩乏力性出血　　D. 凝血机制障碍

E. 滞产

60. 初产妇，25 岁，妊娠 41 周，规则阵痛 15 小时，向下屏气已 2 小时，外阴可见胎头。阴道检查：宫口开全，矢状缝在右斜径上，小囟门在 7 ~ 8 点处，儿头骨质部在 S = 0。胎心 146 次/分，规则，宫缩稀弱。最理想的处理是

A. 手法转位，产钳助产

B. 胎头吸引器转位及牵引术

C. 阴道检查，试手转胎位胎头仍不下降即剖宫产

D. 催产素加强宫缩

E. 短期观察

61. 产后出血指

A. 产后 24 小时阴道内出血 ≥500ml

B. 产后 24 小时内阴道内出血 >500ml

C. 产后 24 小时内阴道内出血 >300ml

D. 产后 24 小时到产后 42 天阴道内出血 >500ml

E. 胎儿娩出后阴道流血 >500ml

62. 出现宫缩乏力，行人工破膜加速产程进展适用于

A. 臀位，宫口开大 3cm

B. 横位，宫口开大 4cm

C. 头先露，已衔接，宫口开大 4cm

D. 头高浮，羊水指数 22

E. 以上都不适用

63. 臀位分娩时，产程中的处理正确的是

A. 鼓励产妇离床活动

B. 宫口开 1 ~ 2cm 时给予温肥皂水灌肠

C. 一旦破水应立即听胎心

D. 宫缩时阴道口见胎足，提示已进入第二产程

E. 为避免脐带脱垂，活跃期应充分堵臀

64. 关于骨盆狭窄的概念，正确的是

A. 胎头低于耻骨联合平面称跨耻征阳性

B. 骨盆入口狭窄是造成持续性枕横位的原因

C. 骨盆出口横径与后矢状径之和为 14cm 可阴道试产

D. 轻度骨盆入口狭窄患者可给予阴道试产机会

E. 骨盆入口横径小于 10cm 为扁平骨盆

65. 26 岁初产妇，妊娠 40 周。临产后宫缩强，宫口开大 9cm 时自然破膜。破膜后不久突然发生烦躁不安、呼吸困难、呛咳、发绀，血压至 0mmHg，此时应急措施首选

A. 静脉滴注地塞米松 40mg

B. 加压给氧，准备气管切开

C. 静脉缓慢注射罂粟碱 90mg

D. 静脉滴注阿托品 1mg

E. 立即结束分娩

66. 高张性宫缩乏力的临床特点，下列哪项是错误的

A. 失去正常的极性和对称性

B. 子宫持续呈紧张状态，间歇期，产妇呼痛不已

C. 胎儿窘迫出现早

D. 宫口开张和胎头下降缓慢

E. 镇静剂有效

67. 关于引产中治疗宫缩乏力，应用催产素的注意事项，下列哪项正确

A. 常用于穴位注射

B. 出现胎儿窘迫应即停药

C. 用药后宫缩越强，效果越好

D. 适用于所有宫缩乏力患者

E. 宫口开全，中骨盆狭窄患者可使用

68. 关于造成子宫收缩乏力的主要原因，下列选项正确的是

A. 产妇疲劳过度或受到不良刺激多可造成高张型宫缩乏力

B. 过多地使用镇痛镇静剂

C. 妊娠期子宫肌纤维数目增长缓慢

D. 胎先露压迫宫颈时间过长

E. 子宫肌对参与分娩过程的主要激素敏感性失调

69. 最易发生脐带脱垂的胎先露是

A. 不完全臀先露　　　　B. 肩先露

C. 枕先露　　　　　　　D. 腿直臀先露

E. 完全臀先露

70. 下列哪项不是中骨盆狭窄的临床表现

A. 临产后先露仍高浮

B. 持续性枕后位

C. 先兆子宫破裂

D. 宫口开全，而先露仅平坐骨棘

E. 产瘤

71. 狭窄骨盆对母体的影响应除外以下哪项

A. 子宫收缩乏力　　　　B. 胎膜早破及感染

C. 妊娠期发生子宫破裂　D. 尿瘘

E. 产程停滞或延长

72. 关于脐带的说法正确的是

A. 足月妊娠脐带长度一般为 60 ~ 70cm

B. 脐带长度小于 20cm 为脐带过短

C. 脐带长度大于 90cm 为脐带过长

D. 脐带表面被绒毛膜覆盖

E. 脐带缠绕以缠绕胎儿颈部居多

73. 以下哪种情况可给予试产机会

A. 轻度头盆不称

B. 明显头盆不称

C. 中骨盆横径狭窄

D. 中骨盆及出口平面狭窄

E. 出口横径与后矢状径之和小于 15cm

74. 第一产程活跃期是指宫口扩张

A. 3 ~ 9cm　　　　　　B. 2 ~ 4cm

C. 3 ~ 6cm　　　　　　D. 0 ~ 3cm

E. 3 ~ 10cm

75. 下列哪种情况可以试产

A. 头位，骨盆出口狭窄

B. 头位，骨盆入口狭窄（相对性）

C. 横位，骨盆入口狭窄

D. 臀位，骨盆入口狭窄

E. 臀位，骨盆出口狭窄

76. 临产后胎头迟迟不入盆，应首先作以下哪种检查

A. 坐骨切迹宽度　　　　B. 坐骨棘间宽

C. 坐骨棘突出程度　　　D. 耻骨弓角度

E. 对角径

77. 漏斗型骨盆的特点是

A. 骶耻外径 <18cm

B. 出口横径（坐骨结节间径）过短

C. 粗隆间径和坐骨结节间径过短

D. 髂棘间径过短

E. 坐骨结节间径加后矢状径 <15cm

78. 下述哪项不是妇女型骨盆的特点

A. 入口横径较前后径长　B. 切迹较宽阔

C. 耻骨弓角度 >90°　　　D. 坐骨棘向内突出

E. 后矢状径较长

79. 第一产程活跃期停滞是指宫口不再扩张达

A. 2 小时以上　　　　　B. 1 小时以上

C. 1.5 小时以上　　　　D. 0.5 小时以上

E. 2.5 小时以上

80. 初孕，孕 39 周，估计胎儿 3800g，临产 10 小时入院，查宫底剑下 1 指，左枕前位胎心好，宫缩强，宫口开大 4cm，胎头跨耻征阳性，应采取何项处理

A. 等待自然分娩　　　　B. 观察经过

C. 催产素静点　　　　　D. 剖腹产术

E. 三联注射

81. 潜伏期延长是指

A. 初产妇宫口开全 2 小时尚未分娩

B. 从规律宫缩开始，经 16 小时宫口扩张至 2cm

C. 宫口在开至 5cm 后，2 小时仍 5cm

D. 8 小时前宫口扩张 3cm，现宫口尚未开全

E. 宫口开全已 1 小时，胎头下降无进展

82. 活跃期延长是指

A. 8 小时前宫口扩张 3cm，现宫口尚未开全

B. 初产妇宫口开全 2 小时尚未分娩

C. 宫口在开至 5cm 后，2 小时仍 5cm

D. 从规律宫缩开始，经 16 小时宫口扩张至 2cm

E. 宫口开全已 1 小时，胎头下降无进展

83. 关于协调性宫缩乏力正确的是

A. 多数产妇觉持续腹痛，且产程延长

B. 宫缩极性，对称性正常，仅收缩力弱

C. 容易发生胎儿窘迫

D. 不易静脉滴注催产素

E. 不易发生胎盘残留

84. 初孕妇临产后胎头未入盆，首先应考虑

A. 头盆不称　　　　　B. 腹壁松弛

C. 脑积水　　　　　　D. 羊水过多

E. 宫缩乏力

85. 持续性枕后位、枕横位时的第二产程处理，正确的是

A. 疑有头盆不称时，宜行剖宫产术

B. 如胎头已达坐骨棘平面，用手将胎头转成枕前位或枕后位，再以胎头吸引术或产钳术结合分娩

C. 枕后位娩出时，一般无须行会阴侧切术

D. 产程进展缓慢时，应行肛门检查

E. 以上都不是

86. 下述情况出现宫缩乏力时，可用催产素催产的是

A. 低张性宫缩乏力　　B. 子宫不协调收缩

C. 子宫颈水肿　　　　D. 头盆不称

E. 迟发性胎心减慢

87. 关于臀位，下述哪项是正确的

A. 产妇于第一产程期间不宜灌肠

B. 子宫收缩乏力的发生率并不增多

C. 胎臀已进入盆腔，排出胎便是胎儿窘迫的征象

D. 骶右前位时，胎臀的粗隆间径衔接于骨盆入口左斜径上

E. 以上都不对

88. 子宫病理收缩环是指

A. 子宫某部肌肉呈不协调收缩形成环状狭窄

B. 子宫上下段之间形成缩窄环并随宫缩逐渐上升

C. 子宫上下段之间形成环，但不随宫缩而上升

D. 宫缩时硬，子宫松弛时为软

E. 常发生于孕期

89. 协调性子宫收缩乏力。宫口开大 5cm，无头盆不称，正确的处理应是

A. 催产素静脉滴注

B. 人工破膜后催产素静脉滴注

C. 等待产程自然进展

D. 剖宫产

E. 催产素静脉推注

90. 活跃期停滞是指

A. 从规律宫缩开始，经 16 小时宫口扩张至 2cm

B. 初产妇宫口开全 2 小时尚未分娩

C. 8 小时前宫口扩张 3cm，现宫口尚未开全

D. 宫口在开至 5cm 后，2 小时仍 5cm

E. 宫口开全已 1 小时，胎头下降无进展

91. 第二产程停滞是指

A. 8 小时前宫口扩张 3cm，现宫口尚未开全

B. 初产妇宫口开全 2 小时尚未分娩

C. 宫口在开至 5cm 后，2 小时仍 5cm

D. 从规律宫缩开始，经 16 小时宫口扩张至 2cm

E. 宫口开全已 1 小时，胎头下降无进展

92. 第二产程延长是指

A. 从规律宫缩开始，经 16 小时宫口扩张至 2cm

B. 宫口在开至 5cm 后，2 小时仍 5cm

C. 初产妇宫口开全 2 小时尚未分娩

D. 8 小时前宫口扩张 3cm，现宫口尚未开全

E. 宫口开全已 1 小时，胎头下降无进展

93. 临产后宫缩一直短而弱，间歇长，产程进展慢属于

A. 低张性宫缩乏力　　B. 高张性宫缩乏力

C. 继发性宫缩乏力　　D. 原发性宫缩乏力

E. 正常子宫收缩乏力

94. 产程进展到一定阶段后，宫缩减弱，出现宫缩乏力属于

A. 继发性宫缩乏力　　B. 高张性宫缩乏力

C. 原发性宫缩乏力　　D. 低张性宫缩乏力

E. 正常子宫收缩乏力

95. 关于骨盆狭窄的诊断，哪项是错误的

A. 入口前后长 <10cm 为骨盆入口狭窄

B. 坐骨棘间径 9cm 为中骨盆狭窄

C. 骨盆各径线比正常值小 1cm 为均小骨盆

D. 耻骨弓 <80° 可能为骨盆出口狭窄

E. 骨盆出口横径 + 后矢状径 =15cm 属于正常范围

96. 关于骨盆经线，下列哪项是错误的

A. 测量髂棘间径，可以间接推测中骨盆横径

B. 坐骨结节间径与后矢状径之和小于 15cm 时为出口狭窄

C. 坐骨棘间径小于 9cm 为中骨盆狭窄

D. 对角径小于 12cm 入口前后径狭窄

E. 耻骨弓角度可反映骨盆出口横径之宽度

97. 妊娠足月胎儿，下列哪种胎位，不可能经阴道分娩

A. 枕后位　　　　　　B. 颏后位

C. 枕横位　　　　　　D. 颏前位

E. 臀位

98. 初孕妇临产后，产程进展正常，当胎头拨露时，胎心 110 次/分，应采取什么措施

A. 侧切胎头吸引分娩　　B. 立即剖腹产

C. 吸氧等待自然分娩　　D. 点滴稀释催产素

E. 用胎儿监护仪监测，是否缺氧

99. 坐骨结节间径 7cm，后矢状径 7cm，足月妊娠应采取何种分娩方式

A. 产钳术　　　　　　B. 会阴侧切

C. 胎头吸引　　　　　　D. 自然分娩

E. 剖腹产

100. 宫口扩开 9cm，1 小时后儿头下降 0.5cm

A. 活跃期延长　　　　　B. 活跃期停滞

C. 第二产程停滞　　　　D. 胎头下降延缓

E. 第二产程延长

101. 不协调性子宫收缩乏力，为使其恢复极性，应给予

A. 剖宫产　　　　　　　B. 静脉滴注催产素

C. 手术破膜　　　　　　D. 肌内注射度冷丁

E. 以上都不是

102. 初产妇，规律宫缩 5 小时，宫口开 3$^+$cm，行人工破膜后 9 小时宫口 9cm 属于

A. 活跃期停滞　　　　　B. 活跃期延长

C. 胎头下降延缓　　　　D. 第二产程停滞

E. 第二产程延长

103. 女，28 岁。孕 38$^+$周，上午 9 时有规律宫缩而入院。宫缩中下，35 秒，间隔 3~4 分钟，于 19 时宫口开一指，先露 S-1.5，给予催产素 2.5 单位加强宫缩使转为中等强度，40 秒，间隔 2~3 分钟，产妇一般情况好，3 小时后宫口开 4cm，先露为 S-1，此时应如何处理

A. 哌替啶（度冷丁）100mg 肌注使其休息

B. 剖宫产

C. 阴道检查排除骨产道异常后作人工破膜

D. 宫颈注射阿托品

E. 加大催产素滴注量

104. 女，孕 1 产 0，足月临产 14 小时，宫口开 7cm，产程进展缓慢，胎心 140~150 次/分，胎头矢状缝与坐骨棘间径一致，枕骨在母体右侧，S+1。其诊断是

A. 右枕前位　　　　　　B. 持续性左枕后

C. 持续性右枕横　　　　D. 持续性左枕横

E. 持续性右枕后

105. 某产妇宫口已开全 2 小时，阴道检查胎头矢状缝与中骨盆横径一致，小囟门在 3 点，大囟门在 9 点。属于下列何种方位

A. ROT　　　　　　　　B. LOT

C. LOA　　　　　　　　D. ROA

E. LOP

106. 下述哪项是正确的

A. 枕左后位时，胎头矢状缝在右斜径上，大囟在前小囟在后

B. 中骨盆狭窄影响胎头内旋转

C. 单臀分娩时，必须用手堵阴道口

D. 初产妇臀位应于 28 周前作外倒转术

E. 臀位是剖腹产的绝对指征

107. 第一胎，孕 40 周，临产已 10 小时，ROA，胎心 100 次/分，胎儿监护见频繁晚期减速波型。下述哪种情况有条件立即行阴道助产术（产钳或胎头负吸术）

A. 先露 +2，宫口开 8cm，骨盆内测量无异常

B. 先露 -1，宫口开全，阴道检查骨盆无异常，矢状缝已与中骨盆前后径一致，触及大囟门

C. 先露 +1，耻骨联合上方母腹触及胎头较大部分

D. 先露 +3，宫口开全，骨盆内测量无异常，但宫缩乏力

E. 先露 +2，宫口开全，骶骨凹度差，尾骨固定上翘

108. 子宫收缩失去正常特性，间歇时子宫不放松，属于

A. 低张性宫缩乏力　　　B. 原发性宫缩乏力

C. 高张性宫缩乏力　　　D. 继发性宫缩乏力

E. 正常子宫收缩乏力

109. 初孕妇，妊娠足月。已临产 2 小时。右枕前，胎心良，宫口开大 4cm 入院。2.5 小时后再次肛诊宫口扩张无进展，本病例恰当的诊断是

A. 潜伏期延长　　　　　B. 活跃期延长

C. 第二产程延长　　　　D. 活跃期停滞

E. 第二产程停滞

110. 初孕 30 岁，妊 40 周，女性型骨盆，胎心 158 次/分，足先露宫口开全，破水后脐带脱垂，最恰当的处理是

A. 注射小三联，观察经过

B. 臀位助产

C. 稀释催产素静点

D. 立即行臀牵引术

E. 剖腹产

111. 骨盆出口狭窄是指

A. 髂棘间径过短

B. 粗隆间径和坐骨结节间径过短

C. 出口横径（坐骨结节间径）过短

D. 骶耻外径 <18cm

E. 坐骨结节间径加后矢状径 <15cm

112. 女，26 岁。第一胎，分娩中，宫口开全 2 小时 10 分钟，先露 S+2，胎位 LOT，宫缩由强转为中已 40 分钟，宫缩间隔也由 2.5 分钟延长至 4~5 分钟，诊断为第二产程延长。造成这种情况最常见的原因是

A. 宫缩乏力　　　　　　B. 产妇衰竭

C. 骨盆出口狭窄　　　　D. 中骨盆平面狭窄

E. 胎儿过大

113. 羊水栓塞是指哪一阶段羊水进入母体血循环引起肺栓塞

    A. 妊娠晚期   B. 妊娠中期

    C. 妊娠早期   D. 分娩过程

    E. 产后

114. 羊水栓塞第一个阶段休克一般发生于

    A. 活跃期开始

    B. 潜伏期结束

    C. 临床开始

    D. 第一产程末、第二产程宫缩较强时

    E. 第一产程末

115. 子宫痉挛性狭窄环是由于

    A. 不协调性子宫收缩乏力

    B. 不协调性子宫收缩过强

    C. 协调性子宫收缩过强

    D. 高张性子宫收缩乏力

    E. 强直性子宫收缩

116. 羊水栓塞可以根据下述何处血管中血寻找羊水成分

    A. 动脉血   B. 末梢血

    C. 末梢毛细血管血   D. 下腔静脉血

    E. 上腔静脉血

117. 剂量过大能够抑制子宫收缩产生宫缩乏力，但不包括哪种药物

    A. 黄体酮   B. 氯丙嗪

    C. 盐酸哌替啶   D. 酚妥拉明

    E. 硫酸镁

118. 哪一项与发生强直性子宫收缩无关

    A. 先兆子宫破裂

    B. 胎盘早剥

    C. 子宫肌组织功能异常

    D. 肌内注射缩宫素引产

    E. 头盆不称

119. 羊水栓塞的胸片诊断

    A. 双肺弥漫阴影，右心扩大

    B. 双肺弥漫阴影，左心扩大

    C. 双肺弥散性点片状浸润阴影，沿肺门周围分布，右心扩大

    D. 双肺弥散性点片状浸润阴影，沿肺门周围分布，左心扩大

    E. 双肺弥散性点片状浸润阴影，沿肺门周围分布，双心扩大

120. 羊水栓塞时羊水进入母体的途径是

    A. 下肢静脉   B. 阴道静脉

    C. 宫颈黏膜静脉   D. 子宫静脉

    E. 卵巢静脉

121. 发生强直性子宫收缩后哪项处理错误

    A. 25% 硫酸镁稀释后静脉缓慢推注

    B. 立即停用催产素

    C. 10% 葡萄糖酸钙静脉推注

    D. 氧气吸入

    E. 强直宫缩不能缓解时，应行剖宫产

122. 当胎头受阻于中骨盆时哪项有误

    A. 颅骨重叠

    B. 胎头变形

    C. 形成产瘤

    D. 发生先兆子宫破裂和子宫破裂

    E. 出现头盆不称

123. 狭窄骨盆对母亲影响哪项少见

    A. 胎位异常   B. 胎膜早破

    C. 原发宫缩乏力   D. 梗阻性难产

    E. 产程延长感染机会增加

124. 关于不协调性子宫收缩乏力，哪项处理正确

    A. 肥皂水洗肠

    B. 针刺合谷、三阴交等穴位

    C. 人工破膜

    D. 静脉滴注催产素

    E. 肌注盐酸哌替啶 100mg

125. 难产是指

    A. 骨盆异常   B. 胎位异常

    C. 头盆不称   D. 宫缩乏力

    E. 异常分娩

126. 下列哪种说法不正确

    A. 胎儿较大应剖宫产

    B. 胎儿体重若小于 2500g，应阴道分娩

    C. 孕 30 周前臀先露较多，30 周后多能自然转为头位

    D. 经产妇胎儿易形成臀位

    E. 双胎胎儿易形成臀位

127. 发生羊水栓塞时紧急处理，进行下腔静脉保留插管，其目的是

    A. 抽血检测羊水成分

    B. 测量静脉压

    C. 既可测量静脉压，又可抽血检测羊水成分

    D. 输液

    E. 经静脉补充营养

128. 下面有关臀位发生率正确的是

    A. 不完全臀先露发生率较高

B. 单臀先露发生率最低

C. 脐带脱垂发生率不比头位高

D. 早产发生率高于足月产

E. 早期减速发生率高于枕先露

129. 有宫缩乏力的产妇应在什么部位娩出后立即肌注缩宫素 10 单位，并继续静脉滴注缩宫素

    A. 胎盘   B. 胎儿

    C. 胎头   D. 胎肩

    E. 宫口开全

130. 产后出血发生率占分娩总数的

    A. 4%～5%   B. 5%～6%

    C. 2%～3%   D. 3%～4%

    E. 1%～2%

131. 对于软产道裂伤，正确的是

    A. 会阴Ⅱ度裂伤包括肛门外括约肌损伤

    B. 宫颈微小裂伤即会引起较多量的出血

    C. 宫颈裂伤多发生于宫颈 6 点及 12 点处

    D. 宫颈裂伤时应从裂伤的外端开始间断缝合

    E. 会阴Ⅰ度裂伤仅为会阴皮肤及阴道黏膜损伤

132. 子宫乏力性产后出血，首选的处理是

    A. 压迫腹主动脉

    B. 按摩子宫并注射宫缩剂

    C. 乙醚刺激阴道黏膜

    D. 双手压迫腹部，按摩子宫

    E. 子宫填塞纱布

133. 产后出血应用无菌纱条止血，取出时应

    A. 给予静脉抗炎药物   B. 肌注缩宫剂

    C. 先按摩子宫   D. 给予止血药物

    E. 结扎血管

134. 持续性枕后位俯屈不良，胎头最低点是

    A. 后囟   B. 前额

    C. 颏面部   D. 前囟

    E. 枕骨

135. 子宫收缩乏力与哪项无关

    A. 子宫肌瘤   B. 双角子宫

    C. 双胎妊娠   D. 胎膜早破

    E. 羊水过多

136. 持续性枕后位或持续性枕横位是指

    A. 枕后位或枕横位娩出

    B. 胎头以枕后位或枕横位下降

    C. 胎头以枕后位或枕横位衔接

    D. 分娩后期枕骨持续不能转向前方，使分娩发生困难

    E. 胎头进入中骨盆时仍为枕横位或枕后位

137. 胎位异常分娩方式选择有误的是

    A. 胎头高直后位一经确诊应行剖宫产

    B. 胎头高直前位，充分试产

    C. 前不均倾短时间试产

    D. 臀位骨盆相对狭窄者不应试产

    E. 颏前位难以经阴道分娩不应试产

138. 臀位足月分娩发生率为

    A. 5%～6%   B. 3%～4%

    C. 1%～2%   D. 7%～8%

    E. 8%～9%

139. 异常分娩的处理原则中哪项不正确

    A. 后出头困难，可用产钳助娩

    B. 无头盆不称，第二产程延长，产钳助娩

    C. 枕横位，宫口开全，可行产钳或胎头吸引术

    D. 出口狭窄不能试产

    E. 骨盆入口狭窄不能试产

140. 强直性子宫收缩是指

    A. 子宫某部位持续痉挛性收缩

    B. 宫颈内口以上部分子宫肌层强直痉挛性收缩

    C. 整个子宫强直性收缩

    D. 子宫上下段交界处子宫肌层收缩

    E. 子宫底部子宫肌层强直痉挛性收缩

141. 对于持续性枕后位，下列哪项错误

    A. 胎头俯屈不良是主要原因之一

    B. 多见于男型骨盆

    C. 子宫收缩乏力影响胎头俯屈和旋转所至

    D. 容易在宫口未开全前使用腹压

    E. 肛查感到盆腔前部较空虚

142. 对于人工破膜哪项有误

    A. 破膜后可促进胎头下降

    B. 用于纠正宫缩乏力

    C. 骨盆入口平面狭窄试产中人工破膜

    D. 宫口开大 3cm 以上进行

    E. 破膜应在宫缩间歇期进行

143. 协调性宫缩乏力一般处理中不包括

    A. 过度疲劳给静脉推注地西泮使其休息

    B. 排空膀胱

    C. 补充能量

    D. 人工剥膜术

    E. 纠正酸中毒

144. 妊娠 26 周，发现为臀先露的孕妇，应采取

    A. 外转胎位术   B. 激光照射或艾灸至阴穴

    C. 胸膝卧位   D. 等待其自然转成头位

    E. 内倒转术

145. 治疗宫缩乏力，缩宫素应用中哪项有误
    A. 臀位，阴道分娩中出现宫缩乏力也可应用缩宫素
    B. 出现胎儿窘迫应立即停药
    C. 使用中若宫缩持续 1 分钟以上应立即停药
    D. 缩宫素较其他类宫缩药安全，主要是因为其半衰期短
    E. 妊娠高血压综合征禁止使用

146. 对于阴道横隔哪项正确
    A. 横隔可在直视下做十字切开
    B. 阴道横隔通常较薄，不会影响胎先露下降
    C. 阴道横隔多位于阴道下段
    D. 待横隔撑薄时切开，分娩后再修整缝合
    E. 不必行剖宫产术

147. 对于严重外阴水肿哪项正确
    A. 分娩前可用 25% 硫酸镁湿热敷
    B. 分娩时对胎先露影响不大
    C. 主要因胎头压迫所致
    D. 临产后可针刺皮肤放液消肿
    E. 静脉推注地西泮有助于消肿

148. 不应试产，而行剖宫产的是
    A. 经产妇，临产后，头浮
    B. 宫口开大 3cm，胎膜完整
    C. 宫缩 6 分钟一次，持续 20 秒，产程无进展
    D. 宫口开全，胎心电子监护出现早期减速
    E. 坐骨结节间径 7.5cm，出口后矢状径 6.5cm，胎头双顶径 9.2cm

149. 哪一项不是发生子宫痉挛性狭窄环的诱因
    A. 过度疲劳　　　　　B. 子宫腺肌症
    C. 精神紧张　　　　　D. 催产素使用不当
    E. 粗暴阴道操作

150. 脐带正常平均长度为
    A. 40～50cm　　　　B. 30～40cm
    C. 50～60cm　　　　D. 55～65cm
    E. 45～55cm

151. 下面哪项与臀位并发症无关
    A. 脐带脱垂
    B. 胎膜早破
    C. 产后出血
    D. 新生儿臂丛神经损伤
    E. 阴道炎

152. 孕 38 周，孕 1 产 0，地方门诊产前检查，被诊为"均小骨盆转院"，除哪项外均应检查
    A. 骨盆内测量　　　　B. 骨盆外测量

    C. X 线骨盆测量　　　D. B 超检查
    E. 身高及体重测量

153. 关于不完全性子宫破裂，下述正确的描述是
    A. 子宫肌层部分性破裂，宫腔与腹腔相通
    B. 子宫肌层全部或部分破裂，浆膜层尚未穿破
    C. 子宫肌层全部或部分破裂，浆膜层尚未穿破，宫腔与腹腔未相通
    D. 胎儿及附属物在腹腔内
    E. 胎心正常

154. 缩宫素很少引起
    A. 心率加快　　　　　B. 血压升高
    C. 水中毒　　　　　　D. 有利于乳汁射出
    E. 消化道不适症状

155. 地西泮的作用中不包括哪项
    A. 促进宫口扩张　　　B. 软化宫颈
    C. 使宫颈平滑肌松弛　D. 有对抗缩宫素作用
    E. 消除宫颈水肿

156. 第二产程中出现宫缩乏力，以下处理哪项正确
    A. 胎头未衔接也可不行剖宫产
    B. 若伴有胎儿窘迫应行剖宫产
    C. 因具备助产条件，没必要再加强产力
    D. 胎头双顶径在坐骨棘平面以下，可行产钳术或胎头吸引术助产
    E. 即使胎头双顶径在坐骨棘平面以下，也不可能再自然分娩

157. 初产妇女，足月临产已 16 个小时，胎心好，宫口扩张停止已 3 小时，阴道检查宫口开大 7cm，矢状缝在右斜径上，小囟门在 7 点处（仰卧位），先露最低部位于 S+1，骶骨平直，骨切迹二横指，坐骨棘较突。产程停滞的原因是
    A. 出口狭窄　　　　　B. 头盆不称
    C. 入口狭窄　　　　　D. 中骨盆狭窄
    E. 潜伏期延长

158. 第三产程宫缩乏力的影响为
    A. 影响胎盘排出　　　B. 影响胎盘剥离
    C. 可导致产后出血　　D. 可使用麦角新碱
    E. 可静脉推注缩宫素

159. 脐带缠绕是指脐带
    A. 环绕躯干　　　　　B. 环绕颈部
    C. 环绕上肢及下肢　　D. 环绕手、足
    E. 环绕身体

160. 胎头跨耻征阳性的初产妇于临产后检查，下列哪项不会出现
    A. 胎位异常　　　　　B. 子宫收缩力异常

C. 胎头已衔接   D. 胎膜早破

E. 病理性缩复环

161. 若胎盘剥离后滞留，应首先给予何种处理

A. 清宫   B. 给予宫缩剂

C. 排空膀胱   D. 牵拉脐带

E. 按摩子宫

162. 分娩时子宫破裂，下述哪项正确

A. 子宫底迅速上升

B. 持续大量阴道出血

C. 宫缩增强，出现病理性缩复环

D. 子宫破裂后，扪不到胎体，听不到胎心音

E. 胎儿先露部与内诊时不易触到

163. 出现宫缩乏力时，应行人工破膜以加速产程进展，适用于

A. 头盆不称

B. 横位，宫口开大2cm

C. 头先露，先露达坐骨棘水平，宫口开大4cm

D. 臀位宫口开大3cm

E. 高直位宫口开大1cm

164. 正常脐带生理性扭转的周数是

A. 8~10周   B. 6~8周

C. 4~5周   D. 6~11周

E. 7~12周

165. 脐带的安全长度是多少

A. 须超过从胎盘附着处达宫颈内口的距离

B. 须超过从胎盘附着处达母体外阴的距离

C. 从胎盘附着处达母体外阴的距离

D. 须超过从胎盘附着处达宫颈外口的距离

E. 须超过从胎盘附着处达阴道的距离

166. 对于骨盆入口平面哪项有误

A. 骨盆入口平面狭窄主要为扁平骨盆妇女

B. 骨盆入口横径缩短一般不会影响胎头衔接

C. 横径狭窄骨盆不仅入口横径缩短，还会使骨盆三个平面狭窄

D. 骨盆入口平面狭窄，胎头最易以枕横位衔接

E. 骨盆横径狭窄，胎头容易以枕后位衔接

167. 一般认为，脐带过短，是指脐带

A. 短于34cm   B. 短于35cm

C. 短于33cm   D. 短于32cm

E. 短于30cm

168. 子宫破裂或先兆子宫破裂术后应注意

A. 仍给予宫缩抑制剂   B. 加强营养

C. 给予抗生素预防感染   D. 静脉给予能量合剂

E. 补充微量元素

169. 子宫破裂多发生在

A. 妊娠晚期   B. 妊娠中期

C. 妊娠早期   D. 分娩期

E. 产褥期

170. 脐带缠绕最常见的是

A. 躯干   B. 上肢

C. 手与足   D. 绕颈部

E. 下肢

171. 急产是指

A. 经产妇总产程不足3小时

B. 初产妇总产程不足3小时

C. 初产妇总产程不足6小时

D. 第二产程不足1小时

E. 分娩总产程不足3小时

172. 对于协调性子宫收缩乏力，下列哪项正确

A. 不宜静脉给予催产素   B. 容易发生胎儿窘迫

C. 子宫收缩极性倒置   D. 产程常延长

E. 不易发生胎盘滞留

173. 下面哪种情况与子宫收缩乏力无关

A. 膀胱充盈

B. 进食少，电解质紊乱

C. 子宫平滑肌细胞内钙离子浓度过高

D. 睡眠不足

E. 过早使用腹压

174. 脐带先露，胎膜未破时，应考虑

A. 脐带位于胎头一侧

B. 脐带位于胎头前方

C. 脐带位于胎先露前方或一侧

D. 脐带位于胎头额部

E. 脐带位于胎头枕部

175. 脐带脱垂的发生率为

A. 0.3%~0.5%   B. 0.1%~0.2%

C. 0.4%~10%   D. 1%~8%

E. 4%

176. 脐带先露或脱垂引起胎儿缺氧，以下哪种胎先露最重

A. 足先露   B. 单臀先露

C. 肩先露   D. 头先露

E. 全臀先露

177. 若脐带血循环阻断超过下述哪一时段，则胎死宫内

A. 5~6分钟   B. 3~4分钟

C. 1~2分钟   D. 7~8分钟

E. 9~10分钟

178. 如果胎膜未破，下述哪项可以考虑有脐带先露的

可能

- A. 宫缩时，胎心率突然变慢
- B. 胎动时，胎心率突然变慢
- C. 宫缩后，胎心率突然变慢
- D. 平静时，胎心率突然变慢
- E. 胎动、宫缩后胎心率突然变慢，改变体位、上推先露部及抬高臀位后迅速恢复

179. 人工破膜注意事项有误的是

- A. 破膜时检查有无脐带先露
- B. 破膜前检查有无头盆不称
- C. 破膜应在宫缩后立即进行
- D. 臀位禁止人工破膜
- E. 破膜后12小时以上应给予抗生素预防感染

180. 下面说法哪项正确

- A. 活跃期停滞是指活跃期胎头下降异常
- B. 潜伏期延长是指潜伏期胎头下降异常
- C. 胎头下降停滞是指活跃期和第二产程中胎头下降1小时无进展
- D. 第二产程停滞是指第二产程时限超过2小时
- E. 胎头下降延迟是指活跃期晚期胎头下降延缓

181. 脐带过长是指脐带长度超过多少

- A. 60cm
- B. 50cm
- C. 70cm
- D. 80cm
- E. 90cm

182. 孕妇坐骨结节外翻，骨盆出口横径宽常见于

- A. 扁平骨盆
- B. 均小骨盆
- C. 佝偻病骨盆
- D. 类人猿型骨盆
- E. 骨软化骨盆

183. 骨盆狭窄的诊断，下列哪项正常

- A. 对角径 <13cm 为骨盆入口狭窄
- B. 坐骨棘间径 10cm 为中骨盆狭窄
- C. 骨盆各平面径线比正常值 <1cm 为均小
- D. 坐骨结节间径与后矢状径之和 <18cm 为出口狭窄
- E. 胎头跨耻征阳性为骨盆入口狭窄

184. 初产妇女，27岁，孕39周，腹部阵痛12小时，一夜未眠。骨盆外测量正常，胎心好，LOA，宫缩持续20秒，间隔6.9分钟，宫口开大1cm，先露S－1，胎膜未破。首选哪项处理

- A. 肌注催产素2.5单位
- B. 剖宫产术
- C. 人工破膜
- D. 等待自然分娩
- E. 肌注盐酸哌替啶 50～100mg

185. 子宫收缩乏力占产后出血总数的

- A. 80%～90%
- B. 100%

- C. 70%～80%
- D. 60%～70%
- E. 50%～60%

186. 很少造成胎儿缺氧，发生宫内窒息的是

- A. 子宫痉挛性狭窄环
- B. 不协调性子宫收缩乏力
- C. 协调性子宫收缩乏力
- D. 急产
- E. 强直性子宫收缩

187. 漏斗骨盆是指

- A. 骨盆入口平面狭窄
- B. 中骨盆平面狭窄
- C. 骨盆出口平面狭窄
- D. 骨盆出口和中骨盆平面狭窄
- E. 骨盆三个平面均狭窄

188. 初产妇女，足月临产12小时，胎心好，阴道流水10小时，查宫口开大8cm，S＋2，两小时查宫口及先露无进展，宫缩持续50秒间歇3分钟，胎头矢状缝在左斜径上，小囟门在4点处（仰卧位），先露最低部位于S＋2。下列诊断哪项正确

- A. 协调性宫缩乏力
- B. 胎膜早破
- C. 持续性左枕后位
- D. 头盆不称
- E. 出口狭窄

189. 初产妇第二产程延长是指超过

- A. 1小时30分
- B. 1小时
- C. 2小时
- D. 2小时30分
- E. 3小时

190. 异常骨盆有关因素中哪项有误

- A. 佝偻病性扁平骨盆是因童年患佝偻病所致
- B. 横径狭窄骨盆与类人猿型骨盆相似
- C. 漏斗骨盆常见于男型骨盆
- D. 均小骨盆多见于体重轻的妇女
- E. 偏斜骨盆可见于小儿麻痹症妇女

191. 臀位分娩处理，下列哪项正确

- A. 羊水Ⅲ度粪染，表明胎儿窘迫
- B. 阴道口见到胎足，常提示宫口开全
- C. 初产妇阴道分娩时，常规行会阴侧切术
- D. 宫口开全后仍要堵会阴，否则会发生胎儿窘迫和软产道损伤
- E. 出现宫缩乏力时可使用缩宫素和人工破膜

192. 哪一项不是单纯扁平骨盆的特征

- A. 骨盆入口前后径缩短
- B. 在骨盆入口平面狭窄中最常见
- C. 骨盆入口横径加长
- D. 骶岬前突

E. 出口横径不变

193. 初产妇女，35 岁，妊娠 40 周，规律宫缩 18 小时，宫口开大 3cm，胎头 S−1，查胎头大囟位于骨盆右前方，胎心 108 次/分，下列哪项诊断错误
    A. 高龄初产
    B. 枕后位
    C. 胎儿窘迫
    D. 潜伏期延长
    E. 胎头下降停滞

194. 对于完全性子宫破裂的临床表现，下列正确的是
    A. 子宫出现强直性收缩
    B. 出现凝血功能障碍
    C. 病理性缩复环上升
    D. 产妇突然感到宫缩停止
    E. 胎心无变化

195. 如果正常分娩，胎盘附着于宫底，则脐带的长度至少是
    A. 31cm
    B. 30cm
    C. 32cm
    D. 33cm
    E. 35cm

196. 跨耻征阳性是指
    A. 仰卧，双腿平伸，推压胎头，胎头与耻骨联合前表面在同一平面
    B. 仰卧，双腿平伸，推压胎头，胎头高于耻骨联合前表面
    C. 仰卧，双腿平伸，推压胎头，胎头低于耻骨联合前表面
    D. 半卧，双腿屈曲，推压胎头，胎头高于耻骨联合前表面
    E. 半卧，双腿屈曲，推压胎头，胎头低于耻骨联合前表面

197. 初产妇 26 岁，妊娠足月腹型，单胎，左枕前位，宫口开全，胎膜已破，胎头 S+3，宫缩弱 2 小时，胎心 100 次/分，恰当处理是
    A. 剖宫术
    B. 静脉滴注催产素加强宫缩
    C. 吸氧，等待自然分娩
    D. 阴道助产
    E. 监护胎心，静脉滴注"三连针"，吸氧，等待自然分娩

198. 骨盆入口狭窄的试产中，试产的开始是指
    A. 临产
    B. 初产妇，预产期前 1～2 周
    C. 宫口开大 3～4cm，胎膜已破
    D. 胎膜破裂
    E. 宫口开大 3～4cm

199. 关于骨软化症骨盆哪项错误
    A. 耻骨联合向前突
    B. 骶岬前突
    C. 出口横径正常
    D. 一般不能经阴道分娩
    E. 多见成人期骨代谢障碍

200. 阴道分娩试产的条件是
    A. 头先露，中骨盆狭窄
    B. 头先露，骨盆入口轻度狭窄
    C. 头先露，骨盆出口轻度狭窄
    D. 臀先露，骨盆入口轻度狭窄
    E. 臀先露，中盆入口轻度狭窄

201. 足月临产，待产过程中产程进展缓慢，胎心好，宫缩好，阴道检查羊水清，宫口开大 9cm，先露 S+2，小囟门在 7 点处，矢状缝在右斜径上，正确处理是
    A. 立即产钳助娩
    B. 剖宫产结束分娩
    C. 孕妇反胎背方向侧卧
    D. 阴道检查徒手使胎儿枕部顺时针旋转 135°，等待自然分娩
    E. 阴道检查徒手使胎儿枕部逆时针旋转 45°，等待自然分娩

202. 哪一项不是佝偻病性扁平骨盆特征
    A. 骶骨下段后移，失去正常弯度
    B. 骨盆出口横径缩短
    C. 骶岬前突
    D. 尾骨呈钩状
    E. 耻骨弓角度加大

203. 对于宫颈水肿哪项有误
    A. 宫颈两侧各注入 0.5% 利多卡因 5～10ml
    B. 抬高产妇臀部
    C. 地西泮：10mg 静脉推注
    D. 宫口开全时，上推宫颈前唇
    E. 只有先露到达中骨盆平面以后才会出现

204. 关于均小骨盆特点哪项有误
    A. 骨盆外形是女性
    B. 属于骨盆 3 个平面狭窄
    C. 每个平面径线均小于正常值 1cm
    D. 多见于身材矮小、体形匀称的女性
    E. 胎儿不大，胎位正常，可以试产

205. 关于横径狭窄骨盆特征哪项正确
    A. 中骨盆及出口平面正常
    B. 坐骨切迹容 3 指
    C. 常见于男型骨盆
    D. 髂棘间径和髂嵴间径正常
    E. 骶耻外径延长

206. 关于漏斗骨盆特征哪项有误
- A. 骨盆入口各径线值正常
- B. 坐骨棘间径及坐骨结节间径缩短
- C. 骨盆入口横径缩短
- D. 耻骨弓角度 <90°
- E. 常见于男型骨盆

207. 中骨盆狭窄主要会导致
- A. 头盆倾势不均
- B. 持续性枕后位或持续性枕横位
- C. 跨耻征阳性
- D. 胎膜早破
- E. 胎头高直位

208. 胎盘嵌顿在狭窄环以上可
- A. 应用子宫舒张剂
- B. 按摩子宫
- C. 静脉全身麻醉
- D. 大刮匙清宫
- E. 排空膀胱

209. 足月妊娠，经产妇临产4小时，阴道流水6小时，检查：胎头位于母体右侧，阴道口脱一上肢，恰好与左手相握，此时胎位为
- A. 肩左横
- B. 肩右横
- C. 肩右前
- D. 肩右后
- E. 肩左前

210. 子宫出现病理性缩复环时的体征，下列哪项是正确的
- A. 子宫下段增厚，膨隆，压痛明显
- B. 宫体肌肉菲薄
- C. 子宫下段膨隆，压痛明显
- D. 出现凝血功能障碍
- E. 胎心率无改变

211. 先兆子宫破裂的体征正确的是
- A. 子宫下段逐渐变厚
- B. 子宫体变薄
- C. 子宫出现病理性缩复环
- D. 迅速出现贫血
- E. 阴道出血突然增多

212. 下面何项符合痉挛性狭窄环特征
- A. 一般不会导致滞产
- B. 常由于不恰当阴道操作所致
- C. 子宫上下段交界处的协调性过强收缩
- D. 环经常围绕胎儿较大部分
- E. 是子宫破裂先兆

213. 关于子宫破裂，下述不正确的是
- A. 经产妇发生率高于初产妇
- B. 少数发生于妊娠晚期

- C. 多数发生于分娩期
- D. 初产妇发生率高于经产妇
- E. 多数分为先兆子宫破裂和子宫破裂两个阶段

214. 容易引起子宫破裂的软产道阻塞有
- A. 阴道纵横
- B. 外阴水肿
- C. 阴道壁囊肿及肿瘤
- D. 宫颈水肿
- E. 宫颈坚韧

215. 对于软产道异常哪种说法正确
- A. 软产道异常不会使分娩发生梗阻
- B. 软产道异常比骨产道异常多见
- C. 分娩中产道异常主要是指软产道异常
- D. 软产道异常可使胎儿娩出受阻
- E. 软产道是指宫颈以下部分

216. 孕42周，缩宫素引产3天，出现面部明显水肿，体重增加1.5公斤，血压130/85mmHg，心率90次/分，尿少，尿蛋白（±），既往无肾脏疾患史，其最大可能是
- A. 妊娠所致肾脏损害
- B. 妊娠高血压综合征
- C. 缩宫素具有抗利尿作用所致
- D. 仰卧位综合征
- E. 过期妊娠，胎盘功能减退所致

217. 产后出血采用结扎盆腔血管止血时，首先
- A. 结扎卵巢动脉
- B. 结扎髂内动脉
- C. 结扎子宫动脉上行支
- D. 结扎阴道动脉
- E. 结扎子宫动脉下行支

218. 宫颈裂伤缝合时，最后一针应距宫颈外侧端
- A. 0.3cm
- B. 0.5cm
- C. 1cm
- D. 0.2cm
- E. 0.4cm

219. 应该采取的首要处理为
- A. 阿托品
- B. 应用利尿剂
- C. 肝素
- D. 纠正呼吸循环功能
- E. 应用抗纤溶药物

220. 关于难以控制并危及产妇生命的产后出血需行子宫全切术的指征为
- A. 严重的子宫收缩乏力
- B. 胎盘植入
- C. 胎盘粘连
- D. 合并中央性或部分性前置胎盘
- E. DIC

221. 初产妇女，32岁，孕39周，临产10小时，骨盆测量正常，LOP，胎心好，宫缩持续20～25秒，间歇6～7分钟，宫口开大3cm，先露S0，羊水清亮，首

选哪项处理

A. 等待宫口开全阴道助产

B. 抬高孕妇床尾，防止脐带脱垂

C. 缩宫素静点加速产程

D. 肌注盐酸哌替啶

E. 剖宫产结束分娩

222. 无菌纱条填塞宫腔止血时

A. 36 小时取出　　　　B. 24 小时取出

C. 12 小时取出　　　　D. 8 小时取出

E. 16 小时取出

223. 狭窄骨盆是指骨盆

A. 多个径线过短

B. 单一径线过短

C. 骨盆径线过短或形态异常

D. 单一平面狭窄

E. 多个平面狭窄

224. 哪种骨盆因髂骨外展，使髂棘间径≥髂嵴间径

A. 漏斗骨盆　　　　B. 佝偻病性扁平骨盆

C. 单纯扁平骨盆　　D. 横径狭窄骨盆

E. 骨软化症骨盆

225. 29 岁，G2P0，孕 38 周，BP 140/90mmHg～160/100mmHg 时，尿蛋白（++），水肿（+），NST 无反应型，羊水指数（AFI）6cm，此时最恰当的处理是

A. 静滴缩宫素促进阴道分娩

B. 行剖宫产术结束分娩

C. 左侧卧位，吸氧，等待自然分娩

D. 刺激乳头诱发宫缩

E. 解痉、降压，等待自然分娩

226. 下列何种情况与骨盆入口狭窄无关

A. 外结合径　　　　B. 入口前后径

C. 对角结合径　　　D. 骨盆深度

E. 入口形态

227. 下列哪项不是肩先露临床表现

A. 容易发生胎膜早破　　B. 容易出现宫缩乏力

C. 对母儿危害不大　　　D. 常有脐带脱垂

E. 形成忽略性肩先露

228. 妊娠期及分娩期发现横位，哪项处理正确

A. 足月活胎，于临产前行择期剖宫产

B. 临产后胎膜早破，胎心正常，可行外倒转术

C. 忽略性横位，胎心正常，可从阴道分娩

D. 忽略性横位，胎心已消失，子宫下段有压痛，行内倒转术

E. 忽略性横位阴道分娩，早产儿均可存活

229. 孕妇 24 岁，G2P0，孕 38 周，临产 14 小时，宫口开全 30 分钟，胎膜已破，羊水Ⅲ度污染，胎心 140 次/分，估计胎儿 3000 克，阴道检查，宫口开全，胎头 S+3，胎方位 LOT，骨盆无明显狭窄。正确的处理方法是

A. 等待阴道自然分娩

B. 吸氧，改变体位，等待自然分娩

C. 手转儿头，阴道助娩

D. 点滴缩宫素促分娩

E. 剖宫产术，避免胎儿窒迫

230. 初产妇女，孕 40 周，规律宫缩，自觉肛门坠胀，有排便感，查宫缩 30 秒/3～4 分钟，胎心 168 次/分，查宫口开全，胎头达棘下 3cm，矢状缝在骨盆出口前后径上。应选用的处理方法是

A. 立即用催产素肌注　　B. 急行剖宫产术

C. 产钳术助产　　　　　D. 等待自然分娩

E. 催产素静点

231. 初产妇女足月临产，宫缩规律，查宫口开全 2 小时，胎儿未娩出，骨盆测量均正常，腹部无局部压痛，胎心 160 次/分，先露左枕横位，双顶径已过坐骨棘，宫缩规律，持续时间 30 秒，间歇 5～6 分钟。应选何种处理方法

A. 静脉滴注缩宫素

B. 剖宫产术结束分娩

C. 用胎头吸引器旋转胎头助产

D. 人工呼吸

E. 等待自然分娩

232. 对于子宫收缩乏力下列哪项错误

A. 产妇精神紧张、恐惧是造成宫缩乏力的主要因素

B. 高张性宫缩乏力可促使产程进展，加速胎先露下降

C. 宫缩规律，但收缩力弱，持续时间短，为协调性宫缩乏力

D. 从规律宫缩开始到子宫颈口开大 3cm 时为潜伏期，初产妇约需 8 小时

E. 从 3cm 到宫口开全为活跃期，约需 4 小时

233. 足月临产产程顺利，胎儿重 4000g，胎盘娩出后阴道出血较多约 500ml，呈阵发性，血压 80/60mmHg，心率 110 次/分，查软产道无损伤，刺激宫缩后出血量减少，应诊断为

A. 凝血功能障碍性产后出血

B. 宫颈损伤产后出血

C. 子宫乏力性产后出血

D. 胎盘滞留性产后出血

E. 隐性产后出血

234. 对于横位下述哪项正确

A. 横位时胎心多在脐下两侧听到

B. 妊娠 28 周以后，可行膝胸卧位及外倒转术

C. 破膜后胎儿存活可等待自然分娩

D. 临产后胎心好，可行外倒转术

E. 子宫下段隆起压痛，应尽快行毁胎术

235. 对于持续性枕横位及枕后位哪项正确

A. 骨盆入口狭窄常是引起持续性枕横位的原因

B. 枕横位及枕后位时，产妇较早施加腹压可加速产程进展

C. 较早施加腹压，可以避免宫颈水肿

D. 枕横位时经阴道检查除矢状缝及大小囟门外，可以胎儿耳廓方向来确定胎位

E. 胎头双顶径降至坐骨棘以下，手转胎头困难时可行剖宫手术

【A3/A4 型题】

（1~2 题共用题干）

27 岁初产妇，妊娠 40 周，阵发性腹痛 10 小时，宫缩 10~15 分钟一次，持续 30 秒，宫口开大 2cm。

1. 出现上述临床表现的原因是

A. 子宫收缩节律性异常

B. 子宫收缩对称性异常

C. 子宫收缩极性异常

D. 子宫收缩缩复作用异常

E. 腹肌和膈肌收缩力异常

2. 此时的处理原则应是

A. 静脉滴注缩宫素

B. 静脉滴注麦角新碱

C. 肌内注射哌替啶（度冷丁）

D. 人工破膜

E. 立即行剖宫产术

（3~5 题共用题干）

25 岁初孕妇，妊娠 32 周，清晨醒来发现躺在血泊中，急诊入院，查血压 80/50mmHg，脉搏 120 次/分，神清，胎心率 160 次/分，阴道少量活动性流血。

3. 可能性最小的胎方位是

A. 枕左前位，胎头高浮

B. 枕右前位，先露已衔接

C. 臀先露

D. 肩先露

E. 枕右后位，先露未入盆

4. 此时需要检查的项目不应包括

A. 备血   B. 血红蛋白 + 出凝血时间

C. 缩宫素激惹试验   D. B 超检查

E. 普鲁卡因试敏

5. 此时，最恰当的处理应是

A. 止血，输液，等待足月终止妊娠

B. 争取破膜后胎头压迫止血

C. 输血补液，待血压、心率稳定，胎心正常后行剖宫产术

D. 行急症剖宫产术

E. 输血同时根据胎产式及胎方位决定分娩方式

（6~8 题共用题干）

27 岁初产妇，停经 34 周，阴道少量出血，规律腹坠 2 小时，肛查颈管消失，宫口开大 1cm。

6. 最可能的诊断是

A. 先兆早产   B. 晚期流产

C. 前置胎盘   D. 胎盘早剥

E. 临产

7. 最不恰当的处理是

A. 口服沙丁胺醇   B. 左侧卧位

C. 静脉滴注硫酸镁   D. 催产素引产

E. 少量镇静剂

8. 为促进胎儿肺成熟可给予

A. 氟镁松   B. 辅酶 A

C. ALIP   D. 5% 葡萄糖

E. 硝苯地平

（9~11 题共用题干）

23 岁初产妇，妊娠 39 周，规律宫缩 3 小时，枕右前位，胎心 136 次/分，骨盆外测量未见异常，B 超测胎头双顶径值为 9.6cm，羊水平段 3cm。

9. 此时最恰当的处置应是

A. 行剖宫产术   B. 静脉滴注缩宫素

C. 缓慢静脉滴注能量合剂   D. 肌注维生素 K_1

E. 严密观察产程进展情况

10. 经观察，第一产程潜伏期已达 17 小时，子宫收缩 8~10 分钟一次，持续 30 秒。产科检查：胎心 142 次/分，胎头已入盆，先露 +1，孕妇自述排尿困难，检查肠胀气。此时处理应是

A. 导尿并留置导尿管   B. 行剖宫产术

C. 静脉滴注地西泮 10mg   D. 静脉滴注缩宫素

E. 人工破膜

11. 经处置后宫缩正常，胎头下降，S + 3，宫口开大 5cm，此时最恰当处理应是

A. 人工破膜   B. 静脉滴注缩宫素

C. 让产妇用腹压   D. 温肥皂水灌肠

E. 行剖宫产术

（12~14 题共用题干）

初孕妇，妊娠 40 周，剧烈持续腹痛 5 小时入院。贫

血貌，血压 130/80mmHg，脉搏 120 次/分，子宫硬，不松弛，有局限性压痛，胎位不清，胎心未听及，阴道少量流血，肛查宫口未开。

12. 可排除的诊断是

A. 妊娠 40 周，胎死宫内

B. 重度子痫前期

C. 继发性贫血

D. 高张性子宫收缩乏力

E. 胎盘早剥

13. 为明确诊断，最有价值的辅助检查项目是

A. 血红细胞计数及血红蛋白值

B. 阴道检查

C. B 超检查

D. 胎心监护

E. 血白细胞计数及分类

14. 此时最恰当的处理应是

A. 输血输液

B. 静脉滴注缩宫素引产

C. 给予镇静药，等待产程发动

D. 剖宫产结束分娩

E. 穿颅术结束分娩

(15~17 题共用题干)

初产妇，26 岁，38 周妊娠，单臀，规律腹痛 8 小时入院，未破膜，查骨盆正常，宫口开大 4cm，胎心 140 次/分，估计胎儿体重 3000 克。

15. 此时最恰当的处理方法是

A. 脐带脱垂可能性大，立即剖宫产

B. 密切观察下，阴道分娩

C. 外倒转

D. 人工破膜，促进产程进展

E. 静滴缩宫素，预防产程进展缓慢

16. 如果决定阴道分娩，第一产程中下列哪项不正确

A. 产妇应侧卧，不宜站立走动

B. 少做肛查

C. 注意胎心变化

D. 若宫缩乏力，产程进展停滞，应放宽剖宫产指征

E. 宫口开大 3cm 时，行人工破膜

17. 该产妇分娩时哪种不正确

A. 接生前，应导尿排空膀胱

B. 应做会阴切开

C. 密切观察胎心的变化

D. 如无母儿合并症应行臀助产术

E. 为避免母儿产伤发生，应首选臀牵引术

(18~19 题共用题干)

初产妇，因第二产程延长，行左侧会阴切开及低位

产钳助产，娩出 3900g 活婴。产后 2 小时伤口疼痛，肛门坠胀并有便意，阴道流血量不多。体检：贫血貌，血压 96/66mmHg。

18. 本例可能性最大的诊断是

A. 肠炎

B. 宫颈撕裂

C. 阴道后壁血肿

D. 会阴Ⅳ度裂伤

E. 以上都不是

19. 此时应进行的处置项目是

A. 肌注宫缩剂

B. 阴道镜检查

C. 静滴广谱抗生素

D. 肛门指诊

E. 给予止血剂

(20~21 题共用题干)

初产妇，胎头吸引器加会阴侧切助产分娩足月活婴，胎盘胎膜完整。产后 4 小时阴道流血约 500ml。查：BP 100/60mmHg，脉搏 100 次/分，宫底脐上 3 横指，轮廓清，阴道口少量活动性流血，可凝固。

20. 导致出血最可能的原因是

A. 子宫收缩乏力

B. 软产道损伤

C. 胎盘残留

D. 凝血功能障碍

E. 尿潴留

21. 首选处理措施是

A. 按摩子宫

B. 导尿

C. 注射止血剂

D. 检查软产道

E. 刮宫

(22~23 题共用题干)

初产妇，妊娠 39 周，骨盆各径线为：对角径 13cm，坐骨棘间径 9.5cm，坐骨结节间径 7cm，耻骨弓角度 80°。

22. 本例的骨盆诊断是

A. 扁平骨盆

B. 中骨盆狭窄

C. 漏斗骨盆

D. 均小骨盆

E. 畸形骨盆

23. 本例估计胎儿体重 3700g，其分娩方式应为

A. 等待自然分娩

B. 试产

C. 剖宫产

D. 产钳助产

E. 胎头吸引

(24~25 题共用题干)

初产妇，26 岁，妊娠 39 周，于早晨 6 时出现规律腹痛，下午 5 时宫口开大 9cm，自然破膜，羊水清，量20ml，胎心 100 次，分，阴道检查，先露 S+1，胎头小囟在 7 点处，矢状缝于左斜径一致，触不到前囟。

24. 最可能的诊断是

A. 持续性枕后位

B. 高直后位

C. 骨盆入口狭窄

D. 枕前位

E. 枕横位

25. 最恰当的处理是
- A. 静滴缩宫素
- B. 手转胎头，持续胎心监测
- C. 产钳助产术
- D. 胎头吸引术
- E. 剖宫产术

（26~27题共用题干）

初产妇，26岁。孕39周，肛查宫口8cm，先露O，胎膜未破，头先露，有宫缩，但子宫体部不变硬，持续时间30秒，间隔5分钟，胎心136次/分，B超示胎儿双顶径为9.0cm。

26. 出现以上情况最可能的是
- A. 子宫收缩过强
- B. 胎儿过大
- C. 子宫收缩乏力
- D. 骨盆狭窄
- E. 胎儿畸形

27. 此病例最适宜的处理是
- A. 人工破膜
- B. 立即剖宫产
- C. 静脉点滴催产素5U
- D. 肌注哌替啶100mg
- E. 观察2小时后再决定

（28~29题共用题干）

初产妇，30岁，妊娠41周，胎方位LSA，足先露，骨盆正常，B超提示胎儿双顶径9.5cm，胎心152次/分。

28. 最佳处理方案是
- A. 立即引产
- B. 剖宫产
- C. 外倒转
- D. 臀牵引
- E. 臀助产

29. 选择该项处理的主要原因是
- A. 延期妊娠
- B. 胎儿窘迫
- C. 初产臀位足先露
- D. 产妇年龄偏大
- E. 避免产程过长

（30~32题共用题干）

初产妇，孕40周，临产后发现胎儿纵轴与母体纵轴相互垂直，血压正常，胎心140次/分。

30. 根据以上情况判断不可能的胎方位是
- A. 肩左后位
- B. 肩左前位
- C. 肩右后位
- D. 肩右前位
- E. 头位

31. 此产妇经检查发现下腹脐耻之间出现一凹陷，并随宫缩逐渐升高，最可能的原因是
- A. 子宫破裂
- B. 病理性缩复环
- C. 宫缩不协调
- D. 生理性缩复环
- E. 尿潴留

32. 现胎心140次/分，目前应采取哪项措施
- A. 立即给予缩宫素引产

- B. 立即乙醚麻醉行内倒转
- C. 立即行外倒转
- D. 继续观察胎心变化情况
- E. 镇静剂+立即剖宫产

（33~35题共用题干）

急诊室抬来27岁妊娠近足月初产妇，家属代述乡医院诊断为肩先露，嘱去大医院处理。

33. 产科医师仔细检查，发现已是嵌顿性肩前位，发现脱出的胎手是胎儿左手，其腹部检查应是
- A. 胎背朝向产妇腹壁，胎臀在产妇腹部右侧
- B. 胎背朝向产妇腹壁，胎臀在产妇腹部左侧
- C. 胎儿肢体朝向产妇腹壁，胎臀在产妇腹部右侧
- D. 胎儿肢体朝向产妇腹壁，胎臀在产妇腹部右侧
- E. 以上都不是

34. 继续检查，胎心144次/分且规则，宫缩5分钟一次，持续40秒，收入院。此时处理原则应是
- A. 送回胎手，并行臀高头低位
- B. 待宫口开全，行内转胎位术
- C. 外转胎位术，转成纵产式
- D. 在深麻醉下行内转胎位术
- E. 立即行剖宫产术

35. 娩出的新生儿颜面及全身皮肤青紫，呼吸表浅，心率120次/分，且有力，此时首先应作的处置是
- A. 吸氧，保暖
- B. 行人工呼吸
- C. 清理呼吸道
- D. 纠正酸中毒
- E. 脐静脉注射纳洛酮

（36~37题共用题干）

24岁初产妇，妊娠41周，在乡医院分娩已26小时，让其转至大医院就诊，从未进行过产前检查。

36. 医师在其腹部检查时，发现的危急情况是
- A. 子宫收缩乏力
- B. 胎头尚未入盆
- C. 腹部出现病理缩复环
- D. 胎位扪不清
- E. 尿潴留

37. 根据判断应进行的处理是
- A. 若胎儿存活行剖宫产
- B. 若胎儿死亡经阴道行穿颅术
- C. 等待自然分娩
- D. 给予镇静剂观察病情进展
- E. 立即行剖宫产术

（38~40题共用题干）

急诊室抬来25岁妊娠39周初产妇，家属代述乡医院诊断为肩先露，嘱去大医院处理。

38. 立即检查产妇腹部，医师发现的异常情况应是
- A. 子宫呈纵椭圆形
- B. 呈尖腹
- C. 出现病理缩复环
- D. 子宫呈板状硬

E. 胎心率减慢

39. 经检查，诊断为嵌顿性肩前位，脱出的手确认为胎儿右手，此时的腹部检查结果应是

A. 胎背朝向产妇腹壁，胎头在产妇腹壁左侧
B. 胎背朝向产妇腹壁，胎头在产妇腹壁右侧
C. 胎儿肢体朝向产妇腹壁，胎头在产妇腹壁左侧
D. 胎儿肢体朝向产妇腹壁，胎头在产妇腹壁右侧
E. 以上都不是

40. 半小时后再检查，胎心136次/分且规则，宫缩3~4分钟一次，持续40秒，入院后的处理原则应是

A. 吸氧、左侧卧位送回胎手
B. 待宫口开全行内转胎位术
C. 行外转胎位术，转成纵产式
D. 在深麻醉下行内倒转术
E. 立即行剖宫产术

(41~43题共用题干)

初产妇，40周妊娠，规律宫缩17小时，现宫口开大3cm半小时，胎膜未破，先露头，S-0，宫缩20~30秒，5~6分，弱，规律。

41. 下列哪项诊断正确

A. 潜伏期延长   B. 活跃期延长
C. 活跃期停滞   D. 第二产程延长
E. 滞产

42. 此产妇目前子宫收缩情况是

A. 高张性子宫收缩乏力   B. 子宫收缩过强
C. 低张性子宫收缩乏力   D. 子宫痉挛性狭窄环
E. 病理性缩复环

43. 此产妇目前应首选如何处理

A. 缩宫素点滴加强宫缩
B. 人工破膜，观察宫缩，必要时缩宫素点滴
C. 剖宫产术
D. 卧床休息，顺其自然
E. 肌注哌替啶100mg，调整产力

(44~45题共用题干)

34岁已婚妇女，孕39周，规律宫缩10小时，破膜3小时入院。检查宫缩持续20~25秒，间隙7~8分钟，宫口开大8cm，胎心率160次/分，阴道检查坐骨棘稍突，测量坐骨结节间径7.5cm，胎头为0。

44. 本例可能的诊断是

A. 高龄初产   B. 骨盆入口狭窄
C. 骨盆入口和出口狭窄   D. 骨盆出口狭窄
E. 中骨盆和出口狭窄

45. 复查子宫长度33cm，腹围96cm，胎心170次/分，此时不恰当的处置是

A. 行无应激试验   B. 吸氧
C. 静滴广谱抗生素   D. 剖宫产
E. 静滴碳酸氢钠

(46~47题共用题干)

36岁初产妇在家中经阴道分娩，当胎儿及胎盘娩出后，出现时多时少的阴道持续流血已2小时，送来急诊。

46. 为确定诊断，需追问对本例有价值的病史是

A. 贫血   B. 高龄初产妇
C. 滞产   D. 臀先露经阴道分娩
E. 新生儿体重3200g

47. 仔细检查见产妇流出的血液有凝血块。此时首选处置应是

A. 输液输血，补充血容量
B. 静脉滴注麦角新碱
C. 静脉滴注缩宫素
D. 迅速补给纤维蛋白原
E. 消毒纱条填塞宫腔

(48~49题共用题干)

孕妇，24岁，G1P0，孕39周，下腹阵痛6小时入院，胎方位LOA，肛门检查：宫颈管消失，宫口开大2cm，行胎心监护。

48. 如出现变异减速最可能的原因是

A. 脐带因素   B. 胎盘因素
C. 胎方位异常   D. 药物因素
E. 宫缩过强

49. 出现频繁晚期减速，最佳处理方法是

A. 抑制子宫收缩
B. 继续监测，明确原因
C. 补充能量，加强产力
D. 行人工破膜术，了解羊水性状
E. 行剖宫产术终止妊娠

(50~52题共用题干)

26岁初产妇，妊娠40周，规律宫缩8小时入院。查：骶棘间径25cm，骶耻外径20cm，坐骨结节间径7.5cm。枕右前位，胎心134次/分。肛查宫口开大4cm，胎头为"0"。3小时后产妇呼叫腹痛难忍，检查宫缩1~2分钟一次，持续45秒，胎心102次/分，子宫下段压痛明显。肛查宫口开大5cm，胎头。

50. 此时产程受阻的原因主要是

A. 骨盆入口狭窄   B. 扁平骨盆
C. 中骨盆狭窄   D. 骨盆出口狭窄
E. 漏斗骨盆

51. 此时最可能的诊断是

A. 协调性子宫收缩过强
B. 不协调性子宫收缩过强

C. 不协调性子宫收缩乏力

D. 先兆子宫破裂

E. 重型胎盘早剥

52. 应立即采取的措施是

A. 即刻作宫缩应激试验，若异常行剖宫产术

B. 停止静滴缩宫素，继续观察产程

C. 立即肌注哌替啶或地西泮

D. 立即行剖宫产术

E. 等待宫口开全行产钳术

（53～55 题共用题干）

26 岁初产妇，妊娠 38 周，枕左前位。阵发性腹痛 8 小时，宫缩 10 分钟一次，持续 40 秒，宫口开大 2cm。

53. 出现上述临床表现的原因是

A. 子宫收缩节律性异常

B. 子宫收缩对称性异常

C. 子宫收缩极性异常

D. 子宫收缩缩复作用异常

E. 腹肌和膈肌收缩力异常

54. 此时处理原则应是

A. 人工破膜　　　　　B. 肌注哌替啶 100mg

C. 静脉滴注缩宫素　　D. 肌注麦角新碱

E. 立即行剖宫产术

55. 若已进入第二产程，胎先露 S + 3，胎心良好，此时处理应是

A. 等待自然分娩

B. 继续加强宫缩等待分娩

C. 胎头吸引器助产

D. 产钳助产

E. 立即行剖宫产术

（56～57 题共用题干）

26 岁初产妇，足月妊娠自然临产而入院，第一产程进展顺利，但宫口开全后 2 小时胎先露下降不满意，产妇过度屏气用力。

56. 为确定是否持续性枕后位，下列哪个检查最可靠

A. 阴道检查触摸矢状缝

B. 阴道检查触摸大小囟门

C. 阴道检查触摸耳廓及耳屏位置及方向

D. 腹部触摸胎背的位置

E. 根据腹部胎心听诊的位置

57. 经阴道检查发现为持续性枕横位，以下处理哪项正确

A. 必须立即行剖宫产分娩

B. 必须手转儿头至正枕前位经阴道分娩

C. 可以使用中位产钳助产

D. 可以手转儿头至枕前（后）位，以产钳助产

E. 只能以胎头吸引器转胎头后助产

（58～60 题共用题干）

孕妇 24 岁，G1P0，孕 39 周，入院前一天阴道大量流水，24 小时后行缩宫素引产，第一产程 5 小时，第二产程 10 分钟，胎儿娩出后 2 分钟，患者突然寒战、呛咳、发绀及血压下降至 80/60mmHg，阴道流血不止，立即交叉配血，进行抢救。

58. 最可能的诊断是

A. 缩宫素过敏　　　　B. 羊水栓塞

C. 急性肺梗死　　　　D. 心源性休克

E. 产后子宫收缩乏力性出血

59. 确诊的依据是

A. 早破水史

B. 产后阴道大量流血

C. 有休克表现

D. 母体下腔静脉血中检查出毳毛

E. 使用过缩宫素

60. 本例产后出血的主要原因是

A. 胎膜早破，宫内感染

B. 第二产程过短

C. 未给予药物预防产后出血

D. 宫缩乏力

E. 凝血功能障碍

【B 型题】

（1～2 题共用备选答案）

A. 潜伏期延长　　　　B. 活跃期延长

C. 活跃期停滞　　　　D. 第二产程停滞

E. 第二产程延长

1. 28 岁初产妇，妊娠 40 周，于晨 4 时临产，13 时宫口开大 4cm，21 时 30 分宫口开大 7cm，此时应诊断为

2. 28 岁初产妇，妊娠 39 周，于晨 4 时临产，10 时破膜，20 时 20 分查宫口开大 2cm，此时应诊断为

（3～5 题共用备选答案）

A. 高张性宫缩乏力　　B. 低张性宫缩乏力

C. 宫缩过强　　　　　D. 狭窄环

E. 病理缩复环

3. 多发生于潜伏期的是

4. 治疗以加强宫缩为主的是

5. 由于分娩梗阻，脐水平出现一环形凹陷的是

（6～8 题共用备选答案）

A. 潜伏期延长　　　　B. 活跃期延长

C. 活跃期停滞　　　　D. 第二产程延长

E. 第二产程停滞

6. 28 岁初产妇，妊娠 40 周，于晨 5 时临产，14 时宫口开大 4cm，23 时宫口开大 7cm，此时应诊断为

7. 25 岁初产妇，宫口开全超过 2 小时尚未分娩，此时应诊断为

8. 29 岁初产妇，妊娠 39 周，晨 4 时出现规律宫缩，10 时自然破膜，20 时 30 分查宫口开大 2cm，此时应诊断为

(9~10 题共用备选答案)

A. 经产妇，活胎，妊娠 40 周，腿直臀先露，未破膜，宫口近开全

B. 经产妇，活胎，妊娠 39 周，肩先露，未破膜，宫口未开，腹壁松弛

C. 经产妇，死胎，妊娠 34 周，肩先露，未破膜，宫口近开全

D. 初产妇，活胎，妊娠 40 周，未破膜，臀先露，宫口未开

E. 初产妇，活胎，妊娠 39 周，肩先露，未破膜，宫口开大 2cm

9. 应立即行剖宫产术的是

10. 应试行外转胎位术的是

(11~12 题共用备选答案)

A. 甘露醇
B. 哌替啶
C. 冬眠合剂
D. 硝普钠
E. 硫酸镁

11. 26 岁初孕妇，妊娠 39 周，血压 160/100mmHg，尿蛋白 2.5g/24h，无产兆，此时首选药物应是

12. 24 岁初产妇，临产后下腹部持续疼痛，拒按，宫口扩张缓慢，肠胀气，无头盆不称，此时首选药物应是

(13~17 题共用备选答案)

A. 减轻肺水肿，改善脑缺氧
B. 解除支气管平滑肌及血管平滑肌痉挛
C. 消除急性肺水肿，并防治急性肾功能衰竭
D. 防治大量出血
E. 纠正休克和代谢失调

13. 利尿剂可
14. 肝素可
15. 解痉药可
16. 吸氧可
17. 碱性药物应用可

(18~20 题共用备选答案)

A. 人工破膜
B. 静滴缩宫素加强宫缩
C. 静脉滴注地西泮
D. 剖宫产术
E. 肌内注射哌替啶

18. 孕 37^{+6} 周，胎膜早破，已临产 6 小时，宫口开大 3$^+$cm，S-0，此时宫缩弱 20 秒/6 分，应

19. 孕 40 周，初产妇，临产 8 小时，宫口开大 4cm，羊

膜囊突，宫缩间歇时间 20~30 秒/6 分，应

20. 孕 39 周，初产妇，胎膜早破，规律宫缩 10 小时，宫口开大 4cm，先露头，S-0，此时产妇疲惫无力，宫缩逐渐变弱，胎心好，应

(21~22 题共用备选答案)

A. α 受体兴奋剂
B. β 受体兴奋剂
C. α 受体抑制剂
D. β 受体抑制剂
E. 钙离子拮抗剂

21. 抑制子宫收缩的是
22. 促进子宫收缩的是

参考答案

【A1/A2 型题】

1. E 2. D 3. C 4. E 5. D 6. B 7. C 8. B
9. C 10. D 11. D 12. D 13. D 14. E 15. A 16. C
17. D 18. C 19. D 20. D 21. B 22. D 23. A 24. C
25. E 26. C 27. E 28. B 29. A 30. A 31. B 32. D
33. D 34. A 35. B 36. C 37. B 38. A 39. C 40. E
41. D 42. D 43. A 44. B 45. C 46. B 47. D 48. E
49. C 50. B 51. D 52. B 53. B 54. A 55. B 56. E
57. D 58. E 59. B 60. C 61. B 62. C 63. B 64. D
65. A 66. C 67. B 68. B 69. A 70. A 71. C 72. E
73. A 74. C 75. E 76. E 77. C 78. D 79. A 80. B
81. B 82. A 83. B 84. A 85. A 86. A 87. A 88. B
89. B 90. D 91. E 92. C 93. D 94. A 95. C 96. A
97. B 98. A 99. E 100. D 101. D 102. B 103. C
104. C 105. B 106. B 107. D 108. C 109. D 110. D
111. E 112. C 113. C 114. C 115. B 116. D 117. D
118. E 119. C 120. C 121. C 122. B 123. C 124. E
125. E 126. B 127. C 128. D 129. B 130. C 131. B
132. B 133. B 134. D 135. B 136. B 137. C 138. B
139. B 140. B 141. C 142. C 143. D 144. D 145. B
146. 147. 148. E 149. 150. C 151. B 152. C
153. 154. 155. 156. 157. 158. 159. E
160. C 161. B 162. B 163. C 164. C 165. B 166. C
167. 168. C 169. D 170. D 171. E 172. B 173. C
174. 175. 176. B 177. D 178. E 179. C 180. B
181. B 182. C 183. B 184. E 185. B 186. A 187. D
188. 189. 190. B 191. C 192. C 193. E 194. D
195. 196. C 197. 198. C 199. C 200. B 201. C
202. B 203. 204. C 205. B 206. C 207. B 208. C
209. 210. 211. C 212. B 213. D 214. C 215. D
216. C 217. 218. 219. 220. D 221. C 222.
223. 224. B 225. 226. D 227. C 228. A 229. D
230. C 231. 232. B 233. C 234. B 235. D

194

【A3/A4 型题】

1. A 2. C 3. B 4. C 5. D 6. A 7. D 8. A
9. E 10. C 11. A 12. D 13. C 14. D 15. B 16. E
17. E 18. C 19. D 20. B 21. D 22. C 23. C 24. A
25. B 26. C 27. A 28. B 29. C 30. E 31. B 32. E
33. D 34. A 35. E 36. C 37. E 38. C 39. A 40. E
41. A 42. C 43. B 44. C 45. A 46. C 47. B 48. A
49. E 50. D 51. D 52. D 53. A 54. C 55. B 56. C
57. D 58. B 59. D 60. E

【B 型题】

1. B 2. A 3. B 4. B 5. E 6. B 7. D 8. A
9. E 10. B 11. E 12. B 13. C 14. D 15. B 16. A
17. E 18. B 19. A 20. C 21. B 22. A

精选解析

【A1/A2 型题】

2. 初产妇宫口开全2h，胎头双顶径达坐骨棘平面或更低时，先行徒手将胎头枕部转向前方，阴道助产。

3. 髂棘间径正常值为23～26cm，髂嵴间径正常值为25～28cm，骶耻外径正常值为18～20cm，坐骨结节间径或称出口横径正常值8.5～9.5cm。出口后矢状径正常值为8～9cm坐骨棘间径正常值约为10cm。骶耻外径＜18cm。骨盆入口前后径＜10cm，骨盆入口平面狭窄。

4. 胎膜早破的高危因素为创伤、宫口松弛、下生殖道感染、羊膜腔内压力升高、胎位异常等。胎膜早破者围产儿死亡率明显增高。胎膜早破的诊断本题的前四项均正确，羊膜镜检查可直视到胎先露，因胎膜已破应看不到前羊膜囊。

5. 胎先露未衔接者应绝对卧床；破膜12小时以上未临产者，首先应开始催产素点滴引产，给予抗生素预防感染。若诊断绒毛膜羊膜炎，应立即剖宫产终止妊娠，因经阴道产在产程过程中有可能加重母婴感染。产后应给予抗生素控制感染。

6. 协调性宫缩乏力的特点为子宫收缩有正常的节律性、对称性和极性，但间歇时间长或不规律，持续时间短，收缩力弱，不易发生胎儿窘迫，常导致产程延长、产后出血和胎盘残留，除外头盆不称后适宜静脉滴注催产素。

7. 骨产道异常指骨盆径线过短或骨盆形态异常，多数应通过产前检查骨盆测量和临床表现被提前诊断，应提前决定分娩方式；少部分可在产程中及时发现及时处理。骨产道异常对产妇及胎儿均有影响：可导致难产、子宫破裂、软产道损伤、感染、胎婴儿创伤、死亡等，

强调及早诊断及早处理。

8. 胎体纵轴与母体纵轴相垂直，而且胎儿横卧在骨盆入口之上者称肩先露。容易发生胎膜早破、脐带脱垂、子宫先兆破裂、死亡等。孕期检查时，尽量试行外倒转术矫正，若矫正失败，应提前住院，临产前行剖宫产。如出现子宫先兆破裂者，无论胎儿死活均应剖宫产。

9. 肩难产为巨大胎儿胎头娩出后胎肩娩出受阻者。与肩先露无关，估计胎儿过大肩娩出困难者应及时剖宫产，应让产妇双手抱膝，减小骨盆倾斜度，使前肩娩出；同时接生者向下牵拉胎头，或旋转胎肩，或先牵出后肩，或助手在耻骨联合上压前肩；以上方法无效，可剪断胎儿锁骨。剖宫产或产钳均不能处理肩难产。

10. 若产程延长则可能与子宫收缩乏力有关，但第一产程7小时属正常范围。其他几项均为宫缩乏力的诱因。

11. 若胎头低于耻骨联合平面，表示胎头可以入盆，头盆相称，称为跨耻征阴性；持续性枕横位常常是因为骨盆下段的异常造成；若坐骨结节间径与出口后矢状径之和小于15厘米，一般足月大小的活婴不能试产，应行剖宫产结束分娩。身材矮小、孕晚期悬垂腹、胎位异常常提示有头盆不称，骨盆狭窄。坐骨棘间经＜10cm者，为中骨盆狭窄。

12. 第二产程延长，在第二产程末检查胎头大囟门在前，符合持续性枕后位。

13. 宫缩乏力性出血为胎盘娩出后的出血。

14. 宫口开大5cm得3分；宫颈管消退70%得2分；胎头位置在－2得1分；宫口位置在后得0分。

15. 死胎时间过长稽留在宫腔内，退行性变的胎盘组织释放凝血活酶进入母血循环，激活血管内凝血因子，引起DIC，消耗血中纤维蛋白原及血小板等凝血因子，容易引起低纤维蛋白原血症。

17. 本例为宫缩乏力所致出血，故选用子宫收缩药。

18. 只能行内转胎位术，最终经臀牵引娩出。

19. 宫口开大5cm得3分；宫颈中等度硬得1分；宫颈管消退80%得3分；胎头位置在＋1得3分。

22. 此时属于胎盘部分剥离，阴道又多量流血，不能再等待，手取胎盘为最佳选择。

23. 根据胎膜破口距胎盘边缘仅4cm，且该处有陈旧血块附着，应诊断为部分性前置胎盘。

24. 腿直臀先露发生率最高；混合臀先露发生率较多见；脐带脱垂发生率高于枕先露时；早期减速发生率低于枕先露时。

25. A 应嘱产妇向手露出的对侧侧卧；B 应在宫口近开全时将胎手上推；C、D 均不需行剖宫产。

26. A 为先兆子宫破裂征象；只要诊为先兆子宫破裂，不能经阴道助娩；子宫破裂后子宫收缩停止；子宫缩小，胎盘剥离，胎儿死亡。

28. 发生原因之一是胎头俯屈不良；过早加腹压容易发生宫颈水肿；肛查觉盆腔后部空虚；胎头后囟在骨盆后方。

29. 应为 2.5U，使糖液每滴含缩宫素 0.33mU。

30. 正常胎位、骨盆入口轻度狭窄是允许"试产"的条件。

31. 妊娠 30 周之前的臀先露，多能在妊娠 30 周之后自行转为头先露，故应等待有可能自然转为头先露。

32. 前列腺素能使妊娠子宫肌收缩。

33. 足月（胎头双顶径 9.2cm）活胎（胎心 140 次／分）在两者之和 <15cm（仅为 14cm）不应试产而应行剖宫产。

34. 额后位及肩先露均不能经阴道分娩。

35. A 应均小 2cm；C 应 <11.5cm；D 应 <15cm；胎头跨耻征阳性，为头盆不称，也可能是胎头过大，不一定均为骨盆入口狭窄。

37. 第二产程已 2 小时，不能再等待。胎头双顶径已达坐骨棘平面，手转胎头为枕前位后行产钳术助娩是最佳选择。

40. 有感染存在，不应行剖腹探查，可致感染扩散。

41. 不是胎儿娩出后立即出现阴道流血，可以排除软产道裂伤。

43. 试产时间不应过长。

44. 迅速出现贫血是子宫破裂的临床表现。

45. 骶耻外径值为 14cm，胎先露绝对不能进入骨盆入口，故是剖宫产术的绝对指征。

47. 双胎第二胎儿自阴道破膜后，胎头迅速下降，因此不存在胎位不正引起的胎心变慢。

48. Apgar 评分是以呼吸状态为基础进行的。在新生儿出生后 1 分钟时，以心率、呼吸、肌张力、喉反射及皮肤颜色 5 项体征为依据进行评分，满分为 10 分，属正常新生儿；7 分以上只需进行一般处理；4～7 分缺氧较严重；4 分以下缺氧严重，需紧急抢救。除在出生后 1 分钟后评分外，还应在出生后 5 分钟、10 分钟时再次评分。1 分钟评分反映在宫内的情况，而 5 分钟及以后评分则反映复苏效果，与预后关系密切。

49. 前置胎盘阴道检查仅适于终止妊娠前为明确诊断，同时决定分娩方式时进行，而且必须在配血、开放血管及有手术条件下进行；已明确诊断或流血过多者不再做阴道检查。

50. 孕妇 37 周，估计胎儿不大 3000 克，宫缩好，宫口已开大 8cm，先露为单臀，位于棘下 3cm，估计可以阴道分娩，应堵臀准备阴道分娩。

51. 这是一道理解、应用题，考核学生对产后出血各种常见病因的认识和处理。常见错误为选 A。错选原因是被阴道与宫颈裂伤处经修补阴道内仍有阵阵暗红色血流伴有血块迷惑。要点：宫缩乏力引起的产后出血表现为：胎儿娩出后内有较多量间歇性阴道出血，胎盘完整；由于宫缩乏力，患者常发生产程延长；检查宫底较高，子宫松软如袋状；该患者第二产程延长，且胎盘完整，阴道流血间歇性，可诊断为子宫收缩乏力性产后出血。

52. 此题的关键在于对臀位处理时间的理解记忆，28 周前，胎儿较小，活动空间相对较大，胎位易变，此时臀位暂不必处理。

53. 这是一道理解及临床应用题，考核对产程的观察处理。错误率较高。常见错误为选 C 或 D。易选 C 者认为宫缩欠佳，予催产素加强宫缩。选 D 者认为用催产素联合人工破膜加强宫缩。以上两者都忽视了患者长时间休息不好，强行引产产妇过于疲劳容易宫缩乏力等，引产失败率也高。A 答案选剖宫产，此时尚无剖宫产指征，处理过于积极。E 答案，如患者情况无特殊此时可顺其自然，但现患者精神欠佳，已宫缩 12 小时，宫缩乏力，应给予处理。正确答案选 B，给予哌替啶让患者得到充分休息恢复体力。答题要点：要全面评估患者情况，有一个总体观。另外一方面也应尽量减少患者的痛苦，采取最恰当的方法。

54. A 答案情况属轻度入口狭窄，可给予试产机会，正确。B 情况明显入口狭窄，不宜试产，其实 A 和 B 比较很容易排除 B。C 情况中骨盆狭窄，不宜试产。D 情况属出口狭窄，亦不宜试产。E 答案为均小骨盆，而胎儿较大，不宜试产。复习时应注意记忆异常骨盆的分度和具体数值以及相应的处理。

55. 本题考核对胎位异常的处理。错误率不高。常见错误为选 A。此法于产程早期有一定作用，到此时作用有限，且另外还有更好的办法去处理。目前胎儿情况好，尚无指征行产钳术，所以 B 不对。正确答案选 D，胎儿情况好，宫缩好，羊水清，宫口已开大，先露低，此时行阴道检查手转胎头方便。E 答案转胎头方向不对。目前羊水清，胎心正常，通过阴道检查有可能解决目前的问题，尚无剖宫产指征，因此 C 不对。答题要点：

①明确此时胎位为枕后位，可画图明确；②全面评估当前胎儿情况，判断有无等待的机会；③熟悉胎位不正的处理，采取最恰当的方法。

56. 该题是死记硬背题，考核学生对子宫破裂临床表现的认识。常见错误为错选 A、B、D。选 A 者是没有注意到子宫出现病理缩复环是先兆子宫破裂的临床表现，而本题问的是子宫破裂的临床表现。选项 B，产程中出现肉眼血尿也是先兆子宫破裂的临床表现。选项 D，胎动消失伴阴道大量流血是子宫破裂的临床表现，但不是典型的临床表现。要点：①根据破裂程度，可分为完全和不完全子宫破裂两种；②完全子宫破裂，产妇感腹部撕裂样剧痛；③孕妇出现休克征象；④检查全腹压痛、反跳痛子宫缩小，在腹壁下可清楚扪及胎体，胎心消失。

57. 该题是死记硬背题，考核学生对正常分娩中预防产后出血措施的理解。常见错误为错选 B 或 C。以上两个错误均没有考虑到缩宫素对胎儿的影响。要点：正常分娩时为预防产后出血，静脉注射缩宫素或麦角新碱应在胎肩娩出时，这样可避免由于缩宫素引起子宫收缩过强所导致的胎儿宫内窘迫。

58. 本题考核对枕后位的处理。可能有 50% 的错误率。常见错误为选 C 或 D。选项 C 宫口开全，手转成枕前位是可以的，但不一定用产钳，如转成枕前位后母婴一般情况好，不必用产钳，另外没说明先露高低，+2 以上的先露产钳较危险。选项 D，宫口已开全的情况再去考虑剖官产，一方面术时有困难，另一方面准备手术时间需要一定时间，有可能使胎儿情况恶化甚至死亡。这时产钳术更合适，可迅速娩出胎儿。正确答案选 E，此时胎心偏慢，有必要予助产尽快娩出胎儿，且先露已达 +3，有助产条件。要点：①熟悉枕后位的处理；②全面评估母婴情况，采取最安全、损伤最小的办法来终止妊娠。

59. 该题是死记硬背题，考核学生对产后出血病因的认识。错误率不高，常见错误为选 A 或 B 或 E。错误原因是没有看清题目，如错将产道裂伤、胎盘剥离不全等这些产后出血的次常见因素当成是最常见的原因。要点：①产后出血的常见因素是：宫缩乏力、胎盘因素、产道裂伤、凝血机制障碍；②最常见的原因是宫缩乏力性出血。

60. 本题考核对产程的处理。有较高的错误率。本题给出的迷惑条件较多，如外阴见儿头，胎位不好，宫缩欠佳等，易错选 A、B、D，正确答案应选 C。本题中关键之处在于骨质部在 S = 0，外阴所见儿头实为产瘤。这种情况表明胎头难以下降，可能与枕后位有关，但更可能是头盆不称，根本无从阴道分娩，阴道检查了解骨盆情况，试转胎头，如无效应及时剖官产。

61. 这是一道记忆题，考核学生对产后出血定义的认识。常见错误：①错选 A，将定义中的阴道流血量超过 500ml 理解为 ≥500ml；②错选 C，将定义中的阴道流血量 500ml 误记为 300ml；③错选 D，混淆了产后出血与晚期产后出血的定义；④错选 E，没有注明产后出血的时间范围。要点，产后出血是指：①胎儿娩出后 24 小时内；②出血量超过 500ml。

62. 这是一道记忆理解题，错误率不高。常见错误为选 A 或 D。选 A 者可能没有注意到早破膜可增加臀位胎儿脐带脱垂的危险。选 D 者可能会误认为此种情况下破膜可放羊水减轻羊水过多以及使先露下降。其实此做法一方面易使脐带脱垂，另一方面引产成功率不高，操作也较困难。答题要点：①注意人工破膜的潜在危险如脐带脱垂以及发生这些情况的危险因素；②掌握人工破膜的时机与适应证，一般在头位，无头盆不称，头入盆良好且宫口已扩张一定程度容易操作时实行。

63. 本题考核臀位的处理原则。常见错误为选 D 或 E。臀位时为避免羊膜突然破裂，脐带脱垂，应卧床，并不宜予肥皂水灌肠，故 A、B 都是错误的。D 也是错误的，胎足较小，宫口 4.5cm 时即可脱出，阴道口见胎足并不表示进入第二产程。E 答案似乎是对的，但实际上是错误的。活跃期应充分堵臀，但目的主要在于充分扩张产道以利于后出头，而不在于避免脐带脱垂。正确应选 C，一旦破水应立即听胎心，以判断有无脐带脱垂。对策：①注意区分头位与臀位的特点；②注意臀位处理上的独有特点；③认真读题，有时答案中各句话都是对的，但前后无因果关系，连起来就不对了。

64. 这是一道记忆理解题，考核对异常骨盆的认识，可有较高的错误率，常见错误为易选 B 或 E。选项 A 显然不对，因为胎头低于耻骨联合平面为跨耻征阴性。选项 B 也是不对的，原因是入口狭窄可致入盆困难，扁平骨盆时，胎儿常以枕横位衔接，可成持续性枕横位，但更主要的是中骨盆狭窄，胎头旋转不良而处于持续性枕横位，若骨盆不窄，即使以枕横位衔接，到中骨盆后仍可转成枕前位。C 错误的原因是出口横径加后矢状之和小于 15cm 一般不宜阴道分娩。D 答案，入口轻度狭窄给予短期试产机会是可以的，正确。E 答案，扁平骨盆是指入口前后径小于 10cm 而不是指横径。对策：①仔细读题分析；②熟悉各种骨盆异常的原因及处理原则；③理解产科一些名词的含义，如跨耻征等。

65. 常见错误为错选 B 或 C。本题诊断为羊水栓塞，以上均是羊水栓塞处理的紧急措施，但不是首要措施。要点：一旦确诊羊水栓塞，应立即采取紧急措施，抗休克、抗过敏，积极组织抢救抗呼吸循环衰竭至关重要，也是抢救羊水栓塞的首要措施。由于羊水栓塞的病理生理基础是羊水进入母体引起机体的变态反应，因此，以上措施中，抗过敏治疗，立即静推地塞米松是首选中的首选。此外需纠正 DIC 及继发纤溶。产科处理：原则上应先改善产妇的呼吸循环衰竭，待病情好转后再处理分娩。在第一产程者可考虑行剖产术结束分娩。在第二产程发生者，可根据情况，在抢救产妇的同时，可及时经阴道助产。

66. 高张性宫缩乏力的特点是收缩极性的倒置，其无法使胎头下降及宫口扩张。D 答案是协调性宫缩乏力的特点而不是高张性宫缩乏力的特点。答题要点：①区分高张性宫缩乏力与协调性宫缩乏力；②熟悉它们的特点；③细心读题。

67. 错误率不高。常见错误为选 A、C、D。选 A 者误认为穴位注射可能效果更好，其实临床常用静脉点滴，容易调节剂量。选 C 者没有注意到任何事物都有一个限度，而且没有注意到此题中为引产，此时宫缩强度应根据宫口大小、胎儿情况等进行调节。选 D 者没有区分宫缩乏力可分为协调性与不协调性。不协调性宫缩乏力不宜用催产素。E 答案中骨盆狭窄胎儿难于从阴道分娩，不宜用催产素加强宫缩。正确答案选 B，出现胎儿窘迫应停药，因为宫缩可增加胎儿的负担而加重胎儿窘迫。答题要点：复习应掌握好使用催产素的指征、方法及注意事项。

68. 本题混淆条件多，可错选 A、C、D、E。A 的错误在于产妇疲劳过度可造成协调性宫缩乏力而不造成不协调性宫缩乏力；C 错误在于妊娠期子宫增大主要在于子宫肌纤维的肥大，而不是数目的增加；D 也是错误的，胎先露压迫宫颈时间长可致宫颈水肿，可致宫口开张困难，但一般并不导致宫缩乏力；E 错误在于不是肌肉对激素的敏感性失调，而于激素浓度失调。正确答案选 B，过多的镇静剂可导致协调性宫缩乏力。对策：①熟记并理解宫缩乏力的原因；②区分协调性与不协调性宫缩乏力；③仔细读题。

69. 本题考核对脐带脱垂易发因素的认识。多数同学对此类题目较模糊，不知从何入手。其实产科许多问题都可从日常生活经验来找到答案，包括此类题目。脐带在胎儿与骨盆间空隙较大时容易滑出。相比之下，不完全臀先露时空隙最大，最容易出现脐带脱垂。答题关键：①了解产科各种名词含义；②与生活经验相结合。

70. 解题的关键是明确中骨盆狭窄的特点：①入口正常；②中骨盆狭窄。从而对产程可能有以下影响：①可正常衔接；②胎头中骨盆受阻。既然胎头可正常衔接，显然 A 是不对的。答案选 A，胎头中骨盆受阻，可出现枕后位、产瘤、宫口开全而先露仅平坐骨棘，甚至先兆子宫破裂，这些均是中骨盆狭窄的临床表现。

71. 常见错误为选 C。由于骨盆狭窄长时宫产程无进展可致继发性宫缩乏力，可致胎膜早破和感染。由于胎儿长时间无法下降，压迫组织坏死可致各种瘘，当然也可导致产程延长，严重时可致子宫破裂。C 的表达不对，狭窄骨盆在孕期无强烈宫缩并不造成子宫破裂，应改为分娩期子宫破裂。

72. 常见错误为选 A、B、C、D。选项 A，足月妊娠脐带长度一般为 50～60cm；选项 B，脐带长度小于 30cm 为脐带过短；选项 C，脐带长度大于 60cm 为脐带过长；选项 D，脐带表面被羊膜覆盖。要点：脐带缠绕指脐带环绕胎儿身体，通常以绕颈最常见，其次为躯干及肢体。

73. 常见错误为选 C、D、E。C、D、E 三种情况均属于中骨盆或出口狭窄，这些情况是不宜试产的。明显头盆不称显然不可试产，而轻度头盆不称可给予短期试产机会。答题要点在于：①熟悉骨盆异常的基本处理原则；②与生活经验相结合。

230. 宫口开全后，宫缩应达 60 秒/1～2 分钟，而此产妇宫缩仅为 30 秒/3～4 分钟，所以有宫缩乏力。胎心>160 次/分，已出现胎儿窘迫，而因宫缩乏力不可使胎儿短时期内娩出，且胎头下降符合分娩机制，应行产钳助产迅速结束分娩。

231. 产妇已第二产程延长，但骨盆无异常，胎心率偏快，胎位左枕横，宫缩较弱，胎儿双顶径已过坐骨棘，应予胎头吸引器旋转胎头助产或手转儿头后产钳助产。

232. 高张性宫缩乏力不能使宫口扩张及胎先露下降，属无效宫缩。

233. 子宫收缩乏力是产后出血最常见的原因，多见于子宫过度膨胀（如巨大胎儿、双胎、羊水过多）、子宫肌纤维退行性变、子宫肌水肿、子宫肌瘤、子宫发育不良等。常发生在胎儿胎盘娩出后，按摩子宫刺激宫缩是简单、迅速而有效的方法。该产妇胎儿较大，胎盘娩出后出血较多，软产道无损伤，刺激宫缩后出血减少，应诊断为宫缩乏力性产后出血。

234. 横位是对母儿最不利的胎位，除死胎和早产儿外，足月活胎不可经阴道分娩，妊娠后期（28 周后）发现横位应及时矫正，可采用膝胸卧位及外倒转，足月活胎应行剖宫产，出现先兆子宫破裂征象，应立即行剖宫产术，胎儿已死、无先兆子宫破裂征象，若宫口近开全，可行毁胎术结束分娩。

235. 骨盆入口狭窄时胎儿容易以枕后位或枕横位衔接。但若中骨盆平面正常，胎头可在此平面转至枕前位。而中骨盆平面狭窄会影响胎头向前旋转，形成持续性枕横位或枕后位。宫口开全之前，嘱产妇不要过早屏气用力，以免引起宫颈前唇水肿，影响产程进展。当胎头双顶径已达坐骨棘水平或更低时，应先徒手将胎头转成枕前位，待其自然分娩，或阴道助娩。若转成枕前位困难时，可转至枕后位，以产钳助娩。当核实胎位时除可应用胎儿矢状缝、囟门外，常用耳廓方向来确定胎位。

【A3/A4 型题】

（1~2 题共用题干）宫缩的节律性是临产的重要标志。正常宫缩是宫体肌不随意、有规律的阵发性收缩并伴有疼痛。宫缩强度随产程进展逐渐增加，每次阵缩由弱渐强（进行期），维持一定时间（极期），随后由强渐弱（退行期），直至消失进入间歇期。间歇期子宫肌肉松弛。临产开始时，宫缩持续约 30 秒，间歇期 5~6 分钟。

（3~5 题共用题干）本例应诊断为前置胎盘，胎先露部已衔接的枕右前位的可能性极小。本例贫血，血压过低，备血，查出凝血时间，普鲁卡因试敏及 B 超检查均属必须进行的项目。尽管妊娠 32 周，胎心尚好，为孕妇生命安全应尽快终止妊娠，以行急症剖宫产术最恰当。

（9~11 题共用题干）检查结果一切正常，无须干涉。产妇过度疲劳，经处理可使子宫收缩力转强。人工破膜可引起反射性子宫收缩，加速产程进展。胎头双顶径已越过坐骨棘平面，宫口开全 2 小时，应迅速经阴道助娩。该产妇为枕后位，徒手转正胎头为枕前位后产钳助娩。

（12~14 题共用题干）高张性子宫收缩乏力可以排除。可以看到因重度子痫前期引起胎盘早剥的 B 超典型图像。应以剖宫产结束分娩，即使胎儿可能已经死亡。

（15~17 题共用题干）游离抗体只能证明体内有血型抗体存在，直接抗人球蛋白试验阳性支持 Rh 溶血病，抗体释放试验为 ABO 溶血病首选。

（18~19 题共用题干）出现阴道后壁血肿，产妇自觉有肛门坠胀感。肛门指诊触及阴道后壁血肿压向直肠前壁，可以确诊。

（20~21 题共用题干）引起产后出血的主要原因为子宫收缩乏力、胎盘因素、软产道损伤及凝血功能障碍。根据题干胎盘胎膜完整排除 C，轮廓清排除 A，阴道口少量活动性流血，可凝固，则 D 不正确。无论是哪种类型的产后出血，首选的都是迅速止血，纠正失血性休克和控制感染。软产道损伤有效措施是及时准确修补缝合，宫颈裂伤用肠线缝合，缝时第一针应从裂口顶端稍上方开始，最后一针应距宫颈外侧端 0.5cm 处止。阴道裂伤缝合需注意缝至底部，避免留死腔，避免缝线穿过直肠。

（22~23 题共用题干）通过骨盆外测量，坐骨棘间径 <10cm，坐骨结节间径 <8cm，耻骨弓角度 15°，多可经阴道分娩；两者之和在 13~15cm 时，多需胎头吸引器或产钳助产。

（24~25 题共用题干）该产妇产程 11 小时，宫口开大 9cm，羊水清，胎方位为 ROP，胎心过缓。因先露 S+1，不宜行产钳或胎头吸引助产；因产程时限正常，未诉有宫缩乏力，故可不考虑应用缩宫素，而剖宫产无明确适应证，可先行手转胎头至枕前位，严密观察胎心变化，必要时再行阴道助产或剖宫产。

（26~27 题共用题干）本题产妇的情况属于子宫收缩乏力的协调性宫缩乏力。特点是宫缩具有正常的节律性、对称性和极性，但收缩力弱，持续时间短，间歇期长且不规律。

（28~29 题共用题干）哌甲酯林神经兴奋作用强，有诱发癫痫发作的可能性，出现癫痫发作者不宜继续用该药治疗，应及时换用匹莫林（苯异妥英），其中枢兴奋作用温和。

（33~35 题共用题干）肩先露最易发生病理缩复环。肩前位必须胎背朝向产妇腹壁，本例为肩右前位左手脱出。因已出现病理缩复环，为先兆子宫破裂征象，只能行剖宫产术结束分娩。该新生儿属轻度新生儿窒息，首选措施应为清理呼吸道。

（36~37 题共用题干）本例到医院时已为滞产，系梗阻性难产，出现病理缩复环，应诊断为先兆子宫破裂。应尽快行剖宫产术，以免发生子宫破裂。

（38~40 题共用题干）肩先露时，腹部检查应注意病理缩复环的出现，因属异常情况，出现先兆子宫破裂征象。肩前位——胎背朝向产妇腹壁，左肩前——胎头在产妇腹壁左侧。肩先露，活胎，胎心良好，不能经阴道分娩，应及早行剖宫产术。

（44~45 题共用题干）34 岁不算高龄；骨盆入口未见狭窄征象；中骨盆坐骨棘间径和骨盆出口横径均狭窄。该产妇为胎儿窘迫，宫口已开大 8cm，已不能做 NST。

（46~47 题共用题干）本例为子宫收缩乏力引起的产后出血，需追问病史是否有滞产病史。给予子宫收缩剂麦角新碱静脉滴注，使子宫收缩增强减少出血。

（50~52 题共用题干）坐骨结节间径 7.5cm 即是证明。子宫下段过度牵拉使之压痛明显，且胎心变慢，先兆子宫破裂诊断为最佳选择。根据病例摘要诊断先兆子宫破裂，应尽快行剖宫产术，以防子宫破裂。

（53~55 题共用题干）正处在第一产程潜伏期，宫缩本应 5 分钟一次，如今 10 分钟一次，故为子宫收缩节律性异常。此时应增强宫缩使之 3~5 分钟一次。因第二产程期间一切正常，仍应继续加强宫缩等待分娩。因胎心慢，诊断为胎儿窘迫，由于胎头双顶径已通过坐骨棘平面，应迅速经阴道结束分娩，行胎头吸引术为好。

（56~57 题共用题干）宫口扩张后行阴道检查时，

最可靠的方法是触摸耳廓及耳屏位置及方向，因为大小囟门及矢状缝可因颅骨重叠变形而触摸不清。若存在头盆不称，应及时行剖宫产结束分娩，不得使用中位产钳助产，对母婴均有危险。第二产程时，若能手转儿头至枕前（后）位，可自然或产钳助产分娩；胎头吸引器可以旋转胎头并助产，但必须除外头盆不称，其助产没有产钳力度大，而且枕后位时不建议使用，因为吸在大囟门上有危险。

【B 型题】

（1 ~ 2 题共用备选答案）

（1）活跃期是指宫口扩张 3 ~ 10cm，此期间扩张速度明显加快，约需 4 小时，最大时限为 8 小时，超过 8 小时称为活跃期延长，可疑有难产因素存在。

（2）潜伏期是指从临产出现规律宫缩开始至宫口扩张 3cm。此期间扩张速度较慢，平均每 2 ~ 3 小时扩张 1cm，约需 8 小时，最大时限为 16 小时，超过 16 小时称为潜伏期延长。

（3 ~ 5 题共用备选答案）低张性宫缩乏力常发生于潜伏期；对于低张性宫缩乏力应加强宫缩；病理性缩复环见于梗阻性分娩，是子宫破裂的先兆。

（18 ~ 20 题共用备选答案）第一产程出现继发性宫缩乏力，产妇疲惫，应首先予镇静药物，让产妇充分休息，恢复体力。

（21 ~ 22 题共用备选答案）β 受体兴奋剂抑制子宫收缩，常用药物有：硫酸舒喘灵、羟苄羟麻黄碱等。

第十二章　分娩期并发症

【A1/A2 型题】

1. 产后出血是指阴道流血量在胎儿娩出后 24 小时内超过
   - A. 300ml
   - B. 400ml
   - C. 500ml
   - D. 600ml
   - E. 700ml

2. 一产妇分娩时产道出血 400ml，血压 100/65mmHg，Hb 110g/L。因平时身体虚弱，其家属要求输血以补充营养和加快恢复体力，此时正确的处理是
   - A. 输注全血 2U
   - B. 输注红细胞悬液 2U
   - C. 输注新鲜冰冻血浆 400ml
   - D. 加强饮食营养，但不输注任何血液制品
   - E. 输注人血白蛋白

3. 女，27 岁。妊娠 38 周，伴头痛、头晕、视物不清 1 天。体格检查 BP 180/110mmHg，尿蛋白（＋），浮肿（＋），胎心 140 次/分。肛诊子宫颈管未消失。NST 为无反应型，最恰当的处理是
   - A. 静脉滴注硫酸镁，继续妊娠
   - B. 降压利尿
   - C. 治疗 4 天无好转行剖宫产术
   - D. 促宫颈成熟
   - E. 治疗同时立即剖宫产

4. 羊水栓塞的确诊依据是
   - A. 突发呼吸困难
   - B. 查到胎儿有核红细胞
   - C. 休克及昏迷
   - D. 出血不止
   - E. 下腔静脉中查到胎脂、胎粪

5. 胎心变化中与胎儿窘迫无关的是
   - A. 胎心率 >160 次/分
   - B. 胎心率 <120 次/分
   - C. 胎心早期减速
   - D. 胎心晚期减速
   - E. 胎心变异减速

6. 25 岁初孕妇，妊娠 35 周，自觉头痛眼花 5 日，经治疗 3 日未见显效。今晨 7 时突然出现腹痛并逐渐加重，呈持续性，检查腹部发现子宫板状硬。本例最可能的诊断是
   - A. 轻型胎盘早剥
   - B. 重型胎盘早剥
   - C. 先兆子宫破裂
   - D. 前置胎盘
   - E. 先兆早产

7. 26 岁经产妇，停经 8 周，下腹阵发性剧烈疼痛 10 小时伴多量阴道流血，超过月经量，检查宫口开大近 2cm。本例最恰当的处置应是
   - A. 静脉滴注止血药物
   - B. 口服硫酸舒喘灵
   - C. 肌注硫酸镁
   - D. 肌注黄体酮
   - E. 行负压吸宫术

8. 预防羊水栓塞，以下哪项错误
   - A. 静脉点滴缩宫素时应避免宫缩过强
   - B. 行人工破膜时应避开子宫收缩
   - C. 大月份流产钳刮术时，应先破水再给予催产素
   - D. 中期引产羊膜腔穿刺术不会发生羊水栓塞
   - E. 剖宫产时先破膜，迅速吸净羊水后再娩出胎儿

9. 关于羊水栓塞，以下哪项错误
   - A. 羊水进入母血循环引起的一系列严重症状的综合征
   - B. 与子宫有损伤并开放的血管有关
   - C. 一般发生在破膜后、产程后期或分娩刚结束时
   - D. 典型症状为产妇突然烦躁不安、呛咳、呼吸困难、血压下降
   - E. 一般不会发生 DIC 或肾功能衰竭

10. 预防羊水栓塞，哪项正确
    - A. 羊水栓塞多发生在子宫收缩过弱孕妇
    - B. 人工破膜时应避开子宫收缩
    - C. 中期引产钳刮术时应先注射催产素后破水再钳刮
    - D. 宫缩过强，不应给予减弱子宫收缩药物以免影响产程进度
    - E. 中期妊娠羊膜腔穿刺引产术不会发生羊水栓塞

11. 以下哪项提示胎儿宫内窘迫
    - A. 胎儿头皮血 pH > 7. 20
    - B. 胎儿头皮血 PaO$_2$ <10mmHg
    - C. 孕妇尿雌三醇值 15mg/24h
    - D. 头位，羊水胎粪污染 II 度
    - E. 雌激素/肌酐（E/C）>10

12. 对于死胎下列哪项是正确的
    - A. 孕母均会发生凝血功能障碍、产后流血
    - B. 胎死宫内多数在四周后自然娩出
    - C. 凡胎儿娩出时无心跳、呼吸等生命征象者为死胎
    - D. 确诊死胎后应终止妊娠

E. 羊水中甲胎蛋白值明显降低

13. 自何孕周起给予阿司匹林治疗 FGR
    A. 孕 27 ~ 29 周　　　　　　B. 孕 26 ~ 28 周
    C. 孕 28 ~ 30 周　　　　　　D. 孕 29 ~ 31 周
    E. 孕 30 ~ 32 周

14. 阿司匹林治疗 FGR 常用剂量为
    A. 50mg bid　　　　　　　　B. 50mg tid
    C. 100mg qd　　　　　　　　D. 75mg qd
    E. 50mg qd

15. 下列对胎膜早破叙述错误的是
    A. 创伤、宫口松弛、感染等因素可造成胎膜早破
    B. 在临产前胎膜破裂为胎膜早破
    C. 胎膜早破必然导致早产
    D. 胎膜早破可导致早产率增高
    E. 胎膜早破发生在早产者为足月产的 2.5 ~ 3 倍

16. 下面哪个胎儿发育指数提示有 FGR 的可能
    A. 4　　　　　　　　　　　　B. -2
    C. -3　　　　　　　　　　　D. 2
    E. -4

17. 初产妇女，产程顺利，宫口开全 1 小时，胎头已拨露，胎心监护为早期减速，应采取
    A. 产钳助产　　　　　　　　B. 立即剖宫产
    C. 立即静滴葡萄糖液　　　　D. 静滴催产素
    E. 等待自然分娩

18. 脐带正常长度范围是
    A. 20 ~ 70cm　　　　　　　　B. 30 ~ 70cm
    C. 20 ~ 80cm　　　　　　　　D. 30 ~ 80cm
    E. 30 ~ 50cm

19. 下面关于软产道损伤的说法，哪项是错误的
    A. 会阴 I 度裂伤是指会阴皮肤及阴道入口黏膜裂伤
    B. 胎儿娩出后，子宫收缩好，仍有鲜红色血流出，应考虑软产道裂伤
    C. 发生会阴 II 度裂伤时，肛门括约肌也有损伤
    D. 分娩受阻时，子宫下段容易破裂
    E. 为防止软产道损伤，应避免胎儿娩出过快

20. 下面哪项不是子宫破裂的原因
    A. 梗阻性难产　　　　　　　B. 催产素应用不当
    C. 子宫痉挛性狭窄环　　　　D. 前次剖宫产
    E. 不适当的阴道助产术

21. 产妇分娩后，出现阴道持续出血，阴道流出约 200ml 鲜红色血，可自凝，其最可能的诊断是
    A. 凝血功能障碍　　　　　　B. 子宫收缩乏力
    C. 软产道裂伤　　　　　　　D. 胎盘部分剥离
    E. 阴道静脉破裂

22. 妊娠 18 周时，产妇产检发现一侧附件囊实性肿物，大小约 12cm，治疗上应采用
    A. 产后开腹手术　　　　　　B. 观察
    C. 立即开腹手术　　　　　　D. 超声引导下穿刺术
    E. 腹腔镜手术

23. 下面哪项不是羊水栓塞最初阶段的紧急处理
    A. 解除肺动脉高压
    B. 立即静脉注射地塞米松 20mg
    C. 正压供氧
    D. 应用利尿剂
    E. 应用低分子右旋糖酐补充血容量

24. 下面哪项不符合羊水栓塞的病理生理变化
    A. 羊水内抗原成分引起 I 型变态反应
    B. 羊水有形成分阻塞肺小血管引起肺动脉高压
    C. 发生急性左心衰竭
    D. DIC
    E. 羊水栓塞的后期可引起肾损害

25. 下面哪项病史与 FGR 无关
    A. 有子宫增长较慢的病史
    B. 有先天畸形、FGR 病史、死胎分娩史者
    C. 妊娠期高血压病
    D. 有附件手术史
    E. 贫血

26. 产后出血约 80% 发生在产后
    A. 3h 内　　　　　　　　　　B. 2h 内
    C. 1h 内　　　　　　　　　　D. 4h 内
    E. 6h 内

27. 对于子宫破裂，下列描述正确的是
    A. 多发生在妊娠晚期
    B. 破裂部位均在子宫下段
    C. 经产妇发生率高于初产妇
    D. 多数患者先兆子宫破裂阶段不明显
    E. 使用宫缩剂不当与子宫破裂无关

28. 容易引起子宫破裂的胎位有
    A. 枕横位　　　　　　　　　B. 枕后位
    C. 复合臀位　　　　　　　　D. 单纯性臀位
    E. 忽略性横位

29. 死胎的定义是
    A. 孕 28 周后胎儿在子宫内死亡
    B. 孕 26 周后胎儿在子宫内死亡
    C. 孕 20 周后胎儿在子宫内死亡
    D. 孕 24 周后胎儿在子宫内死亡
    E. 孕 26 周后胎儿在子宫内死亡

30. 对于子宫破裂的预防，下列哪项不正确

A. 严格掌握催产素引产指征

B. 加强计划生育宣传，减少多产妇

C. 宫体部瘢痕破裂多发生于多产妇

D. 做好产前检查，及时发现胎位异常

E. 尽量避免中高位产钳助产

31. 下面哪项不是先兆子宫破裂的临床表现

A. 导尿时有血尿

B. 出现病理性缩复环

C. 胎心音快慢不一

D. 已下降的胎儿先露部分上升，宫口回缩

E. 子宫下段明显压痛

32. 下面哪项是外因性不匀称型 FGR 的新生儿特点

A. 身长与孕龄相符但头径及体重偏低

B. 新生儿发育不匀称，身长与孕龄相符而体重偏低

C. 身长、头径与孕龄相符而体重偏低

D. 头径与孕龄相符，但身长及体重偏低

E. 头径与孕龄相符，但体重偏低

33. 孕晚期孕妇每周体重应该增加多少

A. 1kg　　　　　　　　B. 0.5kg

C. 0.75kg　　　　　　D. 1.25kg

E. 以上都不正确

34. 预防胎膜早破的措施下列哪项不恰当

A. 妊娠后期禁止性交

B. 避免腹部撞击和负重

C. 预防和治疗下生殖道感染

D. 在妊娠 24 周行宫颈内口环扎

E. 重视孕期卫生指导

35. 下面描述正确的是

A. 阴道液涂片见椭圆小体可有助于判断胎膜破裂

B. 羊水的 pH 低于平时阴道的 pH

C. 孕妇突感有大量液体自阴道流出即可明确诊断胎膜早破，无须鉴别

D. 血液、宫颈黏液、尿液可使阴道液酸碱度检查出现假阳性

E. 涂片加热法变为褐色为羊水，变为白色为宫颈黏液

36. 胎膜早破的处理下列哪点不恰当

A. 破膜 12 小时以上者给予预防性抗生素

B. 绝对卧床休息，保持外阴清洁

C. 怀疑胎膜早破者为避免感染不能行阴道窥器检查和肛查

D. 可使用宫缩抑制剂，如硫酸镁、沙丁胺醇

E. 诊断绒毛膜羊膜炎者立即终止妊娠

37. 妊娠末期发生胎膜早破，下列哪项错误

A. 破裂处较高时，流液量少，时断时续

B. 酸碱试纸测阴道液为中性偏碱

C. 容易发生脐带脱垂

D. 破膜后易出现过强宫缩

E. 多数在破膜后 24 小时内出现规律宫缩

38. 胎儿窘迫时，下列哪项措施是正确的

A. 第一产程中胎心 100～110 次/分，等待自然分娩

B. 分娩过程中发现一次胎心异常立即行剖宫产

C. 第二产程出现胎儿窘迫一律行剖宫产

D. 尽快分娩是处理胎儿窘迫的主要措施

E. 及时处理胎儿窘迫，就可避免新生儿窒息

39. 头位胎儿窘迫，以下表现不正确的是

A. 胎动减少，每小时 0～2 次

B. 羊水黄绿色，有胎粪

C. 胎心率 >160 次/分

D. 宫缩时胎心 <120 次/分

E. OCT 阳性

40. 下面哪项提示胎儿窘迫

A. 头先露，胎儿娩出时臀部有胎粪

B. 臀先露，羊水含有胎粪

C. 胎心率 120 次/分

D. 胎心率 160 次/分

E. 出现多次晚期减速

41. 下面哪项不能提示胎儿窘迫

A. 胎儿监护仪示晚期减速

B. 胎儿头皮血 pH <7.25

C. 羊膜镜检查羊水呈绿色

D. 胎动 0～2 次/小时

E. NST 为反应型

42. 导致胎儿窘迫最常见的原因是

A. PIH　　　　　　　　B. 脐带先露

C. 脐带脱垂　　　　　　D. 胎盘功能不良

E. 羊水过少

43. 我国孕产妇死亡的首位原因是

A. 产褥感染　　　　　　B. 产后出血

C. 妊娠高血压综合征　　D. 妊娠合并心脏病

E. 妊娠合并病毒性肝炎

44. 下面哪项不是子宫收缩乏力的诱因

A. 子宫肌纤维发育不良　B. 子宫过度膨胀

C. 第一产程 7h　　　　　D. 严重贫血

E. 妊娠合并子宫肌瘤

45. 脐带过短是指脐带短于

A. 40cm　　　　　　　B. 30cm

C. 20cm　　　　　　　D. 50cm

E. 55cm

46. 关于连体儿以下说法不正确的是

A. 腹部检查不易与双胎妊娠相鉴别

B. 可分为相等连体儿和不等连体儿

C. 极少见，是单卵双胎在孕早期发育过程中未能分离或分离不完全所致

D. 连体儿终止妊娠的处理以母亲免受伤害为原则，不管妊娠月份，都应尽量阴道分娩

E. 连体儿一旦发现应尽早终止妊娠，以不损伤母体为原则，若为足月妊娠，应行剖宫产

47. FGR 哪种情况不适合阴道分娩

A. 胎盘功能良好

B. 宫颈 Bishop 评分 >7 分

C. 胎儿难以存活

D. 胎儿为极低体重儿

E. 胎儿在宫内发育正常，胎儿成熟

48. 脐血 S/D 在妊娠晚期的正常值为

A. >2   B. <2

C. <3   D. >3

E. <4

49. 对于胎儿宫内生长受限以下哪项说法不正确

A. 体重低于同孕龄正常体重的第 10 百分位数

B. 胎儿体重低于同孕龄平均体重的 2 个标准差

C. 孕 37 周后，胎儿出生体重小于 2500g

D. 胎儿头围与腹围明显不相符合

E. 以上都不正确

50. 脑积水是指脑室内外有多少毫升的脑脊液

A. 300 ~ 500ml   B. 200 ~ 300ml

C. 100 ~ 200ml   D. 500 ~ 3000ml

E. 3000ml 以上

51. 下列哪项原因不是导致内因均称型 FGR 的因素

A. 病毒感染   B. 染色体异常

C. 叶酸、氨基酸缺乏   D. 接触有害物质

E. 以上都不正确

52. 下列哪项不符合外因性均称型 FGR 的特点

A. 各器官细胞数目减少，导致该器官体积缩小

B. 各器官细胞数量正常，但细胞体积缩小

C. 新生儿身长、体重、头径均小于该孕龄正常值，外表有营养不良表现

D. 新生儿的生长与智力发育常受到影响

E. 以上都不正确

53. 关于 FGR 死亡率哪项是正确的

A. 是正常儿的 2 倍

B. 是正常儿的 1 倍

C. 是正常儿的 4 ~ 6 倍

D. 是正常儿的 1 ~ 3 倍

E. 以上都不正确

54. 孕几周时行 B 超检查胎儿各种径线以此作为胎儿生长发育的基线

A. 15   B. 16

C. 17   D. 14

E. 12

55. 导致死胎病因不正确的是

A. 胎盘早剥、GDM、脐带扭转、母亲心血管疾病、慢性肾炎、子宫收缩过强

B. 胎儿宫内感染、脐带帆状附着、脐带绕颈、胎盘前置血管破裂、子宫破裂

C. 前置胎盘、胎儿宫内生长受限、子宫张力过大、子宫畸形、子宫肌瘤

D. 孕妇孕前腹部手术史，如卵巢囊肿切除术，阑尾切除术

E. 孕妇孕前腹部手术史，如卵巢囊肿切除术，阑尾切除术

56. 于第二产程期间诊断胎儿窘迫，最有价值的方法是

A. 用听筒听取胎心率并计数

B. 羊膜镜观察羊水性状

C. B 超检查羊水平段

D. 测孕妇尿液雌三醇值

E. 测胎儿头皮血 pH

57. 臀先露时胎儿窘迫的诊断依据是

A. 临产后见胎便排出

B. 胎心监护见到早期减速

C. 胎儿头皮血 pH 为 7.18

D. 宫缩高峰时胎心 110 次/分

E. 胎动减弱

58. 26 岁经产妇，妊娠 38 周，肩左前位，胎膜刚破，宫口开大 9cm，胎心 140 次/分，未见病理缩复环。本例此时最恰当的处理应是

A. 立即行剖宫产术

B. 乙醚深麻醉下行内转胎位术

C. 在全麻下行断头术

D. 静脉滴注缩宫素

E. 静脉滴注地西泮

59. 不是胎儿窘迫临床表现的项目是

A. 胎动减弱及次数减少

B. 胎心率不规则且变弱

C. 羊水混浊含胎粪

D. 胎心监护出现早期减速

E. 胎儿头皮血 pH 为 7.20

60. 最简便而又较准确地测定胎儿安危的方法是
- A. 胎动计数
- B. 缩宫素激惹试验
- C. 羊膜镜检查
- D. 测定孕妇尿雌三醇值
- E. 胎心监测

61. 诊断胎儿窘迫的胎儿头皮血 pH 应为
- A. ＜7.20
- B. 7.20～7.24
- C. 7.25～7.29
- D. 7.30～7.34
- E. 7.35～7.39

62. 27 岁初产妇，妊娠 39 周，规律宫缩 12 小时，自然破膜 8 小时，宫口开大 3cm，胎心 116 次/分，胎心监护有多个晚期减速出现。本例正确处置应是
- A. 吸氧，严密观察产程进展
- B. 急查尿雌激素/肌酐比值
- C. 静脉滴注 25% 葡萄糖液内加维生素 C
- D. 静脉滴注缩宫素，加速产程进展
- E. 立即行剖宫产术

63. 产褥期抑郁症的诊断依据中必不可少的选项是
- A. 失眠
- B. 精神运动性阻滞
- C. 情绪抑郁
- D. 遇事皆感毫无意义或自责感
- E. 疲劳或乏力

64. 一产妇产程中突然破膜，胎心亦迅速减慢至 110 次/分，并继续下降，最可能的诊断是
- A. 脐带先露
- B. 脐带脱垂
- C. 脐带打结
- D. 脐带缠绕
- E. 以上都不是

65. 下述哪项不是胎膜早破的常见原因
- A. 精神紧张
- B. 多胎妊娠
- C. 宫颈内口功能不全
- D. 胎位异常
- E. 以上都不是

66. 对于晚期产后出血治疗下列哪项是错误的
- A. 少量或中量阴道流血，应给予足量广谱抗生素、子宫收缩剂
- B. 胎盘、胎膜残留行刮宫术
- C. 剖宫产术后阴道大量流血，立即行刮宫
- D. 严重子宫切口感染者，可行全子宫切除术
- E. 滋养叶细胞肿瘤以化疗为主

67. 左卵巢血栓性静脉炎易并发
- A. 肺脓肿
- B. 肝脓肿
- C. 肾脓肿
- D. 脑脓肿
- E. 股白肿

68. 引起产后血栓性静脉炎的常见细菌是
- A. 大肠埃希菌
- B. 产气荚膜杆菌
- C. 溶血性链球菌
- D. 厌氧性链球菌
- E. 葡萄球菌

69. 胎膜早破应首先给予
- A. 吸 O_2
- B. 应用抗生素
- C. 听取胎心并卧床提高臀部
- D. 剖宫产
- E. 以上都不是

70. 胎儿宫内窘迫的处理，下列哪项不正确
- A. 经吸 O_2，改变体位不见好转，应迅速结束分娩
- B. 估计短时间不能分娩者应剖宫产
- C. 胎头已降至盆底可阴道助产
- D. 胎儿未足月估计分娩后难以存活者不必给予处理
- E. 以上都不是

71. 下列哪种细菌致病力最强，易引起严重产褥感染
- A. 葡萄球菌
- B. 厌氧性链球菌
- C. 溶血性链球菌
- D. 大肠埃希菌
- E. 淋球菌

72. 下列哪项不是胎儿窘迫时胎儿监护仪的表现
- A. 持续性减速在 100 次/分以下
- B. 晚期减速
- C. 基线摆动降低
- D. 轻度变异减速
- E. 以上都不是

73. 关于羊水 pH 的叙述，下列哪项正确
- A. pH 4.5～5.5
- B. pH 5.5～6.5
- C. pH 6.5～7.0
- D. pH 7.0～7.5
- E. 以上都不是

74. 胎膜早破，阴道分泌物涂片镜检时，下列哪项不符合
- A. 羊齿状结晶
- B. 椭圆体
- C. 胎脂
- D. 毳毛
- E. 以上都不是

75. 下列哪项与胎儿宫内窘迫的临床表现不符
- A. 胎心改变
- B. 羊水污染
- C. 胎动减少
- D. 胎儿头皮血 pH 升高
- E. 以上都不是

76. 关于胎膜早破，下列哪项是不正确的
- A. 胎膜破裂，发生于产程开始之前
- B. 头高浮及臀先露需防带脱垂

C. 破膜 12 小时开始给抗生素

D. 破膜后予灌肠促进产程

E. 以上都不是

77. 关于产褥中暑的治疗，下列哪项是错误的

A. 及时纠正酸中毒、休克

B. 补充水及氯化钠

C. 不论产妇神志是否清楚，均应处于低温、通风环境中

D. 已发生循环衰竭者，宜用物理降温

E. 给予抗生素预防感染

78. 初产妇，妊娠 38 周，下腹肿胀 8 小时入院，查血压 18.6/12.0kPa（140/90mmHg），尿蛋白（+），宫底剑突下三横指，LOA，胎心 128 次/分。宫缩 25s/5min；肛查：宫口开大 1cm，S－2，监护 CST 出现多次晚期减速（LD）。下列处理均不妥当，哪一项除外

A. 静脉点滴催产素

B. 静点 25% 硫酸镁

C. 即行剖宫产术

D. 处理后等待自然分娩

E. 以上都不是

79. 胎儿宫内窘迫的早期表现是

A. 胎动正常　　　　　　B. 胎动减弱

C. 胎动频繁　　　　　　D. 胎动消失

E. 以上都不是

80. 羊水栓塞最早出现的症状是

A. 急性呼吸衰竭　　　　B. 急性肝功能衰竭

C. 急性肾功能衰竭　　　D. 急性左心衰竭

E. 急性 DIC

81. 胎儿娩出后，随即阴道大量出血，最佳的处理方法是

A. 抽血做交叉配血

B. 立即人工剥离胎盘，并注射宫缩剂

C. 阴道检查有无软产道裂伤

D. 检查凝血功能

E. 立即静脉输入生理盐水

82. 第三产程中，子宫不协调性收缩可造成

A. 胎盘嵌顿　　　　　　B. 胎盘粘连

C. 胎盘剥离不全　　　　D. 胎盘残留

E. 胎盘植入

83. 胎盘未剥离时过早挤揉子宫可造成

A. 胎盘残留　　　　　　B. 胎盘粘连

C. 胎盘嵌顿　　　　　　D. 胎盘剥离不全

E. 胎盘植入

84. 胎盘与宫壁界限不清为

A. 胎盘嵌顿　　　　　　B. 胎盘粘连

C. 胎盘剥离不全　　　　D. 胎盘残留

E. 胎盘植入

85. 下列何种现象不能提示胎儿窘迫

A. 头位时羊水含胎粪　　B. 胎心率 <120 次/分

C. 头皮血液 pH <7.2　　D. 胎心率 >160 次/分

E. 宫缩时出现早期减速

86. 下列疾病中哪项不易发生因 DIC 导致的产后出血

A. 过期妊娠

B. 重度妊娠期高血压疾病

C. 羊水栓塞

D. 死胎

E. 妊娠合并肝炎

87. 关于产后出血的预防，下列哪项是错误的

A. 双胎妊娠，在第一胎肩部娩出后应肌注麦角新碱 0.2mg

B. 第一产程要避免产妇过度疲劳

C. 第二产程时要指导产妇适时及正确使用腹压

D. 对具有较高产后出血危险的产妇做好及早处理的准备工作如配血

E. 产后 2 小时内在产房内观察宫缩及阴道流血情况

88. 女，32 岁。孕 40 周，妊娠合并子宫肌瘤，阴道分娩。胎盘娩出后阴道出血量多，暗红色。检查：宫底高，子宫软，产道无裂伤，血自宫腔流出，有血块，检查胎盘完整，血压 14.6/12kPa（110/90mmHg）。最可能的诊断为

A. 凝血功能障碍　　　　B. 子宫收缩乏力

C. 胎盘残留　　　　　　D. 产道损伤

E. 胎盘粘连

89. 下述何项不是胎儿缺氧的表现

A. 胎儿头皮血 pH 7.28

B. 胎动记数 <10 次/12 小时

C. 羊水黄绿色

D. 晚期减速

E. CST 示早期减速

90. 臀位妊娠时，胎儿宫内窘迫的诊断依据是

A. 胎心听诊 120～150 次/分

B. 破水可见羊水胎粪污染

C. 胎心监护示：早期减速

D. 胎动频，40 次/24 小时

E. 胎动时胎心率加速不明显，基线变异小于 3 次/分

91. 女，25 岁。孕 40 周，初孕，规律宫缩 2 小时来院，当时宫口扩张 4cm，因宫缩强，半小时后宫口开全，

第二产程仅 15 分钟即顺利娩出一男婴，胎儿娩出后即有鲜红血流出，5 分钟后胎盘自然娩出。此后出血量仍较多，有血块。此时分析其出血原因最可能为

- A. 宫颈裂伤
- B. 胎膜残留
- C. 胎盘残留
- D. 子宫收缩乏力
- E. 凝血功能障碍

92. 初产妇，急产娩一男婴，体重 3900g，胎盘娩出后半小时内有较多量间歇性阴道出血，色红，宫底，宫颈及肌肉已注催产素 10 单位，再次查看胎盘完整，胎膜有一处见血管中断于胎膜边缘，究竟其出血原因最可能是

- A. 胎盘剥离不全
- B. 软产道损伤
- C. 产后宫缩乏力
- D. 胎盘残留
- E. 凝血功能障碍

93. 关于产后出血的定义下述哪项是正确的

- A. 分娩过程中出现血量 >500ml
- B. 胎盘娩出后 24 小时内阴道流血量超过 500ml
- C. 产后 24 小时到产后 10 天阴道出血 >500ml
- D. 胎儿娩出后 24 小时内阴道流血量超过 500ml
- E. 胎儿娩出后，阴道流血 >500ml

94. 下列哪项提示胎儿宫内窘迫

- A. 头位，羊水胎粪污染Ⅲ度
- B. 妊娠近足月时，胎动 >20 次/24 小时
- C. 孕妇尿雌三醇值 15mg/24 小时
- D. 胎心率 130 次/分
- E. 雌激素与肌苷（E/C）比值 >15

95. 第一胎，足月妊娠临产已 6 小时，检查宫口开全，先露 +2，羊水呈绿色混浊，胎心 168 次/分，胎先露 LOA，无头盆不称征象，应选用何种方式分娩较妥

- A. 剖宫产
- B. 静脉滴注催产素
- C. 前列腺素催产
- D. 产钳助产
- E. 等待自然分娩

96. 下述哪项不是抢救羊水栓塞的措施

- A. 在第一产程者应加强催产素应用，促使其尽早分娩
- B. 抗呼吸衰竭
- C. 纠正 DIC 及继发纤溶
- D. 抗循环衰竭
- E. 在第二产程发生者可根据情况经阴道助产

97. 初孕妇，因第二产程延长，行左侧会阴切开 + 低位产钳助产，娩出 4000g 一活婴，产后 2 小时伤口疼痛，肛门坠胀并有便意，大便常规检验正常。体检：贫血貌，血压 12/8kPa（90/60mmHg），左会阴稍肿，阴道出血不多。下列哪项诊断可能性最大

- A. 菌痢
- B. 宫颈撕裂

- C. 会阴Ⅲ度破裂
- D. 阴道壁血肿
- E. 肠胃炎

98. 经产妇 36 岁，孕 40 周，晨 3 时突然大量阴道出血，急诊来院，体检：血压 16/10kPa（120/75mmHg），尿蛋白（－），腹部检查：子宫高 35cm，胎头高浮，子宫前壁无压痛。阴道检查：阴道内有手拳大的凝血块，宫颈软，宫口开大一指，先露部未及胎盘组织。请考虑哪项出血原因

- A. 前置胎盘（边缘性）
- B. 宫颈裂伤
- C. 胎盘早剥
- D. 子宫破裂
- E. 正常临产见红

99. 羊水栓塞早期相符的症状是

- A. 呼吸困难，咳嗽，发绀等呼吸衰竭状态
- B. 突然剧烈腹痛
- C. 阴道出血与休克成反比
- D. 有妊娠期高血压疾病病史
- E. 子宫呈板状，胎心消失

100. 初孕妇，25 岁，低位产钳分娩，胎儿娩出后即出现阴道持续流血 400ml，色鲜红，血压 14.7/9.33kPa（110/70mmHg），子宫硬，最适宜的处理是

- A. 开放静脉输液，手取胎盘，检查阴道及宫颈，如有裂伤则缝合
- B. 注射麦角新碱
- C. 输液，配血
- D. 注射催产素
- E. 仔细检查阴道及宫颈，有裂伤即缝合

101. 监测妊娠晚期妊娠特异性糖蛋白（SP1），下列哪项提示胎盘功能不良

- A. SP1 <80mg/L
- B. SP1 <40mg/L
- C. SP1 <100mg/L
- D. SP1 >100mg/L
- E. SP1 >150mg/L

102. 胎儿窘迫初期，哪项表现是不正确的

- A. 皮质醇分泌增加
- B. 肾上腺儿茶酚胺分泌增多
- C. 兴奋迷走神经
- D. 血压升高
- E. 心率加快

103. 臀位胎儿窘迫的临床表现是

- A. 胎膜破裂后羊水黄绿
- B. 胎动 4~6 次/分
- C. 宫缩时胎心率 120 次/分
- D. 宫缩后胎心 110 次/分~120 次/分
- E. 胎儿脐血 pH 7.24

104. 孕 37 周之后胎膜早破的发生率平均为

A. 20%   B. 10%

C. 1%   D. 25%

E. 30%

105. 一孕妇走进产科急诊，对值班医师说："大夫，我还差 5 天到预产期，臀位，30 分钟前阴道流水，量很大。"最恰当的处理是

A. 嘱病人立即住院治疗

B. 请病人坐下，详细询问病史

C. 立即嘱病人平卧，垫高臀部，听胎心

D. 立即通过石蕊试纸法证实是否破水

E. 通过阴道检查是否破水

106. 关于胎膜早破下列说法最正确的是

A. 孕 40 周（预产期）之前的胎膜破裂

B. 孕 37 周之前的胎膜破裂

C. 临产之前的胎膜破裂

D. 临产后进入活跃期之前的胎膜破裂

E. 宫颈口开全之前的胎膜破裂

107. 李某，女，24 岁，孕 2 产 0，孕 26 周，阴道流水 6 小时，间断腹坠 2 小时。T 36.2℃，P 80 次/分，BP 120/80mmHg，心肺未见其他异常，腹部无压痛，阴道间断流水，无异味，血 WBC 9.0×10^9/L，同时各项检查证实胎儿存活，胎儿大小与实际孕周相符，最恰当的处理是

A. 保胎治疗，包括抑制子宫收缩、预防感染和促进胎肺成熟等综合治疗措施

B. 观察 24 小时，如未临产进行引产

C. 不予处理顺其自然

D. 剖宫取胎

E. 以上都不是

108. 李某，女，28 岁，孕 1 产 0，孕 32 周，阴道流水 12 小时，间断腹坠 2 小时。T 36.6℃，P 95 次/分，BP 110/80mmHg，心肺未见其他异常，腹部无压痛，阴道间断流水，无异味，血 WBC 10×10^9/L，同时各项检查证实胎儿存活，胎儿大小与实际孕周相符，最恰当的处理是

A. 观察 24 小时，如未临产进行引产

B. 不予处理顺其自然

C. 期待疗法，包括抑制子宫收缩、预防感染和促进胎肺成熟等综合治疗措施

D. 剖宫取胎

E. 以上都不是

109. 某女，30 岁，孕 3 产 0，孕 37 周，阴道流水 12 小时，无腹坠。T 36.6℃，P 100 次/分，BP 110/80mmHg，心肺未见其他异常，腹部无压痛，入院后阴道间断流水，可见胎脂，无异味，血 WBC 10×10^9/L，同

时各项检查证实胎儿存活，胎儿大小与实际孕周相符，最恰当的处理是

A. 期待疗法，包括抑制子宫收缩、预防感染和促进胎肺成熟等综合治疗措施

B. 观察 12 小时，如未临产进行引产

C. 不予处理顺其自然

D. 立即剖宫产

E. 观察 12 小时，如未临产行剖宫产

110. 下面哪项是胎儿窘迫的主要指征

A. 胎动频繁   B. 胎心率加速

C. 胎动减少   D. E/C 值 <12

E. 24 小时尿 E_3 值 <15mg

111. 下面哪项是不正确的

A. 胎儿窘迫是一种综合征

B. 胎儿在宫内有缺氧征象危及胎儿健康和生命者，称胎儿窘迫

C. 胎儿窘迫主要发生在临产过程，也可发生在妊娠后期

D. 胎儿窘迫发生在临产过程者，可以是发生在妊娠后期的延续和加重

E. 剖宫产是处理胎儿窘迫的唯一办法

112. 妊娠足月时，下列胎动次数哪项是正确的

A. <15 次/12 小时   B. <10 次/12 小时

C. >10 次/24 小时   D. >20 次/12 小时

E. >10 次/12 小时

113. 胎儿窘迫、缺氧继续发展，胎心由慢变快，下列哪项是错误的

A. 无氧糖酵解增加

B. 呼吸性酸中毒

C. 说明胎儿已处于代偿功能极限

D. 丙酮酸增加

E. 乳酸增加

114. 监测妊娠晚期，下列哪项提示胎盘功能不良

A. E/C 值 <15   B. E/C 值 <10

C. E/C 值 <5   D. E/C 值 <20

E. E/C 值 >13

115. 关于慢性胎儿窘迫，下列选项错误的是

A. 往往延续至临产

B. 多发生在妊娠末期

C. 多发生在分娩期

D. 多因孕妇全身疾病所致

E. 多因妊娠疾病所致

116. 连续 24 小时动态监测尿 E_3 值，下列哪项提示胎盘功能不良

A. 急骤减少 15% ~20%

B. 急骤减少 5% ~10%

C. 急骤减少 5%

D. 急骤减少 30% ~40%

E. 急骤减少 50% ~60%

117. 妊娠晚期监测 HPL，下列哪项提示胎盘功能不良

A. HPL < 6mg/L　　　　B. HPL < 4mg/L

C. HPL < 2mg/L　　　　D. HPL > 5mg/L

E. HPL > 10mg/L

118. 急性胎儿窘迫最明显的临床指征是下列哪种情况

A. 胎盘功能减退　　　　B. 羊水胎粪污染

C. 胎儿头皮血 pH < 7.20　　D. 胎动消失

E. 胎心率的改变

119. 为了明确非剖宫产产妇晚期产后出血的原因，最好的诊断方法是

A. CT 检查　　　　　B. B 超检查

C. 阴道检查　　　　　D. 诊断性刮宫

E. 腹腔镜

120. 某女，32 岁，孕 3 产 0，孕 39^{+2} 周，间断阴道流水 4 小时，不规律腹坠 5 小时。T 38.0℃，P 110 次/分，BP 115/75mmHg，心肺未见其他异常，腹部无压痛，入院后阴道间断流水，未闻及明显异味，血 WBC 18 ×10^9/L，N 90%，胎心监护胎心基线位于 160 ~180 次/分，同时各项检查证实胎儿大小与实际孕周相符，肛查宫颈展平，宫口未开，最恰当的处理是

A. 期待疗法，包括抑制子宫收缩、预防感染和促进胎肺成熟等综合治疗措施

B. 观察 12 小时，如未临产进行引产

C. 不予处理顺其自然

D. 立即行剖宫产

E. 观察 12 小时，如未临产行剖宫产

121. 胎儿娩出后，胎盘娩出前，阴道大出血，应选哪种处理方法

A. 以纱条填塞阴道

B. 牵引脐带，使胎盘剥离

C. 用胎盘钳夹取胎盘

D. 阴道检查有无软产道裂伤

E. 徒手剥离胎盘

122. 胎儿娩出后，胎盘因素引起的出血，哪项处理不恰当

A. 胎盘已剥离未排出者，按压子宫协助胎盘娩出

B. 胎盘未全剥离出血多时，应行手取胎盘术

C. 胎盘植入者，尽量剥离胎盘

D. 胎盘或胎膜残留者，可行清宫术

E. 胎盘嵌顿时，麻醉后用手取出胎盘

123. 26 岁，G1P0，孕 37 周，阴道流水 4 小时，急诊检查：BP 110/75mmHg，胎头高浮，胎心 100 次/分，最适宜的处理是

A. 立即行 B 超检查

B. 平车推至手术室立即行剖宫产

C. 吸氧，左侧卧位

D. 用平车推送病人到病房住院观察

E. 用平车推送病人积极准备剖宫产，同时行阴道检查

124. 下述哪项不是羊水栓塞的抢救措施

A. 抗循环衰竭

B. 抗呼吸衰竭

C. 纠正 DIC 及继发纤溶

D. 在第一产程时，应加强宫缩

E. 抗过敏治疗

125. 对诊断胎儿窘迫哪项是错误的

A. 测定尿 E$_3$ 值　　　　B. 羊水肌酐值

C. 胎心监护　　　　　D. 胎动计数

E. 羊膜镜检查

126. 下述哪项与诊断胎儿窘迫有关

A. 宫缩时胎心 110 次/分

B. 臀产式羊水中混有胎便

C. 胎儿头皮血 pH < 7.20

D. 胎儿电子监测示早期减速

E. 胎动总数 > 30 次，12 小时

127. 孕 33 周，近 10 天来，血压 150/90mmHg，浮肿明显，并出现腹水，尿蛋白定量 5.5g/24h，胎儿生长受限，此时应

A. 解痉降压治疗，维持妊娠至 36 周

B. 经治疗后，水肿明显减轻，维持妊娠至 37 周

C. 解痉、降压、促胎儿肺成熟，24 小时后行剖宫产终止妊娠

D. 立即剖宫产终止妊娠

E. 静点缩宫素引产

128. 前置胎盘的积极保守治疗最主要的目的是

A. 减少阴道出血　　　　B. 延长孕周

C. 减少感染　　　　　D. 减少胎儿窘迫

E. 降低剖宫产率

129. 羊水栓塞的处理，哪项正确

A. 解除肺动脉高压，纠正缺氧

B. 立即终止妊娠，可提高治愈率

C. 出血不止时，立即应用肝素抗凝

D. 慎用肾上腺皮质激素

E. 休克早期禁用低分子右旋糖酐

130. 孕妇，30 岁，G1P0，孕 35 周，胎方位 LSA，胎心率 144 次/分，监测胎儿宫内安危的最简易方法是

A. NST

B. B 超检查 AFI

C. 住院观察

D. B 超下生物物理评分

E. 自我胎动计数

131. 对于前置胎盘之分类，哪项正确

A. 胎盘部分附着于子宫底部，为部分性前置胎盘

B. 胎盘全部覆盖子宫下段为完全性前置胎盘

C. 胎盘组织完全覆盖在子宫颈内口，为完全性前置胎盘

D. 胎盘组织部分附着在子宫体部为部分性前置胎盘

E. 胎盘边缘覆盖在子宫下段为边缘性前置胎盘

132. 胎盘早期剥离是指

A. 胎盘附着在子宫下段，在胎儿未娩出前发生剥离

B. 胎盘附着在子宫颈内口，在胎儿未娩出前发生剥离

C. 正常位置胎盘在胎儿未娩出前部分或全部从子宫壁剥离

D. 妊娠 28 周前胎盘从子宫壁剥离

E. 妊娠 37 周前胎盘从子宫壁剥离

【A3/A4 型题】

(1~2 题共用题干)

28 岁初产妇，孕 38 周，破膜 3 日，自然分娩，产后第 3 日会阴切开伤口处红、肿、硬韧，加压有稀薄脓液自针眼流出，体温测两次分别为 38.6℃ 和 39℃，宫体压痛不明显。

1. 本例不恰当的诊断应是

A. 胎膜早破   B. 会阴切开伤口感染

C. 产褥病率   D. 产褥感染

E. 足月顺产

2. 不恰当的处理应是

A. 高锰酸钾液坐浴   B. 会阴切口拆线

C. 会阴伤口处理疗   D. 换药引流

E. 抗炎治疗

(3~4 题共用题干)

35 岁足月产妇，合并重度妊娠期高血压疾病、先兆子痫，剖宫产术后 1 小时，阴道持续流血，未见血凝块，失血达 800ml，应用宫缩剂无效。

3. 最可能的出血原因是

A. 子宫收缩乏力   B. 软产道裂伤

C. 凝血功能障碍   D. 胎盘残留

E. 羊水栓塞

4. 需要进一步检查的项目是

A. 肝功能检查

B. 心电图检查

C. 眼底检查

D. 血红蛋白、红细胞压积

E. 血小板，凝血试验

(5~7 题共用题干)

37 岁初产妇，胎膜已破 24 小时，临产 8 小时，胎动明显减少 1 日。住院后查体：体温 39℃，脉搏 120 次/分，血压 90/60mmHg，枕右前位，先露 +2，胎心 100 次/分。胎心监测出现多个晚期减速。宫体压痛，宫口开大 3cm。血象：白细胞计数 $18 \times 10^9/L$，中性粒细胞 0.95，淋巴细胞 0.05。

5. 本例错误的诊断是

A. 高龄初产   B. 胎膜早破

C. 产时感染   D. 先兆子宫破裂

E. 胎儿窘迫

6. 本例处理错误的项目是

A. 吸氧

B. 静脉滴注广谱抗生素

C. 静脉滴注缩宫素促进产程进展

D. 10% 葡萄糖液内加维生素 C 静滴

E. 行剖宫产术

7. 2 小时后产妇体温更高达 40℃，心率 140 次/分，血压 66/40mmHg，子宫压痛明显，下腹反跳痛轻度，此时正确处理应是

A. 静滴大剂量广谱抗生素抗感染

B. 使用肾上腺皮质激素抗休克

C. 纠正酸中毒和抗感染

D. 抗休克抗感染同时输注白蛋白

E. 抗休克抗感染同时行剖宫产术

(8~9 题共用题干)

初产妇，孕 37 周，8 小时前突然出现阴道流液，如小便样，6 小时前开始出现规律宫缩，因胎手脱出于阴道口 1 小时就诊。查体：产妇烦躁不安，腹痛拒按，脉搏 110 次/分，呼吸 28 次/分，胎心 160 次/分，导尿时见血尿。

8. 诊断首先考虑

A. 胎膜早破   B. 子宫破裂

C. 先兆子宫破裂   D. 前置胎盘

E. 胎盘早剥

9. 最适宜的处理是

A. 口服地西泮   B. 消毒后还纳肢体

C. 全麻下行内倒转术　　　D. 立即行剖宫产

E. 等待宫口开全后行牵引术

（10～11 题共用题干）

孕妇 36 岁，第一胎，宫内妊娠 33 周发现 FGR 胎心监护为有反应性，宫颈评分 7 分。

10. 以下哪项治疗不正确

A. 卧床休息

B. 右旋糖酐＋复方丹参静脉滴注

C. 口服复合氨基酸

D. 人工破膜引产

E. 吸氧

11. 治疗一周复查 NST 无反应型，BPS 评 5 分，下列哪项措施正确

A. 立即行剖宫产术

B. 先予地塞米松促胎肺成熟后再行剖宫产术

C. 继续原治疗

D. 继续适量补充维生素 E 族、维生素 B 族、钙剂、铁

E. 人工破膜引产

（12～13 题共用题干）

初孕妇，妊娠 39 周，剧烈持续腹痛 4 小时入院。贫血貌，血压 130/80mmHg，脉搏 120 次/分，子宫硬，不松弛，有局限性压痛，胎位不清，胎心 110 次/分，阴道少量流血，肛查宫口未开。

12. 可能的诊断是

A. 前置胎盘

B. 先兆子痫

C. 继发性贫血

D. 低张性子宫收缩乏力

E. 胎盘早剥

13. 为明确诊断，最有价值的辅助检查是

A. 胎心监护

B. 阴道检查

C. B 超

D. 血红细胞计数及血红蛋白值

E. 血白细胞计数及分类

（14～16 题共用题干）

初产妇，36 岁，臀位，合并中度妊娠期高血压疾病。因臀位行外倒转术后突然腹痛，伴少量阴道出血，并出现子宫底升高，胎心 165～168 次/分。

14. 最可能的诊断为

A. 临产　　　　　　　　B. 前置胎盘

C. 胎盘早剥　　　　　　D. 子宫破裂

E. 先兆子痫

15. 最常用的检查方法应为

A. B 型超声　　　　　　B. 阴道检查

C. 查凝血酶原时间　　　D. 产后检查胎盘胎膜

E. 肾功能检查

16. 最恰当的处理是

A. 继续观察

B. 剖宫产术

C. 阴道检查

D. 肛查了解宫口开大情况

E. 解痉、镇静、止痛

（17～18 题共用题干）

初产妇，宫内妊娠 37 周，发现胎动减少两天入院。

17. 以下哪些措施是错误的

A. NST

B. 左侧卧位、吸氧后复查 NST

C. 立即终止妊娠

D. OCT

E. 生物物理评分

18. 若 B 超提示羊水指数 6cm，同时 OCT（－），以下处理最为合理的是

A. 继续左侧卧位、吸氧，尽量延长孕周

B. 剖宫产对此种孕妇最为安全，作为首选

C. 宫颈条件成熟可给予米索上药引产

D. 宫颈条件成熟可给予人工破膜

E. 产程中加强宫缩争取短时间分娩

（19～20 题共用题干）

初产妇，孕 32 周，先兆子痫患者，突发下腹痛，3 小时后胎心消失，宫底明显高，子宫硬，压痛（＋），孕妇贫血貌，阴道仅少量流血，宫口扩张 1cm。

19. 下列何种诊断可能性最大

A. 先兆子宫破裂　　　　B. 前置胎盘

C. 胎盘早剥　　　　　　D. 胎盘边缘血窦破裂

E. 子宫破裂

20. 应立即处理的措施以下哪项不对

A. 配血，输血

B. 剖宫产

C. 应用解痉、降压、镇静等治疗

D. 催产素加强宫缩，使尽快阴道分娩

E. 查纤维蛋白原及凝血酶原时间等

（21～23 题共用题干）

25 岁初孕妇，妊娠 39 周，不规律宫缩有 2 日，阴道少许血性黏液，查血压 136/96mmHg，子宫长度 38cm，腹围 106cm，胎心 158 次/分，宫缩持续 32 秒，间隔 6 分钟，肛查宫口未开，缩宫素激惹试验出现早期减速。

21. 本例不正确的诊断是

A. 宫内足月妊娠　　　　B. 巨大胎儿

C. 足月活胎　　　　　　D. 临产

E. 胎儿窘迫

22. 产妇入院后行温肥皂水灌肠，1 小时后，阵缩频发，宫缩持续 40 秒，间隔 2～3 分钟，胎心 140 次/分，先露 = -1，宫口开大 2cm，血压 130/88mmHg。此时处理不当的项目应是

A. 鼓励进食，增加营养

B. 每隔 1 小时听胎心

C. 检查有无头盆不称

D. 左侧卧位

E. 静滴缩宫素加速产程

23. 临产 18 小时再查宫缩减弱变稀，胎心 150 次/分，肛查宫口开大 2cm，先露为 0，血压 120/90mmHg，尿蛋白（±），无自觉症状。此时正确诊断应是

A. 第一产程潜伏期延长

B. 第一产程活跃期延长

C. 原发性子宫收缩乏力

D. 胎儿窘迫

E. 妊娠期高血压

【B 型题】

(1～2 题共用备选答案)

A. 子宫破裂　　　　　　B. 先兆子宫破裂

C. 胎盘早剥　　　　　　D. 忽略性肩先露

E. 脐带脱垂

1. 经产妇，临产 16 小时，破膜 18 小时。宫缩强，下腹压痛，枕左前位，先露高，胎心 150 次/分，宫口开大 2cm，胎头双顶径 9.6cm，导尿见肉眼血尿。最可能的诊断是

2. 初产妇，临产 5 小时，全腹痛 1 小时，阴道少量出血。检查血压 8～50mmHg，脉搏 120 次/分。腹部检查：子宫板状硬，胎位不清，胎心听不到。最可能的诊断是

(3～5 题共用备选答案)

A. 脐带先露　　　　　　B. 脐带脱垂

C. 帆状胎盘　　　　　　D. 球拍胎盘

E. 血管前置

3. 胎膜已破，脐带脱出子宫颈口或阴道口外时应诊为

4. 胎膜未破，脐带位于胎先露以下应诊为

5. 脐带附着于胎盘边缘应诊为

(6～7 题共用备选答案)

A. 子宫乏力性出血

B. 软产道损伤所致之出血

C. 凝血机制障碍

D. 胎盘剥离不全

E. 子宫胎盘卒中

6. 胎盘娩出后，大量阴道出血，子宫体松软，轮廓不清，可能的诊断为

7. 胎盘娩出前，一阵阵大量暗红色血液流出，伴有血块，可能的诊断为

(8～12 题共用备选答案)

A. 胎盘剥离后滞留　　　B. 胎盘嵌顿

C. 胎盘粘连　　　　　　D. 软产道裂伤

E. 凝血功能障碍

8. 子宫收缩乏力可导致

9. 多次人工流产可导致

10. 子宫收缩过强可导致

11. 粗暴按摩子宫可导致

12. 应用宫缩剂不当可导致

(13～15 题共用备选答案)

A. 子宫收缩乏力　　　　B. 软产道裂伤

C. 胎盘剥离不全　　　　D. 胎盘部分植入

E. 凝血功能障碍

13. 胎盘剥离延缓，胎盘剥离后阴道流血不止，流出的血液能凝固，检查子宫轮廓不清，应诊断为

14. 胎儿娩出后立即出现阴道持续性流血，色鲜红，子宫轮廓清楚，应诊断为

15. 胎盘娩出后阴道多量流血，血不凝，应诊断为

(16～18 题共用备选答案)

A. 麦角新碱肌内注射

B. 缩宫素静脉滴注

C. 垂体后叶素静脉滴注

D. 地诺前列酮静脉滴注

E. 米非司酮口服

16. 临产后应用能引起子宫破裂的是

17. 心脏病产妇于产后阴道多量流血时，应避免

18. 重度子痫前期产妇血压 170/100mmHg，于产后阴道流血应禁用

(19～21 题共用备选答案)

A. 小于 4.5　　　　　　B. 4.5～5.5

C. 5.5～6.5　　　　　　D. 6.5～7.0

E. 7.0～75

19. 妊娠晚期正常阴道分泌物的 pH 约为

20. 正常孕妇尿液的 pH 约为

21. 正常情况下，羊水的 pH 约为

参考答案

【A1/A2 型题】

1. C　2. D　3. E　4. E　5. C　6. B　7. B　8. D
9. E　10. E　11. B　12. D　13. C　14. E　15. C　16. E

17. E 18. B 19. C 20. C 21. C 22. C 23. D 24. C
25. D 26. B 27. C 28. E 29. C 30. C 31. D 32. C
33. B 34. D 35. D 36. C 37. D 38. D 39. D 40. E
41. E 42. D 43. B 44. C 45. B 46. D 47. D 48. C
49. D 50. D 51. C 52. B 53. C 54. B 55. D 56. E
57. C 58. B 59. D 60. A 61. A 62. E 63. C 64. B
65. A 66. C 67. C 68. C 69. C 70. B 71. C 72. D
73. D 74. B 75. D 76. D 77. D 78. C 79. C 80. A
81. B 82. A 83. D 84. E 85. E 86. A 87. A 88. B
89. E 90. E 91. A 92. C 93. D 94. A 95. D 96. A
97. D 98. A 99. A 100. A 101. C 102. C 103. D
104. B 105. C 106. C 107. B 108. C 109. B 110. C
111. E 112. E 113. B 114. B 115. C 116. D 117. B
118. E 119. D 120. D 121. C 122. C 123. B 124. D
125. B 126. C 127. C 128. B 129. A 130. E 131. C
132. C

【A3/A4 型题】
1. C 2. A 3. C 4. E 5. D 6. C 7. E 8. C
9. D 10. D 11. B 12. C 13. C 14. C 15. A 16. B
17. C 18. D 19. C 20. D 21. E 22. E 23. A

【B 型题】
1. B 2. C 3. B 4. A 5. D 6. A 7. D 8. A
9. C 10. D 11. B 12. E 13. A 14. B 15. E 16. A
17. A 18. C 19. B 20. C 21. E

精选解析

【A1/A2 型题】

1. 胎儿娩出后24小时阴道流血量超过500ml称产后出血，包括胎儿娩出后至胎盘娩出前、胎盘娩出后至产后2小时和产后2小时至24小时3个时期。出血多发生在前两期。产后出血在我国是产妇首位死亡原因。

3. 无应激试验（NST）有反应提示胎儿无缺氧，NST无反应需做宫缩应激试验（NST），CST胎心出现晚期减速提示胎儿缺氧。在下列情况之下应立即终止妊娠：①宫颈已成熟；②胎儿大于4000g，或胎儿宫内发育迟缓；③12小时内胎动＜10次或NST无反应型、CST阳性或可疑时；④尿雌激素/肌酐比值＜10或下降达50%；⑤羊水过少或羊水有胎粪；⑥并发妊娠期高血压疾病。产时处理原则为适时应用胎儿监护仪，适时选择剖宫产结束分娩挽救胎儿。

4. 羊水栓塞的诊断根据分娩或钳刮时出现的上述临床表现，可初步诊断，应立即进行抢救。在抢救时抽取下腔静脉血，镜检有无羊水成分作为羊水栓塞确诊的依

据。同时可做如下检查：床旁胸部X线摄片、床旁心电图，凝血因子缺乏检查（血小板计数、血浆纤维蛋白原测定，凝血酶原时间测定，出血时间测定）及凝血功能检查。若患者死亡应行尸检。可见肺水肿，肺泡出血；心腔内血可查见羊水有形物质，肺小动脉或细血管中有羊水成分栓塞；子宫或阔韧带血管内可查见羊水有形物质。

6. 突然出现腹痛并逐渐加重，呈持续性，子宫板状硬，诊断为重型胎盘早剥。

8. 羊水栓塞与宫缩过强、子宫存在开放血管、羊水浑浊等有关。中期引产羊膜腔穿刺术中，外拔穿刺针时应带针芯一同拔出，避免将羊水带入子宫的血管。其他几项均正确。

9. 羊水中富含凝血活酶，进入母血中首先引起肺栓塞，临床分为急性休克期、出血期（DIC）、肾功能衰竭三期。

10. 预防羊水栓塞包括慎用缩宫素，避免宫缩过强，不可于宫缩强时人工破膜，在发病中若正在输注缩宫素应立即停止。大月份钳刮术时应先破水再钳刮，避免宫颈损伤和在钳刮前就用缩宫素。

56. 测胎儿头皮血 pH，若 pH＜7.20 为酸中毒，胎儿窘迫。

58. 因破膜不久，羊水尚未流尽，宫口已开大9cm，可在乙醚深麻醉下行内转胎位术，转成臀先露，待宫口开全助娩。

59. 出现早期减速为宫缩时胎头受压，脑血流量一时性减少的表现，一般无伤害性。出现频繁的晚期减速，则是胎盘功能不良所致的胎儿窘迫。

61. pH＜7.20 提示酸中毒。

62. 本例胎儿窘迫征象明显，且胎盘功能不良，胎心116次/分，出现多个晚期减速，应立即行剖宫产术结束分娩。

63. 这是一道考核学生对产褥期抑郁症诊断依据的理解记忆题。常见错误为错选B精神运动性阻滞或D遇事皆感毫无意义或自责感。正确答案是情绪抑郁。要点：产褥期抑郁症是指产妇在分娩后出现抑郁症状，是产褥期精神综合征中最常见的一种类型。其诊断标准的各种症状中必须具备的两点：①情绪抑郁；②对全部或多数活动明显缺乏兴趣或愉悦。

64. 这是一道理解运用题，考核学生对胎膜早破并发症的掌握。常见错误为选A，可能认为脐带先露是胎儿窒息的常见原因之一。要点：①胎膜早破时，脐带可随羊水脱出于阴道而受压，所以胎膜早破时易发生脐带

213

脱垂，胎心改变，破膜时应即时听取胎心音，以排除脐带脱垂。

65. 该题是死记硬背题，考核学生对胎膜早破常见原因的掌握。常见错误为选 D。错选主要原因为记忆不清所致。要点：胎膜早破的常见病因有，①创伤；②宫颈内口松弛；③妊娠后期性交产生机械性刺激引起胎膜炎；④下生殖道感染；⑤羊膜腔内压力升高（如多胎妊娠，羊水过多）；⑥胎位异常，胎儿先露部与骨盆入口未能很好衔接；⑦胎膜发育不良，菲薄脆弱等。

66. 常见错误为错选 D。要点：剖宫产术后阴道大量流血，此时刮宫手术应慎重，因剖宫产组织残留机会甚少，刮宫可造成原切口再损伤导致更多量流血。可行子宫动脉栓塞及髂内静脉栓塞治疗，必要时应开腹探查。若严重子宫切口感染者，宜行低位子宫次全切术或行全子宫切除术。

67. 常见错误为选 A 肺脓肿或 E 股白肿。正确答案是肾脓肿。要点：子宫腔胎盘剥离处，有许多栓塞性血管，是细菌滋长的良好基地，当子宫底部的静脉受感染，则可迅速扩展至卵巢静脉，引起血栓性静脉炎。若炎症继续进展，感染的血栓化脓，可有化脓性栓子脱落，化脓性栓子随血流散布全身，可形成迁移性脓肿；来自左卵巢静脉的化脓性栓子，首先到肾脏，而引起肾脓肿，来自右卵巢的化脓性栓子，经下腔静脉首先到肺，而引起肺脓肿。当下肢血栓性静脉炎时可使血液回流受阻，引起下肢水肿，皮肤发白，习称"股白肿"。

68. 常见错误为错选 C，溶血性链球菌，认为溶血性链球菌产生多种外毒素及溶组织酶而引起产后血栓性静脉炎。正确答案是厌氧性链球菌。要点：引起产后血栓性静脉炎的细菌多数是厌氧性细菌，这类细菌分泌肝素酶分解肝素，促成凝血引起邻近部位血栓性静脉炎，常侵及子宫静脉、卵巢静脉、髂内静脉、髂总静脉及阴道静脉引起盆腔内血栓性静脉炎或侵及股静脉、腘静脉及大隐静脉引起下肢血栓性静脉炎。

69. 这是一道理解运用题，考核学生对胎膜早破处理的掌握。常见错误为选 B。错误原因为误认为胎膜早破应首先给予抗生素抗感染。要点：①胎膜早破12小时以上者，给预防性应用抗生素；小于12小时的破膜不主张长期使用抗生素。②胎膜早破为防止脐带脱垂，必须即刻听取胎心并卧床抬高臀部。

70. 该题是死记硬背题，考核学生对胎儿宫内窘迫处理的掌握。常见错误为选 C，主要是记忆不清引起。要点：胎儿宫内窘迫若胎儿未足月估计分娩后难以存活者，应将情况向家属说明，尽量保守治疗以期延长孕周，而不是不给任何处理。

71. 该题是死记硬背题，考核学生对产褥感染病因的认识。常见错误为选 A，说明没有掌握病原体的致病原理。要点：①溶血性链球菌致病性最强，能产生多种外毒素及溶组织酶，如溶血素、链激酶、透明质酸酶等，因此侵袭力最强，引起严重感染，病变迅速扩散，常引起重型急性子宫内膜炎及严重败血症；②大肠埃希菌能产生内毒素，可引起感染性休克，这只是当引起大肠埃希菌菌血症时才发生，由它直接引起的产褥感染较少。葡萄球菌主要致病菌是金黄色葡萄球菌和表皮葡萄球菌，金黄色葡萄球菌容易引起伤口严重感染，至于表皮葡萄球菌、厌氧性链球菌、淋球菌所引起的产褥感染较轻微。

72. ①基线摆动表示胎儿有一定的储备能力，是胎儿健康的表现之一；②晚期减速，胎心持续在100次/分以下也是胎儿窘迫的表现；③变异减速一般认为是脐带一过性受压致迷走神经兴奋所致，轻度变异减速不能提示胎儿宫内窘迫。

74. 这是一道记忆题，考核学生对羊水涂片的掌握。常见错误为选 A，主要是记忆不牢的缘故。要点：阴道液干燥片检查见羊齿叶状结晶提示为羊水，同时可能见到一些胎儿成分，如胎脂、毳毛等。

75. 常见错误为选 B，主要是记忆不清所致。要点：①胎儿宫内窘迫表现为胎心改变，胎动改变，羊水粪染及酸中毒等；②胎儿头皮血 pH 是下降而不是升高。

76. 常见错误为选 C，同样可能是认为破膜即应用抗生素缘故。要点：破膜后若灌肠，在排便的过程中，可能渗发脐带脱垂而危及胎儿生命，所以破膜后禁止灌肠。

77. 常见错误为错选 C。要点：产褥中暑是指产褥期因高温环境中，体内余热不能及时散发而引起中枢性体温调节功能障碍的急性热病。治疗原则是立即改变高温和不通气环境，迅速降温，及时纠正酸中毒和休克，补充水及氯化钠。已发生循环衰竭者慎用物理降温，以避免血管收缩加重循环衰竭。

78. 常见错误为选 B，可能是考虑病人有妊娠期高血压疾病的缘故。要点：①病人血压 18.6/12.0kPa（140/90mmHg），尿蛋白（+），存在中度妊娠期高血压疾病；②妊娠期高血压疾病易合并胎儿窘迫，CST 提示多次晚期减速，证明有胎儿宫内窘迫存在；③妊娠足月，中度妊娠期高血压疾病合并胎儿宫内窘迫，为抢救胎儿易立即行剖宫产术。

79. 常见错误为选 B，可能是由于对胎儿窘迫的病理生理理解不透彻的缘故。要点：①初期血氧降低、二氧化碳蓄积出现呼吸性酸中毒。初期通过自主神经反射，兴奋交感神经。肾上腺儿茶酚胺及皮质醇分泌增多，血压上升及心率加快，胎动频繁。②继续缺氧，则转为兴奋迷走神经, 胎心率减慢, 胎动减弱甚至消失。

121. 应徒手剥离胎盘, 促进胎盘娩出, 使子宫有效收缩止血。

123. 在积极准备剖宫产的同时, 行阴道检查。

127. 应积极治疗, 促肺成熟, 24 小时后剖宫产终止妊娠为宜。

131. 宫颈内口全部被胎盘组织所覆盖, 称为完全性或中央性前置胎盘。宫颈内口一部分被胎盘组织所覆盖, 称为部分性前置胎盘。胎盘边缘附着于子宫下段甚至达到宫颈内口但不超越内口称为边缘性前置胎盘。

132. 胎盘早期剥离指妊娠 20 周后或分娩期, 正常位置的胎盘在胎儿娩出前部分或全部从子宫壁剥离。

【A3/A4 型题】

(1~2 题共用题干) 产褥病率诊断范围过广。单纯坐浴无效, 脓汁不易排出; 应予拆线引流通畅。

(3~4 题共用题干) 重度妊娠期高血压疾病存在凝血功能障碍的高危因素, 剖宫产不可能出现胎盘残留, 根据出血多、血不凝、缩宫素无效等临床表现诊断不困难。为确诊应检查凝血因子及功能。

(5~7 题共用题干) 无先兆子宫破裂征象。不应静脉滴注缩宫素。不应立即行剖宫产术, 而应同时抗感染治疗。不应在产后行物理降温法。

(8~9 题共用题干) 先兆子宫破裂常见于产程长、有梗阻性难产因素的产妇, 表现为: ①产妇烦躁不安和下腹疼痛, 排尿困难或出现血尿及少量阴道流血。②心率、呼吸加快, 子宫收缩频繁, 呈强直性或痉挛性收缩; 子宫体及下段之间可出现病理缩复环, 并有明显宫缩; 胎先露部固定于骨盆入口。③胎动频繁, 胎心加快或减慢, 胎儿心电图可出现不同程度的胎儿窘迫征象 (重度变异或晚期减速)。因胎先露部下降受阻, 子宫收缩加强, 子宫体部肌肉增厚变短, 下段肌肉变薄变长, 两者间形成环形凹陷, 称病理缩复环。子宫病理缩复环形成, 下腹部压痛, 胎心率改变及血尿出现是先兆子宫破裂的四大主要表现。先兆子宫破裂应立即给以抑制子宫收缩药物 (肌注哌替啶 100mg 或静脉全身麻醉), 立即行剖宫产术。

(12~13 题共用题干) 胎盘早剥临床表现及诊断要点: (1) 轻型外出血为主, 胎盘剥离面不超过胎盘的 1/3, 多见于分娩期。主要症状为阴道流血, 量不多, 伴

轻度腹痛, 贫血体征不显著。腹部检查子宫软, 宫缩有间歇, 子宫大小与孕周相符, 胎位清楚, 胎心率正常。产后查胎盘见胎盘母体面有凝血块及压迹。(2) 重型见 A, B 超检查可以显示胎盘与子宫壁之间出现液性暗区, 对可疑及轻型有较大帮助, 重型见到暗区内出现光点反射 (积血机化)。对胎盘早剥的治疗是一旦确诊, 及时终止妊娠。出现以下情况均应剖宫产结束分娩: ①重型胎盘早剥, 特别是初产妇不能在短时间内结束分娩者; ②胎盘早剥虽属轻型, 但有胎儿窘迫征象, 需抢救胎儿者; ③重型胎盘早剥, 胎儿已死, 产妇病情恶化, 处于危险之中又不能立即分娩者; ④破膜引产后, 产程无进展者。

(14~16 题共用题干) 妊娠期高血压疾病患者, 有腹部外力作用史, 临床表现为突然腹痛、阴道出血、宫底升高、胎儿窘迫, 首先考虑胎盘早剥, 应立即行剖宫产抢救母儿生命; 产后检查胎盘时可见胎盘母体面上有凝血块和压迹; 对于可疑胎盘早剥患者可行 B 超检查, 探查胎盘后有否出血, 可确定有无胎盘早剥及估计剥离面面积。

(19~20 题共用题干) 妊娠期高血压疾病妇女腹痛, 查体宫底升高, 子宫弛缓差, 压痛 (+)、胎心消失提示胎盘早剥。重度胎盘早剥, 胎儿已死, 产妇病情危急, 处于危险之中, 但初产妇宫口开 1 厘米, 不能立即经阴道分娩应立即行剖宫产术结束分娩。

(21~23 题共用题干) 胎心 158 次/分, 仍在正常范围, 此时产程进展正常, 不需静滴宫缩剂。产程超过 16 小时, 宫口仅开大 2cm, 为第一产程潜伏期延长。本例血压一直未达到 140/90mmHg, 不宜采用静滴降压药。胎头双顶径已通过坐骨棘平面, 应行产钳术经阴道分娩。

【B 型题】

(3~5 题共用备选答案) 脐带脱垂指当胎膜破裂, 脐带脱出于胎先露部的下方, 经官颈进入阴道内, 甚至经阴道显露于外阴部; 脐带先露又称隐形脐带脱垂, 指胎膜未破时脐带位于胎先露部前方或一侧; 脐带附着胎盘边缘时称球拍状胎盘。

(6~7 题共用备选答案) 宫体松软、轮廓不清说明子宫收缩不好, 血管破口不能有效挤压闭合而致大量出血; 胎盘娩出前一阵阵大量暗红色血液流出, 伴有血块, 首先应考虑为胎盘剥离不全, 应及时娩出胎盘。

第十三章 异常产褥

1. 产褥感染的病理及临床表现，以下哪项错误
   - A. 急性外阴、阴道、宫颈炎，常向深部蔓延，出现高热
   - B. 急性子宫内膜炎，多因病菌经胎盘剥离面侵入引起
   - C. 急性盆腔腹膜炎，可继发盆腔脓肿形成
   - D. 当感染血栓脱落进入血液循环，可引起脓毒血症
   - E. 若病变在股静脉、大隐静脉，可引起下肢静脉炎

2. 初产妇 26 岁，5 分钟前经阴道自然分娩一 3200g 男婴，处理好脐带后准备协助娩出胎盘。通过观察，以下哪项不是胎盘剥离征象
   - A. 阴道少量出血
   - B. 子宫体变硬呈球形，子宫底升高
   - C. 阴道大量出血
   - D. 阴道口外露的脐带自行延长
   - E. 耻骨联合上方按压子宫下段，脐带不回缩

3. 患者，女，29 岁，自幼发现患先天性心脏病，二尖瓣狭窄，常骑自行车上下班，能胜任自己的教书工作，目前妊娠 38 周自然临产而入院待产，分娩期的下列处理哪项恰当
   - A. 宫口开全后鼓励产妇屏气，腹部加压，尽快结束分娩
   - B. 胎儿娩出后，在产妇腹部放置沙袋加压，避免回心血剧增
   - C. 建议产后立即实施绝育手术
   - D. 产后 24 小时后鼓励产妇下床活动，有助于子宫复旧
   - E. 为加强宫缩预防产后出血，静脉注射麦角新碱

4. 关于产褥感染的描述，以下哪项正确
   - A. 产后病原菌侵入全身任何组织或器官，造成局部和全身感染
   - B. 产后病原菌侵入生殖道，造成的生殖系统的感染
   - C. 产后病原菌侵入生殖道和乳腺组织，造成局部和全身感染
   - D. 产褥感染是产妇死亡的第一原因
   - E. 产后 4 周内，体温至少 2 次达到或超过 38℃者，称为产褥病率

5. 妊娠 41 周，阴道自然分娩一女婴 4200g，胎盘自然娩出后阴道大量流血约 500ml，血色暗红，有大血块，

查血压 110/70mmHg，心率 100 次/分，宫底脐上 3 指，时软时硬，以下处理哪项最简便有效
   - A. 立即静脉滴注缩宫素
   - B. 立即手握子宫体按摩刺激子宫
   - C. 立即宫底注射缩宫素
   - D. 立即手进宫腔检查是否胎盘部分残留
   - E. 立即宫腔填塞纱条

6. 晚期产后出血多发生于产后
   - A. 72 小时内
   - B. 24 小时至 48 小时
   - C. 1～2 周内
   - D. 4 周内
   - E. 6 周内

7. 对于产褥期抑郁症患者治疗期间的哺乳问题，正确的描述是
   - A. 产褥期抑郁症患者药物治疗期间禁忌哺乳
   - B. 产褥期抑郁症患者均能哺乳
   - C. 产褥期抑郁症患者禁忌哺乳
   - D. 产褥期抑郁症患者采用药物治疗期间，如果用药得当可以进行哺乳
   - E. 产褥期抑郁症患者采用药物治疗期间均可以进行哺乳

8. 下面产褥期疾病属于产褥感染的是
   - A. 急性乳腺炎
   - B. 急性膀胱炎
   - C. 急性子宫内膜炎
   - D. 腹泻
   - E. 上呼吸道感染

9. 对于晚期产后出血的描述正确的是
   - A. 分娩后的 2 小时至 24 小时之间发生的大出血
   - B. 分娩后的 2 小时内发生的大出血
   - C. 产后 24 小时至产后 1 周之内的大出血
   - D. 分娩 24 小时以后，在产褥期内发生的阴道大量出血
   - E. 分娩 2 小时以后，在产褥期内发生的阴道大量出血

10. 胎盘胎膜残留是晚期产后出血常见原因之一，下列叙述正确的是
   - A. 多发生在产后 7 天左右
   - B. 多发生在产后 3 天左右
   - C. 多发生在产后 24 小时左右
   - D. 多发生在产后 10 天左右
   - E. 多发生在产后 30 天左右

11. 产褥期不会引起产妇发热的情况有
    A. 乳汁淤积
    B. 产褥期中暑
    C. 产褥期甲亢合并甲状腺危象
    D. 产褥期糖尿病酮症酸中毒
    E. 产褥期糖尿病酮症

12. 对于产褥感染描述正确的是
    A. 产褥期病原菌侵入生殖道和乳腺组织，造成的局部和全身炎性改变的疾病
    B. 产褥期病原菌侵入生殖道，造成的局部和全身炎性改变的疾病
    C. 产褥期病原菌侵入全身任何组织、器官和系统，造成的局部和全身炎性改变的疾病
    D. 产褥感染病原菌侵入的范围仅局限于盆腹腔及女性生殖道
    E. 产褥期病原菌侵入生殖道，造成的局部炎性改变的疾病

13. 宫颈裂伤造成的阴道出血的重要特征，哪项正确
    A. 产妇较快出现休克症状
    B. 阴道出血为间歇性，色暗红
    C. 胎儿娩出后阴道大出血，色鲜红
    D. 子宫轮廓不清，按压宫底出血较多
    E. 不会引起休克症状

14. 关于产褥期中暑描述不正确的是
    A. 产褥期中暑是一种中枢性体温调节障碍性疾病
    B. 产褥期中暑是一种感染性疾病
    C. 产褥期中暑是一种非感染性疾病
    D. 产褥感染患者容易产褥中暑
    E. 产褥病发生率中可以有产褥期中暑的患者

15. 产褥中暑分为中暑先兆、轻度中暑和重度中暑，关于重度中暑描述不正确的是
    A. 稽留型高热
    B. 体温可以高达41℃～42℃
    C. 弛张型高热
    D. 病情危重，不及时抢救，数小时内可以因为呼吸、循环衰竭死亡
    E. 幸存者常遗留不可逆的中枢神经系统后遗症

16. 不是晚期产后出血的原因是
    A. 胎盘附着面复旧不全
    B. 继发性子宫收缩乏力
    C. 胎盘胎膜残留
    D. 胎盘附着面血栓脱落
    E. 剖宫产后子宫切口感染或裂开

17. 下面因素可能导致产褥中暑的是
    A. 产后过早哺乳

B. 产后过早下地活动
C. 产后过早进食
D. 产后关闭门窗、包头盖被、穿长衣长裤
E. 产后应用抗生素时间过短

18. 产褥期抑郁症症状最常见于产后
    A. 产后7天   B. 产后72小时
    C. 产后24小时   D. 产后2周
    E. 产后4周

19. 下面对产褥感染描述正确的是
    A. 产褥感染患者体温一定超过37℃
    B. 产褥感染的患者不一定伴有发热
    C. 产褥感染的患者一定伴有发热
    D. 产褥感染患者体温一定超过37.3℃
    E. 产褥感染患者体温一定超过38℃

20. 关于产后10天内发热的患者，医生首先要做的是
    A. 对常见的需氧菌和厌氧菌联合用药
    B. 应用光谱抗生素控制感染
    C. 除外非感染性发热
    D. 确定感染部位
    E. 确定病原菌

21. 剖宫产手术后三周，突然阴道大量出血，最可能的原因是
    A. 子宫复旧不良
    B. 胎盘残留
    C. 子宫切口感染、出血
    D. 凝血机制障碍
    E. 胎盘覆着部位，子宫内膜修复不良

22. 对于产后出血，下列哪项是错误的
    A. 最常见的原因是宫缩乏力
    B. 是引起产妇死亡的重要原因之一
    C. 多发生于产后2小时内
    D. 失血过多，休克时间过长可致下丘脑功能减退
    E. 是引起产褥感染的重要原因之一

23. 发现子宫后壁直肠子宫陷凹，宫骶韧带病变选用
    A. 双合诊   B. 直肠腹部诊
    C. 三合诊   D. 腹部扣诊
    E. 肛诊

24. 下列检查卵巢功能准确性最高的方法是
    A. 子宫内膜病理检查   B. 阴道细胞学检查
    C. 基础体温测定   D. B超检查
    E. X线检查

25. 有关产褥感染下列哪项是正确的
    A. 多为单种细菌感染
    B. 指产后生殖器官感染后，引起局部和全身的炎性

变化

C. 凡产褥期体温升高均为生殖器感染所致

D. 产后未发生产褥感染后，宫腔内培养不出细菌

E. 以上都不是

26. 女，30 岁。外阴肿物疼痛一周，加剧 5 小时。查：右侧前庭腺红肿，触痛（+），波动（+），应如何处理

A. 全身抗生素治疗 + 支持疗法

B. 脓肿挖出术 + 抗生素应用

C. 脓肿切开引流 + 抗生素应用

D. 脓肿切开引流并造口术 + 抗生素

E. 局部抗生素应用 + 全身支持疗法

27. 女，36 岁。孕 3 个月自然流产后 7 天，阴道出血不多，但分泌物呈脓血性，有气味，发热伴小腹疼痛 5 天，今晨疼痛加剧。体检：体温 39.6℃，痛苦病容，腹痛拒按，子宫略大而软，压痛，右侧附件区压痛明显，触及一边界不清囊性肿块，约 5cm×6cm×4cm 大小，左侧轻压痛，白细胞 1.5×10⁹/L，中性 0.9，血红蛋白 10g，诊为

A. 右侧卵巢囊肿继发感染

B. 急性盆腔炎，盆腔脓肿形成

C. 流产诱发急性阑尾炎

D. 异位妊娠

E. 卵巢囊肿蒂扭转

28. 下列哪项检查不能反映雌激素分泌水平

A. 阴道脱落细胞中大部分为角化细胞

B. 尿雌三醇测定

C. 子宫内膜呈增殖期变化

D. 宫颈黏液干燥后形成羊齿状结晶

E. 基础体温高温相

29. 产妇，32 岁。剖宫产一男活婴，产后一周，寒战，高热，左下肢持续性疼痛一天，恶露量多，头晕，乏力，体温 39.5℃，脉搏 120 次/分，血压 110/70mmHg，此病人最可能的诊断是

A. 子宫肌炎   B. 盆腔结缔组织炎

C. 盆腔腹膜炎   D. 血栓性静脉炎

E. 败血症

30. 产生内毒素最易发生菌血症，而致感染休克的是

A. 葡萄球菌   B. β-溶血性链球菌

C. 淋球菌   D. 大肠埃希菌

E. 厌氧性链球菌

31. 产妇，26 岁。孕 38 周时胎膜早破入院，48 小时后因持续性枕横位以产钳术助娩一活男婴 3300g，术后 3 天发热达 39℃，检查发现咽部轻度充血，乳房胀满疼痛，局部皮肤不红，按之无波动感。宫底脐下一

横指，宫体有压痛，下腹壁无反跳痛，恶露混浊，稍有异味。该病人最可能的诊断是

A. 急性子宫内膜炎   B. 上呼吸道感染

C. 急性子宫内膜及肌炎   D. 乳腺炎

E. 盆腔腹膜炎

32. 反映卵巢有排卵功能的检查为

A. 子宫内膜呈增殖期变化

B. 阴道脱落细胞反映为轻度雌激素影响

C. 宫颈黏液有羊齿状结晶

D. 基础体温单相型

E. 子宫内膜呈分泌期变化

33. 关于产褥感染的细菌及病源，哪项是错误的

A. 大肠埃希菌是外源性感染的主要菌种

B. 葡萄球菌中以金黄色葡萄球菌致病力最强

C. 厌氧性链球菌与大肠埃希菌混合感染，有异常臭气味

D. 支原体和衣原体不是产褥感染的病原体

E. B 族链球菌产生外毒素与溶组织酶，使其致病力、毒力、播散能力较强可引起严重感染

34. 产妇，37 岁。G1P0，胎膜已破 3 天，临产 2 天，胎动消失半天，由乡卫生院转来。体检：体温 39.9℃，脉搏 124 次/分，血压 12.0/9.0kPa（90/60mmHg），胎位 LOA，先露 +2，胎心 110 次/分。胎儿监测晚期减速。宫体压痛，尿色清，宫口开张 2cm，血象：白细胞 2.2×10⁹/L，中性 0.95，淋巴 0.05。下列处理哪项是错误的

A. 静脉滴注催产素促进阴道分娩

B. 静脉抗生素 C 高渗葡萄糖 + 维生素

C. 静滴

D. 吸氧

E. 剖宫产

35. 女，46 岁。以往月经规律，近两年月经不规律。且月经量增多。本次停经 2 个月余出血已 15 天，量仍多伴头晕。妇检查：宫颈光滑，宫体前位，正常大小，附件未及，阴道内多量鲜血和血块。贫血貌。对此患者首选下列何项诊疗措施

A. 诊断性刮宫，支持疗法

B. 止血药加补充铁剂

C. 大量雌激素止血并支持疗法

D. 止血药加静脉抗生素

E. 大量孕激素并支持疗法

36. 妇科检查时，下述哪项是不对的

A. 避免月经期内诊检查

B. 每检查一个病人应更换臀垫

C. 查内诊前应消毒外阴

D. 盆腔检查前应首先排空膀胱

E. 未婚者禁内诊检查

37. 女，26岁。月经规律，现停经45天，阴道少量出血7天，时有阵阵腹痛或腰酸。妇科检查：宫颈软，摇摆痛（+），少量血染，宫体略大而软，附件（－）。对此病例首先考虑何种疾病

A. 子宫内膜癌 　　B. 先兆流产

C. 孕排卵性功血 　D. 宫外孕

E. 无排卵性功血

38. 致病性最强，可产生多种毒性物质，导致严重败血症的是

A. 葡萄球菌 　　　B. 大肠埃希菌

C. β-溶血性链球菌 D. 淋球菌

E. 厌氧性链球菌

39. 产褥病率的定义是

A. 指分娩24小时内每小时测体温，测量4次，体温有2次达到或超过38℃

B. 产褥期内有两次体温达到或超过38℃者

C. 产后24小时以后一周内用口表每日测量4次体温，有2次达到或超过38℃

D. 产后24小时以后的10日内用口表每日测量4次，体温有2次达到或超过38℃

E. 产后24小时以后的1个月内用口表每日测量4次，体温有2次达到或超过38℃

40. 女，65岁。绝经8年，近两年白带增多，时而呈血性，最近半年来反复阴道少量出血，色红，不伴腹痛。妇科检查：宫颈光，子宫正常大小，未见明显萎缩，附件（－），对此病例首先考虑

A. 子宫内膜癌 　　B. 老年性阴道炎

C. 颗粒细胞瘤 　　D. 子宫内膜炎

E. 子宫颈管癌

41. 女性，阴道分泌物不多，外阴瘙痒。妇科检查：外阴充血，阴道内见多量豆渣样分泌物，黏膜红肿。下列何种疾病可能最大

A. 滴虫性阴道炎 　B. 念珠菌阴道炎

C. 细菌性阴道炎 　D. 淋病性阴道炎

E. 沙眼衣原体阴道炎

42. 经产妇，29岁，足月妊娠在家自然分娩，胎儿娩出1小时后胎盘未娩出而入院。诉产时顺利，娩出一等大小男婴，分娩至现在阴道出血量中等。前次妊娠有人工剥离胎盘史，检查宫底平脐，轮廓清晰，膀胱空虚，宫口可容三指，软产道完整，脐带外露，胎盘未娩出最常见的原因可能是

A. 胎盘完全性植入 B. 胎盘嵌顿

C. 胎盘剥离不全 　D. 胎盘粘连

E. 胎盘剥离后滞留

43. 产褥感染最常见的部位是

A. 急性子宫颈炎

B. 子宫肌炎及子宫内膜炎

C. 急性输卵管炎

D. 血栓性静脉炎

E. 急性腹膜炎

44. 正常足月临产，胎儿胎盘娩出顺利，产后检查软产道见会阴Ⅱ度撕伤，行会阴缝合术，在缝合过程中突然出现阴道大量出血，呈暗红色，查子宫收缩乏力，应尽快采取的处理方法为

A. 肌注缩宫素

B. 压迫主动脉止血

C. 乙醚刺激阴道黏膜

D. 腹部-阴道双手按摩子宫

E. 宫腔填塞纱布压迫止血

【A3/A4型题】

（1~3题共用题干）

经产妇，产后第一天，诉下腹痛。查有低热，出汗，咽无充血，无恶心呕吐、腹泻，脐下二横指处触及一硬块上界，白细胞11.0×10⁹/L，中性0.75。

1. 最可能的诊断是

A. 产后子宫内膜炎 B. 产后宫缩痛

C. 子宫肌瘤红色变性 D. 卵巢囊肿扭转

E. 子宫肌炎

2. 正常产后第三天，乳房胀痛，无红肿，乳汁少，伴低热。解决方法首选

A. 芒硝敷乳房

B. 生麦芽煎汤喝

C. 用吸奶器吸乳汁

D. 让新生儿多吸吮双乳

E. 少喝汤水

3. 产后第四天，双乳房胀，乳汁排流不畅，最常见原因是

A. 进食少

B. 卧床不活动

C. 未及早按摩、热敷乳房

D. 未给新生儿早吸吮多吸吮

E. 乳头凹陷

参考答案

【A1/A2型题】

1. A 　2. C 　3. B 　4. B 　5. B 　6. C 　7. D 　8. C

9. E 　10. D 　11. E 　12. B 　13. C 　14. B 　15. C 　16. B

17. D　18. D　19. B　20. C　21. C　22. D　23. C　24. A
25. B　26. D　27. B　28. E　29. D　30. D　31. C　32. E
33. D　34. A　35. A　36. E　37. D　38. C　39. D　40. A
41. B　42. D　43. B　44. D

【A3/A4 型题】
1. B　2. D　3. E

精选解析

【A1/A2 型题】

1. 急性外阴、阴道、宫颈炎，体温不高或不超过38℃，多表现为局部症状。若向深部蔓延，出现高热，可播散达子宫旁组织，引起盆腔结缔组织炎。

2. 胎盘剥离的征象有：①子宫体变硬呈球形，子宫底升高；②阴道口外露的脐带自行延长；③阴道少量出血；④耻骨联合上方按压子宫下段，脐带不回缩。确诊胎盘已剥离时，应于宫缩时，一手轻压宫底，一手轻轻外拉脐带，然后双手托握胎盘，慢慢向一个方向旋转直至胎膜完全排出。阴道大量出血可能因为胎盘不全剥离、剥离后嵌顿或滞留、软产道裂伤等，需马上娩出胎盘后仔细检查以鉴别。

3. 宫口开全后避免产妇用力，可助产尽快结束分娩。为加强宫缩预防产后出血，可按摩子宫、静脉缓慢点滴缩宫素；产后3日内应多卧床休息；产后一周左右绝育手术为宜。

4. 产褥感染是指分娩后生殖器官的感染。若发生乳头炎、乳晕炎、乳腺炎统称为乳腺炎。产褥感染是产妇死亡的四大原因之一，但非第一位原因。产后24小时至10天内，体温至少2次达到或超过38℃者，称为产褥病率。

5. 根据产妇分娩巨大胎儿，于胎盘娩出后阴道大出血，以及出血后的体征考虑为宫缩乏力引起的大出血。手握宫体按摩子宫是最简便有效的止血方法。

21. 剖宫产手术后三周，手术子宫切口肠线溶解吸收，如伴有切口部位感染，则会引起大出血。而子宫复旧不良、胎盘残留、胎盘覆着部位、子宫内膜修复不良均会在术后或术后短期内有大量出血；凝血机制障碍则在术中就会有出血不止现象。

22. 产后出血若短时间内大量失血，发生休克，时间过长，可引起脑垂体缺血坏死，出现严重的脑垂体功能减退的希恩综合征（Sheehan）。

43. 产褥感染包括急性外阴、阴道、宫颈炎、子宫内膜炎、子宫肌炎、盆腔结缔组织炎、输卵管炎、盆腔腹膜炎、血栓静脉炎、败血症，以子宫内膜炎、子宫肌炎最常见。

44. 胎儿胎盘娩出顺利提示产后出血不大可能是胎盘因素引起；软产道Ⅱ度撕裂已行缝合术，术中阴道大量出血，暗红色，且检查发现子宫收缩乏力。治疗宫缩乏力性子宫出血最简单有效的措施是腹部或腹部－阴道双手按摩子宫。肌注宫缩素相对起效较慢，可作为辅助方法；其他方法均不作为首选。

第十四章　妇科病史及检查

1. 已婚女 29 岁，因 3 个月来脓性白带量多、有异味，偶有性交出血就诊，妇科检查发现宫颈重度糜烂，医生准备为她作宫颈细胞学检查，在向她做以下的解释中哪项不恰当
   A. 宫颈细胞学检查可以确诊宫颈是否癌变
   B. 此方法简便易行、无创、准确
   C. 如果细胞学异常应阴道镜检查和必要的活检
   D. 细胞病理学报告有传统的巴氏分级和 TBS 分级
   E. 宫颈细胞学检查最好每 1～2 年一次

2. 妇科检查的注意事项，以下哪项错误
   A. 取膀胱截石位，先排空膀胱，必要时导尿
   B. 阴道流血必须检查时，应在消毒条件下检查
   C. 作宫颈细胞学检查或分泌物细菌培养时，应先检查后取材
   D. 未婚者，一般应行直肠腹壁检查
   E. 检查用器械必须消毒，臀部下垫清洁单，每人一块及时更换

3. 采集妇科病史、临床思维过程中，以下哪项错误
   A. 妇科最常见症状为阴道出血、下腹疼痛、下腹包块、异常排液
   B. 异常阴道出血常来自阴道、宫颈、子宫
   C. 异常阴道出血原因可有内分泌失调、异常妊娠、生殖器肿瘤、炎症或损伤
   D. 性交后出血，首先应考虑是否阴道损伤
   E. 下腹部实性包块，首先考虑子宫肌瘤的可能

4. 关于腹腔镜检查，以下哪项正确
   A. 用于诊断临床不能确定的内生殖器异常
   B. 对诊断原因不明的下腹痛无帮助
   C. 可防助诊断盆腔子宫内膜异位症
   D. 腹腔镜检查不会造成脏器损伤
   E. 为微创手术，无绝对禁忌证

5. 为确切了解子宫内膜的周期性变化，应选哪项检查
   A. 血清雌、孕激素测定
   B. 血清雌二醇测定
   C. 宫颈黏液检查
   D. 基础体温测定
   E. 取子宫内膜组织病理学检查

6. 关于宫腔镜检查，以下哪项正确

   A. 主要用于探查异常子宫出血
   B. 对诊断原发或继发不孕无帮助
   C. 因为有冷光源指示，不会发生子宫穿孔
   D. 有活动性出血时，应先检查然后刮宫
   E. 必须在全身麻醉下进行

7. 腹部及阴道 B 超检查的临床应用，以下哪项正确
   A. 用于早孕及各种病理妊娠的诊断
   B. 可诊断盆腔各部位的子宫内膜异位症
   C. 可代替宫腔镜检查诊断宫内病变
   D. 可诊断各种异常子宫出血的原因
   E. 可诊断多囊卵巢和监测排卵

8. 不是产前诊断对象的是
   A. 35 岁初产妇
   B. 夫妇一方有染色体平衡易位
   C. 夫妇一方有先天代谢疾病
   D. 孕早期曾患病毒感染孕妇
   E. 曾生育过先天性白内障儿

9. 28 岁妇女，半年前足月妊娠分娩。近半月出现不规则阴道流血，伴咳嗽及咯血少量。子宫如孕 2 个月大，软。左侧附件区扪及活动良好、表面光滑、鹅卵大肿物。胸片见两肺中下叶多处片状及棉絮状阴影。本例与患者预后无关的项目是
   A. 年龄（岁）　　　　　　B. 血型（ABO）
   C. 病程（月）　　　　　　D. 先行妊娠
   E. 血白细胞总数

10. 正常宫颈鳞状上皮涂片上表现为
    A. 底层细胞核染色质致密
    B. 由表层到底层逐渐成熟
    C. 表层细胞核固缩
    D. 表层细胞为梭形
    E. 底层细胞为多边形

11. 宫颈刮片为巴氏 III 级临床应进行
    A. 宫颈锥切　　　　　　B. 阴道镜及宫颈活检
    C. 取血测肿瘤标记物　　D. 宫腔镜
    E. B 超

12. 宫颈不典型增生，在阴道镜下多可见
    A. 涂碘后碘着色深浅不一
    B. 树枝状血管及柱状上皮
    C. 点状血管及镶嵌

221

D. 腺体开口区

E. 细网状血管区一

13. 基础体温呈双相曲线，临床考虑为

A. 细菌感染　　　　　　B. 结核

C. 有正常排卵　　　　　D. 伤寒

E. 盆腔炎

14. 基础体温持续上升几日，可确诊早孕

A. 16 日　　　　　　　B. 14 日

C. 20 日　　　　　　　D. 12 日

E. 15 日

15. B 超胎盘Ⅲ级表示

A. 胎盘未成熟　　　　　B. 胎盘趋向成熟

C. 胎盘成熟　　　　　　D. 胎盘成熟趋向老化

E. 胎盘病变

16. 宫颈活检为原位癌，进一步应行

A. B 超　　　　　　　　B. 放疗

C. 子宫切除　　　　　　D. 宫颈锥切

E. 子宫切除 + 淋巴结活检

17. 阴道镜的放大倍数最大为

A. 200 倍　　　　　　　B. 400 倍

C. 40 倍　　　　　　　D. 20 倍

E. 10 倍

18. 阴道镜观察血管时加用

A. 蓝色滤光片　　　　　B. 黄色滤光片

C. 绿色滤光片　　　　　D. 红色滤光片

E. 白色滤光片

19. 下面说法哪项是正确的

A. 树枝状血管为异型血管

B. 白斑和白色上皮是同样的

C. 镶嵌可见于宫颈癌和不典型增生

D. 宫颈糜烂表面可见异型血管

E. 白色上皮为恶性病变

20. 分段诊刮时应注意

A. 先用探针探查宫腔深度

B. 手术前不宜检查双合诊

C. 麻醉下进行

D. 先刮取宫颈管组织再探宫腔

E. 刮取可疑组织癌应彻底刮宫

21. 阴道脱落细胞雌激素高度影响表示为

A. 40/20/40　　　　　　B. 40/40/20

C. 80/10/10　　　　　　D. 10/10/80

E. 5/40/55

22. 对于子宫的位置下列哪种叙述是正确的

A. 宫颈口朝前宫体为前倾

B. 宫颈口朝后宫体为后倾

C. "倾"是指宫体纵轴与身体纵轴的关系

D. 宫体朝向骶骨为前屈

E. 宫体朝向耻骨为后屈

23. 妊娠几周可见到胎心搏动

A. 4 ~ 5 周　　　　　　B. 3 ~ 4 周

C. 5 ~ 6 周　　　　　　D. 6 ~ 7 周

E. 7 ~ 8 周

24. 排卵期宫颈黏液为

A. 卵圆体　　　　　　　B. 不典型结晶

C. 羊齿状　　　　　　　D. 梭形

E. 树枝状

25. 排卵后宫颈黏液拉丝度为

A. 6cm　　　　　　　　B. 4cm

C. 1 ~ 2cm　　　　　　D. 5cm

E. 8cm

26. 28 岁，继发不孕。6 年前人工流产 1 次，现有痛经及性交痛。检查：子宫后位，固定，触痛，双附件区增厚。下一步最佳处理方法是

A. 剖腹探查

B. 腹腔镜检查 + 药物治疗

C. 药物治疗

D. 试管婴儿

E. 物理治疗

27. 腹腔镜检查时发生大血管出血应

A. 压迫止血　　　　　　B. 电凝

C. 输血同时开腹手术　　D. 缝扎止血

E. 止血药物

28. B 超下胚芽的早期图像见于

A. 妊娠 5 周　　　　　　B. 妊娠 4 周

C. 妊娠 6 周　　　　　　D. 妊娠 8 周

E. 妊娠 12 周

29. 腹腔镜检查的麻醉方式多选用

A. 局麻 + 腰麻　　　　　B. 连续硬膜外

C. 腰麻　　　　　　　　D. 局麻 + 静脉麻醉

E. 全麻

30. 腹腔镜检查体位为

A. 头高脚低位

B. 平卧位

C. 膀胱截石位，抬高臀部

D. 膀胱截石位，抬高头部

E. 左侧卧位

31. 子宫镜检查并发症多为

A. 出血　　　　　　　　B. 感染

C. 心胸综合征　　　　　D. 月经失调

E. 宫腔粘连

32. 下面哪些患者不宜做子宫镜检查

A. 宫腔可疑残留物

B. 生殖道结核未治疗者

C. 子宫肌瘤

D. 行输卵管堵塞

E. 有习惯性流产史

33. 宫颈锥切术中应

A. 切口在碘不着色区内 0.5cm

B. 全麻下进行

C. 切除标本 12 点做标记送病理切片检查

D. 深入颈管内 0.5cm

E. 术后 2 周探查宫颈管有无狭窄

34. 关于下列哪些患者可进行宫颈活检术

A. 月经周期延长

B. 阴道排液

C. 宫颈糜烂

D. 宫颈碘试验有不着色区

E. 阴道镜下柱状上皮

35. 三合诊为

A. B 超、阴道、腹部检查

B. 腹部、阴道、直肠联合检查

C. B 超、阴道镜、腹部检查

D. 直肠、腹部、阴道镜检查

E. B 超、阴道镜、直肠检查

36. 阴道出血的原因哪项最常见

A. 异位妊娠　　　　　B. 流产

C. 内分泌功能紊乱　　D. 阴道炎

E. 子宫肌瘤

37. 下腹部包块多来源于

A. 泌尿道　　　　　B. 肠道

C. 生殖道　　　　　D. 腹壁

E. 腹腔

38. 下面哪项检查是筛查早期宫颈癌的重要方法

A. 宫颈活检　　　　B. 阴道涂片

C. 宫颈刮片　　　　D. 阴道

E. B 超

39. 阴道脱落细胞主要来源于

A. 输卵管

B. 子宫腔

C. 阴道上段和宫颈阴道部

D. 阴道下段

E. 宫颈管

40. 阴道鳞状上皮的成熟程度与体内雌激素水平有关，下列哪项是正确的

A. M1 左移表示雌激素水平高

B. M1 左移表示雌激素水平低

C. 最常使用 M1 来表示

D. 底层细胞大于 40% 称高度影响

E. 表层细胞大于 60% 称高度低落

41. 子宫镜检查最常用的膨宫液是

A. 10% 葡萄糖　　　B. 生理盐水

C. 5% 葡萄糖　　　　D. 林格液

E. 5% 糖盐

42. 子宫镜检查时间应为

A. 月经中期　　　　B. 月经前 5 天

C. 月经干净后 5 天　D. 月经干净后 10 天

E. 与月经无关

43. 不孕症的诊刮应于

A. 排卵前期

B. 月经中期

C. 月经前或月经来潮 12 小时内

D. 排卵期

E. 黄体期

44. 哪些患者可进行输卵管通液

A. 子宫结核史

B. 白带增多，外阴瘙痒

C. 有不规则阴道出血

D. 输卵管妊娠保守治疗后继发不孕

E. 下腹痛伴发热

45. 排卵期的确定依据是

A. 基础体温下降后 8 天

B. 基础体温上升前 8 天

C. 基础体温上升前后 2~3 天

D. 基础体温上升 4 天以后

E. 月经来潮前 10 天

46. 对于妇科检查下列哪项是不恰当的

A. 对疑有盆腔病变而检查不满意，可在麻醉下进行检查

B. 男医师检查病人应有其他医护人员在场

C. 检查前应排空膀胱

D. 就诊患者均应行双合诊检查

E. 避免经期做妇科检查

47. 妇科检查何时行宫颈刮片

A. 打开窥阴器前应使用润滑剂

B. 窥阴器打开暴露宫颈观察后做

C. 暴露宫颈并将阴道分泌物擦拭干净

D. 双合诊检查完毕再做

E. 放置窥阴器前做

48. 如足月产 3 次, 无早产, 流产 1 次, 现存子女 2 人应缩写为

A. 1 - 2 - 0 - 3

B. 3 - 0 - 1 - 2

C. 0 - 1 - 3 - 2

D. 2 - 3 - 1 - 0

E. 0 - 1 - 2 - 3

49. 就诊妇科, 除一般查体外应进行

A. 血尿常规化验

B. B 超

C. 盆腔检查

D. 激素水平测定

E. 肿瘤标记物检测

50. 羊水过多时, 在 B 超下为单一最大羊水暗区深度大于

A. 7cm

B. 4cm

C. 3cm

D. 20cm

E. 8cm

51. 转化区包含

A. 碘试验阴性区

B. 鳞柱交界以外的鳞状上皮

C. 新生的鳞状上皮及尚未被鳞状上皮取代的柱状上皮

D. 异位柱状上皮

E. 碘试验阳性区

52. 盆腔检查应采用的体位是

A. 平卧位

B. 膀胱截石位

C. 膝胸卧位

D. 臀高头低

E. 自由体位

53. 阴道涂片为炎症的巴氏分级, 可分为

A. Ⅲ 级

B. Ⅱ 级

C. Ⅰ 级

D. Ⅳ 级

E. Ⅴ 级

54. 基础体温反映

A. 一般活动状态下的能量代谢水平

B. 机体在静息状态下的能量代谢水平

C. 睡眠时的体温

D. 运动时的体温

E. 睡眠前体温

55. 末次月经缩写为

A. GMP

B. PMP

C. LMP

D. PML

E. GPT

56. 盆腔检查的重要内容是

A. 检查白带性质

B. 观察外阴病变

C. 双合诊

D. 查看宫颈是否糜烂

E. 了解是否有阴道壁膨出

57. 有排卵的正常月经周期体温曲线为

A. 单相曲线

B. 不规则曲线

C. 双相曲线

D. 正弦曲线

E. 对数曲线

58. 病史的主要组成部分为

A. 月经史及婚育史

B. 主诉

C. 现病史

D. 过去史

E. 个人史及家族史

59. 孕 33 周时, 首选的简易监护方法是

A. NST

B. 自我胎动监测, 定期复查

C. 生物物理监护

D. B 超监测羊水量

E. 彩超测脐动脉血流速图频谱

60. 为预防感染, 诊断性刮宫患者至少应在术后几周禁性生活及盆浴

A. 1 周

B. 2 周

C. 3 周

D. 4 周

E. 5 周

61. 关于功血诊断刮宫术, 下列哪项不正确

A. 刮宫的目的是止血及排除子宫内膜病变

B. 在经前期或月经来潮 6 小时内刮宫可确定有无排卵

C. 不规则流血原因不明者可随时进行刮宫术

D. 无排卵功血子宫内膜可呈现增生期变化

E. 为了解黄体功能, 应在月经来潮第 16 天诊刮

62. 37 岁, G1P0, 停经 3 个月时, 诊断为先天性心脏病 (室间隔缺损), 平日能胜任日常工作及生活, 于孕 32 周, 休息时心率 110 次/分, 稍活动感憋气, 有时夜间憋醒坐起, 此时应采取的最佳措施是

A. 服强心药, 门诊一周检查一次

B. 卧床休息, 积极防治呼吸道感染

C. 在基层保健站按高危妊娠严密观察

D. 立即入院治疗

E. 立即剖宫产中止妊娠

63. 胎儿染色体数目异常性疾病, 最常见的三体综合征是

A. 8 - 三体综合征

B. 13 - 三体综合征

C. 16 - 三体综合征

D. 18 - 三体综合征

E. 21 - 三体综合征

64. 孕期常规糖筛查的最佳时间是

A. 20 ~ 24 周

B. 23 ~ 25 周

C. 24 ~ 28 周

D. 28 ~ 30 周

E. 24～26周

65. 下列哪项不是羊膜腔穿刺的并发症
 A. 胎儿损伤
 B. 可能会发生脐带或胎盘血肿
 C. 可能发生持续性羊水渗漏
 D. 导致宫内感染
 E. 穿刺10天后发生流产

66. 40岁，初孕妇，月经周期28～30天，现宫内孕18周，B超提示羊水过少，胎儿小于孕周，进一步的处理是
 A. 绒毛活检行染色体检查
 B. 羊水穿刺行染色体核型分析
 C. B超随访
 D. 母血AFP测定
 E. 检测羊水乙酰胆碱酯酶

67. 下列哪种情况下应用腹腔镜检查是错误的
 A. 生殖器发育异常
 B. 子宫内膜异位症
 C. 异位妊娠
 D. 有手术史严重粘连者
 E. 浆膜下子宫肌瘤

68. 经腹壁穿刺术可用于下列哪种情况
 A. 移动性浊音阴性   B. 腹腔积液较少
 C. 腹腔有广泛粘连者   D. 有腹腔多次手术史
 E. 腹水量多者

69. 监测女性的排卵功能，以下哪项检查是不必要的
 A. 腹腔镜   B. 基础体温
 C. 宫颈黏液   D. 子宫内膜活检
 E. B超检查卵泡发育

70. 宫颈黏液检查见羊齿状结晶提示
 A. 体内无雌、孕激素
 B. 体内有一定量的雌激素
 C. 体内有一定量的孕激素
 D. 体内有一定量的雄激素
 E. 体内有一定量的HCG

71. 临产后，下列哪项是肛门检查的禁忌证
 A. 疑有胎儿窘迫
 B. 试产4～8小时产程进展缓慢者
 C. 宫缩过强
 D. 可疑有头盆不称
 E. 疑有前置胎盘者

72. 收集妇科病史时，下列哪项是不恰当的
 A. 病情越重，越需要详细了解和掌握病情后才能开始抢救

B. 对外院转诊者，应阅读病情介绍，作为重要参考资料
C. 对患者可以启发，但应避免暗示
D. 主诉应简单明确地提出主要症状和发病时间
E. 对有鉴别诊断意义的阴性症状应列入现病史中

【A3/A4型题】
(1～3题共用题干)
 28岁，女性，结婚5年，3年前人工流产1次，术后腹痛发热1周，经抗生素治疗后症状消失。近2年未避孕未孕，月经4～6天/28天，正常。
1. 最可能查出异常的辅助检查为
 A. 子宫输卵管碘油造影 B. 子宫内膜活检
 C. 宫腔镜检查   D. 性交后试验
 E. 基础体温

2. 最可能的诊断是
 A. 无排卵性不孕   B. 输卵管性不孕
 C. 免疫性不孕   D. 男性不育
 E. 子宫性不孕

3. 最有效的治疗是
 A. 促排卵治疗   B. 抗生素治疗
 C. 人工授精   D. 免疫抑制剂
 E. 试管婴儿

(4～6题共用题干)
 女性，45岁，发现子宫肌瘤3年，月经周期正常，经期延长，近来感尿频，憋不住尿，晨起时自摸到下腹部一实性包块，到医院就诊。
4. 采集病史时应特别注意询问
 A. 婚育史   B. 月经量
 C. 痛经   D. 白带性状
 E. 末次月经

5. 体检重点应是
 A. 宫颈形态大小
 B. 白带性状与镜检
 C. 双卵巢大小
 D. 子宫位置、大小及形态
 E. 输卵管形态有无增粗

6. 确诊最常用的辅助检查是
 A. 腹腔镜   B. MRI
 C. 子宫输卵管碘油造影 D. B超显像
 E. 宫腔镜

(7～8题共用题干)
 女性，28岁。停经55天，伴恶心呕吐，妇科检查：子宫增大约妊娠50天，双侧附件（-）。
7. 该病例首选辅助检查是

A. B超   B. 基础体温测定

C. 宫颈黏液检查   D. 血 HCG 检测

E. 黄体酮试验

8. 若确定为妊娠，应选择最佳的终止妊娠方法是

A. 药物流产   B. 人工流产吸宫术

C. 人工流产钳刮术   D. 乳酸依沙吖啶引产

E. 缩宫素静脉滴注

【B 型题】

（1~3 题共用备选答案）

A. 阴道脱落细胞以低层小圆形细胞为主

B. 诊断性刮宫子宫内膜呈部分增生期部分分泌期变化

C. 宫颈黏液清稀透亮，拉丝长，看到羊齿状结晶

D. 诊断性刮宫病理为子宫内膜腺瘤样增生

E. 诊断性刮宫病理为子宫内膜不典型增生

1. 哪项支持无排卵性功血的诊断

2. 哪项为子宫内膜癌前病变

3. 哪项支持有排卵性功血的诊断

（4~6 题共用备选答案）

（关于产前诊断的方法）

A. 绒毛活检术   B. 超声影像检查

C. 羊膜腔穿刺术   D. 脐带血穿刺术

E. 孕妇外周血分离胎儿细胞

4. 对胎儿危险性最大的检查手段为

5. 准确检查胎儿心脏有无异常的方法为

6. 最常应用的侵袭性产前诊断技术为

参考答案

【A1/A2 型题】

1. A	2. C	3. D	4. A	5. E	6. A	7. E	8. E
9. E	10. C	11. B	12. C	13. C	14. C	15. D	16. D
17. C	18. C	19. C	20. D	21. D	22. C	23. C	24. C
25. C	26. B	27. C	28. C	29. D	30. C	31. C	32. B
33. C	34. D	35. B	36. C	37. C	38. C	39. C	40. B
41. C	42. C	43. C	44. D	45. C	46. D	47. B	48. B
49. C	50. B	51. C	52. B	53. B	54. B	55. C	56. C
57. C	58. C	59. B	60. B	61. C	62. D	63. E	64. C
65. E	66. B	67. D	68. E	69. A	70. B	71. E	72. A

【A3/A4 型题】

1. A	2. B	3. E	4. B	5. D	6. D	7. A	8. B

【B 型题】

1. D	2. E	3. B	4. D	5. B	6. C

精选解析

【A1/A2 型题】

1. 宫颈细胞学检查是筛查宫颈癌的首选方法，只是初筛，若有异常应进一步行阴道镜检查，活检组织病理学是诊断的金标准。细胞病理学报告有传统的巴氏分级法和新近的 TBS 报告系统，后者更详尽更准确。

2. 作宫颈细胞学检查或阴道分泌物细菌培养时，应先取材后检查，以免污染标本。其余均正确。

3. 性交后出血。首先应考虑是否宫颈疾患。应作宫颈涂片检查，必要时阴道镜检查等以确诊。其他几项均正确。

4. 腹腔镜用于诊断临床不能确定的情况：如各种内生殖器异常、原因不明的下腹痛、内异症、不孕症等。并发症多因穿刺或手术操作引起的脏器损伤。禁忌证包括：严重心、肺疾患或膈疝；严重的盆腹腔粘连等。腹腔镜检查是诊断盆腔子宫内膜异位症的金标准。

5. 子宫内膜随卵巢的周期性变化而发生变化，排卵前在卵巢分泌的雌激素作用下子宫内膜增生；排卵后在卵巢分泌的雌、孕激素协同作用下，增生期子宫内膜转化为分泌期内膜。血清雌二醇测定、血清雌激素和孕激素测定、宫颈黏液检查以及基础体温测定只能分析估计卵巢的内分泌功能或有无排卵，不能确切了解子宫内膜有无相应的反应；子宫内膜有无周期性变化，不仅受体内雌、孕激素的影响，更受子宫及子宫内膜的发育、有无病变及其雌、孕激素受体的含量等影响，所以只有通过诊断性刮宫取子宫内膜行组织病理学检查，才能确切了解子宫内膜的周期性变化。

6. 宫腔镜检查主要探察异常子宫出血，也用于诊断闭经、原发或继发不孕的子宫原因；其副作用及并发症同人工流产，若不谨慎有发生子宫穿孔的危险。有活动性出血、急性、亚急性炎症时不宜进行；可在全身麻醉下进行，也可行宫颈局部麻醉。

7. B超可诊断早孕及多种病理妊娠，但对妊娠期高血压疾病、过期妊娠、母婴血型不合的诊断无大意义。B超不能完全探及盆腹腔微小的异位症病灶。B超检查不能代替宫腔镜检查，可指导宫腔镜检查和手术，可协助诊断各种异常子宫出血的原因。

8. 先天性白内障不是遗传性疾病而是先天疾病，不属于产前诊断对象。

9. 血白细胞总数不是绒毛膜癌预后评分中的预后因素项目。

60. 一般在诊断性刮宫术后 2 周，子宫内膜及宫颈

管创面基本愈合。因此，术后2周内禁性生活及盆浴。

64. 常规糖筛查的最佳时间是24~28周。

66. 应首先考虑胎儿染色体异常的可能性，故应首选羊水穿刺进行染色体核型分析。

【A3/A4 型题】

(1~3题共用题干) 患者人流术后发热，常并发盆腔炎，很可能因输卵管炎症后狭窄、阻塞或蠕动不良而致不孕。应进行子宫输卵管碘油造影以了解子宫及输卵管通畅否。患者有正常月经，卵巢功能很可能正常。宫腔镜和内膜活检用于子宫有器质型病变者。性交后试验用于检测女方是否排斥精子；因为该患者是继发不育不考虑男性不育，也不必做性交后试验。输卵管慢性炎症型阻塞经短期抗生素治疗不会有明显改善。由于阻塞，精子和卵细胞无法结合，所以人工授精和促排卵治疗是无效的。

(4~6题共用题干) 若出血过多至贫血则为手术指征。经量增多是子宫肌瘤最常见的典型症状，体检重点应是子宫位置、大小及形态。若肌瘤在前壁、较大，则符合膀胱压迫症状。有明显的膀胱或直肠压迫症状或子宫大于孕10周大小，为手术指征；B超无损伤、可重复，

可明确盆腔包块来源，排除妊娠及其相关疾病，明确肌瘤大小、数目、部位等，已成为子宫肌瘤主要诊断方法。

【B型题】

(1~3题共用备选答案) 阴道表皮细胞受卵巢激素的影响，雌激素影响表现为角化，孕激素影响表现为角化前的特征，雌激素低落出现低层小圆形细胞。宫颈黏液结晶呈现羊齿状结晶，说明受雌激素影响，需每周检查一次，连续观察3~4次根据有无周期性变化而分析有无排卵。在月经第5~6日取子宫内膜呈部分增生期部分分泌期变化，是有排卵性功血分类中的子宫内膜不规则脱落的特点。子宫内膜复合性增生，即腺瘤样增生，为无排卵功血子宫内膜长期受雌激素影响的特征之一。

(4~6题共用备选答案) 绒毛活检术是早孕期对胎儿进行染色体分析、基因或酶代谢等遗传性疾病的诊断方法。超声影像可准确检测胎儿有无结构异常，如头颅、脊柱、心脏病等。羊膜腔穿刺术是最常应用的侵袭性产前诊断技术，一般在16~20周进行。脐带血穿刺术操作难度大、技术要求最高、对胎儿的危险最大。产前诊断的方法还有胎儿镜检查和孕妇外周血分离胎儿细胞技术等。

第十五章 外阴色素减退与外阴瘙痒

【A1/A2 型题】

1. 下面属于外阴非鳞状上皮内瘤变的是
   A. 外阴湿疹
   B. 外阴乳头瘤
   C. 外阴硬化性苔藓
   D. 外阴非浸润性黑色素瘤
   E. 外阴白化病

2. 外阴左侧大阴唇鳞状细胞癌，局限于外阴，直径 2cm，浸润深度 1.5cm，最佳治疗方案是
   A. 外阴根治术加双侧腹股沟淋巴结清扫术
   B. 外阴根治术加同侧腹股沟淋巴结清扫术
   C. 外阴广泛切除术
   D. 放疗
   E. 化疗

3. 40 岁，因外阴白色病变行外阴活检，病理报告为：VIN Ⅲ级。是指下列哪种情况
   A. 外阴上皮轻度不典型性增生
   B. 外阴硬化性苔藓
   C. 外阴上皮中度不典型性增生
   D. 外阴鳞状上皮增生
   E. 外阴重度不典型性增生和原位癌

4. 56 岁，外阴瘙痒 2 年。妇科检查：外阴左侧直径 3cm 的皮损，呈红色，边界清楚，表面粗糙。外阴活检报告为：外阴 Paget 病。属于下列何种病变
   A. 外阴上皮鳞状增生
   B. 外阴湿疹
   C. 外阴浸润癌
   D. 外阴非鳞状上皮内瘤样变
   E. 外阴鳞状上皮内瘤样变

5. 下面有关外阴鳞状细胞癌说法错误的是
   A. 确诊需病理活检
   B. 占外阴恶性肿瘤的 80%～90%
   C. 是最常见的外阴癌
   D. 肿瘤局限于外阴，直径 3cm 属于Ⅲ期
   E. 手术治疗为主，放化疗为辅

6. 外阴 Paget 病出现浸润时，最佳治疗方案是
   A. 外阴根治术
   B. 外阴单纯切除
   C. 外阴根治术加双侧腹股沟淋巴结清扫术

   D. 激光治疗
   E. 放疗

7. 对于外阴白色病变，下列何项最有助于诊断
   A. 局部以 1% 的甲苯胺蓝涂于病变区
   B. 细胞涂片检查
   C. 外阴多点活组织检查
   D. 阴道镜检查
   E. B 超检查

8. 外阴癌最多见的转移途径是
   A. 淋巴转移
   B. 直接浸润
   C. 血行转移
   D. 淋巴转移及血行转移
   E. 直接浸润及淋巴转移

9. 下面哪种外阴病变是外阴癌的癌前病变
   A. 外阴鳞状上皮增生
   B. 硬化性苔藓
   C. 外阴鳞状上皮重度不典型性增生
   D. 外阴白癜风
   E. 外阴白化病

10. 44 岁，体形肥胖。外阴瘙痒 2 年，用皮质激素治疗后无明显好转。妇科检查：外阴发育正常，大小阴唇潮红，未见明显皲裂、色素脱失、溃疡，分泌物不多，无异味。最可能的诊断是
    A. 念珠菌性阴道炎　　　　B. 滴虫性阴道炎
    C. 外阴硬化性苔藓　　　　D. 糖尿病性外阴炎
    E. 老年性阴道炎

11. 外阴癌中最常见的病理类型是
    A. 前庭大腺癌　　　　　　B. 汗腺癌
    C. 鳞状上皮癌　　　　　　D. 恶性黑色素瘤
    E. 基底细胞癌

12. 对于外阴白色病变，何项是错误的
    A. 病理可出现细胞非典型性增生
    B. 现认为凡外阴皮肤变白、变粗或萎缩，统称为慢性外阴营养不良
    C. 为女性皮肤、黏膜营养障碍所致的组织变性及色素改变的疾病
    D. 外阴白斑属于癌前病变
    E. 1975 年国际会议决定取消外阴白斑命名

13. 下面有关外阴硬化性苔藓说法错误的是
    A. 绝经后妇女和青春期少女最多见
    B. 恶变几率较高，一般均需手术治疗
    C. 以外阴皮肤萎缩为特征
    D. 确证需进行病理检查
    E. 主要症状是病损区皮肤发痒

14. 外阴上皮内瘤样变Ⅲ级的最佳治疗方案是
    A. 药物治疗　　　　　B. 激光治疗
    C. 单纯外阴切除　　　D. 单纯病灶切除
    E. 外阴根治术

15. 外阴鳞状上皮增生的临床表现正确的是
    A. 外阴瘙痒重，难以忍受
    B. 多发生于生育年龄
    C. 病变多在一侧
    D. 主要累及小阴唇
    E. 早期病变呈白色为其特征

16. 前庭大腺病变特点正确的是
    A. 多为双侧性
    B. 绝经后妇女多见
    C. 支原体是其主要病原体
    D. 病变位于两侧大阴唇前部
    E. 形成囊肿直径不超过6cm

17. 关于外阴白癜风叙述正确的是
    A. 病变仅发生在外阴
    B. 围绝经期妇女发病居多
    C. 因黑素细胞被破坏致病
    D. 自觉症状多数明显
    E. 按炎症治疗有效

18. 女，45岁，外阴奇痒2余年，外阴皮肤增厚，纹理突出，且由于长时间搔抓出现不同程度的破损、皲裂、隆起。为确诊，应进行哪项检查
    A. 刮片细胞学检查　　B. 分泌物细菌学检查
    C. 阴道镜检查　　　　D. 活组织病理检查
    E. B超检查

19. 关于外阴白色病变的诊断，下述哪项是错误的
    A. 用碘涂抹病变区，皮肤出现不着色区，作多点活检准确率高
    B. 应在病变区作多点活检
    C. 活检应选在皮肤有破裂、溃疡、隆起、硬结和粗糙等不同部位取材，方能作出病理分类
    D. 活检病理诊断是最可靠的诊断依据
    E. 由于病变不恒定，活检不仅要多点取材，还要定期随访才能提高准确率

20. 女，50岁。因外阴瘙痒而就医，组织病理为增生型，

营养不良，下列治疗中哪项是正确的
    A. 活检有非典型增生时手术治疗
    B. 全身治疗
    C. 补充多量维生素
    D. 因有恶变趋向，应及早手术治疗
    E. 全身＋局部治疗

21. 女，32岁。新婚一周，性生活困难。妇检：外阴黏膜变薄、干燥，可见破裂口，皮肤无弹性，阴蒂萎缩，小阴唇平坦消失。阴道口挛缩狭窄，仅容指尖，该患者的治疗应选用
    A. 雄激素制剂局部上药以缓解症状
    B. 全身＋局部药物
    C. 活检出现非典型增生时手术治疗
    D. 手术治疗
    E. 以上都不是

22. 女，37岁。外阴奇痒，分泌物不多。妇检：两侧小阴唇增厚，外阴黏膜不红，阴道畅，皱襞正常，无异常分泌物，宫颈柱状，光滑，Ⅰ度肥大，子宫前位，常大，双附件（-），为确诊应选用
    A. 阴道分泌物涂片　　B. 外阴活检
    C. 宫颈涂片（CCT）　　D. 阴道镜
    E. 盆腔B超

23. 关于外阴白色病变，下述哪项是正确的
    A. 外阴白色病变的病因是念珠菌感染
    B. 增生型和混合型营养不良常继发癌变
    C. 硬化型苔藓型营养不良的病因与遗传、自身免疫、性激素不足可能有关
    D. 外阴白色病变病理变化恒定，任何病变区域一次活检均能作出诊断
    E. 治疗原则以手术切除为宜

24. 能引起外阴瘙痒的原因不包括
    A. 高血压　　　　　　B. 糖尿病
    C. 黄疸　　　　　　　D. 外阴白色病变
    E. 维生素A、B缺乏

25. 外阴白化病与哪些因素有关
    A. 癌变　　　　　　　B. 过敏
    C. 病毒感染　　　　　D. 遗传
    E. VIN

26. 外阴鳞状上皮增生的主要临床表现为
    A. 不规则出血　　　　B. 分泌物增多
    C. 外阴瘙痒　　　　　D. 外阴肿物
    E. 外阴疼痛

27. 外阴白化病是由于
    A. 表层细胞过度角化

B. 真皮乳头层水肿
C. 黑素细胞减少
D. 表皮中含有不成熟黑色素细胞
E. 皮层角化和毛囊角质栓塞

28. 诉外阴有时瘙痒，查体外阴皮肤变白、变薄、弹性差。临床可能诊断为
A. 鳞状上皮增生
B. 外阴硬化性苔藓
C. VIN
D. 白化病
E. 白癜风

29. 硬化性苔藓用 2%丙酸睾丸酮凡士林软膏治疗期间，可能出现
A. 局部恶变
B. 药物过敏
C. 肝功能损害
D. 毛发增多，阴蒂增大
E. 月经失调

30. 外阴色素减退性疾病又称
A. 外阴不典型增生
B. 外阴癌前病变
C. 外阴白色病变
D. 外阴癌
E. 非特异性外阴炎

31. 根据外阴皮肤病分类法，皮肤和黏膜非赘生性上皮疾病包括
A. 轻度不典型增生
B. 硬化性苔藓
C. 外阴疣样病变
D. 外阴癌
E. 外阴白化病

32. 外阴鳞状上皮增生又称
A. 外阴癌
B. VIN
C. 慢性单纯性苔藓
D. 外阴营养不良
E. 外阴尖锐湿疣

33. 幼女硬化性苔藓一般宜采用的治疗是
A. 5%氢化可的松软膏
B. 丙酸睾丸酮油膏
C. 100mg 黄体酮油剂加入 30g 凡士林
D. 红霉素软膏
E. 激光治疗

34. 外阴鳞状上皮增生的癌变率约
A. 10%
B. 20%
C. 30%
D. 5%
E. 8%

35. 对于外阴白癜风的临床治疗，下列哪项是正确的
A. 2.5%氢化可的松软膏
B. 5%氢化可的松软膏
C. 2%丙酸睾丸酮凡士林软膏
D. 激光

E. 不需治疗

36. 对于外阴白癜风，下列哪项是错误的
A. 身体其他部位可伴发
B. 青春期发病多
C. 可转化成癌
D. 发白区皮肤周围过度色素沉着
E. 病变区皮肤光滑润泽

37. 硬化性苔藓治疗的标准方法是
A. 1%氢化可的松软膏
B. 5%氢化可的松软膏
C. 2%丙酸睾丸酮凡士林软膏
D. 激光治疗
E. 手术

38. 外阴鳞状上皮增生的活检区域应为
A. 碘着色区
B. 碘不着色区
C. 醋白上皮区
D. 1%甲苯胺蓝脱色区
E. 1%甲苯胺蓝不脱色区

39. 外阴鳞状上皮增生的治疗应首选
A. 激光治疗
B. 皮质激素类软膏局部治疗
C. 外阴切除
D. 坐浴
E. 外阴病灶切除

40. 对于外阴鳞状上皮增生下列哪项叙述是错误的
A. 依靠病理切片检测确诊
B. 比较容易癌变
C. 是以外阴瘙痒为主要症状
D. 主要采用皮质激素局部治疗
E. 内科治疗无效可进行手术切除

41. 外阴硬化性苔藓的典型病理特征是
A. 真皮乳头层水肿
B. 黑素细胞增加
C. 表层细胞过度角化
D. 底层细胞增生
E. 皮层角化和毛囊角质栓塞

42. 外阴硬化性苔藓的临床特征是
A. 外阴瘙痒
B. 皮肤增厚
C. 不规则出血
D. 白带增多
E. 皮肤萎缩

43. 治疗外阴鳞状上皮增生的首选药物是
A. 干扰素软膏
B. 红霉素软膏

C. 1% ~2% 氢化可的松软膏

D. 5 – FU 局部注射

E. 5% 氢化可的松软膏

44. 外阴硬化性苔藓多发生于

A. 幼女
B. 任何年龄
C. 40 岁左右
D. 绝经后
E. 青春期

45. 外阴硬化性苔藓的早期病理改变是

A. 表层细胞增生
B. 表层细胞过度角化
C. 真皮乳头层水肿
D. 毛囊角质栓塞
E. 底层细胞增生

46. 外阴瘙痒,查体双侧大阴唇皮肤可见对称性苔藓样变,可能为

A. 糖尿病性外阴炎
B. 白化病
C. 念珠菌感染
D. 外阴鳞状上皮增生
E. VIN

47. 长期使用高效类固醇制剂涂擦外阴可导致

A. 菌群失调
B. 癌变
C. 局部皮肤萎缩
D. 阴道炎
E. 局部破溃

48. 下列哪项不属于外阴上皮内瘤样病变

A. 外阴鳞状上皮细胞增生
B. 外阴鳞状上皮轻度不典型增生
C. 外阴鳞状上皮中度不典型增生
D. 外阴鳞状上皮重度不典型增生
E. 原位癌

【A3/A4 型题】

(1 ~2 题共用题干)

58 岁妇女,既往有外阴色素减退性疾病史,近期外阴瘙痒症状明显加重且伴有疼痛。查体见外阴色素脱失,右侧大阴唇见直径 2cm 不规则肿物,质硬,表面有浅表溃疡。表浅淋巴结未触及。

1. 最可能的诊断是

A. 乳头瘤
B. 纤维瘤
C. 外阴鳞癌
D. 外阴基底细胞癌
E. 外阴恶性黑色素瘤

2. 确诊的首选检查方法为

A. 病灶处涂片细胞学检查
B. 病灶处活组织检查
C. 阴道镜检查
D. B 超检查
E. CT 检查

(3 ~5 题共用题干)

55 岁妇女,外阴瘙痒 3 个月,白带不多,无异味。

妇科检查见外阴有抓痕,皮肤暗红间有色素脱失区,质地似皮革,皮肤纹理显现,病变呈对称性,阴道未见明显充血。

3. 该患者最可能的诊断应是

A. 外阴炎
B. 细菌性阴道病
C. 外阴鳞状上皮增生
D. 外阴硬化性苔藓
E. 老年性阴道炎

4. 最有效的治疗方法应是

A. 口服甲硝唑
B. 氟轻松软膏外涂
C. 4% 碳酸氢钠液坐浴
D. 雌激素软膏外涂
E. 口服广谱抗生素

5. 若病变活组织检查报告未见不典型增生改变,正确处理应是

A. 皮质激素软膏外涂
B. 丙酸睾酮软膏外用
C. 外阴病灶切除或单纯外阴切除术
D. 广泛性外阴切除术
E. 微波治疗

【B 型题】

(1 ~4 题共用备选答案)

A. 单纯病灶切除术
B. 单纯外阴切除术
C. 外阴根治术
D. 外阴根治术加双侧腹股沟淋巴结清扫术
E. 放疗

下列疾病最佳治疗方案是

1. 外阴乳头瘤

2. 外阴 Paget 病无浸润

3. VIN II 级

4. 外阴原位癌

参考答案

【A1/A2 型题】

1. D	2. B	3. E	4. D	5. D	6. C	7. C	8. E
9. C	10. D	11. C	12. D	13. B	14. C	15. A	16. E
17. C	18. D	19. A	20. A	21. A	22. B	23. C	24. A
25. D	26. C	27. D	28. B	29. D	30. C	31. B	32. C
33. C	34. B	35. E	36. C	37. B	38. E	39. B	40. B
41. E	42. E	43. C	44. D	45. C	46. D	47. C	48. A

【A3/A4 型题】

1. C	2. B	3. C	4. B	5. E

【B 型题】

1. A	2. B	3. B	4. B

精选解析

【A1/A2 型题】

17. 外阴白癜风除外阴外，常伴发身体其他部位；青春期少女发病者居多；无自觉不适；一般不需治疗。

18. 患者外阴皮肤增厚，纹理突出，出现不同程度的破损、皲裂、隆起。考虑为外阴鳞状上皮增生。为明确诊断，除外癌变，应作活组织病理学检查。

48. 外阴上皮内瘤样病变（VIN）只包括外阴鳞状上皮轻度、中度、重度不典型增生和原位癌。

【A3/A4 型题】

（3～5 题共用题干）体征典型，主要病理变化是表皮层角化过度，棘细胞层增厚。肾上腺皮质激素每日涂擦 3～4 次能缓解瘙痒症状。微波治疗破坏 2mm 皮肤层即可消灭异常上皮组织和破坏真皮层内神经末梢，可使皮肤瘙痒减轻。

第十六章　女性生殖系统炎症

1. 患者外阴痒 1 周，查阴道黏膜覆以膜状物，擦除后露出红肿黏膜面，正确的处理应是
   - A. 局部用克林霉素软膏
   - B. 阴道内放置达克宁栓
   - C. 阴道内放置甲硝唑片
   - D. 阴道内放置尼尔雌醇片
   - E. 外阴部用 0.5% 醋酸液洗涤

2. 子宫内膜结核最可靠的诊断依据是
   - A. 月经血结核菌培养
   - B. 子宫内膜病理活检
   - C. 宫腔镜检查
   - D. 子宫输卵管碘油造影
   - E. 盆腔 X 线片见孤立钙化点

3. 细菌性阴道病最常见的病原体是
   - A. 金黄色葡萄球菌
   - B. 溶血性链球菌
   - C. 大肠埃希菌
   - D. 加德纳尔菌
   - E. 沙眼衣原体

4. 有关女性生殖器结核病理，正确的是
   - A. 输卵管结核多为双侧性
   - B. 输卵管结核常由子宫内膜结核蔓延而来
   - C. 宫颈结核较多见，呈菜花状
   - D. 卵巢结核易侵犯卵巢深层
   - E. 盆腔腹膜结核多合并子宫内膜结核

5. 妇女，54 岁。白带增多，均匀稀薄：有臭味，阴道黏膜无明显充血，阴道 pH 5。最可能的诊断是
   - A. 急性淋病
   - B. 细菌性阴道病
   - C. 滴虫阴道炎
   - D. 念珠菌阴道炎
   - E. 老年性阴道炎

6. 念珠菌阴道炎的治疗，错误的是
   - A. 积极治疗糖尿病
   - B. 用 4% 碳酸氢钠液冲洗阴道
   - C. 克霉唑栓剂放置阴道
   - D. 甲硝唑栓剂放置阴道
   - E. 1% 甲紫液涂擦阴道

7. 诊断细菌性阴道病的指标不包括
   - A. 均质、稀薄的白带
   - B. 阴道 pH > 4.5
   - C. 氨臭味试验阳性
   - D. 线索细胞
   - E. 挖空细胞

8. 女性 56 岁，外阴痒 1 个月，白带乳块状，镜检发现真菌菌丝，合理的处理是
   - A. 阴道内放置米康唑栓
   - B. 阴道内放置甲硝唑栓
   - C. 阴道内放置己烯雌酚栓
   - D. 外阴应用氢化可的松软膏
   - E. 外阴应用 0.5% 醋酸液清洗

9. 32 岁，女性，G3P1，月经规律无痛经，人工流产后 2 年来经常下腹部隐痛、腰酸胀，时轻时重，无发热，妇科检查子宫后位不活动，双侧附件增厚，轻度压痛，以下的诊断和处理哪项恰当
   - A. 可能的诊断为慢性盆腔炎
   - B. 可能的诊断为子宫内膜异位症
   - C. 应给予物理治疗或开腹探查
   - D. B 超检查对鉴别诊断无帮助
   - E. 慢性盆腔炎均有急性盆腔炎病史

10. 已婚女，29 岁，患宫颈炎多年，时轻时重，要求复诊并给予彻底治疗，检查宫颈中度糜烂，充血水肿，脓性白带，以下的诊断和处理哪项不恰当
    - A. 目前应诊断为急性宫颈炎
    - B. 应立即选用电灼、激光等物理治疗
    - C. 宫颈炎与宫颈癌早期难区别，需做宫颈细胞学检查
    - D. 急性宫颈炎与慢性宫颈炎可相互转化
    - E. 应口服或阴道用药治疗后行物理治疗

11. 某年轻女性，2 年来反复发作外阴阴道念珠菌病（VVC），最近准备怀孕，非常担心和苦恼，来咨询该病的病因及防治，以下的解释和处理哪项不恰当
    - A. 应询问她有无糖尿病，是否经常使用抗生素
    - B. 询问是否有肛周炎、手足癣等，念珠菌病可由此感染
    - C. 应勤换内裤，用过的内裤、盆及毛巾用开水烫洗
    - D. 顽固病例或阴道用药不便者，可用口服药如氟康唑等治疗
    - E. 首选阴道内用药，如制霉菌素或克霉唑栓剂等

12. 关于慢性盆腔炎病，以下哪项不正确
    - A. 可表现为慢性宫颈炎及阴道炎
    - B. 可表现为输卵管卵巢囊肿
    - C. 可表现为盆腔结缔组织炎
    - D. 可表现为子宫内膜炎及盆腔腹膜炎

E. 可表现为输卵管炎与输卵管积水

13. 有关滴虫性阴道炎，以下哪项错误

A. 可经性交直接传播，也可经污染的衣物等间接传播

B. 分泌物灰黄稀薄，有泡沫，阴道黏膜可见散在红色斑点

C. 常伴有外阴瘙痒，性交痛，尿频，尿痛及不育

D. 阴道分泌物悬滴法显微镜下检查找到滴虫即可诊断

E. 滴虫有嗜血和耐酸特性，可用碱性液灌洗阴道治疗

14. 盆腔炎的病原菌及传染途径，以下哪项正确

A. 盆腔炎与性生活没关系

B. 盆腔感染的主要菌种是厌氧菌

C. 主要是需氧菌和厌氧菌的混合感染

D. 病原菌以血循环传播为主

E. 病原菌以沿生殖器黏膜上行蔓延为主

15. 患儿 2 岁患肺炎 3 次，患中耳炎 2 次。这些感染均为肺炎球菌性的，其原因可能是

A. 暂时性单独 T 细胞缺陷

B. T、B 细胞联合性缺陷

C. B 细胞缺陷

D. 暂时性贫血

E. AIDS（艾滋病）

16. 一哺乳患者，右乳内发现 4cm 大硬块、疼痛，已 2 天，多为

A. 乳癌   B. 炎性乳癌

C. 急性乳腺炎   D. 肉瘤

E. 乳腺囊性增生病

17. 对于细菌性阴道病，哪项不正确

A. 主要由厌氧菌感染

B. 阴道排液增加，有恶臭味

C. 分泌物为匀质稀薄

D. 阴道 pH < 4.5

E. 阴道分泌物中找到线索细胞即可诊断

18. 输卵管结核的主要传染途径为

A. 盆腔腹膜结核直接蔓延扩散

B. 血行传播

C. 上行感染

D. 淋巴传播

E. 病灶种植

19. 下面哪项和输卵管闭锁关系最小

A. 子宫内膜炎   B. 输卵管炎

C. 输卵管积水   D. 生殖器结核

E. 卵巢囊肿

20. 关于孕妇感染弓形虫叙述正确的是

A. 垂直传播的可能性较少

B. 隐性型在临床不多见

C. 显性型在临床最常见

D. 应用乙酰螺旋霉素有效

E. 检查新生儿无异常无须治疗

21. 对于生殖器结核的诊断，哪项是错误的

A. 经血或子宫内膜结核菌培养阴性，不可除外生殖器结核

B. 盆腔 X 线平片检查，发现孤立钙化点，提示盆腔结核病灶

C. 腹腔镜检查为最直接、最可靠的诊断方法

D. 血沉正常不能除外结核病

E. 结核菌素试验阴性，表示未感染过结核

22. 女性 32 岁，白带多，脓性，妇科检查宫颈充血，分泌物脓性，宫颈呈颗粒型糜烂，诊断为宫颈中度颗粒型糜烂，其最后治疗方案应是

A. 局部药物治疗

B. 物理治疗

C. 局部药物治疗 + 全身消炎治疗

D. 局部消炎治疗后物理治疗

E. 宫颈锥形切除术

23. 32 岁，因患慢性宫颈炎行宫颈活检，病理诊断为宫颈息肉，其病理变化正确的是

A. 宫颈腺管口被鳞状上皮细胞覆盖

B. 组织充血，宫颈水肿，腺体和间质增生

C. 宫颈鳞状上皮脱落，柱状上皮覆盖

D. 宫颈管内的黏膜及其下的组织充血、水肿、结缔组织增生

E. 宫颈管局部黏膜增生，向宫颈外口突出

24. 女，61 岁，绝经 4 年，近期阴道白带增多，偶尔白带带血，诊断为老年性阴道炎，治疗中除局部抗炎治疗外，可加用少量

A. 雄激素   B. 孕激素

C. 雌激素   D. 糖皮质激素

E. 维生素

25. 下面哪项是错误的组合

A. 滴虫性阴道炎——黄色泡沫状白带

B. 老年性子宫内膜炎——黏液性白带

C. 子宫颈癌——米汤样白带

D. 霉菌性阴道炎——豆渣样白带

E. 宫颈炎——黏液脓性白带

26. 子宫颈糜烂活检呈鳞状上皮化生提示

A. 非典型增生　　　　　　　B. 癌变

C. 糜烂愈合过程　　　　　　D. 宫颈息肉

E. 原位癌

27. 子宫输卵管碘油造影，哪项不符合生殖道结核

A. 子宫腔内狭窄，边缘呈锯齿状

B. 输卵管管腔细小而僵直

C. 输卵管管腔多处狭窄，呈串珠状

D. 子宫腔增大，有充盈缺损

E. 盆腔内孤立的钙化灶

28. 女性，25岁，患慢性盆腔炎2年，反复发作，此次入院因高热3天伴有下腹痛。妇科检查：子宫大小正常，左侧可及5cm×6cm×7cm包块，不活动，压痛明显，最适宜的处理原则为

A. 中药治疗

B. 中药及抗生素治疗

C. 给予足量抗生素下行开腹术

D. 抗生素及物理治疗

E. 后穹窿切开引流术

29. 下面哪项不是慢性生殖器结核X线检查的特点

A. 输卵管有钙化影

B. 子宫腔畸形，边缘呈锯齿状

C. 输卵管有多个狭窄部分，呈串珠样

D. 碘油进入子宫肌层静脉丛

E. 宫腔有一致性暗影

30. 女性，49岁，因下腹不适，腰骶部疼痛，伴多量白带，诊断为"颗粒型重度糜烂"前来就诊，正确的处理是

A. 可暂时观察，定期随访至绝经期后

B. 物理治疗

C. 药物治疗

D. 宫颈锥切治疗

E. 先做宫颈刮片，排除早期宫颈癌后，再做治疗

31. 滴虫性阴道炎的传播方式，下列哪项是错误的

A. 公共浴池传播

B. 宫内传播

C. 性交传播

D. 不洁器械和敷料传播

E. 游泳池传播

32. 对于慢性宫颈炎，以下哪项是错误的

A. 宫颈糜烂根据糜烂面的深浅程度可分为三型

B. 宫颈糜烂根据糜烂面积的大小可分为轻、中、重三度

C. 炎症沿宫骶韧带扩散到盆腔时，有腰骶部痛、下坠等症状

D. 治疗方法以全身用药与局部用药相结合

E. 治疗前必须做宫颈刮片检查

33. 慢性盆腔炎的病理变化，正确的是

A. 输卵管卵巢脓肿　　　　　B. 输卵管积脓

C. 急性输卵管卵巢炎　　　　D. 输卵管卵巢囊肿

E. 败血症

34. 诊断生殖器结核，正确的是

A. 胸部透视未见肺内结核灶，可排除生殖器结核

B. 子宫内膜病理阴性者，可排除生殖器结核

C. 宫颈小，无组织物刮出者，不能排除生殖器结核

D. 血沉正常者不应诊断

E. 月经血培养阴性者，亦可排除诊断

35. 急性盆腔炎的手术指征，哪项是错误的

A. 可疑脓肿破裂　　　　　　B. 输卵管卵巢脓肿

C. 盆腔脓肿　　　　　　　　D. 急性子宫肌炎

E. 药物治疗无效，中毒症状加重

36. 对于输卵管结核，下列表述何项不正确

A. 多为双侧输卵管受累，有结核结节及干酪样坏死

B. 发病率占女性生殖器结核首位

C. 输卵管表面有粟粒状小结节

D. 常合并腹膜结核及包裹性积液

E. 子宫直肠窝可扪及痛性结节

37. 关于霉菌性阴道炎的临床表现，哪项是错误的

A. 表浅的溃疡　　　　　　　B. 白色豆渣样白带

C. 阴道粘连，闭锁　　　　　D. 尿频、尿痛

E. 外阴瘙痒、灼痛

38. 白色念珠菌感染治疗中，错误的是

A. 常与糖尿病并发，应同时治疗糖尿病

B. 用0.5%醋酸液阴道灌洗

C. 内裤、盆及毛巾开水烫洗

D. 用抗真菌药全身或局部用药

E. 合并妊娠时应行局部治疗

39. 对于滴虫性阴道炎的治疗，下列哪项是错误的

A. 病情顽固者夫妻应同时口服甲硝唑治疗

B. 妊娠早期不宜用甲硝唑治疗

C. 甲硝唑不能通过胎盘进入胎儿体内

D. 局部用药效果最佳

E. 阴道放药前先用酸性溶液冲洗可提高疗效

40. 关于细菌性阴道病，下列哪项是错误的

A. 细菌性阴道病的病理特征是无炎症病变

B. 细菌性阴道病是一种混合性细菌感染，主要有加得纳菌、各种厌氧菌及支原体

C. 阴道分泌物恶臭，呈灰白稀薄，黏度低，有时可见泡沫

D. 治疗本病首选药物是甲硝唑

E. 用苏打液冲洗或肥皂水清洗阴道可提高疗效

41. 同滴虫性阴道炎发病原因有直接关系的是
A. 阴道细胞内糖原合成增加
B. 阴道内 pH 改变
C. 阴道内湿度改变
D. 月经中期易发病
E. 滴虫寄生于阴道内

42. 对于慢性盆腔炎，哪项是错误的
A. 输卵管积水表面光滑，可游离于盆腔
B. 慢性输卵管炎常为双侧
C. 常为急性盆腔炎未彻底治疗、病程迁延所致
D. 输卵管卵巢囊肿为良性上皮性肿瘤
E. 慢性盆腔炎可急性发作

43. 慢性宫颈炎的治疗方法中错误的是
A. 电熨治疗　　B. 激光治疗
C. 抗生素治疗　　D. 药物治疗
E. 冷冻治疗

44. 经产妇，34 岁，腰痛白带多，经多次治疗效果不佳，妇检：宫颈重度糜烂，宫颈活检病理切片报告为"鳞状上皮化生"应诊断为
A. 子宫颈息肉　　B. 宫颈腺体囊肿
C. 子宫颈非典型性增生　　D. 子宫颈原位癌
E. 慢性宫颈炎

45. 妇女白带的来源，下属何项表述不正确
A. 子宫内膜分泌物
B. 阴道上皮腺体分泌物
C. 宫颈腺体分泌物
D. 阴道黏膜渗出物
E. 宫颈及阴道的脱落细胞

46. 对于白色念珠菌阴道炎的诱发因素，下列哪项应除外
A. 糖尿病　　B. 长期使用抗生素
C. 长期口服避孕药　　D. 妊娠
E. 月经

47. 对于白色念珠菌性阴道炎，哪项是错误的
A. 局部用碱性液冲洗后，用制霉菌素或达克宁栓治疗
B. 白色念珠菌寄居于口腔、肠道及阴道黏膜，三部位可相互感染
C. 多见于孕妇、糖尿病人，接受雌激素治疗或长期使用抗生素者
D. 与滴虫的生存条件不同，不同时感染
E. 为避免感染新生儿，孕期应进行局部治疗

48. 对于滴虫性阴道炎，哪项是错误的

A. 分泌物呈灰黄、稀薄，有泡沫，阴道黏膜可见散在红色斑点
B. 滴虫可侵入尿道、尿道旁腺、膀胱及肾盂
C. 有外阴瘙痒、性交疼痛、尿频、尿痛等症状，可导致不孕
D. 阴道分泌物悬滴法找到滴虫即可诊断
E. 若悬滴法找不到滴虫，可用酸性液灌洗阴道后复查

49. 女性生殖系统的防御机制，哪一项最重要
A. 阴道自洁作用
B. 盆底肌肉的作用保持阴道口闭合，阴道前后壁紧贴
C. 双侧大阴唇自然合拢
D. 宫颈黏液栓
E. 子宫内膜周期性脱落

50. 下面哪项检查对于生殖器结核诊断不具有特异性
A. 盆腔 X 线片
B. 子宫内膜病理检查
C. 子宫输卵管碘油造影
D. 经血或内膜结核菌培养
E. ESR 或 PPD - IgG

51. 下面哪项不是滴虫性阴道炎的临床表现
A. 阴道宫颈黏膜有散在红斑
B. 脓性泡沫状白带
C. 外阴瘙痒
D. 经期后症状加重
E. 小阴唇内侧有白色膜状物

52. 对于霉菌性阴道炎，下列哪项是正确的
A. 用 1∶5000 的高锰酸钾冲洗阴道可提高疗效
B. 典型的白带为黄色泡沫状
C. 致病的白色念珠菌主要来源于手足癣，因交叉感染而致病
D. 顽固病例要注意并发糖尿病
E. 患霉菌性阴道炎的孕妇可暂不治疗

53. 未婚妇女滴虫性阴道炎的治疗，下列药物哪种是首选
A. 阴道内上中药制剂　　B. 阴道内上卡巴砷
C. 阴道内上灭滴灵　　D. 口服灭滴灵
E. 口服万古霉素

54. 34 岁，宫颈重度糜烂，乳头型，未累及颈管而盆腔无急性炎症，阴道涂片未见癌细胞。下列何项治疗最恰当
A. 中药内服，外用中药栓剂
B. 硝酸银腐蚀法
C. 激光治疗

D. 子宫颈锥形切除术

E. 子宫全切术

55. 45 岁，宫颈活检为重度非典型性增生，较合适的处理是

    A. 电灼治疗   B. 激光治疗

    C. 冷冻治疗   D. 宫颈锥切治疗

    E. 全子宫切除术

56. 27 岁产褥妇。10 日前经阴道分娩，产后出血约 650ml，未输血。现低热，恶露多有臭味，查子宫约妊娠十月大，有明显压痛，双合诊触及子宫左侧 6cm×7cm×8cm 有明显压痛、软包块，境界不清。本例错误处置是

    A. B 超检查盆腔

    B. 取宫腔分泌物行细菌培养

    C. 静滴广谱抗生素

    D. 肌注缩宫素促进宫缩

    E. 立即刮宫清除残留胎盘

57. 细菌性阴道病的诊断依据不包括

    A. 均质稀薄白带   B. 阴道 pH>4.5

    C. 胺臭味试验阳性   D. 镜下见线索细胞

    E. 镜下见挖空细胞

58. 生殖器结核进行子宫内膜病理检查错误项目是

    A. 应选经前一周或月经来潮 6 小时内进行

    B. 术前 3 日及术后 4 日每日肌注链霉素 0.75g 及口服异烟肼 0.3g/d

    C. 术中注意刮取子宫角部内膜

    D. 无组织物刮出能确诊为子宫内膜结核

    E. 病理切片找到典型结核结节可确诊

59. 25 岁，女因肺炎行抗生素治疗。近一周外阴痒，查阴道黏膜覆以白色膜状物，擦除后露出红肿黏膜面。正确治疗措施应是

    A. 局部用克林霉素软膏

    B. 局部放置尼尔雌醇片

    C. 局部放置甲硝唑片

    D. 局部用咪康唑栓剂

    E. 局部用 0.5% 醋酸冲洗

60. 26 岁产褥妇，于产后第 4 日寒战后出现高温 39.4℃。检查下腹压痛明显，恶露量多且臭味明显，子宫复旧不良。初步判断其病原体是

    A. 以大肠埃希菌为主

    B. 以金黄色葡萄球菌为主

    C. 以 β 溶血性链球菌为主

    D. 以沙眼衣原体为主

    E. 以厌氧链球菌及大肠埃希菌为主

61. 生殖器结核正确的是

    A. 原发感染者居多

    B. 输卵管病变多为双侧性

    C. 附件区触到包块应首先想到本病

    D. 月经通常不受影响

    E. 是继发不孕的主要原因

62. 近年急性宫颈炎最常见的病原体是

    A. 厌氧菌   B. 大肠埃希菌

    C. 金黄色葡萄球菌   D. 溶血性链球菌

    E. 淋病奈瑟菌

63. 老年性阴道炎正确的是

    A. 常见于围绝经期妇女

    B. 阴道壁常有较深溃疡

    C. 窥器见阴道黏膜大片出血斑

    D. 口服尼尔雌醇有效

    E. 局部用药前应先用碱性液体洗涤

64. 关于外阴阴道假丝酵母菌病，叙述正确的是

    A. 比滴虫阴道炎多见

    B. 孕妇与非孕妇发生率大体相同

    C. 病原体最适宜 pH 为 4.5

    D. 多见于长期服用甲羟孕酮的妇女

    E. 白带增多，灰白稀薄泡沫状

65. 关于滴虫阴道炎，叙述正确的是

    A. 病原体为比多核白细胞小的阴道毛滴虫

    B. 病原体最适宜的 pH 为 3.4

    C. 主要是直接传染

    D. 白带增多，灰白稀薄泡沫状

    E. 患病后不影响受孕率

66. 女性，29 岁。婚后 5 年未孕。现闭经 1 年。幼时曾有胸膜炎史。妇查：子宫稍小，欠活动，双侧附件区未扪及包块。BBT 呈双相型。诊刮未刮出组织。该患者最可能诊断是以下哪一种

    A. 卵巢功能早衰   B. 慢性盆腔炎

    C. 子宫发育不良   D. 子宫畸形

    E. 宫腔结核

67. 女性，33 岁。结婚后 7 年未孕。经盆腔 X 线检查诊断为输卵管结核。哪项是其主要传播途径

    A. 淋巴传播   B. 直接蔓延

    C. 血行播散   D. 上行性感染

    E. 病灶种植

68. 慢性盆腔炎病变主要存在于

    A. 子宫内膜及输卵管

    B. 子宫旁结缔组织及输卵管

    C. 子宫旁结缔组织及输卵管、卵巢

D. 盆腔腹膜及输卵管、卵巢

E. 以上都不是

69. 急性盆腔炎行妇科内诊检查时，不包括下列哪种体征

A. 阴道内有脓性分泌物，后穹窿触痛明显

B. 穹窿部及附件区可触及包块

C. 宫颈略大，子宫有压痛，活动受限

D. 子宫一侧或两侧增厚如"冰冻骨盆"

E. 以上都不是

70. 关于盆腔炎，哪项不正确

A. 葡萄球菌是产后、手术后生殖器炎症及伤口感染常见的病原菌

B. 病原菌常沿阴道、子宫、输卵管黏膜上行感染

C. 经血循环传播及沿生殖器向上蔓延是大肠埃希菌的主要途径

D. 产褥感染，主要经淋巴系统蔓延

E. 以上都不是

71. 关于慢性盆腔炎的治疗，以下不正确的是

A. 对于存在小感染灶，反复引起炎症急性发作者主要是予中药治疗，一般不手术

B. 可用短波、超声波、微波及激光等物理疗法

C. 增加营养、锻炼身体、注意劳逸结合也是慢性盆腔炎的治疗原则之一

D. 中药口服或灌肠是有一定疗效的

E. 以上都不是

72. 为确诊生殖器结核进行诊断性刮宫术，正确的是

A. 选择时间为排卵期后

B. 术中应注意刮取宫底部的内膜

C. 术前三天及术后四天应每日肌注链霉素及口服异烟肼

D. 内膜病检未找出结核结节应排除诊断

E. 以上都不是

73. 关于慢性宫颈炎的病理哪项是正确的

A. 宫颈糜烂指宫颈外口处的宫颈阴道部外观呈细颗粒状的红色区，该糜烂区为完整的单层宫颈管柱状上皮所覆盖

B. 覆盖宫颈息肉表面的为鳞状上皮

C. 宫颈管炎的典型表现为腺体囊肿

D. 宫颈肥大是由于宫颈局部腺体增生

E. 以上都不是

74. 关于细菌性阴道病以下不正确的是

A. 细菌性阴道病的主要表现是阴道分泌物增多，有恶臭，可伴轻度外阴瘙痒或烧灼感，但有部分患者可以没有临床症状

B. 只要具备阴道分泌物均质、稀薄；氨臭味阳性；

分泌物中找到线索细胞及阴道 pH ＞4.5 这四者当中的三条临床上就可诊断为细菌性阴道病

C. 它又可称为嗜血杆菌阴道炎、加德纳尔菌阴道炎、非特异性阴道炎

D. 细菌性阴道病的治疗包括全身用药和阴道局部用药，一般以一周为一疗程，男方不需要用药

E. 以上都不是

75. 假设宫颈分泌物涂片在多核白细胞内找到"G⁻"双球菌，最佳的治疗方法是

A. 甲硝唑注射液 250ml 静脉点滴，每 8 小时一次

B. 头孢曲松钠 0.5g 肌内注射，每日两次

C. 庆大霉素 8 万 U 肌内注射，每 8 小时一次

D. 水剂普鲁卡因青霉素 G 480 万单位一次

E. 以上都不是

76. 急性盆腔炎病理不包括

A. 输卵管炎、输卵管积脓

B. 子宫内膜炎及子宫肌炎

C. 输卵管积水、卵巢输卵管囊肿

D. 盆腔腹膜炎

E. 以上都不是

77. 关于先天性弓形虫病的特征下列叙述中错误的是

A. 全身感染性疾病

B. 视网膜脉络膜炎、脑内钙化、脑积水

C. 分为全身型及中枢神经症状型

D. 先天感染较后天感染病情轻微

E. 以上都不是

78. 滴虫性阴道炎治愈标准为

A. 临床症状消失

B. 白带悬滴法未找到滴虫

C. 连续 3 次经后检查滴虫（－）

D. 连续 3 次经期检查滴虫（－）

E. 以上都不是

79. 女性，25 岁，外阴疼痛一周，发热两天就诊，妇检：左侧小阴唇红肿，有触痛，并可触及一如鸽蛋大的肿物，有液波感，以下叙述正确的是

A. 该患者可诊断为前庭大腺脓肿，并伴有全身症状

B. 引起前庭大腺炎的病原体可能为葡萄球菌、大肠埃希菌、链球菌，也可能是淋病奈氏菌及沙眼衣原体

C. 该炎症可反复急性发作，也可发展为前庭大腺囊肿

D. 该患者应先抗炎治疗，等全身症状消退后再手术治疗

E. 以上都不是

80. 关于外阴、阴道炎的说法错误的是

A. 老年性阴道炎的治疗原则为增加阴道抵抗力及抑制细菌的生长

B. 阴道内菌群在机体免疫力低下时可以形成条件致病菌

C. 老年性阴道炎的病因在于绝经后雌激素水平降低，阴道壁萎缩，阴道黏膜变薄

D. 非孕妇女阴道中可有念珠菌和支原体寄生

E. 以上都不是

81. 念珠菌性阴道炎的典型白带是

A. 黄或白稀薄泡沫状　　B. 白色稠厚豆渣样

C. 黄绿色脓性分泌物　　D. 灰白色、稀薄

E. 以上都不是

82. 引起外阴瘙痒的病因很多，以下哪项是不正确的

A. 糖尿病的病人容易发生念珠菌外阴炎，一般只有发生外阴炎时才会有外阴瘙痒

B. 外阴瘙痒可由多种外阴病变引起，但也可发生于外阴完全正常者

C. 月经期卫生巾、不透气的化纤内裤都有可能引起外阴瘙痒

D. 阴虱病、疥疮和蛲虫病等都可引起外阴瘙痒

E. 以上都不是

83. 女，32岁。白带多，外阴痒，查：宫颈、阴道充血，分泌物呈脓性，宫颈颗粒型糜烂，重度，下列哪项治疗方案最佳

A. 宫颈锥形切除术

B. 局部活检 + 局部药物腐蚀 + 全身消炎

C. 局部药物消炎

D. 物理疗法

E. 局部消炎后，局部活检，若为阴性，则物理疗法

84. 52岁，妇女，盆浴后，白带多，外阴痒伴尿频，阴道黏膜有散在出血点，后穹有多量黄色泡沫状分泌物，诊断为

A. 滴虫性阴道炎　　B. 霉菌性阴道炎

C. 淋球菌性阴道炎　　D. 老年性阴道炎

E. 细菌性阴道炎

85. 女，36岁。阴道分泌物多，伴腰酸，妇科检查：宫颈肥大，呈颗粒突起，波及面积不到2/3。该病人可能诊断为

A. 颗粒型 E，轻度　　B. 乳突状 E，轻度

C. 颗粒型 E，重度　　D. 颗粒型 E，中度

E. 乳突型 E，中度

86. 女性生殖器结核最先累及的部位是

A. 子宫内膜　　B. 子宫颈

C. 卵巢　　D. 输卵管

E. 盆腔腹膜

87. 盆腔炎的合并症或后遗症极少见的是

A. 输卵管卵巢囊肿　　B. 输卵管积水

C. 输卵管妊娠　　D. 弥漫性腹膜炎

E. 粘连性子宫后屈

88. 用 2% ~ 4% 碳酸氢钠冲洗阴道的是

A. 滴虫性阴道炎　　B. 细菌性阴道炎

C. 霉菌性阴道炎　　D. 老年性阴道炎

E. 幼女性阴道炎

89. 关于急性宫颈炎，下列何项是正确的

A. 淋球菌引起的急性宫颈炎侵入较深，通过淋巴管引起蜂窝组织管炎

B. 急性宫颈炎常见病因是淋球菌感染

C. 链球菌、葡萄球菌引起的急性宫颈炎多见于感染性流产或产褥感染呈浅表扩散

D. 急性宫颈炎的治疗措施是局部用药或冷冻术

E. 急性宫颈炎不伴全身症状

90. 下列何项不是急性盆腔炎的手术指征

A. 药物治疗，病情缓解，双侧附件虽未及肿块，但有增厚感和压痛

B. 脓肿破裂引起全身中毒症状

C. 脓肿形成，药物治疗病情缓解，肿块局限化，但不消失

D. 药物治疗 48 ~ 72 小时体温不降，中毒症状加重或肿块增大者

E. 病情有所控制，但脓肿形成，并向阴道后穹隆突出

91. 关于慢性宫颈炎下述何项是正确的

A. 宫颈糜烂是宫颈癌的前期病变

B. 宫颈锥形切除是最彻底的治疗方法

C. 诊断宫颈糜烂应同时表示糜烂的面积和深度

D. 慢性宫颈炎的治疗以全身和局部并重

E. 宫颈糜烂是不孕的主要原因

92. 女，35岁。腹痛，腹部肿块伴发热一周。不孕症十年（原发），查：T 38.5℃，消瘦，心肺（－），下腹部可触及质韧肿块，压痛（＋），活动欠佳。妇检：子宫常大，偏右，于子宫左可及新生儿头大肿块，触痛（＋）。曾用抗生素一周，体温及症状无缓解，如何处理

A. 抗生素静脉、肌肉同时给药

B. 立即剖腹探查

C. 抗生素应用剖腹探查切除脓肿

D. 应用退热药（激素等）手术治疗

E. 经阴道穿刺排脓

93. 女，30岁。继发不孕 5 年，经后 4 天突起高热、寒战，下腹痛，右侧甚，血压 110/80mmHg，脉搏 120

次/分，体温39℃，白细胞 $18 \times 10^9/L$，中性80%，下腹轻压痛。妇查：宫颈稍大稍软，有压痛（+），双侧附件增厚，压痛，诊断为

A. 急性阑尾炎　　　　　B. 急性盆腔腹膜炎

C. 急性盆腔结缔组织炎　D. 急性子宫内膜炎

E. 以上均不是

94. 32岁，妇女，婚后五年不孕，2年来月经量少，近3个月闭经经常低热，妇科检查见子宫小，欠活动双侧宫旁组织增厚，左侧有 $3cm \times 2cm \times 3cm$ 肿物，轻压痛（+），血沉 $30mm/h$，取子宫内膜时感宫腔不规则，刮出组织少，子宫输卵管碘油造影示输卵管不通，有串珠改变，诊为

A. 宫腔粘连　　　　　B. 慢性盆腔炎

C. 化脓性输卵管炎　　D. 子宫内膜异位症

E. 生殖器结核

95. 急性盆腔炎是

A. 停经、恶心呕吐，阴道少量出血

B. 高热、子宫两侧压痛明显，白细胞升高

C. 痛经逐渐加重，盆腔有肿块

D. 不孕，输卵管碘油造影呈串珠样

E. 停经，压痛及反跳痛，后穹隆饱满

96. 32岁，外阴瘙痒伴分泌物多4~5天，妇科检查：阴道黏膜散在红色斑点，阴道内多量脓性泡沫状分泌物，有臭味。对此病人进行检查时，不正确操作是

A. 取分泌物前不能做双合诊

B. 取分泌物行悬滴法检查

C. 取分泌物前先行碱性液体冲洗

D. 可疑病人多次悬滴法阴性时做培养

E. 检查标本应注意保暖

97. 生殖器结核是

A. 不孕，输卵管碘油造影呈串珠样

B. 停经、恶心呕吐，阴道少量出血

C. 痛经逐渐加重，盆腔有肿块

D. 高热、子宫两侧压痛明显，白细胞升高

E. 停经，压痛及反跳痛，后穹隆饱满

98. 高热、腹痛、触诊宫旁两侧片状增厚，诊为

A. 卵巢囊肿蒂扭转　　B. 急性阑尾炎

C. 急性盆腔炎　　　　D. 宫外孕

E. 卵巢巧克力囊肿

99. 月经过多原因是

A. 输卵管炎症　　　　B. 较大子宫壁间肌瘤

C. 子宫颈　　　　　　D. 宫颈原位癌

E. 子宫内膜异位症

100. 不孕症最常见的原因是

A. 较大子宫壁间肌瘤　B. 子宫颈炎症

C. 输卵管炎症　　　　D. 宫颈原位癌

E. 子宫内膜异位症

101. 关于盆腔炎的传染途径，下列哪项是正确的

A. 产褥及流产后感染主要是血行性播散

B. 结核性盆腔炎主要是沿黏膜上行性感染

C. 阑尾炎等消化道炎症可通过淋巴系统蔓延到内生殖器

D. 沙眼衣原体是沿生殖器黏膜上行蔓延

E. 淋球菌是通过性接触后先入侵泌尿系统后再蔓延到生殖道

102. 外阴瘙痒白带呈泡沫状，阴道黏膜散在红斑点，局部用

A. 土霉素　　　　　　B. 甲硝唑

C. 2%醋酸冲洗　　　 D. 制霉菌素

E. 5%碳酸氢钠冲洗

103. 40岁，近三日白带多，伴外阴痒就诊，查外阴黏膜充血，阴道壁充血，分泌物黄色，中等量，呈泡沫状，宫颈充血。此病人应进行的辅助检查是

A. 悬滴法阴道分泌物查滴虫

B. 尿常规

C. 阴道分泌物细菌培养及药敏试验

D. 血常规

E. 阴道细胞学检查

104. 关于生殖道结核，下列何项是正确的

A. 宫颈结核为最常见

B. 常继发于身体其他部位的结核

C. 是继发不孕的主要原因

D. 好发于更年期妇女

E. 子宫内膜结核由宫颈结核上行蔓延而来

105. 下列哪种情况不是急性生殖器炎症后病变

A. 输卵管积水　　　　B. 输卵管卵巢囊肿

C. 慢性盆结缔组织炎　D. 卵巢巧克力囊肿

E. 慢性输卵管卵巢炎

106. 关于阴道炎，下述哪项是正确的

A. 妊娠后不易发生滴虫性阴道炎

B. 滴虫性阴道炎夫妻间不会相互传染

C. 滴虫性阴道炎用灭滴灵治疗，足量用药，一次就可彻底治愈

D. 绝经后雌激素水平降低易引起老年性阴道炎

E. 合并霉菌性阴道炎时为避免影响胎儿，不应用药物治疗

107. 下列哪项属于子宫颈炎愈合过程

A. 非典型鳞状上皮化生　B. 非典型增生中度

C. 非典型增生重度　　D. 非典型增生轻度

E. 鳞状上皮化生

108. 慢性宫颈炎出现腰骶部疼痛时说明

A. 乳突状糜烂　　　　B. 重度糜烂

C. 宫颈息肉　　　　　D. 炎症扩散至盆腔

E. 宫颈腺体囊肿形成

109. 关于阴道炎的治疗，下列哪项是不恰当的

A. 阴道炎病人在应用药物控制炎症外，宣传个人卫生和公共卫生，防止交叉感染

B. 念球菌性阴道炎反复发作应查尿糖、血糖，以了解是否伴有糖尿病

C. 老年性阴道炎的治疗原则是增加阴道抵抗力及抑制细菌生长

D. 滴虫性阴道炎的治愈标准，是在滴虫转阴后每次月经后复查白带，三次阴性为治愈

E. 阴道炎的治疗必须在局部用药外加全身抗炎治疗

110. 治疗前庭大腺囊肿简单而有效的方法是

A. 造口术　　　　　　B. 局部热敷

C. 针刺吸囊内容　　　D. 高锰酸钾坐浴

E. 囊肿挖出术

111. 外阴瘙痒，白带呈豆渣状，阴道黏膜红肿，局部用

A. 制霉菌素　　　　　B. 土霉素

C. 2%醋酸冲洗　　　　D. 甲硝唑

E. 5%碳酸氢钠冲洗

112. 关于生殖道结核的病理，下列哪项是正确的

A. 输卵管结核常由子宫内膜结核蔓延而来

B. 女性生殖器结核中以输卵管结核占多数，多为双侧性

C. 卵巢结核表现为卵巢深部干酪样坏死

D. 宫颈结核占生殖器结核第二位，与宫颈癌难鉴别

E. 盆腔腹膜结核分粘连型与渗出型，以粘连型为主要形式

113. 对于宫颈上皮，下列哪项是错误的

A. 鳞状上皮化生是柱状上皮下的储备细胞增生转化为复层鳞状上皮，替代柱状上皮

B. 鳞状上皮化是宫颈阴道部的正常鳞状上皮直接长入柱状上皮与基底膜之间，替代柱状上皮

C. 鳞状上皮化生亦可为鳞状上皮不典型增生

D. 雌激素水平升高时，可形成生理性宫颈糜烂

E. 宫颈上皮是由宫颈阴道部的鳞状上皮与颈管柱状上皮共同组成

114. 确诊为细菌性阴道病的依据不包括

A. 胺臭味试验阳性

B. pH > 4.5

C. 线索细胞阳性

D. 匀质稀薄的阴道分泌物

E. 阴道黏膜充血明显，呈炎症改变

115. 正常阴道菌群不包括

A. 大肠埃希菌　　　　B. 念珠菌

C. 支原体　　　　　　D. 衣原体

E. 消化球菌

116. 对于盆腔炎，下列哪项不正确

A. 葡萄球菌是多见病原菌

B. 阑尾炎直接蔓延引起输卵管炎

C. 经淋巴系统蔓延是流产后感染的主要途径

D. 血行传播是大肠埃希菌的主要感染途径

E. 与不洁性生活史有关

117. 急性盆腔炎妇科内诊检查不包括下列哪项

A. 穹窿触痛明显

B. 阴道内大量脓性分泌物

C. 盆壁增厚压痛，如"冰冻骨盆"

D. 宫颈充血，举痛明显

E. 子宫一侧或两侧扪及片状增厚

118. 生殖器结核中最常见的是

A. 子宫内膜结核　　　B. 卵巢结核

C. 输卵管结核　　　　D. 宫颈结核

E. 盆腔腹膜结核

119. 28岁，结婚3年不孕，月经周期正常，量少，基础体温双相型，子宫碘油造影示双输卵管不通，右侧呈典型串珠状改变，为进一步明确诊断，首选下列哪项检查

A. 宫腔镜检查　　　　B. 腹腔镜检查

C. 子宫内膜活检　　　D. 内分泌激素测定

E. 盆腔B超检查

120. 慢性宫颈炎的治疗，下列哪项不恰当

A. 冷冻治疗　　　　　B. 局部用药

C. 激光治疗　　　　　D. 大剂量抗生素

E. 中药治疗

121. 对于慢性盆腔炎，下列错误的是

A. 浆液性渗出物积聚形成输卵管积水

B. 输卵管卵巢脓肿可形成输卵管卵巢囊肿

C. 输卵管积脓可以演变成输卵管积水

D. 慢性盆腔炎不能形成"冰冻骨盆"

E. 输卵管积水囊壁薄，表面光滑

122. 对于幼女外阴阴道炎，下列哪项是不正确的

A. 多与不良卫生习惯有关

B. 常见病原体有葡萄球菌、链球菌、大肠埃希菌

C. 幼女发生外阴阴道炎时，应考虑有否阴道异物和蛲虫感染

D. 治疗原则是全身应用抗生素和适量雌激素

E. 幼女发病时常哭闹不安，以手抓外阴

123. 急性盆腔炎的病理变化，下列正确的是

A. 输卵管卵巢囊肿

B. 输卵管积水

C. 子宫内膜炎及子宫肌炎，常见于产褥期

D. 宫旁结缔组织炎是直接蔓延而感染

E. 很少累及盆腔腹膜

124. 对于念珠菌性阴道炎的诱发因素，下列哪项应除外

A. 妊娠

B. 口服甲硝唑

C. 糖尿病

D. 阴道局部免疫功能下降

E. 长期口服避孕药

125. 对于慢性宫颈炎，下述哪项是错误的

A. 鳞状上皮化是宫颈糜烂的愈合过程

B. 宫颈腺囊肿是在宫颈糜烂愈合过程中形成的

C. 柱状上皮覆盖宫颈外口部分，外观呈颗粒状红色区，称为宫颈糜烂

D. 鳞柱状上皮交界区可随雌激素水平升高而外移，形成生理性宫颈糜烂

E. 鳞状上皮化生为癌前病变

126. 下面哪项不是念珠菌性阴道炎的诱发因素

A. 长期服用抗生素　　B. 糖尿病

C. 妊娠　　D. 应用免疫抑制剂

E. 使用避孕套避孕

127. 对于细菌性阴道病，错误的是

A. 阴道黏膜无充血的炎症表现

B. 细菌性阴道病是阴道内正常菌群失调所致的一种混合感染

C. 应作细菌定性培养并据此选药

D. 性伴侣无须常规治疗

E. 细菌性阴道病与不良妊娠结局有关

128. 对于阴道炎，下列正确的是

A. 为预防恶性肿瘤的发生，老年妇女不能使用雌激素

B. 可应用广谱抗生素治疗复发性念珠菌性阴道炎

C. 白色念珠菌耐热力强，煮沸 1 小时才可死亡

D. 阴道毛滴虫生活能力较强，在 3℃～5℃下可生存 21 天

E. 悬滴法检查白带，发现的滴虫与白细胞大小相似

129. 念珠菌感染的错误治疗是

A. 治疗后应在月经前复查阴道分泌物

B. 0.5% 醋酸液阴道灌洗

C. 妊娠合并念珠菌性阴道炎以局部治疗为主

D. 及时停用广谱抗生素、雌激素及皮质类固醇激素

E. 常与糖尿病并发，应同时治疗糖尿病

130. 对于细菌性阴道病，下列哪项是错误的

A. 胺臭味试验阳性

B. 病理特征为无炎症病变

C. 细菌性阴道病是一种混合性细菌感染

D. 治疗的首选药物是青霉素

E. 分泌物灰白稀薄，黏度低

131. 下面哪项不是女性生殖器的自然防御功能

A. 子宫内膜周期性脱落

B. 盆底肌肉的作用是使阴道口闭合，防止外界感染

C. 宫颈黏液栓的形成

D. 阴道乳杆菌分解糖原为乳酸，保持阴道酸性环境

E. 阴道内保持无菌状态

132. 对于念珠菌性阴道炎，下列哪项是正确的

A. 典型的白带为白色泡沫状

B. 顽固病例要注意有无糖尿病

C. 致病的白色念珠菌主要来源于足癣，因交叉感染致病

D. 用醋酸冲洗阴道可提高疗效

E. 患念珠菌性阴道炎的孕妇可暂不治疗

133. 对于幼女性外阴阴道炎，下列何项是正确的

A. 治疗以全身治疗为主

B. 与不良卫生习惯关系密切

C. 主要病因是阴道异物

D. 幼女外阴阴道与外界少接触不易发生炎症

E. 主要治疗为口服或外用雌激素

134. 对于前庭大腺囊肿，下列哪项是正确的

A. 易发生癌变

B. 发生于中肾管

C. 由于腺管堵塞，分泌物积聚而形成

D. 多为双侧

E. 好发于绝经前后

135. 关于细菌性阴道病叙述正确的是

A. 阴道分泌物黏稠

B. 阴道黏膜充血明显

C. 阴道 pH 接近中性

D. 病理特征无炎症改变

242

E. 分泌物中见不到线索细胞

136. 绝经后妇女出现血性白带，除生殖器恶性肿瘤外，最常见的疾病是
A. 宫颈黏膜炎   B. 宫颈息肉
C. 宫腔积脓   D. 宫颈糜烂
E. 老年性阴道炎

137. 不是滴虫性阴道炎临床表现的是
A. 经期后自觉症状加重   B. 外阴部瘙痒
C. 稀薄泡沫状白带   D. 草莓样宫颈
E. 小阴唇内侧附着白色膜状物

138. 何种病原体引起的盆腔炎是以血行传播为主
A. 淋病奈瑟菌   B. 葡萄球菌
C. 沙眼衣原体   D. 大肠埃希菌
E. 结核杆菌

139. 对于输卵管积水，下列不正确的是
A. 囊壁薄，表面光滑
B. 液体来自输卵管浆液性渗出物积聚
C. 输卵管外形似腊肠或呈曲颈的蒸馏瓶状
D. 可继发于输卵管积脓
E. 与周围组织粘连重

140. 女性上生殖道感染的防御机制，哪一项最重要
A. 阴道自净
B. 盆底肌肉的作用保持阴道口闭合，阴道前后壁紧贴
C. 双大阴唇自然闭合
D. 子宫颈黏液栓
E. 子宫内膜周期性脱落

141. 流产后感染扩散的主要途径是
A. 直接蔓延   B. 上行感染
C. 经血循环传播   D. 经淋巴系统蔓延
E. 以上都不是

142. 慢性宫颈炎常见的病理表现，下列哪项是错误的
A. 宫颈息肉   B. 宫颈糜烂
C. 宫颈黏膜炎   D. 宫颈腺囊肿
E. 宫颈溃疡

143. 窥阴器检查见宫颈糜烂面凹凸不平，占整个宫颈面积的 2/3 以上，宫颈活检除外宫颈癌，则应诊断为
A. 单纯型中度糜烂   B. 颗粒型重度糜烂
C. 颗粒型中度糜烂   D. 单纯型重度糜烂
E. 乳突型中度糜烂

144. 宫颈重度糜烂患者，宫颈刮片结果报告为巴氏Ⅲ级，下一步处理应为
A. 一个月后复查宫颈刮片
B. 属正常改变，无须处理

C. 局部药物治疗
D. 激光治疗
E. 阴道镜 + 宫颈活检

145. 一患者行宫颈活检，病理报告为鳞状上皮化生，提示宫颈为
A. 宫颈原位癌   B. 非典型增生
C. 癌前病变   D. 炎症愈合过程
E. 雌激素水平过高

146. 慢性盆腔炎的临床表现，不包括下列哪项
A. 月经增多
B. 月经失调
C. 下腹部坠胀、疼痛
D. 高热、寒战、头痛
E. 不孕

147. 对于生殖器结核，子宫输卵管碘油造影征象不包括下列哪项
A. 在相当于盆腔输卵管卵巢的部位有钙化灶
B. 输卵管腔有多个狭窄部分，呈典型串珠状
C. 子宫腔呈不同形态和不同程度狭窄，边缘呈锯齿形
D. 碘油进入子宫一侧或两侧的静脉丛，可排除子宫内膜结核的可能
E. 输卵管管腔细而僵直

148. 阴道自净作用中，能将糖原分解为乳酸的细菌是
A. 加德纳菌   B. 乳酸杆菌
C. 链球菌   D. 大肠埃希菌
E. 葡萄球菌

149. 生殖器结核的治疗，下列错误的是
A. 治疗无效或治疗后又反复发作者可行手术治疗
B. 抗结核治疗
C. 支持疗法
D. 以药物治疗为主，不宜采用手术治疗
E. 急性患者至少休息 3 个月

150. 对于宫颈息肉，下列说法正确的是
A. 息肉色红，质韧，蒂细长
B. 系宫颈管黏膜及其下组织充血、水肿所致
C. 宫颈息肉易恶变，故应送病理检查
D. 息肉摘除后不易复发
E. 宫颈息肉需与子宫恶性肿瘤鉴别

151. 对于急性盆腔炎的治疗，下列哪项错误
A. 脓肿破裂系手术指征
B. 抗生素治疗需兼顾需氧菌与厌氧菌的控制
C. 尽量避免不必要的妇科检查，以免炎症扩散
D. 输卵管卵巢脓肿的治疗以手术为主

E. 中药治疗的原则是清热解毒，凉血化瘀

152. 子宫内膜结核行刮宫术时间应选择在
A. 月经中期
B. 月经干净后 3～7 天
C. 月经来潮 6 小时内或经前 1 周
D. 月经来潮 24 小时后
E. 月经来潮 3 天之内

153. 对于宫颈糜烂，正确的是
A. 宫颈糜烂与早期宫颈癌从外观上易辨别
B. 按糜烂面积分为三度
C. 按糜烂面积分为三型
D. 按糜烂程度分为单纯型和乳突型
E. 宫颈糜烂面为鳞状上皮所覆盖

154. 对于生殖器结核的临床表现错误的是
A. 不孕
B. 痛经进行性加重
C. 月经稀少
D. 下腹坠痛
E. 闭经

155. 宫颈息肉的治疗哪项最正确
A. 宫颈锥切
B. 激光
C. 息肉摘除术
D. 电熨
E. 息肉摘除并送病理检查

156. 急性化脓性细菌经宫颈旁淋巴蔓延引起的急性输卵管炎，病变首先侵及输卵管哪一部位
A. 肌层
B. 浆膜层
C. 黏膜层
D. 输卵管间
E. 输卵管周围

157. 生殖器结核短疗程药物治疗的时间是
A. 4～5 个月
B. 2～3 个月
C. 6～9 个月
D. 10～12 个月
E. 1～2 年

158. 慢性盆腔炎的鉴别诊断不包括
A. 卵巢囊肿
B. 卵巢黄体破裂
C. 子宫内膜异位症
D. 卵巢癌
E. 盆腔结核

159. 对于慢性宫颈炎，下列说法正确的是
A. 单纯性宫颈糜烂的间质显著增生
B. 临床多有急性过程的表现
C. 淋病奈瑟菌及沙眼衣原体为主要病原体
D. 宫颈息肉摘除后可复发
E. 宫颈肥大由鳞状上皮化生所致

160. 关于慢性盆腔炎的治疗下列哪项错误
A. 单一疗法效果差，采用综合治疗为主
B. 增加营养，锻炼身体，提高抵抗力
C. 物理治疗
D. 抗生素治疗
E. 不宜手术治疗

161. 急性盆腔炎中下列哪项感染常伴有脓肿
A. 大肠埃希菌
B. 金黄色葡萄球菌
C. 乙型溶血性链球菌
D. 厌氧菌
E. 结核杆菌

162. 对于子宫内膜结核正确的是
A. 诊刮时间应选在月经干净后 3 天
B. 诊刮部位应选择宫底部
C. 子宫内膜病理检查阴性，可排除子宫内膜结核
D. 宫腔小、无组织物刮出者，可排除子宫内膜结核
E. 刮宫术前 3 天及刮宫后 4 天肌内注射链霉素

163. 阑尾炎可以引起输卵管炎，主要通过何种途径传染
A. 上行传播
B. 经血传播
C. 直接蔓延
D. 经淋巴蔓延
E. 以上都不是

164. 子宫内膜结核刮宫时应注意刮取何处内膜
A. 子宫体部
B. 子宫角部
C. 子宫底部
D. 子宫内膜任意一处
E. 宫颈管内膜

165. 盆腔炎中淋病奈瑟菌主要通过何种途径传染
A. 经血传播
B. 直接蔓延
C. 沿生殖器黏膜上行蔓延
D. 经淋巴蔓延
E. 以上都不是

166. 输卵管通液术的手术时间通常选择在月经干净后
A. 1～3 日
B. 15～20 日
C. 20～25 日
D. 3～7 日
E. 7～15 日

167. 慢性宫颈炎的预防不包括
A. 积极治疗急性宫颈炎
B. 定期妇科检查
C. 避免分娩时或器械损伤宫颈
D. 产后宫颈裂伤应及时缝合
E. 抗生素预防感染

168. 下列哪项与急性盆腔炎不相关
A. 宫腔内手术操作感染
B. 卵巢囊肿扭转
C. 产后或流产后感染
D. 经期卫生不良
E. 性传播疾病

169. 细菌性阴道病的诊断标准，哪项不正确
A. 阴道分泌物均质、稀薄
B. 阴道 pH > 4.5

C. 线索细胞阳性

D. 阴道黏膜炎症改变显著

E. 加入 10% KOH 于阴道分泌物中产生腥臭味

170. 女，36 岁，吸宫流产术后 40 日，月经未复潮，1 日前突感急性腹痛，查：急性病容，下腹压痛反跳痛（+），移动性浊音（-），子宫稍大，压痛，宫颈举痛明显，附件区压痛，妊娠试验（-），血白细胞 8×10^9/L，N 0.68，最可能的诊断为

A. 输卵管妊娠　　　　B. 宫颈粘连

C. 急性阑尾炎　　　　D. 急性盆腔炎

E. 宫腔残留

171. 关于盆腔炎的传播途径，下列哪项错误

A. 淋菌主要通过生殖道黏膜上行蔓延

B. 结核性盆腔炎主要经血循环传播

C. 子宫内膜感染通过淋巴管侵入盆腔组织

D. 产褥感染主要经淋巴系统蔓延

E. 放置宫内节育器后感染的主要途径是经淋巴系统蔓延

172. 女，36 岁，已婚。早孕药物流产后反复下腹坠痛 5 月，B 超检查发现盆腔包块 1 月。妇科检查：子宫后位，正常大小，活动度差，左附件区可扪及一直径约 6cm 的包块，囊实性，与子宫分界不清，不活动，压痛，最可能的诊断为

A. 盆腔脓肿　　　　B. 左附件炎性包块

C. 卵巢恶性肿瘤　　D. 左卵巢良性肿瘤

E. 左卵巢囊肿蒂扭转

173. 女，25 岁，已婚，主述外阴痒，白带多 6 天。白带常规检查发现滴虫，诊断为滴虫性阴道炎。下列哪项处理是错误的

A. 4% 碳酸氢钠溶液冲洗阴道

B. 局部和全身用抗滴虫药物治疗

C. 患者的丈夫也应检查和治疗

D. 酸性溶液冲洗阴道

E. 连续 3 次月经后白带常规检查滴虫阴性方为治愈

174. 关于婴幼儿外阴炎，下列哪项错误

A. 婴幼儿抵抗力差，易发生外阴炎

B. 外阴炎常与阴道炎并发

C. 婴幼儿外阴炎以淋菌感染最常见

D. 主要表现为外阴红肿，分泌物多

E. 久治不愈者应排除阴道异物

175. 关于细菌性阴道病的特征哪项正确

A. 与不洁性生活无关　　B. 胺臭味试验阴性

C. 分泌物呈脓性黏稠　　D. 阴道 pH 小于 4.5

E. 线索细胞阳性

176. 用子宫输卵管碘油造影的结果诊断生殖器结核，以下哪项不正确

A. 子宫腔狭窄或变形，边缘呈锯齿状

B. 输卵管伞端膨大

C. 盆腔淋巴结、输卵管及卵巢部位有钙化灶

D. 碘油可进入子宫一侧或两侧静脉丛

E. 输卵管腔细小而僵直或串珠状

177. 关于急性盆腔炎，下列哪项处理不适当

A. 立即手术治疗

B. 半卧位休息

C. 补液及纠正电解质失衡

D. 静脉滴注广谱抗生素

E. 高热量、高蛋白、高维生素流质饮食

【A3/A4 型题】

(1~3 题共用题干)

26 岁已婚妇女，人工流产术后 1 周，发热 4 日，右下腹痛 3 日，追问病史有术后性交史。查体：体温 39℃，血压 90/60mmHg，心率 102 次/分，右下腹有压痛、反跳痛，妇科检查：阴道有粉红色少量液体，宫颈举痛（+），宫口闭，子宫正常大，压痛明显，双附件稍增厚，压痛轻度，白细胞总数 16×10^9/L，中性 0.90。

1. 本例最可能的诊断是

A. 急性阑尾炎　　　　B. 急性肾盂肾炎

C. 急性肠炎　　　　　D. 急性盆腔炎

E. 急性膀胱炎

2. 对治疗最有价值的辅助检查项目是

A. 血常规　　　　　　B. 血沉

C. 尿常规　　　　　　D. 病原体检查

E. 尿妊娠试验

3. 本例紧急处置应选用

A. 口服退热止痛片　　B. 腹部置冰袋

C. 少量输新鲜血　　　D. 后穹隆穿刺注药

E. 静滴广谱抗生素

(4~5 题共用题干)

40 岁妇女，经期下腹疼痛加重 8 年，经期长，经量多，药物治疗无显效。妇科检查：宫体后屈，活动尚可，增大如妊娠 7 周，右角结节状突起质硬，轻压痛。

4. 本例应考虑的疾病是

A. 子宫肌瘤　　　　　B. 子宫腺肌病

C. 子宫内膜异位症　　D. 慢性盆腔炎

E. 结核性盆腔炎

5. 应采用的治疗措施是

A. 药物对症治疗　　　B. 期待疗法

C. 高效孕激素治疗　　D. 保留生育功能手术

E. 子宫切除保留双侧附件

(6~7 题共用题干)

30 岁女性，盆浴后阴道排液增多，有腥臭味，伴外阴瘙痒就诊，经检查：外阴阴道充血，见大量泡沫样脓性白带，pH 5.5~6.5。

6. 此患者最可能的诊断是

    A. 霉菌性阴道炎   B. 滴虫性阴道炎

    C. 细菌性阴道炎   D. 慢性宫颈炎

    E. 淋病性阴道炎

7. 阴道炎的防治原则不包括

    A. 消灭传染病，治疗带菌者

    B. 合理使用抗生素，皮质激素

    C. 性伴侣常同时治疗

    D. 不同致病菌，选用不同酸碱度药物冲洗

    E. 目前推广坐式厕所，美观适用

(8~9 题共用题干)

初产妇，孕 38 周，先兆子痫破水 24 小时后催产索引产无效行剖腹产，术后 13 天述下腹痛，发热，恶露较多，检查体温 38.8℃，脉搏 108 次/分，血压 15.7/12.0kPa（118/90mmHg），全身检查无明显阳性体征，下腹压痛，消毒后阴道检查，阴道内有血性分泌物，宫颈充血，子宫如孕 2 个月大小，下段前壁压痛明显，活动差，双附件稍厚，无压痛。

8. 下列诊断哪项是正确的

    A. 急性盆腔结缔组织炎   B. 急性输卵管炎

    C. 急性宫颈炎   D. 急性子宫内膜炎

    E. 盆腔血栓静脉炎

9. 上述患者，何项处理不正确

    A. 大量抗生素   B. 输液、少量输血

    C. 半卧位   D. 刮宫术

    E. 观察血压、体温及脉搏的变化

(10~12 题共用题干)

26 岁女性患者，孕 36 周，尿频、尿急、尿痛 3 天，伴阴道分泌物增多。查体：尿道口及宫颈口红肿、充血，可见大量脓性分泌物。

10. 确诊的首选检查是

    A. 血培养   B. 血清学检查

    C. 分泌物培养   D. 分泌物涂片

    E. 尿培养

11. 最可能的诊断是

    A. 滴虫性阴道炎   B. 梅毒

    C. 淋病   D. 急性尿道炎

    E. 巨细胞病毒感染

12. 下列哪项治疗正确

    A. 首选头孢曲松钠并加用红霉素

    B. 青霉素作为首选药

    C. 四环素治疗

    D. 红霉素治疗

    E. 干扰素治疗

(13~14 题共用题干)

女性，28 岁，已婚，因外阴肿痛 1 周就诊。妇科检查：外阴左侧红肿，大阴唇下部有约直径 3cm 的囊性包块，压痛。

13. 该患者最可能的诊断是

    A. 前庭大腺脓肿   B. 前庭大腺囊肿

    C. 外阴癌   D. 外阴淋巴结肿大

    E. 阴道囊肿

14. 最佳处理方案是

    A. 静脉应用抗生素   B. 高锰酸钾坐浴

    C. 观察   D. 物理治疗

    E. 应用抗生素后，切开引流加造口术

(15~16 题共用题干)

24 岁已婚女性，主因阴道大量脓性分泌物，外阴、阴道烧灼感，伴尿频、尿痛就诊，查体：尿道口、阴道黏膜充血，宫口充血、水肿，有脓性分泌物流出。

15. 患者最可能的诊断是

    A. 淋病   B. 滴虫性阴道炎

    C. 霉菌性阴道炎   D. 梅毒

    E. 细菌性阴道病

16. 诊断阴道炎常用的实验室检查方法哪项不正确

    A. 分泌物涂片寻找线索细胞

    B. 分泌物涂片找白色念珠菌

    C. 分泌物悬滴法找滴虫

    D. 分泌物涂片找 G⁻ 双球菌

    E. 分泌物行阴道脱落细胞学检查

(17~18 题共用题干)

54 岁已婚妇女，白带多伴外阴痒 2 周。查外阴皮肤有抓痕，检查见阴道后穹隆处有多量稀薄泡沫状分泌物，阴道黏膜有多处多个散在红色斑点。

17. 根据上述临床表现，初步诊断为

    A. 外阴阴道假丝酵母菌病

    B. 滴虫阴道炎

    C. 细菌性阴道病

    D. 老年性阴道炎

    E. 慢性宫颈炎

18. 根据初步诊断，应选择的治疗措施是

    A. 咪康唑栓剂放阴道内，连用 7 日

    B. 甲硝唑 0.4g 口服每日 2 次，连用 7 日

    C. 甲硝唑 0.2g 放阴道内，连用 7 日

    D. 克林霉素 0.3g 每日 2 次口服，连用 7 日

    E. 尼尔雌醇 2mg，每半月口服一次，连用 4 次

（19～20 题共用题干）

28 岁，已婚妇女，平素月经规律，停经 48 日，突感左下腹撕裂样疼痛 2 小时，面色苍白、恶心、阴道少量流血。体温 36.5℃。妇科检查：宫颈着色、举痛，宫旁左侧似扪及一囊性包块。

19. 最可能的诊断应是
    A. 流产
    B. 输卵管妊娠破裂型
    C. 急性输卵管炎
    D. 黄体破裂
    E. 卵巢囊肿扭转

20. 对确诊最有帮助的检查应是
    A. 血常规
    B. 尿胰淀粉酶
    C. 血 β-HCG
    D. 诊断性刮宫
    E. 以上都不是

（21～23 题共用题干）

45 岁女性，放置带尾丝的宫内避孕器 10 年，平时月经规律，近半年月经量增多，最近两周白带特别多，灰白色稀水样，伴有异臭味就诊，外阴无瘙痒。

21. 最可能的诊断是
    A. 子宫内膜炎
    B. 急性宫颈炎
    C. 沙眼衣原体感染
    D. 细菌性阴道病
    E. 淋球菌感染

22. 为明确诊断，应进一步做哪项简单可靠的辅助检查
    A. 阴道分泌物悬滴检查找线索细胞
    B. 阴道分泌物细菌培养
    C. 宫颈细胞学检查
    D. 免疫学诊断
    E. 取环并诊断性刮宫

23. 以下哪项为最佳的治疗方案
    A. 口服或肌注广谱抗生素
    B. 口服或肌注青霉素组抗生素
    C. 口服或和阴道放甲硝唑
    D. 补充小剂量雌激素
    E. 稀释碘液盥洗阴道

（24～26 题共用题干）

王某，女，30 岁，双胎妊娠，第一胎，胎膜早破，规律宫缩 4 小时，子宫颈口开大 4cm，行剖宫产，手术进行顺利，术后静脉应用特丽仙和济得预防感染 3 天，后改为口服先锋 4 号几天，术后 7 天出院；出院后第 4 天因发冷、发热和腹痛而再次入院，入院时体温 39.5℃。

24. 可能考虑的诊断是
    A. 急性乳腺炎
    B. 乳腺乳汁淤积
    C. 急性膀胱炎
    D. 急性盆腔炎，包括子宫内膜炎、子宫肌炎、盆腔结缔组织炎和盆腔腹膜炎

    E. 上呼吸道感染

25. 入院后经过详细的询问病史，体格检查和有关试验室和影像学检查，最后诊断为急性盆腔结缔组织炎和盆腔腹膜炎，结合剖宫产时病历，除 C 和 D 外，最可能造成感染的原因是
    A. 年龄过大
    B. 双胎妊娠
    C. 胎膜早破
    D. 临床后剖宫产
    E. 抗生素使用不当

26. 特丽仙和济得所覆盖的菌谱中缺少
    A. 革兰阳性杆菌
    B. 革兰阳性球菌
    C. 革兰阴性菌
    D. 厌氧菌
    E. 滴虫

（27～29 题共用题干）

女，27 岁，已婚。第一胎人工流产后反复下腹疼痛两年多。月经规律，量多，无痛经。妇科检查：子宫颈轻度糜烂，子宫后位，正常大小，活动度受限，双侧附件区增厚，深压痛。

27. 最可能的诊断是以下哪项
    A. 急性盆腔炎
    B. 盆腔结核
    C. 输卵管妊娠
    D. 子宫内膜异位症
    E. 慢性盆腔炎

28. 下列哪种疾病与该病无关
    A. 慢性盆腔炎急性发作
    B. 子宫腺肌病
    C. 输卵管妊娠
    D. 输卵管卵巢炎性包块
    E. 继发不孕

29. 下列哪种治疗对该患者不恰当
    A. 中药治疗
    B. 加强营养
    C. 物理疗法
    D. 剖腹探查
    E. 透明质酸酶 1500U 肌注

（30～31 题共用题干）

女，28 岁，有脓性白带 10 天，查体发现宫颈充血、水肿，有脓性分泌物从宫颈管流出，宫颈触痛，子宫体双附件无明显压痛，有多个性伴侣。

30. 该患者最可能的诊断是
    A. 急性输卵管炎
    B. 急性盆腔结缔组织炎
    C. 急性宫颈炎
    D. 急性阴道炎
    E. 慢性宫颈炎

31. 关于该病的治疗，以下哪项不正确
    A. 行宫颈分泌物染色或培养，明确病原体
    B. 针对病原体治疗

C. 治疗应及时、足量、规范和彻底

D. 应同时治疗性伴侣

E. 对有并发症的患者，以单次大剂量抗生素治疗

（32～33 题共用题干）

女，40 岁，下腹坠痛，脓性白带 1 周。妇科检查发现宫颈光滑，宫颈管内有脓性分泌物排出，子宫体轻压痛，双附件无压痛。

32. 首选的检查方法为

A. 宫颈涂片细胞学检查

B. 阴道镜检查

C. B 超检查

D. 取宫颈分泌物查找 G 双球菌

E. 血常规检查

33. 首选的治疗方法为

A. 阴道放置抗生素栓　　　B. 激光治疗

C. 电熨治疗　　　D. 中药治疗

E. 全身抗炎治疗

（34～36 题共用题干）

患者女性，26 岁。孕 36 周，尿频、尿急、尿痛 3 天，伴阴道分泌物增多。查体：尿道口及宫颈口均可见脓性分泌物。

34. 确诊的首选检查是

A. 血培养　　　B. 血清学检查

C. 分泌物培养　　　D. 尿培养

E. 羊水培养

35. 最可能的诊断是

A. 妊娠合并滴虫性阴道炎

B. 妊娠合并梅毒

C. 妊娠合并淋病

D. 妊娠合并外阴化脓性感染

E. 妊娠合并巨细胞病毒感染

36. 下列哪项治疗不正确

A. 首选头孢曲松钠并加用红霉素

B. 不将青霉素作为首选药

C. 对 β - 内酰胺类抗生素过敏者改用大观霉素

D. 喹诺酮类

E. 淋病孕妇分娩的新生儿应预防用

【B 型题】

（1～2 题共用备选答案）

A. 滴虫性阴道炎　　　B. 霉菌性阴道炎

C. 老年性阴道炎　　　D. 幼女性阴道炎

E. 细菌性阴道病

1. 有黄绿色、泡沫样白带为

2. 有稀薄、乳白色、有氨臭味白带为

（3～6 题共用备选答案）

A. 高热、子宫及两侧压痛明显，白细胞升高

B. 停经、恶心呕吐，阴道少量出血

C. 继发痛经逐渐加重，盆腔有肿块

D. 不孕，输卵管碘油造影呈串珠样

E. 停经，阴道少量出血，腹痛，下腹部压痛及反跳痛，后穹窿饱满

3. 生殖器结核的临床表现是

4. 急性盆腔炎的临床表现是

5. 子宫内膜异位症的临床表现是

6. 异位妊娠的临床表现是

（7～9 题共用备选答案）

A. 消化链球菌

B. β-溶血性链球菌

C. 大肠埃希菌属

D. 金黄色葡萄球菌

E. 类杆菌属

7. 引起外源性产褥感染的主要致病菌应是

8. 常和厌氧球菌一起引起混合感染的致病菌应是

9. 能加速血液凝固引起感染邻近部位血栓静脉炎的致病菌应是

（10～12 题共用备选答案）

A. 滴虫阴道炎

B. 外阴阴道假丝酵母菌病

C. 细菌性阴道病

D. 老年性阴道炎

E. 以上都不是

10. 白带增多，均匀稀薄，有恶臭味，检查黏膜无明显充血，阴道液 pH > 4.5 的是

11. 白带稠厚豆渣样，伴外阴奇痒，检查见小阴唇内侧及阴道黏膜附着白色膜状物的是

12. 黄白色稀薄有泡沫状白带，检查阴道黏膜有散在出血斑点的是

（13～14 题共用备选答案）

A. 急性子宫内膜炎、子宫肌炎

B. 血栓静脉炎

C. 急性盆腔腹膜炎

D. 脓毒血症

E. 急性盆腔结缔组织炎

13. 产后 5 日，体温 37.7℃，恶露增多且有臭味，下腹疼痛及压痛，应为

14. 产后 10 日，寒战后高热，左下肢持续性疼痛伴水肿，皮肤发白，应为

（15～16 题共用备选答案）

A. 急性阑尾炎　　　B. 急性盆腔炎

C. 子宫内膜异位症　　　D. 生殖器结核

E. 慢性盆腔炎

15. 女，30岁。既往月经正常，26岁时患胸膜炎，继而出现月经量明显减少，现闭经6个月。子宫输卵管造影显示子宫腔狭窄，边缘呈锯齿状。该造影最可能的诊断是

16. 女，30岁，年前人流术后曾寒战、高热疼痛，给予抗炎治疗后好转。以后常出现下腹胀和腰骶部疼痛。妇科检查：子宫后倾后屈，正常大小，活动度差，压痛，子宫左侧片状增厚、压痛。该患者最可能的诊断是

(17~18题共用备选答案)

A. 滴虫性阴道炎　　　B. 念珠菌阴道炎

C. 细菌性阴道病　　　D. 老年性阴道炎

E. 以上都不是

下列疾病诊断为

17. 白带稠厚呈豆渣样，检查见小阴唇内侧及阴道黏膜附着白色膜状物

18. 稀薄的泡沫状白带，检查阴道黏膜有散在出血斑点

(19~21题共用备选答案)

A. 制霉菌素　　　B. 甲硝唑

C. 大剂量青霉素　　　D. 雌激素

E. 林可霉素

19. 滴虫性阴道炎应选用

20. 念珠菌性阴道炎应选用

21. 淋病治疗首选

参考答案

【A1/A2 型题】

1. C	2. B	3. D	4. A	5. B	6. D	7. E	8. A
9. A	10. B	11. B	12. A	13. E	14. C	15. C	16. C
17. D	18. B	19. E	20. D	21. C	22. D	23. E	24. C
25. B	26. C	27. E	28. C	29. E	30. E	31. B	32. D
33. D	34. C	35. D	36. E	37. D	38. B	39. C	40. E
41. B	42. D	43. C	44. E	45. B	46. E	47. D	48. E
49. D	50. E	51. E	52. D	53. C	54. C	55. E	56. E
57. E	58. B	59. D	60. E	61. B	62. C	63. D	64. C
65. D	66. B	67. C	68. C	69. D	70. C	71. D	72. C
73. A	74. C	75. B	76. C	77. D	78. C	79. D	80. C
81. B	82. A	83. B	84. A	85. B	86. D	87. C	88. C
89. D	90. A	91. C	92. C	93. C	94. C	95. B	96. C
97. A	98. C	99. B	100. C	101. D	102. B	103. A
104. B	105. D	106. D	107. E	108. D	109. E	110. A
111. A	112. B	113. C	114. C	115. D	116. D	117. C
118. C	119. C	120. D	121. D	122. D	123. C	124. B

125. E	126. E	127. C	128. D	129. B	130. D	131. E
132. B	133. B	134. C	135. D	136. E	137. D	138. E
139. E	140. D	141. D	142. E	143. D	144. E	145. D
146. D	147. D	148. D	149. D	150. E	151. D	152. E
153. E	154. D	155. D	156. D	157. C	158. B	159. D
160. E	161. D	162. E	163. D	164. D	165. C	166. D
167. D	168. D	169. D	170. E	171. E	172. B	173. A
174. C	175. E	176. B	177. A

【A3/A4 型题】

1. D	2. D	3. E	4. B	5. E	6. B	7. E	8. D
9. D	10. D	11. C	12. B	13. A	14. E	15. A	16. E
17. B	18. B	19. B	20. C	21. D	22. A	23. C	24. D
25. E	26. C	27. E	28. C	29. D	30. C	31. C	32. C
33. E	34. C	35. C	36. D

【B 型题】

1. A	2. E	3. D	4. A	5. C	6. E	7. B	8. C
9. E	10. C	11. B	12. A	13. A	14. B	15. D	16. E
17. B	18. A	19. B	20. A	21. C

精选解析

【A1/A2 型题】

1. 治愈滴虫阴道炎需全身用药，主要治疗药物为甲硝唑。初次治疗可选择甲硝唑2g，单次口服；或甲硝唑400mg，每日2~3次，连服7日。用药期间及用药后24小时内不宜哺乳。不能耐受口服药物或不适宜全身用药者，可选择阴道局部用药。单独局部用药疗效不如全身用药。甲硝唑阴道泡腾片200mg，每晚1次，连用7日。

2. 子宫内膜病理检查是诊断子宫内膜结核最可靠的依据。应选择在经前1周或月经来潮6小时内行刮宫术。术前3日及术后4日每日肌注链霉素0.75g及口服异烟肼0.3g，以预防刮宫引起结核病灶扩散。刮宫时应注意刮取子宫角部内膜，并将刮出物送病理检查，若有条件应将部分刮出物或分泌物作结核菌培养。

4. 女性生殖器结核病理如下：(1)输卵管结核占女性生殖器结核的85%~95%，多为双侧性；(2)子宫内膜结核常由输卵管结核蔓延而来；(3)宫颈结核较少见，常由子宫内膜结核蔓延而来或经淋巴或血循环传播，病变可表现为乳头状增生或为溃疡；(4)卵巢结核亦由输卵管结核蔓延而来，通常仅有卵巢周围炎，侵犯卵巢深层较少见；(5)盆腔腹膜结核盆腔腹膜结核多合并输卵管结核。

5. 根据以下诊断，下列4条中有3条阳性者即可诊断为细菌性阴道病。(1)阴道分泌物为匀质稀薄的白带。

(2) 阴道 pH > 4.5（正常阴道≤4.5），是厌氧产氨所致。
(3) 氨臭味试验阳性取阴道分泌物少许放玻璃片上，加入10%氢氧化钾液1～2滴，产生一种烂鱼样臭气味即为阳性。(4) 线索细胞阳性取少许白带放在玻片上，加一滴生理盐水混合，置于高倍显微镜下见到20%以上的线索细胞。线索细胞即阴道脱落的表层细胞，于细胞边缘贴附大量颗粒状物即为加德纳尔菌，细胞边缘不清。可判断为细菌性阴道病。

6. 念珠菌阴道炎治疗方法是消除诱因，根据患者情况选择局部或全身应用抗真菌药物。(1) 消除诱因：若有糖尿病应给予积极治疗；及时停用广谱抗生素、雌激素及皮质类固醇激素。勤换内裤，用过的内裤、盆及毛巾均应用开水烫洗。(2) 局部用药可选下列药物放于阴道内：咪康唑栓剂，每晚1粒（200mg），连用7日；或每晚1粒（400mg），连用3日。克霉唑栓剂，每晚1粒（150mg），塞入阴道深部，连用7日；或每日早、晚各1粒（150mg），连用3日；或1粒（500mg），单次用药。制霉菌素栓剂，每晚1粒（10万U），连用10～14日。(3) 全身用药对不能耐受局部用药者、未婚妇女及不愿采用局部用药者可选用口服药物。常用药物：氟康唑150mg，顿服；也可选用伊曲康唑每次200mg，每日1次，连用3～5日；或采用1日疗法，每日口服400mg，分2次服用。

9. 本例无痛经，盆腔检查无明显触痛结节或包块，故不考虑子宫内膜异位症。慢性盆腔炎多由急性盆腔炎迁延所致，也可无急性盆腔炎病史。慢性盆腔炎需与子宫内膜异位症、卵巢囊肿、卵巢癌仔细鉴别，B超检查有助于鉴别诊断。慢性盆腔炎单一疗法效果差，多采用中西医药物、物理治疗，若有炎性包块或因粘连导致腹痛或不孕方可考虑腹腔镜手术。

10. 急性宫颈炎常发生在感染性流产和产褥感染时，宫颈充血、脓性白带伴腰腹痛，可有体温升高。急性宫颈炎应控制后再行局部电灼、激光等物理治疗，否则可导致炎症扩散。急性宫颈炎若治疗不彻底可转变为慢性宫颈炎，慢性宫颈炎又可因急性感染而急性发作。慢性宫颈炎包括宫颈糜烂、宫颈肥大、息肉、纳氏腺囊肿及宫颈黏膜炎。根据宫颈糜烂的面积大小可分为轻、中、重三度；根据宫颈糜烂表面形态及深浅程度可分为单纯型、颗粒型、乳头型三型。宫颈炎与宫颈癌早期不易用肉眼区别，需做宫颈细胞学检查，必要时通过阴道镜和活组织病理检查。

11. 外阴阴道念珠菌病的病原来源于肠道或阴道黏膜；皮肤上的真菌往往不是VVC的来源。首选阴道内用药，可用2%～4%碳酸氢钠冲洗阴道。顽固病例或阴道用药不便者（如处女、月经期）可用口服药如氟康唑等

治疗。妊娠期可引起新生儿真菌感染，无症状者可不治疗；如症状严重，以阴道用药为主。

12. 慢性盆腔炎是指女性内生殖器及其周围结缔组织、盆腔腹膜发生的炎性疾病。包括B、C、D、E各项外，还有盆腔脓肿等。不包括慢性宫颈炎及阴道炎。

13. 滴虫有嗜血和耐碱特性，适宜在pH 5.5～6的碱性环境下繁殖，除用甲硝唑治疗外，用1%乳酸或0.5%醋酸液灌洗阴道，改善阴道内环境，可提高疗效。前四项均正确。

14. 盆腔炎受STD的影响很大，与性生活紊乱、开始过早有关；盆腔炎主要是需氧菌和厌氧菌的混合感染。病原菌以经淋巴系统蔓延为主。

15. 正常人感染肺炎球菌后，可获得体液免疫。此患者年龄小，反复肺炎球菌感染，首先考虑与B细胞缺陷有关。

16. 哺乳期右乳硬块，疼痛，多为急性乳腺炎，乳癌和乳房肉瘤一般不觉疼痛。炎性乳癌很少见，多表现为乳房皮肤发红、水肿及增厚。乳腺囊性增生病常为多发结节，其大小及疼痛与月经周期有关。

17. 细菌性阴道病并非单纯细菌感染所致的炎症，而是由于阴道内乳酸杆菌减少而其他细菌大量繁殖，以厌氧菌居多。下列4条中有3条阳性即可临床诊断细菌性阴道病：(1) 均质稀薄的阴道分泌物；(2) 阴道pH > 4.5；(3) 氨臭味试验阳性；(4) 线索细胞阳性。

56. 应先行抗感染治疗后，再行刮宫术清除残留胎盘，以免引起炎症扩散。

57. 挖空细胞是尖锐湿疣的病理镜下特征。

58. 无组织物刮出，不能确诊为子宫内膜结核，此时结合临床病史及症状，为证实是子宫内膜结核，应作进一步检查。

60. 恶露量多且臭味明显，是厌氧链球菌感染的特点。

61. 生殖器结核以继发感染居多；附件区触到包块，未婚女性可考虑本病；常出现月经失调，先是月经过多，病久月经过少直至闭经；是原发不孕的主要原因。

63. 老年性阴道炎常见于绝经后妇女；阴道壁可见较浅溃疡；窥器见阴道黏膜有小出血点；尼尔雌醇为雌三醇的衍生物，疗效佳；局部用药前应先用酸性溶液，以增加阴道酸度。

64. 外阴阴道假丝酵母菌病比滴虫阴道炎少见；孕妇发生率明显增高；多见于长期应用抗生素的妇女；白带稠厚豆渣样。

65. 阴道毛滴虫比多核白细胞大 2~3 倍；病原体最适宜 pH 为 5；主要是间接传染；滴虫能吞噬精子影响受孕率。

66. 患者为宫腔结核。患者原发不孕，有结核病史；BBT。双向，提示卵巢功能正常，有排卵；子宫内膜曾受到不同程度结核病变破坏，被瘢痕组织取代，故子宫小，诊刮未刮出组织。

68. 慢性盆腔炎常发生在曾有过急性盆腔炎的患者中，其全身症状多不明显，主要表现为下腹部坠胀、疼痛及腰骶部酸痛，最常见的类型为输卵管积水或输卵管卵巢囊肿，输卵管亦可呈条索状而有压痛，盆腔结缔组织及宫骶韧带均增厚、增粗，有触痛，慢性子宫内膜炎患者只要去除可能致病的诱因，经过适当的消炎治疗后多数是可以治愈的。

69. 这道题出现错选大多是因为不能正确区分急性和慢性的病理变化。当宫颈黏膜或宫腔有急性炎症时，可见脓性分泌物从宫颈口外流；宫颈充血、水肿、举痛，穹窿部触痛，由于子宫内膜及肌层的炎性变化，可导致子宫增大，宫旁的结缔组织炎使子宫活动受限；若输卵管积脓或输卵管卵巢脓肿，可在附件区触到包块且压痛明显；宫旁结缔组织炎形成脓肿且位置较低时，可扪及后穹窿或侧穹窿有肿块。"冰冻骨盆"是慢性盆腔结缔组织炎临床体征，它是由于炎症蔓延范围广泛，宫骶韧带处纤维组织增生、变硬，子宫位置固定，宫旁组织增厚而形成的。

70. 引起盆腔炎的病原体有两个来源，一是寄居于阴道内的正常菌群，一是来自外界的病原体，不同的病原体有不同的传播途径。因临床上应用的大都为广谱抗生素，对这个问题注意的比较少，对 C 和 D 这两项不是很能肯定。细菌经外阴、阴道、宫颈及宫体创伤处的淋巴管侵入盆腔结缔组织及内生殖器其他部分，是产褥感染、流产后感染及放置宫内节育器后感染的主要传播途径，多见于链球菌、大肠埃希菌、厌氧菌感染。

71. 慢性盆腔炎临床上很常见，病情严重时常影响患者的生活质量，顽固病例治疗效果差，通常采用综合治疗，包括一般疗法、中药、物理、其他药物及手术治疗。这道题一般不容易出错，对于存在小感染灶的反复引起炎症急性发作者，一般应作手术，通过手术可以比较彻底的治愈，从而达到缓解临床症状改善患者的生活质量。

72. 生殖器结核患者多数缺乏明显症状，阳性体征不多，子宫内膜病理检查是诊断子宫内膜结核最可靠的依据。由于经前子宫内膜较厚，此时阳性率高，一般选择在经前一周或月经来潮六小时内作刮宫术。为预防刮宫引起结核病灶扩散，一般术前三天及术后四天每日肌注链霉素及异烟肼。由于子宫内膜结核多由输卵管蔓延而来，故刮宫时应注意刮取子宫角部内膜送病检。病理切片阴性结果并不能排除结核的可能，有条件者可将部分刮出物或分泌物做结核菌培养，以明确诊断。

73. 慢性宫颈炎的病理主要包括宫颈糜烂、宫颈肥大、宫颈息肉、宫颈腺囊肿和宫颈黏膜炎。这道题初看 A 和 D 似乎都是正确的，宫颈糜烂是慢性宫颈炎常见的一种病理改变，主要是宫颈阴道部的鳞状上皮被柱状上皮所替代，宫颈肥大是由于慢性炎症的长期刺激，宫颈组织充血、水肿，腺体和间质增生。宫颈息肉是增生的黏膜自基底部向宫颈外口突出而形成的，其表面覆盖一层高柱状上皮。宫颈腺囊肿是宫颈糜烂愈合过程中，新生的鳞状上皮覆盖宫颈腺管口或阻塞腺管而形成的，而宫颈管炎是宫颈管黏膜及黏膜下组织充血、水肿等炎性改变。

74. 细菌性阴道病实际上是正常寄生在阴道内的细菌生态平衡失调。临床上有 10%~40% 患者无症状，其症状主要表现为阴道分泌物增多，有恶臭味，可伴有轻度外阴瘙痒或烧灼感，它的确诊依靠实验室检查。这道题易错选 D，因其曾被命名为嗜血杆菌阴道炎、加德纳菌阴道炎及非特异性阴道炎，细菌性阴道病和非特异性阴道炎是有区别的，因为阴道病在临床及病理特征上是无炎症改变的，也正因为此，所以患者的配偶无须用药。

75. 尿道口、宫颈管等处分泌物涂片行革兰染色，若在多核白细胞内见到多个革兰阴性双球菌，可作出淋病的初步诊断，有些出现错选就因为初步诊断的错误。作出初步诊断后，我们就可以给出最佳的治疗方案。以往均以普鲁卡因青霉素 G 混悬液为首选药物，近年由于我国产青霉素酶淋菌已超过 5%，故目前基本不将青霉素作为首选药物，这也是易错选 D 的原因。头孢曲松钠系第三代头孢菌素类，抗菌谱、抗菌活性更广更强，对革兰阴性菌的抗菌活性更为优越，不良反应轻微，当然对其过敏者应改用大观霉素或其他药物。

76. 产褥感染、流产后感染及放置宫内节育器后的感染主要是经淋巴系统蔓延，可引起急性子宫内膜炎；病原菌通过宫颈的淋巴播散到宫旁结缔组织，侵及浆膜层、累及肌层，引起急性输卵管炎；炎症经子宫内膜向上蔓延，引起输卵管黏膜炎，输卵管黏膜肿胀、间质水肿、充血及大量中性粒细胞浸润，当脓液积聚于管腔内则形成输卵管积脓；炎症可通过卵巢排卵的破孔侵入卵巢实质形成卵巢脓肿，脓肿壁与输卵管积脓粘连并穿通，形成输卵管卵巢脓肿，输卵管及输卵管卵巢脓肿变为慢性，脓液渐被吸收，就形成积水；当盆腔脏器严重感染时，常蔓延到盆腔腹膜，引起盆腔脓肿，当脓肿破入腹腔可引起盆腔腹膜炎。

77. 常见的错误是没有认识到孕妇感染弓形虫发生垂直传播的机会较大，感染时胎儿越小，胎儿受损越严重。

78. 有可能错选 B 或者 D，阴道温暖潮湿的环境最适宜滴虫的生长，且其滋养体生命力较强，月经前后阴道 pH 的变化，使隐藏于腺体及阴道皱襞中的滴虫于月经前后得以繁殖，引起炎症的发作，所以滴虫性阴道炎的治愈标准不是临床症状的消失，白带悬滴法是在低倍光镜下寻找活动的滴虫，不宜作为治愈标准。由于滴虫性阴道炎常于月经后复发，故治疗后检查滴虫阴性时，仍应每次月经后复查白带，需三次检查阴性才可称为治愈。

79. 前庭大腺位于两侧大阴唇深部，腺管开口于处女膜与小阴唇之间，病原体容易侵入引起前庭大腺炎，主要病原体为葡萄球菌、大肠埃希菌、链球菌、肠球菌、淋病奈氏菌及沙眼衣原体。急性炎症期局部皮肤红肿、发热、压痛明显，脓肿形成时可触及液波感，患者可出现全身症状。这道题易错选 C。通常临床上前庭大腺囊肿发展为前庭大腺脓肿更多见，而实际上前庭大腺脓肿消退后，由于腺管阻塞、脓液吸收、内容物被黏液分泌物替代而形成囊肿。前庭大腺炎急性炎症期不是手术的禁忌证。

80. 正常情况下有细菌寄居于阴道内，形成正常阴道菌群，阴道与这些菌群形成一种平衡的生态，当这种平衡被打破就形成条件致病菌。这道题有可能误选 D，实际上阴道正常菌群包括厌氧菌、需氧菌、兼性厌氧菌，还有支原体和念珠菌。老年性阴道炎的病因是由于卵巢功能衰退，雌激素水平降低，阴道黏膜变薄，同时由于阴道上皮细胞内糖原含量减少，分解产生的乳酸也就减少，从而阴道的 pH 上升，对适应于弱碱性环境中繁殖的病原体的抑制就降低了，那么针对老年性阴道炎患者的治疗原则就是增强其抵抗力、抑制细菌生长。

81. 通常临床上体检时，首先要看的是白带的性状，对于一个阴道炎患者来说，白带是一个比较重要的诊断依据。滴虫性阴道炎的白带多表现为灰黄色、黄白色稀薄液体或黄绿色脓性分泌物，常呈泡沫状。典型的念珠菌性阴道炎的特征性白带是白色稠厚呈凝乳或豆渣样，有些患者在小阴唇内侧及阴道黏膜附有白色膜状物，非特征性的白带有些呈黄色脓样。细菌性阴道病的阴道分泌物呈灰白色，均匀一致，稀薄，黏度很低，有的有恶臭味。阴道炎的确诊依靠实验室检查，白带的常规检查不是百分百的检出率，所以对急症患者我们需要结合临床来考虑，对症治疗，从而缓解患者的痛苦。

82. 外阴瘙痒是妇科的常见症状，引起该症状的病因可以是多种多样的，也正因此我们就有可能错选 B，实际上有些生育年龄和绝经后的妇女虽然有很严重的瘙痒

症状，但妇检时却仅见抓痕，甚至有些就根本完全正常。卫生巾、不透气的化纤内裤可使外阴因局部长时间湿热淤积而诱发瘙痒。阴虱病、疥疮和蛲虫病都是外阴瘙痒的病因之一。糖尿病的病人由于尿糖的刺激可引起外阴瘙痒，伴发念珠菌阴道炎时瘙痒更就严重，故应选 A。

169. 细菌性阴道病是多种细菌混合感染所致，检查阴道黏膜多无明显炎症改变，主要表现是白带异常。

170. 最大可能是由于人流术引起宫颈粘连，导致经血引流不畅，宫腔积血，继而经血逆流到腹腔。

171. 放置宫内节育器后引起盆腔炎，主要途径是通过生殖道黏膜上行蔓延。

176. 输卵管结核约占女性生殖器结核的 85% ~95%，可表现为管径狭窄，或伞端闭锁，或输卵管呈串珠状。

【A3/A4 型题】

（1~3 题共用题干）临床表现典型，为流产后急性盆腔炎。查出病原体种类，以便做药敏试验，选择恰当药物治疗。本例为流产感染，静滴广谱抗生素有效。

（4~5 题共用题干）根据临床表现，应诊断为子宫腺肌病。剧烈痛经应行全子宫切除术。

（6~7 题共用题干）滴虫性阴道炎表现为外阴痒、大量腥臭味、泡沫样、稀脓性的白带，用生理盐水玻片悬滴法在光镜下可观察到活动的滴虫，即可确诊。坐式厕所不但不能防治阴道炎，相反还引起感染，所以阴道炎的防治原则中不包括此项，其余四项均包括。

（10~12 题共用题干）本例女性尿急、尿痛，阴道分泌物增多，尿道口及宫颈口红肿、充血，可见大量脓性分泌物，最可能的诊断应是淋病。分泌物涂片检查诊断快速、准确，对涂片可疑或临床可疑而涂片阴性者再做分泌物培养。首选的药物是大剂量青霉素治疗。

（15~16 题共用题干）大量脓性白带伴泌尿系感染，查体急性宫颈炎，符合淋病；阴道脱落细胞学检查是测定激素水平或诊断肿瘤；尖锐湿疣的病原体为 HPV。

（17~18 题共用题干）根据白带特点和体征，确诊为滴虫阴道炎。全身用药优于局部放置甲硝唑，若两种方法并用效果更佳。

（19~20 题共用题干）本例症状为腹腔内出血征象。输卵管妊娠破裂型患者 β－HCG 值呈低度增高。

（21~23 题共用题干）本例最近白带特多，灰白色稀水样，伴有异臭味，外阴无瘙痒，为细菌性阴道病的特点；放置带尾丝的宫内避孕器，月经量增多，可为生殖道感染的诱因，但分泌物的特性可帮助分析诊断。为确诊细菌性阴道病，首选分泌物悬滴检查找线索细胞。其他辅助检查不适合该诊断所用，在炎症急性期禁用取

环、诊刮之类有创性检查方法。细菌性阴道病的治疗应首选甲硝唑。

（27～29题共用题干）患者有妊娠史，无痛经史，说明无盆腔结核和内膜异位症；另外患者无急腹痛，无异位妊娠表现。于第一胎人工流产后反复下腹疼痛两年多，说明不是急性盆腔炎，而是在人流术后继发感染，转为慢性盆腔炎。慢性盆腔炎可以反复急性发作，可引起输卵管堵塞，有发生异位妊娠的可能；也可以形成输卵管卵巢炎性包块，并引起继发不孕。而子宫腺肌病主要由于子宫内膜侵入子宫肌层引起，与慢性盆腔炎无关。

【B 型题】

（1～2题共用备选答案）滴虫性阴道炎的病原体为阴道毛滴虫，白带呈黄绿色、泡沫样；霉菌性阴道炎由白色念珠菌感染所致，妊娠、糖尿病或常用广谱抗生素者易感染，白带呈白色稠厚黄豆渣状；老年性阴道炎和幼女性阴道炎因体内雌激素水平低、阴道黏膜菲薄、上皮细胞内含糖原少，阴道内 pH 上升，抵抗力弱而容易感染，白带呈淡黄色或脓血性；细菌性阴道病主要由加德纳尔菌繁殖感染，白带量多、稀薄呈灰白色、有臭味。

（3～6题共用备选答案）生殖器结核常累及子宫内膜和输卵管损害，输卵管结核占生殖器结核的90%以上，导致不育，子宫输卵管造影可见宫内膜充盈缺损呈锯齿状，输卵管呈典型串珠样改变。高热、子宫两侧压痛、白细胞升高是急性盆腔炎的特点。继发性痛经进行性加重是盆腔内膜异位症的典型症状，且可触到盆腔肿块。异位妊娠首先表现为停经和阴道少量出血，如果破裂则出现腹痛和后穹窿饱满。

（15～16题共用备选答案）该患者有结核史，闭经，子宫输卵管造影呈子宫腔狭窄，边缘呈锯齿状，为典型的生殖器结核改变。该患者人流后有急性盆腔炎史，后表现为慢性盆腔炎，妇科检查符合慢性盆腔炎表现。

（19～21题共用备选答案）滴虫性阴道炎的首选药物为甲硝唑或替硝唑、口服或局部用药；含珠菌性阴道炎的阴道用药可选用制霉菌素、克霉唑、达克宁等；淋病治疗首选大剂量青霉素。

第十七章　女性生殖道肿瘤

【A1/A2 型题】

1. 女性，64 岁，绝经 14 年，阴道少量出血 3 次。查体：腹膨隆，如足月妊娠，腹水征（－），B 超示：巨大肿物 40cm×50cm×30cm，囊性，多房性。体重、食欲、二便均无变化。本例最可能为卵巢的
   A. 浆液性囊腺瘤　　　　　　B. 黏液性囊腺瘤
   C. 皮样囊肿　　　　　　　　D. 卵泡膜细胞瘤
   E. 透明细胞癌

2. 按现行（FIGO，2000）的子宫内膜癌手术分期标准，Ⅱb 期是
   A. 侵犯肌层 >1/2　　　　　B. 累及宫颈黏膜腺体
   C. 侵犯宫颈间质　　　　　　D. 侵犯子宫浆膜层
   E. 盆腔淋巴结或阴道转移

3. 女性，28 岁，足月产后 5 天，下腹疼痛 3 天，发热 1 天，阴道分泌物无异味，子宫增大，既往有子宫肌瘤史。本例首先考虑的诊断是
   A. 产褥感染　　　　　　　　B. 肌瘤恶性变
   C. 肌瘤玻璃样变　　　　　　D. 肌瘤囊性变
   E. 肌瘤红色样变

4. 交界性或临界性肿瘤是指
   A. 良性肿瘤位于两个脏器交界处
   B. 良性肿瘤来源于两种组织者
   C. 形态属良性，但浸润性生长
   D. 良性肿瘤位于重要器官
   E. 有内分泌功能的良性肿瘤

5. 放线菌素抗肿瘤作用机制是
   A. 引起 DNA 链间交联，妨碍双链拆开
   B. 插入 DNA 双链，破坏膜板作用
   C. 抑制细胞 DNA 聚合酶活性
   D. 抑制细胞 RNA 聚合酶活性
   E. 抑制蛋白质生物合成

6. 宫颈糜烂的分度依据是
   A. 糜烂深度　　　　　　　　B. 糜烂形状
   C. 糜烂面积　　　　　　　　D. 糜烂位置
   E. 糜烂性质

7. 属于卵巢性索－间质细胞肿瘤的是
   A. 胚胎癌　　　　　　　　　B. 颗粒细胞癌
   C. 绒毛膜癌　　　　　　　　D. 卵巢囊肿
   E. 畸胎瘤

8. 子宫肌瘤患者与临床症状轻重关系密切的是
   A. 肌瘤大小　　　　　　　　B. 肌瘤数目
   C. 肌瘤生长部位　　　　　　D. 肌瘤与肌壁关系
   E. 肌瘤有无变性

9. 28 岁妇女，主诉白带增多，检查宫颈阴道部宫口周围外观呈细颗粒状红色区，占整个宫颈面积的 2/3，宫颈刮片巴氏染色 Ⅱ级。本例恰当处置应是
   A. 涂硝酸银腐蚀　　　　　　B. 阴道内放置药物
   C. 物理治疗　　　　　　　　D. 宫颈锥形切除
   E. 宫颈切除

10. 女性，30 岁，1 年前查体发现右侧卵巢肿瘤直径 5cm，今晨起突发右下腹痛伴恶心、呕吐。妇检：如及右下腹肿物增大，有压痛，蒂部最明显，首先的处理是
    A. 密切观察
    B. 急查盆腔磁共振成像
    C. 抗生素治疗
    D. 急查血清 CA125、甲胎蛋白
    E. 剖腹探查或腹腔镜检

11. 子宫内膜癌最多见的病理类型是
    A. 腺角化癌　　　　　　　　B. 腺癌
    C. 透明细胞癌　　　　　　　D. 鳞腺癌
    E. 鳞癌

12. 最常见的子宫肌瘤类型是
    A. 肌壁间肌瘤　　　　　　　B. 浆膜下肌瘤
    C. 黏膜下肌瘤　　　　　　　D. 宫颈肌瘤
    E. 阔韧带肌瘤

13. 关于子宫内膜癌的描述，下列哪项错误
    A. 子宫内膜腺瘤样增生过长属于癌前病变
    B. 子宫内膜不典型增生属于癌前病变
    C. 子宫内膜上皮肉瘤样病变分三级
    D. 子宫内膜癌前病变包括原位癌
    E. 轻度子宫内膜上皮肉瘤样病变可自行逆转为正常内膜

14. 宫颈癌临床分期，下列哪项错误
    A. 癌瘤组织位于宫颈上皮内为癌前期
    B. 肉眼检查可区分 Ⅰa 和 Ⅰb 期
    C. 癌瘤已侵犯阴道未达下 1/3，无明显宫旁浸润，属 Ⅱa

254

D. 癌瘤扩展到宫旁组织已达盆壁，可阻塞输尿管，肾功能不全，为Ⅲ期

E. 癌瘤侵犯膀胱黏膜或直肠黏膜者属于Ⅳ期

15. 宫颈癌转移途径，最常见的是

A. 直接蔓延，向上、下累及子宫体及阴道

B. 向前、后直接侵犯膀胱、直肠

C. 经淋巴向盆腔淋巴结转移

D. 经血行向肺、肾转移

E. 经血行向卵巢转移

16. 下述哪项是宫颈癌好发部位

A. 鳞状上皮

B. 柱状上皮

C. 宫颈上皮移行带

D. 成熟鳞状上皮化生区

E. 宫颈糜烂面

17. 关于卵巢肿瘤常见的并发症，不包括以下哪项

A. 蒂扭转

B. 囊肿破裂

C. 囊内出血

D. 感染

E. 恶变

18. 32 岁经产妇，平时月经周期规律，经量中等，普查发现子宫肌瘤。来院咨询子宫肌瘤的治疗方法，医师回答中下列哪项错误

A. 子宫肌瘤大于妊娠 10 周，应手术治疗

B. 肌瘤伴月经过多致贫血者，应纠正贫血后手术

C. 肌瘤引起压迫症状者，应手术

D. 凡发现肌瘤，为预防长大或恶变，应药物治疗

E. 要求保留生育功能，应行肌瘤剔除术

19. 55 岁女性，既往体健，已绝经 10 年，近 3 个月自觉乏力、腹胀、体重下降 10 斤，内外科检查未发现明显异常，妇科检查子宫正常大小，其左后方可及 8 ~ 9cm 囊实性包块，不活动，CA 125 > 300U/ml，该病例的诊断和处理以下哪项恰当

A. 考虑卵巢恶性肿瘤可能性大，首选化疗

B. 应选择手术和必要的化疗

C. 应给予免疫治疗

D. 因已绝经，应首选激素治疗

E. 应选择放射治疗

20. 女，65 岁，右乳头瘙痒 1 年，逐渐加重为刺痛、烧灼感，乳头有碎屑脱皮，轻度糜烂。首先应考虑诊断为

A. Paget 病

B. 乳腺炎

C. 乳腺导管内乳头状瘤

D. 乳腺增生症

E. 乳头皮肤鳞癌

21. 对于子宫肌瘤的治疗哪项不正确

A. 近绝经期月经量稍多而其他症状不严重或本人拒绝手术者可考虑雄激素治疗

B. 突出于阴道内的黏膜下肌瘤均应手术治疗

C. 年轻未生育、疑有恶变者，可行肌瘤剔除术

D. 肌瘤小、单个、临床无症状患者可 6 个月复查一次，观察病情变化

E. 肌瘤大，贫血重，可先用米非司酮或 GnRH 治疗后再手术

22. 女，23 岁，发现右乳腺肿物近 2 年，逐渐长大，界限清楚，活动。大小约为 2.5cm×2cm，质中等。手术切除，术中见肿物界限清楚，有包膜，切面呈灰白色，实性，部分呈纤维编织样。请问此肿物可能为

A. 良性肿瘤

B. 出血

C. 炎症

D. 囊肿

E. 恶性肿瘤

23. 黏膜下肌瘤最常见的症状是

A. 下腹包块

B. 痛经

C. 月经过多和经期延长

D. 白带过多

E. 腰酸下腹坠胀

24. 乳癌直径 4cm，腋下扪及 3 个淋巴结，其治疗原则是

A. 乳腺单纯切除

B. 单纯切除 + 放疗

C. 仅用化疗

D. 单纯切除 + 化疗

E. 乳癌根治术 + 化疗

25. 子宫内膜癌与下述哪种因素有关

A. 雌激素长期刺激

B. 雄激素刺激

C. 孕激素刺激

D. 病毒感染

E. 卵巢早衰

26. 乳房发生乳腺癌最常见的部位是

A. 乳头部位

B. 内上部位

C. 外上部位

D. 内下部位

E. 外下部位

27. 女，45 岁，发现子宫肿近 1 年，逐渐增大。手术见子宫壁有一圆形肿物大小约 10cm×9cm，界清，无明显包膜，均为呈浅灰白色，编织样，无出血坏死，组织学显示肿瘤细胞相似于正常平滑肌。送病理检查诊断此病为良性平滑肌瘤，下列各条件中哪条是主要诊断根据

A. 肿瘤细胞似平滑肌

B. 肿瘤细胞为纤维及平滑肌组织

C. 肿瘤细胞似正常平滑肌无明显异型性，核分裂象很少

D. 无出血坏死，似平滑肌组织

E. 无明显浸润，无转移

28. 女，72 岁，子宫内膜癌术后放疗后 2 年，阴道断端复发，有高血压病史 10 年，患糖尿病（Ⅱ型），查血 BUN 10.0mmol/L，肿瘤组织 ER（+），PR（+）。下列何种治疗措施较恰当
    A. 再次手术
    B. 全身化疗
    C. 对症治疗随访
    D. 免疫治疗
    E. 内分泌治疗

29. 以下哪项不是卵巢肿瘤的并发症
    A. 腹水
    B. 蒂扭转
    C. 恶变
    D. 破裂
    E. 感染

30. 女，右乳房内肿块 4cm×3cm，皮肤略回缩，基底不固定，右腋下有 2.5cm×1.5cm 活动的淋巴结两个，质硬，病理证实为乳癌腋淋巴结转移，按国际标准，应属于
    A. $T_2N_1M_0$
    B. $T_1N_1M_0$
    C. $T_3N_2M_0$
    D. $T_3N_3M_0$
    E. $T_2N_2M_0$

31. 25 岁，初产妇，足月妊娠，阴道顺产，产后 2 天起床后突然剧烈左下腹痛，伴恶心、呕吐。妊娠期间有左下腹痛发作 2 次，翻身后疼痛减轻。检查：T 36.7℃，P 100 次/分，宫底脐下一指；子宫左侧可及界限尚清楚的包块，拳头大小，压痛明显。应首先考虑为
    A. 子宫浆膜下肌瘤变性
    B. 左卵巢肿物扭转
    C. 急性化脓性输卵管炎
    D. 阑尾炎
    E. 双角子宫

32. 子宫肉瘤Ⅰ期首选的治疗措施为
    A. 扩大子宫全切术加双附件切除术
    B. 全子宫切除术
    C. 广泛子宫切除术加盆腔淋巴结清扫术
    D. 全子宫切除及双附件切除术
    E. 广泛子宫切除术加盆腔淋巴结清扫术加腹主动脉旁淋巴结活检术

33. 子宫肌瘤细胞中含量显著增高的是
    A. 睾酮
    B. 孕酮
    C. 泌乳素
    D. 雌酮
    E. 雌二醇

34. 对于子宫内膜癌，下列哪项正确
    A. 宫腔冲洗液查癌细胞是最有效的诊断方法
    B. 40～50 岁妇女居多
    C. 较突出的症状是不规则阴道出血
    D. 单纯放射治疗效佳
    E. 晚期用大剂量雌激素治疗有效

35. 下面哪项与卵巢癌预后无关
    A. 组织学分类
    B. 手术病理分期
    C. 组织学分级
    D. 年龄
    E. 卵巢肿瘤大小

36. 女性，38 岁，因卵巢肿物行手术治疗，术中探查发现左卵巢肿物 25cm×20cm×15cm，肿物完整，肿瘤剖面可见多房囊腔 1～5cm 不等，部分囊壁较厚，囊内壁可见细小乳头，质软。镜下见囊壁内衬高柱状上皮约为 3 层，细胞有异型性，核分裂相 < 1/HP，未见明显间质浸润，亦未见其他部位转移。可能的诊断为
    A. 黏液性囊腺瘤
    B. 浆液性囊腺瘤
    C. 交界性浆液性囊腺癌Ⅰa期
    D. 交界性黏液性囊腺癌Ⅰa期
    E. 黏液性囊腺癌Ⅰa期

37. 下面哪项关于宫颈癌的描述是错误的
    A. 发病率占我国女性生殖道恶性肿瘤之首
    B. 多见于 40～55 岁妇女
    C. 发病率与宫颈炎无明显关系
    D. 原位癌不发生转移
    E. 不典型增生是癌前病变

38. 对于卵巢交界性肿瘤以下哪个描述是错误的
    A. 有核异型性
    B. 上皮细胞增生活跃
    C. 上皮细胞层次增加
    D. 属低度潜在恶性肿瘤
    E. 有间质浸润

39. 宫颈癌的淋巴转移首先侵犯
    A. 骶前淋巴结
    B. 锁骨上淋巴结
    C. 腹股沟淋巴结
    D. 盆腔淋巴结
    E. 腹主动脉旁淋巴结

40. 某卵巢癌患者术后病理报告提示：大网膜、肠系膜内及肝表面、膈表面均有癌转移，最大直径为 1.5cm，余未见转移。该患者分期应为
    A. Ⅲb期
    B. Ⅲc期
    C. Ⅱc期
    D. Ⅲa期
    E. Ⅳ期

41. 行分段诊刮，下列操作顺序正确的是
    A. 先探测宫腔，再分别刮取前后左右四处的子宫内膜
    B. 先行宫颈活检，再探宫腔及刮取子宫内膜
    C. 先刮取宫颈管黏膜，再刮取子宫内膜
    D. 先探宫腔，再刮取宫颈管黏膜，再刮取子宫内膜
    E. 先探宫腔，刮取子宫内膜，再刮取宫颈管黏膜

42. 阴道细胞学卵巢功能检查最常用的指标是
    A. 角化指数　　　　　　B. 嗜伊红细胞指数
    C. 致密核细胞指数　　　D. 成熟指数
    E. 巴氏分级

43. 下面哪种激素对治疗子宫内膜癌有效
    A. 雄激素　　　　　　　B. 孕激素
    C. 雌激素　　　　　　　D. 甲状腺素
    E. 糖皮质激素

44. 已婚中年女性，停经 2 个半月，阴道出血时多时少。查体：子宫增大，如孕 4 个月大小，子宫双侧均可及直径约 6cm 囊性包块，表面稍不平、活动、无压痛，尿妊娠反应（-）。盆腔包块最可能的诊断为
    A. 输卵管结核包块　　　B. 卵巢黄素膜囊肿
    C. 卵巢黄体囊肿　　　　D. 单纯性卵巢囊肿
    E. 卵巢转移性肿瘤

45. 30 岁，外阴瘙痒伴阴道分泌物增多。妇科检查：外阴充血，阴道内见多量豆渣样分泌物，黏膜红肿。下列何种疾病可能性最大
    A. 支原体性阴道炎　　　B. 滴虫性阴道炎
    C. 细菌性阴道炎　　　　D. 念珠菌性阴道炎
    E. 衣原体性阴道炎

46. 子宫内膜癌 II 期患者，首选治疗措施是
    A. 大剂量孕激素治疗
    B. 放疗
    C. 扩大子宫全切及双附件切除术
    D. 放疗后行子宫全切及双附件切除术
    E. 子宫广泛切除及双附件切除术加盆腔淋巴结清扫术加腹主动脉旁淋巴结清扫术

47. 对于 VIN 诊断标准，错误的是
    A. VIN II：中度非典型增生，上皮过度增生和异型细胞的改变，占上皮下 2/3
    B. VIN I：轻度非典型增生，上皮过度增生和异型细胞的改变，局限于上皮的下 1/3
    C. VIN III：重度非典型增生，上皮过度增生和异型细胞的改变，超过上皮下 2/3
    D. 原位癌：重度非典型增生累及上皮全层，但未穿透基底层
    E. 原位癌：不属于 VIN III

48. 52 岁，绝经 5 年后阴道出血，宫颈涂片细胞学检查巴氏 IV 级，进一步处理宜
    A. 全子宫切除
    B. 宫颈锥切
    C. 诊断性刮宫及宫颈活检
    D. 广泛性全子宫切除及盆腔淋巴结清扫术
    E. 次广泛子宫切除

49. 下列哪种肿瘤属于性索间质肿瘤
    A. 库肯勃瘤　　　　　　B. 浆液性囊腺瘤
    C. 无性细胞瘤　　　　　D. 畸胎瘤
    E. 颗粒细胞瘤

50. 宫颈鳞状上皮化生
    A. 是宫颈恶性病变
    B. 是宫颈不典型性增生
    C. 是宫颈增生活跃的表现
    D. 是糜烂修复或愈合的过程
    E. 是宫颈癌前病变

51. 卵巢癌肿瘤细胞减灭术应尽量使肿瘤残余灶直径小于
    A. 1.5~2.0cm　　　　　B. 0.5~1.0cm
    C. 1.0~2.0cm　　　　　D. 1.0~1.5cm
    E. 2.0~3.0cm

52. 45 岁，阴道细胞学检查为巴氏 II 级，宫颈活检为鳞状上皮化生，提示
    A. 宫颈癌　　　　　　　B. 宫颈真性糜烂
    C. 宫颈糜烂病变进展期　D. 宫颈不典型增生
    E. 宫颈糜烂愈合过程

53. 女性，19 岁，3 个小时前于上体育课时突发右下腹剧痛，伴恶心、呕吐，月经 5d/30~34d，有痛经，现已停经 33 天，查体发现腹肌紧张，右下腹压痛，妇科检查见阴道内少量暗红色血，子宫正常大小稍软，于子宫右侧可及囊性包块约 7cm，张力较大，压痛明显，临床检验结果，WBC 11×10^9/L，尿常规（-）。最可能的诊断是
    A. 卵巢肿瘤合并感染
    B. 卵巢囊肿蒂扭转
    C. 卵巢子宫内膜异位囊肿破裂
    D. 异位妊娠
    E. 急性阑尾炎

54. 下面关于宫颈癌的转移，错误的是
    A. 血行转移常发生在晚期
    B. 淋巴转移最常见
    C. 主要是直接蔓延及淋巴转移
    D. 向下沿阴道黏膜蔓延
    E. 向两旁至主韧带、阴道旁组织

55. 卵巢癌的治疗原则为
    A. 放疗
    B. 化疗
    C. 手术
    D. 手术为主，加用化疗、放疗
    E. 先化疗或放疗，再手术

257

56. 关于 OHSS 以下哪种说法不对
    A. 是一种自限性疾病
    B. 是一种医源性疾病
    C. 常出现于 PCOS 患者
    D. 常出现于年龄偏大，卵巢对 Gn 反应差者
    E. 与使用外源性促性腺激素有关

57. 下列哪项不属于宫颈癌的术后并发症
    A. 尿潴留
    B. 淋巴囊肿
    C. 感染
    D. 心力衰竭
    E. 输尿管瘘

58. 关于阴道上皮内瘤样病变（VAIN），下述错误的是
    A. VAIN 可无症状或仅有阴道分泌物增多和或接触性阴道出血
    B. VAIN 是指局限于阴道上皮层内的不同程度的不典型增生病灶
    C. VAIN 不可应用激光治疗
    D. VAIN 诊断主要靠阴道细胞学、阴道镜和活检病理检查
    E. VAIN I，年轻患者可随访观察

59. 对于阴道癌，错误的是
    A. 阴道鳞状上皮癌好发部位为阴道上 1/3 后壁和下 1/3 前壁
    B. 阴道癌分为原发性和继发性两类，以原发性为主
    C. 阴道鳞状上皮癌最常见
    D. 阴道癌的主要转移途径是淋巴转移和直接浸润
    E. 原发阴道透明细胞腺癌常发生于青春期少女和年轻妇女，以及个别儿童

60. 下列哪种阴道肿瘤不属于良性肿瘤
    A. 神经纤维瘤
    B. 平滑肌瘤
    C. 乳头状瘤
    D. 中肾管囊肿
    E. 脂肪瘤

61. 外阴鳞状细胞癌与下列哪项因素无关
    A. HPV 感染
    B. 外阴慢性皮肤病，如慢性外阴营养不良，外阴慢性炎症等
    C. 性传播疾病
    D. 免疫功能低下或损害
    E. 早婚、早育、多产

62. 普遍采用哪种卵巢肿瘤组织学分类法
    A. GOG
    B. FIGO
    C. WHO
    D. CMA
    E. ACOG

63. 女性生殖器三大恶性肿瘤是指
    A. 宫颈癌、子宫内膜癌、子宫肉瘤
    B. 宫颈癌、子宫内膜癌、绒癌
    C. 宫颈癌、子宫内膜癌、外阻癌
    D. 宫颈癌、子宫内膜癌、卵巢癌
    E. 宫颈癌、卵巢癌、绒癌

64. 下面关于宫颈鳞状上皮化生哪项是错误的
    A. 为移行带柱状上皮下的储备细胞增生而形成
    B. 宫颈管腺上皮也可化生为鳞状腺体
    C. 化生的鳞状上皮不同于宫颈阴道部正常鳞状上皮
    D. 化生的鳞状上皮为未成熟鳞状细胞核深染，异型或异常分裂象
    E. 化生的鳞状上皮与不典型增生不同

65. 卵巢畸胎瘤的胚胎细胞来源是
    A. 体腔上皮细胞
    B. 初级性索细胞
    C. 生殖嵴细胞
    D. 卵黄囊内胚层细胞
    E. 间充质细胞

66. 女性阴道出血最常见的病因为
    A. 生殖器炎症
    B. 妊娠相关性子宫出血
    C. 生殖器肿瘤
    D. 生殖器损伤
    E. 卵巢内分泌功能失调

67. 女性，50 岁，生育情况：足月顺产 1 胎，孕 8 个月顺产 1 胎，均健在。自然流产 1 次，人工流产 2 次。其生育史的书写应为
    A. 2-1-1-2
    B. 1-1-3-2
    C. 2-0-2-2
    D. 1-0-3-2
    E. 2-1-3-2

68. 最适合放射治疗的卵巢肿瘤是
    A. 黏液性癌
    B. 无性细胞瘤
    C. 浆液性癌
    D. 内胚窦瘤
    E. 未成熟畸胎瘤

69. 妇科子宫肿瘤最常见的症状为
    A. 下腹痛
    B. 异常白带
    C. 阴道流血
    D. 下腹包块
    E. 外阴瘙痒

70. 原发性输卵管癌诊断应严格遵守一定的标准，下列哪些是错误的
    A. 镜下可见乳头状结构，黏膜受累明显
    B. 大块肿瘤应位于输卵管
    C. 如果输卵管壁广泛受累，应可见管壁存在良性至恶性的移行
    D. 如果存在卵巢和子宫内膜的转移，转移灶必须小于输卵管瘤灶，或仅有表面种植
    E. 输卵管恶性肿瘤多为原发性

71. 对于恶性卵巢肿瘤的手术治疗原则，下述哪项是正确的
    A. 肿瘤包膜完整，不应施行大网膜切除术
    B. 低度恶性肿瘤，临床Ⅰa期，年轻未生育可做患侧卵巢切除术
    C. 年龄超过45岁的则行全子宫及双侧附件切除术
    D. 较晚期患者应施行盆腔淋巴结清扫术
    E. 较晚期患者术前加用放疗疗效最佳

72. 卵巢畸胎瘤最常见的并发症为
    A. 恶变   B. 蒂扭转
    C. 腹水   D. 破裂
    E. 感染

73. 下列哪种外阴肿瘤不属于良性肿瘤
    A. 神经纤维瘤   B. 黑色素痣
    C. 乳头状瘤   D. 外阴帕杰病
    E. 脂肪瘤

74. 卵巢浆液性囊腺瘤的胚胎细胞来源是
    A. 初级性索细胞   B. 生殖嵴细胞
    C. 体腔上皮细胞   D. 卵黄囊内胚层细胞
    E. 间充质细胞

75. 卵巢上皮性癌化疗目前常采取联合化疗。其方案中，最常用的药物是
    A. 激素类   B. 植物碱类
    C. 抗肿瘤抗生素类   D. 抗代谢药
    E. 顺铂类

76. 对于卵巢癌的预防下列哪项是错误的
    A. 口服避孕药
    B. 避免高胆固醇食物
    C. 患卵巢囊肿都应尽早手术切除
    D. 对患有遗传性卵巢癌综合征的女性在适当的年龄行预防性卵巢切除
    E. 盆腔肿块诊断不清或保守治疗无效者，应及早行腹腔镜探查或开腹探查

77. 卵巢癌的主要治疗手段为
    A. 化疗   B. 放射治疗
    C. 内分泌治疗   D. 手术 + 化疗
    E. 免疫治疗

78. 阴道镜检查最适用的疾病是
    A. 子宫内膜息肉   B. 子宫内膜异位症
    C. 子宫内膜癌   D. 子宫黏膜下肌瘤
    E. 子宫颈癌

79. 绝经期妇女宫颈癌的早期典型临床症状是
    A. 绝经后阴道出血   B. 接触性出血
    C. 腹痛   D. 大量血性腥臭白带

    E. 下肢水肿

80. 下列哪项不是输卵管癌常见的辅助诊断手段
    A. 阴道细胞学检查   B. B超检查
    C. 分段诊刮   D. 腹腔镜检查
    E. 宫腔镜检查

81. 下列情况不需手术治疗的是
    A. 子宫肌瘤子宫近孕3个月大小
    B. 黏膜下肌瘤直径4cm
    C. 绝经后肌瘤增大
    D. 增大子宫近孕2个月大小
    E. 经量多，肌瘤不大者

82. 下列哪种疾病是引起月经过多的原因
    A. 异位妊娠   B. 卵巢畸胎瘤
    C. 黏膜下肌瘤   D. 浆膜下肌瘤
    E. 卵巢纤维瘤

83. 下列哪些不是卵巢肿瘤的并发症
    A. 蒂扭转   B. 腹水
    C. 恶变   D. 破裂
    E. 感染

84. 对于浆液性囊腺癌病理特点哪项是正确的
    A. 多为单侧
    B. 约占卵巢恶性肿瘤的25%
    C. 多呈囊性
    D. 半实质性、质脆、可见出血，坏死
    E. 单层立方或柱状上皮乳头分枝较粗，间质可见砂粒体

85. 对于卵巢恶性肿瘤，下述错误的是
    A. 颗粒细胞瘤是高度恶性的功能性卵巢瘤
    B. 卵巢恶性肿瘤生长迅速，短期内可出现腹水
    C. 浆液性囊腺癌是成人最多见的卵巢癌
    D. 包膜完整的双侧卵巢肿瘤有腹水，腹水中找到癌细胞，分期为Ⅰc
    E. 黏液性囊腺癌常生长较慢

86. 下面哪项不是卵巢恶性肿瘤的特征
    A. 晚期可有腹胀、腹痛
    B. 病程长，逐渐长大
    C. 多见于青春期或绝经后妇女
    D. 有雌激素或雄激素过多的症状
    E. 肿物为双侧、实性、固定

87. 下列哪项对于鉴别卵巢良、恶性肿瘤的意义最小
    A. 肿瘤性质   B. 病程长短
    C. 压迫症状   D. 有无腹水
    E. 恶病质

88. 下面哪项不是卵巢良性肿瘤的特征

A. 肿物边界清楚

B. 多无腹水

C. 生长缓慢

D. 多见于青春期或绝经后妇女

E. 肿物多为囊性、壁薄

89. 50岁，确诊宫颈鳞癌Ⅰa期，最佳治疗方案是

A. 子宫大部分切除术加双附件切除术

B. 宫颈锥形切除术

C. 广泛性子宫切除术

D. 广泛性全子宫切除加盆腔淋巴结清扫术

E. 次广泛全子宫切除术

90. 下面关于宫颈癌的临床分期，正确的是

A. 癌使肾功能丧失时属于Ⅳ期

B. Ⅰb期靠肉眼判断极难确诊

C. 癌侵及部分主韧带时属Ⅱa期

D. 癌扩展至盆壁时属于Ⅲb期

E. 癌侵及膀胱黏膜时属于Ⅳb期

91. 丙酸睾酮治疗子宫肌瘤，每月总量不超过

A. 200mg　　B. 100mg

C. 300mg　　D. 400mg

E. 500mg

92. 下面哪项与子宫肌瘤无关

A. 子宫内膜增生过长　　B. 绝经后体积缩小

C. 红色变性　　D. 黄体囊肿

E. 不孕症

93. 按肌瘤和子宫肌层的关系，子宫肌瘤可分为

A. 平滑肌瘤和间质瘤

B. 黏膜下、浆膜下、肌壁间肌瘤

C. 宫体肌瘤与宫颈肌瘤

D. 宫体瘤与阔韧带肌瘤

E. 有蒂肌瘤与无蒂肌瘤

94. 辨别巨大卵巢囊肿与腹水，下列哪种方法是禁忌的

A. 胃肠道造影

B. 腹部X线平片

C. 超声波检查

D. 经腹壁穿刺囊肿内容物检查

E. 叩腹部移动性浊音

95. 对于子宫肌瘤下述不正确的是

A. 宫颈肌瘤占总数的8%

B. 是最常见的女性生殖道良性肿瘤

C. 肌瘤发生肉瘤变的较少

D. 位于黏膜下的比浆膜下的少

E. 肌瘤组织中的雌、孕激素受体的含量较低

96. 下面不能用来治疗子宫肌瘤的药物有

A. 丙酸睾酮　　B. GNRH-α

C. 米非司酮　　D. 甲睾酮

E. 己烯雌酚

97. 48岁，孕3产2，经量增多3年，妇科检查子宫增大如孕3个月大小，B超提示子宫肌瘤，最恰当的治疗是

A. 子宫肌瘤挖除术　　B. 子宫切除术

C. 中医治疗　　D. 性激素治疗

E. 放射治疗

98. 宫颈癌普查，最常用的方法是

A. 宫颈活检　　B. 阴道镜检查

C. 碘试验　　D. 细胞学检查

E. 血清学检查

99. 子宫肌瘤最常见的变性是

A. 红色变　　B. 囊性变

C. 玻璃样变　　D. 肉瘤变

E. 钙化

100. 多见于妊娠期的肌瘤变性是

A. 肉瘤变　　B. 红色变

C. 玻璃样变　　D. 钙化

E. 囊性变

101. 子宫肌瘤的症状与下列哪项关系最不密切

A. 肌瘤生长速度　　B. 肌瘤的数目

C. 肌瘤的部位　　D. 肌瘤类型

E. 肌瘤是否变性

102. 确诊宫颈癌的方法是

A. 宫颈刮片细胞学检查　　B. 宫颈荧光检查

C. 碘试验　　D. 阴道镜检查

E. 宫颈和颈管活检

103. 适用于各期宫颈癌而效果较好的是

A. 放射疗法　　B. 化学疗法

C. 手术治疗　　D. 放疗后手术

E. 化疗后手术

104. 子宫肉瘤Ⅱ期首选的治疗措施是

A. 全子宫切除及双附件切除术

B. 全子宫切除术

C. 广泛子宫切除术加盆腔淋巴结清扫术

D. 扩大子宫全切术加双附件切除术

E. 广泛子宫切除术加盆腔淋巴结清扫术加腹主动脉旁淋巴结活检术

105. 关于黏液性囊腺瘤病理特点哪项是错误的

A. 体积较大或巨大

B. 多为单侧

C. 占卵巢良性肿瘤的25%

D. 多房性，囊内充满胶胨样物

E. 囊内很少有乳头生长

106. 关于晚期或复发子宫内膜癌患者，为控制病情，常采用的措施是

A. 放疗
B. 化疗
C. 大剂量孕激素治疗
D. 大剂量雌激素治疗
E. 大剂量雄激素治疗

107. 35 岁，发现外阴肿物 7 年，无不适主诉。妇检：左侧大阴唇外直径 3cm 肿物，质硬，边界清楚，有一定活动度表面见沟纹，色泽如正常皮肤。此病最可能的诊断是

A. 外阴平滑肌瘤

B. 外阴乳头状瘤

C. 外阴纤维瘤

D. 外阴颗粒成肌细胞瘤

E. 外阴脂肪瘤

108. 对于阴道癌淋巴转移，错误的是

A. 阴道上 1/3 病变，主要转移至盆腔淋巴结

B. 是阴道癌的主要转移途径

C. 阴道中 1/3 病变，主要转移至宫旁淋巴结

D. 阴道下 1/3 病变，主要转移至腹股沟淋巴结

E. 淋巴转移未纳入 FIGO 的阴道癌分期标准

109. 对于外阴癌，错误的是

A. 外阴鳞状细胞癌最常见的部位为大阴唇

B. 外阴癌分为原发性和继发性两类，以继发性为主

C. 外阴鳞状细胞癌最常见

D. 外阴疣状鳞状细胞癌是一种特殊的低度恶性鳞状细胞癌

E. 外阴恶性黑色素瘤多数由色素痣恶变所致，恶性程度高，预后差

110. 28 岁。以突发左下腹痛 2 小时入院。体格检查：面色苍白，心率 110 次/分，血压 80/60mmHg。B 超提示子宫大小正常，左侧附件区囊性占位，盆腔中度积液。对本病例最有价值的病史是

A. 有无昏厥
B. 有无停经史
C. 有无外伤史
D. 有无恶心、呕吐
E. 腹痛情况

111. 60 岁，绝经 5 年，阴道排液 7 天，黄色伴有血迹，伴轻度下腹隐痛。妇科检查：宫颈光滑，左附件区有条状占位，大小不清。此患者可能的诊断是

A. 卵巢囊肿
B. 子宫内膜癌
C. 输卵管癌
D. 宫颈癌
E. 老年性阴道炎

112. 61 岁妇女，3 个月前出现白带增多，未治疗。1 周前感到下腹轻度疼痛，白带为脓血样，有恶臭味来就诊。妇科检查所见：阴道壁明显发红，阴道分泌物脓血样。宫颈未见糜烂。子宫体略大，质软，有轻压痛。双侧附件未见异常。对此患者可能的诊断是（①子宫颈癌；②子宫体癌；③急性阴道炎；④子宫积脓）

A. ①②
B. ①③④
C. ②③
D. ④
E. ① ~ ④均应考虑

113. 子宫内膜癌患者，腹水冲洗液阳性，首选治疗措施是

A. 化疗
B. 手术
C. 放疗 + 手术
D. 放疗
E. 大剂量孕激素

114. 良性卵巢肿瘤最应与以下哪项疾病鉴别

A. 结核性腹膜炎
B. 生殖道以外的肿瘤
C. 子宫内膜异位症
D. 转移性卵巢肿瘤
E. 卵巢瘤样病变

115. 下面药物，不能用于治疗子宫内膜癌的为

A. 他莫昔芬
B. 甲羟孕酮
C. 己酸孕酮
D. 甲地孕酮
E. 尼尔雌醇

116. 卵巢体腔上皮来源的肿瘤占原发性卵巢肿瘤的

A. 70% ~ 80%
B. 50% ~ 70%
C. 20% ~ 45%
D. 80% ~ 90%
E. 95%

117. 卵巢癌最常见的转移途径为

A. 沿圆韧带转移到髂外及腹股沟淋巴结

B. 沿卵巢淋巴管转移到髂内外淋巴结

C. 血行转移到肝、肺

D. 直接蔓延累及邻近器官及腹腔种植

E. 腹腔镜探查或腹壁穿刺抽腹水引起局部转移

118. 下面有关子宫肉瘤的说法不正确的是

A. 最多见的是子宫平滑肌肉瘤

B. 占子宫恶性肿瘤的 4% ~ 6%

C. 是高度恶性的女性生殖道肿瘤

D. 多见于 50 岁左右围绝经期妇女

E. 早期症状不明显

119. 40 岁，不规则阴道出血，内诊宫颈外口可扪及 5cm×4cm 大小质硬肿物，最恰当的处理是

A. 立即剖腹探查

B. 还纳后抗感染治疗

C. 还纳后行经腹子宫切除术

D. 经阴道切除

E. 继续观察

120. 子宫肉瘤的治疗原则是

A. 化疗为主　　　　　　　B. 手术为主

C. 放疗为主　　　　　　　D. 孕激素治疗为主

E. 保守治疗为主

121. 对于子宫肌瘤合并妊娠，下列哪项是错误的

A. 妊娠期肌瘤明显增大

B. 合并红色变性，一般采用保守治疗

C. 不孕的发生率高

D. 产后出血发生率高

E. 分娩期易致难产，宜常规行剖宫产

122. 卵巢库肯勃瘤原发部位是

A. 子宫　　　　　　　　　B. 乳腺

C. 胃肠道　　　　　　　　D. 宫颈

E. 输卵管

123. 同子宫内膜增生过长关系密切的是

A. 口服短效避孕药　　　　B. 宫内节育器

C. 卵巢卵泡膜细胞瘤　　　D. 卵巢无性细胞瘤

E. 卵巢内胚窦瘤

124. 25岁已婚妇女，结婚3年未孕。现停经55日。查子宫超鹅卵大呈球形，软。左侧附件区触及超手拳大、表面光滑、壁厚质韧肿物，活动良好。B超提示肿物包膜完整，厚度较均匀，瘤内回声多样化，可见面团征。尿妊娠试验阳性。该肿物恰当处理应是

A. 立即行人工流产术，观察附件肿物是否增大

B. 妊娠12周后行剖腹手术切除肿物

C. 妊娠24周后行剖腹手术切除肿物

D. 立即剖腹手术切除肿物

E. 待产后切除附件区肿物

125. 输卵管卵巢囊肿错误的是

A. 是慢性盆腔炎的轻型

B. 输卵管卵巢脓肿的脓液被吸收而成

C. 输卵管伞端与卵巢粘连贯通

D. 妇科检查扪及附件区有囊性肿块

E. 年龄大可行子宫及双附件切除术

126. 外阴鳞状细胞癌正确的是

A. 多发生在绝经后妇女

B. 不常伴发其他部位原发性癌

C. 发生在小阴唇者居多

D. 病变多发生在外阴后半部

E. 以上都不是

127. 关于宫颈糜烂，正确的是

A. 分为单纯型、颗粒型两型

B. 分为Ⅰ、Ⅱ、Ⅲ、Ⅳ度

C. 宫颈腺囊肿与宫颈糜烂无关

D. 近年以物理治疗为主

E. 鳞状上皮脱落，柱状上皮取代，糜烂治愈

128. 16岁，女，剖腹探查见右侧卵巢手拳大实性肿瘤，包膜完整，腹腔液未找到癌细胞。右侧卵巢外观正常，冰冻病理切片报告为卵巢颗粒细胞瘤。本例恰当处理应是

A. 肿瘤切除，术后化疗

B. 肿瘤切除，术后放疗

C. 患侧附件切除，术后放疗

D. 全子宫及双附件切除，术后放疗

E. 全子宫、双附件及大网膜切除

129. 子宫内膜癌癌前病变是指

A. 增生期子宫内膜

B. 子宫内膜简单型增生

C. 子宫内膜复杂型增生

D. 子宫内膜不典型增长

E. 萎缩型子宫内膜

130. 子宫肌瘤红色变常发生在

A. 肌瘤扭转时　　　　　　B. 性功能活跃时

C. 妊娠期　　　　　　　　D. 分娩期

E. 月经期经量多时

131. 子宫内膜癌Ⅰb期患者，首选的治疗措施应是

A. 放射治疗——直线加速器

B. 放疗后行全子宫及双附件切除术

C. 筋膜外全子宫切除及双附件切除术

D. 广泛子宫切除及盆腔淋巴结清扫术

E. 大剂量孕酮类药物治疗

132. 女性生殖道最常见的良性肿瘤是

A. 子宫肌瘤　　　　　　　B. 阴道腺病

C. 输卵管内膜异位病灶　　D. 卵巢皮样囊肿

E. 卵巢浆液性囊腺瘤

133. 诊断子宫内膜癌最可靠的方法是

A. 阴道后穹窿吸物涂片细胞学检查

B. 宫腔冲洗液涂片细胞学检查

C. 子宫镜检查

D. 宫腔碘油造影

E. 分段刮宫

134. 30岁妇女，主诉白带增多，检查宫颈阴道部宫口周围外观呈细颗粒状红色区，占整个宫颈面积的近2/3，宫颈刮片未见癌细胞。本例恰当处置应是

A. 药物阴道冲洗　　　　　B. 阴道放置药物

C. 红外线凝结疗法　　　　D. 宫颈椎形切除术

E. 子宫全切除术

135. 子宫内膜癌正确的是

A. 40~50 岁妇女居多

B. 较突出的症状是不规则阴道流血

C. 宫腔冲洗液查癌细胞是最有效的诊断方法

D. 晚期用大量雌激素治疗有效

E. 单纯放射治疗效佳

136. 35 岁已婚妇女，因子宫肌瘤行子宫全切除术。因一侧卵巢为良性囊性畸胎瘤予以切除，另侧卵巢外观正常予以保留。本例估计符合实际情况的是

A. 因子宫动脉卵巢支被切断，保留的卵巢内分泌功能将在短时间内衰退

B. 因保留一侧卵巢可出现排卵性月经周期

C. 将来发生卵巢良性肿瘤的可能性较大

D. 将来发生卵巢恶性肿瘤的可能性较大

E. 以上都不是

137. 卵巢肿瘤蒂扭转处理错误的项目是

A. 一经确诊即行手术切除肿瘤

B. 手术时将扭转部位以上的蒂部钳断

C. 避免术中将肿瘤弄破

D. 取下肿瘤后切开检查并送病理

E. 依肿瘤性质决定是否切除子宫及双侧附件

138. 56 岁妇女，绝经 5 年。阴道镜下宫颈活检未见异常，宫颈光滑，子宫稍大，两次宫颈刮片均查到腺癌细胞。为明确诊断应选择

A. 再次行宫颈刮片查癌细胞

B. 行刮宫活组织检查

C. 再次行阴道镜下宫颈活检

D. 行分段刮宫活组织检查

E. 行宫颈椎切活组织检查

139. 51 岁未育妇女，绝经 5 年后出现阴道流血近 3 个月。查宫颈光滑，子宫正常大，双附件未触及。为确诊应采取的措施是

A. 宫颈刮片细胞学检查

B. 分段刮宫活组织检查

C. 阴道后穹窿涂片细胞学检查

D. 阴道镜检查后取宫颈活组织检查

E. 宫颈椎形切除后活组织检查

140. 宫颈癌时行宫颈刮片细胞学检查，正确的是

A. 主要依据细胞核变化判断恶性

B. 能区分原位癌和镜下早期浸润癌

C. 临床分期越晚，阳性率越高

D. 可由阴道镜检查所取代

E. 以上都不是

141. 宫颈癌播散超出真骨盆，按 FIGO（2000 年）的临床分期，应属于

A. Ⅱb 期　　　　　　　　B. Ⅲa 期

C. Ⅲb 期　　　　　　　　D. Ⅳa 期

E. Ⅳb 期

142. 子宫内膜癌 Ⅰ aG1 期首选的治疗方法是

A. 放射治疗

B. 广泛子宫切除术及附件切除

C. 筋膜外子宫切除术及附件切除

D. 放疗加化疗

E. 术前放疗加子宫切除及双附件切除

143. 子宫肌瘤患者影响月经量的主要因素为

A. 肌瘤数目　　　　　　　B. 肌瘤大小

C. 年龄　　　　　　　　　D. 肌瘤有无变性

E. 肌瘤部位

144. 治疗宫颈糜烂最常用的方法是

A. 全身抗炎治疗　　　　　B. 宫颈锥形切除术

C. 抗生素治疗　　　　　　D. 阴道冲洗

E. 物理疗法

145. 子宫内膜癌的生长特点哪项正确

A. 生长迅速，易早期淋巴转移

B. 生长迅速，易直接蔓延

C. 生长缓慢，大部分为晚期癌

D. 生长缓慢，大部分为早期癌

E. 生长迅速，部分易血行转移

146. 卵巢癌最易转移的部位是

A. 脑　　　　　　　　　　B. 肝

C. 腹腔　　　　　　　　　D. 肾

E. 肺部

147. 子宫内膜癌恶性程度最高的是

A. 膜样腺癌　　　　　　　B. 腺棘癌

C. 腺鳞癌　　　　　　　　D. 纤毛样腺癌

E. 浆液性腺癌

148. 卵巢癌 Ⅱ 期的病变范围为

A. 病变累及一侧或双侧卵巢，包膜破裂

B. 病变累及一侧或双侧卵巢，伴盆腔转移

C. 病变累及一侧或双侧卵巢，伴腹水有癌细胞

D. 病变累及一侧或双侧卵巢，包膜完整，腹膜面有镜下种植

E. 病变累及一侧或双侧卵巢，伴肝浅表转移

149. 28 岁初孕妇，妊娠 35 周，自述剧烈腹痛伴发热、恶心、呕吐半日就诊。B 超见子宫如妊娠 35 周，于宫底偏左有一超手拳大肌瘤。查血白细胞总数为 $14.4 \times 10^9/L$。在急诊室，告诉患者应入院并需作

的处置是

A. 对症处理，观察病情进展

B. 采用黄体生成激素释放激素类似物

C. 剖腹切除变性肌瘤

D. 行剖宫产，同时切除肌瘤

E. 行剖宫产，以后再考虑行肌瘤切除

150. 43 岁妇女，阴道不规则流血半年。检查宫颈后唇呈菜花状并侵及阴道后穹窿达 2cm，子宫正常大。宫颈活检为鳞状细胞癌。本例正确治疗方法应是

A. 子宫全切除及双附件切除术

B. 广泛性子宫切除术及盆腔淋巴结扫清术

C. 化疗后行子宫全切除术

D. 化疗后放疗

E. 单纯放疗

151. 巨大卵巢囊肿与腹腔积液的鉴别最有诊断价值的是

A. 腹部触诊　　　　　B. 腹部叩诊

C. 腹部 X 线摄片　　　D. 腹部胃肠钡餐透视

E. 盆腹腔 B 超检查

152. 卵巢囊肿发生蒂扭转，其蒂的组成是

A. 骨盆漏斗韧带、输卵管、卵巢固有韧带、圆韧带

B. 骨盆漏斗韧带、输卵管、卵巢固有韧带

C. 骨盆漏斗韧带、输卵管、圆韧带

D. 骨盆漏斗韧带、卵巢韧带、圆韧带

E. 输卵管、卵巢韧带

153. 某妇，38 岁，孕 2 产 1，下腹不适 8 个月，月经正常，妇查发现左附件囊性包块，如妊娠 3 月左右大小，表面光滑，活动，下腹平片示局部钙化影。其处理应是

A. 全子宫双附件切除

B. 左附件切除

C. 囊肿穿刺引流

D. 左侧附件切除及右卵巢切开探查

E. 观察 3 月复查

154. 普查宫颈癌时最有实用价值的检查方法是

A. 子宫颈刮片细胞学检查

B. 宫颈碘试验

C. 氮激光肿瘤固有荧光诊断法

D. 阴道镜检查

E. 染色体检查

155. 女，38 岁，0-0-0-0，妊娠 3 个月，因阴道出血发现宫颈糜烂中度，接触性出血，刮片示巴氏Ⅲ级，活检诊断为宫颈原位癌。治疗方案是

A. 立即体外照射，胎儿自然流产后行子宫全切除术

B. 严密随访直到足月，剖宫产术结束分娩，产后 4~6 周作宫颈刮片和活检，确诊原位癌再作全子宫切除

C. 妊娠与分娩均可使癌症扩散，应立即剖宫取胎，同时行全子宫切除术

D. 妊娠与分娩均可使癌症扩散，增加宫颈癌的期别，应直接行扩大子宫全切除术

E. 严密随访直到足月，剖宫产同时行全子宫切除术

156. 42 岁已婚妇女，孕一孩，因月经周期缩短、经期延长及经量增多一年就诊。查宫颈光滑，宫体如妊娠 3 个月大，表面凸凹不平，质硬。本例恰当的处理应是

A. 随访观察，每 3~6 个月一次

B. 雄激素治疗

C. 肌瘤剔除术

D. 子宫全切除术

E. 全子宫及双附件切除术

157. 30 岁产褥妇，现产后 4 日，急性腹痛伴发热 2 日，腹部包块增大达脐部，曾因不孕行妇科检查诊断为"子宫肌瘤"，本例更符合实际的诊断是

A. 产褥感染　　　　　B. 卵巢肿瘤蒂扭转

C. 子宫肌瘤红色变　　D. 子宫肌瘤囊性变

E. 子宫肌瘤玻璃样变

158. 某女，19 岁，未婚，下腹胀 2 月余来院就诊。肛查：子宫平位，大小质尚正常，子宫右侧扪及一直径约 6~8cm 大小半囊半实性包块，活动可。最可能的诊断是

A. 卵巢黏液性癌　　　B. 卵巢巧克力囊肿

C. 卵巢皮样囊肿　　　D. 阔韧带内肌瘤

E. 盆腔炎性包块

159. 女，28 岁，婚后三年未孕，普查发现子宫肌瘤，无任何不适。妇检：子宫后壁峡部突出一约 8cm 大小之质硬肿块，子宫被顶向前上方，正常大小，附件区未及肿块，下列哪项处理最为恰当

A. 肌瘤有恶变之可能，一旦确诊宜尽快手术

B. 只能作全子宫切除，可保留双附件

C. 作肌瘤挖出术，保留子宫及双附件

D. 暂不手术治疗，宜门诊随访，待生育后再手术

E. 作子宫次全切除术保留双侧附件

160. 子宫肉瘤的各种病理类型中，预后最差的是

A. 平滑肌肉瘤　　　　B. 低度恶性间质肉瘤

C. 高度恶性间质肉瘤　D. 恶性苗勒管混合瘤

E. 内胚窦瘤

161. 卵巢生殖细胞肿瘤何项是不正确

A. 发病率仅次于上皮性肿瘤

B. 成熟畸胎瘤 2%～4% 可发生恶变

C. 未成熟畸胎瘤存在恶性程度的逆转现象

D. 好发于青少年及儿童

E. 如为恶性肿瘤，不论年龄大小均行卵巢癌根治术

162. 女，35 岁，普查发现多发性子宫肌瘤，大如妊娠 50 天，但无临床症状，心情沉重，前来咨询关于女性生殖器肿瘤的有关情况。下列回答中哪项是错误的

A. 子宫肌瘤是女性生殖道肿瘤中发病率最高的良性肿瘤

B. 子宫肌瘤目前无症状，不必忧虑，但必须定期随访

C. 随访手段之一是定期作 CA125 测定

D. 如果肌瘤迅速增大，超过如妊娠 2 个半月大小，再考虑手术治疗

E. 子宫肌瘤恶变率很低暂不手术是安全的

163. 某妇，33 岁，因消瘦乏力下腹部发现一肿块，迅速增大 1 个月就诊。妇科检查：子宫正常大小，右侧有新生儿头大囊肿，左侧附件阴性，诊断卵巢囊肿行剖腹手术，术时见有少量血性腹腔积液，囊肿表面有乳头状突起，质脆有大网膜粘连。选择的手术范围为

A. 囊肿摘除术

B. 双侧附件切除术

C. 双侧附件切除 + 子宫全切除术

D. 双侧附件切除 + 大网膜切除

E. 子宫全切双侧附件切除 + 大网膜切除

164. 关于宫颈原位癌特征正确的是

A. 好发部位为宫颈阴道部正常的鳞状上皮区域内

B. 病变限于上皮层内，基底膜未穿透

C. 与宫颈重度不典型增生无明显区别

D. 阴道镜检查多能与镜下早期浸润癌相鉴别

E. 有时伴有淋巴转移

165. 属于宫颈癌癌前病变的是

A. 宫颈Ⅲ级糜烂 　　 B. 宫颈储备细胞增生

C. 宫颈鳞状上皮化生 　 D. 宫颈鳞状上皮化

E. 宫颈不典型增生

166. 与子宫肌瘤的临床表现无明显相关的是

A. 不孕 　　　 B. 反复早期流产

C. 排便困难 　 D. 尿频尿急尿痛

E. 贫血

167. 外阴癌最主要的扩散途径为

A. 局部扩散蔓延

B. 淋巴转移

C. 血行转移

D. 淋巴转移及血行转移

E. 局部蔓延及血行转移

168. 关于外阴鳞状细胞癌的预后，下列哪项是错误的

A. 与病变大小、部位、细胞分级程度有关

B. 与有无并发外阴色素减退疾病有关

C. 无淋巴结转移的Ⅰ、Ⅱ期癌术后 5 年治愈率 >90%

D. 腹股沟淋巴结阳性者仅 1/3 能治愈

E. 盆腔淋巴结有转移者愈后不良

169. 初孕妇，38 岁，妊娠 2 个月合并半拳大之卵巢囊肿，何时可手术治疗

A. 足月时行剖宫产术的同时

B. 人流后立即手术

C. 立即手术同时作保胎治疗

D. 1 个月后肿瘤不缩小或反增大，可行手术和保胎治疗

E. 产后再考虑手术

170. 妇检见宫颈糜烂面明显凹凸不全，达 1/2 面积，活检除外宫颈癌，应诊断

A. 颗粒型中度糜烂 　 B. 颗粒型重度糜烂

C. 乳突型中度糜烂 　 D. 乳突型重度糜烂

E. 以上都不是

171. 颗粒细胞瘤为

A. 体腔上皮性肿瘤 　 B. 生殖细胞瘤

C. 非特异性间质瘤 　 D. 特异性索间质肿瘤

E. 胃肠黏膜肿瘤

172. 29 岁妇女，孕 5 产 0，白带中有血丝，曾患外阴尖锐湿疣，现已治愈。妇查：子宫正常大小，宫颈中度糜烂，子宫活动好，附件（-），双穹（-），宫颈刮片检查 1 次阳性。阴道镜下宫颈活检，宫颈原位癌，该患者要求保留生育功能，应采取何种治疗方法

A. 子宫全切术

B. 扩大子宫切除术

C. 子宫根治术

D. 宫颈锥切术，术后密切定期随访

E. 子宫根治术 + 盆腔淋巴结清扫术

173. 宫颈癌患者，64 岁，肥胖，查宫颈肥大，结节状，硬，表面呈糜烂状外观，阴道无浸润，子宫正常大小，双附件正常，最佳治疗方案是

A. 放疗

B. 次广泛性子宫切除

C. 全子宫切除

D. 广泛性子宫切除 + 盆腔淋巴结清除术

E. 化疗

174. 疑为子宫内膜结核的刮宫时机应在

A. 立即

B. 月经来潮前 1 周或来潮 6～12 小时内

C. 先用抗生素控制感染

D. 月经周期第 5 天

E. 先口服己烯雌酚 5 天

175. 过期流产的刮宫时机应在

A. 月经周期第 5 天

B. 立即

C. 先用抗生素控制感染

D. 月经来潮前 1 周或来潮 6～12 小时内

E. 先口服己烯雌酚 5 天

176. 最易发生蒂扭转的是

A. 黏液性囊腺瘤　　　　B. 皮样囊肿

C. 浆液性囊腺瘤　　　　D. 纤维瘤

E. 库肯勃瘤

177. 其上皮与子宫颈上皮相似常为多房

A. 皮样囊肿　　　　　　B. 浆液性囊腺瘤

C. 黏液性囊腺瘤　　　　D. 纤维瘤

E. 库肯勃瘤

178. 畸胎瘤为

A. 体腔上皮性肿瘤　　　B. 特异性索间质肿瘤

C. 生殖细胞瘤　　　　　D. 非特异性间质瘤

E. 胃肠黏膜肿瘤

179. 侵犯附件属于哪个分期

A. Ⅲ 期　　　　　　　　B. Ⅰ 期

C. Ⅱ 期　　　　　　　　D. 0 期

E. Ⅳ 期

180. 局限在子宫体部属于哪个分期

A. 0 期　　　　　　　　B. Ⅱ 期

C. Ⅰ 期　　　　　　　　D. Ⅲ 期

E. Ⅳ 期

181. 62 岁妇女,绝经后 12 年,出现阴道不规则出血,此人体胖,患有高血压,21/12kPa（158/90mmHg）,尿蛋白（－）,尿糖（＋）,妇查:外阴阴道（－）,宫颈（＋）,糜烂质中,无出血,宫体平位稍大,稍软,形态正常,活动好,附件（－）,双穹（－）。该患者的初步诊断为

A. 子宫体癌　　　　　　B. 子宫肌炎

C. 功血　　　　　　　　D. 子宫肌瘤

E. 子宫颈癌

182. 单个浆膜下肌瘤,要求生育者

A. 观察　　　　　　　　B. 阴式肌瘤剜除术

C. 子宫全切术　　　　　D. 肌瘤剜除术

E. 子宫全切＋双附件切除术

183. 49 岁妇女,少许接触性出血 3 个月,妇查,宫颈重度糜烂,宫体前位,大小正常,宫旁浸润达盆壁,宫颈刮片 Ⅳ 级,活检报告为鳞癌 Ⅲ 级。其临床分期为

A. Ⅲb 期　　　　　　　B. Ⅱb 期

C. Ⅲa 期　　　　　　　D. Ⅱa 期

E. Ⅳ 期

184. 50 岁妇女,白带带血 1 月。妇查,宫颈中度糜烂,易出血,子宫大小质地正常,附件正常,阴道镜下多点活检报告为"重度不典型增生",其处理下述哪项恰当

A. 子宫根治术　　　　　B. 子宫全切术

C. 诊断性刮宫　　　　　D. 定期随访

E. 激光治疗

185. 刮宫时机选择:证实或排除子宫内膜癌

A. 月经来潮前 1 周或来潮 6～12 小时内

B. 先用抗生素控制感染

C. 立即

D. 月经周期第 5 天

E. 先口服己烯雌酚 5 天

186. 42 岁妇女,阴道不规则出血 1 年,白带有味,妇查:宫颈可见乳头样增生,触及出血,表面多量白色分泌物呈黄绿色,宫旁结节状增厚,未达盆壁,阴道穹隆部硬,可见小溃疡,宫颈活检为鳞状上皮癌,其治疗原则为

A. 全子宫及双附件切除术

B. 子宫根治术＋盆腔淋巴结清除术

C. 放射治疗

D. 放疗＋手术治疗

E. 化疗

187. 关于子宫内膜癌分期侵犯膀胱,为

A. Ⅲ 期　　　　　　　　B. Ⅰ 期

C. Ⅱ 期　　　　　　　　D. 0 期

E. Ⅳ 期

188. 肌瘤小,无明显症状,可行

A. 阴式肌瘤剜除术　　　B. 观察

C. 肌瘤剜除术　　　　　D. 子宫全切术

E. 子宫全切＋双附件切除术

189. 45 岁妇女,接触性出血 1 个月,月经规律,妇查:宫颈重度糜烂,宫体后倾,大小正常,活动好,双附件（－）,宫颈细胞学涂片高度可疑,阴道镜下活检报告为癌细胞突破基底膜 5mm 以内,有淋巴

管侵犯及病灶融合。该病人诊断应该是

A. 宫颈原位癌　　　　B. 宫颈癌Ⅰa期

C. Ⅱa期　　　　　　D. 宫颈癌Ⅰb期

E. Ⅲa期

190. 32 岁妇女，孕 3 产 2，阴道排液及接触性出血 3 月。一般状态良好，妇查：宫颈轻糜，宫体前位，大小正常，活动好，双附件（-），宫颈活检为，宫颈鳞癌细胞呈泪滴状向间质浸润，深度 <5mm，无病灶融合及脉管侵犯。其诊断应为

A. 0 期　　　　　　　B. Ⅰb

C. Ⅰa　　　　　　　D. Ⅱa

E. Ⅲa

191. 关于子宫内膜癌分期：侵犯颈管为

A. 0 期　　　　　　　B. Ⅰ期

C. Ⅲ期　　　　　　　D. Ⅱ期

E. Ⅳ期

192. 子宫内膜癌与哪个因素无关

A. 腺囊型增生

B. 腺瘤型增生过长

C. 不典型增生过长

D. 与雌激素的长期刺激有关

E. 多产

193. 卵巢肿瘤蒂扭转的主要症状是

A. 发热　　　　　　　B. 急性腹痛

C. 恶性呕吐　　　　　D. 白细胞升高

E. 休克

194. 下述何项不属于宫颈癌术后并发症

A. 感染　　　　　　　B. 心衰

C. 淋巴囊肿　　　　　D. 尿潴留

E. 输尿管瘘

195. 子宫肌瘤短期内迅速增大或伴有阴道出血应考虑

A. 脂肪样变　　　　　B. 囊性变

C. 红色变性　　　　　D. 感染

E. 肉瘤变

196. 恶性卵巢肿瘤的主要治疗手段为

A. 手术治疗　　　　　B. 手术加放疗

C. 手术加化疗　　　　D. 化疗

E. 手术加免疫治疗

197. 卵巢上皮癌最常用的化疗药物是

A. 氮芥　　　　　　　B. 丝裂霉素

C. 顺铂　　　　　　　D. 5 - 氟尿嘧啶

E. 氨甲蝶呤

198. 下列疾病中，哪种不容易发生生殖器异常出血

A. 卵巢纤维瘤　　　　B. 黄体萎缩不全

C. 老年性阴道炎　　　D. 颗粒细胞瘤

E. 子宫内膜异位症

199. 下述哪项是早期宫颈癌的症状

A. 阴道大量排液　　　B. 反复阴道出血

C. 大腿及腰骶部疼痛　D. 接触性阴道出血

E. 恶病质

200. 宫体癌综合征表现为

A. 未婚、少产　　　　B. 高血压

C. 糖尿病　　　　　　D. 肥胖

E. 以上都是

201. 子宫颈癌的预后主要与哪项因素有关

A. 及时放疗

B. 一般状态

C. 早期诊断、早期治疗

D. 是否贫血，能否耐受化疗

E. 发热，白细胞高

202. 内膜癌的癌前病变是

A. 萎缩型子宫内膜

B. 增生期子宫内膜过长

C. 子宫内膜腺囊型增生

D. 子宫内膜腺瘤型增生

E. 子宫内膜分泌反应不良

203. 早期确诊子宫内膜癌的主要方法是

A. 诊断性刮宫

B. 阴道脱落细胞检查

C. 分段诊断性刮宫

D. 宫腔冲洗液细胞检查

E. 宫腔镜

204. 晚期子宫内膜癌患者，为暂时控制病情进展，应选用

A. 孕酮类药物治疗　　B. 化疗

C. 放疗 + 手术治疗　　D. 放疗

E. 睾丸酮治疗

205. 子宫内膜癌Ⅱ期的治疗原则是

A. 放疗

B. 化疗

C. 子宫全切术 + 双附件切除术

D. 子宫根治术 + 盆腔淋巴结清除术

E. 孕酮类治疗

206. 关于卵巢肿瘤，下述哪项是正确的

A. 卵巢恶性肿瘤的分期在手术前确定

B. 实质性肿瘤多为恶性

C. 伴有腹水的卵巢肿瘤不适合手术

D. 无性细胞瘤多发生于更年期

E. 黏液性囊腺癌对放疗敏感性高

207. 卵巢恶性肿瘤的特点是

A. 常为单侧性　　　　　　B. 肿瘤生长迅速

C. 血沉一般正常　　　　　D. 病程较长

E. 肿瘤表面光滑

208. 关于子宫内膜癌，下列哪项是错误的

A. 占女性生殖道恶性肿瘤的 20% ~ 30%

B. 为女性生殖道常见三大恶性肿瘤之一

C. 多见于老年妇女

D. 子宫内膜发生的癌，绝大多数为腺癌

E. 在我国其发生率也明显下降

209. 子宫肌瘤的症状与下述何项关系密切

A. 肌瘤与肌层的关系（黏膜下、浆膜下、壁间）

B. 肌瘤生长的部位（宫体、宫颈）

C. 发生年龄

D. 肌瘤的大小

E. 肌瘤之数目

210. 关于子宫肌瘤，下述哪项是错误的

A. 较大浆膜下肌瘤可发生蒂扭转

B. 浆膜下肌瘤较少出现月经过多

C. 膀胱充盈时，较大肌瘤可升至腹部，病人因此就医

D. 黏膜下肌瘤较常发生月经量过多与不规则出血

E. 浆膜下肌瘤最易引起不孕

211. 子宫肌瘤合并妊娠易发生下述哪种变性

A. 红色变性　　　　　　　B. 囊性变

C. 坏死感染　　　　　　　D. 玻璃样变性

E. 肉瘤变

212. 卵巢的良性肿瘤是

A. 无性细胞瘤　　　　　　B. 颗粒细胞瘤

C. 卵泡膜细胞瘤　　　　　D. 库肯勃瘤

E. 内胚窦瘤

213. 成年人最常见的卵巢癌为

A. 黏液性囊腺癌　　　　　B. 浆液性囊腺癌

C. 子宫内膜样癌　　　　　D. 透明细胞癌

E. 转移性癌

214. 下列哪种情况不是良性肿瘤的常见鉴别诊断

A. 卵巢瘤样病变　　　　　B. 子宫肌瘤

C. 妊娠子宫　　　　　　　D. 子宫内膜异位症

E. 充盈的膀胱

215. 宫颈癌的病因主要为

A. 慢性宫颈炎及宫颈裂伤

B. 包皮垢的影响

C. 单纯疱疹病毒Ⅱ型及人类乳头状瘤病毒感染

D. 早婚、早育、多产

E. 以上多种因素的协同作用

216. 宫颈癌直接蔓延最常见的方式有

A. 向上至子宫内膜　　　　B. 向下至阴道黏膜

C. 向前侵犯膀胱　　　　　D. 向后侵犯直肠

E. 向左右至主韧带

217. 关于子宫原位癌，下列哪项是错误的

A. 与重度不典型增生较难区分

B. 异型细胞不穿透基底膜，限于上皮层，无间质浸润

C. 不能用阴道镜检查来区别镜下早期浸润癌与原位癌

D. 好发部位为子宫颈鳞 – 柱上皮的交界区

E. 有时有淋巴结转移

218. 最常用于诊断卵巢肿瘤的辅助手段为下列何项

A. CT 检查　　　　　　　B. 腹部平片

C. B 超　　　　　　　　　D. 腹腔镜检

E. 细胞学检查

219. 子宫壁间肌瘤最主要的症状为

A. 月经不调　　　　　　　B. 绝经后出血

C. 接触性出血　　　　　　D. 月经过多

E. 不规则阴道出血

220. 浆膜下子宫肌瘤最常见的症状是

A. 继发性贫血　　　　　　B. 血性白带

C. 痛经　　　　　　　　　D. 月经量过多

E. 下腹部包块

221. 关于黏膜下肌瘤的临床表现，下列哪项是错误的

A. 不规则阴道出血　　　　B. 发生症状较早较重

C. 白带增多　　　　　　　D. 易发生蒂扭转

E. 子宫呈均匀增大

222. 子宫肌瘤最常见的并发症是

A. 红色变性

B. 浆膜下肌瘤蒂扭转

C. 继发性贫血

D. 肌瘤压迫输尿管引起肾盂积水

E. 肌瘤恶变

223. 子宫颈癌的临床分期根据是

A. 病灶侵犯范围

B. 手术后所见修订分期

C. 病理分级

D. 有无淋巴结转移

E. 临床症状的严重程度

224. 早期发现宫颈癌的最佳方法是

A. 阴道镜检查

B. 碘试验

C. 宫颈活体组织检查

D. 宫颈刮片细胞学检查

E. 宫颈锥形切除

225. 子宫颈癌的好发部位是

A. 鳞－柱上皮交界区　　　B. 宫颈阴道部

C. 子宫颈阴道上部　　　　D. 子宫颈管内

E. 柱状上皮处

226. 某妇女，30 岁。孕 1 产 0，宫内妊娠 20 周，合并子宫壁间肌瘤，主诉：下腹痛 7 天，合并低热，无阴道流血。WBC 9×10^9/L。最可能的诊断是

A. 子宫肌瘤合并感染　　　B. 子宫肌瘤囊性变

C. 子宫肌瘤红色变性　　　D. 子宫肌瘤蒂扭转

E. 妊娠合并阑尾炎

227. 易恶变的卵巢良性上皮肿瘤是

A. 黏液性囊腺瘤　　　　　B. 子宫内膜样瘤

C. 浆液性囊腺瘤　　　　　D. 纤维上皮瘤

E. 透明细胞瘤

228. 42 岁妇女，扪及下腹有肿块半年，并有月经不规则。近 3 年来，经常感觉胃区不适，妇查：子宫正常大小，活动，无压痛，双附件均触及实性包块，呈肾形，约孕 2 个月子宫大小，活动，其诊断可能是

A. 卵巢颗粒细胞瘤　　　　B. 胚胎性瘤

C. 库肯勃瘤　　　　　　　D. 黄素囊肿

E. 卵巢囊腺瘤

229. 17 岁女孩，下腹包块 2 个月，增大迅速，查体：肿物如妊娠 6 个月大小，质块不均匀，实性，血性腹水，血清 AFP 测定阳性，最可能诊断是

A. 浆液性囊腺癌　　　　　B. 无性细胞瘤

C. 颗粒细胞瘤　　　　　　D. 内胚窦瘤

E. 黏液性囊腺癌

230. 13 岁女孩右下腹包块 3 个月，肛诊子宫右侧触及约 12cm×10cm×8cm 囊性肿物，光滑，活动佳，腹部平片右下腹有 3 个大小不等钙化点，其诊断是

A. 无性细胞瘤　　　　　　B. 内胚窦瘤

C. 良性囊性畸胎瘤　　　　D. 胀大的膀胱

E. 颗粒细胞瘤

231. 48 岁妇女，绝经 5 年，腹胀，腹部长大 3 个月，妇检：宫颈光滑，子宫水平位稍小于正常，右附件扪及 10cm×8cm×6cm 大小实性包块，活动，腹穿抽出清亮腹水；胸片：双侧胸腔少量积液，下述哪种卵巢瘤可能性最大

A. 颗粒细胞瘤　　　　　　B. 纤维瘤

C. 内胚窦瘤　　　　　　　D. Krukenberg 瘤

E. 浆液性囊腺瘤

232. 51 岁妇女，绝经 3 年，阴道流血 3 个月，阴道细胞学检查结果巴氏Ⅱ级，进一步处理

A. 诊断性刮宫 + 宫颈活体组织检查

B. 子宫次广泛切除

C. 阴道镜检查

D. 切除子宫

E. 宫颈锥形切除术

233. 左下腹肿块多年，28 岁妇女，妇查：子宫正常大小，左侧可触及约 3 个月妊娠子宫大小的囊性肿物，在解大便后突然感到左下腹持续疼痛，拒按。这一征象表明

A. 囊肿破裂　　　　　　　B. 囊内感染

C. 囊肿蒂扭转　　　　　　D. 囊内出血

E. 恶性变

234. 32 岁，妇女，孕 3 产 0，自然流产 3 次，B 超：子宫前壁可探及 9cm×12cm×10cm 大小的强回声光团，附件正常，最适宜的治疗方法是

A. 药物保守治疗　　　　　B. 子宫全切术

C. 肌瘤切除术　　　　　　D. 子宫次全切除术

E. 诊断性刮宫

235. 38 岁初孕妇，妊娠 2 个月，合并半拳大小的卵巢囊肿，何时可手术治疗

A. 1 个月后肿瘤不缩小或反增大，可行手术或保胎治疗

B. 人流后立即手术

C. 立即手术同时作保胎治疗

D. 足月时行剖宫产术时同时

E. 产后再考虑手术

236. 53 岁妇女，孕 3 产 1，月经不规则 2 年，周期长短不一，经量多少不定，白带有时带血。妇查：外阴阴道（－），宫颈光滑，宫体稍大，质软，双穹（－），哪项措施最恰当

A. 分段诊刮　　　　　　　B. 使用甲基睾丸素

C. 使用孕酮　　　　　　　D. 口服避孕Ⅰ号

E. 宫腔镜检查

237. 适用于全子宫切除术的是

A. 轻度非典型增生　　　　B. 镜下早浸癌

C. 重度非典型增生　　　　D. 浸润癌Ⅰb 期

E. 浸润癌Ⅱa 合并心脏病

238. 何病需激光或冷冻治疗并随访

A. 重度非典型增生　　　　B. 轻度非典型增生

C. 镜下早浸癌　　　　　　D. 浸润癌Ⅰb 期

E. 浸润癌Ⅱa 合并心脏病

239. 发病率最高的是

A. 子宫内膜癌   B. 宫颈癌

C. 外阴癌   D. 绒毛膜癌

E. 卵巢癌

240. 最难早期发现的是

A. 绒毛膜癌   B. 子宫内膜癌

C. 外阴癌   D. 宫颈癌

E. 卵巢癌

241. 50 岁妇女，细胞学已证实为子宫内膜癌，宫腔长 8cm，宫颈无癌侵犯，腹腔冲洗液无癌细胞，应选用

A. 放疗   B. 单纯手术

C. 化疗   D. 孕激素治疗

E. 放疗 + 手术

242. 60 岁妇女，绝经 11 年，阴道流血 2 个月，一般状态尚好。妇检：子宫约孕 8 周大小，质软，分段诊刮病理汇报：子宫内膜癌腺癌累及宫颈。胸片（−），心电图正常，其最佳手术方式是

A. 子宫根治术 + 双侧盆腔淋巴结清除术

B. 子宫全切术 + 双附件切除术

C. 子宫根治术

D. 子宫全切

E. 子宫次全切除术

243. 40 岁妇女，孕 5 产 1，阴道不规则出血达 8 个月，妇查：宫颈肥大，可见凿陷样溃疡，边缘硬。左侧宫颈旁组织厚而硬，双穹（−），宫颈活检为鳞状上皮癌。其分期为

A. 颈癌Ⅱa 期   B. 颈癌Ⅲa 期

C. 颈癌Ⅱb 期   D. 颈癌Ⅲb 期

E. 颈癌Ⅳa 期

244. 侵犯阴道下 1/3 宫旁浸润未达盆壁，子宫内膜癌分期为

A. Ⅲa   B. Ⅱa

C. Ⅱb   D. Ⅰa

E. Ⅳa

245. 库肯勃瘤属于

A. 非特异性间质瘤   B. 生殖细胞瘤

C. 特异性索间质肿瘤   D. 体腔上皮性肿瘤

E. 胃肠黏膜肿瘤

246. 绒毛膜促性腺激素刺激引起

A. 黄体囊肿   B. 多囊卵巢

C. 黄素囊肿   D. 卵巢囊肿

E. 卵泡囊肿

247. 促卵泡素刺激引起

A. 卵巢囊肿   B. 黄素囊肿

C. 多囊卵巢   D. 黄体囊肿

E. 卵泡囊肿

248. 能分泌 HCG 的疾病为

A. 绒毛膜癌

B. 卵泡膜细胞瘤

C. 卵巢支持细胞 – 间质细胞瘤

D. 库肯勃瘤

E. 内胚窦瘤

249. 能分泌雄激素的疾病为

A. 库肯勃瘤

B. 卵泡膜细胞瘤

C. 绒毛膜癌

D. 卵巢支持细胞 – 间质细胞瘤

E. 内胚窦瘤

250. 56 岁妇女，绝经 7 年又出现少量不规则阴道流血，于子宫右侧可触及一能与子宫分开，手拳大小的实质性肿物，诊断性刮宫为子宫内膜呈腺囊型增生，本例最可能诊断是

A. 卵巢纤维瘤

B. 子宫内膜癌前期病变

C. 卵巢成熟"实性"畸胎瘤

D. 卵巢颗粒细胞瘤

E. 以上都不是

251. 侵犯阴道上 2/3，无宫旁浸润，子宫内膜癌分期为

A. Ⅰb   B. Ⅱb

C. Ⅱa   D. Ⅲa

E. Ⅳa

252. 22 岁妇女，婚检发现：子宫后位，大小正常，直肠窝扣及一如孕 2⁺ 月大小半囊半实包块，活动，无压痛，X 线盆腔检查右侧可见钙化点，下述哪项是正确的

A. 发病高峰年龄是 40 岁

B. 包块通常由单胚层细胞构成

C. 常为双侧

D. 包块可能为恶性

E. 最易发生扭转

253. 诊断子宫颈癌哪种方法最合适

A. 分段诊断性刮宫   B. 诊断性刮宫

C. 宫颈刮片细胞学检查   D. 阴道镜取材活检

E. 超声波 B 型显像法

254. 何病行广泛性子宫切除术 + 盆腔淋巴结清扫术

A. 浸润癌Ⅰb 期   B. 重度非典型增生

C. 镜下早浸癌　　　　　　D. 轻度非典型增生

E. 浸润癌Ⅱa合并心脏病

255. 何病行扩大广泛性子宫切除术

A. 浸润癌Ⅰb期　　　　　　B. 重度非典型增生

C. 镜下早浸癌　　　　　　D. 轻度非典型增生

E. 浸润癌Ⅱa合并心脏病

256. 35岁妇女，孕3产2，普查发现盆腔包块3天就诊，无特殊不适，查外阴阴道（-），宫颈光滑，大小质地正常，子宫前位，稍大，右侧扪及一个孕3个月大小包块，有囊性感，活动尚可。为进一步确诊下述哪项检查无意义

A. B超　　　　　　　　　　B. 腹部平片

C. 血沉　　　　　　　　　　D. 乳酸脱氢酶

E. 细胞学检查

257. 40岁妇女，月经量增多5年，月经周期正常，经量多时如小便样外流，妇查：子宫如孕3个月妊娠大小，表面凹凸不平，子宫左侧可扪及鸭卵大小包块，质硬与子宫分不开，无压痛，Hb 60g/L。该妇女患有何种疾病

A. 子宫内膜异位症　　　　　B. 卵巢实质性肿瘤

C. 盆腔炎性包块　　　　　　D. 多发性子宫肌瘤

E. 巧克力囊肿

258. 宫颈癌初期淋巴转移不包括

A. 宫颈旁淋巴　　　　　　　B. 闭孔淋巴

C. 骶前淋巴　　　　　　　　D. 髂内淋巴

E. 髂外淋巴

259. 32岁，妇女，不规则阴道出血半年，妇查：阴道内可扪及自宫颈口脱出的4cm×5cm肿物，最适宜的处理是

A. 推至宫腔内后，立即开腹切除子宫

B. 抗感染，待其自然还纳

C. 经阴道摘除送病理检查

D. 行开腹探查术

E. 行分段诊刮送病理检查

260. 宫颈癌临床分期：宫颈癌临床分析有明显宫旁浸润，未达盆壁

A. Ⅰa　　　　　　　　　　B. Ⅱa

C. Ⅲa　　　　　　　　　　D. Ⅱb

E. Ⅳa

261. 对于体腔上皮来源的肿瘤哪种说法是错误的

A. 具有分化为各种苗勒上皮的潜能

B. 来源于卵巢上皮表面的生发上皮

C. 向宫颈黏膜分化形成黏液性肿瘤

D. 向输卵管上皮分化形成浆液性肿瘤

E. 未分化者为无性细胞瘤

262. 宫颈癌扩展超出真骨盆，按FIGO（1995）的临床分期，应属于

A. Ⅲa期　　　　　　　　　B. Ⅱb期

C. Ⅲb期　　　　　　　　　D. Ⅳa期

E. Ⅳb期

263. 同子宫肌瘤的临床表现无明显相关的是

A. 排便困难　　　　　　　　B. 反复早期流产

C. 不孕　　　　　　　　　　D. 尿频、尿急、尿痛

E. 贫血

264. 60岁妇女，绝经后出血7个月。查体：宫颈呈结节状，质硬，触血（+），子宫萎缩，双侧主韧带增粗达盆壁，弹性差，有触痛。宫颈活检为"鳞癌"。正确的治疗方法是

A. 单纯腔内后装治疗

B. 外放疗及腔内后装治疗

C. 单纯外放疗

D. 动脉插管化疗后行外放疗

E. 单纯化疗

265. 48岁，阴道不规则出血3个月，分泌物呈水样。查体：宫颈重度糜烂。活检报告：宫颈鳞癌，癌细胞泪滴样穿透基底膜，深度4cm，宽度小于7cm，此患者正确的治疗方法应是

A. 放疗后行全子宫及双附件切除术

B. 腔内放射治疗

C. 广泛性全子宫切除术及盆腔淋巴结清扫术

D. 全子宫切除术后行体外放疗

E. 全子宫切除术后行化疗

266. 关于卵巢性索间质肿瘤说法错误的是

A. 性索向上皮分化形成颗粒细胞瘤

B. 来源于原始体腔的内胚叶组织

C. 常具有内分泌功能，故又称功能性卵巢肿瘤

D. 性索向间质分化形成卵泡膜细胞瘤

E. 可向男女两性分化

267. 下列哪种卵巢肿瘤不具有内分泌功能

A. 卵泡膜细胞瘤　　　　　　B. 颗粒细胞瘤

C. 卵巢甲状腺肿　　　　　　D. 透明细胞瘤

E. 两性母细胞瘤

268. 下列哪种外阴疾病容易发生恶变

A. 纤维瘤　　　　　　　　　B. 汗腺瘤

C. 黑痣　　　　　　　　　　D. 脂肪瘤

E. 平滑肌瘤

269. 对于外阴平滑肌瘤说法错误的是

A. 主要发生在大阴唇、外阴及小阴唇

B. 来源于外阴平滑肌、毛囊立毛肌或血管平滑肌

C. 肿物生长缓慢，质软

D. 常伴有退行性变

E. 肌瘤有蒂可行局部切除

270. 对于子宫黏膜下肌瘤的临床表现，下列哪项错误

A. 坏死感染可出现阴道不规则出血

B. 经量增多、经期延长

C. 容易发生早期流产

D. 可致不孕

E. 肌瘤小时无临床症状

271. 属宫颈癌的癌前病变是

A. 宫颈未分化储备细胞增生

B. 宫颈鳞状上皮化

C. 宫颈鳞状上皮化生

D. CIN Ⅲ

E. 宫颈重度糜烂

272. 关于继发性输卵管癌，不正确的说法是

A. 少数由宫颈癌、直肠癌、乳癌转移而来

B. 原发灶多位于宫体和阑尾

C. 发生率多于原发性输卵管癌

D. 预后差

E. 病灶首先侵犯输卵管浆膜层

273. 46 岁，阴道不规则出血 5 个月。妇科检查：宫颈后唇外生菜花样肿物直径 5cm，阴道后穹窿质硬，双侧主韧带内 1/2 增厚，子宫正常大小。宫颈活检为"鳞癌"。本例正确治疗方法应是

A. 广泛性全子宫切除术及盆腔淋巴结清扫术

B. 全子宫及双附件切除

C. 单纯放疗

D. 化疗后放疗

E. 化疗后行全子宫切除术

274. 下面哪项与 VIN 发病因素无关

A. 伴有 HPV 感染

B. 肛门 - 生殖道瘤样病变

C. 单纯疱疹病毒Ⅱ型感染

D. 吸烟

E. 免疫抑制

275. 对于 VIN 的细胞病理学变化，以下哪项是正确的

A. 表皮增厚以棘细胞层和基底细胞层为主

B. 镜下见波浪状或相互盘绕的胶质束和纤维母细胞

C. 镜下见高柱状或立方形的腺上皮交织形成绒毛状突起

D. 肿瘤组织自表皮基底层长出，细胞成堆伸向间质，基底细胞排列呈线圈状，中央为间质，有

黏液变性

E. 病毒蛋白在细胞核周形成晕圈，细胞膜增厚及核融合，病变多发生在表层细胞

276. 关于 VIN 的说法下面哪项是错误的

A. VIN Ⅲ包括重度不典型增生及原位癌

B. 尽管 VIN 很少发展为浸润癌，但仍应对任何可疑病变作多点活组织检查

C. 近 80% 的 VIN 伴有 HPV（16 型）感染

D. 对病灶部位的活检要注意取材深度，一般必须达到皮下脂肪层

E. 确诊为 Paget 病者，应行较广泛局部病灶切除或单纯外阴切除

277. 对于外阴鳞癌的发病因素以下哪项说法是正确的

A. 外阴癌多为单发疾病，不易与宫颈癌等同时发生

B. 患有外阴色素减退疾病的患者，半数以上可以发展成为外阴癌

C. 目前研究显示 HPV 只与宫颈癌的发病密切相关，而与外阴癌的发病无关

D. 免疫抑制与外阴癌的发病有直接关系

E. 外阴部若受到乳头瘤、尖锐湿疣等的长期刺激有发展成外阴癌的可能

278. 外阴癌肿物局限于右侧大阴唇，肿物直径为 2cm，未发现淋巴结转移，按照 FGO 的临床分期应属于

A. Ⅱa 期   B. Ⅰ期

C. 0 期   D. Ⅱb 期

E. Ⅲ期

279. 对于宫颈癌的说法哪项是错误的

A. 宫颈癌确诊依据活体组织检查

B. 宫颈刮片细胞学检查，是发现癌前病变的主要方法

C. 好发部位为鳞柱上皮交接部

D. 腺癌多于鳞癌

E. 原位癌可行全子宫切除术

280. 已婚未生育年轻妇女患单个较大宫体肌壁间肌瘤，经量明显增多，最恰当处理应是

A. 雄激素小剂量治疗   B. 随访观察

C. 经腹肌瘤切除术   D. 子宫大部切除术

E. 子宫全切除术

281. 对于外阴基底细胞癌，下列哪项说法是错误的

A. 镜下见肿瘤组织自表皮基底层长出，其间可见有黏液变性

B. 肿物发展快，易出现淋巴结转移

C. 病变多见于大阴唇

D. 本病常伴发其他部位原发性恶性肿瘤

E. 手术时不需作腹股沟淋巴结清扫术

282. 30 岁，接触性出血 2 个月。宫颈刮片巴氏Ⅲ级，活检为"鳞癌"，癌细胞局限于上皮层。查体宫旁韧带软。本例采用哪种治疗方法最合适
   A. 扩大全子宫切除术及选择性盆腔淋巴结摘除术
   B. 筋膜外全子宫切除术
   C. 全子宫切除术
   D. 次广泛性全子宫切除术及盆腔淋巴结清扫术
   E. 腔内放疗后行全子宫切除术

283. 正确的组合项是
   A. 念珠菌阴道炎呈黄白色泡沫状白带
   B. 滴虫性阴道炎呈豆渣样白带
   C. 细菌性阴道病呈血性白带
   D. 老年性阴道炎呈匀质稀薄白带
   E. 宫颈癌晚期呈米汤样白带

284. 宫颈癌确诊最主要的依据是
   A. 阴道镜检查
   B. 宫颈刮片细胞学检查
   C. 宫颈或宫颈管的活组织检查
   D. 双合诊和三合诊检查
   E. CT 检查

285. 关于宫颈癌的临床分期哪项说法是正确的
   A. 癌浸润宫旁未达盆壁，但 B 超显示已有肾盂积水，属于Ⅳa 期
   B. 宫颈癌波及阴道下 1/3 时属于Ⅱb 期
   C. 宫颈原位癌时，病变限于上皮层内，间质及腺体未受累
   D. 癌浸润宫旁为主，已达盆壁，属于Ⅲb 期
   E. 癌浸润直肠黏膜有便血，属于Ⅳa 期

286. 关于 LHRH - α 治疗子宫肌瘤，下列哪项说法不正确
   A. 适用于治疗如孕 2 个月以下的小肌瘤、经量增多或周期缩短、近绝经期患者
   B. 其作用机理是：抑制垂体、卵巢功能，降低雌激素水平
   C. 每日肌注 $150\mu g$，连续使用 3～6 个月，停药后不再增大
   D. 副反应为围绝经期综合征症状
   E. 不宜长期持续使用，长期应用可使雌激素缺乏导致骨质疏松

287. 子宫肌瘤伴月经过多用雄激素治疗时，下列哪项是错误的
   A. 主要是减少出血量
   B. 适用于小肌瘤患者
   C. 排除子宫内膜恶性病变后给药

D. 肌注丙酸睾丸酮效果较好
E. 每月用药量可达 500～600 毫克

288. 子宫肌瘤的手术治疗哪项是不正确的
   A. 肌瘤小但症状明显，保守治疗无效应考虑手术
   B. 近绝经期肌瘤小、症状不重，可暂不手术
   C. 突出在阴道内黏膜下肌瘤应手术
   D. 年轻未育者，单个较大肌瘤可行剥除
   E. 疑有红色变性者必须切除子宫

289. 输卵管癌的主要治疗原则是
   A. 化疗为主
   B. 手术为主，辅以化疗、放疗的综合治疗
   C. 手术为主，免疫治疗为辅
   D. 放疗为主
   E. 免疫治疗为主

290. 女性生殖器恶性肿瘤放疗效果最好的是
   A. 卵巢未成熟细胞瘤　　　　B. 子宫内膜腺鳞癌
   C. 子宫肉瘤　　　　　　　　D. 卵巢无性细胞瘤
   E. 绒毛膜癌

291. 关于原发性输卵管癌，下列哪项说法正确
   A. 发病原因不明，可能与长期雌激素刺激有关
   B. 平均发病年龄 40 岁
   C. 好发于壶腹部，单侧居多
   D. 病灶起自输卵管浆膜
   E. 主要由血行转移

292. 关于外阴恶性黑色素瘤的说法下列哪项是错误的
   A. 病变多见于大阴唇
   B. 绝经后妇女最容易发病
   C. 多合并有外阴色素脱失
   D. 其预后与尿道及阴道是否受累无关
   E. 常来自结合痣或复合痣

293. 56 岁，绝经 2 年，阴道不规则出血 1 月余，无腹痛，阴道脱落细胞学检查为巴氏Ⅱ级，妇科检查：宫颈轻度糜烂，宫体略大，双宫旁（－），进一步处理方案是
   A. 宫颈锥切术
   B. 广泛性全子宫切除术
   C. 子宫切除术
   D. 诊刮及宫颈活组织检查
   E. 宫腔镜

294. 20 岁，未婚，手术切除卵巢肿瘤，术后病理报告为浆液性囊腺瘤。本例肿瘤来自卵巢的
   A. 颗粒细胞　　　　　　　　B. 生发上皮
   C. 间质细胞　　　　　　　　D. 卵泡内膜细胞
   E. 卵泡外膜细胞

295. 48 岁，下腹部触及包块 2 个月，2 年前因胃癌手术治疗。妇科检查：外阴、阴道无异常，宫颈光滑，宫体中位，正常大小，双侧附件区均可触及直径 7cm 左右实性肿物，活动良好。最可能的诊断是
    A. 卵巢浆液性囊腺瘤 　　B. 卵巢黏液性囊腺瘤
    C. 卵巢转移性肿瘤 　　D. 卵巢颗粒细胞瘤
    E. 卵巢畸胎瘤

296. 47 岁，妇科检查宫颈 Ⅱ 度糜烂，宫颈刮片细胞学检查为巴氏 Ⅲ 级，最合适的处理应为
    A. 宫颈激光治疗 　　B. 子宫全切除术
    C. 筋膜外全子宫切除术 　　D. 宫颈锥形切除术
    E. 宫颈活检

297. 对于子宫肌瘤，下列哪些说法不正确
    A. 子宫肌瘤是女性最常见的良性肿瘤
    B. 子宫肌瘤多见于 30~50 岁妇女，40~50 岁最多见，20 岁以下少见
    C. 子宫肌瘤是由子宫内膜增生而成，其间有少量纤维结缔组织
    D. 因许多患者无症状或肌瘤很小，故临床报道的发病率远较真实的发病率为低
    E. 子宫肌瘤的发生与女性激素有关

298. 关于子宫肌瘤病理学表现，下列说法中正确的是
    A. 黏膜下肌瘤使宫腔增大，使子宫外形不规则，易形成蒂，常引起子宫收缩
    B. 镜检肌瘤由皱纹状排列的平滑肌纤维交织组成，漩涡状排列，间有不等量的纤维结缔组织
    C. 肌瘤为表面光滑的实性球形结节，外被包膜，易于剥出
    D. 浆膜下肌瘤突起于子宫表面，由肌瘤包膜及子宫浆膜层覆盖。蒂部可扭转或断裂，形成游离性肌瘤
    E. 多发性子宫肌瘤是指单一类型的多个肌瘤发生在同一子宫

299. 下列哪项不是肌壁间子宫肌瘤的常见临床表现
    A. 子宫增大 　　B. 月经量增多
    C. 子宫质硬 　　D. 不孕
    E. 子宫粘连不活动

300. 下列哪项不属于子宫肌瘤手术治疗的原则
    A. 子宫颈肌瘤与阔韧带内肌瘤手术时应避免损伤输尿管
    B. 50 岁以下的病人，应考虑保留卵巢
    C. 一般均作全子宫切除术
    D. 肌瘤肉瘤变后应行子宫广泛切除加盆腔淋巴清扫术
    E. 蒂长的黏膜下肌瘤可经阴道切除或宫腔镜下切除

301. 下列哪些不是输卵管癌的典型临床表现
    A. 患侧腹痛
    B. 阴道排液
    C. 阴道大量出血以至贫血
    D. 扪及下腹包块
    E. 血性腹水

302. 成熟囊性畸胎瘤恶变，可形成
    A. 腺棘皮癌 　　B. 腺鳞癌
    C. 腺癌 　　D. 鳞癌
    E. 透明细胞癌

303. 宫颈癌放射治疗的远期反应多发生在治疗后
    A. 6 个月至 1 年 　　B. 6 个月
    C. 1~3 年 　　D. 2 年
    E. 3 年后

304. 宫颈癌的随访，第 1 年内应
    A. 每 1~2 月 1 次
    B. 每 2 月 1 次
    C. 每月 1 次
    D. 第 1 次为 1 个月，以后每 2~3 月 1 次
    E. 每 3 月 1 次

305. 宫颈癌随访在第几年开始每年 1 次
    A. 3 年 　　B. 2 年
    C. 4 年 　　D. 5 年
    E. 6 年

306. 关于子宫颈癌，下述哪项说法是错误的
    A. Ⅱa 期，三合诊无明显宫旁浸润
    B. 原位癌在临床分期上属于 0 期
    C. Ⅱb 期通常行放射治疗
    D. 宫颈刮片报告巴氏 Ⅲ 级时，应进一步活检
    E. 宫颈刮片细胞学检查在原位癌与浸润癌之间有很大差别

307. 下列哪项不属于生殖细胞肿瘤
    A. 内胚窦瘤 　　B. 睾丸母细胞瘤
    C. 畸胎瘤 　　D. 无性细胞瘤
    E. 皮样囊肿

308. 关于卵巢生殖细胞肿瘤的说法以下哪项是错误的
    A. 生殖细胞有发生所有组织的功能
    B. 来源于生殖腺以外的内胚叶组织
    C. 常有内分泌功能
    D. 未分化者为无性细胞瘤
    E. 向胚胎结构分化为畸胎瘤

309. 关于卵巢浆液性囊腺癌的病理特点，下列哪项是正确的

A. 多呈囊性

B. 多为单侧

C. 约占卵巢恶性肿瘤的 25%

D. 实质性、质脆、可见出血、坏死

E. 单层立方或柱状上皮乳头分支较粗

310. 关于外阴癌的转移途径正确的是

A. 外阴淋巴管丰富，两侧互相交通组成淋巴网，故癌灶多同时向双侧淋巴结转移

B. 早期即可出现血运转移

C. 早期即可经直接浸润累及肛门和直肠

D. 一般情况下，若腹股沟浅淋巴结无侵犯，盆腔淋巴结也可以显示阳性

E. 阴蒂癌灶常向两侧侵犯并可绕过腹股沟浅淋巴结直接至股深淋巴结

311. 对于卵巢黏液性囊腺癌说法错误的是

A. 切面半囊半实、囊液混浊或血性

B. 单侧多见

C. 腺体密集，间质较少

D. 预后较浆液性囊腺癌好

E. 间质无浸润

312. 关于 **CIN** 的论述以下哪项是不正确的

A. Ⅱ级指病变局限在上皮层上 2/3

B. 根据病变侵犯上皮的程度分为三级（Ⅰ、Ⅱ、Ⅲ）

C. 属于宫颈癌的癌前病变

D. Ⅲ级包括重度不典型增生和原位癌

E. 级别越低，自然退缩的机会越多

313. 关于无性细胞瘤的描述错误的是

A. 单侧多见

B. 好发于青春期和生育期的妇女

C. 肿瘤多为囊实性

D. 对放疗特别敏感

E. 间质中常有淋巴细胞浸润

314. 女性生殖器官恶性肿瘤预后最差的是

A. 宫颈鳞癌　　　　B. 外阴鳞癌

C. 卵巢浆液性囊腺癌　　D. 卵巢黏液性囊腺癌

E. 子宫内膜癌

315. 镜下可见典型的印戒细胞的卵巢肿瘤是

A. 未成熟畸胎瘤　　　B. 库肯勃瘤

C. 颗粒细胞瘤　　　　D. 卵黄囊瘤

E. 无性细胞瘤

316. 下列哪项不属于卵巢恶性肿瘤的转移特点

A. 外观局限的肿瘤，即有大网膜、腹膜的亚临床转移

B. 转移途径主要通过直接蔓延和腹腔种植

C. 横膈为转移的好发部位

D. 血行转移少见

E. 其淋巴道转移可沿卵巢血管走行，从卵巢门淋巴管直接至腹主动脉旁淋巴结

317. 下列哪项不是卵巢良性肿瘤的特征

A. 肿瘤囊性、活动好

B. 肿瘤单侧多见

C. 病程长、肿瘤生长缓慢

D. 常伴有腹水

E. B 超见液性暗区、边缘清晰可见

318. 下列哪项不是卵巢恶性肿瘤的特点

A. 肿物实性或囊实性，表面不平、固定

B. 单侧多见

C. 肿物生长迅速，病程短

D. 常伴有血性腹水

E. B 超见肿物边界不清，内回声杂乱

319. 关于卵巢肿瘤进行腹腔镜检查，禁忌证为

A. 腹膜有种植

B. 大量腹水

C. 巨大肿块和粘连性肿块

D. 恶病质

E. 有淋巴结转移

320. 对于卵巢肿瘤蒂扭转哪种说法是错误的

A. 有时扭转可自然复位

B. 妇科检查瘤体部压痛最明显

C. 典型症状为突发一侧下腹剧痛伴恶心、呕吐

D. 肿瘤扭转时间长可继发破裂与感染

E. 一经确诊即开腹手术

321. 对于卵巢生殖细胞肿瘤哪项是错误的

A. 青春期前发生率占 60% ~ 90%

B. 包括无性细胞瘤、畸胎瘤、卵泡膜细胞瘤、内胚窦瘤等

C. 占卵巢肿瘤的 20% ~ 40%

D. 成熟囊性畸胎瘤恶变率为 2% ~ 4%，多发生于绝经后妇女

E. 成熟畸胎瘤以 20 ~ 40 岁者居多

322. 关于输卵管癌的转移途径，正确的说法是

A. 主要有血行转移和淋巴转移

B. 主要有直接蔓延和淋巴转移

C. 主要有直接蔓延和血行转移

D. 主要有血行转移

E. 主要有淋巴转移

323. 子宫肌瘤出现剧烈腹痛常见的原因是

A. 黏膜下肌瘤刺激子宫收缩

B. 肌瘤迅速生长

C. 肌瘤压迫膀胱或直肠

D. 肌瘤恶变

E. 肌瘤红色变性

324. 卵巢肿瘤的治疗原则错误的是

A. 疑为卵巢瘤样病变，可短期观察

B. 良性肿瘤一经确诊即应手术治疗

C. 恶性肿瘤一经确诊，应尽早剖腹探查

D. 化疗只能作为辅助治疗

E. Ⅰ期以上卵巢癌常规行后腹膜淋巴结清扫

325. 32 岁，自觉左侧小阴唇结节状物，直径 1cm，伴有瘙痒。查体发现肿物处有明显色素沉着，表面有溃疡。最有可能的诊断是

A. 外阴鳞癌　　　　B. 纤维瘤

C. VIN　　　　D. 外阴恶性黑色素瘤

E. 外阴基底细胞癌

326. 61 岁，外阴瘙痒 2 年，近期加重。查体右侧大阴唇皮肤色素脱失，可触及直径 1.5cm 结节，右侧腹股沟可及黄豆大小结节 2 个，质硬固定。行活检报告为鳞状细胞癌。本例正确治疗方法应是

A. 外阴广泛切除及右侧淋巴结清扫术

B. 右侧外阴切除及右侧腹股沟淋巴结清扫术

C. 较广泛切除局部病灶及双侧腹股沟淋巴结清扫术

D. 外阴广泛切除及双侧腹股沟淋巴结清扫术

E. 外阴广泛切除及双侧腹股沟、盆腔淋巴结清扫术

327. 25 岁，闭经 56 天，验尿 HCG 阳性，B 超为宫内孕，但发现右卵巢囊性肿物直径 5cm，内见密集光点。妇科检查肿物活动，囊性感，血肿瘤标记物未见异常，下一步处理哪项最合适

A. 等待至孕中期后引产

B. 等待至妊娠 3 个月后进行手术

C. 立即手术

D. 等待至足月，剖宫产同时切除肿瘤

E. 密切观察随访

328. 56 岁，绝经 7 年后出现阴道不规则出血 1 个月，妇科检查：右附件区可及直径 5cm 肿物，阴道脱落细胞学显示雌激素高度影响，宫内膜活检为增生过长。本例最可能的诊断是

A. 右卵巢浆液性囊腺瘤

B. 右卵巢纤维瘤

C. 右卵巢黏液性囊腺瘤

D. 右卵巢皮样囊肿

E. 右卵巢卵泡膜细胞瘤

329. 62 岁，自觉上腹部胀满 1 个月，妇科检查：子宫直肠陷窝可触及质硬、固定结节，左卵巢增大 6cm×5cm×4cm，B 超显示左卵巢实性，血流丰富，大量腹水，此患者最可能诊断为

A. 左卵巢未成熟畸胎瘤

B. 左卵巢无性细胞瘤

C. 左卵巢浆液性囊腺癌

D. 左卵巢卵黄囊瘤

E. 左卵巢纤维瘤

330. 21 岁，未婚，行 B 超检查时发现右附件区有一 8cm×7cm×6cm 囊实性肿块，境界清晰，肛查肿物韧性，活动好。本例最可能的诊断是

A. 卵巢黏液性囊腺瘤

B. 卵巢良性囊性畸胎瘤

C. 卵巢子宫内膜异位囊肿

D. 盆腔炎症性包块

E. 阔韧带内肌瘤

331. 宫颈癌的普查时间为

A. 每 2 年 1 次　　　　B. 每 1 年 1 次

C. 每半年 1 次　　　　D. 每 1~2 年 1 次

E. 有问题随查

332. 27 岁，人工流产术后 20 小时突发右下腹剧痛伴呕吐就诊。体温 37.9℃，右下腹有压痛。妇科检查：子宫正常大，活动不良，其右侧触及拳头大不活动囊性肿块，近子宫处压痛明显。白细胞总数 13×10⁹/L。本例的诊断是

A. 右侧盆腔脓肿

B. 右侧盆腔炎性包块

C. 右侧输卵管妊娠流产

D. 右侧卵巢囊肿蒂扭转

E. 阑尾周围脓肿

333. 对于宫颈原位癌以下哪项说法是错误的

A. 基底膜完整

B. 全层上皮被癌细胞替代

C. 原位癌又称上皮内癌

D. 癌细胞累及腺体基底膜时称原位癌累腺

E. 间质无浸润

334. 恶性苗勒管混合瘤 Ⅰ 期应行

A. 次广泛性全子宫切除术

B. 扩大的全子宫切除术及双侧附件切除术

C. 全子宫切除术及双侧附件切除术

D. 广泛性全子宫切除术及盆腔淋巴结清扫

E. 筋膜内全子宫切除术

335. 子宫肉瘤的诊断方法中不包括

    A. 手术切除的子宫肌瘤冰冻切片

    B. B超

    C. 分段诊刮

    D. 盆腔检查

    E. 血 CA125

336. 子宫肉瘤的主要临床表现是

    A. 清亮腹水　　　　　B. 双侧卵巢均增大

    C. 不规则阴道出血　　D. 闭经

    E. 合并感染

337. 关于子宫肉瘤下列哪项说法不正确

    A. 晚期肿瘤侵袭能力强，死亡率高

    B. 好发于围绝经期妇女，好发年龄 50 岁左右

    C. 子宫肉瘤非常少见，仅占子宫恶性肿瘤的1% ~ 3%

    D. 不同组织学类型的肉瘤发病年龄相同

    E. 易于复发

338. 对于子宫肌瘤的手术指征，下列哪些说法不正确

    A. 子宫肌瘤在近期内生长迅速，有膀胱或直肠压迫症状者需手术

    B. 子宫肌瘤若大于 2.5 个月妊娠子宫大小可以手术

    C. 黏膜下肌瘤即使很小，也可致严重的贫血，可经腹或经宫腔镜下切除

    D. 单发浆膜下肌瘤可经腹或经腹腔镜下切除

    E. 45 岁以上患者的子宫切除术均应一并切除双侧卵巢

339. 对于妊娠合并子宫肌瘤，下列说法中不正确的是

    A. 妊娠合并浆膜下肌瘤可发生慢性或急性蒂扭转，导致肿瘤坏死、感染、化脓

    B. 妊娠期一旦确诊子宫肌瘤红色变性，则须手术治疗

    C. 妊娠期间子宫肌瘤迅速增大，分娩后逐渐缩小

    D. 较大肌瘤于妊娠期可使胎位异常，并发生胎儿宫内发育迟缓、胎盘低置或前置等

    E. 分娩可发生产道阻塞、产程延长、产后出血

340. 关于宫颈腺癌说法错误的是

    A. 病灶可向宫颈管内生长，宫颈外观正常

    B. 老年人多见

    C. 黏液腺癌最常见，细胞可分泌大量黏液

    D. 宫颈腺癌早期即可侵犯宫旁组织

    E. 宫颈腺鳞癌是储备细胞同时向腺癌和不典型鳞状上皮化生发展而来，两者之间不互相转化

341. 关于外阴原位癌，应采用下列哪种治疗方法

    A. 切除范围应在病灶外 1 ~ 2cm，深部应达正常组织

    B. 单纯病灶切除

    C. 单侧外阴切除

    D. 广泛外阴切除

    E. 单侧外阴切除加同侧腹股沟淋巴结清扫

342. 16 岁，女，腹部胀大 1 个月，腹部叩诊移动性浊音（＋）。肛诊左附件区触及新生儿头大实质肿瘤，血清甲胎蛋白值 600pg/L。本例最可能的诊断是

    A. 卵巢浆液性囊腺瘤　　B. 卵巢内胚窦瘤

    C. 卵巢未成熟畸胎瘤　　D. 卵巢颗粒细胞瘤

    E. 卵巢纤维瘤伴腹水

343. 哪一项不是黏膜下肌瘤的临床表现

    A. 常有白带增多

    B. 继发感染可有不规则阴道出血

    C. 月经过多是主要症状

    D. 易发生膀胱压迫症状、排尿困难

    E. 子宫呈均匀性增大

344. 72 岁，发现外阴部肿物 2 个月，肿物生长快，伴有少量出血。查体阴蒂肿大，直径 3cm，质硬，右腹股沟触及 3 个黄豆大小淋巴结，不活动。活检报告为"鳞癌"。患者患有扩张型心肌病 4 年，平时服用地高辛治疗，心功能Ⅲ级。此患者采用哪种治疗方法最合适

    A. 较广泛切除外阴病灶及双侧腹股沟淋巴结清扫

    B. 单纯外阴切除及双侧腹股沟淋巴结切除

    C. 单纯外阴切除及右侧腹股沟淋巴结切除

    D. 外阴及腹股沟区放射治疗

    E. 经动脉插管化疗

345. 子宫肌瘤的经血量增多与下列哪项关系密切

    A. 肌瘤生长的部位

    B. 肌瘤的数目

    C. 肌瘤的大小

    D. 肌瘤与子宫肌层的关系

    E. 发生的年龄

346. 子宫肌瘤切面肉眼观察呈

    A. 纹状　　　　　　　B. 放射状

    C. 均质状　　　　　　D. 漩涡状

    E. 编织状

347. 最容易发生扭转的卵巢肿瘤是

    A. 黏液性囊腺瘤　　　B. 无性细胞瘤

    C. 成熟畸胎瘤　　　　D. 浆液性囊腺瘤

    E. 纤维瘤

348. 阿霉素对下列哪个脏器影响最大

    A. 肝脏　　　　　　　B. 肾脏

C. 肺脏　　　　　　　D. 心脏

E. 胃肠道

349. 关于子宫肉瘤，哪项错误

A. 来源于子宫肌层或肌层内的结缔组织

B. 好发于围绝经期的妇女

C. 宫颈葡萄状肉瘤多发年龄是 50 岁

D. 病理类型以平滑肌肉瘤最多见

E. 子宫肌瘤肉瘤变的恶性程度一般较低

350. 子宫内膜增生不包括

A. 内膜上皮内瘤样病变　　B. 单纯型增生

C. 炎性增生　　　　　　　D. 癌前病变

E. 复杂型增生

351. 子宫内膜癌发生的高危因素不包括

A. 糖尿病和高血压　　　B. 肥胖

C. 多生育　　　　　　　D. 未生育或少生育

E. 雌激素对子宫内膜的长期刺激

352. 关于肌瘤的症状，哪项是错误的

A. 肌瘤较大时可引起腹痛、腰痛

B. 疼痛与肌瘤数目有关

C. 浆膜下肌瘤蒂扭转可发生疼痛

D. 红色变性时可产生疼痛

E. 黏膜下肌瘤可因宫缩而产生下腹痛

353. 早期宫颈癌普查最常用的方法是

A. 宫颈针吸细胞学

B. 宫颈涂片细胞学检查

C. 宫颈组织学检查

D. 宫颈碘试验

E. 测阴道分泌物 pH

354. 关于 CIN 的论述哪项不正确

A. 是宫颈癌的癌前病变

B. 根据病变侵犯上皮的程度分为三级

C. 宫颈原位癌是指原发于宫颈的癌症

D. Ⅲ级包括重度不典型增生和原位癌

E. 级别越低，自然退缩的机会越多

355. 卵巢浆液性肿瘤来源于卵巢生发上皮，向哪种上皮分化

A. 向输卵管上皮分化

B. 向卵巢间质侵入分化

C. 向宫颈黏膜分化

D. 向子宫内膜分化

E. 向原始体腔上皮逆转分化

356. 子宫内膜癌 Ⅱ 期首选的手术治疗方法哪项正确

A. 全子宫 + 双附件切除

B. 全子宫及双附件切除 + 盆腔淋巴结清扫

C. 筋膜外子宫切除及双附件切除 + 盆腔淋巴结清扫

D. 子宫广泛切除 + 双附件切除 + 盆腔和腹主动脉旁淋巴结清扫

E. 化疗后行子宫广泛切除及双附件切除

357. 卵巢癌的治疗原则是

A. 化疗　　　　　　　B. 放疗

C. 手术　　　　　　　D. 手术 + 放疗

E. 手术为主的综合治疗

358. 卵巢癌侵及一侧或双侧卵巢，表面有肿瘤，FIGO 分期为

A. Ⅰc 期　　　　　　B. Ⅱa 期

C. Ⅱb 期　　　　　　D. Ⅱc 期

E. Ⅲa 期

359. 子宫肉瘤的病理类型下列哪项最多见

A. 平滑肌肉瘤

B. 低度恶性子宫内膜间质肉瘤

C. 高度恶性子宫内膜间质肉瘤

D. 恶性苗勒氏管混合瘤

E. 子宫淋巴瘤

360. 宫颈癌的好发部位是

A. 宫颈鳞状上皮部位

B. 宫颈管柱状上皮部位

C. 宫颈鳞柱状上皮交界处

D. 宫颈管腺上皮处

E. 宫颈阴道部鳞状上皮

361. 影响子宫肌瘤患者月经量增多的最主要因素为

A. 肌瘤数目　　　　　B. 肌瘤的部位和大小

C. 年龄　　　　　　　D. 肌瘤变性

E. 患病时间长短

362. 关于输卵管积水，下列哪项错误

A. 输卵管积脓，脓液逐渐被吸收而形成

B. 输卵管粘连，黏液性分泌物积聚形成

C. 积水输卵管向系膜侧弯曲，形似腊肠状

D. 积水输卵管可游离或与周围组织有膜样粘连

E. 双侧积水，可发生不育

363. 女，32 岁，已婚未孕，妇科检查发现子宫增大如孕 12 周，B 超提示子宫前壁壁间单发肌瘤 8cm × 7cm×7cm，双附件未发现异常，最佳治疗方法是

A. 子宫肌瘤切除术

B. 全子宫切除术

C. 全子宫 + 双附件切除术

D. 全子宫 + 一侧附件切除术

E. 严密随访观察

364. 肿瘤局限于一侧卵巢，闭孔淋巴结有转移，下列哪项正确

    A. Ⅰc 期　　　　　　B. Ⅱa 期

    C. Ⅱb 期　　　　　　D. Ⅱc 期

    E. Ⅲc 期

365. 关于子宫恶性苗勒管混合瘤哪项不正确

    A. 含有肉瘤和癌两种成分

    B. 来源于残留胚胎细胞或间质细胞化生

    C. 恶性程度低，预后好

    D. 对放疗较敏感

    E. 葡萄状肉瘤多发生于幼女

366. 女，27 岁，已婚未孕，月经紊乱 2 年，妇检，宫颈光滑，子宫正常大小，双附件无异常。诊刮结果为子宫内膜中度不典型增生，应选择哪项处理

    A. 大剂量孕激素治疗 3 月后复查

    B. 建议行子宫切除

    C. 半年后复查

    D. 宫腔镜行内膜电切

    E. 进一步行 CT 检查

367. 宫颈糜烂与早期宫颈癌用以下哪种方法可明确诊断

    A. 阴道镜检查

    B. 宫颈碘实验

    C. 宫颈刮片细胞学检查

    D. 氮激光肿瘤固有荧光诊断法

    E. 宫颈及宫颈管活体组织病理检查

368. 卵巢黏液性囊腺瘤来源于卵巢表面的生发上皮，以下哪项正确

    A. 向输卵管上皮分化　　B. 向宫颈黏膜分化

    C. 恶性变　　　　　　　D. 发生逆转现象

    E. 向子宫内膜的黏膜分化

369. 关于宫颈鳞状上皮化生，以下哪一项是正确的

    A. 移行带柱状上皮下的储备细胞增生，转化为鳞状上皮

    B. 鳞状上皮化生是癌前病变

    C. 上皮细胞易变成癌细胞

    D. 上皮细胞重度异型性

    E. 上皮细胞排列和极性稍紊乱

370. 对于子宫肌瘤病因，与下列哪项无关

    A. 生育年龄　　　　　　B. 胎盘生乳素

    C. 甲状腺素　　　　　　D. 孕激素

    E. 雌激素

371. 对于子宫颈癌，正确的是

    A. 宫颈癌病因与早婚、早育、多产、性生活紊乱、病毒感染有关

    B. 鳞状细胞癌约占 5% ~ 10%

    C. 宫颈癌主要转移途径是血循转移

    D. 癌局限于子宫颈为 0 期（原位癌）

    E. 宫颈刮片是早期确诊宫颈癌的方法

372. 卵巢肿瘤并发症哪项错误

    A. 卵巢肿瘤蒂扭转

    B. 卵巢肿瘤破裂

    C. 卵巢肿瘤并发感染

    D. 卵巢良性肿瘤恶性变

    E. 卵巢肿瘤嵌顿

373. 导致乳房皮肤出现橘皮样改变是由于

    A. 癌性溃疡　　　　　　B. 皮肤多个瘤样结节

    C. 癌灶侵犯库柏韧带　　D. 癌灶侵入乳管

    E. 癌细胞堵塞皮下淋巴管

374. 32 岁女性，白带增多 2 年，检查发现宫颈有 1/3 区域呈红色颗粒状，诊断为慢性宫颈炎。下列哪项不符合慢性宫颈炎

    A. 宫颈肥大　　　　　　B. 宫颈糜烂

    C. 宫颈息肉　　　　　　D. 宫颈腺体囊肿

    E. 非典型增生

375. 宫颈涂片巴氏Ⅲ级提示

    A. 炎症　　　　　　　　B. 可疑癌

    C. 癌　　　　　　　　　D. 高度可疑癌

    E. 正常

376. 30 岁女性，因盆腔肿物行开腹探查术，术中见子宫正常大小，双卵巢 8cm×6cm×7cm 大小，囊性，包膜完整，冷冻切片报告为"良性囊性畸胎瘤"。最适宜的处理方法为

    A. 双卵巢肿物剔除术

    B. 双卵巢切除术

    C. 一侧切除、一侧剔除术

    D. 双附件切除术

    E. 子宫全切 + 双附件切除术

377. 下面哪项不属于卵巢恶性肿瘤的特征

    A. 双侧多见

    B. 肿瘤为实性、固定、表面不平

    C. 晚期可出现腹胀腹痛、消瘦

    D. 发病早期即可出现腹水

    E. 病程短，迅速长大

【A3/A4 型题】

（1 ~ 2 题共用题干）

35 岁妇女，发现左卵巢肿物 6 年，近半年肿物增长快，伴尿频。妇科检查子宫常大，子宫左侧可及 10cm×8cm×7cm 肿物，囊实性，活动稍差。B 超提示肿物多

房，可见实性区，中等量腹水，血 CA125 200U/ml。

1. 此患者最可能的诊断为

A. 黏液性囊腺瘤　　　　B. 黏液性囊腺癌

C. 浆液性囊腺瘤　　　　D. 纤维瘤

E. 黏液性囊腺瘤恶变

2. 若手术，术中探查右卵巢正常，子宫表面可见粟粒状结节，肿瘤在手术过程中包膜破裂，流出胶胨样物，术中冰冻报恶性，下面哪项处理最恰当

A. 全子宫 + 双附件切除术，术后化疗

B. 全子宫 + 双附件 + 大网膜切除术，术后化疗

C. 泛性全子宫切除术 + 盆腔淋巴结清扫术

D. 全子宫 + 双附件 + 大网膜 + 阑尾切除术，术后化疗

E. 全子宫 + 双附件 + 大网膜 + 阑尾切除术 + 盆腔淋巴结清扫术，术后辅助化疗

(3 ~ 5 题共用题干)

33 岁已婚妇女，平时月经周期规则，经期正常，经量中等。末次月经于半月前。今晨排便后突然发生右下腹剧烈疼痛急诊来院。妇科检查：子宫稍大、硬，于子宫左侧扪及手拳大实性肿块，触痛明显。

3. 补充能协助诊断的病史是

A. 停经史　　　　　　　B. 晕厥史

C. 下腹部包块史　　　　D. 附件炎症史

E. 阑尾炎史

4. 在门诊进行急检白细胞总数及分类，结果白细胞总数为 $14.2 \times 10^9/L$，中性粒细胞 0.84，淋巴细胞 0.16。有价值的辅助检查应是

A. B 超检测盆腔

B. 诊断性刮宫活组织检查

C. 尿妊娠试验

D. 腹腔镜检查

E. 阴道后穹隆穿刺

5. B 超检查见于宫右侧确有一低回声肿物，境界清楚，如手拳大，此例最可能的诊断应是

A. 子宫肌瘤红色变

B. 子宫腺肌病

C. 输卵管妊娠流产

D. 卵巢子宫内膜异位囊肿破裂

E. 子宫浆膜下肌瘤蒂扭转

(6 ~ 7 题共用题干)

54 岁妇女，绝经 9 年，近一周白带中带血丝，阴道窥器见宫颈呈糜烂样改变。妇科检查子宫稍小，附件区未见异常。

6. 确诊本患者的辅助检查手段应是

A. 宫颈碘试验及阴道镜检查

B. 宫颈多点活组织检查

C. 宫颈椎形切除

D. 宫颈刮片细胞学检查

E. 分段刮宫活组织检查

7. 手术切除子宫后随访手段应是

A. 定期作妇科检查

B. 定期行 B 超检查

C. 定期检测血尿常规

D. 定期行腹部 X 线摄片

E. 定期行阴道脱落细胞检查

(8 ~ 10 题共用题干)

15 岁少女，排便后突发右下腹剧痛，伴恶心、呕吐，体温 37.5℃，检查左下腹部触及压痛明显肿块，以下极压痛最甚。

8. 该患者最可能的诊断是

A. 子宫浆膜下肌瘤扭转　　B. 卵巢肿瘤蒂扭转

C. 卵巢肿瘤合并感染　　　D. 输卵管脓肿

E. 卵巢子宫内膜异位囊肿破裂

9. 为确诊，最有实用价值的辅助检查方法是

A. 血常规检查　　　　　B. 查血中 C 反应蛋白

C. B 超检查　　　　　　D. 血激素六项测定

E. 查血 CA125

10. 一经确诊，最恰当的处理是

A. 大剂量抗生素

B. 先抗炎，待病情稳定后手术治疗

C. 立即手术

D. 放射治疗

E. 以上都不是

(11 ~ 13 题共用题干)

31 岁妇女，平时月经规律，停经 58 日，阴道少量流血 10 日，偶有阵发性腹痛。妇科检查：宫颈着色，宫体如妊娠 4 个月左右大小，双附件区均扪及块物。

11. 本例不应考虑的疾病是

A. 先兆流产　　　　　　B. 羊水过多

C. 葡萄胎　　　　　　　D. 双胎妊娠

E. 妊娠合并子宫肌瘤

12. 双附件区块物应想到的疾病是

A. 输卵管结核　　　　　B. 卵巢畸胎瘤

C. 输卵管积水　　　　　D. 卵巢黄素化囊肿

E. 以上都不是

13. 有助于确诊的辅助诊断手段是

A. B 超检查

B. 血 β-HCG 放免法测定

C. 腹部 X 线摄片

D. 诊断性刮宫

E. 超声多普勒查胎心率

（14～15 题共用题干）

18 岁少女，3 小时前突然发生右下腹部剧烈疼痛，恶心呕吐数次，体温 37.4℃。肛查：子宫左侧触及手拳大、能稍活动、触痛明显的肿块。

14. 本例最可能的诊断应是

  A. 盆腔炎症性包块

  B. 输卵管结核

  C. 卵巢子宫内膜异位囊肿破裂

  D. 子宫浆膜下肌瘤扭转

  E. 卵巢肿瘤蒂扭转

15. 本例急症处理应是

  A. 应用广谱抗生素、止痛剂，观察病情进展

  B. 抗结核治疗

  C. 进行腹穿以明确诊断

  D. 腹腔镜检查明确诊断

  E. 行剖腹探查术

（16～17 题共用题干）

18 岁女孩，2 小时前左下腹部剧烈疼痛，恶心呕吐 2 次，体温 37.5℃。肛查子宫右侧触及活动良好、触痛明显、手拳大肿物。

16. 本例最可能的诊断是

  A. 盆腔炎性包块

  B. 输卵管结核

  C. 卵巢子宫内膜异位囊肿破裂

  D. 子宫浆膜下肌瘤扭转

  E. 卵巢肿瘤蒂扭转

17. 本例应采取的处理措施是

  A. 给予抗生素、止痛药，观察病情进展

  B. 抗结核药物治疗

  C. 进行腹部穿刺明确诊断

  D. 进行腹腔镜检查明确诊断

  E. 行剖腹探查

（18～19 题共用题干）

16 岁少女，B 超发现右下腹部有一肿物入院。肛查肿物手拳大，实质性。腹部无移动性浊音。

18. 本例最可能是卵巢肿瘤中的

  A. 内胚窦瘤   B. 卵泡膜细胞瘤

  C. 未成熟畸胎瘤   D. 浆液性囊腺瘤

  E. 黏液性囊腺瘤

19. 本例的预后，估计 5 年生存率为

  A. 90%   B. 80%

  C. 70%   D. 60%

  E. <60%

（20～21 题共用题干）

16 岁少女，活动时突发左下腹剧痛 1 小时，恶心、呕吐 2 次，体温 37.2℃，肛查子宫左侧触及约 7cm×6cm×5cm 肿物，能活动，触痛明显。

20. 最可能的诊断是

  A. 输卵管卵巢脓肿

  B. 输卵管结核

  C. 卵巢肿瘤蒂扭转

  D. 子宫浆膜下肌瘤扭转

  E. 卵巢子宫内膜异位，囊肿破裂

21. 本例急症处理应是

  A. 应用广谱抗生素、止痛剂，观察病情进展

  B. 抗结核治疗

  C. 行腹穿明确诊断

  D. 行剖腹探查

  E. B 超检查

（22～24 题共用题干）

16 岁少女，无意中扪及左下腹部有一块物，今晨排便后突然发生左下腹部剧痛伴恶心呕吐，体温 37.6℃。检查左下腹部有一压痛明显肿块，其下极压痛更甚。

22. 该患者最可能的诊断应是

  A. 子宫浆膜下肌瘤扭转   B. 盆腔炎症性包块

  C. 结核性腹膜炎   D. 卵巢肿瘤合并感染

  E. 卵巢肿瘤蒂扭转

23. 为确诊最有价值的辅助检查方法应是

  A. 查白细胞总数及分类

  B. 查痰中抗酸杆菌

  C. 检测血中 C－反应蛋白

  D. 腹部 X 线摄片

  E. B 超检查盆腹腔

24. 一经确诊，最恰当的处理应是

  A. 大剂量广谱抗生素

  B. 抗结核和抗炎治疗

  C. 立即手术治疗

  D. 先抗炎待病情稳定行手术治疗

  E. 以上都不是

（25～26 题共用题干）

28 岁初孕妇，妊娠 35 周，自述剧烈腹痛伴发热、恶心、呕吐半日就诊。B 超见子宫如妊娠 35 周，于宫底偏右有一手拳大肌瘤。查血白细胞总数为 $16.2×10^9/L$。

25. 本例所患疾病易并发的继发变性是

  A. 玻璃样变   B. 囊性变

  C. 脂肪变   D. 红色变

  E. 肉瘤变

26. 在急诊室，告诉患者应入院并需作的处置是

A. 对症处理，观察病情进展

B. 静滴广谱抗生素

C. 剖腹切除变性肌瘤

D. 行剖宫产，同时切除肌瘤

E. 行剖宫产，以后再考虑行肌瘤切除

(27~28 题共用题干)

28 岁不孕妇女，痛经 3 年且逐渐加重。查子宫后壁有 2 个触痛性硬韧结节，右侧附件区扪及超鸭卵大、活动不良囊性肿物，压痛不明显。

27. 本例右侧附件区囊性肿物最可能是

A. 卵巢滤泡囊肿　　　　　B. 卵巢黄体囊肿

C. 卵巢内膜异位囊肿　　　D. 输卵管卵巢囊肿

E. 多囊卵巢综合征

28. 为进一步确诊，最有价值的辅助检查方法是

A. 腹部 X 线摄片

B. 盆腔 B 超检查

C. 诊断性刮宫活组织检查

D. 子宫输卵管碘油造影

E. 腹腔镜检查

(29~30 题共用题干)

36 岁妇女，不孕 3 年，低热。查体发现盆腔一包块。血清 CA125 为 485U/L。

29. 最不可能的诊断应是

A. 子宫内膜异位症　　　　B. 子宫内膜癌

C. 子宫肌瘤　　　　　　　D. 盆腔结核

E. 卵巢上皮性癌

30. 为明确诊断最有价值的处理应是

A. 细胞学检查　　　　　　B. B 超

C. CT、MRI 检查　　　　　D. 剖腹探查

E. 肿瘤标志物测定

(31~32 题共用题干)

患者 48 岁，G0P0，绝经 1 年，自觉左侧下腹部钝痛半年，近 2 个月来阴道偶有阵发性阴道排液，呈血水样，无特殊气味，偶自扪及下腹部有包块。

31. 可能性最大的诊断是

A. 子宫肌瘤　　　　　　　B. 子宫肉瘤

C. 卵巢恶性肿瘤　　　　　D. 卵巢良性肿瘤

E. 输卵管癌

32. 下列哪项是其首选的辅助诊断手段

A. B 超检查　　　　　　　B. 阴道细胞学检查

C. 分段诊刮　　　　　　　D. 腹腔镜检查

E. 宫腔镜检查

(33~34 题共用题干)

55 岁女性，阴道不规则出血一年余，分泌物臭，宫

颈肥大、重度糜烂、质硬，子宫正常大小，质中，活动，双侧宫旁组织软，阴道穹隆处质硬，弹性差，不平。

33. 为确诊应进行

A. 阴道脱落细胞检查　　　B. 阴道镜检查

C. 宫颈碘试验　　　　　　D. 宫颈活体组织检查

E. 宫腔镜检查

34. 应采取的治疗是

A. 全子宫切除　　　　　　B. 扩大全子宫切除

C. 广泛性子宫切除术　　　D. 放疗 + 手术治疗

E. 广泛性子宫切除 + 盆腔淋巴清扫术

(35~36 题共用题干)

56 岁妇女，绝经 4 年，阴道浆液血性分泌物伴臭味 3 个月，查宫颈正常大、光滑，子宫稍大稍软。

35. 为确诊选择的辅助检查方法应是

A. 阴道分泌物细胞学检查

B. 宫颈刮片细胞学检查

C. 宫颈碘试验后行宫腔镜检查

D. 诊断性刮宫活组织检查

E. 分段刮宫活组织检查

36. 本例的治疗方针应是

A. 手术治疗　　　　　　　B. 放射治疗

C. 化学药物治疗　　　　　D. 手术及放射治疗

E. 大剂量孕激素治疗

(37~39 题共用题干)

65 岁妇女，绝经 15 年后阴道流血性分泌物半年，量中等，间断有少量阴道出血。妇科检查：阴道呈漏斗型，宫颈溃疡状，触血（＋），子宫小，双宫旁团块状增粗达盆壁，质硬，触痛（＋），锁骨上淋巴结（－）。

37. 宫颈活检鳞癌，正确的诊断是

A. 宫颈鳞癌Ⅳ期　　　　　B. 宫颈鳞癌Ⅱa 期

C. 宫颈鳞癌Ⅱb 期　　　　D. 宫颈鳞癌Ⅲa 期

E. 宫颈鳞癌Ⅲb 期

38. 患者进行了放疗，下述哪项治疗目的是正确的

A. 减少阴道出血　　　　　B. 为手术做准备

C. 姑息治疗　　　　　　　D. 减少阴道分泌物

E. 根治治疗

39. 患者治疗后半年，出现右腿痛，肿胀，伴腰骶部疼痛，同时合并尿少，可能是何种原因造成的

A. 放疗早期副作用　　　　B. 老年性骨质疏松症

C. 放疗晚期副作用　　　　D. 病情进一步发展

E. 肾癌

(40~42 题共用题干)

78 岁妇女，发现右侧小阴唇肿物 1 个月，自觉肿物增长较快且伴瘙痒和少量出血。查体左侧小阴唇肿物

3cm×1cm×1cm，质硬，边界不规则，表面呈菜花样，右侧腹股沟触及 2cm×2cm 结节，质硬固定，患者合并房颤，心功能三级。

40. 首选检查为

    A. 阴道镜检查

    B. 局部涂片细胞学检查

    C. 外阴肿物活组织检查

    D. 右腹股沟结节活检

    E. 阴道涂片细胞学检查

41. 若检查为鳞癌，右腹股沟结节可能为

    A. 淋巴结炎   B. 纤维瘤

    C. 淋巴结增生   D. 淋巴结转移癌

    E. 腹股沟疝

42. 其临床分期为

    A. Ⅰa 期   B. Ⅰb 期

    C. Ⅱ期   D. Ⅲ期

    E. Ⅳa 期

（43~44 题共用题干）

患者，43 岁，因同房后出血半个月就诊，病理结果提示为宫颈癌 Ⅰa1 期。

43. 宫颈癌 Ⅰa1 期是指下列哪种情况

    A. 癌局限在上皮层内，未突破基底膜

    B. 显微镜下间质浸润不超过 1mm

    C. 显微镜下间质浸润不超过 3mm

    D. 显微镜下间质浸润不超过 5mm

    E. 显微镜下间质浸润不超过 7mm

44. 宜选择何种手术方式

    A. 宫颈锥切术

    B. 全子宫及双附件切除术

    C. 扩大全子宫及双附件切除术

    D. 广泛全子宫切除加双侧附件切除术

    E. 广泛性全子宫切除加盆腔淋巴结清扫术

（45~46 题共用题干）

患者，43 岁，因同房后出血半月就诊，病理结果提示为宫颈癌 Ⅰa 期。

45. 宫颈癌 Ⅰa 期是指下列哪种情况

    A. 癌局限在上皮层内，未突破基底膜

    B. 显微镜下间质浸润不超过 1mm

    C. 显微镜下间质浸润不超过 3mm

    D. 显微镜下间质浸润不超过 5mm

    E. 显微镜下间质浸润不超过 7mm

46. 宜选择何种手术方式

    A. 宫颈锥切

    B. 全子宫及双附件切除术

    C. 扩大全子宫及双附件切除术

    D. 广泛全子宫切除加双侧附件切除术

    E. 广泛性全子宫切除加盆腔淋巴结清扫术

（47~48 题共用题干）

36 岁妇女，月经周期规律。近 2 个月有接触性出血。妇科检查宫颈重度糜烂，阴道脱落细胞涂片发现核大深染，核形不规则或双核。

47. 按巴氏五级分类法，可能是

    A. Ⅰ级   B. Ⅱ级

    C. Ⅲ级   D. Ⅳ级

    E. Ⅴ级

48. 进一步确诊的最佳方法为

    A. 阴道镜检查   B. 碘试验

    C. 宫腔镜检查   D. B 超检查

    E. 宫颈活组织检查

（49~50 题共用题干）

患者 36 岁，淋漓阴道出血 2 个月。平素月经规律，经量多，持续时间长。今为脓性血性分泌物。

49. 下列疾病何种可能性最大

    A. 黏膜下子宫肌瘤   B. 功血

    C. 宫颈息肉   D. 子宫内膜癌

    E. 卵巢颗粒细胞瘤

50. 对此患者为明确诊断，应采取下列何项措施

    A. 抗生素治疗 3 天后行宫腔镜检查

    B. 消毒条件下窥视阴道、宫颈，行双合诊（或三合诊）检查

    C. 抗生素加止血剂治疗后妇科检查

    D. 抗生素治疗 3 天后诊刮

    E. 性激素修复内膜，血止后做妇科检查

（51~52 题共用题干）

51 岁妇女，腹胀、食欲不振、乏力已半年，自觉腹部逐渐增大，经量减少，月经周期正常。查子宫正常大，双附件区均触及直径 6cm 左右实质性肿块，活动不良，宫骶韧带触及散在结节状物。

51. 结合患者年龄，本例可能性最大的卵巢肿瘤应是

    A. 浆液性囊腺癌   B. 黏液性囊腺癌

    C. 内胚窦瘤   D. 无性细胞瘤

    E. 颗粒细胞瘤

52. 本例治疗原则错误的项目是

    A. 手术治疗为主，辅以化疗

    B. 手术治疗后辅以小剂量单药化疗

    C. 行全子宫、双附件、大网膜切除及盆腔淋巴结清扫术

    D. 手术残留肿块直径应在 2cm 以下

    E. 放射治疗以局限在盆腔为好

（53~54 题共用题干）

患者 36 岁，淋漓阴道出血 2 月。平素月经规律，经量多，持续时间长。今为脓性血性分泌物。

53. 下列疾病何种可能性最大
    A. 黏膜下子宫肌瘤　　B. 功血
    C. 宫颈息肉　　D. 子宫内膜癌
    E. 卵巢颗粒细胞瘤

54. 对此患者为明确诊断，应采取下列何项措施
    A. 抗生素治疗 3 天后行宫腔镜检查
    B. 消毒条件下窥视阴道、宫颈，行双合诊（或三合诊）检查
    C. 抗生素加止血剂治疗后妇科检查
    D. 抗生素治疗 3 天后诊刮
    E. 性激素修复内膜，血止后做妇科检

（55~57 题共用题干）

患者 40 岁，经量增多 3 年，妇科检查子宫增大如孕 2 个月，彩超提示子宫肌瘤。

55. 子宫肌瘤患者经量增多与下列哪项有关
    A. 肌瘤部位　　B. 肌瘤大小
    C. 肌瘤数目　　D. 肌瘤变性
    E. 肌瘤伴感染

56. 较早出现月经不规律的类型是
    A. 浆膜下肌瘤　　B. 黏膜下肌瘤
    C. 肌壁间肌瘤　　D. 阔韧带肌瘤
    E. 多发性肌瘤

57. 最少见的子宫肌瘤变性类型是
    A. 囊性变　　B. 玻璃样变
    C. 钙化　　D. 肉瘤变
    E. 红色变

（58~59 题共用题干）

55 岁妇女，绝经 5 年，近 3 个月阴道水样白带，近半个月出现阴道间断少量流血。查宫颈光滑，宫体稍大且软，附件未扪及。刮宫时刮出较多量较脆内膜。

58. 本例应诊断为
    A. 宫颈管腺癌
    B. 子宫内膜复杂性增生
    C. 子宫内膜息肉
    D. 子宫内膜癌
    E. 输卵管癌

59. 确诊的主要依据是
    A. 吸取阴道后穹窿分泌物涂片查癌细胞
    B. 进行宫腔镜检查
    C. 进行碘试验和阴道镜检查
    D. 进行 B 超检查
    E. 分段诊刮物活组织检查

（60~62 题共用题干）

患者 43 岁，子宫次全切除术后 6 年。4 个月前开始出现阴道分泌物增多，黏液水样，且伴有腰部胀痛，尿量可。妇科检查：宫颈结节状，阴道前壁上 1/3 质硬，双侧主韧带团块状增粗达盆壁，触痛（+），既往无慢性病史。

60. 此患者最可能的诊断为
    A. 宫颈肌瘤　　B. 宫颈癌
    C. 阴道癌　　D. 膀胱癌转移
    E. 卵巢癌转移

61. 若确诊需做以下哪项检查
    A. 膀胱镜检查
    B. 腹腔镜检查
    C. 阴道镜检查
    D. 病变部位活组织检查
    E. 宫颈刮片细胞学检查

62. 若确诊为宫颈腺癌，其临床分期为
    A. Ⅱa 期　　B. Ⅱb 期
    C. Ⅲa 期　　D. Ⅲb 期
    E. Ⅳa 期

（63~64 题共用题干）

患者，女，48 岁，因子宫肌瘤行子宫全切术后 9 天，诉阴道排液，查体：阴道畅，阴道断端可见线结，左侧角部可见中量液体流出，色淡黄色。

63. 此患者，最可能的诊断是
    A. 断端炎症　　B. 尿瘘
    C. 阴道断端线结反应　　D. 阴道炎
    E. 断端血肿

64. 首先进行的辅助检查是
    A. 亚甲蓝试验　　B. 靛胭脂试验
    C. IVP　　D. 超声检查
    E. 膀胱镜检查

（65~67 题共用题干）

患者 48 岁，阴道流水样分泌物半年，偶有接触性出血，月经尚规律，妇科检查宫颈外观正常，但觉颈管粗，呈桶状，子宫常大，宫旁内 1/3 稍厚，弹性好。

65. 为确诊应进行哪项检查
    A. 宫颈刮片细胞学检查　　B. 阴道镜检查
    C. 碘试验　　D. 宫颈活组织检查
    E. 颈管搔刮

66. 此患者最可能为下列哪种疾病
    A. 宫颈鳞癌　　B. 宫颈腺癌
    C. 宫颈肌瘤　　D. 子宫内膜癌
    E. 子宫内膜异位症

67. 若报告为宫颈腺癌，正确治疗是

A. 放射治疗

B. 动脉插管化疗

C. 广泛性全子宫切除术 + 盆腔淋巴结清扫术

D. 放疗 + 化疗

E. 放疗后行全子宫 + 双附件切除术

(68 ~ 69 题共用题干)

患者 59 岁，外阴瘙痒 6 年，发现外阴肿物 2 个月。妇检：右侧大阴唇见直径 1cm 菜花样肿物，质地糟脆，触血（ + ），右侧腹股沟淋巴结肿大变硬，压痛（ + ）。

68. 为明确诊断，必须行以下哪项检查

A. 细胞学检查

B. 阴道镜检查

C. 病灶活检病理检查

D. 右侧腹股沟淋巴结穿刺活检病理检查

E. B 超、CT、MRI 和淋巴造影等影像学检查

69. 若确诊为外阴鳞状细胞癌，按 FIGO 分期应为

A. Ⅰ 期　　　　　　　　　　B. Ⅱ 期

C. Ⅲ 期　　　　　　　　　　D. Ⅳa 期

E. 以上都不是

(70 ~ 71 题共用题干)

患者 66 岁，外阴瘙痒 3 年，发现外阴肿物半年。妇科检查：右侧大阴唇可见一直径约 1.5cm 结节状肿物，宫颈光滑，子宫萎缩，双侧附件未触及异常。

70. 最佳的诊疗措施是

A. 皮质激素治疗　　　　　　B. 激光治疗

C. 单纯病灶切除　　　　　　D. 肿物活检送病理

E. 丙酸睾酮局部涂擦

71. 如诊断为外阴鳞状细胞癌，间质浸润深度 0.5cm，可行

A. 单纯病灶切除术

B. 单纯外阴切除术

C. 外阴广泛切除术

D. 外阴根治术加双侧腹股沟淋巴结清扫术

E. 手术加放疗

(72 ~ 73 题共用题干)

经产妇，62 岁。绝经 11 年，阴道反复流血 4 个月就诊。查体：肥胖，一般情况好，血压 150/ 105mmHg。妇科检查：阴道少许血液，宫颈光滑，子宫正常大，双附件正常。

72. 最可能的诊断是

A. 子宫颈癌　　　　　　　　B. 老年性子宫内膜炎

C. 子宫内膜息肉　　　　　　D. 老年性阴道炎

E. 子宫内膜癌

73. 确诊的最佳方法是

A. 宫腔涂片细胞学检查　　　B. 宫颈管细胞学检查

C. 宫颈活检　　　　　　　　D. 宫腔镜检查

E. 子宫分段诊刮活检

(74 ~ 76 题共用题干)

女，23 岁，未婚，外阴瘙痒、白带增多 2 天。追问病史有不洁性生活史。妇科检查：外阴皮肤、黏膜潮红，小阴唇内见数个小菜花赘生物，宫颈轻度糜烂，子宫正常大小，两侧附件无明显异常。

74. 为了明确诊断，应做下列哪项辅助检查

A. 白带常规　　　　　　　　B. 赘生物活组织检查

C. 宫颈刮片细胞学检查　　　D. 血常规

E. B 超检查

75. 此病可能的诊断是

A. 淋病　　　　　　　　　　B. 念珠菌阴道炎

C. 滴虫性阴道炎　　　　　　D. 尖锐湿疣

E. 梅毒

76. 如果此患者诊断为尖锐湿疣，其病原体为

A. 人乳头状瘤病毒　　　　　B. 巨细胞病毒

C. 单纯疱疹病毒　　　　　　D. 风疹病毒

E. HIV 病毒

(77 ~ 79 题共用题干)

女，30 岁，1 - 0 - 1 - 1，人工流产后置宫内节育器 5 年，近 3 年来出现痛经且日益加重，经量多。妇检：宫颈光，宫体后位，正常大小，左侧附件区可及囊性肿块约 5em，张力高，活动受限，右侧阔韧带处可及散在结节，血红蛋白 12g/L。

77. 诊断可能是

A. 结核性盆腔炎　　　　　　B. 卵巢恶性肿瘤

C. 子宫内膜异位症　　　　　D. 慢性盆腔炎

E. 子宫腺肌瘤

78. 为明确诊断最佳辅助检查手段是

A. 宫腔镜检查

B. 超声检查

C. 腹腔镜检查

D. 子宫 – 输卵管碘油造影

79. 如果确诊为子宫内膜异位症，应采取下列哪项治疗措施为好

A. 保留卵巢功能的保守性手段

B. 保留生育功能的保守性手术

C. 根治性手术

D. 随访观察

(80 ~ 82 题共用题干)

女，46 岁。阴道出血 20 天入院。末次月经 2002 年 9 月 20 日。2002 年 10 月 18 日，阴道淋漓出血，10 天后血

量增多有血块，伴下腹隐痛。既往月经 6/30 天，量中，无痛经。妊 2 产 1，20 年前顺产，此后人流一次。17 年前带环至今。查体：血压 120/80mmHg，脉搏 80 次/分。妇检：外阴阴道（－），宫颈光滑，子宫中位，常大，双附件（－）。化验：Hb 12.1g/dl，WBC 4100 个/微升，血小板 35.7 万/微升。B 超：子宫前位 5.9cm×5.3cm×4.4cm，内膜 1.3cm，O 环正，双附件（－）。

80. 诊断不考虑
- A. 带环出血
- B. 异位妊娠
- C. 子宫腺肌病
- D. 子宫内膜炎
- E. 黄体萎缩不全

81. 止血首选
- A. 大剂量雌激素
- B. 止血药物
- C. 孕激素治疗
- D. 雌孕激素联合治疗
- E. 取环及诊刮术

82. 子宫内膜病理为月经期内膜，下一步应建议患者
- A. 人工周期治疗
- B. 口服避孕药治疗
- C. 妇康片治疗
- D. 继续口服抗生素 1 个月
- E. 观察，不需治疗

（83～85 题共用题干）

女，49 岁，外阴奇痒近 5 年，患病早期，外阴皮肤暗红，角化过度呈白色，以后逐渐增厚，皮肤纹理突出。

83. 该病可能为
- A. 外阴鳞状上皮细胞增生
- B. 外阴硬化性苔藓
- C. 外阴白癜风
- D. 外阴白化病
- E. 念珠菌阴道炎

84. 确诊方法为
- A. 阴道镜检查
- B. 碘试验
- C. 刮片细胞学检查
- D. 活组织病理检查
- E. 细菌学检查

85. 治疗首选方法为
- A. 无须治疗
- B. 皮质激素局部外用
- C. 雄激素局部外用
- D. 雌激素局部外用
- E. 手术治疗

（86～87 题共用题干）

女，62 岁。绝经 11 年，阴道反复流血 4 个月就诊。查体：肥胖，一般情况好，血压 150/105mmHg，妇科检查：阴道少许血液，宫颈光滑，子宫正常大，双附件正常。

86. 最可能的诊断是
- A. 子宫颈癌
- B. 老年性子宫内膜炎
- C. 子宫内膜息肉
- D. 老年性阴道炎

- E. 子宫内膜癌

87. 确诊的最佳方法是
- A. 宫腔涂片细胞学检查
- B. 宫颈管细胞学检查
- C. 宫颈活检
- D. 宫腔镜检查
- E. 子宫分段诊刮

（88～89 题共用题干）

女性，55 岁，白带多，接触性出血 3 个月余，3 年前曾因宫颈糜烂行宫颈冷冻治疗，妇科检查：外阴阴道未见异常，宫颈肥大糜烂、质脆，子宫及双附件未见异常。

88. 为明确诊断，首先检查项目应是
- A. 分段诊刮
- B. 宫腔镜检查
- C. 腹腔镜检查
- D. 宫颈锥切术
- E. 宫颈多点活检

89. 检查结果证实为宫颈上皮内瘤样病变，异型细胞占宫颈上皮全程 2/3 以上，伴 HPV 感染，此例应诊断为
- A. CIN Ⅰ
- B. CIN Ⅱ
- C. CIN Ⅲ
- D. 慢性宫颈炎
- E. 宫颈浸润癌

（90～92 题共用题干）

女性，60 岁，绝经五年，阴道流血淋漓不尽 10 天就诊，肥胖，有慢性高血压史。妇科检查外阴阴道正常，宫颈光滑，子宫稍大，双附件无异常。

90. 为明确诊断，除阴道细胞学检查外，还应进行何种辅助检查
- A. 阴道镜检查
- B. 腹腔镜检查
- C. 分段性刮宫及病理检查
- D. B 超检查
- E. MRI 检查

91. 最可能的诊断是
- A. 老年性阴道炎
- B. 宫颈癌
- C. 子宫内膜间质肉瘤
- D. 子宫内膜癌
- E. 功血

92. 下列哪项治疗不恰当
- A. 用止血药治疗
- B. 手术治疗
- C. 放射治疗
- D. 手术＋放疗
- E. 手术＋化疗

（93～95 题共用题干）

患者 42 岁，G2P1，2 年前查体发现右下腹一直径 6cm 实性肿物，未定期复查。1 天前小便后突然下腹痛，伴恶心，无发热。查体：子宫正常大小，子宫右上方可及一直径 14cm 包块，张力较大，不活动，有压痛。B 超提示右卵巢肿物，内有不均质回声。后陷凹有少量积液。

93. 可能的诊断为

A. 卵巢肿物恶变　　　　B. 卵巢肿物破裂

C. 卵巢肿物扭转　　　　D. 继发感染

E. 阑尾炎穿孔包裹

94. 下一步治疗应为

A. 立即急诊开腹手术

B. 消炎治疗，继续观察有无缓解

C. 准备常规检查，以免为恶性需扩大手术范围

D. 先化疗

E. 外科急诊处理

95. 若此患者为恶性卵巢肿瘤，手术中不应

A. 仔细探查盆腹腔

B. 留取腹水找癌细胞

C. 术中肉眼观察肿瘤性状不好，应送冰冻

D. 病人年轻可仅行一侧附件切除术

E. 为彻底治疗应行肿瘤细胞减灭术

（96～97 题共用题干）

37 岁经产妇，平时月经周期规律，经量中等，经期 3～4 日，普查发现子宫前壁有 2cm×2cm 肌壁间肌瘤。

96. 来院咨询子宫肌瘤是否必须手术，医师回答中错误的内容是

A. 子宫肌瘤大于妊娠 2～5 个月应手术

B. 肌瘤伴经量过多致贫血应手术

C. 肌瘤引起压迫症状应手术

D. 已有子女为防肌瘤恶变应手术

E. 年轻患者可行肌瘤切除术

97. 子宫肌瘤最常见的变性是

A. 玻璃样变　　　　B. 囊性变

C. 脂肪变　　　　　D. 红色变

E. 肉瘤变

（98～100 题共用题干）

44 岁妇女，月经规律，因外阴瘙痒在行妇科检查时发现子宫右旁囊实性肿物 6cm×5cm×4cm 大小，稍活动，表面欠规则，查血 CA125 650IU/ml。

98. 此患者最可能诊断是

A. 浆液性囊腺癌　　　B. 黏液性囊腺瘤

C. 无性细胞瘤　　　　D. 转移性肿瘤

E. 颗粒细胞瘤

99. 最恰当的处理是

A. B 超　　　　　　　B. 腹腔镜检查确诊

C. 手术治疗　　　　　D. 化疗

E. 放疗

100. 若需手术，术中见腹膜光滑，少量腹水清亮，右卵巢肿瘤表面光滑，包膜完整，左卵巢未见异常，淋巴结未及肿大。冰冻报告卵巢癌，则手术范围应为

A. 全子宫 + 右附件切除术

B. 全子宫 + 双附件切除术

C. 双附件切除术

D. 全子宫 + 双附件 + 大网膜切除术

E. 全子宫 + 双附件 + 大网膜 + 阑尾切除术

（101～103 题共用题干）

55 岁妇女，绝经 4 年，近两个月再现少量阴道流血。查子宫稍大稍软。

101. 对诊断有价值的病史应是

A. 消瘦　　　　　　　B. 未育

C. 曾患肝脏疾病　　　D. 低血压

E. 慢性肾炎

102. 为进一步确诊，最有诊断价值的辅助检查方法应是

A. B 超检查

B. 胸部 X 线摄片

C. 分段刮宫活组织检查

D. 刮取子宫内膜病理检查

E. 腹腔镜检查

103. 本例最恰当的处理方案应是

A. 大剂量孕激素治疗

B. 他莫昔芬治疗

C. 氟尿嘧啶、环磷酰胺治疗

D. 放射治疗

E. 行全子宫及双附件切除术

（104～105 题共用题干）

38 岁女性，月经紊乱 1 年余，25～35 天一次，每次 9 天左右，量无明显增加，无贫血，晨起触及下腹正中有一肿块而就诊，经检查发现盆腔肿物如孕 2 个月大小，质中硬、活动、无压痛，形状不规则。

104. 可能的诊断为

A. 妊娠子宫　　　　　B. 充盈膀胱

C. 子宫肌瘤　　　　　D. 卵巢肿瘤

E. 巧克力囊肿

105. 可能的治疗方案是

A. 定期追踪观察　　　B. 开腹探查

C. 雄激素治疗　　　　D. 雌激素治疗

E. 子宫切除术

（106～108 题共用题干）

47 岁妇女，月经周期规律。近 2 个月有接触性出血。妇科检查：宫颈重度糜烂，阴道脱落细胞涂片发现核大深染，核形不规则或双核。

106. 按巴氏 5 级分类法，可能是

A. Ⅰ级　　　　　　　B. Ⅱ级

C. Ⅲ级　　　　　　　D. Ⅳ级

E. Ⅴ级

107. 进一步确诊为宫颈癌的最可靠方法是
   A. 宫颈碘试验
   B. 阴道 B 超检查
   C. 阴道镜检查
   D. 分段刮宫
   E. 宫颈多点活组织检查

108. 若经检查确诊为宫颈癌，妇科检查：宫颈、阴道为癌组织浸润，宫旁浸润达盆壁，其临床分期为
   A. Ⅱa 期
   B. Ⅱb 期
   C. Ⅲa 期
   D. Ⅲb 期
   E. Ⅳ期

（109～111 题共用题干）

   45 岁妇女，性交后出血就诊，检查宫颈中度糜烂，子宫正常大小，活动，宫旁（−），宫颈刮片巴氏Ⅲ级。

109. 最合适的辅助检查是
   A. 宫颈活检
   B. 碘试验
   C. 宫颈管内膜活检
   D. 氮激光肿瘤固有荧光诊断法
   E. 定期随访

110. 如为宫颈癌，最常见的组织学类型是
   A. 子宫颈腺癌
   B. 子宫颈鳞癌
   C. 子宫颈腺鳞癌
   D. 子宫颈腺角化癌
   E. 子宫颈未分化癌

111. 若证实为镜下早期浸润癌，首选的手术是
   A. 宫颈锥切术
   B. 全子宫切除术
   C. 广泛性全子宫切除术
   D. 广泛性全子宫切除及盆腔淋巴结清扫术
   E. 扩大全子宫切除术

（112～113 题共用题干）

   50 岁经产妇，性交后阴道血性白带 3 个月。查宫颈肥大，糜烂Ⅱ度颗粒型，宫颈刮片细胞学检查为巴氏Ⅲ级，外院宫颈活检为原位癌。

112. 能排除宫颈浸润癌的检查项目是
   A. 染色体检查
   B. 宫颈碘试验
   C. 阴道镜检查，可疑处活检
   D. 宫颈多点活检
   E. 宫颈椎形切除

113. 排除浸润癌后，正确治疗措施应是
   A. 冷冻治疗
   B. 激光治疗
   C. 电熨治疗
   D. 子宫全切
   E. 放射治疗

（114～115 题共用题干）

   12 岁少女，发现左下腹部有一肿物入院。肛查肿物如手拳大小，囊实性，B 超检查少量腹水。

114. 本例最可能是卵巢肿瘤中的
   A. 内胚窦瘤
   B. 无性细胞瘤
   C. 浆液性囊腺癌
   D. 未成熟畸胎瘤
   E. 卵泡膜细胞瘤

115. 本例的预后，估计 5 年生存率为
   A. 90%
   B. 80%
   C. 60%
   D. 50%
   E. 极差

（116～118 题共用题干）

   53 岁妇女，绝经 3 年，腹胀，食欲不振 3 个月，自觉腹围增加，查移动性浊音（+），子宫稍小，双侧附件区均可及直径 6cm 肿块，质硬不规则，活动差，血 CA125 900IU/ml。

116. 此患者最可能的诊断是
   A. 子宫内膜异位囊肿
   B. 黏液性囊腺癌
   C. 浆液性囊腺癌
   D. 透明细胞癌
   E. 内胚窦瘤

117. 最合适的处理方法为
   A. 静脉三联化疗
   B. 手术后辅以化疗
   C. 腹腔化疗后行手术治疗
   D. 放疗 + 化疗
   E. 手术治疗

118. 若行手术，术中探查见血性腹水，右卵巢肿物表面可见一直径 1cm 破裂口，肿瘤组织糟脆，膈肌表面可及粟粒大小结节，术中冰冻报告卵巢癌，右髂血管淋巴结增大，手术范围应为
   A. 全子宫 + 双附件切除术
   B. 扩大全子宫 + 双附件切除术
   C. 次广泛性全子宫切除及盆腔淋巴结清扫术
   D. 广泛性全子宫切除术及阑尾切除术
   E. 全子宫 + 双附件 + 大网膜切除术 + 盆腔淋巴结清扫术

（119～121 题共用题干）

   54 岁妇女，食欲不振，腹胀 2 个月，自觉腹部逐渐增大，绝经 3 年，无不规则出血，妇科检查：子宫正常大小，右卵巢触及直径 7cm 实性肿物，活动差，三合诊宫骶韧带有散在结节状物。移动性浊音（+）。

119. 本例可能性最大的诊断是
   A. 黏液性囊腺癌
   B. 浆液性囊腺癌
   C. 转移性癌
   D. 子宫内膜异位囊肿
   E. 颗粒细胞瘤

120. 为确诊，哪项检查是最有意义的

    A. 血 Cam   B. B 超

    C. 腹水细胞学检查   D. MRI

    E. 诊断性刮宫

121. 本例治疗原则错误的是

    A. 手术治疗为主，辅以化疗

    B. 行全子宫、双附件、大网膜切除及盆腔淋巴结清扫术

    C. 手术残留灶尽可能在 2cm 以下

    D. 手术后辅以小剂量单药化疗

    E. 放射治疗以局限在盆腔为好

（122 ～ 123 题共用题干）

40 岁妇女，自诉患宫颈糜烂多年，近 2 个月性交后白带中带血。

122. 本例为确诊，最佳的辅助检查方法应是

    A. 宫颈刮片细胞学检查

    B. 宫颈碘试验

    C. 宫颈阴道镜检查报告

    D. 宫颈及宫颈管组织检查

    E. 宫颈椎形切除

123. 若确诊为宫颈癌 Ⅰb 期，应向患者交代的治疗原则是

    A. 激光治疗

    B. 宫颈椎形切除

    C. 子宫全切除术

    D. 扩大全子宫切除术

    E. 广泛子宫切除及盆腔淋巴结清扫术

（124 ～ 126 题共用题干）

55 岁妇女，白带多，伴性交出血 1 个月，阴道涂片巴氏Ⅴ级，宫颈活检鳞癌，临床检查确诊为Ⅰb 期。

124. 该患者首选的治疗方法是

    A. 体外放疗   B. 腔内放疗

    C. 烷化剂化疗   D. 合成孕激素

    E. 免疫治疗

125. 该患者手术治疗时，术式应选择

    A. 全子宫 + 双附件 + 大网膜切除术

    B. 次广泛性全子宫切除术

    C. 广泛性全子宫切除术 + 盆腔淋巴结清扫术

    D. 扩大性全子宫切除术

    E. 次全子宫切除 + 双附件切除术

126. 术后病理证实双侧髂外淋巴结转移，应补充何种治疗

    A. 免疫治疗   B. 烷化剂化疗

    C. 红外线照射   D. 抗癌抗生素

    E. 体外照射

（127 ～ 129 题共用题干）

55 岁妇女，发现右侧大阴唇黄豆大小结节 1 年，无明显增长，全身检查未发现异常，浅表淋巴结未触及。局部取活检镜下见组织自表皮基底层长出，可见有黏液变性。

127. 最可能诊断是

    A. 外阴基底细胞癌   B. 外阴恶性黑色素瘤

    C. 乳头瘤   D. Paget's 病

    E. 脂肪瘤

128. 此病常伴有其他部位原发性恶性肿瘤，但除外

    A. 乳腺癌   B. 阴道癌

    C. 宫颈癌   D. 直肠癌

    E. 胃癌

129. 本病最需与下列哪种疾病鉴别

    A. 外阴良性肿瘤   B. 阴道癌

    C. 尿道癌   D. 前庭大腺癌

    E. 前列腺癌

【B 型题】

（1 ～ 2 题共用备选答案）

    A. 单层高柱状上皮

    B. 有纤毛的高柱状上皮

    C. 复层鳞状上皮

    D. 鳞状上皮化生

    E. 生发上皮

1. 阴道黏膜上皮为

2. 宫颈黏膜上皮为

（3 ～ 4 题共用备选答案）

    A. 淋巴转移和种植

    B. 血行转移和淋巴转移

    C. 直接蔓延和种植

    D. 直接蔓延和淋巴转移

    E. 血行转移

3. 子宫颈癌主要播散的方式为

4. 绒毛膜癌主要播散的方式为

（5 ～ 7 题共用备选答案）

    A. 宫颈上皮内瘤变Ⅰ级

    B. 宫颈上皮内瘤变Ⅱ级

    C. 宫颈上皮内瘤变Ⅲ级（重度不典型增生及局灶原位癌）

    D. 宫颈癌Ⅰb 期

    E. 宫颈细胞学为 HSIL（高度上皮内瘤变）

5. 适于宫颈物理治疗或锥切的是

6. 适于筋膜外子宫全切的是

7. 适于局部抗炎治疗后复查的是

（8~10 题共用备选答案）

A. 黏膜下肌瘤 2cm

B. 浆膜下肌瘤 3cm

C. 宫颈肌瘤 6cm

D. 多发性壁间肌瘤，子宫 >10 周

E. 肌瘤肉瘤变

8. 可行保守治疗的是

9. 应行全子宫 + 双附件切除术的是

10. 应行单纯肌瘤切除术的是

（11~13 题共用备选答案）

A. Ⅰb 期　　　　　B. Ⅰc 期

C. Ⅱc 期　　　　　D. Ⅲb 期

E. Ⅲc 期

有关原发性输卵管癌分期

11. 右侧输卵管肿瘤，穿透浆膜层，伴有腹水，且找到恶性细胞，属于

12. 右侧输卵管肿瘤，扩散到右侧阔韧带，伴有腹水，且找到恶性细胞，属于

13. 双侧输卵管肿瘤，腹膜后淋巴结转移，属于

（14~17 题共用备选答案）

A. 全子宫切除术

B. 全子宫及双附件切除术

C. 全子宫、双附件及大网膜切除术

D. 全子宫切除术及阴道切除 2cm

E. 子宫根治术及盆腔淋巴结清扫术

14. 卵巢癌Ⅱ期的治疗应选择

15. 子宫内膜癌Ⅱ期的治疗应选择

16. 较大的子宫肌壁间肌瘤的治疗应选择

17. 宫颈癌Ⅰb 期的治疗应选择

（18~21 题共用备选答案）

A. 宫颈癌Ⅰa1 期　　B. 宫颈癌Ⅰa2 期

C. 宫颈癌Ⅰb 期　　　D. 宫颈癌Ⅱa 期

E. 宫颈癌Ⅱb 期

18. 宫颈微小癌，浸润间质深度 ≤3mm，宽度 ≤7cm，属于

19. 宫颈微小癌，浸润间质深度 5mm，宽度 ≤7mm，属于

20. 宫颈癌侵犯阴道上 1/3 段，属于

21. 宫颈癌侵犯宫旁未达盆壁，属于

（22~24 题共用备选答案）

A. 宫颈刮片细胞学检查

B. 阴道镜检查

C. 宫颈碘试验

D. 宫颈及宫颈管活组织检查

E. 宫颈椎形切除

22. 普查宫颈癌最常用的方法是

23. 确诊宫颈癌最可靠的方法是

24. 适用于宫颈癌癌前病变定位活检的方法是

（25~29 题共用备选答案）

A. 卵巢库肯勃瘤　　　B. 卵巢内胚窦瘤

C. 卵巢纤维瘤　　　　D. 卵巢卵泡膜细胞瘤

E. 卵巢无性细胞瘤

25. 镜下见典型印戒细胞的肿瘤为

26. 能产生雌激素的肿瘤为

27. 放射治疗效果最好的肿瘤为

28. 伴胸水、腹水的肿瘤，切除肿瘤胸水、腹水自行消失的肿瘤为

29. 能产生甲胎蛋白（AFP）的肿瘤为

（30~33 题共用备选答案）

A. 血甲胎蛋白（AFP）值升高

B. 血雌激素值升高

C. 血绒毛膜促性腺激素值升高

D. 血 CA 125 值升高

E. 尿 17 - 酮类固醇值升高

30. 卵巢上皮性癌可出现

31. 卵巢绒毛膜癌可出现

32. 卵巢卵泡膜细胞瘤可出现

33. 卵巢内胚窦瘤可出现

（34~35 题共用备选答案）

A. 分段刮宫活组织检查

B. 宫颈多点活组织检查

C. 宫颈刮片细胞学检查

D. 吸取宫腔分泌物细胞学检查

E. 宫颈碘试验

34. 54 岁妇女，绝经 5 年，近 4 个月阴道再现流血伴脓性分泌物，最后确诊方法需选择

35. 46 岁妇女，月经周期规律。近一个月常发生性交后出血，查宫颈糜烂样改变。最后确诊方法需选择

（36~39 题共用备选答案）

A. 复层鳞状上皮脱落，单层柱状上皮覆盖

B. 宫颈组织充血水肿，腺体和间质增生

C. 宫颈管局部黏膜增生，表面覆盖单层高柱状上皮

D. 鳞状上皮覆盖宫颈腺管口，将腺管口阻塞

E. 以上都不是

36. 宫颈腺囊肿的病理是

37. 宫颈糜烂的病理是

38. 宫颈肥大的病理是

39. 宫颈息肉的病理是

（40~42 题共用备选答案）

A. 宫颈糜烂　　　　　B. 宫颈息肉

C. 宫颈肥大
D. 宫颈腺囊肿
E. 宫颈黏膜炎

40. 宫颈病变被单层柱状上皮取代覆盖的是

41. 宫颈管局部黏膜增生并向宫颈外口突出的是

42. 宫颈管黏膜及黏膜下组织病变的是

(43～44 题共用备选答案)

A. AFP
B. CA125
C. β-HCG
D. LDH
E. E2

43. 14 岁少女，左下腹肿物约手拳大，活动性不良，腹部无移动性浊音，本例应查的肿瘤标志物是

44. 60 岁妇女，绝经 12 年，阴道再现流血两月余。查子宫小，左侧附件区发现鹅卵大实质性肿物。本例应查的肿瘤标志物是

(45～47 题共用备选答案)

A. 直接蔓延
B. 淋巴转移
C. 血行转移
D. 直接蔓延和种植
E. 直接蔓延和淋巴转移

45. 宫颈癌的主要转移途径是

46. 卵巢上皮性恶性肿瘤的主要转移途径是

47. 绒毛膜癌的主要转移途径是

(48～51 题共用备选答案)

A. 宫颈活组织检查
B. 宫腔吸片脱落细胞学检查
C. 颈管搔刮活组织检查
D. 子宫内膜活检
E. 双合诊与三合诊检查

48. 用于宫颈癌早期筛查的是

49. 用于宫颈腺癌确诊的是

50. 早期子宫内膜癌的检查选用

51. 宫颈癌的临床分期选用

(52～55 题共用备选答案)

A. 宫颈刮片细胞学检查
B. 颈管搔刮活组织检查
C. 阴道镜下活组织检查
D. 分段诊刮活组织检查
E. 碘试验后宫颈活组织检查

52. 子宫内膜癌用

53. 宫颈鳞癌用

54. 宫颈腺癌用

55. 尖锐湿疣用

(56～59 题共用备选答案)

A. 卵巢癌
B. 子宫内膜癌
C. 宫颈癌
D. 输卵管癌
E. 绒毛膜癌

56. 易发生性交后出血的是

57. 尿 HCG 阳性的是

58. 易出现腹水的是

59. 易出现阵发性阴道排液的是

(60～63 题共用备选答案)

A. 广泛子宫切除及盆腔淋巴结清扫术
B. 肿瘤细胞减灭术
C. 全子宫、双附件及大网膜切除术
D. 全子宫切除术
E. 化疗

60. 子宫颈原位癌的治疗选择

61. 子宫内膜癌 II 期的治疗选择

62. 侵蚀性葡萄胎的治疗选择

63. 卵巢癌 II 期的治疗选择

(64～67 题共用备选答案)

A. 直接蔓延
B. 淋巴转移
C. 血行转移
D. 直接蔓延 + 淋巴转移
E. 直接蔓延 + 血行转移 + 淋巴转移

下列恶性肿瘤最常见的转移途径

64. 宫颈癌

65. 绒癌

66. 子宫内膜癌

67. 子宫肉瘤

(68～71 题共用备选答案)

A. 成熟囊性畸胎瘤
B. 未成熟畸胎瘤
C. 颗粒细胞瘤
D. 无性细胞瘤
E. 内胚窦瘤

68. 含有原始神经细胞组织的卵巢肿瘤是

69. 恶变多发生于绝经后妇女的卵巢肿瘤是

70. 能分泌雌激素的卵巢肿瘤是

71. 对放疗极敏感的卵巢肿瘤是

(72～75 题共用备选答案)

A. 每 3～6 个月随诊刮片，必要时活检
B. 全子宫切除术
C. 宫颈锥切术加密切随访
D. 子宫根治术，可保留卵巢
E. 放疗

以下病适用于哪种治疗

72. CIN I 级

73. CIN III 级，未生育

74. 镜下诊为宫颈癌 I a2 期

75. 宫颈癌 II a 期

(76～79 题共用备选答案)

A. 只有肿瘤较大，引起行走不适和性生活困难时，

需手术切除

B. 肿瘤有恶变倾向，术时需做冰冻切片，若为恶性，应做较广泛的外阴切除

C. 行有蒂肌瘤切除或深部肌瘤摘除

D. 行外阴病灶切除或单纯外阴切除

E. 较广泛切除局部病灶，不需做外阴根治术及腹股沟淋巴结清扫术

76. VINⅢ的治疗原则是

77. 脂肪瘤的治疗原则是

78. 乳头瘤的治疗原则是

79. 外阴基底细胞癌的治疗原则是

(80～83 题共用备选答案)

A. 支持细胞间质细胞瘤　　B. 卵泡膜细胞瘤

C. 纤维瘤　　　　　　　　D. 皮样囊肿

E. 黏液性囊腺瘤

80. 肿瘤可含外、中、内三胚层组织的是

81. 具有女性化作用的肿瘤是

82. 具有男性化作用的肿瘤是

83. 肿瘤为良性，但可伴发胸腹水的是

(84～87 题共用备选答案)

A. Ⅰc 期　　　　　　　　B. Ⅱb 期

C. Ⅱc 期　　　　　　　　D. Ⅲb 期

E. Ⅲc 期

84. 双侧卵巢肿瘤，腹膜种植直径小于 2cm，淋巴结(－)，其分期为

85. 一侧卵巢肿瘤，伴有髂总淋巴结转移，其分期为

86. 一侧卵巢肿瘤，膀胱浆膜面粟粒大小结节，腹水细胞学(＋)，其分期为

87. 一侧卵巢肿瘤，术中破裂，其分期为

(88～92 题共用备选答案)

A. 成熟畸胎瘤　　　　　　B. 颗粒细胞瘤

C. 浆液性囊腺癌　　　　　D. 内胚窦瘤

E. 卵巢转移性肿瘤

88. 最常见的卵巢恶性肿瘤是

89. 最常见的卵巢肿瘤是

90. 具有内分泌功能的卵巢肿瘤是

91. 恶性度极高，预后极差的是

92. 镜下可见典型的印戒细胞，能分泌黏液的是

(93～96 题共用备选答案)

A. Cam　　　　　　　　　B. AFP

C. HCG　　　　　　　　　D. CEA

E. E₂

93. 浆液性腺癌的特异性标志物是

94. 绒毛膜癌的特异性标志物是

95. 卵泡膜细胞瘤的特异性标志物是

96. 卵黄囊瘤的特异性标志物是

(97～100 题共用备选答案)

A. 密切随诊观察

B. 一经确诊，尽快行子宫根治术及盆腔淋巴结清扫

C. 一旦确诊即行放疗

D. 可维持至足月，剖宫产同时行子宫根治术及盆腔淋巴结清扫

E. 可维持至足月经阴道分娩，无生育要求者，6 周后行全子宫切除术宫颈癌合并妊娠的处理

97. 宫颈癌Ⅱb 期的治疗原则是

98. 宫颈癌Ⅰa1 期的治疗原则是

99. 宫颈癌Ⅰa2 期的治疗原则是

100. 宫颈癌Ⅰb 期的治疗原则是

(101～104 题共用备选答案)

A. 仅向单一胚层分化，具有高度特异性

B. 肿瘤成分主要由原始神经组织组成

C. 镜下多为腺癌和腺棘皮癌，常并发子宫内膜癌

D. 来源于原始性腺中的性索及间质组织

E. 来源于体腔上皮

101. 透明细胞癌的特点是

102. 未成熟畸胎瘤的特点是

103. 卵巢甲状腺肿的特点是

104. 睾丸母细胞瘤的特点是

(105～108 题共用备选答案)

A. 宫颈锥切术

B. 全子宫切除术

C. 扩大全子宫切除术

D. 广泛性全子宫切除术＋盆腔淋巴结清扫术

E. 放疗

以下宫颈癌最适宜的处理是

105. 42 岁，宫颈活检证实为宫颈原位癌

106. 34 岁，宫颈活检为鳞癌，镜下浸润深度大于 5mm，宽度大于 7mm

107. 68 岁，有慢性肾炎史，绝经后出血 1 年，宫颈菜花样改变，宫旁增厚达盆壁

108. 37 岁，有接触性出血史，宫颈活检，镜下证实鳞癌伴微小间质浸润

(109～112 题共用备选答案)

A. 宫颈病变直径大于 4cm，韧带无增粗

B. 病变侵犯阴道上 2/3，双侧韧带无增粗

C. 病变侵犯阴道上 1/3，右主韧带条索状增粗近盆壁

D. 病变侵犯左侧主骶韧带达 1/2，左输尿管扩张，肾盂积水

E. 癌组织穿透基底膜深度4cm，宽度7mm

109. 宫颈癌Ⅱa期的特点是

110. 宫颈癌Ⅲb期的特点是

111. 宫颈癌Ⅱb期的特点是

112. 宫颈癌Ⅰb期的特点是

（113～116题共用备选答案）

A. 阴道镜下宫颈活组织检查

B. 筋膜外全子宫切除

C. 动脉插管化疗后放疗

D. 广泛性全子宫切除术，盆腔淋巴结清扫术

E. 放疗

113. 37岁，接触性出血史，宫颈重度糜烂，刮片巴氏Ⅲ级，应进行

114. 60岁，宫颈活检为鳞癌，宫颈菜花样，双侧主韧带增粗小于1/2，右输尿管积水扩张，应行

115. 40岁，阴道不规则出血2个月，活检为鳞癌，宫颈菜花样改变，直径4cm，穹隆无受累，双主骶韧带不粗，弹性好，应行

116. 76岁，宫颈活检为鳞癌，宫颈结节样，直径3cm，右主骶韧带内1/3增厚，弹性下降，应行

（117～119题共用备选答案）

A. 卵巢成熟性畸胎瘤 B. 卵巢颗粒细胞瘤

C. 库肯勃瘤 D. 卵巢浆液性囊腺瘤

E. 卵巢纤维瘤

117. 属于卵巢上皮性肿瘤的是

118. 属于生殖细胞肿瘤的是

119. 属于转移性肿瘤的是

参考答案

【A1/A2 型题】

1. B　2. C　3. E　4. C　5. E　6. C　7. B　8. C
9. D　10. E　11. B　12. A　13. A　14. B　15. A　16. C
17. C　18. D　19. B　20. A　21. C　22. A　23. C　24. E
25. A　26. C　27. C　28. E　29. C　30. A　31. B　32. D
33. E　34. C　35. E　36. E　37. C　38. E　39. D　40. C
41. C　42. C　43. B　44. C　45. D　46. C　47. C　48. C
49. E　50. E　51. C　52. E　53. B　54. C　55. D　56. D
57. D　58. C　59. E　60. C　61. C　62. C　63. C　64. E
65. D　66. E　67. C　68. B　69. C　70. E　71. C　72. C
73. D　74. C　75. C　76. C　77. D　78. C　79. C　80. E
81. C　82. C　83. C　84. E　85. C　86. C　87. C　88. C
89. E　90. D　91. C　92. C　93. B　94. C　95. E　96. C
97. B　98. D　99. C　100. B　101. B　102. E　103. C
104. E　105. B　106. C　107. C　108. C　109. B　110. C
111. C　112. E　113. C　114. E　115. B　116. B　117. D

118. B　119. D　120. B　121. E　122. C　123. C　124. B
125. A　126. A　127. C　128. A　129. D　130. C　131. C
132. A　133. E　134. C　135. B　136. B　137. B　138. D
139. C　140. A　141. C　142. C　143. C　144. C　145. C
146. C　147. E　148. C　149. A　150. B　151. C　152. B
153. D　154. C　155. C　156. D　157. C　158. C　159. C
160. C　161. E　162. C　163. C　164. C　165. E　166. D
167. B　168. B　169. D　170. A　171. D　172. D　173. A
174. B　175. E　176. C　177. C　178. C　179. A　180. C
181. A　182. D　183. C　184. B　185. C　186. C　187. E
188. C　189. D　190. C　191. D　192. C　193. B　194. C
195. E　196. C　197. C　198. C　199. D　200. E　201. C
202. D　203. C　204. A　205. D　206. B　207. B　208. E
209. A　210. E　211. A　212. C　213. B　214. D　215. C
216. B　217. C　218. C　219. C　220. E　221. D　222. C
223. C　224. D　225. A　226. C　227. C　228. C　229. C
230. C　231. C　232. C　233. C　234. C　235. A　236. A
237. C　238. C　239. B　240. E　241. B　242. A　243. C
244. A　245. E　246. C　247. C　248. A　249. A　250. D
251. C　252. E　253. D　254. C　255. C　256. C　257. D
258. C　259. C　260. C　261. C　262. C　263. C　264. B
265. C　266. C　267. C　268. C　269. C　270. E　271. D
272. B　273. C　274. C　275. E　276. D　277. E　278. C
279. D　280. C　281. C　282. C　283. C　284. C　285. D
286. C　287. E　288. C　289. C　290. D　291. C　292. E
293. D　294. B　295. C　296. C　297. C　298. C　299. C
300. D　301. C　302. C　303. C　304. D　305. E　306. E
307. C　308. C　309. C　310. C　311. C　312. B　313. C
314. C　315. C　316. C　317. C　318. C　319. C　320. B
321. B　322. C　323. E　324. C　325. C　326. C　327. C
328. C　329. C　330. B　331. C　332. C　333. D　334. C
335. C　336. C　337. C　338. C　339. C　340. C　341. C
342. B　343. D　344. C　345. D　346. C　347. C　348. D
349. C　350. C　351. C　352. C　353. C　354. C　355. A
356. C　357. C　358. A　359. A　360. C　361. B　362. B
363. A　364. E　365. C　366. A　367. C　368. B　369. A
370. C　371. A　372. E　373. E　374. E　375. B　376. A
377. D

【A3/A4 型题】

1. E　2. E　3. C　4. A　5. E　6. B　7. A　8. B
9. C　10. C　11. A　12. D　13. A　14. E　15. E　16. E
17. E　18. A　19. E　20. C　21. D　22. C　23. E　24. C
25. D　26. A　27. C　28. E　29. C　30. D　31. B　32. A
33. D　34. E　35. E　36. A　37. E　38. C　39. D　40. C
41. A　42. C　43. B　44. C　45. A　46. C　47. C　48. E
49. A　50. B　51. A　52. B　53. A　54. B　55. A　56. B

57. D　58. D　59. E　60. B　61. D　62. D　63. B　64. A
65. E　66. B　67. C　68. C　69. C　70. D　71. C　72. E
73. E　74. B　75. D　76. A　77. B　78. C　79. B　80. C
81. E　82. E　83. A　84. D　85. B　86. E　87. C　88. E
89. C　90. c　91. D　92. A　93. C　94. A　95. D　96. D
97. A　98. A　99. C　100. B　101. B　102. C　103. E
104. C　105. A　106. C　107. E　108. D　109. A　110. B
111. D　112. E　113. D　114. A　115. E　116. C　117. B
118. E　119. D　120. A　121. D　122. D　123. B　124. B
125. C　126. E　127. A　128. C　129. D

【B 型题】

1. C　2. A　3. D　4. E　5. B　6. C　7. A　8. B
9. E　10. A　11. B　12. C　13. E　14. C　15. E　16. A
17. E　18. A　19. E　20. D　21. E　22. A　23. E　24. C
25. A　26. D　27. E　28. C　29. B　30. D　31. E　32. B
33. A　34. A　35. B　36. D　37. A　38. B　39. C　40. A
41. B　42. E　43. A　44. E　45. E　46. D　47. C　48. A
49. C　50. B　51. E　52. C　53. E　54. B　55. E　56. C
57. D　58. A　59. D　60. F　61. E　62. C　63. E　64. D
65. C　66. D　67. E　68. C　69. A　70. C　71. D　72. A
73. C　74. E　75. D　76. D　77. E　78. E　79. B　80. D
81. B　82. E　83. C　84. E　85. E　86. C　87. A　88. C
89. A　90. E　91. D　92. C　93. A　94. C　95. B　96. B
97. E　98. C　99. D　100. B　101. E　102. B　103. A
104. D　105. B　106. D　107. E　108. C　109. B　110. D
111. C　112. A　113. A　114. C　115. D　116. C　117. D
118. A　119. C

精选解析

【A1/A2 型题】

1. 黏液性囊腺瘤占卵巢良性肿瘤的20%。多为单侧，体积较大或巨大。多房，充满胶胨样黏液，少有乳头生长，偶可自行穿破；交界性黏液性囊腺瘤；黏液性囊腺癌占恶性肿瘤10%，单侧多见，预后较浆液性囊腺癌好。

2. 交界性肿瘤是指上皮细胞有增殖活跃及核异型，表现为上皮细胞层次增加，但无间质浸润，是一种低度潜在恶性肿瘤。

6. 根据糜烂面积大小可将宫颈糜烂分为3度：轻度指糜烂面小于整个宫颈面积的1/3；中度指糜烂面占整个宫颈面积的1/3～2/3；重度指糜烂面占整个宫颈面积的2/3以上。

7. 卵巢性索－间质肿瘤来源于原始性腺中的性索及间质组织。颗粒细胞瘤为低度恶性肿瘤，高峰年龄为45～55岁。能分泌雌激素，故有女性化作用。卵泡膜细胞瘤有内分泌功能的卵巢实性肿瘤，能分泌雌激素，有女性化作用。为良性肿瘤，合并子宫内膜增生过长，甚至子宫内膜癌。卵泡膜细胞瘤少见，预后好。

8. 子宫肌瘤临床表现不明显，仅于盆腔检查时偶被发现。症状出现与肌瘤部位、生长速度及肌瘤变性关系密切，与肌瘤大小、数目多少关系不大。

9. 宫颈外口处的宫颈阴道部外观呈细颗粒状的红色区，称为宫颈糜烂。慢性宫颈炎的主要特点是白带增多，可呈乳白色黏液状。诊断宫颈糜烂应同时表示糜烂的面积和深浅。子宫颈刮片细胞学检查为筛检宫颈癌的辅助方法之一。结果分为5级；Ⅰ级正常，Ⅱ级炎症引起，Ⅲ级可疑，Ⅳ级可疑阳性，Ⅴ级阳性。Ⅲ、Ⅳ、Ⅴ级涂片必须作进一步检查明确诊断。CIN Ⅰ级，可暂按炎症处理；确诊为CIN Ⅱ级者，电熨、冷冻、激光、冷凝或宫颈锥切术进行治疗；诊断为CIN Ⅲ级者，行子宫全切术。年轻患者若迫切要求生育，可行宫颈锥切术。

10. 结核性盆腔炎应与非特异性慢性盆腔炎、子宫内膜异位症、卵巢肿瘤，尤其是卵巢癌鉴别，诊断困难时，可作腹腔镜检查或剖腹探查确诊。

11. 子宫内膜癌病理类型中腺癌占80%～90%。其中Ⅰ级（高度分化癌）常局限于子宫内膜；Ⅱ级（中度分化癌）分化稍差，腺体轮廓欠清晰，部分为实性癌块；Ⅲ级（低度分化或未分化癌）分化极差，腺体结构消失，实性癌块为主。

12. 肌瘤原发于子宫肌层，向不同方向生长，按其与子宫肌壁的关系分3类：肌壁间肌瘤（位于子宫肌层内，占总数的60%～70%）、浆膜下肌瘤（肌瘤向子宫浆膜面生长，约占总数的20%）、黏膜下肌瘤（向子宫黏膜方向生长，突出于宫腔，黏膜层覆盖，占总数的10%～15%）。

13. 子宫内膜腺瘤样增生过长即复合性增生过长，不属于癌前病变。其余几项均正确。

14. Ⅰ期癌灶局限在宫颈。肉眼一般看不到病灶。Ⅰa期显微镜下见癌细胞浸润基底膜不超过5mm，水平方向不超过7mm，Ⅰb期病灶超过Ⅰa期，肉眼可见也可看不见病灶。

15. 宫颈癌最常见的转移途径为直接蔓延，向上、下累及子宫体及阴道，晚期可侵犯膀胱或直肠。淋巴和血行转移少见，不可能向卵巢转移。

16. 宫颈癌好发于宫颈上皮移行带，即原始鳞柱上皮交界和新的鳞柱上皮交界之间的区域。此区的鳞状上皮是由柱状上皮转化（化生）而来，在化生过程中受到致癌因素影响时可发生癌变。

17. 除 C 项外均为卵巢肿瘤的并发症。正因为有这些并发症，所以一旦确诊为卵巢肿瘤就应手术治疗。畸胎瘤最易发生蒂扭转，为最常见的急腹症。另外破裂和感染也可引起急腹症。双侧卵巢肿瘤迅速增大，尤其出现腹水，应考虑恶变的可能。重点在于鉴别诊断。

18. 肌瘤小，无症状者，可以定期随访，无须特殊治疗。除 D 项外其他几项均正确。

19. 该病例年龄较大，附件包块囊实性、不活动、CA125 异常升高，考虑卵巢癌可能性大。卵巢癌的治疗手术起关键作用，根据临床分期及组织学类型等决定是否辅以其他治疗，化疗为重要的辅助治疗。手术又分分期手术、肿瘤细胞减灭术、保留生育功能的手术等。

20. Paget's 病（乳头湿疹样乳腺癌）表现为乳头瘙痒，烧灼感并出现皮肤糜烂如湿疹样，有时覆盖黄褐色鳞屑样痂皮。

21. 子宫肌瘤疑有恶变者不能仅行肌瘤剔除术，可行全子宫切除术。

22. 此患者年轻、肿物生长缓慢、界限清、有包膜、无出血坏死、切面呈白色、有纤维编织样等。根据这些特点提示可能是良性肿物。出血及炎症病变色较深；癌生长较快，有浸润无包膜，故不是癌或恶性肿瘤。肉眼上无囊性结构除外了囊肿。

23. 黏膜下肌瘤使子宫内膜面积增大，收缩不良，并可合并内膜增生过长，所以最常见的症状是月经过多，经期延长。

24. 此病例分期为 $T_2N_1M_0$（Ⅱ期），治疗应以手术为主并辅以化疗，手术可行乳癌根治术。

27. 肿瘤的良恶性诊断指标主要是肿瘤的异型性。

28. 内膜癌阴道残端复发者，若以前未接受放疗，应首选放疗。若以前接受过放疗，应考虑手术治疗。但此患者患有高血压、糖尿病，且肾功能已属肾衰失代偿期，不能耐受手术。孕激素副作用小，有一定疗效，可应用于所有的复发内膜癌，尤其是高分化及受体阳性者，有时可加用 Tamoxifen，也可收到较好的疗效。

29. 卵巢肿瘤的并发症有：肿物蒂扭转、破裂、恶变、感染。

30. 乳腺癌 TNM 分期中，T_2 为肿瘤长径 >2cm，≤5cm；N_1 为同侧腋窝有肿大淋巴结，能推动；M_0：无远处转移。此例应属于 $T_2N_1M_0$。

123. 卵巢卵泡膜细胞瘤为分泌雌激素的肿瘤，常合并有子宫内膜增生。

124. 本例肿物最大可能是卵巢成熟畸胎瘤。卵巢妊娠黄体功能于妊娠 10 周后则由胎盘取代，故应在妊娠 12 周后手术。

125. 输卵管卵巢囊肿是慢性盆腔炎的重型，应积极治疗。

126. 外阴鳞状细胞癌常与宫颈癌、阴道癌等合并存在；大阴唇最多见；多发生于外阴前半部。

127. 宫颈糜烂分为单纯型、颗粒型、乳突型三型；分为Ⅰ、Ⅱ、Ⅲ度三度；宫颈腺囊肿是宫颈糜烂愈合过程中产生的；柱状上皮脱落，鳞状上皮取代，糜烂治愈。

128. 卵巢颗粒细胞瘤为低度恶性肿瘤，因少数在治疗多年后复发，加之年龄小，以肿瘤切除、术后化疗最恰当。

129. 不典型增生为癌前病变。

130. 子宫肌瘤红色变多见于妊娠期及产褥期。

131. 根据内膜癌手术病理分期（FIGO，2000），Ⅰb期侵犯肌层≤1/2，故选 C。

133. 分段刮宫是确诊子宫内膜癌最常用最可靠的刮取内膜组织的方法。

134. 本例诊断为Ⅱ度颗粒型宫颈糜烂，故选择红外线凝结法。

135. 子宫内膜癌多见于老年妇女；宫腔冲洗液查癌细胞阳性率不高；晚期用大剂量孕激素治疗有效；子宫内膜癌是腺癌，对放疗不敏感。

136. 保留一侧卵巢足以分泌足够数量的性激素。

137. 手术时将扭转部位以下的蒂部钳断。

138. 本例高度怀疑子宫内膜癌，因宫颈光滑，而刮片两次查到腺癌细胞。

139. 本例诊断为子宫内膜癌，故分段刮宫并活检对确诊是必不可少的。

140. 不能区分原位癌与镜下早期浸润癌；阳性率与临床分期无大关系；阴道镜不能取代本法的作用。

141. 癌播散超出真骨盆，或癌浸润膀胱黏膜或直肠黏膜均属于Ⅲa期。

142. 子宫内膜癌ⅠaG1 期属分期早、细胞分化好，做筋膜外子宫切除及附件切除即可。

143. 子宫肌瘤出血症状与肌瘤部位关系密切，与肌瘤大小、数目关系不大。

144. 目前治疗宫颈糜烂最常用的方法是物理疗法。全身抗炎、抗生素治疗、阴道冲洗均无特殊疗效。对单纯宫颈糜烂者用宫颈锥形切除术属过度治疗。

145. 子宫内膜癌生长缓慢，局限于子宫内膜时间较长，绝大部分为早期发现。

146. 卵巢癌转移途径主要通过直接蔓延和腹腔种植，卵巢癌包膜破裂后，癌细胞广泛种植在腹膜及大网膜。

147. 浆液性腺癌恶性程度最高，易广泛累及肌层、脉管，即使无明显肌层浸润，也可能已有腹膜转移。

148. 按 FIGO（1986）分期病变累及一侧或双侧卵巢，伴盆腔转移属卵巢癌Ⅱ期。

149. 常见错误为选 E 或 B。选择 E 者，认为患者妊娠期合并子宫肌瘤，妊娠 35 周，胎儿出生后有生存力，可行剖宫产术，而肌瘤较大，以后再考虑行肌瘤切除；选择 B 者，认为患者妊娠期合并子宫肌瘤，而胎儿未足月，应用药物治疗子宫肌瘤。正确答案是 A。患者妊娠期出现剧烈腹痛伴发热、恶心、呕吐，宫底偏左触及超手拳大肌瘤，白细胞升高，符合子宫肌瘤红色变，应采用保守治疗，不作手术。黄体生成激素释放激素类似物可抑制垂体、卵巢功能，降低雌激素水平，适用于治疗小肌瘤（≤2 个月妊娠子宫大小）、经量增多或周期缩短、更年期或近绝经期患者。

150. 常见错误为选 C 或 E。选择 C 者认为该病例为宫颈癌，已有阴道转移，应化疗缩小病灶后再手术，但选择了错误的手术方式；选择 E 者认为该病例不能手术治疗，可单纯放疗，但其错误在于未能对宫颈癌作正确的临床分期，并提出正确的治疗方案。正确的答案为 B。本例宫颈癌病灶侵及阴道后穹窿达 2cm，为宫颈癌Ⅱa期，可手术治疗，应采用子宫根治术及盆腔淋巴结清扫术。

151. 常见错误为选择 A 或 B，认为腹腔积液患者平卧时腹部两侧突出如蛙腹，叩诊腹部中间鼓音，两侧浊音，移动性浊音阳性；巨大囊肿患者平卧时腹部中间隆起，叩诊浊音，腹部两侧鼓音，移动性浊音阴性，下腹块物边界清楚，可作鉴别。正确答案是 E。腹腔积液患者 B 超检查见不规则液性暗区，其间有肠曲光团浮动，液平面随体位改变，无占位性病变，巨大囊肿患者 B 超检查见圆球形液性暗区，边界整齐光滑，液平面不随体位移动。超声检查结果较体格检查更直观、准确。腹部 X 线摄片、腹部胃肠钡餐透视对巨大卵巢囊肿与腹腔积液的鉴别诊断无直接作用。

152. 该题是死记硬背题，考核学生对盆腔解剖结构的认识。常见错误为选择 E，认为卵巢周围有相关的韧带、输卵管，卵巢囊肿发生蒂扭转将使其受累。错误在于对卵巢周围的韧带认识模糊。正确答案为 B。卵巢外侧以骨盆漏斗韧带连于骨盆壁，内侧以卵巢固有韧带与子宫连接，卵巢固有韧带为卵巢内侧与宫角之间的阔韧带稍增厚部分；输卵管位于阔韧带的上缘内，内侧与宫角相通，外侧游离，与卵巢接近；故卵巢肿瘤蒂扭转，蒂

由骨盆漏斗韧带、卵巢固有韧带和输卵管组成。

153. 常见错误为选 A 或 B。选择 A 者，认为肿瘤体积大，可能为恶性肿瘤，而患者无生育要求，可应行全子宫双附件切除术；选择 B 者，认为左附件包块为良性肿瘤，而患者无生育要求，可行左附件切除术，但其忽视对侧卵巢有可能患病；选择 C、E 者则对卵巢良性肿瘤的处理完全缺乏认识。正确答案是 D。本例患者出现下腹不适症状较长，左附件囊性包块表面光滑、活动，下腹平片示局部钙化影，均为卵巢良性肿瘤表现，根据卵巢良性肿瘤的处理原则，应考虑行左侧附件切除及右卵巢切开探查，术中除剖开肿瘤肉眼观察区分良、恶性外，必要时作冰冻切片组织学检查以确定手术范围。

154. 常见错误为选择 A 或 B 或 D。选项 A，子宫颈刮片细胞学检查是最常用的宫颈癌普查方法，因而误选；选项 B，碘试验简单，可用于识别宫颈病变的危险区，以便确定活检取材部位，提高诊断率，故认为最有实用价值；选项 D，因阴道镜检查可观察宫颈表面有无异型上皮或早期癌变，并选择病变部位进行活组织检查，以提高诊断正确率。以上错误的原因在于对宫颈癌的各种辅助检查缺乏正确的认识。正确答案为 C。氮激光肿瘤固有荧光诊断法根据荧光素与肿瘤亲和作用，利用人体内原有荧光（即固有荧光），通过光导纤维传送激光（常用氮激光）激发病变部位，目测病灶组织与正常组织发出的不同颜色加以诊断：见宫颈表面呈紫色或紫红色为阳性，提示有病变；出现蓝白色为阴性，提示无恶性病变。该法比传统的子宫颈刮片细胞学检查方法简便，立即出结果，对于普查宫颈癌最有实用价值的。宫颈碘试验、阴道镜检查选择病变部位进行活组织检查，可以提高诊断正确率，但不适合于普查。

155. 常见错误为选 A 或 D。选择 A 者认为患者妊娠合并宫颈癌，应尽快治疗，妊娠与分娩均可使癌症扩散，故应立即体外照射，胎儿自然流产后行子宫全切除术；选择 D 者认为直接行扩大子宫全切除是防止使癌症扩散、控制宫颈癌的期别的有效方法，但错误在于对妊娠合并宫颈癌的处理认识不足。正确的答案为 B。妊娠合并宫颈癌较为少见，但妊娠期妊娠合并宫颈癌时，盆腔血流和淋巴流速增大，从而促进肿瘤转移和发展，分娩时胎儿通过宫颈管时可将癌细胞挤出宫颈管而加速扩展并导致感染和出血危险，因此妊娠早期有宫颈接触性出血时，应及时做宫颈刮片和活检以免漏诊，如果确诊宫颈原位癌，可严密随访至妊娠足月行剖宫产结束分娩，产后 4～6 周作宫颈刮片和活检，确诊原位癌再作全子宫切除。

156. 常见错误为选 B 或 E。选择 B 者认为，患者诊断为子宫肌瘤。年龄 42 岁，较年轻，而雄激素可对抗雌激素，使子宫内膜萎缩，直接作用于平滑肌，使其收缩

而减少出血，并使近绝经期患者提早绝经，故选择药物治疗。其错误在于忽视患者出现症状已一年，子宫增大如妊娠3个月，有手术指征；选择E者认为患者有手术指征，因无生育要求，所以行全子宫及双附件切除术。其错误在于切除双附件，使患者丧失卵巢功能。正确答案是D。本例患者为生育年龄妇女，出现月经异常，宫体如妊娠3个月大，表面凸凹不平，质硬，符合子宫肌瘤的临床表现；子宫肌瘤大于2.5月妊娠子宫大小或症状明显致继发贫血者，常需手术治疗，肌瘤较大，症状明显，经药物治疗无效，不需保留生育功能，或疑有恶变者，可行子宫次全切除术或子宫全切除术，50岁以下、卵巢外观正常者可保留卵巢。

157. 常见错误为选A或B。选择A者认为，患者产褥期出现急性腹痛伴发热，故考虑产褥感染；选择B者因卵巢肿瘤蒂扭转易发生于产褥期，表现为产后急性腹痛伴发热，故认为腹部包块为扭转后增大的卵巢肿瘤，其错误的原因在于未把临床表现与子宫肌瘤病史结合进行分析。子宫肌瘤红色变多见于妊娠期或产褥期，为一种特殊类型的坏死，其发生原因尚不清楚，肌瘤体积迅速改变，发生血管破裂，出血弥散于组织内，患者主诉急性腹痛、发热，检查肌瘤迅速增大等。本例病史、临床表现均符合子宫肌瘤红色变。

158. 常见错误为选A，认为青少年出现附件包块，且为半囊半实性包块，应考虑为卵巢恶性肿瘤。正确答案是C。卵巢生殖细胞肿瘤好发于儿童及青少年，成熟畸胎瘤占生殖细胞肿瘤的85%~97%，又称皮样囊肿，肿瘤多为单侧，中等大小，呈圆形或卵圆形，表面光滑，切面多为单房，腔内充满油脂和毛发，有时见牙齿或骨骼。本例患者为年轻女性，出现腹胀2月余，右附件包块，半囊半实性，活动，均符合卵巢良性肿瘤的临床表现，卵巢皮样囊肿可表现出本例的症状、体征，其他选项中，卵巢黏液性癌为恶性肿瘤，表现为病程短、发展快，肿块活动欠佳；卵巢巧克力囊肿为囊性肿物，活动欠佳；阔韧带内肌瘤多见于生育年龄的妇女，妇检触及质硬包块；盆腔炎性包块有盆腔炎病史，妇检触及囊性肿物，活动欠佳，以上均与本例临床表现不符，故本例最可能的诊断是卵巢皮样囊肿。

159. 常见错误为选A或D。选择A者因肌瘤恶变即为肉瘤变，国内资料发病率为0.4%~0.8%，故认为为避免肌瘤恶变，应手术治疗。其错误在于过分扩大子宫肌瘤手术指征；选择D者虽发现子宫肌瘤，但无任何不适，所以不需手术治疗。其错误在于忽视子宫肌瘤对生育的影响。肌瘤切除术适用于35岁以下未婚或已婚未生育、希望保留生育功能的患者。本患者婚后三年未孕，可能是肌瘤将子宫移位影响受孕，肌瘤切除术后有可能怀孕，应行肌瘤切除术。

160. 常见错误为选择C，因该类型为高度恶性，原因是未注意比较各种病理类型恶性程度。正确的答案是D。恶性苗勒管混合瘤很少见，来自残留的胚胎细胞或间质细胞化生，肿瘤含肉瘤和癌两种成分，又称癌肉瘤，恶性程度高，预后差。

161. 常见的错误为选C，认为未成熟畸胎瘤是卵巢恶性肿瘤，恶性程度不可逆转。正确答案是E。未成熟畸胎瘤复发后再次手术，可见肿瘤组织有自未成熟向成熟转化的特点，即恶性程度的逆转现象。符合下列条件的卵巢癌年轻者可考虑保留对侧卵巢：①临床Ⅰa期：肿瘤分化好；②肿瘤为临界恶性或低度恶性；③术中剖视对侧卵巢未发现肿瘤；④术后有条件严密随访。目前，卵巢恶性生殖细胞肿瘤保留生育功能的治疗效果不断提高，并非所有恶性卵巢肿瘤，不论年龄大小均行卵巢癌根治术。

162. 常见错误为选B或D或E。选择B或D者认为多发性子宫肌瘤，大如妊娠50天，有手术指征，不应采取随访观察；选择E者认为子宫肌瘤应及早手术避免肌瘤恶变。正确答案是C。CA125是卵巢癌患者血清中卵巢相关抗原，在早期诊断卵巢癌、预测治疗效果和预后有一定作用。在子宫内膜异位症时CA125为值也可以升高，但对子宫肌瘤无相关性。超声检查可以协助估计肌瘤的增大、变性，在肌瘤的随访过程中可以应用。肌瘤小且无症状，通常不需治疗，可随访观察；若肌瘤大于2.5月妊娠子宫大小或症状明显致继发贫血者，常需手术治疗。本例多发性子宫肌瘤，大如妊娠50天，肌瘤较小，无临床症状，不必急于手术。

163. 常见错误为选C或D。选择C者认为患者呈卵巢恶性肿瘤临床表现，肿瘤位于右卵巢，妇科检查左侧附件阴性，手术范围采用双侧附件切除＋子宫全切除术已足够；选择D者认为患者为卵巢恶性肿瘤，病变在右卵巢，并有大网膜粘连，而子宫大小正常，故可行双侧附件切除＋大网膜切除，不需切除子宫。其错误原因在于未能正确作出卵巢癌分期诊断、对卵巢癌的处理原则模糊不清。正确答案是E。患者出现消瘦、乏力、下腹部肿块，病程短，血性腹水，肿块表面有乳头状突起，质脆有大网膜粘连均为卵巢癌的表现，并提示分期为Ⅲ期。卵巢癌的手术范围：Ⅰa、Ⅰb期应作全子宫及双侧附件切除术，Ⅰc期及其以上同时行大网膜切除术。因此，该患者正确的手术范围是子宫全切双侧附件切除＋大网膜切除。

164. 常见的错误为选A或C。选项A，宫颈癌多发生于宫颈阴道部，宫颈阴道部为鳞状上皮覆盖，故认为好发部位为宫颈鳞状上皮区域内；选项C，因宫颈重度不典型增生，极性几乎均消失，不易与原位癌区别。正确的答案为 B。宫颈原位癌上皮全层极性消失，细胞显著异型，核大、深染、染色质分布不均匀，有核分裂象，但病变限于上皮层内，基底膜未穿透，间质无浸润，与宫颈重度不典型增生有区别。宫颈癌好发于宫颈移行带区的鳞状上皮化生过程，化生的鳞状上皮不同于宫颈阴道部的正常鳞状上皮，未成熟的化生鳞状上皮代谢活跃，在一些物质（如精子、精液组蛋白、阴道毛滴虫、衣原体、单纯疱疹病毒以及人乳头瘤病毒等）的刺激下，可形成宫颈上皮内瘤样病变，发展为原位癌。

165．常见的错误为选 A 或 C。选 A 者误认为重度宫颈糜烂易发展为宫颈癌。选 C 者，宫颈鳞状上皮化生过程由未分化储备细胞增生完成，误认为细胞增生易发展为宫颈癌。错误在于对宫颈癌癌前病变的定义认识不清。正确的答案是 E。移行带区未成熟的化生鳞状上皮代谢活跃，在一些物质（如精子、精液组蛋白、阴道毛滴虫、衣原体、单纯疱疹病毒以及人乳头瘤病毒等）的刺激下，可发生细胞分化不良，排列紊乱，细胞核异常，有丝分裂增加，形成宫颈上皮内瘤样病变（CIN），包括宫颈不典型增生，各级 CIN 均有发展为浸润癌的趋向，为癌前病变。鳞状上皮化生是指当鳞柱交界位于宫颈阴道部时，暴露于阴道的柱状上皮受阴道酸性影响，移行带柱状上皮下未分化储备细胞开始增生，并逐渐转化为鳞状上皮，继之柱状上皮脱落，而被复层鳞状细胞所替代。化生的鳞状上皮一般均为大小形态一致，形圆而核大的未成熟鳞状细胞，无明显表、中、底三层之分，也无核深染、异型或异常分裂象。宫颈糜烂面为完整的单层宫颈管柱状上皮所覆盖，根据糜烂面积大小将宫颈糜烂分度，宫颈Ⅲ级糜烂指糜烂面占整个宫颈面积的 2/3 以上。

166．常见错误为选择 B，原因是该症状较少见。正确答案是 D。肌瘤压迫膀胱出现尿频、排尿障碍、尿潴留等，但不会出现尿急尿痛等临床表现。肌瘤压迫输卵管使之扭曲，或使宫腔变形，妨碍受精卵着床可引起不孕；肌瘤合并妊娠时由于机械性阻碍或宫腔畸形也易流产；压迫直肠可致排便困难；长期月经过多导致继发性贫血，严重时有全身乏力、面色苍白、气短、心悸等症状。

167．常见的错误是选 A 或 B。选 A 者，认为外阴癌与其他妇科恶性肿瘤一样，易发生局部扩散蔓延。选 D 者认为外阴血运丰富，易发生淋巴转移及血行转移，错误在于对外阴癌扩散途径认识模糊。正确的答案是 B。外阴淋巴管丰富，两侧互相交通组成淋巴网；癌灶多向同侧淋巴结转移。外阴癌癌灶逐渐增大，血行转移多发生在晚期。

168．常见的错误是选 C。选 C 者，认为外阴癌是恶性肿瘤，预后不良，治愈率低。正确的答案是 B。外阴鳞

状细胞癌的预后与病灶大小、部位、细胞分化程度、有无淋巴结转移、治疗措施等有关，无淋巴结转移的Ⅰ、Ⅱ期外阴癌手术治愈率 >90%；淋巴结阳性者，治愈率仅为 30% ~40%，预后差。

169．常见错误为选择 B 或 C，认为半拳大之卵巢囊肿可能为恶性肿瘤或危害妊娠，应及早手术治疗；选择 A 或 E，认为卵巢囊肿为良性肿瘤，不必急于手术，可于产时或产后手术。错误原因在于对妊娠合并卵巢肿瘤对妊娠的危害认识模糊且对手术时机缺乏认识。正确答案是 D。妊娠合并卵巢肿瘤较非孕期危害大。早孕时肿瘤嵌入盆腔可能引起流产，中期妊娠时易并发蒂扭转，晚期妊娠时若肿瘤较大可导致胎位异常，分娩时肿瘤易发生破裂，若肿瘤位置低可梗阻产道导致难产。妊娠时盆腔充血可能使肿瘤迅速增大，并促使恶性肿瘤扩散。早孕合并卵巢囊肿，以等待至妊娠 3 个月后进行手术为宜，以免诱发流产，若诊断或疑为卵巢恶性肿瘤，应尽早手术。

170．这道题要考查的是宫颈炎的临床诊断，这有利于指导我们的治疗和随访。诊断宫颈糜烂应同时表示糜烂的面积和深浅。根据糜烂面积大小将宫颈糜烂分为三度：轻度指糜烂面小于整个宫颈面积的 1/3；中度指糜烂面占整个宫颈面积的 1/3，2/3；重度指糜烂面占整个宫颈面积的 2/3 以上，所以从面积来划分应诊断为中度。若对糜烂的病理改变不清就有可能错选 C，炎症初期，糜烂面仅为单层柱状上皮所覆盖，表面平坦，称为单纯型；随后由于腺上皮过度增生并伴有间质增生，糜烂面凹凸不平呈颗粒状，称颗粒型糜烂；当间质增生，表面不平现象更加明显呈乳突状，称乳突状糜烂。

347．成熟性畸胎瘤的内容物不均一，肿瘤重心多偏于一侧，易发生蒂部扭转。

348．阿霉素的主要毒副作用为心脏毒性，易发生严重心律失常、心肌病、心功能不全等，一般规定阿霉素总量不超过 350 ~400mg/m²。

349．宫颈葡萄状肉瘤多发于婴幼儿期，恶性程度高，预后极差。

350．子宫内膜增生主要是指因内分泌激素紊乱造成子宫内膜异常增生，而不包括炎症引起的增生。

351．未育、少育是子宫内膜癌的高危因素。多育并不增加子宫内膜癌的发生。

354．宫颈原位癌是指宫颈上皮病变仅局限于上皮层内，无间质浸润。

356．子宫内膜癌Ⅱ期，手术范围参照宫颈癌手术，但因子宫内膜癌可直接转移到腹主动脉旁淋巴结，故应一并切除。

358. 按照 FIGO（1985 年）卵巢癌手术病理分期，应为 I c 期。

362. 输卵管黏膜为单层高柱状上皮，分泌产生浆液性渗出物，而非黏液性，故答案 B 错误。

364. 盆腔及腹主动脉旁淋巴结转移或腹腔内肿瘤种植直径 >2cm，应属Ⅲc 期。

368. 卵巢生发上皮向宫颈管黏膜分化，形成黏液性囊肿；向输卵管上皮分化，形成浆液性囊肿；向子宫内膜分化，形成内膜样肿瘤。

370. 子宫肌瘤好发于生育年龄妇女，确切病因尚不明了，目前认为可能与雌激素、孕激素、胎盘生乳素、生长激素及一些生长因子有关。

371. 宫颈癌确切病因尚不明了，但目前认为该病与早婚、性生活紊乱、多产、病毒感染有关，其中鳞状细胞癌占绝大多数，约 90%～95%，主要转移途径为局部浸润和淋巴转移，子宫颈刮片细胞学检查是普查采用的主要方法，但确诊要靠阴道镜下的多点活检病理检查。癌变局限于上皮层内为原位癌，局限在宫颈者为 I 期。

372. 卵巢肿瘤并发症包括肿瘤蒂扭转、肿物破裂、感染及癌变。

373. 皮肤出现橘皮样改变是由于皮下淋巴管被癌细胞堵塞所致。

375. 宫颈涂片巴氏 I 级——正常，巴氏 II 级——炎症，巴氏 III 级——可疑癌，巴氏 IV 级——高度可疑癌，巴氏 V 级——癌。宫颈涂片细胞学新的报告系统是 TBS 分级。

376. 患者尚年轻，且双侧均为良性畸胎瘤，可行双侧肿物剥除术，以保留部分卵巢组织，保留卵巢内分泌功能。

377. 卵巢恶性肿瘤特点有病程短、生长迅速，双侧多见、固定、实性或囊实性，表面结节状，中晚期常伴有腹水，并逐渐出现恶病质。

【A3/A4 型题】

（3～5 题共用题干）根据病例中有盆腔肿块，若追问病史以有下腹部包块史最有协助诊断价值。即既往有下腹部包块史，此次该肿物有触痛应想到肿物扭转。白细胞总数增多符合扭转后改变，B 超核实有价值。因病例中交代为实性肿块，体位改变后出现，应为肌瘤蒂扭转。

（6～7 题共用题干）本例应怀疑是宫颈癌，故应行宫颈多点活组织检查。应查阴道断端有无癌复发。

（11～13 题共用题干）妊娠合并子宫肌瘤也大于停经月份。葡萄胎（完全性）发生黄素化囊肿的几率为

30%～50%，双侧发生者占绝大多数。B 超检查可见明显增大的子宫腔内充满弥漫分布的光点和小囊样无回声区。一经确诊葡萄胎，应及时清除宫腔内容物。

（14～15 题共用题干）根据病例摘要，以卵巢肿瘤蒂扭转可能性最大。因属妇科急症，应行剖腹探查术。

（16～17 题共用题干）卵巢肿瘤的并发症包括蒂扭转，它是常见的妇科急腹症。多发生于中等大、瘤蒂长、活动度大的囊肿。其典型症状为一侧下腹剧痛，常伴恶心、呕吐。妇科检查肿块张力较大，有压痛。

（18～19 题共用题干）内胚窦瘤少女多见，多为单侧及实质性。预后差，既往平均生存期仅为 1～1.5 年，近年手术合并化疗，生存期明显延长。

（22～24 题共用题干）根据临床表现，应诊断为卵巢肿瘤蒂扭转。可以看到肿物于盆腔，且根据图像协助诊断为卵巢肿瘤扭转。属于急腹症，应立即手术治疗。

（25～26 题共用题干）妊娠期肌瘤红色变多见。发生红色变采用保守治疗，对症处理几乎均能自行缓解。

（27～28 题共用题干）子宫内膜异位症临床表现为痛经和持续下腹痛、月经失调、不孕等。除巨大的卵巢子宫内膜异位囊肿可在腹部扪及囊块和囊肿破裂时可出现腹膜刺激征外，一般腹部检查均无明显异常。典型的盆腔子宫内膜异位症在盆腔检查时，可发现子宫后倾固定，直肠子宫陷凹宫骶韧带或子宫后壁下段等部位扪及触痛性结节，在子宫的一侧或双侧附件处扪到与子宫相连的不活动囊性偏实的包块，往往有轻压痛。若病变累及直肠阴道隔，可在阴道后穹窿部扪及甚至可看到隆起的紫蓝色斑点、小结节或包块。腹腔镜检查是目前诊断子宫内膜异位症的最佳方法，特别是对盆腔检查和 B 超检查均无阳性发现的不育或腹痛患者更是唯一手段，往往在腹腔镜下对可疑病变进行活检即可确诊为子宫内膜异位症。此外，子宫内膜异位症临床分期也只有在腹腔镜或剖腹探查的直视下方可确定。

（29～30 题共用题干）子宫肌瘤时血清 CA125 值不增高。剖腹探查不仅明确诊断，而且达到治疗目的。

（33～34 题共用题干）患者临床表现似宫颈癌，确诊需宫颈活体组织病理检查；宫颈癌临床分期（FIGO 1995 年）规定：癌已超出宫颈，累及阴道，但未及阴道下 1/3，无宫旁浸润时属Ⅱa 期；手术疗法适用于 I a～Ⅱa 期，应子宫广泛切除＋盆腔淋巴清扫术，而放疗适用于较晚期宫颈癌或不能胜任手术者。

（35～36 题共用题干）因诊断为子宫内膜癌，应行分段刮宫。应以手术治疗为主。

（51～52 题共用题干）只有浆液性囊腺癌多为双侧，其余 4 种肿瘤均以单侧居多。化疗必须剂量足够，且以联

合用药效佳。

（72~73题共用题干）子宫内膜癌产生的高危因素如老年、肥胖、绝经延迟、不孕或不育等病史。早期无明显症状，一旦出现症状则多表现为不规则阴道流血，绝经后持续或间歇性流血；未绝经者则诉经量增多、经期延长。

（83~85题共用题干）外阴鳞状上皮细胞增生多发生在30~60岁妇女，主要症状为外阴部奇痒、病变区皮肤增厚、表皮过度角化，可出现皮肤暗红、粉红及白色斑块。而硬化性苔藓的皮肤表现为变白、变薄、失去弹性，且干燥易裂。外阴白癜风病变区界限分明，皮肤光滑润泽、弹性正常，无明显不适。外阴白化症是全身性遗传疾病，而念珠菌阴道炎可找到病原体。

（86~87题共用题干）早期妇科检查可无明显异常，或有子宫明显增大，软，可合并宫腔积液或积脓。晚期子宫固定或盆腔扪及不规则肿块。

（88~89题共用题干）宫颈和宫颈管活组织检查是确诊宫颈癌及其癌前病变最重要的方法。4点活检或可疑部位取活组织作病理检查；搔刮宫颈管，刮出物送病理检查。诊断为CINⅠ级，可暂按炎症处理；确诊为CINⅡ级者，电熨、冷冻、激光、冷凝或宫颈锥切术进行治疗；诊断为CINⅢ级者，行子宫全切术。年轻患者若迫切要求生育，可行宫颈锥切术。

（90~92题共用题干）对于绝经期妇女阴道出血为不正常，应进行分段诊刮，刮出物送病理检查，以明确有无内膜疾患。该患者阴道正常，宫颈光滑，肉眼检查不像宫颈癌；子宫内膜间质肉瘤虽也可有绝经后阴道出血，但该病发病少，故应先考虑是否为子宫内膜癌。

（101~103题共用题干）本例应考虑为子宫内膜癌，未育是高危因素。是确诊子宫内膜癌最常用最可靠的方法。先刮宫颈黏膜，再刮子宫体腔内膜。手术治疗应是首选。

（104~105题共用题干）月经紊乱是子宫肌瘤的典型症状，常见体征为子宫增大、形状不规则、质硬、活动、无压痛。子宫肌瘤的手术指征为：①子宫大小如孕10周以上；②月经量多造成贫血；③明显的直肠或膀胱压迫症状；④宫颈肌瘤、阔韧带肌瘤；⑤短期内肌瘤迅速生长，不除外恶性变；⑥黏膜下肌瘤，无症状、又希望生育者。该患者子宫仅8周大小。观察。有出血、感

染；单个肌瘤影响妊娠、伴有月经量不多，暂无手术指征，适于定期追踪。

（106~108题共用题干）巴氏染色分级为Ⅲ级，应是可疑癌，主要是核异质。对不典型细胞，性质尚难肯定。宫旁浸润达盆壁应为Ⅲb期。Ⅱa期以后的各期宫颈癌不能行手术治疗，因不能彻底切除，只能行放射治疗。

（112~113题共用题干）只有行宫颈椎形切除，连续切片镜检才能排除宫颈浸润癌。原位癌应行子宫全切除术。

（122~123题共用题干）只有病理活组织检查结果，才是确诊癌的依据。宫颈癌Ⅰb期应行广泛子宫切除及盆腔淋巴结清扫术。

【B型题】

（1~2题共用备选答案）

（1）宫颈主要由结缔组织构成，含少量平滑肌纤维、血管及弹性纤维。宫颈阴道部由复层鳞状上皮覆盖，表面光滑。宫颈外口柱状上皮与鳞状上皮交接处是宫颈癌的好发部位。宫颈管黏膜也受性激素影响发生周期性变化。

（2）宫颈管黏膜为单层高柱状上皮，黏膜内腺体能分泌碱性黏液，形成黏液栓，堵塞宫颈管。

（3~4题共用备选答案）

（1）子宫颈癌的转移途径主要为直接蔓延及淋巴转移，血行转移极少见。

（2）绒毛膜癌为高度恶性滋养细胞肿瘤，继发于葡萄胎、流产或足月分娩后。早期即可发生血行转移至全身器官，如肺、肝、脑等，转移部位组织坏死出血引起严重症状。

（5~7题共用备选答案）宫颈上皮内瘤变Ⅰ级者，可抗炎治疗后3~6个月复查．因为50%以上可自然转阴；CINⅡ级，可激光、微波物理治疗．最好选宫颈环切。CINⅢ级、年轻要求保留生育功能者适合宫颈锥切．否则主张全子宫切除。宫颈癌Ⅰb~Ⅱa期，适合于子宫根治术及盆腔淋巴结清扫术。宫颈细胞学为HSIL（高度上皮内瘤变），应行阴道镜检查并活检。

（8~10题共用备选答案）浆膜下肌瘤小且无症状可行保守治疗；子宫肌瘤肉瘤变时应行全子宫＋双附件切除术；黏膜下肌瘤可行单纯肌瘤切除术。

第十八章　妊娠滋养细胞疾病

【A1/A2 型题】

1. 侵蚀性葡萄胎的诊断依据是

A. 阴道出血的多少

B. 黄素囊肿大小

C. 葡萄状物的大小

D. 组织切片见子宫肌层中有绒毛结构

E. 清宫术后血 HCG 4 周未恢复正常

2. 诊断侵蚀性葡萄胎的可靠依据是

A. 葡萄胎清宫后 6 周 HCG 仍阳性

B. 葡萄胎清宫后 1 年出现阴道转移症状

C. 葡萄胎清宫后 5 个月肺部出现转移灶

D. 葡萄胎清宫后 6 个月仍未出现典型双相体温

E. 葡萄胎清宫后 1 年出现脑部转移症状

3. 关于侵蚀性葡萄胎的特点、诊断和治疗，下列哪项错误

A. 多发生在葡萄胎术后 6 个月内

B. 葡萄胎术后仍有阴道出血，子宫仍大于正常

C. 葡萄胎术后 8 周 HCG 下降不满意或又升高

D. 早期以血性转移为主

E. 有绒毛结构滋养细胞增生伴分化不良者为侵蚀性葡萄胎的病理特点

4. 关于葡萄胎的描述，下列哪项正确

A. 为胎盘绒毛滋养细胞异常增生、水肿、形成水泡状

B. 均表现有停经后阴道出血

C. 均表现有停经后下腹痛

D. 均有卵巢黄素囊肿，常急性扭转

E. 早孕反应均比较严重，多出现妊娠期高血压疾病

5. 关于恶性滋养细胞肿瘤，下列哪项正确

A. 包括葡萄胎、侵蚀性葡萄胎、绒癌

B. 均表现为 HCG 异常持续升高

C. X 线胸片、B 超、CT 对诊断无帮助

D. 不可能继发于流产或正常分娩之后

E. 治疗以手术为主，化疗为辅

6. 侵蚀性葡萄胎最好的治疗方法是

A. 手术 + 放疗

B. 单纯放疗

C. 单纯化疗

D. 化疗为主，手术为辅

E. 全子宫切除

7. 侵蚀性葡萄胎和绒癌均可发生于

A. 输卵管妊娠后　　　　B. 人工流产以后

C. 葡萄胎刮宫后　　　　D. 足月分娩后

E. 先兆流产

8. 对于良性葡萄胎的处理，下列哪项处理是错误的

A. 取刮出物常规送病理检查

B. 1 周后均应行第二次刮宫

C. 一经诊断，应尽快清宫

D. 术后严密随访

E. 40 岁以上的妇女可行子宫切除术

9. 对于侵蚀性葡萄胎的诊断，下列哪项是正确的

A. 不发生脑转移

B. 光镜下见不到绒毛膜结构

C. 能查到卵巢囊肿者

D. 葡萄胎排出后不足半年内发病

E. 血 HCG 异常升高

10. 侵蚀性葡萄胎与绒毛膜癌最主要的区别是

A. 子宫大小的程度

B. 阴道流血时间的长短

C. 活组织检查镜下有无绒毛膜结构

D. 尿中 HCG 值的高低

E. 转移部位的不同

11. 对于妊娠滋养细胞肿瘤，下列哪项是正确的

A. 前次妊娠为异位妊娠，不发生绒毛膜癌

B. 绒毛膜癌可发生在葡萄胎之后

C. 侵蚀性葡萄胎可发生在流产后

D. 绒毛膜癌最早出现的是脑转移

E. 侵蚀性葡萄胎可发生于足月产后

12. 葡萄胎确诊后应采取的处理方案是

A. 静脉滴注缩宫素

B. 备血，立即行清宫术

C. 输血输液

D. 子宫切除后化疗

E. 立即化疗

13. 50 岁，葡萄胎吸宫术后，吸出物为细小针头样水泡组织，术后 7 天行全子宫切除术。手术的理由是

A. 无条件随访

B. 无生育要求

C. 40 岁以上恶性率明显增加

D. 估计宫腔内有残留水泡状组织物

E. 预防再次发生葡萄胎

14. **26 岁已婚妇女，G0P0，诊断为葡萄胎，下列哪些是错误的**

A. 应取近子宫壁的刮出物送病理检查

B. 子宫过大者，应行第二次刮宫

C. 一经诊断，应尽快清宫

D. 葡萄胎排出后，均应进行预防性化疗

E. 40 岁以上的妇女，水泡较小，滋养层细胞增生明显，可考虑切除子宫

15. **绒毛膜癌最主要的转移途径是**

A. 淋巴转移　　　　　　　B. 直接侵蚀

C. 血液转移　　　　　　　D. 腹腔种植

E. 经宫颈黏膜下行至阴道

16. **下列哪项能完全排除完全性葡萄胎的诊断**

A. 妊娠试验阴性

B. 子宫大于妊娠月份

C. 停经后阴道出血

D. 超声多普勒闻及胎心搏动

E. 卵巢黄素化囊肿

17. **高危型胎盘部位滋养细胞肿瘤给予辅助化疗，首选的方案是**

A. 5 – FU + KSM　　　　　B. 5 – FU

C. EMA – Co　　　　　　　D. ACM

E. MTX

18. **胎盘部位滋养细胞肿瘤首选的治疗方法是**

A. 放疗　　　　　　　　　B. 手术

C. 化疗　　　　　　　　　D. 手术 + 化疗

E. 手术 + 放疗

19. **对于绒毛膜癌与侵蚀性葡萄胎的局部治疗，下列哪项是错误的**

A. 盆腔转移可采用髂内动脉或子宫动脉插管化疗

B. 外阴、阴道转移，局部可注射 5 – FU

C. 脑转移，鞘内注射 MTX

D. 胸腔转移可局部注射 5 – FU

E. 一般情况下可以口服 5 – FU

20. **葡萄胎患者出院后随访，下列哪些是错误的**

A. 出院后的 2 年内应严格避孕

B. 血 HCG 值正常后仍每周复查一次，3 个月后每 2 周复查一次

C. 每周检查血 HCG 值或尿 HCG 值

D. 出现不规则流血再来复查

E. 定期进行全身检查

21. **下面哪项不是葡萄胎的高危因素**

A. 年龄大于 40 岁

B. 早婚，多产

C. 营养状况

D. 前次妊娠有葡萄胎史

E. 年龄小于 20 岁

22. **对于侵蚀性葡萄胎的治疗原则，下列哪些是错误的**

A. 化疗原则是治愈后再巩固 2 个疗程

B. 手术切除子宫并辅助以化疗

C. 化疗为主

D. 手术目的在于清除残余或耐药病灶

E. 脑转移化疗无效时，可考虑采用全脑照射

23. **葡萄胎术后随访指标中哪项是提示正常的主要指标**

A. 阴道涂片示高雌激素

B. 阴道不规则出血仍时有出现

C. 黄素化囊肿有缩小趋势

D. 清宫后 HCG 值持续下降到 12 周转为阴性

E. 不再发生咯血

24. **绒癌最常见的转移部位为**

A. 盆腔转移　　　　　　　B. 阴道转移

C. 肺部转移　　　　　　　D. 肝脏转移

E. 脑转移

25. **侵蚀性葡萄胎多发生在葡萄胎排空后**

A. 5 个月内　　　　　　　B. 3 个月内

C. 6 个月内　　　　　　　D. 7 个月内

E. 12 个月内

26. **30 岁，闭经 3 个月，不规则阴道流血 2 个月，妇科检查阴道前壁有紫蓝色结节，子宫增大如孕 4 个月，下列何种诊断的可能性大**

A. 先兆流产　　　　　　　B. 双胎妊娠

C. 妊娠合并子宫肌瘤　　　D. 侵蚀性葡萄胎

E. 良性葡萄胎

27. **良性葡萄胎术后随访目的是下列哪项**

A. 指导避孕　　　　　　　B. 及早发现恶变

C. 及早发现妊娠　　　　　D. 了解盆腔恢复情况

E. 指导进一步妊娠

28. **持续性葡萄胎是指葡萄胎排空后多长时间，血清 HCG 持续阳性**

A. 8 周　　　　　　　　　B. 4 周

C. 12 周　　　　　　　　　D. 16 周

E. 20 周

29. **葡萄胎排空后，子宫局部侵犯的发生率约为**

A. 5%　　　　　　　　　　B. 10%

C. 15%　　　　　　　　　　D. 20%

30. 27 岁已婚妇女，既往月经周期规律。主诉停经 10 周时出现阴道流血及腹部紧张感。妇科检查：宫口未开，子宫如婴儿头大、软，两侧附件区均触及约小手拳大、囊性、活动良好、无压痛肿物，分泌物陈旧血性，尿妊娠试验阳性。本例双侧附件区肿物最可能的诊断是
    - A. 输卵管积水
    - B. 输卵管卵巢囊肿
    - C. 卵巢浆液性囊腺瘤
    - D. 卵巢子宫内膜异位囊肿
    - E. 卵巢黄素囊肿

31. 诊断侵蚀性葡萄胎正确的是
    - A. 能查到卵巢黄素囊肿者
    - B. 光镜下见不到绒毛结构者
    - C. 不发生脑转移者
    - D. 前次妊娠为足月分娩者
    - E. 葡萄胎排出后不足半年内发病者

32. 绒毛膜癌肺转移时，首选的化疗药物是
    - A. 氟尿嘧啶
    - B. 甲氨蝶呤
    - C. 环磷酰胺
    - D. 放射菌素 D
    - E. 长春新碱

33. 我国葡萄胎的恶变率为
    - A. 15% 左右
    - B. 20% 左右
    - C. 25% 左右
    - D. 30% 左右
    - E. 35% 左右

34. 葡萄胎排空后远处转移的发生率约为
    - A. 2%
    - B. 4%
    - C. 6%
    - D. 8%
    - E. 10%

35. 25 岁已婚妇女，停经 80 日，阴道不规则流血 7 日。妇科检查：子宫如孕 4 个月大，软，双侧附件区触及手拳大囊性肿物，活动良好。为协助诊断，最有价值的检查方法是
    - A. 尿 HCG 测定
    - B. 超声多普勒检测胎心
    - C. B 超盆腔检查
    - D. 盆腔 X 线摄片
    - E. 盆腔 CT 检查

36. 女，42 岁，晨起剧烈疼痛伴呕吐，昏倒 30 分后清醒。胸片检查肺部有半透明小圆形阴影。追问病史，阴道少量不规则出血 2 月，咳嗽、痰中带血 10 天，G4P1 顺产 1 次，人流 3 次，末次妊娠 2 年前，最可能的诊断是
    - A. 侵蚀性葡萄胎脑转移
    - B. 绒癌脑转移
    - C. 肺癌脑转移
    - D. 脑栓塞
    - E. 脑卒中

37. 葡萄胎清宫术后出现下列哪种情况可不考虑为侵蚀性葡萄胎
    - A. 葡萄胎吸宫术后 100 天，HCG 仍持续阳性
    - B. 葡萄胎吸宫术后 HCG 曾一度下降到正常水平，后又迅速上升到异常水平
    - C. 葡萄胎清宫术后 5 个月，出现肺、脑转移灶，阴道出现紫色转移性结节
    - D. 葡萄胎清宫术后 4 个月，阴道出现紫色转移性结节
    - E. 葡萄胎清宫术一年后出现咳血，胸片出现转移灶

38. 女，28 岁，因葡萄胎而行刮宫术，术后定期随访中，下列哪项是不适当的
    - A. HCG 测定
    - B. 阴道细胞学测定
    - C. 胸片
    - D. B 超检查
    - E. 妇科盆腔检查

39. 与葡萄胎诊断不符的临床表现是
    - A. 阴道不规则流血
    - B. 轻微阵发性腹痛
    - C. 胸痛及咯血
    - D. 高血压蛋白尿
    - E. 闭经

40. 关于葡萄胎病人出院后定期随访的内容，下列哪项是错误的
    - A. 两年内定期随访并应避孕
    - B. β-HCG 定量在 β-HCG 值正常后仍需定期复查
    - C. 每次随访均应询问有否异常阴道出血、咳嗽、咯血
    - D. 每次随访均应作妇科检查看是否有转移性结节的出现
    - E. 每次随访均应拍摄胸片

41. 葡萄胎在清宫术时应注意的事项中，下列哪项是错误的
    - A. 应采用负压吸引术
    - B. 必须在输液备血条件下进行
    - C. 吸宫前应充分扩张宫颈
    - D. 催产素静脉滴注应在宫口充分扩大后再应用
    - E. 组织病理检查的取材尽可能取宫腔中央的组织

42. 关于侵蚀性葡萄胎的治疗原则，下列哪项是错误的
    - A. 化疗为主要治疗手段
    - B. 手术切除子宫并辅以化疗
    - C. 化疗原则是治愈后再巩固治疗 2~3 个疗程
    - D. 手术用于切除残存或耐药病灶
    - E. 当转移灶发生大出血时应考虑手术治疗

43. 下列哪项是葡萄胎的确诊依据
    A. 子宫增大已达 5 个月，但摸不到胎体，听不到胎心
    B. 停经后有阴道不规则出血
    C. 阴道排出物中见到水泡状组织
    D. 妊早期出现较严重的呕吐并有妊娠期高血压疾病
    E. 子宫扩大明显大于停经月份

44. 绒毛膜癌脑转移时，鞘内注射的化疗药物应选择
    A. 甲氨蝶呤（MTX）
    B. 放线菌素 D（KSM）
    C. 5－氟尿嘧啶（5－Fu）
    D. 顺铂（CDDP）
    E. 磺巯嘌呤钠（AT－1438）

45. 下列哪项组合是错误的
    A. 子宫内膜异位症——假孕疗法
    B. 子宫内膜癌晚期——孕酮治疗
    C. 子宫内膜萎缩型功血——雌激素治疗
    D. 卵巢黄素囊肿——手术切除
    E. 青春期无排卵功血——雌孕激素序贯疗法

46. 患者，32 岁。人流后 1 年，近日咳嗽，咯血丝痰，肺片示肺多个结节影，血 hCG 定量明显升高，诊断：绒癌肺转移，下步治疗为
    A. 放疗   B. 抗炎
    C. 肺叶切除   D. 理疗
    E. 化疗

47. 40 岁妇女，近 1 年来月经欠规则，7～10/40～60 天，进行性头痛 2⁺月，突然偏瘫，失语，抽搐，继之昏迷 3 小时，5 年前患过葡萄胎。查：子宫较大，稍软，附件正常，下步需行什么检查
    A. 脑脊液检查   B. 脑血管造影
    C. 宫腔镜   D. 妊娠试验
    E. 诊刮

48. 处理葡萄胎时，最常用的方法是
    A. 刮宫术清除内容物   B. 全子宫切除术
    C. 吸宫术清除内容物   D. 催产素引产
    E. 预防性化疗

49. 停经 10 周，阴道流血 3 天，伴轻微下腹痛，首选检查应为
    A. B 超   B. 尿妊娠试验
    C. 腹平片   D. HCG 定量
    E. A 超

50. 42 岁妇女，闭经 3 个月，宫底脐下 2 指，阴道不规则出血 1 周，咯血 3 天，今日突然出现剧烈腹痛，血压下降，查：腹肌紧张，压痛、反跳痛均（＋），有

移动浊音，尿妊娠试验（＋），诊断是
    A. 葡萄胎
    B. 绒癌穿孔
    C. 妊娠合并肌瘤红色变性
    D. 侵蚀性葡萄胎穿孔
    E. 妊娠合并卵巢囊肿蒂扭转

51. 化疗对下述哪种肿瘤疗效最好
    A. 卵巢上皮癌   B. 子宫内膜癌
    C. 子宫颈癌   D. 绒癌
    E. 内胚窦瘤

52. 27 岁已婚妇女，停经 13 周时出现不规则阴道出血，持续 10 余天，量不多，暗色，妇查：子宫新生儿头大，张力较大，两侧附件均可触及手拳大、活动好、光滑的肿物，最可能的诊断为
    A. 葡萄胎
    B. 妊娠合并子宫肌瘤及卵巢囊肿
    C. 先兆流产
    D. 妊娠合并卵巢囊肿
    E. 双胎妊娠

53. 下列叙述哪项是错误的
    A. 子宫颈息肉极少恶变
    B. 侵蚀性葡萄胎病理检查无绒毛结构
    C. 子宫脱垂多伴有膀胱膨出
    D. 卵巢实质性肿瘤多是恶性
    E. 长期用广谱抗生素，易引起霉菌性阴道炎

54. 侵蚀性葡萄胎的特点是
    A. 不发生宫旁、肺及阴道转移
    B. 葡萄胎未排出前不会转变为侵蚀性葡萄胎
    C. 可无葡萄胎史
    D. 小泡样组织局限宫腔
    E. 葡萄胎组织侵入子宫肌层

55. 确诊侵蚀性葡萄胎和绒癌主要取决于
    A. 有无黄素囊肿
    B. HCG 水平的高低
    C. 子宫大小程度不同
    D. 距良性葡萄胎后发生时间的长短
    E. 有无绒毛结构

56. 绒癌最常见的死亡原因是
    A. 肺转移   B. 肾转移
    C. 脑转移   D. 肠道转移
    E. 肝转移

57. 关于葡萄胎随访概念中，下述哪项是正确的
    A. 葡萄胎排出后持续（＋），恶变可能性小
    B. 葡萄胎排出后，基础体温双相，恶变机会很大

C. 葡萄胎排出 8 周内，妊娠试验持续（+），恶变可能大

D. 葡萄胎有 50% 的恶变率

E. 葡萄胎排出后，应随访 2 年

58. 患者 24 岁，药物流产后 2 个月，阴道持续少量流血，查体：肺平片正常，腹软。内诊：阴道无异常所见，子宫前位，正常大小，软，于子宫左侧可及一包块约 5cm×4cm×6cm，活动不良，与子宫分不开。为进一步诊断应行
   A. 盆腔 CT
   B. 胃肠钡透
   C. A 超
   D. 血 HCG + B 超
   E. 诊刮

59. 患者，27 岁。停经 3 个月，阴道流血 1 周，血量不多，伴有轻微腹胀，查体：轻度贫血外观，腹部宫底脐下 2 指，未闻及胎心音。上述患者诊断为葡萄胎，下步处置应为
   A. 化疗
   B. 葡萄胎清宫术
   C. 催产素引产
   D. 刮宫术
   E. 依沙吖啶引产

60. 患者产后四个月，突然抽搐，CT 证实为颅内占位，手术后病理为绒癌脑转移，为进一步治疗，鞘内注射化疗药应首选
   A. 5 - FU
   B. KSM
   C. MTX
   D. CTX
   E. VCR

61. 关于葡萄胎，下述哪项是错误的
   A. 葡萄胎患者较早出现妊娠期高血压疾病征象
   B. 葡萄胎及侵蚀性葡萄胎多合并黄素囊肿
   C. 子宫体积异常增大与妊月不符
   D. 子宫小于妊娠月份可排除葡萄胎
   E. 阴道出血多发生在停经 2~4 月

62. 部分胎盘水泡样变性是
   A. 绒毛滋养细胞增生
   B. 绒毛呈退行性改变
   C. 绒毛朗格汉斯细胞增生
   D. 绒毛间质在血管内扩张
   E. 绒毛间质高度水肿

63. 葡萄胎处理，下述哪项是错误的
   A. 术后严密随访至妊娠试验（-）为止
   B. 必要的第二次刮宫
   C. 宫腔内刮出物病理检查
   D. 一经确诊，应尽快清宫
   E. 嘱患者术后避孕二年

64. 葡萄胎，侵蚀性葡萄胎可靠的鉴别点是

A. 阴道有无转移病灶
B. 有无黄素囊肿
C. 尿妊娠试验稀释倍数
D. 子宫增大的速度
E. 阴道流血量多少

65. 关于葡萄胎随访，下述哪项不需要
   A. 避孕措施不可采取上环
   B. 定期做阴道细胞学涂片检查
   C. 相当时期内指导避孕
   D. 定期作 HCG 定量检查
   E. 必要时作胸部 X 线检查

66. 下述哪项能否定完全性葡萄胎的诊断
   A. 超声多普勒诊断（+）
   B. 子宫大于妊娠月份
   C. 妊娠试验（+）
   D. 停经后阴道出血
   E. 卵巢黄素囊肿

67. 关于滋养细胞肿瘤，下述哪项是正确的
   A. 侵蚀性葡萄胎发生于流产、足月产后
   B. 异位妊娠后不可能发生滋养细胞肿瘤
   C. 绒癌可发生于流产、足月产后
   D. 合体细胞性子宫内膜炎是恶性改变
   E. 绒癌尿妊娠试验均（+）

68. 关于葡萄胎的清宫术，下列哪项不正确
   A. 扩张颈管应扩张到 8 号扩张棒以上
   B. 清宫应在输液、配血、建立静脉通道后进行
   C. 扩张宫口同时给予缩宫素静脉滴注可减少失血和子宫穿孔
   D. 刮出物选取近种植部位及宫腔内组织分别送检
   E. 子宫大于 12 周者可于 1 周后行二次清宫，但并非必须行二次清宫

69. 下面哪项不是胎盘部位滋养细胞肿瘤的预后因素
   A. 先行妊娠至诊断间隔时间
   B. 先行妊娠是否是足月妊娠
   C. 子宫增大的程度
   D. 临床分期
   E. 核分裂率

70. 关于葡萄胎的治疗，下列哪项不正确
   A. 年龄 >40 岁，无生育要求，随访条件差的葡萄胎患者，可切除子宫。但切除子宫只能去除病变侵入局部的危险，不能防止转移的发生
   B. 所有葡萄胎患者均应行二次清宫术
   C. 葡萄胎一旦确诊应立即清宫
   D. 因黄素化囊肿可自行消退，故一般不需处理。除非扭转时间长，影响血运者才行患侧附件切除
   E. 具有高危因素者清宫术后可给予 1 疗程氟尿嘧啶或放线菌素 D 单药预防性化疗

71. 关于绒毛膜上皮癌，下列哪些说法正确

A. 绒癌最常见的转移部位是肺，其次是脑和肝

B. 是一种高度恶性肿瘤，早期就可经淋巴转移至全身，引起出血坏死

C. 妊娠绒癌 50% 继发于葡萄胎清宫后 1 年以上，发生于流产、足月分娩后各占 25%，少数发生于异位妊娠后

D. 绒癌不可能达到临床治愈

E. 绒癌均发生于子宫，不可能有只出现转移灶而未发现子宫内原发灶的情况

72. 关于胎盘部位滋养细胞肿瘤，下列哪项不正确

A. 临床上主要表现为不规则阴道出血或月经过多，有时闭经

B. 瘤组织主要由中间型滋养细胞组成

C. 可继发于足月产、流产或葡萄胎后，也可与妊娠合并存在

D. 肿瘤呈实质性，一般局限于子宫，可侵入子宫肌层或突向宫腔，子宫增大

E. 首选化疗

73. 侵蚀性葡萄胎与绒癌的鉴别主要依据是

A. 有无肺转移

B. 阴道出血持续在 30 日以上

C. 黄素囊肿长期不消退

D. 病检有无绒毛结构

E. HCG 浓度的高低

74. 治疗绒毛膜癌肺转移的化疗药物是

A. 环磷酰胺 　　　　B. 甲氨蝶呤

C. 5 - 氟尿嘧啶 　　 D. 放线菌素 D

E. 长春新碱

75. 关于侵蚀型葡萄胎的确诊，下列哪项说法不正确

A. B 超发现宫壁局灶性或弥漫性强光点或光团与暗区相间的蜂窝样病灶可辅助诊断

B. HCG 持续高于异常或降至正常后又迅速升高，排除清宫不全、黄素化囊肿或再次妊娠

C. 葡萄胎清宫后半年内出现阴道不规则出血及 HCG 异常升高，可以确诊

D. 刮宫标本中见到绒毛或绒毛蜕变痕迹

E. 子宫切除标本中见到子宫深肌层有绒毛结构或绒毛蜕变痕迹

76. 对于妊娠滋养细胞疾病，不包括哪种疾病

A. 侵蚀性葡萄胎

B. 葡萄胎

C. 绒毛膜癌

D. 胎盘部位滋养细胞肿瘤

E. 卵巢绒癌

77. 28 岁，在 4 个月前足月分娩第 2 胎，产后不规则阴道出血持续至今，近半月来咳嗽、痰中带血丝。检查：子宫如孕 50 天大，右侧附件有 6cm×6cm×5cm 大囊性包块，X 线胸片检两肺有多个球形阴影，首先考虑

A. 流产合并肺结核

B. 胎盘残留合并肺结核

C. 绒毛膜上皮癌

D. 妊娠合并卵巢囊肿

E. 葡萄胎肺转移

78. 关于绒毛膜癌，下列哪项内容是错误的

A. 分娩、流产后的绒毛膜癌预后较差

B. 绒毛膜癌多发生于葡萄胎后

C. 绒毛膜癌主要经淋巴道转移

D. 最常见的转移部位是肺

E. 尿妊娠试验多为阳性，但也可为阴性

79. 关于绒毛膜癌哪项是正确的

A. 全子宫及双侧附件切除是首选的治疗方法

B. 有时可查到绒毛结构

C. 合体细胞增生的程度较朗罕细胞明显

D. HCG 一度下降而未达到正常，且持续不变者，预后不良

E. 脑转移是常见的转移部位

80. 关于侵蚀性葡萄胎病理学特点，下列说法中不正确的是

A. Ⅰ型侵蚀性葡萄胎有大量水泡，形似葡萄胎，但已侵入子宫肌层或血窦

B. 原发灶与转移灶病理诊断不一致者，以原发灶为准

C. 侵蚀性葡萄胎具有绒毛结构，是与绒癌重要的病理区别

D. Ⅱ型侵蚀性葡萄胎滋养细胞中度增生，部分细胞分化不良，可有出血坏死

E. Ⅲ型侵蚀性葡萄胎滋养细胞高度增生伴分化不良，绒毛可肿大，查找困难

81. 40 岁，月经不调，7～10 天/10～20 天不等已 5 个月，进行性头痛 10 天，突然偏瘫、失语、抽搐继而昏迷 4 小时。一年前人工流产一次。检查：子宫增大如孕 2 个月，软，左侧附件增厚而软，用什么方法明确是否为妇科疾病最恰当

A. 脑血管造影 　　　　B. 脑脊液检查

C. 诊断性刮宫 　　　　D. 宫腔镜检查

E. 尿妊娠免疫试验

82. 关于葡萄胎，下列哪项是正确的

A. 黄素囊肿是手术切除的指征

B. 妊娠高血压综合征的症状出现在孕 24 周以后

C. 与胎盘部分水泡样变微观很难区别

D. 妊娠 12 周以前，尿稀释试验在 1:512 阳性，有诊断价值

E. 应常规化疗

83. 对于葡萄胎的阴道出血，下列哪项说法正确

A. 多在葡萄胎清宫后几个月开始出现

B. 出血原因在于葡萄胎组织自蜕膜剥离，使母体血管破裂

C. 均为大量流血，可伴有水泡状组织，可导致贫血及继发感染

D. 肿瘤组织可穿破子宫，形成腹腔内出血

E. 为子宫病灶侵蚀血管所致

84. 关于葡萄胎，下列哪项说法不正确

A. 葡萄胎中大多数为完全性葡萄胎，少数为部分性葡萄胎

B. 葡萄胎也称水泡状胎块，是指妊娠后胎盘绒毛滋养细胞异常增生，终末绒毛转变呈水泡，相连成串

C. 葡萄胎完全排空后 3 个月，HCG 仍持续阳性而未降至正常范围，称二次葡萄胎

D. 完全性葡萄胎恶变率高，部分性葡萄胎恶变率低

E. 完全性葡萄胎患者再次发生葡萄胎的几率较部分性葡萄胎为高

85. 关于葡萄胎发病的病因学，下列哪项说法不正确

A. 完全性葡萄胎的染色体基因组是父系来源，染色体核型是二倍体 46XX 或 46XY

B. 完全性葡萄胎的发生与年龄有关，部分性葡萄胎的发生与年龄无关

C. 葡萄胎的发生与营养状况、社会经济有关

D. 部分性葡萄胎的染色体基因组是母系来源，染色体核型也是二倍体 46XX 或 46XY

E. 完全性葡萄胎的发生率高于部分性葡萄胎

86. 关于葡萄胎的病理学特点，下列哪项不正确

A. 部分性葡萄胎仅部分胎盘绒毛发生水泡状变，胎儿多已死亡

B. 完全性葡萄胎时整个宫腔充满水泡，胎盘绒毛全部受累，无胎儿及其附属物

C. 良性葡萄胎的绒毛可侵入间质或肌层

D. 与部分性葡萄胎并存的胎儿易有宫内发育迟缓和多发性先天性畸形

E. 滋养细胞增生是葡萄胎重要的病理特征，据此分级可预测葡萄胎的预后

87. 28 岁已婚妇女，既往月经周期规律。主诉停经 12 周时出现阴道流血及腹部紧张感。妇科检查：宫口未开，子宫如婴儿头大，软。两侧附件区均触及约手拳大、囊性、活动良好、无压痛肿物，分泌物陈旧血性，尿妊娠试验阳性。本例双侧附件区肿物最可能的诊断是

A. 双侧输卵管卵巢囊肿

B. 双侧输卵管积水

C. 双侧卵巢浆液性囊腺瘤

D. 双侧卵巢子宫异位囊肿

E. 双侧卵巢黄素囊肿

88. 下面哪项不是绒癌化疗的用药原则

A. IV 期或耐药病例可用 EMA - CO 方案

B. II 期～III 期宜联合用药

C. I 期单药治疗

D. 联合用药时疗程间隔为 2 周

E. 联合用药各药宜较单药减量

89. 下面哪项已达到临床治愈

A. 化疗后症状、体征消失，血 HCG 每周测定已 3 次正常，又随访 2 年

B. 化疗后症状、体征消失，血 HCG 每周测定已 3 次正常，巩固化疗 2 疗程后又随访 2 年

C. 化疗后症状、体征消失，血 HCG 每周测定已 3 次正常，巩固化疗 2 疗程后又随访 5 年

D. 化疗后症状、体征消失，血 HCG 每周测定已 3 次正常，又随访 5 年

E. 化疗后症状、体征消失，血 HCG 每周测定已 3 次正常，巩固化疗 2 疗程后又随访 3 年

90. 下面哪些情况不应给予预防性化疗

A. 部分性葡萄胎，清宫后 HCG 仍持续升高

B. 无条件随访

C. 年龄大于 40 岁

D. 黄素化囊肿，直径 3cm，HCG 于清宫后呈对数下降

E. HCG > 100000IU/L

91. 对于葡萄胎的预后，下列说法中错误的是

A. 部分性葡萄胎与完全性葡萄胎的最大区别是部分性葡萄胎发展为持续性葡萄胎的较少，不易恶变

B. 持续性葡萄胎为葡萄胎清宫后 3 个月 HCG 仍高于正常范围者，多恶变

C. 葡萄胎清宫后 8 周 β - HCG 降至不可测出水平者，预后较好

D. 单次清宫后，HCG 降至正常水平后又迅速升高就可确诊侵蚀性葡萄胎

E. 黄素化囊肿可影响 HCG 清宫后的下降曲线，不一定进展为侵蚀性葡萄胎

92. 对于葡萄胎的预后高危因素，下列说法不正确的是

A. 子宫明显大于相应妊娠月份

B. HCG > 100000IU/L

C. 显著的滋养细胞增生，并出现不典型增生者为高危因素

D. 黄素化囊肿直径 > 4cm

E. 年龄 > 40 岁

93. 诊断葡萄胎最有价值的是

A. 妇科检查于附件区触到囊性肿物

B. 子宫异常增大，大于妊娠周数

C. 停经及不规则阴道出血

D. B 超见宫腔内充满弥漫分布光点和小囊样无回声区

E. 尿中 HCG 呈高值

94. 48 岁农妇，因疑侵蚀性葡萄胎行子宫切除。见子宫肌壁间有水泡样物，镜下见滋养细胞增生活跃。下列哪项处理正确

A. 放射治疗　　　　B. 继续随访观察

C. 化学药物治疗　　D. 消炎治疗

E. 免疫疗法

95. 滋养细胞肿瘤的随访指标中，下列哪一项最有价值

A. 肺部摄片　　　　B. 妇科检查

C. 血 HCG 测定　　D. 原尿妊娠试验

E. 基础体温

96. 典型葡萄胎的临床表现不包括

A. 子宫异常增大变软

B. 停经后不规则阴道流血

C. 卵巢黄素化囊肿

D. 妊娠呕吐、妊娠高血压综合征或甲亢

E. 肺转移

97. 葡萄胎术后随访，下列哪项检查是不需要的

A. 盆腔检查

B. 测基础体温

C. 定期作 HCG 测定

D. 必要时胸部 X 光摄片

E. 定期作阴道细胞涂片检查

98. 关于早期绒毛活检，哪项不正确

A. 绒毛可用于分析胎儿的遗传特征

B. 绒毛活检的最佳时间是孕 6~9 周

C. 可用于染色体检查

D. 早孕绒毛活检均严重影响胎儿发育

E. 早孕绒毛活检可能导致流产

99. 葡萄胎清宫术后 HCG 的消退规律，下列哪项错误

A. 葡萄胎清宫术后 HCG 消退规律，对预测预后极为重要

B. 葡萄胎清宫后 8 周 HCG 降至不可测出水平

C. 降至正常水平的最长时间不超过 12~14 周

D. 葡萄胎完全排空后 6 个月 HCG 仍为阳性，为持续葡萄胎

E. HCG 转阴后，又短时间明显上升，侵蚀性葡萄胎的可能性大

100. 关于妊娠滋养细胞疾病，下列哪项是错误的

A. 妊娠滋养细胞肿瘤不包括葡萄胎

B. 侵蚀性葡萄胎多发生在葡萄胎清除术后 6 个月内

C. 侵蚀性葡萄胎和绒癌对化疗敏感

D. 葡萄胎二次刮宫标本中镜下见到退变绒毛即可诊断为侵蚀性葡萄胎

E. 绒癌易发生肺转移

【A3/A4 型题】

（1~2 题共用题干）

已婚妇女，32 岁。1 年前曾人工流产并行绝育术，近 3 个月阴道不规则流血，妇科检查：子宫稍大、双附件区未查异常，尿 HCG（+），胸片见右肺有 1cm 直径的两个阴影，边缘模糊。

1. 可能的诊断是

A. 异位妊娠　　　　B. 不全流产

C. 月经失调　　　　D. 侵蚀性葡萄胎

E. 绒毛膜癌

2. 首选处理应为

A. 刮宫术　　　　　B. 后穹窿穿刺术

C. 子宫全切术　　　D. 化学药物治疗

E. 腹腔镜检查

（3~4 题共用题干）

女，38 岁，接触性出血 1 月余，白带有恶臭，妇科检查，宫颈 II 度糜烂，前唇有质地脆赘生物，易出血。子宫正常大，三合诊（－）。

3. 最可能的诊断是

A. 子宫颈息肉　　　B. 子宫颈结核

C. 子宫颈癌　　　　D. 子宫内膜异位症

E. 宫颈绒癌

4. 为确定诊断，最可靠的诊断方法为

A. 宫颈刮片细胞学检查

B. 碘试验

C. 阴道镜检查

D. 氮激光肿瘤固有荧光诊断法

E. 宫颈活检

（5~7 题共用题干）

50 岁妇女，接触性出血 2 月余，白带有恶臭。妇科检查：宫颈前唇有 2cm 质脆赘生物，触之易出血。子宫正常大，附件未扪及。

5. 本例最可能的诊断应是

　　A. 宫颈息肉　　　　　　　B. 宫颈结核

　　C. 宫颈癌　　　　　　　　D. 宫颈绒癌

　　E. 子宫内膜癌

6. 为确定诊断，最可靠的诊断方法应是

　　A. 宫颈刮片细胞学检查

　　B. 宫颈碘试验

　　C. 阴道镜检查

　　D. 宫颈活组织检查

　　E. 宫内膜活组织检查

7. 若确诊为宫颈癌，其临床分期为

　　A. Ⅰa期　　　　　　　　B. Ⅰb期

　　C. Ⅱa期　　　　　　　　D. Ⅱb期

　　E. Ⅲa期

（8～9题共用题干）

　　患者28岁，停经3个月，阴道流血15日，宫底平脐，听不到胎心，扪不到胎体。

8. 本例诊断有价值的辅助检查方法是

　　A. 尿HCG测定　　　　　　B. 血HCG测定

　　C. X线腹部摄片　　　　　D. B超

　　E. CT检查

9. 本例患者确诊后应立即采取的措施是

　　A. 备血，立即行清宫术　　B. 输血输液

　　C. 静脉滴注催产素　　　　D. 子宫切除术后化疗

　　E. 立即化疗

（10～11题共用题干）

　　女性，25岁，平时月经规则，3个月前妇科检查有小肌瘤，现停经2个月余，阴道流血10天。妇科检查子宫如妊娠14周大，软，轻压痛，双侧附件区触及5cm囊性包块，壁薄，活动好，无压痛。血HCG增高明显。

10. 此例最可能的诊断是

　　A. 宫外孕　　　　　　　　B. 卵巢巧克力囊肿

　　C. 葡萄胎　　　　　　　　D. 子宫肌瘤红色变

　　E. 早孕合并子宫肌瘤

11. 最合适的治疗是

　　A. 立即清宫　　　　　　　B. 抗炎治疗

　　C. 腹腔镜　　　　　　　　D. 宫腔镜

　　E. 性激素治疗

【B型题】

（1～4题共用备选答案）

　　A. 绒毛膜癌肺转移　　　　B. 绒毛膜癌脑转移

　　C. 葡萄胎　　　　　　　　D. 卵巢上皮性癌

　　E. 子宫内膜腺癌

1. 甲氨蝶呤用于治疗

2. 放线菌素D用于治疗

3. 顺铂用于治疗

4. 他莫昔芬用于治疗

（5～6题共用备选答案）

　　A. 葡萄胎　　　　　　　　B. 先兆流产

　　C. 难免流产　　　　　　　D. 双胎妊娠

　　E. 绒癌

5. 已婚妇女，月经规律，停经2个月，阴道不规则出血2周，检查尿妊免试验（+），子宫增大如孕12周，B超提示宫内未探及胎囊及胎心。可能的诊断为

6. 39岁女性，一年前葡萄胎刮宫，术后2个月月经规律，血HCG下降至正常。最近不规则阴道出血3周，干咳2周，胸部X片显示有阴影，血HCG>5000mIU/L，诊断可能是

（7～8题共用备选答案）

　　A. 绒毛水泡状水肿和滋养细胞增生，间质内血管几乎消失

　　B. 滋养细胞增生，水肿绒毛侵入子宫肌层1/3以上

　　C. 可见滋养细胞，绒毛间质有血管结构

　　D. 可见高度增生的滋养细胞，未见绒毛结构

　　E. 绒毛水肿滋养细胞退行性变化

7. 侵蚀性葡萄胎的病理变化是

8. 葡萄胎的病理变化是

（9～10题共用备选答案）

　　A. 氟尿嘧啶（5-FU）

　　B. 甲氨蝶呤（MTX）

　　C. 放线菌素D（ActD）

　　D. 环磷酰胺（CTX）

　　E. 长春新碱（VCR）

9. 绒毛膜癌肺转移时，首选药物是

10. 绒毛膜癌脑转移时，首选药物是

（11～14题共用备选答案）

　　A. AFP　　　　　　　　　B. ACTH

　　C. CA125　　　　　　　　D. E2

　　E. HCG

11. 卵巢浆液性乳头状癌的特异性诊断为

12. 卵巢内胚窦瘤的特异性诊断为

13. 滋养细胞肿瘤的特异性诊断为

14. 卵巢颗粒细胞瘤的特异性诊断为

（15～18题共用备选答案）

　　A. 绒癌肺转移　　　　　　B. 绒癌脑转移

　　C. 葡萄胎　　　　　　　　D. 卵巢上皮性癌

　　E. 子宫内膜腺癌

15. 顺铂用于治疗

16. 甲氨蝶呤用于治疗

17. 放线菌素 D 用于治疗
18. 他莫昔芬用于治疗

参考答案

【A1/A2 型题】

1. D	2. C	3. D	4. A	5. B	6. D	7. C	8. B
9. D	10. C	11. B	12. B	13. C	14. D	15. C	16. D
17. C	18. B	19. E	20. B	21. B	22. B	23. D	24. C
25. C	26. D	27. B	28. C	29. C	30. E	31. E	32. D
33. A	34. B	35. C	36. B	37. E	38. B	39. C	40. E
41. E	42. B	43. C	44. C	45. D	46. E	47. D	48. C
49. E	50. D	51. D	52. A	53. B	54. C	55. E	56. C
57. F	58. C	59. B	60. C	61. D	62. B	63. A	64. A
65. B	66. A	67. C	68. C	69. C	70. D	71. C	72. E
73. D	74. C	75. D	76. E	77. C	78. C	79. D	80. B
81. B	82. D	83. B	84. C	85. B	86. C	87. C	88. D
89. C	90. D	91. D	92. D	93. D	94. C	95. C	96. E
97. E	98. D	99. D	100. D				

【A3/A4 型题】

1. E	2. D	3. C	4. E	5. D	6. C	7. E	8. D
9. A	10. C	11. A					

【B 型题】

1. B	2. A	3. D	4. E	5. A	6. E	7. B	8. A
9. C	10. B	11. C	12. A	13. E	14. D	15. D	16. B
17. A	18. E						

精选解析

【A1/A2 型题】

1. 良性葡萄胎和侵蚀性葡萄胎的区别在于葡萄胎组织是否侵入子宫肌层或其他组织，而 A、B、C 所诉的表现均不能判断葡萄胎组织是否侵入子宫肌层或其他组织。清官术后血 HCG 应在 8 周恢复正常，否则应高度怀疑侵蚀性葡萄胎。

2. 侵蚀性葡萄胎是指葡萄胎侵入子宫肌层或转移至子宫以外部位，具有恶性肿瘤行为。诊断依据如下：（1）病史及临床表现葡萄胎术后半年内阴道出血、子宫长大等。（2）HCG 监测葡萄胎术后 8 周连续测定 β-HCG 持续高于正常水平或下降后又上升。（3）B 超检查子宫肌壁内有局灶性或弥漫性光团，或光团与暗区相间的蜂窝样病灶（肌壁内转移灶）。（4）其他部位转移灶 X 线胸片见双肺有转移灶。根据以上几点即可确立诊断。若作手术切除子宫肌壁转移灶或子宫外转移灶，病理检查见绒毛退变痕迹可确诊。

3. 侵蚀性葡萄胎可侵入子宫肌层或转移至子宫以外部位，具有恶性行为。早期以局部直接蔓延，部分可血性转移至肺或其他器官。其他几项均正确。

4. 葡萄胎为胎盘绒毛滋养细胞异常增生、水肿，形成水泡状而得名，为良性疾病，部分有恶性倾向。多在停经后 1~4 个月有阴道出血，也有少数无出血者；若子宫急剧增大可有下腹疼痛。若卵巢黄素囊肿较大可发生扭转，清除葡萄胎后可自行消退；早孕反应可比较严重，或出现妊娠期高血压疾病，但后 4 项都不是绝对的。

5. 恶性滋养细胞肿瘤包括侵蚀性葡萄胎、绒癌，不包括葡萄胎。绒癌可继发于流产或正常分娩之后，出现异常阴道出血，HCG 异常持续升高对诊断有特异性，早期即可发生血行转移，X 线胸片、B 超、CT 均可作为辅助诊断。治疗以化疗为主，手术为辅。

30. 本例诊断为葡萄胎，附件区肿物应为卵巢黄素化囊肿。

32. 我国协和医院推荐放射菌素 D 用于治疗绒毛膜癌肺转移时。

35. 本例诊断为葡萄胎合并卵巢黄素化囊肿。B 超检查见明显增大的官腔内充满弥漫分布的光点和小囊样无回声区即可确诊。

37. 区分侵蚀性葡萄胎和绒癌——葡萄胎清官后时间上的不同，葡萄胎清官后 6 个月内出现侵蚀子宫肌层或远处转移，称侵蚀性葡萄胎，一年后发病应诊断为绒癌，半年到一年内发病二者均有可能，这是时间上的概念。葡萄胎吸官后 HCG 逐渐下降，一般在清官后 8 周降至正常水平，最长时间不超过 12~14 周，如持续下降或下降后又有上升，应考虑为侵蚀性葡萄胎。

38. 这一道是理解记忆题，常见的错误是学生对葡萄胎随访内容的认识不足，葡萄胎每次随访都应常规询问病史，作 β-HCG 定量测定，妇科检查，必要时行胸片及 B 超检查，阴道细胞学测定主要测定体内雌激素水平和巴氏分级，用于防癌检查，不适用于滋养细胞肿瘤的随访。

39. 完全性葡萄胎有典型的临床表现，包括：①停经后阴道不规则流血，约 97% 的病人有此症状；②子宫异常增大；③卵巢黄素囊肿；④妊娠期高血压疾病征象；⑤甲亢现象；⑥滋养细胞肺栓塞现象。常见的错误是选 B、D。选 B 原因是没有考虑到子宫异常增大及卵巢黄素囊肿均可引起腹痛；选 D 的原因是没注意高血压蛋白尿是妊娠期高血压疾病征象之一。

40. 常见错误是对上面 5 个备选答案选不出哪一个错误，似都是对的，因而造成误选。清官后随访二年，以便早期发现持续性或转移性滋养细胞疾病，每次随访都应常规询问病史,是否有转移症状并作妇科检查,作HCG定量测定,当发现原因不明的咳嗽、咳血时应作胸片检查,但不必每次随访都做胸片。

41. 葡萄胎确诊后应及时清除宫腔内容物,组织学检查的取材最好分别取宫腔内和近宫壁种植部位组织,特别是后者更有诊断价值,因近宫壁处滋养细胞的增生更活跃。另外在清宫术注意事项中,采用大号吸头负吸较为安全,且能较快排清宫腔内容。输液备血条件是为防止术中出血和迅速从静脉中给药。术中应用催产素促使子宫收缩,预防子宫穿孔和减少出血。为防止宫腔内滋养细胞从子宫血窦中转移必须充分扩张宫口后再行操作。

42. 常见的错误是选 D、E,错选的原因是没有明确侵蚀性葡萄胎的治疗原则是化疗为主,并几乎代替了手术,只有在控制出血感染等并发症或切除残存病灶时手术仍占有重要地位。

43. 常见的错误为选 A、E,葡萄胎是绒毛滋养细胞增生,终末绒毛水泡状变性,水泡相连成串,形如葡萄而得名。见到阴道排出物有水泡状组织即能确诊,A、B、D、E 都是葡萄胎的临床表现,但缺乏特异性,如先兆流产时可有阴道出血,胚胎死亡时可听不到胎心,羊水过多时可摸不清胎体、子宫大于相应妊娠月份等。

44. 常见的错误是选 B、C,因绒毛膜癌的治疗是化疗为主,5-氟尿嘧啶、放射菌素 D、甲氨蝶呤最常用。肺转移常用放射菌素 D,盆腔阴道转移常用 5-氟尿嘧啶,脑转移常用甲氨蝶呤。用药原则:低度危险用单药治疗,中度危险采用联合化疗,高度危险或耐药病例采用 EMA-CO 或 EMA-EP 方案。鞘内注射用药是治疗脑转移的最佳途径,甲氨蝶呤只能静脉注射和鞘内注射,不能静脉滴注。

99. 葡萄胎清宫术后 8 周,血 HCG 应降为正常,若6 个月后 HCG 仍为阳性,应考虑为侵蚀性葡萄胎。

100. 因葡萄胎第一次清宫术可以允许残留,因此第二次清宫可以有退变绒毛,不能诊断为侵蚀性葡萄胎。

【A3/A4 型题】

(1~2题共用题干)绒毛膜癌临床表现为:(1)流产、分娩或葡萄胎排空术后阴道不规则出血。(2)腹痛(子宫肌壁受累或癌组织穿破子宫内出血)。(3)检查子宫长大不规则或有盆腔肿块。(4)转移灶相应的症状及体征肺转移(咯血、胸痛),阴道转移(流血及转移结节破损),脑转移(出现脑血管栓塞,颅内高压,脑疝等相应症状)。(5)HCG 测定葡萄胎清宫术后 12 周,流产后、自然流产后 1 个月,HCG 值持续升高。X 线胸片、B超、CT 等检查可协助确定转移部位。治疗原则以化疗为

主,手术为辅,尤其是侵蚀性葡萄胎,化疗几乎完全替代了手术,但手术治疗在控制出血、感染等并发症及切除残存或耐药病灶方面仍占重要地位。

(3~4题共用题干)早期宫颈癌常无症状,中晚期症状明显,主要表现为:(1)阴道流血早期为接触性出血;晚期时病灶圈套,表现为多量出血。(2)阴道排液白色或血性,继发感染时米汤样恶臭白带。(3)晚期癌的症状压迫输尿管或直肠,下肢肿痛等;输尿管梗阻、肾盂积水,尿毒症;消瘦、发热、全身衰竭。宫颈刮片多次检查为阳性,而宫颈活检为阴性;或活检为原位癌,但不能排除浸润癌时,均应作宫颈锥切术。采用国际妇产科协会(FIGO,1995)修订的临床分期。手术治疗采用子宫广泛切除术和盆腔淋巴结清扫术。宫颈癌转移卵巢的机会较少,卵巢无病变的年轻患者可予保留。手术并发症有术时及术后出血、术时损伤脏器、术后盆腔感染、淋巴囊肿、尿潴留、尿漏等。

(5~7题共用题干)由于腹痛更重,已出现局限性腹膜炎,应尽快行剖腹探查术。宫颈癌,外生型。病理检查回报为癌才能作为最后诊断依据。癌局限在宫颈,肉眼可见的浸润癌。ⅠB 生期~Ⅱa 期均应行广泛性子宫切除术加盆腔淋巴结清扫术。

(10~11题共用题干)根据停经后不规则阴道流血,子宫异常增大、变软,子宫 5 个月妊娠大小时尚摸不到胎体,听不到胎心,无胎动,应疑诊为葡萄胎。若在阴道排出物中查见水泡状组织,葡萄胎的诊断基本可以肯定。B 超检查时见明显增大的子宫腔内充满弥漫分布的光点和小囊样无回声区,仪器分辨率低时呈粗点状或落雪状图像,但无妊娠囊可见,也无胎儿结构及胎心搏动征。葡萄胎的治疗方法为清除宫腔内容物。可行吸刮术,待葡萄胎组织大部分吸出、子宫明显缩小后改用刮匙轻柔刮宫。因子宫大而软,手术时出血较多,易穿孔,应在手术室内进行并做输液、备血准备。子宫小于妊娠 12 周可以一次刮净,大于妊娠 12 周或术中感到一次刮净有困难时可于一周后行第二次刮宫。刮出物送组织学检查。

【B 型题】

(5~6题共用备选答案)根据停经、子宫增大、尿妊免(+),首先应诊断为妊娠。子宫大于妊娠月份,不除外双胎、葡萄胎和妊娠合并子宫肌瘤。B 超未探及胎囊可以帮助鉴别诊断。高龄妇女、葡萄胎清宫后一年,无停经史,不规则阴道出血,HCG 转阴后又上升,胸部X 线片有阴影,首先应考虑绒癌的可能。

(7~8题共用备选答案)侵袭性葡萄胎的病理特点为葡萄胎组织侵袭到其他器官组织,如滋养叶细胞增生,水肿绒毛侵入到子宫肌层或血管;葡萄胎的组织学特点为滋养叶细胞呈不同程度的增生;绒毛间质水肿;间质

内血管消失或仅有稀少的无功能血管。

（11～14 题共用备选答案）卵巢浆液性乳头状癌为上皮性肿瘤，80% 卵巢上皮癌特别是浆液性乳头状癌患者 CA125 高。AFP 为甲胎蛋白，对卵巢内胚窦瘤有特异性。滋养细胞可以分泌 HCG，因此测定 HCG 对滋养细胞肿瘤有特异性。卵巢颗粒细胞瘤可分泌雌激素，测定雌激素对诊断此类肿瘤有所帮助。

第十九章　生殖内分泌疾病

1. 由于卵巢功能衰竭引起卵巢性闭经，体内垂体卵泡刺激素水平应是
   A. 增高
   B. 降低
   C. 波动很大
   D. 持续下降
   E. 测不出

2. 有关绒毛膜促性腺激素的阐述，正确的是
   A. 是甾体激素
   B. 由子宫蜕膜细胞产生
   C. 其分泌受垂体促性腺激素的影响
   D. 尿中浓度随妊娠月份而增加
   E. 与绝经期促性腺激素合用可诱发排卵

3. 高泌乳素血症的药物治疗首选
   A. 赛庚啶
   B. 溴隐亭
   C. 奥曲肽
   D. 酮康唑
   E. 黄体酮

4. 卵巢功能衰竭引起卵巢性闭经，体内垂体卵泡刺激素水平应是
   A. 增高
   B. 降低
   C. 波动很大
   D. 持续下降
   E. 测不出

5. 原发性痛经的主要机制是
   A. 雌激素升高
   B. 孕激素升高
   C. 雄激素升高
   D. 前列腺素升高
   E. 促性腺激素升高

6. 36 岁已婚妇女，闭经 8 个月。查子宫稍小。肌注黄体酮 20mg，连用 3 日，未见撤药性流血，再给予己烯雌酚 1mg，连服 20 日，后 3 天加用甲羟孕酮 10mg，出现撤药性流血。本例应诊断为
   A. 子宫性闭经
   B. 第一度闭经
   C. 第二度闭经
   D. 垂体性闭经
   E. 下丘脑性闭经

7. 20 岁未婚女性，初潮 14 岁，近 3 年月经周期规律，一年前经量逐渐减少，半年前闭经，基础体温呈双相型曲线。本例最可能的疾病是
   A. 子宫颈管狭窄
   B. 子宫发育不良
   C. 子宫内膜结核
   D. 卵巢睾丸母细胞瘤
   E. 黄体功能低下

8. **女性，28 岁，已婚 3 年未孕，月经规律，4 ～ 5 天/**

28 ～ 30 天，量中，近 2 年痛经（＋），妇科检查：宫颈糜烂 I 度，子宫后倾，正常大小，活动度差。左侧附件可扪及 8cm × 8cm × 6cm 囊性肿块，轻压痛。右侧附件（－）。B 超检查：左侧卵巢囊肿。诊断为左侧卵巢巧克力囊肿。该患者宜选用的治疗方法是
   A. 高效孕激素周期疗法
   B. 经期用消炎痛对症治疗
   C. 假孕疗法
   D. 假绝经疗法
   E. 行左侧巧克力囊肿剥除术

9. 女性，14 岁，月经周期紊乱，经期长短不一已有 4 个月余。肛门检查：子宫正常大小，双侧附件（－），最可能的诊断是
   A. 黄体功能不全
   B. 黄体萎缩不全
   C. 无排卵型功能失调性子宫出血
   D. 子宫内膜息肉
   E. 黏膜下子宫肌瘤

10. 经产妇，38 岁，近半年经期 8 ～ 10 天，周期正常。经量多。妇科检查子宫前位，稍大，无压痛，双侧附件正常，基础体温双相，恰当处理应是
   A. 口服氯米芬
   B. 人工周期疗法
   C. 肌注 IgG
   D. 经前 7 天肌注黄体酮
   E. 月经干净后肌注黄体酮

11. 下列哪项不是无排卵功血的特点
   A. 基础体温呈单项型
   B. 好发于青春期和更年期
   C. 阴道涂片提示雌激素中、高影响
   D. 子宫内膜病理提示增殖期变化
   E. 子宫内膜病理提示分泌不良

12. 关于黄体功能不足，下述哪项错误
   A. 病因为黄体发育不良，萎缩过早
   B. 表现为月经周期缩短
   C. 往往伴有不孕和早孕流产
   D. 基础体温呈单相型
   E. 子宫内膜显示分泌反应不良

13. **15 岁女中学生，月经周期 7 ～ 10 天/20 ～ 45 天，本次**

月经持续 10 多天未净，量多，基础体温呈"单相"型，首选下述哪项治疗

A. 止血敏肌内注射

B. 雌、孕激素序贯疗法

C. 大量雄激素治疗

D. 大量孕激素治疗

E. 诊断性刮宫术

14. 关于痛经的描述，以下哪项正确

A. 凡在行经前后出现下腹痛者为痛经

B. 继发痛经系指盆腔器质性疾病引起

C. 继发痛经与子宫内膜合成和释放前列腺素增加有关

D. 痛经不受精神、神经因素影响

E. 宫腔镜检查是最有价值的辅助诊断方法

15. 关于宫颈黏液结晶，以下哪项错误

A. 正常周期第 7 天起，黏液中开始出现羊齿状结晶

B. 闭经病人持续出现羊齿状结晶，说明孕激素过高

C. 周期第 22 天羊齿状结晶消失，逐渐变为椭圆体

D. 多次检查结晶不典型或无结晶，说明雌激素过低

E. 可用于无排卵或不孕症的辅助诊断

16. 24 岁未婚妇女，减肥后月经稀发，继之闭经 6 个月，为了解卵巢功能，下述哪项检查最简便、易行、可靠

A. 测定血中性激素水平　　B. 阴道细胞学检查

C. 内膜活检病理检查　　　D. 宫颈黏液检查

E. 基础体温测定

17. 无排卵性功血主要发生在

A. 青春期与哺乳期　　　　B. 更年期与绝经期

C. 绝经后　　　　　　　　D. 育龄期

E. 青春期与更年期

18. 围绝经期综合征的概念，下述哪项错误

A. 围绝经期综合征系性激素减少所致的一系列症状

B. 可在自然绝经或人工绝经后出现症状

C. 围绝经期包括绝经前期和绝经后一年内的期间

D. 围绝经期妇女均会出现自主神经紊乱症状

E. 围绝经期雌激素分泌逐渐减少，促性腺激素升高

19. 闭经的治疗，以下哪项不正确

A. 全身治疗　　　　　　　B. 病因治疗

C. 性激素治疗　　　　　　D. 诱导排卵

E. 卵巢放射治疗

20. 关于痛经，以下哪项正确

A. 行经前后或月经期出现下腹疼痛或其他不适，仍能坚持工作

B. 行经前后或月经期出现下腹疼痛或其他不适，以

致影响生活和工作质量者称痛经

C. 有排卵的月经一般不痛经

D. 痛经患者子宫内膜前列腺素含量下降

E. 痛经患者应给予前列腺素治疗

21. 女，29 岁，原发不育，月经周期 7 天/28 天，量中，痛经（±），1 年前 B 超发现右侧附件区有 6cm 直径囊性肿物。突然下腹痛伴恶心，呕吐 1 天，末次月经 27 天前。B 超右侧附件区肿物同前，盆腔内少量积液，查体：下腹部有轻度肌紧张，右下腹有反跳痛，血压正常，妇科检查少量阴道出血似来月经，子宫正常大小，后位，固定，后壁有触痛结节，右侧有 6cm 直径肿块，边界不太清楚，不活动，左侧未及肿物，白细胞总数 12000/mm³，血红蛋白正常，引起此次急腹痛的最主要病因可能是

A. 卵巢囊肿扭转　　　　　B. 阑尾炎

C. 宫外孕　　　　　　　　D. 急性盆腔炎

E. 卵巢巧克力囊肿破裂

22. 对于闭经的诊断，下列哪项不正确

A. 孕激素试验（＋）提示卵巢能分泌雌激素

B. 雌孕激素试验（－）提示原因在子宫

C. 刮取内膜病理检查可确定闭经类型

D. 女性第二性征发育良好提示原因在子宫

E. 基础体温双相提示原因在子宫

23. 对青春期功血的治疗不包括以下哪项

A. 全身支持疗法　　　　　B. 促排卵治疗

C. 调整月经周期　　　　　D. 应用止血药物

E. 子宫内膜去除术

24. 为确定有无排卵或黄体功能，应在何时行诊断性刮宫

A. 出血时随时进行刮宫

B. 月经来潮第 5 日刮宫

C. 月经前或月经来潮 6 小时内

D. 月经来潮 48 小时内

E. 月经中期

25. 宫腔镜下可以诊断及治疗的疾病没有

A. 子宫黏膜下肌瘤　　　　B. 子宫内膜息肉

C. 子宫内膜异位囊肿　　　D. 宫腔胚物残留

E. 子宫内膜炎

26. 关于功血的药物治疗，不正确的是

A. 青春期少女应促使卵巢恢复功能及排卵

B. 青春期少女应以止血为主，可不调整周期

C. 对不同年龄的对象采用不同方法

D. 更年期妇女止血后再调经

E. 更年期妇女调经以减少经量为原则，不必促排卵

27. 子宫内膜不规则脱落常发生在
    A. 晚婚晚育妇女　　　　　　B. 生育年龄妇女
    C. 青春期少女　　　　　　　D. 带宫内节育器妇女
    E. 更年期妇女

28. 高水平雌激素突破性出血典型的表现是
    A. 停经后出血，同月经　　　B. 阴道淋漓出血
    C. 经前淋漓　　　　　　　　D. 经前经后淋漓
    E. 停经后大量出血

29. 更年期无排卵性功血的病因是
    A. 排卵前 FSH 峰无法形成
    B. 卵泡对垂体激素的反应不足
    C. 卵泡分泌雌激素已不足
    D. 对 LH 的正反馈缺陷
    E. 对 FSH 的负反馈不敏感

30. 关于功能失调性子宫出血正确的是
    A. 功能失调性子宫出血简称功血
    B. 功能失调性子宫出血是由于贫血、营养不良及代谢紊乱而引起的子宫出血
    C. 功能失调性子宫出血是由于下丘脑－垂体－卵巢轴的器质性病变引起的子宫出血
    D. 功能失调性子宫出血是由子宫内膜病变引起的子宫出血，全身其他器官没有器质性病变
    E. 功能失调性子宫出血原因是促性腺激素或卵巢激素在释放或平衡方面的暂时性变化

31. 青春期无排卵性功血病因是
    A. 排卵前 FSH 峰无法形成
    B. 卵泡分泌雌激素尚不足
    C. 卵泡对垂体的反应尚不足
    D. 对 LH 的正反馈尚未建立
    E. 对 LH 的负反馈机制尚未成熟

32. 围绝经期妇女内分泌的变化是
    A. 雌激素减少，FSH 减少，雌/雄激素比例降低
    B. 雌激素减少，FSH 升高，雌/雄激素比例降低
    C. 雌激素不变，FSH 升高，雌/雄激素比例增加
    D. 雌激素增加，FSH 减少，雌/雄激素比例增加
    E. 雌激素升高，FSH 升高，雌/雄激素比例不变

33. 下列闭经不属于垂体性闭经的是
    A. 泌乳素瘤　　　　　　　　B. 垂体脓肿
    C. 多囊卵巢综合征　　　　　D. 席汉征
    E. 垂体手术后

34. 黄体萎缩不全时典型的基础体温改变是
    A. 双相，但卵泡期长　　　　B. 单相
    C. 双相，但高温相长　　　　D. 单相，且时间长
    E. 双相，但高温相升幅小

35. 大剂量雌激素治疗功血的作用在于
    A. 反馈抑制子宫内膜生长
    B. 药物性刮宫
    C. 促使子宫内膜生长修复
    D. 促排卵纠正出血
    E. 减少子宫血流

36. 更年期功血激素治疗首选
    A. 雌孕激素周期序贯　　　　B. 人工合成孕激素
    C. 大剂量雌激素　　　　　　D. 雌孕激素连续联合
    E. 雄激素

37. 青春期无排卵性功血治疗首选
    A. 分段诊刮术　　　　　　　B. 大剂量雌激素
    C. 大剂量孕激素　　　　　　D. 雌、孕激素序贯法
    E. 电凝或激光子宫内膜去除术

38. 下面哪种方法对诊断无排卵性功血没有帮助
    A. 基础体温测定　　　　　　B. 分段诊刮
    C. 腹腔镜检查　　　　　　　D. 宫颈黏液结晶检查
    E. 激素测定

39. 无排卵性功血诊刮病理结果不可以有
    A. 子宫内膜腺瘤型增生过长
    B. 子宫内膜腺囊型增生过长
    C. 分泌期与增生期内膜并存
    D. 增生期子宫内膜
    E. 萎缩型子宫内膜

40. 更年期功血治疗首选
    A. 中药　　　　　　　　　　B. 足量止血药
    C. 大剂量雌激素　　　　　　D. 人工合成孕激素
    E. 分段诊刮术

41. 分段诊刮正确的操作是
    A. 为防止恶性肿瘤播散，取够组织后停止刮宫
    B. 必须进行全面的刮宫，以彻底止血
    C. 必须首先探测宫腔
    D. 先刮宫腔下段，再刮上段，分别送病理
    E. 选择可疑恶变的内膜组织送病理检查

42. 下面哪种情况不是异常子宫出血
    A. 在两次月经之间发生出血
    B. 月经周期短于 21 天
    C. 月经过多
    D. 月经量少，经期下腹痛
    E. 周期不规则，血量过多

43. 功能性出血促排卵治疗不用
    A. 人绝经期促性腺激素
    B. 人绒毛膜促性腺激素
    C. 氯米芬

D. 甲羟孕酮

E. 促性腺激素释放激素

44. 对于功能性出血的手术治疗不正确的是

A. 更年期功血激素治疗前应常规刮宫

B. 分段诊刮的目的是止血，排除宫腔内器质性病变

C. 青春期功血禁止刮宫

D. 子宫切除术可以用于治疗功血

E. 病理诊断为子宫内膜不典型增生时，可行子宫内膜去除术

45. 克罗米酚适用于

A. 垂体血管闭塞的排卵障碍患者

B. 卵巢衰竭引起的排卵障碍

C. 内源性雌激素缺乏的排卵障碍

D. GnRH 分泌不足患者

E. 有一定雌激素水平的排卵障碍

46. 黄体功能不足时子宫内膜的病理表现不会有

A. 内膜各个部位分泌反应不均

B. 腺体与间质不同步

C. 腺体分泌不足

D. 子宫内膜呈现蜕膜样变

E. 间质水肿不明显

47. 绝经后妇女骨质疏松的原因是

A. 骨质停止生成　　B. 血钙降低

C. 骨吸收速度加快　　D. 甲状旁腺功能亢进

E. 血钙升高

48. 黄体功能不足的典型临床表现是

A. 月经中期少量出血

B. 月经周期缩短，经前淋漓

C. 不规则出血

D. 月经周期缩短，经后淋漓

E. 不孕或妊娠中期流产

49. 下列说法正确的是

A. 子宫内膜不规则脱落临床表现为经期延长，出血量少

B. 月经第 3 天、第 4 天分泌期内膜已全部脱落

C. 黄体一般生存 12 日后萎缩

D. 子宫内膜不规则脱落基础体温双相，但高温相不下降

E. 诊断子宫内膜不规则脱落应选择月经来潮 12 小时内刮宫

50. 下面说法正确的是

A. 以往月经正常，以后发生月经不能按时来潮为继发性闭经

B. 年满 18 岁仍无月经来潮为原发性闭经

C. 闭经是卵巢内分泌功能失调导致的月经停止

D. 以往月经正常，以后发生月经停止 6 个月以上为继发性闭经

E. 由于病理性原因月经停止为继发性闭经

51. 多囊卵巢综合征是

A. 子宫性闭经　　B. 原发性闭经

C. 卵巢性闭经　　D. 垂体性闭经

E. 下丘脑性闭经

52. 下面疾病中哪项不属于卵巢性闭经

A. 子宫及一侧卵巢切除术后

B. 绝经

C. 颗粒细胞瘤

D. 间质母细胞瘤

E. 双侧卵巢切除后

53. 对于痛经正确的说法是

A. 痛经主要由于精神、神经因素的影响

B. 无排卵月经常常发生痛经

C. 初潮即开始的痛经为原发性痛经

D. 盆腔器质性病变引起的痛经为继发性痛经

E. 月经期及其前后出现的下腹不适为痛经

54. 痛经的内分泌治疗首选

A. 激素替代治疗　　B. 人工周期治疗

C. 口服避孕药治疗　　D. 假绝经治疗

E. 假孕治疗

55. 对于围绝经期正确的是

A. 绝经之前为绝经前期

B. 绝经是月经停止

C. 任一卵巢切除可导致人工绝经

D. 绝经以后妇女就进入老年期

E. 绝经期一系列性激素减少所致的症状称为更年期综合征

56. 子宫性闭经不包括

A. 子宫内膜炎

B. 剖宫产术后哺乳

C. 先天性子宫缺陷

D. 子宫腔内放射治疗后

E. 热球术后

57. 功血激素止血要求

A. 在 6 小时内明显见效，72 小时内止血

B. 在 12 小时内明显见效，72 小时内止血

C. 在 12 小时内明显见效，24~48 小时内止血

D. 在 24 小时内明显见效，48~96 小时内止血

E. 在 6 小时内明显见效，24~48 小时内止血

58. 黄体萎缩不全出血是因为

A. 内膜缺乏雌孕激素的支持

B. 孕激素不足

C. 雌激素不足

D. 子宫内膜持续受孕激素影响

E. 子宫内膜腺体分泌不足

59. 激素替代治疗的禁忌证没有

A. 脑膜瘤
B. 深静脉血栓

C. 严重肝病
D. 肾囊肿

E. 胆汁淤积

60. 对于排卵性月经失调不正确的是

A. 患者有排卵功能，但黄体功能异常

B. 多发生于更年期妇女

C. 临床上比无排卵性功血少见

D. 黄体功能不足是指黄体期孕激素分泌不足或黄体过早衰退

E. 子宫内膜不规则脱落是指黄体发育良好，但萎缩过程延长

61. 可以诊断子宫性闭经的检查项目是

A. 雌激素试验阳性

B. 孕激素试验阳性

C. 垂体兴奋试验阴性

D. 雌 – 孕激素序贯试验阴性

E. 孕激素试验阴性

62. 门诊，40 岁妇女，闭经 2 年余，考虑为子宫性闭经，必需的辅助检查方法是

A. 静脉滴注 LH – RH 100μg

B. 测血中 FSH 及 LH 值

C. 行阴道脱落细胞检查

D. 肌注黄体酮 20mg 连用 3 ~ 5 日

E. 口服妊马雌酮 1.25mg 20 日，后 10 日加服甲羟孕酮 6mg

63. 22 岁，未婚妇女，初潮 16 岁，以后月经周期较规律。两年前患病后经量逐渐减少，半年前闭经，基础体温呈双相型曲线，本例应考虑的疾病是

A. 子宫颈管狭窄

B. 子宫发育不良

C. 子宫内膜结核

D. 卵巢支持细胞 – 间质细胞瘤

E. 垂体功能减退

64. 26 岁，女，结婚 3 年不孕。月经周期不规则，刮宫组织学表明为有排卵的宫内膜，应是

A. 增生早期
B. 分泌期

C. 萎缩型
D. 增生期中期

E. 增生期晚期

65. 27 岁已婚妇女，结婚 4 年未孕。基础体温曲线呈单相型，于月经来潮前 3 日取宫颈黏液，其特点应是

A. 量少，黏稠，拉丝度为 2cm

B. 量多，黏稠，拉丝度为 3cm

C. 量少，稀薄，拉丝度为 5cm

D. 量多，稀薄，透明，拉丝度为 8cm

E. 如同蛋清样，拉丝度为 20cm

66. 同检查卵巢性闭经无关的项目是

A. 测基础体温呈单相曲线

B. 阴道脱落细胞底层细胞百分率高

C. 宫颈黏液涂片见典型羊齿植物叶状结晶

D. 测血中雌、孕激素含量低值

E. 雌 – 孕激素序贯试验无撤药性出血

67. 同闭经行卵巢功能检查无关的项目是

A. 测基础体温

B. 阴道脱落细胞学检查

C. 宫颈黏液结晶检查

D. 行子宫输卵管碘油造影

E. 测血中雌、孕激素值

68. 12 岁，女，月经周期延长，2 ~ 3 个月来潮一次，经量多导致贫血，现阴道流血已 8 日，量仍多。为止血应采取的措施是

A. 肌注黄体酮注射液

B. 口服小剂量妊马雌酮

C. 口服大剂量妊马雌酮

D. 肌注丙酸睾酮

E. 静脉滴注缩宫素

69. 疑为无排卵性功血，取内膜活检的理想时间是

A. 月经第 1 日
B. 月经第 5 日

C. 月经干净后 3 日
D. 月经周期中间

E. 月经来潮前 12 小时

70. 无排卵性功血时子宫内膜病理变化错误的是

A. 简单型增生
B. 复杂型增生

C. 极度增生
D. 不典型增生

E. 萎缩型子宫内膜

71. 围绝经期妇女尿中促性腺激素排出量倾向于

A. 不变
B. 增多

C. 减少
D. 变化无常

E. 以上都不是

72. 用孕激素治疗闭经出现撤药性阴道流血，表示

A. 子宫内膜萎缩

B. 子宫内膜结核

C. 子宫内膜对雌激素不起反应

D. 子宫内膜已受雌激素影响

E. 以上都不是

73. 49 岁妇女，近一年月经周期缩短，经期延长，此次经量多且持续 10 日，检查子宫稍大、稍软。本例止血措施应选择

    A. 给予氨甲苯酸

    B. 给予大剂量己烯雌酚

    C. 给予大剂量黄体酮

    D. 给予大剂量丙酸睾酮

    E. 立即行刮宫术

74. 下面哪项不是无排卵性功血的病理变化

    A. 萎缩型子宫内膜

    B. 增生期子宫内膜

    C. 子宫内膜单纯型增生

    D. 子宫内膜复杂型增生

    E. 子宫内膜腺体分泌不足

75. 哪一项不是围绝经期患者的临床表现

    A. 月经紊乱

    B. 肥胖、多毛

    C. 激动易怒，焦虑不安

    D. 情绪低落，抑郁寡欢

    E. 皮肤干燥，色素沉着

76. 对于功能性子宫出血，下列哪项错误

    A. 调节生殖的神经内分泌机制失常可引起

    B. 不伴有全身和生殖器官质性病变

    C. 可发生于任何年龄，但绝经前期较多见

    D. 绝经期功血多数无排卵

    E. 青春期功血多数是有排卵性功血

77. 女，36 岁，闭经 3 个月就医。妇检：子宫大小正常，附件未及异常，孕激素试验阴性，雌 – 孕序贯治疗后有月经来潮，测 LH、FSH 均升高。可能的诊断是

    A. 卵巢性闭经　　　　　B. 垂体性闭经

    C. 子宫性闭经　　　　　D. 妊娠

    E. 丘脑下部性闭经

78. 女，25 岁，月经不规则，特别是经期长，基础体温双相，下降缓慢，为明确诊断，刮宫最好安排在

    A. 任何时候均可

    B. 月经来潮 12 小时内

    C. 月经来潮的第 3 天

    D. 预测排卵日的 10 天后

    E. 月经来潮的第 5 天

79. 女，32 岁，以往月经正常，一年前曾足月分娩两子，因产后大出血，乳汁分泌少，人工喂养，现产后年余未来月经。妇检：子宫略小，曾用雌 – 孕激素治疗，有出血，FSH、LH 均 <5U，垂体兴奋试验无反

应。病人最可能的诊断是

    A. 卵巢性闭经　　　　　B. 垂体性闭经

    C. 子宫性闭经　　　　　D. 妊娠

    E. 丘脑下部性闭经

80. 下列哪一项不是绝经妇女与雌激素丧失有关的常见症状

    A. 潮热、盗汗

    B. 精神改变包括焦虑、紧张、烦躁

    C. 心悸

    D. 绝经后阴道流血

    E. 尿失禁

81. 女，55 岁，月经紊乱，周期长，8 天/2 ~ 3 个月，量多伴血块，对此病人的处理方案是

    A. 1 ~ 2 个月孕激素治疗，使子宫内膜定期转化为分泌期并撤退性出血

    B. 月经来时应用雄激素，以减少出血

    C. 每 1 ~ 2 个月雌激素治疗，使定期撤退性出血

    D. 克鲁米酚应用，促排卵调整周期

    E. 雌 – 孕激素（E – P）序贯疗法

82. 24 岁未婚妇女，继发性闭经 10 个月。检查卵巢不大。肌注黄体酮 5 日，停药后出现阴道流血。再静脉滴注 LH – RH 100μg 后 45 分钟，血中 LH 值增高近 3 倍。本例闭经原因应认为在

    A. 下丘脑　　　　　　　B. 脑垂体

    C. 卵巢　　　　　　　　D. 子宫

    E. 肾上腺

83. 关于痛经下列哪一项不正确

    A. 痛经是妇科最常见的症状之一

    B. 在无排卵月经周期时原发性痛经并不常见

    C. 继发性痛经是指继发于开始规律性排卵之后

    D. 原发性痛经具有用前列腺素合成酶抑制剂能缓解症状的特征

    E. 原发性痛经与精神因素有关

84. 关于经前紧张综合征，下列哪一项是不正确的

    A. 所有妇女都有症状，但严重者占 40%

    B. 症状可包括乳房不适，体重增加和头痛等

    C. 5% 的妇女有严重症状

    D. 经前紧张综合征的妇女很少有痛经

    E. 所有妇女中 40% 有症状，通常是轻度

85. 月经后 3 ~ 7 天，下列哪项检查或治疗不适当

    A. 放置节育器

    B. 取子宫内膜检查，确定是否有分泌期改变

    C. 腹腔镜

    D. 剖腹探查术

    E. 子宫输卵管造影术

86. 关于痛经，下列哪项是错误的
　A. 原发性痛经在青少年期常见
　B. 疼痛多自月经来潮后开始
　C. 前列腺素 E2 升高
　D. 有时伴恶心、呕吐
　E. 妇科检查无异常

87. 更年期内分泌最早变化的是
　A. 下丘脑功能退化　　B. 卵巢功能衰退
　C. 垂体功能退化　　D. 雌激素分泌增多
　E. 促性腺激素分泌下降

88. 功能失调性子宫出血是指
　A. 生殖器无器质性病变的出血
　B. 青春期子宫异常出血
　C. 更年期子宫异常出血
　D. 生育年龄的子宫异常出血
　E. 伴有轻度子宫内膜非特异性炎症的子宫出血

89. 患者，45 岁。停经 42 天开始阴道流血持续 2 周，基础体温单相，首选的措施是
　A. 促排卵　　B. 大量孕激素止血
　C. 大量雌激素止血　　D. 止血敏
　E. 诊刮 + 病理

90. Turner 综合征是指
　A. 宫腔粘连　　B. 39 岁绝经
　C. 性染色体异常　　D. 产后出血休克
　E. 闭经及乳汁分泌

91. 无排卵性功血的宫内膜是
　A. 经前诊刮子宫内膜分泌不足
　B. 经期第 5 天子宫内膜为混合型
　C. 经前诊刮子宫内膜为分泌期
　D. 经前诊刮子宫内膜呈增殖期
　E. 子宫内膜为蜕膜

92. 功血最常见于下列哪种情况
　A. 颗粒细胞瘤　　B. 人工流产术后
　C. 急性子宫内膜炎　　D. 服短效避孕药后
　E. 卵巢性激素对下丘脑、垂体失去正常反馈作用

93. 子宫内膜不规则脱落的宫内膜是
　A. 经前诊刮子宫内膜分泌不足
　B. 经前诊刮子宫内膜呈增殖期
　C. 经期第 5 天子宫内膜为混合型
　D. 经前诊刮子宫内膜为分泌期
　E. 子宫内膜为蜕膜

94. 闭经时孕激素试验（＋）表示
　A. 用孕激素后无撤药性出血
　B. 病变在子宫内膜

　C. 子宫内膜有雌激素影响
　D. 卵巢无性激素分泌
　E. 丘脑下部 – 垂体 – 卵巢轴尚有功能

95. 患者，37 岁。闭经，伴有潮热，出汗，查体：子宫、附件无异常所见，曾做雌激素试验（＋）。上述患者血化验的结果应为
　A. HCG↑　　B. LH – RH↑
　C. LH，FSH↓　　D. LH，FSH↑
　E. E↑

96. 下述哪项与痛经无关
　A. 盆腔炎症　　B. 子宫腺肌瘤
　C. 子宫颈管狭窄　　D. 子宫内膜异位症
　E. 无排卵性功血

97. 诊断黄体萎缩不全功血的可靠依据是
　A. 孕激素分泌量少
　B. 雌激素分泌过多
　C. 月经第 5 天内膜有分泌反应
　D. 宫颈黏液呈椭圆体型
　E. 基础体温呈双相

98. 功能性月经失调促进排卵的最好方法有
　A. 人工周期疗法　　B. 雌激素周期治疗
　C. 黄体生成素释放激素　　D. 氯底酚胺治疗
　E. 刮宫

99. 黄体萎缩不全所致的功血，哪项是错误的
　A. 生育年龄妇女居多
　B. 月经周期正常而经期延长
　C. 基础体温双相，但不典型，体温下降延迟
　D. 阴道脱落细胞检查有助诊断
　E. 于月经第 5 天刮宫，见有分泌反应

100. 黄体功能不足的宫内膜是
　A. 经期第 5 天子宫内膜为混合型
　B. 经前诊刮子宫内膜分泌不足
　C. 经前诊刮子宫内膜呈增殖期
　D. 经前诊刮子宫内膜为分泌期
　E. 子宫内膜为蜕膜

101. 最为常见的闭经是
　A. 垂体性闭经　　B. 丘脑下部性闭经
　C. 卵巢性闭经　　D. 子宫性闭经
　E. 以上都不是

102. 患者，35 岁。继发闭经 1 年，雌激素试验（＋），FSH、LH 值均 >5U/L，多次重复垂体兴奋试验无反应，闭经的原因在
　A. 丘脑下部　　B. 卵巢
　C. 子宫　　D. 垂体前叶

E. 垂体后叶

103. 雌激素试验（＋），FSH、LH 均＜5U/L，应用何种试验确定病变在垂体或下丘脑

  A. 孕激素试验   B. 雌孕激素测定

  C. 垂体兴奋试验   D. 甲状腺功能检查

  E. 基础体温测定

104. 患者，37 岁。闭经半年，雌激素试验（＋），FSH＞40U/L，闭经诊断为

  A. 垂体性   B. 子宫性

  C. 卵巢性   D. 下丘脑性

  E. 肾上腺性

105. 患者，47 岁。近两年月经周期紊乱，血量多，此次又阴道流血 20 余天，伴头晕、心悸，查体：轻度贫血外观，子宫、附件正常。该患首先考虑的诊断是

  A. 子宫肌瘤   B. 宫颈息肉

  C. 有排卵功血   D. 无排卵功血

  E. 子宫腺肌症

106. 下列哪一项属于卵巢性闭经

  A. Asherman 综合征   B. Sheehan 综合征

  C. 空蝶鞍综合征   D. Turner 综合征

  E. 多囊卵巢综合征

107. 30 岁，月经周期为 8～10 天/28 天，基础体温呈双相，但高温相下降迟缓，月经第 5 天刮宫病理应为

  A. 变性坏死的子宫内膜

  B. 晚期分泌期子宫内膜

  C. 增生期宫内膜

  D. 增殖早期及具有分泌反应的腺体

  E. 蜕膜样组织

108. 关于排卵性功血，下述哪项正确

  A. 多见于青春期、更年期

  B. 基础体温呈单相

  C. 月经中期缺 LH 高峰

  D. 周期短，规律，经量多少不定

  E. 月经前刮宫，内膜无分泌反应

109. Asherman 综合征是指

  A. 先天性无子宫

  B. 闭经溢乳综合征

  C. 垂体功能损害所致的闭经

  D. 先天性染色体异常闭经

  E. 子宫内膜损伤宫腔粘连的闭经

110. 下列各项中，哪项为子宫性闭经

  A. 雌孕激素序贯用药——无子宫出血

  B. 给予孕酮——无子宫出血

  C. 雌孕激素序贯用药——有子宫出血

  D. 给予孕酮——有子宫出血

  E. 给予促性腺激素——有子宫出血

111. 25 岁，已婚妇女。婚后 2 年不孕，月经尚规律，停经 45 天后，阴道出血 1 个月，量少，无腹痛，妇检：宫颈充血，较软，子宫稍大，亦较软，附件（－），宫颈黏液涂片为羊齿状结晶，尿妊娠试验（－）。应诊断为

  A. 功血   B. 稽留流产

  C. 葡萄胎   D. 宫外孕

  E. 以上都不是

112. 28 岁，产后 8 个月，月经周期延长，基础体温呈双相，但高温相下降迟缓，诊断为

  A. 子宫内膜不规则脱落   B. 无排卵性功血

  C. 黄体功能不足   D. 妊娠

  E. 稽留流产

113. 下列哪项用孕激素治疗有效

  A. 子宫内膜已受雌激素影响者

  B. 子宫内膜萎缩

  C. 子宫内膜对雌激素不起反应

  D. 结核性子宫内膜炎

  E. 垂体性闭经

114. 未婚女青年闭经，检查其卵巢功能简便易行的方法是

  A. 阴道脱落细胞检查

  B. 子宫颈黏液检查

  C. 基础体温测定

  D. 子宫内活体组织检查

  E. 尿中雌孕激素测定

115. 35 岁，曾生育 2 女孩，近半年来月经不调，8～12 天/26 天，基础体温双相，月经第 6 天刮出宫内膜病理为：仍可见分泌期内膜。应考虑诊断为

  A. 黄体萎缩不全   B. 不全流产

  C. 黄体发育不全   D. 更年期月经紊乱

  E. 无排卵性功血

116. 关于闭经的诊断，下列哪项是错误的

  A. 孕激素试验（＋）——卵巢能分泌雌激素

  B. 雌激素试验（－）——原因在子宫

  C. 女性第二性征发育良好——原因在子宫

  D. 刮取内膜检查可确定闭经类型

  E. 基础体温双相——原因在子宫

117. 黄体功能不足患者，基础体温双相，周期缩短，应给下述何种治疗

  A. 雌 - 孕激素序贯疗法

  B. 低温相时给绒毛膜促性腺激素（HCG）

C. 排卵后肌注黄体酮10mg/d，10~14 日

D. 低温相时给雌激素

E. 低温相时给孕激素

118. 鉴别功血和子宫内膜息肉的最好方法是

A. 阴道脱落细胞检查   B. 基础体温测定

C. 子宫、输卵管造影   D. 诊刮、内膜活检

E. 由病史及妇科检查鉴别

119. 未婚青年，原发性闭经，第二性征发育正常，孕激素试验（－），下一步应作的检查是

A. FSH，LH，PRL 放免测定

B. 垂体兴奋试验

C. 基础体温测定

D. 雌激素试验

E. 宫颈黏液结晶检查

120. 下列哪项应考虑为功血

A. 月经过多＋进行性痛经

B. 月经过多＋甲低

C. 月经周期紊乱＋贫血

D. 月经过多＋子宫增大不平

E. 月经不调＋卵巢囊肿

121. 30 岁，月经 4~5 天/24~25 天，习惯性流产 3 次，基础体温呈双相，高温相持续 8~10 天，应诊断为

A. 子宫内膜不规则脱落

B. 黄体功能不足

C. 无排卵性功血

D. 有排卵功血，月经过少

E. 正常月经

122. 月经不调患者基础体温双相，但高温相持续时间为 10 天，应给治疗是

A. 月经第 5 天给氯米酚

B. 低温相时给雌激素

C. 低温相时给 HCG

D. 雌－孕激素序贯疗法

E. 月经后期给黄体酮肌注

123. 无排卵性功血最常见的症状是

A. 出血时伴有下腹痛   B. 月经周期缩短

C. 不规则子宫出血   D. 经期延长

E. 贫血及全身不适

124. 关于无排卵性功血正确的是

A. 子宫内膜为混合型内膜

B. 出血主要取决于孕激素撤退

C. 多发生在青春期和更年期

D. 基础体温双相

E. 产后哺乳期为最常见的发生时间

125. 患者，26 岁。分娩后出现产后出血，现产后 2 年，无月经，伴毛发脱落，最可能为

A. Swyer 综合征   B. Asherman 综合征

C. Turner 综合征   D. Sheehan 综合征

E. Stein－Leventhal 综合征

126. 40 岁患功血，下述哪种变化以手术切除子宫为佳

A. 增殖期子宫内膜

B. 萎缩型子宫内膜

C. 子宫内膜腺囊型增生过长

D. 子宫内膜腺瘤型增生过长

E. 子宫内膜剥脱不全

127. 患者，34 岁。继发闭经 1 年，伴有潮热，出汗，心烦，血 FSH >40U/L，闭经原因可能是

A. 子宫内膜结核   B. 卵巢功能早衰

C. 垂体性闭经   D. 下丘脑性闭经

E. 精神因素

128. 无排卵月经的临床诊断及病理特征是

A. 多见于生育年龄妇女

B. 月经量少而持续点滴状出血

C. 内膜腺上皮高柱状，有核下空泡

D. 基础体温呈单相

E. 间质细胞肥大，呈多边形

129. 人流后 1 年未见月经来潮，子宫、附件均正常，孕激素试验（－），基础体温双相，人工周期治疗 3 个月仍不见月经，其闭经原因可能是

A. 卵巢病变   B. 子宫内膜损伤

C. 垂体病变   D. 下丘脑病变

E. 高催乳素血症

130. 患者，22 岁。自初潮后表现为月经开始前 1 天腹痛，时有恶心，子宫、附件正常，最可能是

A. 宫颈炎   B. 子宫内膜异位症

C. 盆腔结核   D. 盆腔炎

E. 原发性痛经

131. Sheehan 综合征最常见的原因是

A. 产后失血性休克   B. 输卵管妊娠

C. 前置胎盘   D. 胎盘早期剥离

E. 不全流产大出血

132. 15 岁，月经周期 7~10 天/15~20 天，量多，此次月经持续 10 余天未净，量多，基础体温单相，采用下列哪种方法止血较合适

A. 大量雌激素止血后逐渐减量，2 周后加用孕激素

B. 孕激素 20mg/d×5d 肌注

C. 克罗米酚

D. 诊断性刮宫

E. 氨甲苯酸

133. 卵巢性闭经的临床、实验室表现中下述何项是错误的
- A. FSH、LH 测定增高
- B. 雌激素试验（－）
- C. 孕激素试验（－）
- D. 常伴有更年期症状
- E. 卵巢内虽有原始卵泡，但对促性腺激素不敏感

134. 女性，28 岁，5 年前人流一次，继发不孕，近来低热消瘦，经量减少，继而闭经。妇科检查：发育好，消瘦，子宫比正常略小，活动受限，左侧附件区增厚感，右侧可及条块状物，界限不清，超声示子宫腔小而不规则，子宫输卵管碘油造影示双侧输卵管不通，有串珠样改变，考虑闭经的原因可能是
- A. 慢性盆腔炎
- B. 卵巢早衰
- C. 刮宫后引起宫腔粘连
- D. 盆腔结核
- E. 双侧输卵管炎

135. 32 岁，孕 3 产 1，人流后 4 个月，无月经来潮，近 2 月周期性腹痛，查子宫稍大于正常，有压痛，用人工周期治疗无撤退性出血，最大可能是
- A. 垂体性闭经
- B. 子宫性闭经
- C. 卵巢性闭经
- D. 丘脑下部性闭经
- E. 妊娠

136. 关于闭经病人的处理原则，下述何项是错误的
- A. 年轻有生育要求者尽可能恢复排卵功能
- B. 闭经找不到病因又无任何不适，可不必治疗
- C. 寻找病因，对因治疗
- D. 中年卵巢早衰病人要给予 E－P 序贯疗法
- E. 围绝经期或绝经后要给予雌激素替代疗法，以延缓衰老

137. 29 岁闭经 3 年，孕激素试验阴性，雌激素试验阳性，垂体兴奋试验，结果 LH 值比注射 LHRH 前高 4 倍，可诊断为哪种闭经
- A. 垂体性
- B. 卵巢性
- C. 子宫性
- D. 下丘脑性
- E. 大脑皮层功能失调

138. 为了鉴别患者是排卵型或无排卵性功血，下述何项辅助检查是无意义的
- A. 周期性孕激素测定
- B. 基础体温测定
- C. 月经前半周期作诊断性刮宫
- D. 周期性阴道脱落细胞涂片检查
- E. 经前作宫颈黏液结晶检查

139. 青春期功血治疗原则不包括
- A. 调整周期
- B. 大量雌激素止血

C. 大量孕激素 + 睾酮止血
D. 诱发排卵
E. 纠正贫血，改善全身状况

140. 无排卵性功血促排卵可使用的药物不包括
- A. 绒毛膜促性腺激素
- B. 雌孕激素序贯服药
- C. 氯米芬
- D. 尿促性素
- E. 促性腺素释放激素激动剂 GnRH－α

141. 鉴别下丘脑、垂体性闭经的方法是
- A. 经前诊刮
- B. BBT
- C. 垂体兴奋试验（GnRH 刺激试验）
- D. 卵巢兴奋试验
- E. 染色体检查

142. 对于性激素测定，下列哪种叙述是错误的
- A. 38 岁，闭经，FSH 48IU/L，LH 37IU/L，E 28.0pg/ml，诊断为卵巢早衰
- B. 在 hCG 上升 1 周取血测 P 了解黄体功能
- C. 双侧乳房溢乳现象，取血测 PRL
- D. LH/FSH＞3 为多囊卵巢综合征的诊断指标之一
- E. FSH、LH、E_2、P 均低水平，提示为卵巢性闭经

143. 关于功血大出血患者给予性激素药物止血的原则：6 小时内见效，24～48 小时内出血基本停止，若多少小时仍不止血，应考虑器质性病变存在
- A. 60 小时
- B. 72 小时
- C. 48 小时
- D. 96 小时
- E. 120 小时

144. 性激素治疗功血中雄激素止血作用在于以下机理，但不包括
- A. 增强子宫平滑肌张力
- B. 拮抗雌激素作用
- C. 增强子宫血管张力
- D. 减轻盆腔充血
- E. 迅速改变子宫内膜

145. 青春期功血大出血使用大剂量雌激素止血后，雌激素减量的原则是
- A. 止血后每天减 1/2 量至维持量
- B. 止血后每天减 1/3 量至维持量
- C. 止血后每 2 天减 1/3 量至维持量
- D. 止血后每 2 天减 1/2 量至维持量
- E. 止血后每 3 天减 1/3 量至维持量

146. 对于性激素水平测定哪种说法是错误的
- A. FSH、LH 正常水平，T 异常升高，可能为卵巢功能性肿瘤
- B. 21 岁，不规则出血 10 余天，测 P 低水平，为无

排卵性闭经

  C. FSH、LH 升高，E2 低，为卵巢性闭经

  D. FSH、LH、E2 均低水平，为下丘脑垂体性闭经

  E. 经期第 3 天测 FSH > 10IU/L，提示卵巢储备功能降低

147. 对于 BBT 的临床应用错误的描述是

  A. 高温相持续 3 周以上，提示有可能妊娠

  B. 单相型提示无排卵

  C. 双相型提示有排卵

  D. 高温相持续时间短于 11 日，提示黄体萎缩不全

  E. 可以明确排卵日

148. 原发性闭经是指

  A. 年龄超过 14 岁，第二性征已发育，而无月经来潮者

  B. 年龄超过 16 岁，第二性征已发育，或年龄超过 14 岁，第二性征未发育，而无月经来潮者

  C. 年龄超过 13 岁，第二性征已发育或未发育，而无月经来潮者

  D. 年龄超过 15 岁，第二性征已发育，而无月经来潮者

  E. 以上都不是

149. 卵巢性闭经不包括

  A. 卵巢功能性肿瘤

  B. 卵巢切除

  C. 卵巢早衰

  D. 低促性腺激素性闭经

  E. 多囊卵巢综合征

150. 下列哪项不符合黄体功能不全

  A. 月经周期短，经量或多或少

  B. 常不孕或早期流产

  C. 基础体温双相

  D. 月经周期第 20 天血孕酮水平为 100nmol/L

  E. 月经来潮第 1 天宫颈出现典型的羊齿状结晶

151. 下面症状可能与绝经有关，但除外

  A. 尿频尿急

  B. 肢体疼痛

  C. 易于激动

  D. 严重抑郁，多次自杀倾向

  E. 外阴灼热感，分泌物减少

152. 对于多囊卵巢综合征，下述哪项是错误的

  A. 体内 LH 呈持续高水平也不出现峰值

  B. 体内 FSH 无峰值呈持续高水平

  C. 长期高雌激素影响

  D. 持续 LH 分泌可引起肾上腺分泌雄激素增加

  E. 主要特征是雄激素过多，持续性无排卵

153. 16 岁，15 岁初潮，周期 5 天/24 ~ 30 天，近半年来经腹痛伴恶心呕吐，第一天为重，检查子宫正常大小，双附件正常，诊断为原发性痛经。该患者的治疗考虑下列哪种方案最合理

  A. 应用性激素周期方法

  B. 月经来潮即用前列腺素合成酶抑制剂或 PG 拮抗剂

  C. 宫颈扩张，以利经血流出

  D. 应用雄激素周期方法

  E. 应用止痛效果好的哌替啶或吗啡类

154. 原发性痛经的病因可能与下列哪项有关

  A. 经血中 PG，含量较正常高，尤其是 PGE_2 上升使子宫平滑肌收缩

  B. 前列环素可使子宫平滑肌收缩而引起痛经

  C. 经血中 PGE2α 升高，致使子宫收缩而引起痛经

  D. 痛经病人常伴有宫颈管长而狭窄

  E. 分泌型子宫内膜 PG，含量明显低于增生期子宫内膜

155. 诊断子宫内膜脱落不全时诊刮时间需在

  A. 月经第 2 天

  B. 月经第 1 天

  C. 月经第 5 天

  D. 月经来潮 24 小时内

  E. 任何时间诊刮均可

156. 对于排卵性功血，下述哪项是错误的

  A. 在青春期性轴发育尚不健全，更年期卵巢功能开始衰退时很少发生排卵性功血

  B. 卵泡期 E_2、FSH 减少，LH 峰值不高，排卵后黄体发育不佳，而发生排卵性功血

  C. 排卵性功血基础体温双相

  D. 子宫内膜表现为腺体分泌不足或不规则脱落

  E. 性成熟期不会发生排卵性功血

157. 关于子宫功能性出血的治疗，下列何项是错误的

  A. 初潮后 5 年发生功血可以在雌激素止血后考虑促排卵、调整周期

  B. 更年期功血：诊刮排除宫体癌后雌 - 孕激素序贯疗法

  C. 初潮后 3 年内多数为无排卵性月经。一般情况下重视营养、体育锻炼，尽量不用外源性激素

  D. 生殖年龄妇女多数为排卵性功血，止血后给口服避孕药

  E. 更年期功血诊刮为内膜腺瘤样增生，用雌、孕激素联合治疗

158. 21 岁未婚女子，18 岁初潮，经量少，周期 3 ~ 6 月一次，上次：8 个月前。追问病史，不食肉，每日

饭量 2~3 两及少量蔬菜。检查：形体消瘦，乳房发育不良，阴毛稀少，外阴未婚型，子宫稍小，双侧附件正常，此病人治疗首选

A. 用 HCG 诱发排卵　　B. 补充多种维生素

C. 雌激素周期治疗　　D. 纠正全身健康状况

E. 孕激素周期治疗

159. 对于黄体发育不全，哪项错误

A. 月经周期缩短，往往伴不育

B. 经前诊刮：子宫内膜分泌反应不良

C. 基础体温双相型

D. 黄体期短，约 10 天左右

E. 经前查宫颈黏液见羊齿状结晶

160. 关于围绝经期功血患者的手术治疗哪些方法是错误的

A. 对于子宫内膜复杂型增生过长者可考虑子宫切除

B. 对于刮宫应持慎重态度

C. 用性激素药物止血前常规刮宫

D. 对于顽固性功血，但有子宫切除禁忌证者可行子宫内膜切除术

E. 刮宫应以宫腔镜下诊刮为好

161. 功血与早期子宫内膜癌的鉴别诊断可采用如下方法，但不包括

A. 宫腔镜

B. 血 E2、FSH、LH 测定

C. 妇科检查

D. B 超

E. 诊刮

162. 功血时用性激素止血，下列哪项正确

A. 更年期止血需用雌激素

B. 内膜增生过长可采用孕激素

C. 雌激素可用于黄体萎缩不全

D. 无排卵性功血萎缩型内膜不可用雌激素

E. 无排卵性功血可用氯米芬止血

163. 29 岁，结婚 3 年不孕，月经周期 3~5/24~25 天，盆腔检查正常，连测 3 个周期 BBT 双相，高温相持续 9~10 天，诊为

A. 无排卵型月经　　B. 正常月经

C. 黄体发育不全　　D. 黄体萎缩不全

E. 子宫内膜结核

164. 对于孕激素试验哪种说法是错误的

A. 方法为肌注黄体酮 20mg，每日 1 次，连续 5 日，停药观察阴道流血

B. 孕激素试验阴性说明体内雌激素水平较低

C. 孕激素试验阳性说明体内有一定雌激素水平

D. 孕激素试验阳性可排除子宫性闭经

E. 孕激素试验阴性不可排除子宫性闭经

165. 女性，46 岁，因功血给予诊刮，病理示内膜复杂型增生过长，下述何种治疗是错误的

A. 孕激素类宜选用炔诺酮

B. 月经周期后半期加用孕激素

C. 雌 – 孕激素序贯疗法

D. 宫腔镜下内膜电切术

E. 全子宫切除，保留双侧卵巢

166. 寻找月经失调的原因需进行如下检查，但不包括

A. 诊断性刮宫

B. FSH 测定

C. 输卵管通液或通气检查

D. 盆腔 B 超

E. 头颅 CT

167. 治疗功血之中调节月经周期有如下方法，但不包括

A. 雌孕激素合并应用——避孕药

B. 雌孕激素序贯疗法——人工周期

C. 孕激素后半周期疗法

D. 氯米芬 50mg~100mg/d，经期第 59 天

E. 雌、孕、雄激素结合周期用药

168. 可能引起闭经的疾病有以下几种，但除外

A. 肾上腺皮质功能亢进　　B. 甲亢

C. 胰岛素抵抗综合征　　D. 垂体泌乳素瘤

E. 甲状旁腺功能亢进

169. 无排卵性功血患者子宫出血量多的机制在于以下几种改变，但除外

A. 子宫内膜不能同步脱落，致使一处修复，另一处破裂出血

B. 雌激素长时间持续作用而缺乏孕激素拮抗，子宫内膜不受限制地增生

C. 子宫内膜螺旋小动脉收缩乏力，使出血时间长，不易自止

D. 血内纤维蛋白溶解酶活化，引起纤维蛋白裂解，加重出血

E. 长时间大量雌激素作用使子宫腔增大，内膜出血面积增大

170. 排卵性功血的发病机制中下述何项是错误的

A. 黄体过早衰退

B. 黄体发育良好，但萎缩过程延长

C. LH 不足使黄体发育不良，孕激素分泌不足

D. LH 缺乏使卵泡发育缓慢，雌激素减少，黄体无法形成

E. 可表现为催乳素水平增高

171. 关于功血患者给予药物性刮宫，适合以下情况，但不包括
    A. 血色素在 90g/L 以上者
    B. 体内有一定雌激素水平者
    C. 血色素在 70g/L 以下者
    D. 青春期功血
    E. 围绝经期功血

172. 功血与黏膜下肌瘤的鉴别诊断可采用以下方法，但不包括
    A. 盆腔 B 超
    B. 诊刮
    C. 宫腔镜
    D. 子宫输卵管碘油造影
    E. 血雌二醇测定

173. 对于子宫功能失调性出血下述何项是正确的
    A. 生殖年龄功血常伴发自然流产的异常子宫出血
    B. 更年期功血常伴有肝硬化的异常子宫出血
    C. 青春期功血常伴随血液病的异常子宫出血
    D. 是一种因神经内分泌失调而引起不伴器质性病变的异常子宫出血
    E. 主要指无排卵性功血

174. 无排卵性功血的子宫内膜变化中下列何项恶变率最高
    A. 子宫内膜息肉样增生
    B. 子宫内膜腺瘤样增生
    C. 子宫内膜腺囊型增生
    D. 子宫内膜增生过长
    E. 子宫内膜间质增生

175. 对于闭经溢乳综合征，下列哪项是错误的
    A. 临床服用氯丙嗪、甾体类避孕药等可能引起闭经溢乳
    B. 临床表现为闭经溢乳，继之生殖器官萎缩
    C. 可能存在垂体腺瘤
    D. PRL 值 >25mg/L 时可作出诊断
    E. GnRH 的应用有较好疗效

176. 持续的雌激素作用而无孕激素拮抗，可能会导致以下几种子宫内膜病理改变，除外
    A. 子宫内膜复杂性增生过长
    B. 子宫内膜简单性增生过长
    C. 子宫内膜不典型增生过长
    D. 增生期子宫内膜
    E. 子宫内膜炎

177. 对于无排卵性功血病理，下述何项是错误的
    A. 表现为雌激素突破型出血
    B. 表现为雌激素撤退型出血

    C. 表现为内膜纤溶活性增生
    D. 由于卵巢功能衰退，无排卵
    E. 多数是伴高血压，全身凝血功能不佳

178. 下面何项不是无排卵性功血的特点
    A. 好发于更年期和青春期
    B. 基础体温单相
    C. 阴道涂片示中、高度雌激素影响
    D. 内分泌测定示 FSH 持续低水平，LH 无高峰形成，雌激素水平不稳定，无孕激素
    E. 内膜病理示分泌不良

179. 关于无排卵性功血的描述哪项正确
    A. 凝血功能障碍
    B. 有雌激素与孕激素刺激
    C. 缺乏雌激素刺激，但有孕激素刺激
    D. 缺乏雌激素及孕激素刺激
    E. 单一雌激素刺激，缺乏孕激素刺激

180. 下列治疗哪一项是错误的
    A. 青春期功血止血——小剂量雌激素
    B. 黄体功能不全——补充孕激素
    C. 育龄期功血内源性雌激素水平较高者——雌 - 孕激素合并疗法
    D. 青春期功血调整月经周期——雌 - 孕激素序贯疗法
    E. 青春期功血促排卵——小剂量雌激素配伍氯米芬周期疗法

181. 30 岁，已婚 6 年未孕，近 3 年出现痛经，经量增多，经期延长，性交痛，B 超提示左附件区直径 5cm 无回声区，内有点状强回声。进一步治疗，哪项是错误的
    A. 开腹手术治疗　　　　B. 孕激素治疗
    C. 腹腔镜手术治疗　　　D. 丹那唑治疗
    E. 雌激素治疗

182. 下列哪项不是经前期综合征的治疗措施
    A. 精神治疗　　　　　　B. 抗抑郁
    C. 利尿　　　　　　　　D. 雌激素替代
    E. 补充维生素 B_2

183. 哪项不是围绝经期综合征的临床表现
    A. 月经紊乱　　　　　　B. 乳房胀痛
    C. 潮热　　　　　　　　D. 激动易怒
    E. 阴道黏膜变薄

184. 对闭经的分析，下列哪种表述是错误的
    A. 雌 - 孕激素序贯试验阳性，病因可能在子宫
    B. 孕激素试验阳性，提示卵巢能分泌一定水平的雌激素

C. 血泌乳素异常升高，说明闭经原因为垂体功能正常

D. GnRH 刺激试验阳性，说明垂体功能正常

E. 基础体温双相，提示闭经原因可能在子宫

185. 关于黄体功能不足的临床特点哪项正确

A. 月经周期正常，经期延长达 9～10 天

B. 月经周期正常，经量过少

C. 月经周期缩短，或不规则出血

D. 月经周期延长，月经量少

E. 月经周期正常，月经中期出血

186. 关于下丘脑性闭经，下列哪项是错误的

A. 下丘脑性闭经是最常见的一类闭经

B. 下丘脑性闭经的原因以器质性病变为主

C. GnRH 脉冲或分泌模式异常

D. 常伴有不育

E. 全身性疾病可引起下丘脑性闭经

187. 下列哪项不符合多囊卵巢综合征的特征

A. 雄激素水平升高
B. 雌酮水平升高

C. LH 水平升高
D. 胰岛素水平升高

E. 孕激素水平升高

188. 关于围绝经期的内分泌变化，哪项错误

A. 最早变化是卵巢功能衰退

B. 然后才表现为下丘脑和垂体性激素分泌功能退化

C. 卵巢逐渐停止排卵，雌激素分泌减少

D. 促性腺激素分泌增多

E. 促性腺激素分泌减少

189. 患者出现闭经、泌乳，必须测定下列哪一种激素

A. LH
B. HPL

C. HCG
D. PRL

E. FSH

190. 绝经后妇女骨质疏松症发生的主要原因是

A. 雌激素分泌增加
B. 雌激素缺乏

C. 孕激素分泌增加
D. 孕激素缺乏

E. 雄激素分泌增加

191. 卵巢性闭经患者内分泌激素测定应表现为

A. FSH、LH 升高
B. E2 升高

C. P 升高
D. E2 降低

E. T 降低

192. 对于痛经错误的是

A. 原发痛经多发生于青少年，无排卵月经一般不发生痛经

B. 原发痛经受精神、神经因素影响

C. 原发痛经与前列腺素分泌过多无关

D. 原发痛经妇科检查常无异常发现

E. 继发痛经常与盆腔器质性病变有关

193. 下列哪项不符合围绝经期综合征的临床表现

A. 月经紊乱，生殖器官萎缩

B. 阵发性潮热、出汗

C. 与心理或精神症状无关

D. 骨质疏松，易骨折

E. 精神过敏，情绪不稳

194. 闭经的病因，哪项不正确

A. 子宫性闭经
B. 卵巢性闭经

C. 垂体性闭经
D. 输卵管性闭经

E. 下丘脑性闭经

【A3/A4 型题】

(1～2 题共用题干)

33 岁已婚妇女，月经规律 4～5 天/21～23 天，曾 3 年不孕，后来两次早孕自然流产，原因不明，计划近期再次怀孕，前来咨询。

1. 以下分析哪项诊断可能性大

A. 遗传疾病
B. 黄体功能不足

C. 子宫肌瘤
D. 生殖道畸形

E. 子宫内膜息肉

2. 以下哪项辅助检查最有意义

A. 染色体检查
B. 彩超检查

C. 宫腔镜检查
D. 子宫输卵管造影

E. 测性激素水平，月经前取子宫内膜检查

(3～5 题共用题干)

女，27 岁。2002 年 1 月 15 日因阴道大量出血 13 天伴头晕 4 天入院。既往月经 5 天/30 天，量中，无痛经。有性生活史，妊 0 产 0。前次月经 2001 年 12 月 7 日，正常。2002 年 1 月 2 日始阴道少量出血，两天后血量增多，有大血块，口服止血药不好转，出现食欲差、头晕、眼花。门诊检查血压 105/60mmHg，脉搏 120 次/分，消瘦，面色苍白。妇检：外阴阴道（-），宫颈光，外口松，有活动性出血，子宫前位正常大小，无压痛，双附件（-）。化验：Hb 3.4g/dl，WBC 27170 个/微升，中性粒细胞 87.54%，血小板 62000 个/微升。B 超：子宫前位 4.0cm × 4.2cm × 3.1cm，内膜 0.4cm，双卵巢 3cm × 2cm×2cm，多泡，最大 0.8cm。

3. 最可能的诊断是

A. 排卵功血
B. 有排卵功血

C. 不全流产
D. 异位妊娠

E. 血小板减少所致出血

4. 宫颈黏液结晶会看到

A. Ⅰ型羊齿结晶

B. Ⅲ型羊齿结晶

C. 椭圆小体

D. 羊齿结晶及椭圆小体

E. 无法看到结晶

5. 脉搏 120 次／分是由于

A. 失血性休克　　　　B. 继发重度贫血

C. 血小板减少　　　　D. 雌激素作用

E. 继发感染

（6～7 题共用题干）

女，48 岁，已婚。月经紊乱 1 年，阴道少量流血 20 余天就诊。妇检，宫颈重度糜烂，子宫稍大，双附件无异常。

6. 应进行哪项检查

A. 宫颈细胞学检查　　B. 诊断性刮宫

C. B 超检查　　　　　D. 阴道镜下宫颈活检

E. 宫颈细胞学检查加分段刮宫

7. 若刮宫病理结果为复杂性增生伴重度不典型增生，最佳处理方案是

A. 口服避孕药 1 号

B. 子宫次全切除术

C. 子宫全切术

D. 大剂量孕激素治疗 3 月后复查

E. 宫腔镜电切内膜

（8～9 题共用题干）

32 岁，女，1 年前自然分娩一男婴，体重 4500g，产后 2 小时内出血 2500ml。产后至今未来月经，伴性欲减退，毛发脱落，畏寒，嗜睡，低血压等症状。

8. 下列辅助性检查内容哪项与本患者不符

A. 孕激素试验阴性

B. 雌 - 孕激素序贯试验阳性

C. 放免检测血 FSH、LH 均 >5U/L

D. HMG 刺激试验阳性

E. 多次 GnRH 刺激试验，LH 无升高

9. 该患者可能的诊断是

A. 肾上腺皮质肿瘤

B. 希恩综合征

C. 生长激素腺瘤

D. 空蝶鞍综合征

E. 泌乳激素肿瘤

（10～11 题共用题干）

50 岁妇女，G3P1，一年来月经稀发量少，最近自觉全身不适，情绪低落来就医。

10. 以下哪项主诉不属于更年期综合征

A. 月经稀乱

B. 出汗、潮热、心悸

C. 阴道排液增多，外阴瘙痒

D. 尿道阴道烧灼感、性生活困难

E. 激动易怒、抑郁多疑、不能自控

11. 该患者的治疗方法，下列哪项不合适

A. 应进行心理支持治疗

B. 坚持锻炼、注意饮食、补充钙剂

C. 适当镇静剂，如安定、谷维素等

D. 精神神经症状应用雌激素无效

E. 适当补充雌激素对泌尿生殖道萎缩效果良好

（12～14 题共用题干）

21 岁未婚少女，因肥胖、多毛及闭经拟诊为多囊卵巢综合征。

12. 本例妇科检查最明显的阳性体征应是

A. 单侧卵巢增大

B. 双侧卵巢增大

C. 子宫明显增大

D. 子宫与双侧卵巢均增大

E. 阴毛稀疏

13. 本例最常见的临床表现是

A. 相间出现月经过多与闭经

B. 原发性闭经

C. 继发性闭经

D. 进行性痛经

E. 月经周期紊乱

14. 本例测定内分泌改变应是

A. LH 呈持续高水平

B. FSH 呈持续高水平

C. LH/FSH 比值 <2

D. 雄激素增多主要是脱氢表雄酮硫酸盐增加

E. 雌酮低于正常值

（15～17 题共用题干）

女，22 岁，因肥胖闭经拟诊为多囊卵巢综合征。

15. 关于多囊卵巢综合征，妇科检查时最明显的阳性体征是

A. 子宫明显增大

B. 单侧卵巢增大

C. 双侧卵巢增大

D. 子宫与双侧卵巢均增大

E. 阴毛稀疏

16. 最常见的临床表现是

A. 相间出现月经过多与闭经

B. 原发性闭经

C. 继发性月经稀发或闭经

D. 进行性痛经

E. 月经周期紊乱，经期长而淋漓不清

17. 内分泌测定其变化应该是

    A. Ⅲ呈高水平持续分泌，无Ⅲ峰值

    B. FSH 呈持续高水平，无 FSH 峰

    C. LH/FSH 比值下降≤3

    D. 雄激素上升主要是硫酸脱氢表雄酮增加

    E. 雌酮/雌二醇比值低于正常周期

（18～20 题共用题干）

    32 岁经产妇，近 3 年痛经并逐渐加重，伴经量多，需服止痛药。子宫后倾，大如妊娠 8 周，质硬。

18. 痛经逐渐加重的原因最可能是

    A. 子宫内膜结核   B. 功能性痛经

    C. 子宫腺肌病   D. 子宫黏膜下肌瘤

    E. 子宫内膜癌

19. 为明确诊断，不需要的辅助检查项目是

    A. B 超检查

    B. 输卵管通液术

    C. 子宫输卵管碘油造影

    D. 宫腔镜检查

    E. 诊断性刮宫活组织检查

20. 一旦明确诊断之后，处理应选择

    A. 性激素治疗   B. 镇痛药物治疗

    C. 化学药物治疗   D. 手术治疗

    E. 放射治疗

【B 型题】

（1～3 题共用备选答案）

    A. 子宫性闭经   B. 卵巢性闭经

    C. 垂体性闭经   D. 下丘脑性闭经

    E. 生理性闭经

1. 继发闭经，发生于第三次人流刮宫后，雌、孕激素试验阴性，应诊断为

2. 继发闭经，发生于产后大出血后，伴随第二性征萎缩，孕激素试验阴性，应诊断为

3. 月经稀发、间断闭经，肥胖多毛，B 超提示卵巢多囊变，应诊断为

（4～7 题共用备选答案）

    A. 雌激素内膜增生方案

    B. 孕激素内膜萎缩方案

    C. 孕激素撤退方案

    D. 雌－孕激素序贯疗法

    E. 雌－孕激素合并疗法

4. 青春期功血，周期紊乱，量不多，为调节周期，适于用

5. 更年期功血，周期缩短，出血量多。贫血，适于用

6. 生育年龄功血，出血时间长，血量不多，淋漓不止，适于用

7. 青春期功血，出血量多，持续时间长，贫血，适于用

（8～9 题共用备选答案）

    A. 经前诊刮子宫内膜分泌不足

    B. 经期第 5 天子宫内膜为混合型

    C. 经前诊刮子宫内膜为分泌期

    D. 经前诊刮子宫内膜呈增殖期

    E. 子宫内膜为蜕膜

8. 子宫内膜不规则脱落的宫内膜是

9. 无排卵性功血的宫内膜是

（10～12 题共用备选答案）

    A. 月经失调，甚至闭经

    B. 女性假两性畸形

    C. 多合并不孕，自然流产或畸胎发生

    D. 无排卵性功能性子宫出血

    E. 排卵性功能性子宫出血

10. 先天性肾上腺皮质增生引起

11. 高雄激素血症引起

12. 甲状腺功能低下引起

（13～16 题共用备选答案）

    A. 甲状腺功能减退   B. 雄激素

    C. FSH   D. LH

    E. GnRH

13. 可出现月经量过少、月经稀发甚至闭经的是

14. 是糖蛋白激素，决定与性腺效应细胞受体结合的特异性的是

15. 主要来源于肾上腺皮质的是

16. 下丘脑弓状核神经细胞分泌的是

（17～20 题共用备选答案）

    A. 子宫性闭经   B. 卵巢性闭经

    C. 垂体性闭经   D. 下丘脑性闭经

    E. 肾上腺性闭经

17. Sheehan 综合征时的闭经，属于

18. 卵巢功能健全且性激素分泌正常的闭经，属于

19. 多囊卵巢综合征时的闭经，属于

20. 颅咽管瘤时的闭经，属于

（21～22 题共用备选答案）

    A. 子宫内膜增生过长

    B. 子宫内膜不规则脱落

    C. 黄体功能不足

    D. 分泌期子宫内膜

    E. 以上都不是

21. 35 岁妇女，月经周期正常，经期延长，现为月经第 5 日进行刮宫，此时内膜活组织检查为

22. 49 岁妇女，月经周期为 2～4 个月一次，经期延长，经量多，末次月经持续 20 天，现又有 2 个月未来潮。

此时内膜活组织检查为

(23～24题共用备选答案)

　　A. 致密层　　　　　　　B. 海绵层

　　C. 基底层　　　　　　　D. 海绵层与基底层

　　E. 海绵层与致密层

23. 患者人工流产后长期闭经，而基础体温为双相，其最可能原因是上述哪组子宫内膜遭到破坏

24. 在整个月经周期中无明显变化，月经期并不脱落的是

(25～28题共用备选答案)

　　A. 神经性厌食　　　　　B. 席汉综合征

　　C. 卵巢早衰　　　　　　D. 宫腔粘连

　　E. 雄激素不敏感综合征

25. 属于丘脑性闭经的是

26. 属于垂体性闭经的是

27. 属于卵巢性闭经的是

28. 属于子宫性闭经的是

参考答案

【A1/A2型题】

1. A	2. E	3. B	4. B	5. D	6. C	7. E	8. E
9. C	10. D	11. E	12. D	13. B	14. B	15. B	16. A
17. E	18. D	19. E	20. B	21. E	22. C	23. E	24. C
25. C	26. B	27. B	28. E	29. D	30. E	31. D	32. B
33. C	34. C	35. C	36. B	37. B	38. C	39. C	40. E
41. B	42. D	43. D	44. C	45. E	46. D	47. C	48. B
49. B	50. B	51. E	52. E	53. D	54. C	55. E	56. B
57. E	58. C	59. D	60. B	61. D	62. E	63. C	64. B
65. D	66. E	67. C	68. C	69. E	70. D	71. B	72. D
73. E	74. E	75. B	76. E	77. A	78. E	79. B	80. D
81. A	82. A	83. C	84. A	85. B	86. C	87. B	88. A
89. E	90. C	91. E	92. E	93. C	94. E	95. D	96. E
97. C	98. D	99. D	100. B	101. B	102. D	103. C	
104. C	105. D	106. D	107. D	108. D	109. E	110. A	
111. A	112. A	113. A	114. C	115. A	116. D	117. C	
118. D	119. D	120. C	121. B	122. E	123. C	124. C	
125. D	126. D	127. B	128. C	129. B	130. E	131. A	
132. A	133. B	134. D	135. B	136. B	137. D	138. C	
139. C	140. B	141. C	142. E	143. E	144. E	145. E	
146. B	147. D	148. E	149. D	150. E	151. B	152. B	
153. B	154. C	155. C	156. E	157. E	158. D	159. B	
160. B	161. D	162. B	163. C	164. B	165. C	166. C	
167. E	168. E	169. E	170. D	171. C	172. E	173. D	
174. B	175. E	176. E	177. E	178. E	179. B	180. A	
181. E	182. D	183. B	184. C	185. E	186. B	187. E	
188. E	189. D	190. B	191. A	192. C	193. C		
194. D							

【A3/A4型题】

1. B	2. E	3. A	4. A	5. B	6. E	7. C	8. C
9. B	10. C	11. D	12. B	13. C	14. A	15. C	16. C
17. A	18. C	19. B	20. D				

【B型题】

1. A	2. C	3. D	4. D	5. B	6. C	7. A	8. B
9. D	10. B	11. A	12. C	13. A	14. D	15. C	16. E
17. C	18. A	19. B	20. D	21. A	22. A	23. C	24. C
25. A	26. B	27. C	28. D				

精选解析

【A1/A2型题】

2. 因绒毛膜促性腺激素（HCG）有与LH相似的生物活性，与绝经期促性腺激素（HMG）合用可诱发排卵。

3. 溴隐亭：能抑制垂体分泌催乳激素，适用于无排卵伴有高催乳激素血症者。一般连续用药3～4周时垂体催乳激素降至正常，多可排卵（排卵率为75%～80%，妊娠率为60%）。

4. 卵巢性闭经的闭经原因在卵巢。卵巢性激素水平低落，子宫内膜不发生周期性变化而导致闭经，包括先天性卵巢发育不全或缺损、卵巢功能早衰、卵巢已切除或组织已破坏、卵巢功能性肿瘤。

5. 原发性痛经的发生主要与月经时子宫内膜合成和释放前列腺素（PG）增加有关，也受精神、神经因素影响。

8. 囊性肿块直径大于5～6cm，行巧克力囊肿剥除术。

9. 诊断为青春期无排卵性功能失调性子宫出血。

10. 月经期延长为子宫内膜不规则脱落，应在下次月经前10～14天用黄体酮。

11. 子宫内膜只要有分泌反应，表示有孕激素影响，就应诊断为有排卵月经，分泌不良为有排卵但黄体功能不足的特点。其他几项均正确。

12. 基础体温单相型表示无排卵。黄体功能不足者。基础体温双相型，但升高持续时间短，仅9～10天就下降。正常黄体期应持续14天左右。其余几项均正确。

13. 根据病史本例应诊为青春期功血，最佳治疗为用雌-孕激素序贯疗法止血，雌激素使子宫内膜增生、修复，孕激素预防内膜增生过长、促使转化为分泌期，

从而达到止血。雌、孕激素或诊断性刮宫术均适用于更年期患者。

14. 行经前后出现下腹痛，只有程度较重影响生活和工作质量者才称为痛经。痛经，特别是原发痛经受精神、神经因素的影响。原发痛经与子宫内膜合成和释放前列腺素增加有关；腹腔镜检查对继发痛经是最有价值的辅助诊断方法。

15. 子宫颈内膜腺体的分泌受卵巢性激素的影响，宫颈黏液的量、形状及结晶的类型都随之发生周期性变化，通过检查这些变化可以了解卵巢功能。闭经病人持续出现羊齿状结晶，说明受雌激素影响，没有孕激素影响的特征，没有排卵。

16. 题中列举的方法均可测定卵巢功能，但对未婚妇女来讲，最常用而且简便、易行的方法是测定血中性激素水平，即 E_2、FSH、LH、PRL、P、T。

17. 无排卵性功血主要发生于青春期和更年期妇女。因为青春期下丘脑和垂体的调节未臻成熟；更年期卵巢功能衰退，对垂体促性腺激素的感应性及反馈减弱，易发生无排卵性功血。

18. 围绝经期是指卵巢功能衰退至卵巢功能消失的一个阶段。在此阶段内更年期妇女约1/3能通过神经内分泌的自我调节达到新的平衡而无自觉症状，2/3妇女则可出现一系列性激素减少所致的不同程度的内分泌、躯体和心理方面的变化，如潮热、多汗、失眠、心悸、烦躁等一系列症状。围绝经期卵巢分泌雌激素减少，垂体释放促性腺激素和LH增加。

19. 某些全身性疾病，例如甲亢、甲减等也可引起闭经，此时需采用相应的治疗措施。性激素治疗及诱导排卵均有利于卵巢功能的恢复。而卵巢受到放射治疗后会导致卵巢功能早衰更易引起闭经。

20. 凡在行经前后或月经期出现下腹痛、坠胀，伴腰酸或其他不适，程度较重以致影响生活和工作质量者称痛经。应再除外盆腔器质性病变。痛经者体内前列腺素上升，治疗痛经，应加用抗前列腺素药物。无排卵性子宫内膜所含PG浓度甚低，一般不痛经。

21. 患者月经规律，无停经史，但有痛经史、不育史、附件肿物史，突发下腹痛伴腹膜刺激症状，查体子宫后壁有触痛结节，右附件包块边界不清、活动度差考虑卵巢巧克力囊肿破裂。月经前或月经期容易发生巧克力囊肿破裂。

22. 已婚闭经患者可行诊断性刮宫，用以了解子宫腔形态、有无粘连；刮取内膜病理检查可了解子宫内膜对卵巢激素的反应及诊断有无内膜结核等，但不用于确定闭经的类型。

23. 青春期功血患者常为青春期少女，未婚、未生育，前4项治疗方法均可应用，对于青春期功血刮宫就应持慎重态度，子宫内膜去除术常是不可取的，否则会影响以后的生育。子宫内膜去除术适于药物治疗无效的、不需要保留生育功能的、中年以上妇女。

24. 为确定有无排卵或黄体功能应在月经前或来潮6小时内行诊刮，病理检查可看出子宫内膜有无分泌现象及分泌现象是否良好。其他时间诊刮均不适宜。

61. 雌-孕激素序贯试验仍无阴道流血，提示子宫内膜有缺陷或被破坏，可诊断为子宫性闭经。

62. 此为雌-孕激素序贯试验，若用药后不见阴道流血则为子宫性闭经。

64. 排卵后子宫内膜应为分泌期改变。

65. 本例诊断为无排卵性月经，D提示雌激素的特征。

66. 雌-孕激素序贯试验出现撤药性出血。

68. 大剂量雌激素制剂促使子宫内膜生长，短期内修复创面而止血。

69. 此时仍为增生期内膜，则可诊断为无排卵性功血。

70. 无"极度增生"名词，仅有A、B、E 3种病理变化。不典型增生属癌前病变。

71. 围绝经期雌激素不足，对下丘脑、垂体不能进行有效负反馈，致使垂体促性腺激素排出增多。

73. 本例诊断为围绝经期无排卵性功血，刮宫是最快最可靠的止血方法。

74. 无排卵性功血时，子宫内膜可呈单纯型增生、复杂型增生、增生期子宫内膜、萎缩型子宫内膜。而排卵性月经失调中黄体功能不足时表现为子宫内膜分泌不足。

75. 肥胖、多毛为多囊卵巢的表现，不是围绝经期患者的临床表现。其他几项均为围绝经期患者典型的临床表现。

76. 青春期功血为无排卵性功血。

77. 本题考核学生对闭经各种病因的认识。常见错误为选B或E，垂体性闭经，LH、FSH均降低。另外丘脑下部性闭经LH、FSH也均降低。该患者子宫大小正常，可排除妊娠，LH、FSH均升高提示可能是卵巢早衰。

78. 该题是死记硬背题，考核学生对各种功血诊断的掌握。常见错误为选B或C。为了确定排卵和黄体功能，应在经前期或月经来潮6小时内刮宫。要点：①25岁，月经不规则，特别是经期长，基础体温双相，下降缓慢,提示可能是黄体萎缩不全;②为证实黄体萎缩不全在月经来潮后的第5天刮出物中仍有分泌型内膜。

79. 本题考核学生对闭经各种病因的认识。常见错误为选A或E。FSH、LH均<5U,不支持卵巢性闭经。另外,垂体兴奋试验无反应提示是垂体性闭经。要点:闭经患者在排除妊娠后要进行以下辅助检查。①药物撤退试验,如出现撤退性出血,提示子宫功能正常,雌-孕激素实验如没有撤退性出血,可诊断为子宫性闭经;②卵巢功能检查(基础体温测定、B超监测、宫颈黏液结晶检查、阴道脱落细胞检查等),卵巢兴奋试验:若卵巢对垂体激素无反应,提示病变在卵巢;若卵巢有反应,则病变在垂体;③垂体功能检查:垂体兴奋试验;④内分泌检测:PRL升高,提示高催乳激素血症。FSH>40U/L,提示卵巢功能衰竭;若LH>25U/L,高度怀疑为多囊卵巢;LH、FSH均<5U/L。提示垂体功能减退,病变可能在垂体或下丘脑。该患者有产后出血病史,且FSH、LH均<5U,垂体兴奋试验无反应可能是席汉综合征。

80. 常见错误为选C或E。选项C,经后妇女易发生动脉粥样硬化、心肌缺血、心肌梗死、高血压和脑卒中,因绝经后雌激素水平低下,使血胆固醇水平升高,各种脂蛋白增加,而高密度脂蛋白/低密度脂蛋白比率降低。选项D,绝经后异常阴道流血应考虑生殖器有否器质性改变,如内膜癌的可能性。选项E,绝经后雌激素水平下降,使尿道缩短,黏膜变薄,括约肌松弛,常有尿失禁。要点:围绝经综合征的临床表现。①月经紊乱,围绝经期及绝经后妇女出现异常子宫出血,一定要警惕子宫内膜癌的发生;②全身症状:潮热、精神、神经症状、泌尿、生殖道症状(括约肌松弛,常有尿失禁、膀胱炎)、心血管疾病、骨质疏松、皮肤和毛发的变化(皱纹增多、皮肤变薄、皮肤色素沉着)。

81. 常见错误为选B或E。选B者认为雄激素可提高子宫肌肉及盆腔血管张力,减轻盆腔充血,从而减少出血量,但实际上它并不能改变子宫内膜的脱落过程,也不能起修复子宫内膜作用。另外,E-P序贯疗法适用于青春期功血。要点:①病人55岁,已近绝经,临床表现显示体内有一定量的雌激素,但没有排卵,没有孕激素的作用,提示该患者是无排卵性功血;②长期暴露于雌激素作用下的子宫内膜,是子宫内膜癌的高危因素,故每月(最多不超过2月)应给病人应用孕激素,使内膜转化为分泌型并脱落出血。本例出血量多伴血块,最好选用炔诺酮(妇康片)或甲地孕酮(妇宁片);③病人已55岁,卵巢功能衰退,不必再考虑促排卵调整周期。

82. 常见错误为选B或C。静脉滴注LH-RH

100μg,是垂体兴奋试验,注射后45分钟,血中LH值增高近3倍,说明垂体功能正常,病变在下丘脑。另外,卵巢性闭经,如果是卵巢早衰,FSH数值应升高,同时,由于雌激素水平低,仅注射孕激素常无阴道流血,即可排除此病。

83. 常见错误为选A或B。痛经是妇科最常见的症状之一,约50%妇女有痛经。另外,由于无排卵性子宫内膜因无孕酮刺激,所含PG浓度甚低,所以一般不发生痛经。继发性痛经是指由于盆腔器质性病变引起的痛经。要点:①原发性痛经是指生殖器无器质性病变的痛经;②它的发生主要与子宫内膜合成和释放前列腺素增加有关,PGF2α刺激子宫收缩,增加子宫张力,导致痛经;③原发性痛经的发生还受精神、神经因素的影响;④原发性痛经具有用前列腺素合成酶抑制剂能缓解症状的特征;⑤继发性痛经是指由于盆腔器质性引起的痛经。

84. 常见错误为选D。经前紧张综合征的妇女孕激素相对不足,而孕酮的刺激为子宫内膜生物合成PG所必须,因此经前紧张综合征的妇女PG较低,很少有痛经。要点:①经前紧张综合征是指妇女反复在黄体期周期性出现躯体、精神和行为方面改变,严重者影响生活质量,月经来潮后症状自然消失;②发生率30%~40%,严重者占5%~10%;③该病是由于孕激素的不足,或神经类阿片肽的异常、精神因素等引起。

180. 青春期功血应采用大剂量雌激素,使子宫内膜增生修复,达到快速止血目的。

182. 经前期紧张综合征与雌激素缺乏无关,故答案为D。

185. 正常月经周期分为卵泡期和黄体期,一般情况下,黄体期相对较恒定,约12~16日,若黄体功能不足,月经提前来潮,黄体期缩短,故月经周期缩短。若经期延长,也可表现为不规则出血。

186. 下丘脑性闭经多由中枢神经系统-下丘脑功能失调引起,而非主要由器质性病变造成。

189. 患者出现闭经、泌乳,临床上应疑垂体分泌PRL水平过高引起的闭经溢乳综合征,故必须查PRL。

192. 原发痛经多发生在青少年;排卵周期中在孕激素作用下,分泌型子宫内膜剥脱时经血前列腺素含量显著高于增生期内膜经血中浓度,引起子宫平滑肌收缩,产生分娩样痉挛性绞痛;原发痛经也受精神、神经因素影响,妇科检查无异常发现;继发痛经常见于子宫内膜异位症等盆腔器质性病变。

193. 围绝经期主要改变是月经变化,如月经频发、月经过少、月经不规则及闭经;骨质疏松;自主神经系统紊乱,可表现为阵发潮热、出汗、睡眠不佳、烦躁、情绪不稳；同时心理及精神上也出现很多病理变化，可严重影响妇女的健康及生活质量。

194. 影响月经周期的环节有 4 个：子宫、卵巢、垂体、下丘脑。

【A3/A4 型题】

（1~2 题共用题干）该妇女月经规律，周期缩短，有不孕及两次早孕自然流产史，可能的诊断为有排卵但黄体功能不足。其他的诊断应有与其相关的不同病史。为确定黄体功能不足可测定基础体温、性激素测定和月经前取子宫内膜检查，后者最可靠，子宫内膜表现为部分增生和部分分泌期变化。最佳处理方案是：月经前（黄体期）补充天然孕激素，利于孕卵着床和发育。

（10~11 题共用题干）更年期综合征包括月经紊乱，精神、神经症状（出汗、潮热、精神过敏、情绪不稳），泌尿、生殖道改变（泌尿生殖道萎缩、性生活困难等），骨质疏松、关节疼痛等。心理治疗和支持是必要的，精神神经症状是应用雌激素的指征。

（12~14 题共用题干）双侧卵巢比正常大 2~3 倍，包膜厚，质坚韧，是本病特征。本病多为继发性闭经，闭经前多有月经稀发或过少。FSH 低；LH/FSH 比值 >2；雄激素主要来自卵巢的雄烯二酮和睾酮，部分来自肾上腺的脱氢表雄酮和脱氢表雄酮硫酸盐；雌酮增高。抗雄激素疗法有口服酮康唑、醋酸环丙孕酮、螺内酯及糖皮质类固醇等。

（18~20 题共用题干）根据临床表现，应诊断为子宫腺肌病。子宫输卵管通液术不能了解子宫状态。剧烈痛经达 3 年且经量多，应行全子宫切除术。

【B 型题】

（1~3 题共用备选答案）雌、孕激素试验阴性，即可定位于子宫性闭经，而且继发于多次人流刮宫后，应诊断为 Asherman 综合征。发生于产后大出血的继发闭经，系因垂体功能减退，即席汉综合征。月经稀发、肥胖多毛、卵巢多囊变应诊断为 PCOS，其病因在下丘脑。卵巢性闭可由于卵巢发育不良，或由于肿瘤、手术等使卵巢功能受损，分泌的性激素水平过低引起。

（4~7 题共用备选答案）雌-孕激素合并疗法主要用以调节周期，特别适于月经过多的患者。

（8~9 题共用备选答案）子宫内膜不规则脱落为排卵性功血的一种类型，由于黄体功能异常，萎缩过程延长，致使月经周期的第 5 天子宫内膜部分分泌期部分增生期混杂共存。无排卵性功血由于无排卵，无黄体形成，无孕激素分泌，故子宫内膜受单一雌激素影响，表现为增殖期变化。

（25~28 题共用备选答案）神经性厌食可引起下丘脑功能障碍，导致闭经，而 Sheehan 综合征为垂体性闭经，卵巢早衰和雄激素不敏感综合征为卵巢性闭经，宫腔粘连为子宫性闭经。

第二十章　子宫内膜异位症和子宫腺肌病

【A1/A2 型题】

1. 导致子宫腺肌症的主要原因是
   A. 盆腔炎症
   B. 人工流产
   C. 多次妊娠和分娩对子宫壁的创伤
   D. 高雌激素水平
   E. 子宫内膜增生过长

2. 保留生育功能手术是
   A. 指保留患者的子宫
   B. 子宫内膜异位症患者首选的术式
   C. 指至少保留患者的一侧卵巢
   D. 尽量采用电灼代替切除子宫内膜异位症灶
   E. 可以经腹腔镜和开腹手术进行

3. 子宫内膜异位症的临床表现最常见的是
   A. 性交痛
   B. 月经异常
   C. 痛经
   D. 不孕
   E. 无症状，体检发现

4. 对于卵巢子宫内膜异位症正确的是
   A. 卵巢与周围器官有疏松粘连
   B. 一般单侧发生
   C. 又称巧克力囊肿
   D. 囊肿内主要是新鲜出血
   E. 囊肿直径一般在 5~6cm 以上

5. 未破卵泡黄素化综合征患者的特点是
   A. 有排卵，子宫内膜分泌期，但不能受孕
   B. 无排卵，但基础体温双相，子宫内膜分泌期
   C. 有排卵，基础体温双相，但无受孕可能
   D. 无排卵，但子宫内膜分泌期，基础体温双相
   E. 有排卵，但基础体温双相，子宫内膜分泌期

6. 根治性手术是
   A. 适用于 30 岁以上的患者
   B. 切除子宫双附件及盆腔所有子宫内膜异位病灶
   C. 适用于痛经严重的患者
   D. 切除子宫及宫旁3cm 组织，并行双附件切除
   E. 术后需加用孕激素

7. 卵巢以外的子宫内膜异位症病灶最早可见
   A. 直肠子宫陷凹消失
   B. 子宫后壁下段散在结节
   C. 子宫后壁与直肠粘连

   D. 腹膜无色素灶
   E. 直肠阴道膈结节

8. 丹那唑治疗子宫内膜异位症的主要机理是
   A. 假孕作用
   B. 雄激素作用
   C. 假绝经作用
   D. 抗前列腺素作用
   E. 抗雌激素作用

9. 子宫内膜异位症患者血清 CA125 数值
   A. 巧克力囊肿破裂时会降低
   B. 较卵巢癌患者测值低，两者可以区分
   C. 全部升高，但一般不超过 200U/ml
   D. 可以反映治疗效果
   E. 不能反映复发情况

10. 下面病例哪例可以初步诊断子宫内膜异位症
    A. 40 岁妇女，腹痛劳累后加重，宫旁包块
    B. 35 岁妇女，痛经进行性加重，宫旁囊性包块
    C. 20 岁妇女，痛经严重，宫旁囊性包块
    D. 30 岁妇女，不孕，宫旁囊性包块
    E. 42 岁妇女，闭经，周期性腹痛，宫旁囊性包块

11. 下面说法哪项不正确
    A. 抑制卵巢功能可阻止子宫内膜异位症的发展
    B. 妊娠可促进子宫内膜异位症的发展
    C. 子宫内膜异位症一般仅见于生育年龄妇女
    D. 绝经后异位的子宫内膜可逐渐萎缩
    E. 子宫内膜异位症发病与卵巢周期性变化有关

12. 可以确定子宫内膜异位症的发病机制是
    A. 淋巴及静脉播散
    B. 子宫内膜种植
    C. 体腔上皮化生
    D. 免疫异常
    E. 不能确定

13. 子宫内膜好发部位依发生几率大小的顺序依次是
    A. 子宫直肠陷凹、子宫浆膜、输卵管、卵巢、子宫骶骨韧带
    B. 卵巢、子宫浆膜、输卵管、子宫骶骨韧带、子宫直肠陷凹
    C. 输卵管、卵巢、子宫直肠陷凹、子宫浆膜
    D. 子宫骶骨韧带、子宫浆膜、卵巢、子宫直肠陷凹、输卵管
    E. 卵巢、子宫直肠陷凹、输卵管、子宫浆膜、子宫骶骨韧带

14. 关于子宫腺肌病的叙述正确的是

A. 与子宫内膜异位症发病机理不同，两者发病不相关

B. 常合并子宫肌瘤

C. 发生于 20 ~ 30 岁妇女

D. 患者均表现严重的痛经

E. 以上观点均不正确

15. 关于子宫内膜异位症正确的描述是

A. 子宫内膜异位症是孕激素依赖性的疾病

B. 子宫内膜异位症最常见的症状是不规则出血

C. 子宫内膜异位症是子宫内膜生长在子宫以外的部位

D. 子宫内膜异位症发病有遗传倾向

E. 子宫内膜异位症常发生于少女

16. 对于子宫内膜异位症的治疗，以下哪项正确

A. 需要保留生育功能的年轻患者可以行半根治术

B. 根治术是指全子宫切除

C. 口服丹那唑是假孕治疗的一种

D. 保守手术是保留部分内膜异位病灶

E. 妊娠可以缓解子宫内膜异位症

17. 对于子宫内膜异位症病因的描述哪项不正确

A. 子宫内膜异位可能来源于体腔上皮化生

B. 子宫内膜异位症的发生都是医源性的

C. 子宫内膜异位症的发生与经血反流有关

D. 子宫内膜异位症有家族聚集性

E. 子宫内膜异位症与免疫机制不正常有关

18. 腹腔镜下下列病理变化不是子宫内膜异位症特有的是

A. 血性囊泡　　　　　B. 紫褐色斑点

C. 纤维粘连　　　　　D. 输卵管积水

E. 道格拉斯窝封闭

19. 子宫内膜异位囊肿破裂时，患者会发生

A. 阵发下腹绞痛　　　B. 出血性休克

C. 高热　　　　　　　D. 阴道出血

E. 剧烈腹痛

20. 子宫内膜异位症引起不孕的最主要原因是

A. 黄体期功能不足　　B. 自身免疫反应

C. 输卵管阻塞　　　　D. 不排卵

E. 性交疼痛

21. 已确诊为子宫内膜异位症，为缓解痛经不适，首选药物应是

A. 己烯雌酚　　　　　B. 甲羟孕酮

C. 孕三烯酮　　　　　D. 甲睾素

E. 口服短效避孕药

22. 子宫内膜异位症正确的是

A. 输卵管间质部最多见

B. 与遗传无关

C. 绝经后临床症状明显改善

D. 不影响生育能力

E. 小剂量孕激素疗法效果佳

23. 子宫内膜异位症时的痛经特点是

A. 原发性，进行性加重

B. 继发性，逐年加剧

C. 伴肛门坠胀感

D. 伴性交痛

E. 痛时腹泻

24. 30 岁已婚未孕妇女，近 3 年痛经逐渐加重。妇科检查子宫后屈，活动受限，在直肠子宫陷凹处触及多个蚕豆大触痛明显硬节，附件区未触及包块。本例恰当的治疗方案应是

A. 镇痛对症治疗　　　B. 给予广谱抗生素

C. 行孕三烯酮疗法　　D. 病灶切除术

E. 子宫及双附件切除术

25. 临床测定雌激素对以下哪种疾病无临床意义

A. 判断闭经原因　　　B. 诊断无排卵月经

C. 检测卵泡发育　　　D. 女性性早熟

E. 诊断子宫内膜异位症

26. 下列哪些不是子宫内膜异位症的症状

A. 痛经　　　　　　　B. 月经失调

C. 不孕　　　　　　　D. 性交痛

E. 脓性白带

27. 子宫内膜异位症患者最多见于

A. 幼女　　　　　　　B. 青春期

C. 生育期　　　　　　D. 绝经前期

E. 绝经后期

28. 32 岁已婚女性，结婚 7 年未孕，痛经逐渐加重 3 年，查子宫后屈，活动不良。附件区触及活动不良囊性包块，宫骶韧带有黄豆大触痛结节。为预防本病发生，以下说法错误的是

A. 鼓励妊娠

B. 不结婚不生育

C. 防止经血流入盆腹腔

D. 人工流产吸宫时，吸管缓慢拔出

E. 服用口服避孕药抑制排卵

29. 30 岁未婚未孕妇女，近 3 年痛经逐渐加重。妇检子宫后屈，活动受限，在直肠子宫陷凹处触及多个蚕豆大小触痛硬结，附件区未触及包块。本例恰当的处理是

A. 镇痛对症治疗　　　B. 给予广谱抗生素

C. 行丹那唑治疗   D. 病灶切除术

E. 子宫及双附件切除

30. 子宫内膜异位症的药物治疗，下列哪项叙述是错误的

    A. 药物治疗使异位内膜萎缩需一定时间，故一般主张连续应用 6 个月

    B. 短效避孕药对轻度子宫内膜异位症有效

    C. 药物对肝有一定影响，故治疗同时必须系列观察肝功能变化

    D. 丹那唑有致畸作用，故对要求生育的病人最好不用

    E. 高效孕激素疗法停药后妊娠率较高，未孕病人宜选用

31. 女，38 岁，1 - 0 - 2 - 1，5 年前人流放环，以后出现痛经，日益加重，曾药物治疗，病情缓解，停药后痛经又复出现。前天月经来潮，昨天突然腹痛伴恶心呕吐，体检：体温 39℃，腹压痛，子宫后位大小不清，后方可及豆大结节，右侧触及 8cm 直径大小块物，活动受限，白细胞 $15 \times 10^9/L$，中性 0.92。下列哪项诊断最为可能

    A. 慢性盆腔炎急性发作

    B. 子宫肌瘤红色变性

    C. 卵巢囊肿扭转

    D. 卵巢囊肿破裂

    E. 卵巢子宫内膜异位囊肿破裂

32. 有关子宫腺肌病，下述表达正确的是

    A. 假孕疗法有效

    B. 多发生在初产妇

    C. 病灶中子宫内膜对卵巢激素敏感

    D. 多数合并外在性子宫内膜异位症

    E. 月经量增多，经期延长，继发痛经，子宫均增大和质较硬

33. GnRH - α 是哪种疗法的用药

    A. 内美通疗法   B. 假孕疗法

    C. 假绝经疗法   D. 高效孕激素疗法

    E. 药物性卵巢切除疗法

34. 40 岁妇女，人工流产术后 10 年未孕，近 3 年来，月经量多，经期腰腹坠痛加重，妇查：子宫鹅卵大，球形，硬，附件正常，首选诊断是

    A. 子宫肌瘤

    B. 盆腔炎性肿物与子宫粘连

    C. 子宫腺肌病

    D. Asherman 综合征

    E. 子宫内膜癌

35. 有肝功损害者不宜用

A. 高效孕激素疗法   B. 假孕疗法

C. 内美通疗法   D. 假绝经疗法

E. 药物性卵巢切除疗法

36. 无子女迫切要求生育，病变累及卵巢者

    A. 病灶清除   B. 观察

    C. 性激素治疗   D. 保留卵巢功能手术

    E. 根治术

37. 子宫内膜异位症痛经的特点是

    A. 痛经发生于月经前期

    B. 痛经与月经周期无关

    C. 痛经发生于月经前，经期加重，经后缓解

    D. 痛经经期较微，经后加重

    E. 痛经多为原发性痛经

38. 28 岁妇女，原发不孕进行性痛经 5 年，妇查：子宫大小正常，后倾，欠活动，后壁有 2 个黄豆大小痛性结节，左侧附件可扪及直径约 3cm 大小的囊性包块，不活动，右侧附件增厚。其处理应首选

    A. 双侧附件切除术

    B. 卵巢子宫内膜病灶切除术

    C. 雄激素治疗

    D. 丹那唑治疗

    E. 根治术

39. 女，35 岁，G2P1，发现左附件囊肿 3 个月。腹腔镜手术剥除左卵巢巧克力囊肿。术后不宜使用下列哪种药物

    A. 孕激素   B. GnRH - α

    C. 丹那唑   D. 内美通

    E. 倍美力

40. 子宫内膜异位症最主要的临床特点是

    A. 月经失调

    B. 不孕症发生率高达 40%

    C. 咳血

    D. 痛经和持续性下腹痛

    E. 腹痛，腹泻或便秘

41. 与子宫内膜增生过长无关的疾病是

    A. 卵巢颗粒细胞瘤   B. 子宫肌瘤

    C. 子宫内膜癌   D. 多囊卵巢

    E. 卵巢子宫内膜异位囊肿

42. 关于子宫内膜异位症下述哪项是错误的

    A. 多见于生育年龄妇女，以 30～40 岁居多

    B. 发病与卵巢的周期性变化有关

    C. 具有类似恶性肿瘤的远处转移和种植能力

    D. 子宫内膜出现和生长在子宫肌层

    E. 一般极少发生恶变

43. 关于子宫内膜异位症的预防，哪项是禁忌的
    A. 人工流产时，不要突然降低负压
    B. 月经期应避免不必要的盆腔检查
    C. 避免手术操作时引起的内膜种植
    D. 防止经血倒流
    E. 输卵管通液术，应在月经前期进行

44. Kustner 最先提出
    A. 高效孕激素疗法　　　B. 假绝经疗法
    C. 假孕疗法　　　D. 内美通疗法
    E. 药物性卵巢切除疗法

45. 33 岁妇女。婚后 7 年未孕，痛经逐年加重。妇查：宫底韧带处可触及黄豆大结节 2 个，触痛明显，右侧附件可及一 5cm×6cm 大小包块活动差，半囊半实。最有效的确诊方法是
    A. 腹腔镜＋组织病检　　　B. 诊断性刮宫
    C. 宫腔镜检查　　　D. B 超
    E. CA125

46. 29 岁妇女，痛经 3 年，婚后 2 年未孕，妇检：子宫鸭卵大，常硬后位，活动受限，后穹隆可触及多个小结节，未经治疗，应首选哪种治疗方法
    A. 甲基睾丸素长期应用
    B. 保留生育功能手术
    C. 高效孕激素类药物
    D. 克罗米芬
    E. HCG 诱发排卵

47. 具有较强的雌激素和孕激素作用，效果与达那唑相同，是哪种疗法
    A. 内美通疗法　　　B. 假孕疗法
    C. 假绝经疗法　　　D. 高效孕激素疗法
    E. 药物性卵巢切除疗法

48. 子宫腺肌病多发生于
    A. 40～50 岁　　　B. 35～45 岁
    C. 30～40 岁　　　D. 30～50 岁
    E. 30～45 岁

49. 32 岁女性，发现右卵巢子宫内膜异位囊肿 3 年，于 2 小时前突发右下腹剧痛，伴恶心、呕吐及肛门憋坠感。查体：宫颈举痛，子宫后倾、固定，双侧附件区未及明显包块，压痛明显。该患者最可能的诊断是
    A. 卵巢黄体囊肿破裂
    B. 右卵巢子宫内膜异位囊肿扭转
    C. 输卵管妊娠破裂
    D. 右卵巢子宫内膜异位囊肿破裂
    E. 急性盆腔炎

50. 36 岁女性，已婚，因继发性痛经 3 年就诊，其最典型的体征应为
    A. 宫颈举痛　　　B. 后穹隆饱满
    C. 子宫增大、压痛　　　D. 子宫后倾、不活动
    E. 后穹隆可及触痛的结节

51. 子宫内膜异位症最常发生于
    A. 直肠　　　B. 宫骶韧带与卵巢
    C. 宫颈　　　D. 乙状结肠
    E. 腹膜脏层

52. 29 岁妇女，近 2 年常于经前 1 日开始出现下腹痛，你认为下列哪项检查最无意义
    A. 妇科检查　　　B. 盆腔 B 超
    C. 腹腔镜检查　　　D. 血 CA125 测定
    E. 腹平片

53. 下面哪项与预防子宫内膜异位症的发生无关
    A. 经期避免性交
    B. 宫颈管粘连致宫腔积血时应积极应用抗生素
    C. 婚后痛经者应尽早受孕
    D. 剖宫产缝合子宫壁时缝针避免穿过子宫内膜层
    E. 输卵管通液术宜在经后 3～7 天进行

54. 34 岁，继发性痛经 3 年余，进行性加重，下列哪项查体与其主诉密切相关
    A. 宫颈后唇可见一 1cm×1cm 赘生物
    B. 右附件囊肿
    C. 子宫如孕 2 个月大小，质软
    D. 子宫如孕 2 个月大小，球形、质硬且触痛
    E. 宫颈肥大

55. 32 岁已婚妇女，进行性痛经 3 年，典型的体征应为
    A. 子宫压痛　　　B. 附件区压痛
    C. 宫颈举痛　　　D. 后穹隆触痛
    E. 直肠子宫陷凹有触痛结节

56. 对于子宫内膜异位症，下列哪项不正确
    A. 病变具有远处转移能力
    B. 病变具有种植侵蚀能力
    C. 异位子宫内膜的 EGF、FGF 及其受体表达明显高于正常
    D. 绝经后异位内膜组织可逐渐萎缩吸收
    E. 发病机制与子宫腺肌病基本相同

57. 对于子宫内膜异位症，下述哪项正确
    A. 发病与社会经济状况无关
    B. 生育少、生育晚的女性发病少于多生育者
    C. 多发生于初潮前
    D. 约 20% 患者无明显不适
    E. 该病对孕激素不敏感

58. 为了预防子宫内膜异位症的发生，下列哪项是不正确的
   A. 宫颈管粘连引起经血潴留应及时手术治疗
   B. 输卵管通畅试验应于经前 3～7 天进行
   C. 经期尽量不作妇科检查
   D. 行子宫肌壁间肌瘤剥除术时，缝针避免穿过内膜层
   E. 经期避免性交

59. 显微镜下典型的异位子宫内膜组织结构包括
   A. 子宫内膜腺体、纤维素及出血
   B. 子宫内膜腺体、子宫内膜间质、纤维素与出血
   C. 子宫内膜腺体与纤维素
   D. 子宫内膜腺体、子宫内膜间质与出血
   E. 子宫内膜间质、纤维素与出血

60. 32 岁已婚妇女，继发性痛经 2 年。查：子宫后位、常大、欠活动，宫骶韧带处可及触痛的结节，患者适合用哪种药物
   A. 消炎痛
   B. 雌激素
   C. 丹那唑
   D. HCG
   E. HMG

61. 35 岁妇女，深部性交痛 5 年，并逐渐加重，查体时应注意哪项体征
   A. 宫颈举痛
   B. 子宫大小
   C. 盆腔包块
   D. 后穹窿饱满
   E. 直肠子宫陷凹触痛结节

62. 为了防止子宫内膜异位症的发生，下列哪项处理不恰当
   A. 避免经期作妇科检查
   B. 微波治疗宫颈糜烂应于经前 7 日内进行
   C. 行剖宫取胎术时，应用纱布垫保护好子宫切口周围术野
   D. 行吸宫术时，吸管应缓慢拔出
   E. 宫颈管粘连致经血潴留应及时手术治疗

63. 对于子宫腺肌病，下述哪项正确
   A. 约半数合并子宫肌瘤
   B. 多见于经产妇
   C. 子宫呈均匀增大
   D. 约 30% 可无临床症状
   E. 约 50% 合并子宫内膜异位症

64. 对于子宫腺肌病的治疗，下述哪项是错误的
   A. 长期剧烈痛经者应行子宫全切术
   B. 已近绝经期的患者可保守治疗
   C. 年轻患者可用高效孕激素治疗
   D. 假孕疗法无效
   E. 服用布洛芬仅为对症治疗

65. 30 岁已婚妇女，原发不孕，痛经 4 年。查子宫后倾固定，直肠子宫陷凹可及触痛结节，为预防本病的发生，下列哪项是错误的
   A. 人工流产时吸管缓慢拔出
   B. 经期勿性交
   C. 鼓励妊娠
   D. 严格避孕
   E. 服用口服避孕药抑制排卵

66. 行剖宫取胎术时，缝合子宫壁要避免穿透子宫内膜层的目的在于
   A. 减少感染的发生
   B. 避免术后宫腔粘连
   C. 减少出血
   D. 避免引起子宫内膜异位症
   E. 以上均不对

67. 下面哪种疾病存在继发性痛经和不孕
   A. 卵巢黏液性囊腺瘤
   B. 宫颈息肉
   C. 子宫肌瘤
   D. 子宫肌腺病
   E. 生殖器结核

68. 子宫内膜异位症患者行根治性手术的切除范围为
   A. 子宫、双侧附件及盆腔内所有病灶
   B. 子宫及双侧附件
   C. 双侧附件及盆腔内所有内膜异位病灶
   D. 子宫、双侧附件及盆腔淋巴结清扫
   E. 子宫、双侧附件及盆腔内所有内膜异位病灶

69. GnRH－α 治疗子宫内膜异位症 3 个月以上的主要副作用是
   A. 肝功能损伤
   B. 阴道不规则出血
   C. 围绝经期综合征
   D. 体重增加
   E. 痤疮

【A3/A4 型题】

(1～3 题共用题干)

患者 53 岁，月经量多，痛经逐渐加重，检查子宫增大如孕 12 周大，较硬，有轻压痛。

1. 关于诊断下列哪项正确
   A. 子宫肌瘤
   B. 子宫肉瘤
   C. 子宫腺肌症
   D. 子宫内膜异位症，卵巢巧克力囊肿
   E. 盆腔炎性包块

2. 关于该患者的最佳治疗方案是
   A. 消炎痛栓治疗
   B. 孕激素治疗
   C. GnRH－α 治疗
   D. 手术切除子宫
   E. 米非司酮治疗

3. 关于该患者的主要辅助检查方法是

    A. 腹腔镜检查   B. 宫腔镜检查

    C. B超检查   D. CT检查

    E. MRI检查

(4~6题共用题干)

    49岁，痛经11年，体检发现子宫增大。近1年稍减轻，且月经稀发，经量少，有潮热多汗。妊4产1，工具避孕。妇科检查外阴阴道正常，宫颈光滑，子宫前位，孕9周大，活动不好。双附件区增厚。B超见子宫8.3cm×6.1cm×5.7cm，肌壁有短线回声，右卵巢囊性无回声3.2cm。

4. 诊断为

    A. 子宫肌瘤   B. 子宫腺肌病

    C. 盆腔子宫内膜异位症   D. 盆腔炎

    E. 右卵巢囊肿

5. 建议治疗为

    A. 手术   B. 定期复查

    C. 改用口服避孕药   D. 激素替代治疗

    E. 高效孕激素

6. 如果手术治疗，方案为

    A. 右卵巢囊肿剥除

    B. 子宫切除，右卵巢囊肿剥除

    C. 子宫及右附件切除

    D. 子宫及双附件切除

    E. 子宫切除

(7~8题共用题干)

    经产妇，40岁。近2年痛经并逐渐加重，伴经量增多及经期延长，届时需服强止痛药。查子宫均匀增大如孕8周，质硬，有压痛，经期压痛明显。

7. 痛经逐渐加重的原因，最可能的是

    A. 功能性痛经   B. 子宫腺肌病

    C. 子宫内膜结核   D. 子宫内膜癌

    E. 子宫黏膜下肌瘤

8. 本例确诊后的处置应选择

    A. 镇痛药物治疗   B. 雌激素治疗

    C. 化学药物治疗   D. 手术治疗

    E. 放射治疗

(9~11题共用题干)

    32岁，继发痛经逐渐加重，月经周期正常，量中等。结婚2年，未避孕未怀孕。妇科检查外阴阴道正常，宫颈光滑，子宫后位，稍大，活动不好。双附件增厚。B超见子宫稍大，肌壁有短线回声，双附件非纯囊性。

9. 诊断是

    A. 子宫腺肌症

    B. 子宫肌瘤，双卵巢子宫内膜异位囊肿

    C. 卵巢肿物

    D. 子宫腺肌症、双卵巢子宫内膜异位囊肿

    E. 子宫腺肌症、卵巢生理性囊肿

10. 治疗应选择

    A. 根治术

    B. 半根治术，术后内分泌治疗

    C. 保守手术，术后内分泌治疗

    D. 期待妊娠

    E. 内分泌治疗

11. 若手术，最佳方案为

    A. 剥除双侧卵巢囊肿

    B. 电灼双侧卵巢囊肿

    C. 剥除双侧卵巢囊肿，切除子宫

    D. 子宫及一侧附件切除

    E. 子宫及双附件切除

(12~13题共用题干)

    35岁女性，近2年未避孕未怀孕而就诊。月经规律，4~5天/28天，继发痛经并进行性加重5年，多次测BBT呈双相型。妇检：子宫后位，不活动，正常大小，后峡部有0.5cm触痛结节，右侧卵巢可及3cm×3cm×4cm大小，囊实性，固定在子宫后方。

12. 关于此病人的诊断，最可能为以下哪项

    A. 盆腔结核

    B. 卵巢癌

    C. 双附件炎性包块

    D. 盆腔子宫内膜异位症

    E. 多囊卵巢综合征

13. 为明确诊断，以下哪项辅助检查最确切

    A. 宫腔镜检查   B. 腹腔镜检查

    C. 子宫输卵管造影   D. B超检查

    E. 血CA125测定

(14~16题共用题干)

    28岁妇女，原发不孕，进行性痛经5年，妇科检查：子宫大小正常，后倾，欠活动，后壁有2个黄豆大小痛性结节，双侧附件增厚。

14. 其诊断考虑为

    A. 慢性盆腔炎   B. 结核性盆腔炎

    C. 子宫内膜异位症   D. 双侧附件炎性包块

    E. 卵巢恶性肿瘤

15. 为进一步确诊，首选哪项检查方法

    A. B超检查   B. 腹腔镜检查

    C. 宫腔镜检查   D. CT或MRI检查

    E. X线腹部摄片检查

16. 其处理应首选

A. 双侧附件切除术

B. 卵巢子宫内膜病灶切除术

C. 雄激素治疗

D. 丹那唑治疗

E. 以上都是

（17～18题共用题干）

女，42岁，1-0-1-1，下腹疼痛，经来加重已多年，经期长，经量多，药物治疗无效。检妇：宫颈光，宫体后位，活动，增大如妊娠8周，左角结节状突起质硬，轻压痛。

17. 下列疾病中首先考虑哪项诊断

A. 子宫肌瘤　　　　B. 子宫腺肌病

C. 子宫内膜异位症　D. 慢性盆腔炎

E. 以上都不正确

18. 首先采用的治疗措施是

A. 药物对症治疗

B. 假绝经疗法

C. 高效孕激素治疗

D. 保留生育功能的保守性手术

E. 子宫切除术保留双附件

（19～20题共用题干）

女，30岁，已婚6年未孕，近3年出现痛经，经量增多，经期延长，性交痛，B超提示左附件区直径5cm之无回声区，内有点状强回声，与子宫粘连。

19. 最可能的诊断是

A. 子宫肌瘤　　　　B. 卵巢恶性肿瘤

C. 盆腔炎　　　　　D. 子宫内膜异位症

E. 功能性子宫出血

20. 确诊的检查是

A. B超　　　　　　B. 血CA125测定

C. 腹腔镜　　　　　D. 宫腔镜

E. 下腹X线片

【B型题】

（1～3题共用备选答案）

A. 盆腔子宫内膜异位症　B. 盆腔结核

C. 卵巢恶性肿瘤　　　　D. 卵巢畸胎瘤

E. 慢性盆腔炎

1. 消瘦、乏力、腹痛一个月，检查子宫常大不活动，两侧触及囊实性包块与子宫粘连，伴有腹水，可能的诊断为

2. 继发痛经，进行性加重，检查子宫稍大不活动，后穹部有触痛结节，子宫后两侧触到囊实性包块与子宫粘连。可能的诊断为

3. 原发不育，月经稀少，检查子宫略小不活动。双附件区触到不规则串珠样结节。可能的诊断为

（4～6题共用备选答案）

A. 宫外孕　　　　　B. 卵巢囊肿蒂扭转

C. 生殖器结核　　　D. 急性盆腔炎

E. 子宫内膜异位症

4. 继发性痛经，子宫一侧或双侧可扪及肿物，活动受限为

5. 高热，下腹疼痛，白带增多，触诊宫旁两侧呈片状增厚压痛为

6. 不孕，子宫输卵管碘油造影呈串珠状为

参考答案

【A1/A2型题】

1. C　2. E　3. C　4. C　5. B　6. B　7. D　8. C
9. D　10. B　11. B　12. E　13. B　14. B　15. D　16. E
17. B　18. E　19. E　20. A　21. C　22. C　23. B　24. C
25. E　26. E　27. C　28. B　29. D　30. D　31. E　32. E
33. E　34. C　35. D　36. C　37. D　38. E　39. E　40. C
41. E　42. D　43. E　44. C　45. A　46. C　47. A　48. C
49. D　50. E　51. B　52. C　53. B　54. D　55. B　56. E
57. C　58. E　59. B　60. C　61. E　62. B　63. E　64. C
65. D　66. D　67. D　68. E　69. C

【A3/A4型题】

1. C　2. D　3. C　4. B　5. B　6. E　7. B　8. D
9. D　10. C　11. A　12. B　13. B　14. C　15. B　16. D
17. B　18. E　19. D　20. C

【B型题】

1. C　2. A　3. B　4. E　5. D　6. C

精选解析

【A1/A2型题】

1. 一般认为多次妊娠和分娩时子宫壁的创伤可能是导致子宫腺肌症的主要原因。

20. 内异症患者卵泡和黄体细胞上的LH受体数量少于正常妇女，致使黄体分泌不足而影响受孕。

22. 卵巢最常见，占80%；本病可能是多因素遗传的影响；因盆腔内器官和组织广泛粘连和输卵管蠕动减弱，影响生育能力；大剂量孕激素疗法有效。

23. 继发痛经是其重要特点之一。

24. 本例为子宫内膜异位症，年龄较轻，病情不太严重，用孕三烯酮治疗有效。

25. 测定雌激素主要用于妇科内分泌疾病，予宫内

膜异位症时检测雌激素水平没有临床意义。

26. 子宫内膜异位症最常见症状是痛经，其次为不孕、月经失调，由于易异位症有关，与内膜异位症无关。

28. 要点：预防。①防止经血逆流：先天性生殖道畸形如阴道横隔、残角子宫、无孔处女膜、宫颈闭锁或后天性炎性阴道狭窄、宫颈管粘连等所引起的经血潴留，均应及时手术治疗，以免经血逆流入腹腔。经期一般不作盆腔检查，若有必要、应避免重力挤压。②避免手术操作所引起的子宫内膜异位，凡进入宫腔内的经腹手术，特别是中孕期剖宫取胎术，均应用纱布垫保护好子宫切口周围术野，以防宫腔内容物溢入腹腔和腹壁切口；缝合子宫壁时，应避免缝针穿透子宫内膜层；关闭腹腔后，需用生理盐水洗净腹壁切口。月经来潮前禁作各种输卵管通畅试验，以免将子宫内膜推注入腹腔。宫颈及阴道手术包括宫颈电烙、激光和微波治疗以及整形术等均应在月经干净后3～7日内进行，以免下次月经来潮时脱落的子宫内膜种植在尚未愈合的手术创面。人工流产负压吸宫术时，吸管应缓慢拔出，否则腔内外压差过大，宫腔内血液和内膜有随负压而被吸入腹腔内的危险。③药物避孕：有学者认为长期服用避孕药抑制排卵，可促使子宫内膜萎缩和经量减少，因而经血及内膜碎屑逆流至腹腔的机会亦相应减少。

29. 常见错误为选A或D。选项A，期待疗法适用于病变轻微、无症状或症状轻微患者，一般可每数月随访一次。若经期有轻微疼痛时，可试合前列腺素合成酶抑制剂如吲哚美辛、布洛芬或双氯芬酸钠等对症治疗，但该患者症状严重，此法不适；选项D，该患者在直肠子宫陷凹处触及多个蚕豆大小触痛硬结，附件区未触及包块，不适合进行手术治疗，且该患者尚未结婚生育，更不适合进行子宫及双附件切除。要点：应根据患者年龄、症状、病变部位和范围以及对生育要求等不同情况加以全面考虑。原则上症状轻微者采用期待疗法；有生育要求的轻度患者先行药物治疗，病变较重者行保守手术；年轻无继续生育要求的重度患者可采用保留卵巢功能手术辅以激素治疗；症状和病变均严重的无生育要求患者可考虑根治性手术。

30. 常见错误为选E。丹那唑治疗在停药后4～6周月经恢复，因刚恢复时子宫内仍不健全，最好在月经恢复正常两次后再考虑受孕。丹那唑无致畸作用，治疗后受孕率达50%～70%，最适合用于轻、中度子宫内膜异位症，痛经明显或要求生育病人。选项E，高效孕激素能抑制垂体促性腺激素的释放和直接作用于子宫内膜和异位内膜，会导致内膜萎缩和闭经。一般停药数月后，月经恢复正常，痛经缓解，受孕率增加。

31. 病人有继发性痛经进行性加剧病史，急腹痛出现在经期，最符合妇科急腹痛中的卵巢子宫内膜异位囊肿破裂的临床表现。囊肿自然破裂多见在卵巢子宫内膜异位囊肿或恶性肿瘤的自然破裂，后者健康情况差有持续性腹胀史。病人没有盆腔感染和慢性盆腔炎史，没提及肌瘤史，故盆腔炎急性发作或肌瘤红色变性可能不大。囊肿扭转的特点是囊肿活动度大，常发生在体位改变时，病史中未提及。病人子宫不大，囊肿固定，在其周围有豆大结节，腹痛发作时伴高热，白细胞上升均为囊液刺激腹膜后出现的应激反应。

39. 该患者应诊断为左卵巢子宫内膜异位症，属雌激素相关性肿瘤，因此不宜使用雌激素类药物，而倍美力是结合雌激素，故答案E正确。

69. GnRH-α能够很快耗竭脑垂体的GnRH受体，抑制垂体和卵巢功能，引起围绝经期症状，因此，不宜长期使用。若长期应用，应添加少量雌激素。

【A3/A4型题】

（1～3题共用题干）进行性加重的痛经，查体子宫体增大、质硬、压痛阳性，提示子宫腺肌症。患者无生育要求，可行子宫全切术进行治疗。B超有辅助诊断的作用且方便易行。

（7～8题共用题干）子宫腺肌病约30%患者无任何临床症状。凡30岁以上的经产妇，出现经量增多，经期延长以及逐年加剧的进行性痛经。检查时子宫呈均匀性增大或有局限性结节隆起，质硬而有压痛，经期压痛显著时，应首先考虑为子宫腺肌病。B超检查可能在肌层中见到种植内膜所引起的不规则回声增强。

（12～13题共用题干）本例有不孕、继发痛经进行性加重病史；子宫固定不活动，峡部有触痛结节，一侧卵巢囊实性、触痛小包块。考虑子宫内膜异位症可能性大。最可靠的诊断方法是腹腔镜检查，同时可行内膜异位病灶剥除或烧灼，以及粘连分解术。为控制病情，术前或术后可用药物治疗，如选用内美通、达那唑等治疗。

（14～16题共用题干）根据不孕痛经的病史及妇科检查所发现应诊为子宫内膜异位症；腹腔镜是最佳诊断方法；治疗方法首先选择丹那唑，可以缓解症状，缩小病灶，停药后鼓励妊娠。当然如果进行腹腔镜检查，同时可以行病灶清除术。术后还可选用丹那唑巩固治疗。

（19～20题共用题干）该患者有痛经史及性交痛史，不孕症，B超检查左侧附件区有包块，与子宫粘连，考虑为子宫内膜异位症。对于子宫内膜异位症最好的检查是用腹腔镜检查。

【B 型题】

（1～3 题共用备选答案）盆腔子宫内膜异位、盆腔结核、卵巢恶性肿瘤、输卵管卵巢炎性包块均可表现为盆腔囊实性包块，不活动，与子宫粘连；伴有腹水者多考虑恶性肿瘤。附件区不规则串珠样结节多考虑盆腔结核；继发痛经进行性加重，应多考虑内膜异位症。囊实性中等大小、光滑活动的包块，应多考虑卵巢畸胎瘤。当然应通过更详细的病史及辅助检查（B 超、血 CA125、CT 或 MRI、血象等）进一步鉴别。

第二十一章 女性生殖器官畸形

1. 对于外生殖器的发育，不正确的是
   A. 尿生殖褶的前方左右两侧在正中相会呈结节形隆起，称生殖结节
   B. 只要有睾酮的作用，外生殖器的始基就向男性分化
   C. 两性的外生殖器始基相同
   D. 外阴局部组织缺乏 5α - 还原酶，无论睾丸是否存在，外阴均表现为女性
   E. 生殖结节又称初阴

2. 输卵管是由下列哪项发育而来
   A. 苗勒管中段   B. 午非管头段
   C. 午非管中段   D. 苗勒管头段
   E. 苗勒管尾段

3. 下面哪项不是副中肾管发育异常
   A. 输卵管发育不全   B. 阴道闭锁
   C. 处女膜闭锁   D. 先天无子宫
   E. 先天双子宫

4. 对于性腺的发育，下列描述哪项不正确
   A. 生殖嵴与中肾嵴相邻，外侧为中肾嵴，内侧为生殖嵴
   B. 卵巢的始基是生殖嵴
   C. 中肾嵴的发生早于生殖嵴
   D. 中肾嵴的形成对生殖嵴的发生起诱导作用
   E. 生殖嵴的形成参与中肾嵴的分化

5. 对于内生殖器的发育，哪项不正确
   A. 中肾管发育成附睾、输精管、精囊
   B. 午非管形成对苗勒管起抑制作用
   C. 苗勒管和午非管同时发生存在
   D. 副中肾管发育成输卵管、子宫
   E. 双侧副中肾管融合后才完成女性内生殖器形成

6. 下列女性生殖器官发育异常，不影响性生活，能正常怀孕，但影响正常分娩的是
   A. 阴道闭锁   B. 阴道纵隔
   C. 处女膜闭锁   D. 先天无阴道
   E. 阴道横隔

7. 阴道中段 1/3 是由下列哪项发育而来
   A. 午非管头段   B. 午非管中段

   C. 苗勒管中段   D. 苗勒管头段
   E. 泌尿生殖窦

8. 女性假两性畸形最常见的原因是
   A. 性染色体异常
   B. 常染色体显性遗传病
   C. 卵巢颗粒细胞瘤
   D. 卵巢卵泡膜细胞瘤
   E. 先天性肾上腺皮质增生

9. 对于真两性畸形以下正确的说法是
   A. 患者生殖腺均是一侧为卵巢，另一侧为睾丸
   B. 真两性畸形即使切除睾丸组织亦不可能有正常生育功能
   C. 真两性畸形需取生殖腺活检方能最后确诊
   D. 手术切除的性腺需根据其当前的社会性别决定
   E. 真两性畸形在两性畸形中多见

10. 对于男性假两性畸形以下说法哪项不正确
    A. 促进生物合成睾酮的酶缺失或异常
    B. 染色体核型为 46XY
    C. 外周组织 5α - 还原酶缺乏
    D. 临床又称作雄激素不敏感综合征
    E. 按男性抚育为宜

11. 同女性假两性畸形相关的说法不正确的是
    A. 由于 21 - 羟化酶缺乏不能将 17α - 羟孕酮转化为皮质醇
    B. 患者染色体核型为 46，XX
    C. 妊娠早期服用过人工合成孕激素、达那唑等
    D. 雄激素呈高值而雌激素水平低于正常
    E. 子宫、输卵管、阴道均存在，青春期有月经来潮

12. 37 岁，初孕妇，孕 24 周，有高血压史 5 年，糖尿病史 10 年，B 超检查提示羊水过多，该孕妇发生羊水过多最可能的原因是
    A. 高龄初产   B. 胎儿神经管畸形
    C. 妊娠合并糖尿病   D. 妊娠合并高血压
    E. 不明原因

13. 男女两性在青春期以前生殖腺内
    A. 分别只有精原细胞和卵原细胞
    B. 男只有精原细胞，女只有卵母细胞
    C. 男有各级生精细胞，女有各级卵泡

D. 男有各级精母细胞，女有各级卵泡

E. 男只有精原细胞，女只有各级卵泡

【A3/A4 型题】

（1～2 题共用题干）

18 岁少女，至今未来月经，周期性下腹疼痛半年。清晨摸及下腹正中有一肿块来诊。查体：发育中等，第二性征发育良好。

1. 本例应考虑诊断为

A. 卵巢肿瘤

B. 子宫肌瘤

C. 处女膜闭锁

D. 充盈膀胱

E. 卵巢内膜异位囊肿

2. 按上述诊断，正确处理应是

A. 用粗针抽取经血并造口

B. 将处女膜作"X"形切开，切缘肠线缝合

C. "X"形切开处女膜，并用生理盐水冲洗

D. "X"形切开处女膜后，置橡皮条引流 48 小时

E. "X"形切开处女膜，探查宫颈和宫腔有无异常

（3～4 题共用题干）

某女，14 岁，周期性下腹痛半年，月经未初潮，查体：第二性征及外阴发育正常。

3. 辅助检查首选哪项

A. 妇科超声

B. 盆腔 X 线片检查

C. 腹部超声

D. 血激素水平检查

E. 血常规检查

4. 诊断为处女膜闭锁，以下处理不正确的是

A. 立即行处女膜切开术

B. 切开处女膜，充分引流

C. 同时探查子宫阴道有无异常

D. 术后常规应用抗生素

E. 处女膜切开术可局麻下进行，必要时行硬膜外麻醉或骶麻

【B 型题】

（1～3 题共用备选答案）

A. 始基子宫　　　　B. 幼稚子宫

C. 鞍状子宫　　　　D. 纵隔子宫

E. 双子宫

1. 患者，18 岁，初潮月经量少来诊，最可能的是

2. 患者，18 岁，原发闭经来诊，最可能的是

3. 患者，25 岁，月经规律，量正常，婚后三年不孕来诊，最可能的是

（4～9 题共用备选答案）

A. 生殖结节　　　　B. 生殖隆突

C. 尿生殖窦　　　　D. 尿生殖脊

E. 副中肾管

4. 小阴唇来自

5. 大阴唇来自

6. 阴蒂来自

7. 阴道下 1/3 来自

8. 输卵管来自

9. 子宫来自

（10～13 题共用备选答案）

A. 生殖嵴　　　　B. 中肾嵴

C. 泌尿生殖嵴　　　D. 苗勒管

E. 泌尿生殖窦

10. 子宫是由以上哪项发育而来的

11. 外阴是由以上哪项发育而来的

12. 卵巢是由以上哪项发育而来的

13. 输尿管是由以上哪项发育而来的

（14～16 题共用备选答案）

A. 亚甲蓝试验　　　B. 靛胭脂试验

C. 膀胱镜检查　　　D. 静脉肾盂造影

E. 肾图

为确诊瘘管位置，最佳的辅助检查手段是

14. 为鉴别膀胱阴道瘘和输尿管阴道瘘选择

15. 为了解膀胱瘘孔位置和数目及输尿管阴道瘘位于何侧选择

16. 为鉴别膀胱阴道瘘的较小瘘孔，同时排除输尿管阴道瘘选择

参考答案

【A1/A2 型题】

1. B　2. D　3. C　4. E　5. B　6. B　7. E　8. E
9. C　10. E　11. E　12. B　13. B

【A3/A4 型题】

1. C　2. B　3. A　4. C

【B 型题】

1. B　2. A　3. D　4. D　5. B　6. A　7. C　8. E
9. E　10. D　11. E　12. A　13. C　14. A　15. C　16. A

精选解析

【A1/A2 型题】

8. 女性假两性畸形为常染色体隐性遗传病。生殖腺

为卵巢。基本病变为 21 - 羟化酶缺乏。

13. 男性生殖细胞在青春期前只有精原细胞，青春期后在垂体促性腺激素作用下继续发育；女性生殖细胞在胚胎期已由卵原细胞发育到初级卵母细胞。

【A3/A4 型题】

（1~2 题共用题干）本例是处女膜闭锁的典型表现。X 形切开避免损伤尿道，切除多余的处女膜瓣，切缘肠线缝合。

第二十二章　女性盆底功能障碍性疾病及生殖器官损伤

1. 37 岁妇女，因阴部有块物脱出就诊。妇科检查见部分宫体与宫颈外露于阴道口，宫颈较长。本例恰当处理应是
   A. 阴道前后壁修补术
   B. Manchester 手术
   C. 阴道纵隔形成术
   D. 阴道子宫全切除及阴道前后壁修补术
   E. 经腹子宫全切除术

2. 初孕妇，26 岁，妊娠 34 周。因腹部直接受撞击出现轻微腹痛，伴少量阴道流血，胎心 142 次/分。恰当处理应是
   A. 静脉滴注止血药物
   B. 卧床休息，给予镇静药观察病情变化
   C. 立即肛查，了解宫口扩张情况
   D. 立即阴道检查，根据宫口扩张程度决定分娩方式
   E. 立即行剖宫产结束妊娠

3. 47 岁妇女，自述阴部有一肿物脱出 7 个月。妇科检查见宫颈全部及部分宫体外露于阴道口。触之宫颈较长。本例选择恰当的手术应是
   A. 阴道前后壁修补术
   B. Manchester 手术
   C. 经腹子宫全切除术
   D. 经阴道子宫全切及阴道前后壁修补术
   E. 阴道纵隔形成术

4. 子宫脱垂主要的原因是以下哪项
   A. 圆韧带松弛
   B. 子宫骶骨韧带松弛
   C. 骨盆底和子宫韧带松弛
   D. 骨盆底组织松弛
   E. 主韧带松弛

5. 下列关于软产道损伤的说法，哪项错误
   A. 胎儿娩出后，子宫收缩好，有鲜红色血持续流出
   B. 会阴Ⅱ度裂伤时，肛门外括约肌也有损伤
   C. 会阴Ⅲ度裂伤时，阴道直肠隔及部分直肠前壁也有损伤
   D. 为防止软产道损伤，应避免胎儿娩出过快
   E. 分娩受阻时，子宫下段容易破裂

6. 宫颈裂伤造成的产后阴道出血，其重要特征是
   A. 阴道出血为间歇性，色暗红
   B. 产妇很快出现休克症状

   C. 胎儿胎盘娩出后阴道持续出血，色鲜红
   D. 子宫轮廓不清，按压宫底出血较多
   E. 与急产或阴道手术助产无关

7. 关于子宫脱垂的描述，以下哪项错误
   A. 一旦诊断子宫脱垂均应手术治疗
   B. 子宫脱垂常合并阴道前后壁膨出
   C. 子宫颈脱在阴道口以外，但子宫体在阴道内者为子宫脱垂Ⅱ度轻
   D. 子宫脱垂应与子宫内翻、黏膜下肌瘤等鉴别
   E. 产后禁止参加重体力劳动是预防子宫脱垂的关键

8. 与子宫脱垂的相关因素，以下哪项错误
   A. 分娩损伤和产褥早期过劳
   B. 长期慢性咳嗽
   C. 长期大便干燥
   D. 经常超重负荷劳动
   E. 不可能发生于未产妇或处女

9. 关于膀胱膨出与直肠膨出的诊断及处理，以下哪项错误
   A. 膀胱膨出主要因为耻骨膀胱宫颈韧带过度伸展
   B. 直肠膨出主要因为直肠阴道间的筋膜以及耻骨尾骨肌纤维松弛
   C. 膀胱膨出和直肠膨出与大小便无关
   D. 产后保健操对盆底肌及筋膜张力的恢复有关
   E. 严重者和行阴道前后壁修补术

10. 35 岁初产妇，1 个月前在乡卫生院临产 3 天，自然分娩 4500g 女婴。当时会阴裂伤，出血较多，医生缝合 2 小时。产后大小便疼痛 2 周后自然好转，但阴道有少量水样大便不自主自阴道溢出。对该患者的诊断处理，以下哪项不正确
    A. 可能的诊断是粪瘘
    B. 发生的原因可能与产程过长有关
    C. 发生的原因可能与会阴裂伤缝合不当有关
    D. 应进行阴道窥器检查和（或）肛诊，仔细检查阴道直肠
    E. 如果发现瘘孔，应立即修补

11. 对于子宫脱垂，下述哪项不正确
    A. 盆腔内巨大肿瘤或大量腹水，可迫使子宫向下移位
    B. 不可能发生于未产妇及处女

C. 与第二产程延长、阴道手术助产有关

D. 与慢性咳嗽、长期便秘有关

E. 与雌激素低落、盆底组织松弛有关

12. 子宫脱垂 Ⅱ 度重是指

    A. 子宫颈外口在坐骨棘水平以下

    B. 子宫颈外口下降至处女膜缘内不足 4cm

    C. 子宫颈外口脱出阴道口外

    D. 子宫颈及部分子宫体脱出阴道口外

    E. 子宫颈及子宫体全部脱出阴道口外

13. 下列哪项不是阴道前壁膨出的高危因素

    A. 长期便秘   B. 慢性咳嗽

    C. 肥胖   D. 子宫切除术后

    E. 长期站立位

14. 外阴血肿的处理，哪项正确

    A. 血肿发生后，可消毒下穿刺抽吸，使血肿缩小

    B. 血肿发生后，应立即手术

    C. 血肿手术，可选择局麻下切开血肿，排除积血

    D. 血肿形成 4 小时后，可行热敷或理疗

    E. 血肿形成 24 小时后，可行超短波治疗

15. 对于外阴血肿手术的注意事项，下列描述哪项正确

    A. 切开血肿引流即可

    B. 局麻下手术

    C. 术后不需压迫止血

    D. 术后嘱患者自行排尿

    E. 术后抗感染

16. 对于正常子宫的位置描述，正确的是

    A. 正常位置的宫颈外口位于骶结节韧带以上

    B. 正常位置的宫颈外口位于骶棘韧带以上

    C. 正常位置的宫颈外口距处女膜缘 4cm

    D. 所有正常位置的子宫均为前倾前屈

    E. 正常情况下，腹压增加，子宫可沿阴道方向下降

17. 查体可见患者部分阴道前壁膨出阴道外，临床分度为

    A. Ⅱ度轻   B. Ⅱ度重

    C. Ⅰ度轻   D. Ⅱ度

    E. Ⅲ度

18. 对于放置子宫托，不正确的是

    A. 在每日晨起时放人，晚间取出，清洁备用

    B. 子宫托大小因人而异

    C. 子宫托使用安全，可长期佩带不取

    D. 放置子宫托后应定期复查

    E. 子宫托放置不合适，可导致尿瘘或粪瘘

19. 对于尿瘘术后注意事项，不正确的是

    A. 发现尿管阻塞应及时处理

B. 术后留置尿管保持通畅

C. 导尿管保留 7 ~ 14 天

D. 预防感染

E. 拔除尿管前应定时夹闭尿管锻炼膀胱

20. 67 岁，诉外阴肿物脱出半年，可还纳，内裤带血 1 个月，出血最可能的原因是

    A. 外阴癌

    B. 宫颈癌

    C. 绝经后出血，应除外子宫内膜病变

    D. 子宫脱垂 Ⅱ 度以上，伴宫颈炎症、溃疡

    E. 老年性阴道炎

21. 最容易出现压力性尿失禁的是

    A. 子宫脱垂 Ⅰ 度重   B. 子宫脱垂 Ⅰ 度轻

    C. 子宫脱垂 Ⅱ 度轻   D. 子宫脱垂 Ⅱ 度重

    E. 阴道前壁轻 ~ 中度膨出

22. 下面关于子宫脱垂的病因最为少见的是

    A. 长期便秘   B. 分娩损伤

    C. 长期超负重劳动   D. 雌激素水平下降

    E. 盆底组织先天性发育不良

23. 对于阴道前壁的支持组织，下列描述哪项不正确

    A. 耻骨膀胱宫颈韧带起自耻骨联合后方及耻骨弓，沿膀胱底部向后外方伸展，附着于子宫颈前方

    B. 阴道前壁的支持组织主要为耻骨膀胱宫颈韧带

    C. 阴道周围的筋膜向上与围绕宫颈的筋膜连接且与圆韧带相汇合

    D. 宫颈两侧的主韧带对维持膀胱正常位置起重要作用

    E. 圆韧带与阴道前壁支持组织关系不大

24. 对于阴道前壁膨出的临床表现，下列哪项错误

    A. 有的患者表现为排尿困难，有的患者表现为尿失禁

    B. 自觉外阴肿物脱出

    C. 下坠感，腰酸

    D. 表现为排尿困难是因为尿道膨出明显，而膀胱膨出不明显

    E. 可同时合并泌尿系感染

25. 44 岁患者，查体发现子宫颈外口距处女膜缘 2cm，最为合适的处理为

    A. 子宫托   B. Kegel 训练

    C. 休息   D. 手术治疗

    E. 口服中药

26. 对于尿瘘的手术时机，不正确的是

    A. 上次尿瘘修补失败，再次手术应 3 ~ 6 个月后手术

B. 妇科手术中输尿管缺血损伤引起的输尿管阴道瘘，应立即修补

C. 妇科手术中切断输尿管，应立即修补

D. 未绝经女性，应月经干净后 3~7 天手术

E. 合并泌尿系感染者，应先控制感染再手术

27. 对于阴道前后壁膨出、子宫脱垂的预防，下列描述错误的是

A. 产后避免过早参加体力劳动

B. 第二产程不应侧切，避免损伤

C. 正确处理产程，头盆不称者尽早剖宫产

D. 积极治疗咳嗽、便秘

E. 产褥期可进行 Kegel 训练

28. 对于尿瘘的预防，下列描述不正确的是

A. 经阴道助产后要常规检查泌尿道有无损伤

B. 经阴道助产前应先导尿

C. 防止第二产程延长及滞产

D. 可疑损伤者，产后留置尿管长期开放 7~10 天

E. 妇科手术中明确解剖位置，防止输尿管损伤

29. 对于亚甲蓝试验，下列描述错误的是

A. 可协助辨认位置不明的小瘘孔

B. 目的为鉴别膀胱阴道瘘、输尿管阴道瘘

C. 蓝色液体由阴道流出为膀胱阴道瘘

D. 蓝色液体由宫颈流出为膀胱宫颈瘘

E. 流出液体为无色或淡黄色为尿道阴道瘘

30. 膀胱充盈时才出现漏尿的尿瘘类型是

A. 输尿管阴道瘘　　B. 膀胱阴道瘘

C. 尿道阴道瘘　　D. 压迫性尿瘘

E. 膀胱宫颈瘘

31. 妇科手术中剥离过度引起缺血坏死型尿瘘的产生漏尿时间是

A. 术后 1 个月　　B. 术后 3~7 天

C. 手术当中　　D. 术后 2 个月

E. 术后 3 个月

32. 我国大、中型城市医院中发生尿瘘的最常见原因

A. 盆腔放疗　　B. 晚期癌

C. 产伤　　D. 妇科手术

E. 膀胱结核

33. 下面关于外阴阴道血肿的描述，错误的是

A. 阴道血肿可引起尿潴留

B. 阴道血肿可向上引起阔韧带内血肿

C. 因外阴血供丰富，皮下组织疏松，当被硬物撞击时，皮下血管破裂，形成血肿

D. 外阴阴道血肿可压迫直肠引起腹泻

E. 外阴血肿患者多行走困难

34. 下面关于阴道后壁膨出病因的描述，哪项不恰当

A. 产程中，耻骨尾骨肌纤维损伤

B. 产程中，阴道直肠筋膜损伤

C. 产程中，髂骨尾骨肌纤维损伤

D. 位置较高的肛提肌损伤，可发生直肠子宫陷凹疝

E. 产程中，阴道旁筋膜的损伤

35. 24 岁初孕妇，现妊娠 32 周，因腹部直接受撞击出现轻微腹痛，伴少量阴道流血，胎心 142 次/分。本例恰当的处理应是

A. 给予镇静药，卧床休息，观察病情变化

B. 立即肛查，了解宫口扩张程度

C. 立即阴道检查，根据宫口扩张程度决定分娩方式

D. 立即行剖宫产术结束妊娠

E. 以上都不是

36. 不能预防尿瘘发生的项目是

A. 认真进行定期产前检查

B. 临产后应用抗生素

C. 正确处理异常分娩

D. 防止滞产和第二产程延长

E. 留置导尿管 10 日保持膀胱空虚

37. 40 岁妇女，因阴部有一块物脱出就诊。妇科检查见宫颈与部分宫体外露于阴道口，宫颈较长。本例正确治疗措施应是

A. 阴道前后壁修补术

B. Manchester 手术

C. 阴道子宫全切除及阴道前后壁修补术

D. 阴道纵隔形成术

E. 经腹子宫全切除术

38. 子宫脱垂正确的是

A. 发生原因为盆底组织松弛

B. 初产妇比经产妇多见

C. 宫颈外口达处女膜缘为Ⅰ度轻

D. 宫颈已脱出至阴道口外为Ⅱ度重

E. 宫颈及部分宫体脱出至阴道口外为Ⅲ度

39. 哪组肌肉损伤可引起直肠膨出

A. 髂骨尾骨肌　　B. 耻骨尾骨肌

C. 坐骨尾骨肌　　D. 肛门外括约肌

E. 会阴深横肌

40. 下列哪项不是子宫脱垂病人的临床特点

A. 自觉外阴有块状物脱出

B. 尿潴留，常伴张力性尿失禁

C. 腰骶部酸痛和下坠感

D. 常伴有月经失调

E. 不影响受孕，可经阴道分娩

41. 因难产损伤而形成的尿瘘何时手术修补为宜
- A. 立即修补
- B. 3～6 个月后修补
- C. 1～3 个月后修补
- D. 6～12 个月时修补
- E. 12 个月后修补

42. 关于正常子宫位置的维持，下列哪项未参与
- A. 肛提肌及盆底筋膜
- B. 圆韧带
- C. 阔韧带
- D. 主韧带及骶骨韧带
- E. 膀胱前筋膜

43. 尿瘘的主要症状是漏尿，关于漏尿的描述，下列哪项是错误的
- A. 长时间压迫产道或手术剥离输尿管过度所致尿瘘的漏尿常发生在产后或术后 3～7 天
- B. 术时直接损伤者，漏尿发生在术后 24 小时
- C. 尿道阴道瘘仅在膀胱充盈时漏尿
- D. 单侧输尿管阴道瘘，漏尿同时仍有自主性排尿
- E. 膀胱阴道瘘瘘孔小，瘘道迂回者可能在某种体位时不漏尿

44. 对尿瘘的诊断最常用而简单的辅助诊断方法是
- A. 膀胱镜检查
- B. 亚甲蓝试验
- C. 靛胭脂试验
- D. 排泄性尿路造影
- E. 肾显像

45. 关于子宫脱垂的术式选择：Ⅱ、Ⅲ度子宫脱垂并发阴道前后壁膨出
- A. 曼氏手术
- B. 阴式子宫全切及前后壁修补术
- C. 纯阴道前后壁修补术
- D. 阴道纵隔形成术
- E. 腹式子宫全切术

46. 27 岁，妇女，无职业。孕 2 产 2，产后阴道脱出一物 2 年，日渐加重而来就诊。查：一般状态良好，妇查：加腹压时见宫颈及部分宫体脱出阴道口外，宫颈长 4cm，阴道前后壁膨出，其处理应是
- A. 使用子宫托
- B. 阴式子宫全切 + 阴道前后壁修补术
- C. 行曼氏手术
- D. 行宫颈部分切除术
- E. 经腹行子宫全切术

47. 女，38 岁。于高处取物时不慎摔下，呈骑跨式，伤及外阴部位，疼痛难忍，出现外阴血肿最易发生的部位是
- A. 小阴唇
- B. 大阴唇
- C. 阴阜部
- D. 阴蒂部
- E. 会阴部

48. 子宫脱垂最主要的病因是

- A. 长期腹压增加
- B. 先天发育异常
- C. 长期慢性咳嗽
- D. 分娩损伤和产褥早期体力劳动
- E. 缺乏雌激素

49. 某妇女，33 岁，孕 3 产 1，主诉大便时阴道脱出一物，妇查：用力时阴道壁膨出，宫颈外口距阴道口约 2cm，宫体及附件正常。该病人的诊断为
- A. 单纯阴道膨出
- B. 子宫Ⅱ度脱垂
- C. 子宫Ⅰ度脱垂合并膀胱膨出
- D. 子宫Ⅱ度脱垂合并膀胱膨出
- E. 子宫Ⅰ度脱垂

50. 一妇女，78 岁。爱人已故，一般状态差，妇查：宫颈光滑，子宫颈和宫体全部脱出阴道外，细胞涂片未发现变异细胞，其治疗方法应是
- A. 子宫托
- B. 曼氏手术
- C. 阴式子宫全切术
- D. 阴道纵隔形成术
- E. 腹式子宫全切术

51. 下列疾病，哪一项常与子宫脱垂相混淆
- A. 膀胱膨出
- B. 子宫黏膜下肌瘤或宫颈肌瘤
- C. 子宫内翻
- D. 单纯阴道前后壁膨出或阴道壁囊肿
- E. 以上都是

52. 59 岁妇女，孕 5 产 4，阴道脱出一物已 4 年，妇查：宫颈及宫体全部脱出至阴道口外，阴道前后壁有小溃疡，其最有效的治疗方法是
- A. 阴道前后壁修补术
- B. 曼氏手术
- C. 阴式子宫全切术
- D. 子宫托
- E. 经阴道全子宫切除 + 阴道前后壁修补术

53. Ⅱ、Ⅲ度子宫脱垂，年轻、宫颈较长，需保留生育功能者应采用
- A. 阴式子宫全切术及前后壁修补术
- B. 纯阴道前后壁修补术
- C. 曼氏手术
- D. 阴道纵隔形成术
- E. 腹式子宫全切术

54. 患者用力屏气时，子宫颈脱出阴道口外，临床诊断为
- A. 膀胱膨出
- B. 子宫脱垂Ⅰ度
- C. 子宫脱垂Ⅱ重
- D. 子宫脱垂Ⅱ轻
- E. 子宫脱垂Ⅲ度

55. 一农妇，56 岁，诉阴道一物脱出 3 年，妇查：宫颈

已脱出至阴道口外，子宫体在阴道内，双附件正常，应该诊断子宫脱垂几度

    A. Ⅰ度轻   B. Ⅰ度重

    C. Ⅱ度重   D. Ⅱ度轻

    E. Ⅲ度

56. Ⅱ度重型以上子宫脱垂患者的主要临床表现是

    A. 下腹坠胀感   B. 排尿困难

    C. 外阴部有肿物脱出   D. 排便困难

    E. 张力性尿失禁

57. 56 岁妇女，G4P2，绝经 5 年，阴道口脱出一块状物 1 年，用力屏气时有尿液溢出，妇科检查：会阴Ⅱ度裂伤，阴道口外见一半球形隆起，触之柔软，用力屏气可见尿液溢出，导尿时可在隆起的块物内扣及导尿管。正确诊断和处理应为

    A. 阴道后壁膨出   B. 阴道前壁Ⅲ度膨出

    C. 子宫脱垂   D. 子宫托

    E. 阴式子宫切除＋阴道前后壁修补术

58. 下面哪项与生殖道瘘的发生无关

    A. 生殖道晚期癌肿破溃

    B. 妇科手术组织粘连分离造成损伤

    C. 分娩时胎头长时间停滞在阴道内，以致局部长时间受压缺血、坏死

    D. 胎盘滞留

    E. 会阴Ⅲ度裂伤修补术

59. Ⅲ度子宫脱垂是指

    A. 子宫颈脱出于阴道伴直肠膀胱膨出

    B. 子宫脱垂，直肠、膀胱膨出

    C. 子宫颈伴部分子宫体脱出于阴道口

    D. 子宫颈于阴道可见

    E. 子宫颈与子宫体完全脱出于阴道口外

60. 年龄较大不需再生育的子宫Ⅲ度脱垂并发阴道前后壁膨出的患者，最有效的方法是

    A. 宫旁注射药物

    B. 子宫托

    C. 阴道前后壁修补术

    D. 经阴道全子宫切除术

    E. 经阴道全子宫切除术＋阴道前后壁修补术

61. 用力屏气时，阴道口可见到子宫颈已达到处女膜缘，临床诊断为

    A. 子宫脱垂Ⅱ度轻型   B. 子宫脱垂Ⅰ度重型

    C. 子宫脱垂Ⅰ度轻型   D. 子宫脱垂Ⅱ度重型

    E. 子宫脱垂Ⅲ度

62. 62 岁，女性，3 年来阴道口脱出一肿物，逐渐增大，咳嗽、大哭时伴尿液流出。妇科检查：会阴Ⅱ度陈

旧裂伤，阴道前后壁膨出，宫颈光滑，用力时宫颈脱出阴道口外，子宫萎缩，双附件正常。此患者应诊断为

    A. 子宫Ⅲ度脱垂伴张力性尿失禁

    B. 子宫Ⅱ度脱垂伴会阴陈旧裂伤

    C. 子宫Ⅰ度脱垂伴阴道前后壁膨出

    D. 子宫Ⅱ度脱垂伴阴道前后壁膨出

    E. 子宫Ⅱ度脱垂伴张力性尿失禁

63. 子宫脱垂最主要的原因是

    A. 阔韧带变厚   B. 圆韧带松弛

    C. 骨盆漏斗韧带松弛   D. 主韧带松弛

    E. 盆底松弛

64. 病人用力加腹压时，子宫颈及部分子宫体脱出阴道外口，诊断为

    A. 子宫脱垂Ⅱ度轻合并膀胱膨出

    B. 子宫脱垂Ⅱ度重

    C. 子宫脱垂Ⅱ度轻

    D. 子宫脱垂Ⅲ度

    E. 以上都不是

65. 下面哪项与子宫脱垂的发生无关

    A. 产伤

    B. 多产

    C. 产后过早参加体力活动

    D. 习惯性便秘

    E. 手取胎盘

66. 阴道前壁Ⅱ度膨出的依据是

    A. 阴道前壁完全膨出于阴道口外

    B. 膨出部分暴露于阴道口外

    C. 膨出的膀胱随同阴道前壁仍位于阴道内

    D. 尿道及阴道前壁下 1/3 段以尿道外口为固定点向后旋转和下降形成尿道膨出

    E. 以上全不是

67. 30 岁，孕 3 产 1，身高 140cm，临产已 30 小时，有血性分泌物，阴道口见胎头 2 小时。经阴道检查：双顶径达棘下，宫口开全，行产钳分娩，产后 10 天开始有阴道流液，可考虑为

    A. 产后子宫内膜炎   B. 产伤尿瘘

    C. 产后恶露增多   D. 产后尿道口松弛

    E. 产后尿失禁

68. 对于阴道后壁脱垂病因及病理错误的说法是

    A. 产伤

    B. 年迈体弱

    C. 习惯性便秘

    D. 阴道后壁脱垂较阴道前壁脱垂多见

    E. 阴道后壁脱垂伴直肠膨出

69. 63 岁妇女，孕 5 产 3，主诉阴道掉出肿物 3 个月，伴小便困难，查外阴已产型，子宫萎缩状，宫颈外口部分子宫脱出阴道口外，阴道前壁脱垂和轻度阴道后壁膨出。诊断应为
    A. 子宫脱垂Ⅲ度，伴阴道前后壁膨出
    B. 子宫脱垂Ⅰ度重
    C. 子宫脱垂Ⅱ度轻
    D. 子宫脱垂Ⅱ度，伴阴道前后壁膨出
    E. 宫颈延长症，伴阴道前后壁膨出

70. 关于阴道前壁膨出，下列说法错误的是
    A. 咳嗽或用力屏气时有块状物排出甚至有尿液溢出
    B. 与产褥期过早参加体力活动有关
    C. 与产伤有关
    D. 不需手术治疗
    E. 可置子宫托缓解症状

71. 40 岁农村妇女，8 年前曾妊娠足月难产分娩一男婴，以后发现阴道有肿物突出，平卧时能消失，经妇科检查子宫脱垂Ⅱ度。这是哪种组织损伤所引起
    A. 圆韧带松弛
    B. 骨盆底及子宫韧带损伤
    C. 会阴深浅横肌及部分肛提肌损伤
    D. 骨盆漏斗韧带损伤
    E. 宫骶韧带损伤

72. 31 岁女性，G2P1，3 年前足月产钳娩一女婴，主诉阴道掉出一肿物半年，伴下坠，腰酸痛。查体：已婚经产型外阴，宫颈轻糜，脱出阴道口约 3cm，伴阴道壁明显脱垂，子宫正常大小，双附件（−）。手术方式应为
    A. 经腹行子宫切除 + 阴道前壁修补术
    B. Manthester 手术
    C. 经阴道行子宫切除术 + 前壁修补术
    D. 宫颈锥切 + 阴道前壁修补术
    E. 阴道中隔成形术

73. 子宫脱垂的治疗哪项是错误的
    A. 单纯阴道修补适于Ⅰ度脱垂伴阴道膨出
    B. 子宫托适于Ⅰ度及Ⅱ度轻患者
    C. 阴道内子宫切除术 + 阴道前后壁修补术适于Ⅱ度及Ⅰ度重的子宫脱垂
    D. 阴道纵隔成形术适用于失去性交功能，年老体弱的Ⅲ度子宫脱垂
    E. 曼氏手术适用于要求生育的Ⅰ度子宫脱垂

74. 16 岁，女，骑自行车时不慎摔伤，自觉外阴部胀痛难忍，最可能的诊断是
    A. 小阴唇裂伤
    B. 大阴唇血肿
    C. 处女膜破裂
    D. 会阴体损伤

E. 前庭大腺出血

75. 对于阴道前壁膨出的正确诊断及处理是
    A. 阴道前壁完全膨出于阴道口外，称Ⅰ度膨出
    B. 症状严重者应行曼氏手术
    C. 阴道前壁膨出均会合并有尿道膨出
    D. 初产妇居多
    E. 无症状的轻度患者不需治疗

76. 52 岁妇女，绝经 3 年，阴道口脱出一肿物 1 年，开始休息时能回纳，之后休息也不能回纳。妇科检查：会阴Ⅱ度裂伤，阴道壁脱垂，子宫稍大。诊断为子宫脱垂Ⅱ度轻，处理为
    A. 曼氏手术
    B. 子宫托
    C. 阴道纵隔成形术
    D. 阴道前后壁修补术
    E. 阴道子宫切除 + 阴道前后壁修补术

77. 52 岁女性，阴道口膨出一肿物已 1 年，休息时能回纳，近半月来经休息亦不能回纳，大笑、咳嗽时有小便流出，有腰酸及下坠感，绝经 3 年，以往有 3 次足月生产史。妇科检查：会阴Ⅱ度陈旧裂伤，阴道前壁有球形膨出，宫颈脱出于阴道外，肥大，12 点处有 1cm 直径的溃疡，有渗血，子宫略小水平位，活动，两侧附件阴性。诊断为子宫脱垂，应采取的治疗措施是
    A. 宫颈溃疡愈合后阴道中隔成形术
    B. 子宫托
    C. 宫颈溃疡愈合后阴道前后壁修补术
    D. 阴道前后壁修补术，缩短圆韧带 + 切除部分宫颈
    E. 溃疡愈合后，经阴道子宫切除 + 阴道前后壁修补术

78. 下面哪项不符合子宫脱垂
    A. 重度子宫脱垂必须与子宫内翻鉴别
    B. 子宫颈在阴道口以内为Ⅰ度脱垂
    C. 阴道外口可见子宫颈，即可诊断为子宫脱垂
    D. 子宫脱垂常发生于产后过早参加重体力劳动的妇女
    E. 子宫脱垂常伴发阴道后壁膨出

79. 用力屏气时，子宫颈脱出阴道口外，临床诊断为
    A. 子宫脱垂Ⅰ度
    B. 膀胱膨出
    C. 子宫脱垂Ⅱ度轻
    D. 子宫脱垂Ⅱ度重
    E. 子宫脱垂Ⅲ度

80. 对于阴道后壁膨出，下列描述错误的是
    A. 阴道后壁脱垂多伴有会阴撕裂
    B. 可疑阴道后壁脱垂后行肛诊检查
    C. 不会伴有阴道前壁膨出
    D. 患者自觉下坠、腰痛及排尿困难
    E. 严重者应行阴道前后壁及会阴修补术

81. 25 岁，孕 1 产 1，由于滞产压迫致尿瘘，漏尿开始出现时多是在
    A. 产后 10 ~ 14 天　　B. 产后 3 ~ 7 天
    C. 分娩后立即出现　　D. 产后 1 个月
    E. 产后 2 个月

82. 62 岁，外阴脱出肿物 1 年，妇科检查：部分宫体脱出阴道。正确的诊断及相应的治疗是
    A. 子宫Ⅲ度脱垂——手术
    B. 子宫Ⅱ度脱垂重——手术
    C. 子宫Ⅱ度脱垂轻——手术
    D. 子宫Ⅰ度脱垂轻——子宫托
    E. 子宫Ⅰ度脱垂重——子宫托

83. 预防尿瘘发生，下列哪项不正确
    A. 正确处理难产手术
    B. 防止滞产及第二产程延长
    C. 积极治疗膀胱膨出
    D. 对疑有损伤可能者，产后放置导尿管持续开放 7 ~ 14 天
    E. 盆腔手术避免输尿管损伤

84. 患者诉阴道外有肿物脱出半年，查宫颈已脱出至阴道口外，宫体在阴道内，双附件无异常，诊断为
    A. 子宫脱垂Ⅰ度轻　　B. 子宫脱垂Ⅰ度重
    C. 子宫脱垂Ⅱ度轻　　D. 子宫脱垂Ⅱ度重
    E. 子宫脱垂Ⅲ度

85. 预防子宫脱垂最主要的措施是
    A. 积极开展计划生育
    B. 正确接生，避免产伤，做好产褥期保健
    C. 从青少年开始防止习惯性便秘
    D. 老年人应加强保健
    E. 加强营养，增强体质

86. 26 岁初产妇，5 小时前产钳助产分娩一女婴，现有大便感，并感会阴疼痛，解大便一次，黄色软便，便后仍有大便感，最可能的诊断为
    A. 产后宫缩痛　　B. 阴道后壁血肿
    C. 会阴伤口痛　　D. 便秘
    E. 产后尿潴留

87. 关于尿瘘，哪项不正确
    A. 产伤是引起尿瘘的主要原因
    B. 尿瘘患者常合并有尿路感染
    C. 亚甲蓝试验，阴道内流出清亮液体，为输尿管阴道瘘
    D. 行膀胱镜检查，可直接了解瘘孔位置
    E. 产后一周时如发现尿瘘，即行修补

88. 关于膀胱膨出的预防，以下哪项错误

A. 宫口未开全时，产妇不得向下屏气用力
B. 宫口开全，立即侧切
C. 若发生会阴撕裂，应及时正确修补
D. 产后避免过早参加体力劳动
E. 产后保健操有助于盆底肌肉张力的恢复

【A3/A4 型题】

(1 ~ 2 题共用题干)

患者，女，35 岁，主诉大便时阴道脱出一肿物，检查发现，用力时可见阴道前壁膨出，宫颈外口距阴道口内 2cm。宫体大小正常，后位，附件（ - ）。

1. 该病人的诊断为
    A. 阴道前壁膨出
    B. 子宫Ⅰ度脱垂合并膀胱膨出
    C. 阴道后壁膨出
    D. 子宫Ⅱ度脱垂
    E. 子宫Ⅱ度脱垂并膀胱膨出

2. 该病人合适的治疗为
    A. 阴道前壁修补 + 宫颈部分切除 + 主韧带缩短术
    B. 阴道前后壁修补术
    C. 阴式全子宫切除术
    D. 阴式全子宫切除 + 阴道壁修补术
    E. 经腹子宫全切术

(3 ~ 4 题共用题干)

68 岁多产妇，绝经 18 年，近 2 年下腹坠胀并有块物脱出至阴道口外。查阴道前壁明显膨出，宫颈外口位于处女膜缘，有较大溃疡形成。

3. 本病例应诊断为
    A. 阴道前壁脱垂
    B. 子宫脱垂Ⅰ度轻及阴道前壁脱垂
    C. 子宫脱垂Ⅰ度重及阴道前壁脱垂
    D. 子宫脱垂Ⅱ度轻及阴道前壁脱垂
    E. 子宫脱垂Ⅱ度重及阴道前壁脱垂

4. 本病例最恰当的手术术式是
    A. 阴道前壁修补术
    B. 腹式子宫全切术
    C. Manchester 手术
    D. 阴道子宫全切及阴道前壁修补术
    E. 阴道纵隔形成术

(5 ~ 6 题共用题干)

女性，65 岁，妊 5 产 4，绝经 15 年，近 3 年会阴坠胀感，近 2 个月症状加重，自觉阴道口有块物脱出。检查阴道前壁隆起脱出阴道口外，宫颈外口脱出处女膜缘约 2cm，子宫体萎缩，双附件正常。

5. 该病例的诊断是
    A. 膀胱膨出

B. 子宫脱垂 + 膀胱膨出

C. 子宫脱垂

D. 子宫脱垂Ⅱ度轻 + 膀胱膨出

E. 子宫脱垂Ⅱ度重 + 膀胱膨出

6. 最适合的治疗是

A. 阴道前后壁修补术

B. 阴式子宫切除

C. 阴式子宫切除 + 阴道前后壁修补术

D. Manchester 手术

E. 阴道

【B 型题】

(1~3 题共用备选答案)

A. Ⅰ度轻型　　　　　　　B. Ⅰ度重型

C. Ⅱ度轻型　　　　　　　D. Ⅱ度重型

E. Ⅲ度

1. 宫颈外口降至处女膜缘，但未超出该缘，检查时在阴道口见到宫颈，诊断为子宫脱垂的

2. 宫颈外口已脱出阴道口，诊断为子宫脱垂的

3. 宫颈及部分宫体脱出阴道口，诊断为子宫脱垂的

参考答案

【A1/A2 型题】

1. D	2. B	3. A	4. C	5. B	6. C	7. A	8. E
9. C	10. E	11. B	12. D	13. E	14. E	15. E	16. B
17. D	18. C	19. E	20. D	21. E	22. E	23. C	24. D
25. B	26. B	27. B	28. D	29. E	30. B	31. B	32. D
33. D	34. C	35. A	36. B	37. B	38. A	39. B	40. D
41. B	42. E	43. B	44. B	45. B	46. C	47. B	48. D
49. C	50. B	51. B	52. E	53. D	54. D	55. D	56. C
57. B	58. D	59. E	60. B	61. D	62. D	63. B	64. B
65. E	66. B	67. B	68. D	69. D	70. D	71. C	72. B
73. E	74. D	75. E	76. E	77. E	78. B	79. D	80. C
81. B	82. B	83. C	84. C	85. B	86. B	87. E	88. B

【A3/A4 型题】

1. B　　2. A　　3. C　　4. A　　5. D　　6. C

【B 型题】

1. B　　2. C　　3. D

精选解析

【A1/A2 型题】

1. 本病属于子宫脱垂的Ⅱ度及Ⅲ度，表现为外阴部有块物脱出。采取阴道子宫全切除及阴道前后壁修补术。

本手术适用于Ⅱ、Ⅲ度子宫脱垂，且年龄较大、无须考虑生育功能的患者。但在将子宫切除后，应将双侧切断的主韧带、宫骶韧带和圆韧带残端分别相互贯穿缝合，以加强盆底的支托功能。

2. 先兆流产应卧床休息，禁忌性生活。黄体酮每日肌注 20mg，对黄体功能不足的患者，具有保胎效果。维生素 E、小剂量甲状腺粉也可应用。

3. 阴道前后壁修补术：适用于Ⅰ、Ⅱ度子宫脱垂伴明显阴道前、后壁膨出但宫颈处不明显者。

4. 子宫脱垂是由于种种原因导致骨盆底肌肉、筋膜及子宫韧带过度伸展、松弛所致。

5. 会阴Ⅱ度裂伤指伤及会阴体肌层、阴道后壁侧壁黏膜，但未伤及肛门外括约肌。其他几项均正确。

6. A、D 项为子宫收缩乏力的临床特点；软产道裂伤与急产或阴道手术助产有关。

7. 子宫脱垂应与子宫内翻、黏膜下肌瘤、膀胱膨出、阴道壁囊肿等鉴别。避免滞产和第二产程延长，产后禁止参加重体力劳动是预防子宫脱垂的关键。子宫脱垂的治疗包括支持疗法和手术治疗，Ⅱ度以上的脱垂应手术治疗。

8. 子宫脱垂的原因可能是由于分娩损伤、产褥过早体力劳动、长期负重或腹压过高，前四项均正确。子宫脱垂偶见于未产妇或处女，主要因为先天性盆底组织发育不良。老年妇女盆底组织萎缩退化，亦可发生子宫脱垂。

9. 膀胱膨出可导致排尿困难或张力性尿失禁；直肠膨出可引起排大便困难。产后保健操有助于对盆底肌及筋膜张力的恢复。

10. 根据患者表现，最可能诊断为粪瘘。可能与其产程延长、会阴裂伤缝合时缝线穿透直肠黏膜有关。应仔细检查瘘孔部位及大小。压迫坏死造成的粪瘘，应等待 3~6 个月炎症完全消退后再行手术。

11. 子宫脱垂的病因包括分娩损伤、长期腹压增加、盆底组织发育不全或退行性变。其中先天性盆底组织发育不良也可导致未产妇甚至处女子宫脱垂。

12. 子宫脱垂Ⅱ度重指子宫颈和部分宫体脱出阴道口外。

35. 外伤所致Ⅰ度胎盘早剥的可能性大，观察病情变化。

37. 本例诊断为子宫脱垂Ⅱ度重和宫颈较长。适合作阴道前后壁修补术加主韧带缩短及宫颈部分切除术，即 Manchester 手术。

38. 经产妇多见，多由于分娩造成盆腔组织松弛；C

为Ⅰ度重；D为Ⅱ度轻；E为Ⅱ度重。

39. 当直肠阴道间筋膜及耻骨尾骨肌纤维长时间受压而过度伸展或撕裂，引起直肠膨出。

40. 常见错误为选E。要点：子宫脱垂Ⅰ度患者多无自觉症状；Ⅱ度有不同程度的腰骶部酸痛和下坠感，腹压增加时外阴有块状物脱出，经平卧休息块状物可变小或消失；Ⅲ度多伴有重度阴道前壁脱垂，易出现尿潴留，常伴张力性尿失禁。子宫脱垂很少引起月经失调。患者的子宫若能还纳通常并不影响受孕，且受孕后随妊娠子宫逐渐上升至腹腔，子宫不再脱垂，故多可经阴道分娩。

41. 常见错误为选C。要点：产伤后3个月以内，受损局部组织因感染、水肿、坏死而不能修补，即使修补也不易成功，所以应等3～6个月以后，待炎症消除、瘢痕软化、局部血供恢复正常后再行修补。若瘘管修补失败后至少应等待3个月再行手术。

42. 常见错误为选A。要点：正常子宫位置有赖于盆底肌肉、盆底筋膜以及子宫各韧带来维持，另外膀胱后筋膜及直肠前筋膜也有作用。

43. 常见错误为选C。要点：尿瘘的主要症状是漏尿，漏尿出现的时间因产生瘘孔的原因不同而有区别。术时直接损伤者，术后立即发生漏尿，而不是发生于术后24小时。

44. 常见错误为选C。要点：以稀释美蓝液200ml注入膀胱，观察蓝染尿液经阴道壁小孔流出者为膀胱阴道瘘；经宫颈外口流出者为膀胱宫颈瘘；如自瘘孔流入阴道内的尿液仍为清亮尿液，则可诊断为一侧输尿管阴道瘘。此法常用且简单可用于鉴别患者为膀胱阴道瘘、膀胱宫颈瘘或输尿管阴道瘘，并可辨认位置不清的极小瘘孔。靛胭脂试验可用于诊断输尿管阴道瘘，肾显像可了解输尿管阴道瘘位于哪一侧。

87. 产时发现尿瘘，可立即行修补；产后1周，创面组织炎性水肿，不宜手术，应待2～3个月后尿瘘周围组织纤维瘢痕化后，再行手术治疗。

【A3/A4型题】

（3～4题共用题干）宫颈外口位于处女膜缘，为子宫脱垂Ⅰ度重。此术式适用于Ⅰ度子宫脱垂伴阴道前壁脱垂者。主韧带是固定宫颈位置的重要组织。

（5～6题共用题干）正常成年妇女的宫颈长度为2.5～3cm。患者宫颈外口脱出处女膜缘约2cm，说明仅有部分宫颈脱出，宫体尚在阴道内，属子宫脱垂Ⅱ度轻。阴道前壁膨出主要是膀胱膨出，也包括尿道膨出；阴道前后壁修补术，适用于Ⅱ、Ⅲ度阴道前后壁脱垂患者。阴式子宫切除＋阴道前后壁修补术适于Ⅱ、Ⅲ度子宫脱垂伴阴道前后壁脱垂、年龄较大、无须考虑生育功能的患者。Manchester手术适于年龄较轻、宫颈延长的Ⅱ、Ⅲ度子宫脱垂、要求保留生育功能的患者。阴道纵隔形成术仅适用于年老体弱、不能耐受较大。

第二十三章 性及女性性功能障碍

1. 下列哪种说法是错误的
   A. 性反应周期划分为性欲期、性兴奋期、性持续期、性高潮期和性消退期
   B. 性欲期指心理上受非条件性和（或）条件性性刺激后对性的渴望阶段
   C. 性兴奋期指性欲被唤起后机体开始出现性放松阶段
   D. 性持续期又称为高潮期
   E. 性高潮期指在性持续期的基础上迅速发生身心极度快感的短暂阶段

2. 关于性反应的各个阶段的描述，错误的是
   A. 性反应周期有各种周期模式
   B. 性欲期以性幻想和性渴望为特征，有明显生理变化

   D. 性持续期指性兴奋不断积累、性紧张持续稳定在较高水平阶段
   E. 性持续期心理进入明显兴奋和紧张状态

3. 性唤起障碍的叙述，错误的是
   A. 是指持续或反复发生不能获得或维持足够的性兴奋
   B. 引起心理痛苦
   C. 性活动时主观上持续缺乏性愉悦和性兴奋
   D. 客观上部分或完全缺乏阴道润滑和生殖器充血
   E. 引起生理痛苦

参考答案

【A1/A2 型题】

1. C　2. B　3. E

第二十四章 不 孕 症

【A1/A2 型题】

1. 关于不孕症的定义，以下哪项正确

A. 婚后 2 年未妊娠者称原发不孕

B. 婚后 2 年未避孕未妊娠者称原发不孕

C. 婚后 2 年未避孕有正常性生活未妊娠者称原发不孕

D. 曾妊娠，而后 1 年未避孕未妊娠者为继发不孕

E. 不孕症一旦得到纠正均能受孕

2. 女。32 岁，月经不规律，3~7 天/25~90 天，原发不孕病史。最近因停经 6 个月、感觉乳房胀痛、恶心、呕吐而就诊，尿妊娠试验阳性。对该孕妇推算孕周，以下哪种方法最可靠

A. 早孕反应的时间　　　B. 测 BBT

C. 首次尿妊免阳性时间　D. 早孕盆腔检查

E. 早孕 B 超测胚囊或胚胎大小

3. 关于输卵管通畅试验，以下哪项错误

A. 适用于原发或继发不孕症的诊断

B. 适用于输卵管粘连不通的治疗

C. 碘油造影的诊断准确性优于输卵管通液

D. 应在月经干净后 3~7 天进行

E. 腹腔镜下输卵管通液是判断输卵管是否通畅的金标准

4. 不孕症的治疗，以下哪项不妥

A. 手术治疗器质性疾病，如阴道横隔、宫颈狭窄等

B. 促排卵首选 LHRH

C. 溴隐亭治疗高泌乳血症

D. 用雌激素改善宫颈黏液

E. 输卵管阻塞的手术治疗

5. 黄体功能不足的特点是排卵后至下次月经来潮时间

A. 16 天　　　　　　B. 13 天

C. 15 天　　　　　　D. 12 天

E. <12 天

6. 单纯男性因素引起的不育症占

A. 20%　　　　　　B. 10%

C. 30%　　　　　　D. 50%

E. 80%

7. 对于性交后精子穿透力试验不正确的是

A. 试验前 3 日禁止性交

B. 选择在预期的排卵期进行

C. 性交后 2~8 小时检查

D. 宫颈黏液呈羊齿植物状结晶

E. 每高倍视野有 5 个活动精子为正常

8. 关于 30 岁以下原发闭经及高促性腺激素血症的患者，首先检查

A. 子宫内膜活检　　　B. 输卵管通畅试验

C. 阴道脱落细胞检查　D. 染色体核型

E. BBT

9. 排卵前子宫内膜至少达到以下哪项厚度方有利于妊娠

A. 6mm　　　　　　B. 4mm

C. 2mm　　　　　　D. 8mm

E. 10mm

10. 下面哪项是正确的

A. 排卵以后的卵泡叫闭锁卵泡

B. 月经来潮时，子宫内膜基底层剥落

C. 月经正常的妇女，排卵期一般在月经干净后 14 天

D. 每个月经周期一般只有一个卵泡达到成熟程度

E. 月经来潮妇女体温升高 0.5℃

11. 下面哪项不会引起无排卵

A. 黄素化未破裂卵泡综合征

B. 多囊卵巢综合征

C. 卵巢冠囊肿

D. 卵巢早衰

E. 高泌乳素血症

12. 下列哪种不孕病因治疗不适合使用 IVF – ET

A. 输卵管不通　　　　B. 子宫内膜因素

C. 男性因素　　　　　D. 无排卵

E. 免疫因素

13. 对于孕早期药物流产，下列哪项是不正确的

A. 方法简单，无创伤

B. 出血时间长和出血量多

C. 适用于手术流产高危者

D. 孕周在 7 周内者

E. 由于诸多的优点，可代替手术流产

14. 哪种情况不适合做人工授精

A. 原因不明不孕症

B. 轻度少精症、弱精症

C. 男方性功能障碍

355

D. 双侧输卵管阻塞

E. 女方宫颈因素不孕

15. 下面哪项不是宫内节育器取出的适应证

A. 欲改用其他避孕方法

B. 准备生育或不需再避孕

C. 绝经半年以上

D. 带器妊娠

E. 副反应治疗有效

16. 下面哪项是放置宫内节育器的副反应

A. 体重增加 　　B. 皮肤色素沉着

C. 类早孕反应 　　D. 月经减少

E. 下腹痛及腰骶痛

17. 对于宫颈黏液 – 精液相合试验不正确的是

A. 取一滴宫颈黏液和一滴液化的精液，相距 2 ~ 3mm

B. 性交后 6 小时内进行

C. 需要轻晃玻片使两滴接近

D. 镜下观察，精子能否穿过黏液并继续向前运行

E. 选择在月经前 1 周进行

18. 下面哪项不是放置宫内节育器的禁忌证

A. 生殖道肿瘤

B. 生殖道急、慢性炎症

C. 月经量偏少

D. 生殖道畸形

E. 严重全身性疾病

19. 女性，47 岁，放置宫内节育器 8 年，因不规则阴道出血半年就诊，查宫颈光滑，宫颈防癌涂片检查无异常，首选的治疗为

A. 人工周期治疗

B. 取出宫内节育器

C. 一般止血剂治疗

D. 取出宫内节育器 + 诊刮

E. 抗生素治疗

20. 导致宫腔粘连症的原因不包括

A. 宫腔感染

B. 损伤性刮宫

C. 畸形子宫矫正术

D. 后子宫黏膜下肌瘤切除术后

E. 子宫浆膜下肌瘤切除术后

21. 对于高催乳素血症的诊断以下哪项不正确

A. 如 >35ng/ml 为升高

B. 一般以晨 9 ~ 10 点空腹抽血为宜

C. 应进行第二次复查

D. 还应测 T_3、TSH

E. 需在晚 9 ~ 10 点抽血检查

22. 根据 WHO 精液常规检查正常标准，哪项不正确

A. 室温下 60 分钟液化

B. 精液量 2 ~ 6ml

C. pH 7.2 ~ 7.8

D. 密度 ≥20.0 × 10^6/ml

E. 头部形态正常精子 50%

23. 为了较直观地观察子宫内膜某些病变和输卵管堵塞的部位，应选择

A. 输卵管通液试验

B. 输卵管通气试验

C. 子宫输卵管碘油造影

D. B 超检测下输卵管通液术

E. 腹腔镜检查

24. WHO 确立男性精子密度正常值为

A. 2×10^6/ml 以上 　　B. 2×10^7/ml 以上

C. 2×10^8/ml 以上 　　D. 2×10^5/ml 以上

E. 2×10^4/ml 以上

25. 对于基础体温，以下错误的是

A. 是诊断排卵功能的简便方法

B. 受卵巢分泌孕激素影响

C. 体温升高是由于孕酮有中枢升温作用

D. 排卵周期体温呈双相

E. 熟睡至少 6 小时醒后测腋温 5 分钟

26. 性交后精子穿透力试验主要应用于

A. 少精症 　　B. 弱精症

C. 免疫因素不孕 　　D. 子宫内膜炎

E. 精子穿透透明带能力

27. 卵巢早衰是指

A. 年龄 <45 岁，FSH >50IU/L

B. 年龄 <40 岁，FSH >50IU/L

C. FSH >40IU/L

D. 年龄 <40 岁，FSH >40IU/L

E. 年龄 <45 岁，FSH >40IU/L

28. 30 岁妇女。不孕症，月经规律，痛经 2 年，每次需服止痛药。盆腔检查：子宫后位，稍活动，双侧卵巢增大 6cm×4cm×4cm 大小，右骶骨韧带处有触痛硬结。可能的阳性检查是

A. AFIP 增高

B. 丈夫精液异常

C. 输卵管呈串珠样改变

D. 月经第 21 天血孕酮 <31.8nmol/L

E. CA125 增高

29. 可见第一极体和细胞核的卵细胞是

A. M Ⅱ期　　　　　　　B. M Ⅰ期

C. GV 期　　　　　　　D. 受精卵细胞

E. 卵冠丘复合体

30. M Ⅱ期的卵子是

A. 无第一极体，有细胞核

B. 可见第一极体，无细胞核

C. 可见第一极体和细胞核

D. 无第一极体，无细胞核

E. 体外培养 24～36 小时后成熟

31. 子宫因素不孕不包括

A. 子宫内膜息肉　　　B. 子宫内膜炎

C. 子宫黏膜下肌瘤　　D. 子宫纵膈

E. 子宫浆膜下肌瘤

32. 人工流产刮宫过度、产后或流产后出血刮宫损伤子宫内膜，造成子宫内膜广泛粘连、宫腔闭锁而闭经，称为

A. 空蝶鞍综合征

B. Ashman 综合征

C. 席汉综合征

D. 雄激素不敏感综合征

E. Kollmann 综合征

33. WHO 建议少精症诊断是

A. 一次精子密度 $<60 \times 10^6$/ml

B. 间隔一个月以上至少两次精子密度 $<20 \times 10^6$/ml

C. 一次精子密度 $<20 \times 10^6$/ml

D. 间隔一个月以上至少两次精子密度 $<60 \times 10^6$/ml

E. 间隔一个月以上至少两次精子密度 $<2 \times 10^6$/ml

34. 为避免在控制性超排卵中出现卵巢过度刺激综合征，关于黄体支持哪项是正确的

A. 不使用黄体酮进行黄体支持

B. 不使用黄体支持

C. 不使用 HCG 进行黄体支持

D. 黄体酮和 HCG 均可以使用

E. 黄体酮和雌激素同时使用

35. 下列哪种疾病不是不孕症的原因

A. 子宫黏膜下肌瘤　　B. 生殖器结核

C. 宫颈糜烂　　　　　D. Asherman 综合征

E. Stein – Leventhal 综合征

36. 对于促性腺激素释放激素（GnRH）以下哪项不正确

A. GnRH 以脉冲形式释放

B. GnRH 由下丘脑产生

C. GnRH 结构为 10 肽

D. 促进或刺激垂体前叶的激素释放，可调节 LH/FSH 比值

E. 直接作用于卵巢调节雌、孕激素的产生

37. 控制性超排卵方案中超短方案是指

A. GnRH – α 与促性腺素在月经第二天同时使用直到使用 HCG 日

B. GnRH – α 在黄体中期使用，促性腺素在月经来潮后使用

C. GnRH – α 与促性腺素在月经第二天同时使用三天后停用 GnRH – α

D. GnRH – α 在前一月经周期第二天使用 28 天后开始使用促性腺素

E. 促性腺素使用不超过 7 天

38. 外阴阴道因素引起的不孕症不包括

A. 阴道痉挛　　　　　B. 无孔处女膜

C. 外阴阴道炎症　　　D. 阴道闭锁

E. 阳痿

39. 子宫输卵管造影检查应选择在什么时间进行

A. 黄体期　　　　　　B. 月经期

C. 月经干净 3～7 天　　D. 卵泡期

E. 月经前期

40. 对于子宫内膜异位症与不孕的关系，以下哪项不正确

A. 影响卵巢局部的激素调节

B. 引起盆腔粘连，干扰输卵管蠕动和受精卵运输

C. 部分发生未破裂卵泡黄素化综合征

D. 对生殖过程的免疫因素发生影响

E. 微小的内膜异位病灶不会引起不孕

41. 月经周期是 35 天，排卵发生的时间大约在月经周期的

A. 第 18 天　　　　　B. 第 16 天

C. 第 14 天　　　　　D. 第 21 天

E. 第 23 天

42. 输卵管炎症病原体主要传播形式不包括

A. 血行播散

B. 沿阴道上部及宫颈旁腹膜后淋巴系统向输卵管延伸

C. 沿生殖器官黏膜上行感染

D. 由消化系统炎症传播

E. 直接蔓延

43. 卵巢功能的检查方法不包括

A. 阴道脱落细胞及宫颈黏液检查

B. 基础体温测定

C. 子宫内膜活检

D. 垂体促性腺激素测定

E. 盆腔 CT

44. 最不适合行输卵管结扎的时间是

A. 人工流产后 48 小时内

B. 月经干净 3~4 天

C. 正常产后 48 小时内

D. 哺乳期妇女应排除早孕后再节育术

E. 分娩后 1 周以上

45. 下列哪项不是手术流产的禁忌证

A. 严重的全身性疾病

B. 妊娠剧吐，酮中毒已纠正

C. 各种疾病的急性期

D. 生殖道急性炎症

E. 术前 4 小时体温 2 次在 37.5℃ 或以上

46. 药物流产的禁忌证是

A. 孕 7 周内的妇女

B. 生殖道畸形者

C. 已诊断或可疑异位妊娠者

D. 剖宫产不足半年者

E. 哺乳期妊娠者

47. 女性，24 岁，主诉人工流产术后 4 个月，阴道不规则流血 1 个月，妇检：外阴正常，阴道侧前壁 1cm × 2cm × 2cm 紫色结节。子宫稍大，左角处稍软，HCG 阳性。最可能诊断为

A. 人流后子宫复旧不全　　B. 阴道壁囊肿伴出血

C. 子宫内膜异位症　　D. 绒癌阴道转移

E. 前庭大腺囊肿感染

48. 据调查不孕属女性因素者占

A. 50%　　B. 30%

C. 10%　　D. 60%

E. 80%

49. 实施经腹输卵管结扎术，下述不适宜的时期是

A. 人工流产后同时

B. 正常产后 24 小时内

C. 月经干净后 3~7 天

D. 剖宫产术同时

E. 心脏病产妇阴道分娩后立即进行

50. 下面哪项不是米索前列腺醇的禁忌证

A. 青光眼　　B. 血液及血栓性疾病

C. 心血管疾病　　D. 胃肠功能紊乱

E. 哮喘

51. 测定基础体温不能用于

A. 协助诊断早期妊娠　　B. 判断有无排卵

C. 判断黄体功能　　D. 确定闭经部位诊断

E. 葡萄胎排出后的随访

52. 同排卵无关的项目是

A. 基础体温呈双相曲线

B. 阴道涂片多为中层细胞和角化前细胞

C. 宫颈黏液涂片见羊齿植物叶状结晶

D. 子宫内膜呈分泌反应

E. 卵巢内黄体形成

53. 下面哪项对判断卵巢排卵无意义

A. 阴道脱落细胞检查

B. 测定尿中孕激素的含量

C. 子宫内膜活检

D. 输卵管通畅试验

E. 宫颈黏液结晶

54. 女，30 岁，婚后 3 年未孕，月经不规律 15 年，2~3 个月一次，量中等，患者体重 70kg，身高 155cm，毛发不重，B 超提示双卵巢多囊样改变。内分泌检查可能的结果是

A. FSH/LH 升高　　B. LH/FSH 升高

C. FSH、LH 均升高　　D. FSH、LH 均降低

E. E2/E1 升高

55. 患者 28 岁，月经过频四年，结婚三年不孕，拟在何时做诊断性刮宫为好

A. 经前期　　B. 月经第五天

C. 不定期　　D. 排卵期

E. 月经第十天

56. 关于进行性交后精子穿透力试验，下列哪项是正确的

A. 应先测基础体温（BBT），根据基础体温确定的排卵日进行

B. 试验前三天内应该用消炎药预防生殖道炎症

C. 试验前三天内应进行阴道冲洗，以防感染

D. 试验前三天内禁止性交

E. 为了解精子穿透力，应在性交后 10 小时取材

57. 正常排卵周期中，宫颈黏液清亮，有粗大分枝，典型的羊齿植物状结晶出现在

A. 月经干净后三天

B. 月经中期

C. 下次月经前 1~2 天

D. 育龄妇女月经周期中的任何时间

E. 月经前 3~5 天

58. 关于精液正常值下述哪项是错误的

A. 活动数 >60%

B. pH 为 7.5~7.8

C. 精子数 >6000 万/ml

D. 精液量为 2ml~6ml，平均 3~4ml

E. 异常精子数 <30%

59. 下列哪项不属于生殖医学技术
　　A. AID　　　　　　　　　B. 人工周期
　　C. AIH　　　　　　　　　D. IVF、ET
　　E. GIFT

60. 与精子产生无关的因素是
　　A. 幼年腮腺炎并发睾丸炎
　　B. 慢性中毒（吸烟、酗酒）
　　C. 过度精神紧张
　　D. 双侧隐睾引起曲细精管萎缩
　　E. 输精管结核

61. 精子在进入宫腔后，能存活
　　A. 6 小时　　　　　　　　B. 12 小时
　　C. <24 小时　　　　　　　D. 2~3 天
　　E. 3~5 天

62. 排卵后在体内卵子的寿命是
　　A. 8 小时　　　　　　　　B. 24 小时
　　C. 2 天　　　　　　　　　D. 3 天
　　E. <8 小时

63. 女性不孕最常见的因素是
　　A. 不排卵　　　　　　　　B. 子宫因素
　　C. 输卵管因素　　　　　　D. 宫颈因素
　　E. 阴道因素

64. 排卵后，由于孕激素对体温中枢的作用，基础体温可持续上升
　　A. 16~18 天　　　　　　　B. 10~12 天
　　C. 12~14 天　　　　　　　D. 8~10 天
　　E. 6~8 天

65. 据统计正常情况下，婚后 2 年初孕率为
　　A. 90%　　　　　　　　　B. 70%
　　C. 80%　　　　　　　　　D. 60%
　　E. 95%

66. 不孕症是指婚后有正常的性生活，未避孕同居时间达下列哪项而未孕者
　　A. 1 年　　　　　　　　　B. 1 年半
　　C. 3 年　　　　　　　　　D. 2 年
　　E. 4 年

67. 试管婴儿是
　　A. 体外授精与胚泡移植　　B. 配子输卵管内移植
　　C. 宫腔配子移植　　　　　D. 人工授精
　　E. 胚泡移植

68. 某妇，28 岁。孕 1 产 0。继发不孕 2 年，月经 5~6 天/28~30 天，妇查：宫颈光滑，宫体大小正常，宫旁左侧及后方有粘连及压痛，右侧附件可及，进一步处理首选

A. 人工周期　　　　　　　　B. 氯底酚胺
C. 全身抗炎治疗　　　　　　D. 输卵管通液
E. 宫颈扩张

69. 某妇，30 岁，原发不孕 3 年，月经 5~6 天/20⁺~50⁺ 天，量中等，无痛经，妇查未发现特殊症状。进一步检查应首选
　　A. X 线腹部平片　　　　　B. B 超
　　C. 性交后试验　　　　　　D. 输卵管通液
　　E. 经前或见红 12 小时内诊刮

70. 某妇，32 岁，孕 0 产 0，婚后不孕 3 年，月经 3~5 天/20~30 天，妇查：左侧穹隆稍增厚，余正常。进一步检查首先考虑
　　A. 输卵管通液　　　　　　B. 月经前诊断性刮宫
　　C. 子宫输卵管造影　　　　D. 宫腔镜
　　E. 腹腔镜

71. 某妇，33 岁。孕 3 产 0，最后一次妊娠至今已 5 年，未采取任何避孕措施，妇查：宫体正常大小，双侧附件区压痛明显，可触及不规则片状物。此患者最可能的诊断是
　　A. 绝对不孕 + 附件炎　　　B. 继发不孕 + 附件炎
　　C. 继发不孕　　　　　　　D. 原发不孕
　　E. 原发不孕 + 附件炎

72. 绝对不孕是指
　　A. 夫妇一方在先天或后天解剖生理方面的缺陷，无法纠正而不能妊娠者
　　B. 婚后未避孕且从未妊娠者
　　C. 曾有过妊娠而后来未避孕连续 2 年不孕者
　　D. 凡婚后未避孕，有正常性生活，同居 2 年以上而未妊娠者
　　E. 夫妇一方因某种原因阻碍受孕，导致暂时不孕，一旦得到纠正仍能受孕者

73. 继发不孕是指
　　A. 凡婚后未避孕，有正常性生活，同居 2 年以上而未妊娠者
　　B. 婚后未避孕且从未妊娠者
　　C. 夫妇一方在先天或后天解剖生理方面的缺陷，无法纠正而不能妊娠者
　　D. 曾有过妊娠而后来未避孕连续 2 年不孕者
　　E. 夫妇一方因某种原因阻碍受孕，导致暂时不孕，一旦得到纠正仍能受孕者

74. 相对不孕
　　A. 夫妇一方在先天或后天解剖生理方面的缺陷，无法纠正而不能妊娠者
　　B. 婚后未避孕且从未妊娠者
　　C. 曾有过妊娠而后来未避孕连续 2 年不孕者

D. 凡婚后未避孕，有正常性生活，同居 2 年以上而未妊娠者

E. 夫妇一方因某种原因阻碍受孕，导致暂时不孕，一旦得到纠正仍能受孕者

75. 从精子数量而言，具有正常生育能力的是

A. 精子数在 3000 万 ~ 4000 万/ml

B. 精子数在 2000 万 ~ 3000 万/ml

C. 精子数在 4000 万 ~ 5000 万/ml

D. 精子数在 5000 万 ~ 6000 万/ml

E. 精子数在 >6000 万/ml

76. 女性，30 岁，发育良好，夫妇同居，婚后 3 年未孕，基础体温双相，内膜活检见分泌期图像，输卵管通畅，男子精液检查常规示正常。进一步应选择适当日期作下列何项试验

A. 宫腔镜检查　　　　　B. 腹腔镜检查

C. 宫腹腔镜联合检查　　D. 阴道镜检查

E. 超声检查

77. 进行性交后试验的最佳时间是

A. 经前 5 天　　　　　　B. 月经净后 5 天

C. 预测排卵日　　　　　D. 二次月经中间

E. 非经期任何时间

78. 试管婴儿的主要适应证是

A. 子宫发育不良　　　　B. 无精症

C. 无排卵　　　　　　　D. 输卵管不通

E. 免疫性不孕

79. 人工授精的主要适应证是

A. 输卵管损害　　　　　B. 无排卵

C. 宫颈黏液异常　　　　D. 子宫发育异常

E. 女性患有严重遗传病

80. 为了进行性交后精子穿透力试验，下列哪项是正确的

A. 试验前 3 天内应进行阴道冲洗，以防感染

B. 试验前 3 天内应该用消炎药预防生殖道炎症

C. 应先测基础体温，根据基础体温肯定的排卵日进行

D. 试验前 3 天内禁止性交

E. 为了解精子穿透力，应在性交后 10 小时取材

81. 输卵管通畅试验禁忌证是

A. 诊刮病理回报无结核及宫内膜炎症

B. 无阴道炎，白带常规检查无异常

C. 妇科查体，宫旁无压痛及增厚

D. 月经净后 3 ~ 7 天内

E. 术前可有性生活史

82. 下面何项为当前首选的促排卵药物

A. 绝经促性腺激素

B. 绒毛膜促性腺激素

C. 黄体生成激素释放激素

D. 维生素 E

E. 氯米芬

83. 下面何项是治疗不孕症的关键

A. 男方只需作一次精液常规，正常者只需检查女方

B. 男方体健不必检查，只需女方诊治

C. 女方只需监测有否排卵并治疗

D. 女方只需了解输卵管是否通畅，对因治疗

E. 男、女双方同时全面检查，对因治疗

84. 为了治疗输卵管因素不孕，选择下列何项是错误的

A. 宫腔配子移植

B. IF - ET

C. 人工授精

D. 输卵管口或输卵管吻合术

E. 输卵管注药通液术

85. 下面哪种情况符合原发不孕诊断

A. 结婚 3 年，安全期避孕，未孕

B. 结婚 5 年，未避孕自然流产二次，至今未孕

C. 结婚 2 年，未避孕 1 年未孕

D. 结婚 5 年，避孕套避孕，近 2 年未避孕未孕

E. 结婚 5 年，3 年前人工流产，近 2 年未避孕未孕

86. 探查女子不孕病因的检查中，下列哪项最有诊断价值

A. 内分泌测定

B. 超声检查

C. 宫腔镜腹腔镜联合检查

D. 子宫输卵管碘油造影

E. 腹腔镜检查

87. 闭经的不孕患者进行内分泌检查时，下列哪项不必要的

A. FSH　　　　　　　　B. LH

C. TSH　　　　　　　　D. E2

E. P

88. 精子发生的部位是

A. 精囊　　　　　　　　B. 附睾

C. 间质细胞　　　　　　D. 输精管

E. 精曲小管

89. 体外授精胚胎移植患者最常用的取卵方法是

A. 开腹取卵

B. 腹腔镜取卵

C. 宫腔镜取卵

D. 阴道超声引导下穿刺取卵

E. 腹部超声引导下穿刺取卵

90. 确诊不明原因性不孕最好选用

  A. 子宫输卵管碘油造影

  B. 腹腔镜子宫镜联合检查

  C. B超检查

  D. 输卵管通液试验

  E. 输卵管通气实验

91. 29 岁，婚后 4 年未怀孕，月经规律，月经来潮 12 小时子宫内膜活检为分泌期宫内膜，B 超下通液输卵管通畅，丈夫精液常规正常，应进一步首选哪项检查

  A. 宫腔镜检查　　　　B. 腹腔镜检查

  C. 性交后试验　　　　D. X 线腹平片

  E. 内分泌化验

92. 输卵管阻塞造成不孕与下列哪项无关

  A. 阑尾炎

  B. 盆腔炎

  C. 先天性输卵管发育不全

  D. 结核性腹膜炎

  E. 结肠炎

93. 关于女性不孕因素哪项不正确

  A. 输卵管发育不全　　B. 多囊卵巢

  C. 宫颈腺囊肿　　　　D. 子宫黏膜下肌瘤

  E. 严重阴道炎

94. 女，28 岁，继发不育，6 年前人工流产一次，现有痛经及性交痛。妇科检查：子宫后位固定、疼痛，双附件区增厚、触痛（+/−）。下一步最佳处理方法是

  A. 药物治疗

  B. 腹腔镜检查加药物治疗

  C. 物理治疗

  D. 剖腹探查

  E. 试管婴儿

95. 关于不孕症的检查诊断，错误的是

  A. 检查女方生殖器官发育

  B. 取宫内膜了解女方有无排卵

  C. 输卵管通畅试验

  D. 检查宫颈黏液

  E. 男方一般不用检查

96. 患者女性，31 岁，因月经量多及不孕就诊，经检查为子宫肌瘤，单个肿瘤，子宫如孕 3 个月大小、活动。首选治疗是

  A. 服中药消瘤观察　　B. 子宫全切术

  C. 子宫次全切术　　　D. 子宫肌瘤剔除术

E. 次广泛子宫切除术

【A3/A4 型题】

（1~2 题共用题干）

  35 岁妇女，G2P0，一次人流，一次宫外孕保守治疗，近 2 年未避孕未受孕，迫切怀孕，月经欠规律 4~7 天/30~40 天，偶尔出现痛经，检查子宫后位正常大小，双附件轻度增厚无压痛。

1. 对该继发不孕妇女的特殊检查，下述哪项不必要

  A. 卵巢功能检查　　　B. 子宫输卵管造影

  C. 宫颈黏液检查　　　D. 宫、腹腔镜检查

  E. 性交后试验

2. 以下治疗措施中，哪项对她可能最合适

  A. 氯米芬促排卵

  B. 体外授精与胚泡移植

  C. 人工授精

  D. 配子输卵管内移植

  E. 补充斯利安叶酸

（3~4 题共用题干）

  32 岁，已婚，继发不孕 3 年，月经规律，5d/30d，偶有经期痛。既往药物流产 3 次，有盆腔炎病史。妇科检查：外阴毛发分布正常，阴道通畅，子宫中位，常大，活动差，质中，无压痛，双附件增厚，轻度压痛。输卵管通液提示通而不畅。

3. 进一步应首选哪项检查最有利于明确诊断

  A. 宫腔镜　　　　　　B. BBT

  C. 宫颈黏液检查　　　D. 诊断性刮宫

  E. 子宫输卵管造影

4. 如发现异常，采取哪种手段进行治疗

  A. 促排卵药物治疗　　B. 腹腔镜或 IVF – ET

  C. IUI　　　　　　　D. 黄体支持

  E. 期待治疗

（5~7 题共用题干）

  30 岁女性，不孕症，继发进行性痛经 2 年，多次测 BBT 呈双相型。检查：阴道后穹窿有一直径 1cm 触痛结节，子宫大小正常，后位，不活动，无压痛，右卵巢稍增大，固定，压痛（+）。

5. 此患者不育的原因可能是

  A. 无卵泡发育　　　　B. 盆腔炎性粘连

  C. 子宫内膜异位症　　D. 黄体功能不足

  E. 子宫内膜发育不良

6. 药物治疗首选的是

  A. 尿促性腺激素　　　B. 克罗米酚

  C. 雄激素　　　　　　D. 雌激素

  E. 内美通

7. 确诊的最好方法是

    A. 宫腔镜检查   B. 腹腔镜检查

    C. 阴道镜检查   D. 阴道后穹隆穿刺

    E. 分段

【B 型题】

（1~3 题共用备选答案）

    A. 抑制排卵，改变宫颈黏液及子宫内膜功能

    B. 阻挡精卵结合，干扰受精

    C. 导致子宫内膜非细菌性炎性反应，干扰精子生存、受精及着床

    D. 阻止精卵相结合而达到避孕，又能预防性传播疾病

    E. 杀死精子

1. 避孕套的避孕作用是

2. 口服避孕药的主要避孕原理是

3. 宫内节育器的主要避孕原理是

（4~6 题共用备选答案）

    A. 试管婴儿   B. 丈夫精液人工授精

    C. 配子输卵管内移植   D. 供者精液人工授精

    E. 诱导排卵

4. 治疗无排卵性不孕，可采用

5. 治疗输卵管性不孕，可采用

6. 治疗丈夫阳痿症，可采用

（7~9 题共用备选答案）

    A. 宫腔镜   B. 腹腔镜

    C. B 超   D. 妇科内分泌检查

    E. 子宫输卵管通液或造影

7. 某患者反复自然流产病史，B 超可疑宫腔粘连，应选哪种手段明确诊断并进行治疗

8. 继发不孕患者，31 岁，有盆腔炎病史，首选何种检查

9. 某不孕患者 B 超提示卵巢多囊状，需进一步检查哪项以确诊

（10~12 题共用备选答案）

    A. 改变宫腔内环境，妨碍受精卵着床

    B. 杀精子或改变精子功能

    C. 抑制排卵

    D. 改变宫颈黏液性状，不利于精子穿透

    E. 阻止精子进入宫腔

10. 带铜宫内节育器避孕原理主要为

11. 外用避孕药膜的避孕原理主要为

12. 阴茎套的避孕原理主要为

（13~14 题共用备选答案）

    A. 宫内节育器   B. 雌孕激素方法

    C. 大剂量雌激素   D. 53 号避孕药

    E. 米非司酮

13. 女，32 岁，孕 1 产 1，有胃病史，与丈夫分居。在月经第 10 天，丈夫从外地回沪，未避孕。要求事后避孕，上述哪项最为适宜

14. 女，30 岁，孕 1 产 1，准备下周期月经净后去医院放置节育器。平时月经周期正常，28 天一次，此次于月经第 17 天时性交，阴茎套破裂，要求事后避孕，上述哪项最为适宜

（15~16 题共用备选答案）

    A. 可以不用避孕   B. 宫内节育器

    C. 口服避孕药   D. 阴茎套

    E. 安全期避孕

15. 第一胎，产后 100 天，哺乳，宫颈重度糜烂，首选哪种避孕方法

16. 第二胎产妇，产后半年月经未复潮，仍在哺乳，要求避孕。查：子宫颈光，外口松，宫颈位于阴道口以上 2cm。子宫大小正常后倾，无压痛，活动，附件无异常。选择哪种避孕方法

（17~20 题共用备选答案）

    A. 宫内节育器   B. 阴茎套

    C. 口服避孕药   D. 安全期避孕

    E. 阴道隔膜避孕

17. 能同时防止性传播疾病者为

18. 避孕方法中失败率最低者为

19. 避孕方法中失败率最高者为

20. 我国最常用的避孕措施为

（21~23 题共用备选答案）

    A. 紧急避孕药   B. 短期避孕药

    C. 长效避孕药   D. 阴茎套

    E. 安全期避孕

21. 哺乳期首选

22. 遭到性暴力首选

23. 葡萄胎清宫术后首选

（24~28 题共用备选答案）

    A. 雌激素   B. 孕激素

    C. 雄激素   D. 甲状腺激素

    E. 前列腺素

24. 卵泡内膜细胞及颗粒细胞协同产生的激素是

25. 对性腺发育成熟所必需的激素是

26. 有利于防止冠状动脉硬化的激素是

27. 有避孕和抗早孕作用的激素是

28. 能促使蛋白质合成的激素是

（29~30 题共用备选答案）

    A. 放置 IUD   B. 输卵管结扎术

    C. 口服短效避孕药   D. 避孕套避孕

    E. 安全期避孕

29. 35 岁风湿性心脏病妇女，心动能 Ⅱ 级，第二次剖宫产术后一年，最适宜的节育方法是

30. 30 岁妇女，孕 2 产 1，近一年月经量过多，经期延长，最适宜的节育方法是

参考答案

【A1/A2 型题】

1. C	2. E	3. B	4. B	5. E	6. C	7. E	8. D
9. D	10. D	11. C	12. B	13. E	14. D	15. E	16. E
17. E	18. C	19. D	20. E	21. D	22. E	23. C	24. B
25. E	26. C	27. D	28. E	29. C	30. B	31. E	32. B
33. B	34. C	35. C	36. E	37. C	38. E	39. C	40. E
41. D	42. D	43. E	44. B	45. B	46. C	47. D	48. D
49. E	50. E	51. B	52. C	53. E	54. D	55. A	56. D
57. B	58. E	59. D	60. E	61. D	62. B	63. C	64. C
65. E	66. D	67. A	68. C	69. E	70. B	71. B	72. A
73. D	74. E	75. C	76. C	77. C	78. E	79. C	80. D
81. E	82. B	83. E	84. C	85. D	86. C	87. C	88. E
89. D	90. B	91. C	92. C	93. C	94. B	95. E	96. D

【A3/A4 型题】

1. E	2. B	3. E	4. B	5. C	6. E	7. B

【B 型题】

1. D	2. A	3. C	4. E	5. A	6. B	7. A	8. E
9. D	10. A	11. B	12. E	13. E	14. A	15. B	16. D
17. B	18. C	19. D	20. A	21. D	22. A	23. D	24. A
25. D	26. A	27. E	28. E	29. B	30. C		

精选解析

【A1/A2 型题】

1. 婚后 2 年未避孕有正常性生活未妊娠者称原发不孕。曾妊娠，而后 2 年未避孕未妊娠者为继发不孕。不孕症分为绝对不孕和相对不孕；一旦得到纠正能受孕者为相对不孕，有些因夫妇一方先天或后天解剖生理缺陷，无法纠正者为绝对不孕。

2. 早孕 B 超可测量孕囊的大小、有无胎芽、胎心推算孕周；妊娠 20 周以内 B 超测量胎儿的头臀长度、双顶径、股骨长度与孕周之间密切相关，可用于推算孕周，而且妊娠越早期的超声结果参考价值越大。测 BBT 不方便、欠准确、不普遍应用；早孕反应出现的时间、首次尿妊免阳性的时间、早孕盆腔检查均可作为推算孕周的参考，但都没有早孕 B 超准确。

3. 通液对输卵管轻度粘连可能有治疗作用。输卵管

碘油造影术不仅可较准确显示输卵管是否梗阻，而且可显示阻塞的部位和长度，为复通治疗提供可靠资料，故优于输卵管通液。通畅试验的禁忌为：内外生殖器急性炎症期、全身严重疾病、阴道出血等。

4. 促排卵首选氯米芬，HCG 常与其合用。若氯米芬无效，可选用 HMC + HCG；若为下丘脑性无排卵，可用 LHRH。

51. 基础体温测定与确定闭经部位诊断无关。

52. 宫颈黏液涂片见排列成行的椭圆形，提示排卵。

53. 阴道细胞、宫颈黏液结晶、子宫内膜以及尿中孕激素的含量均受女性性激素影响而变化，检查以上各项可了解卵巢激素变化，从而了解有无排卵。输卵管通畅试验主要在不孕症时了解有无输卵管堵塞，与有无排卵无关。

54. 多囊卵巢（PCOS）中促性腺激素不协调，卵泡期 LH 高于 FSH，LH/FSH 比值上升，该患者为原发不孕，B 超提示双侧卵巢多囊样改变，考虑为多囊卵巢，其 LH/FSH 应升高。

55. 常见错误为选 D。要点：患者月经过频四年，说明存在月经不调，并伴有不孕，多见于无排卵性功能性子宫出血，经前期刮宫即能了解该患者有否排卵，并能检查子宫内膜有否其他病变。

56. 常见错误为选 A。要点：性交后精子穿透力试验应在预测的排卵期进行，并不一定在确定的排卵日。若宫颈黏液拉丝长，放在玻片干燥后形成典型的羊齿状结晶，表明试验时间选择恰当。同时在试验前三天内禁止性交，避免阴道用药或冲洗，还应在性交后 2～8 小时取材。用聚乙烯细导管吸取宫颈黏液，涂于玻片上检查。若每高倍视野中有 20 个活动精子为正常；若精子穿过黏液能力差或精子不活动，应疑有免疫问题。

57. 常见错误为选 C。要点：正常月经周期中，宫颈黏液有周期性变化，一般在月经周期第 8～10 天，宫颈黏液涂片上开始出现羊齿状结晶，在月经中期即排卵期达到高峰。排卵后，结晶逐渐减少，一般至 22 天结晶不再出现。雌激素促使结晶形成，出现羊齿状结晶，结晶的多少及羊齿状的完整与否都可用于估计雌激素水平。

89. 最常用的取卵方法是阴道超声引导下经阴道取卵。

95. 不孕症病因中，男方因素约占 30%，如精子生成障碍，精子运送障碍，所以男方应该首先进行检查。其他各项检查都是正确和必要的。

96. 若肌瘤大于 2.5 个月妊娠子宫大小或症状明显致继发贫血者，需手术治疗。该患者年轻，有生育要求，

且为单个肌瘤,所以首选的治疗应为肌瘤剔除术,保留子宫的生育功能。

【A3/A4 型题】

(1~2 题共用题干)该妇女继发于宫外孕,可能为输卵管因素,但月经欠规律,卵巢功能检查也是必要的。性交后精子穿透力试验,适用于夫妇双方经检查均未发现异常者,或适于排查男性不育和免疫性不孕。该对夫妇为继发不育,所以性交后试验暂不必要。氯米芬促排卵用于卵巢功能障碍,不属助孕技术。该患者可能为输卵管因素的不孕,适于体外授精与胚泡移植。人工授精、配子输卵管内移植的前提应该是输卵管正常。

【B 型题】

(1~3 题共用备选答案)避孕套阻止精卵相结合而达到避孕,又能预防性传播疾病。口服避孕药主要抑制排卵,改变宫颈黏液及子宫内膜功能。宫内节育器多种途径改变子宫内膜内环境,或刺激输卵管蠕动等,干扰精子生存、受精及着床。

(4~6 题共用备选答案)治疗无排卵性不孕,要采用诱导排卵的方法治疗;治疗输卵管性不孕。可采用试管婴儿;治疗丈夫患阳痿症,可采用丈夫精液人工授精的方法治疗。

(29~30 题共用备选答案)有心脏病心功能Ⅱ级,已两次剖宫产,不适宜再次妊娠,应选永久安全可靠的节育措施;月经过多者不适宜放置IUD,口服避孕药避孕效率高而且可以调整月经周期,使月经量减少。

第二十五章　计划生育

1. **33 岁经产妇，平时月经周期稍缩短，经量多。检查宫颈糜烂Ⅱ，宫口松，最合适的避孕方法应是**
   - A. 安全期避孕
   - B. 阴茎套避孕
   - C. 阴道隔膜避孕
   - D. 宫内节育器避孕
   - E. 口服避孕药避孕

2. **女性，28 岁，已婚，生育 1 子。两地分居，丈夫最近将回家探亲，拟服用探亲片（甲地孕酮），正确的服药方法是**
   - A. 月经来潮第 5 天服 1 片，12 天后再服 1 片
   - B. 月经周期第 5 天开始，每晚 1 片，连服 22 天
   - C. 性交前 8 小时服 1 片，当晚再服 1 片，以后每晚 1 片，至探亲结束次晨加服 1 片
   - D. 性交后即服 1 片，次晨加服 1 片
   - E. 探亲当日中午含服 1 片，以后每次性交后服 1 片

3. **剖宫产术后 3 个月哺乳期妇女最恰当的避孕方法应选择**
   - A. 短效口服避孕药
   - B. 安全期避孕法
   - C. 宫内节育器
   - D. 皮下埋植法
   - E. 阴茎套避孕法

4. **新婚夫妇拟半年后再考虑妊娠来院咨询，最适宜的避孕方法应是**
   - A. 采用安全期避孕法
   - B. 选择男用避孕套避孕
   - C. 选择口服避孕药
   - D. 放置宫内节育器
   - E. 皮下埋置避孕药

5. **45 岁妇女，患Ⅱ度子宫脱垂伴阴道前后壁明显膨出。两个月前患乙型肝炎住院治疗 50 天，现来院咨询避孕方法，应选用**
   - A. 宫内节育器
   - B. 口服避孕药
   - C. 安全期避孕
   - D. 外用避孕药膜
   - E. 男用阴茎套

6. **42 岁妇女，患慢性肾炎 3 年，半年前因早孕行药物流产，现要求避孕指导，本例最恰当的避孕措施应是**
   - A. 安全期避孕
   - B. 口服短效避孕药
   - C. 皮下埋植避孕
   - D. 阴茎套避孕
   - E. 行输卵管结扎术

7. **短效口服避孕药含**
   - A. 雌激素
   - B. 孕激素
   - C. 雌激素 + 雄性激素
   - D. 孕激素 + 雄性激素
   - E. 雌激素 + 孕激素

8. **关于复方短效口服避孕药的不良反应，正确的是**
   - A. 能引起经血量增多，不适用于经量偏多的妇女
   - B. 孕激素引起宫颈黏液量增多致白带增多
   - C. 体重减轻系因食欲不佳、进食少
   - D. 孕激素刺激胃黏膜致类早孕反应
   - E. 能使水钠潴留

9. **不宜放置宫内节育器的是**
   - A. 阴道炎治疗中
   - B. 月经干净后 3~7 天
   - C. 哺乳期已排除早孕
   - D. 剖宫产术后半年，月经已复潮
   - E. 人工流产术后

10. **钳刮术中见黄色脂肪样组织，不恰当的处理是**
    - A. 抗感染
    - B. 停止宫腔操作
    - C. 肌注子宫收缩剂
    - D. 立即行剖腹探查术
    - E. 住院观察，有内出血征象行剖腹探查术

11. **关于带铜 V 型宫内节育器，错误的是**
    - A. 是我国常用的宫内节育器之一
    - B. 其形状更接近宫腔形态
    - C. 带器妊娠率低
    - D. 出血发生率低
    - E. 脱落率低

12. **输卵管绝育术的作用是**
    - A. 抑制排卵
    - B. 杀灭精子
    - C. 阻止精子与卵子相遇
    - D. 降低宫颈黏液的黏稠度
    - E. 降低精子存活率

13. **妊娠 9 周行吸宫流产术时，出血量多，首要的处理是**
    - A. 输液输血
    - B. 按摩子宫
    - C. 排空宫腔内容物
    - D. 静脉注射止血剂
    - E. 肌内注射止血剂

14. **口服避孕药后不规则出血，正确的处理方法是**
    - A. 加服少量雌激素
    - B. 需立即停药
    - C. 加服少量孕激素
    - D. 加服少量雄性激素

E. 加倍服药

15. 关于短效口服避孕药作用机制，不正确的是
    A. 抑制排卵
    B. 改变宫颈黏液性状
    C. 影响精子获能
    D. 抑制子宫内膜增殖变化
    E. 使子宫内膜分泌不良

16. 关于口服避孕药的副反应，不包括以下哪项
    A. 卵巢肿瘤
    B. 体重增加
    C. 短期闭经
    D. 类早孕反应
    E. 色素沉着

17. 人工流产综合征反应发生的主要原因是
    A. 受术者精神过度紧张
    B. 受术者有心脏病
    C. 术中出血过多
    D. 术中对宫颈和子宫的刺激引起迷走神经反射所致
    E. 手术吸宫不全

18. 下列哪种情况不是人工流产吸宫术的禁忌证
    A. 妊娠 14 周
    B. 妊娠呕吐
    C. 慢性疾病的急性期
    D. 手术当天体温超过 37.5℃
    E. 急性生殖道炎症

19. 避孕效率最高的措施是哪一种
    A. 复方短效口服避孕药
    B. 长效避孕针
    C. 宫内放置节育器
    D. 安全期自然避孕法
    E. 阴道隔膜

20. 下述哪种节孕方法与阴道不规则出血无关
    A. 皮下埋植药物
    B. IUD
    C. 长效避孕针
    D. 阴道避孕环
    E. 输卵管结扎

21. 30 岁妇女，带环 3 年，末次月经干净 2 周后阴道淋漓出血 20 多天伴轻微下腹痛、腰痛，下述哪项不可能存在
    A. 子宫内膜炎
    B. 月经不调
    C. 宫外孕
    D. 早孕，先兆流产
    E. 节育器异位

22. 宫内节育器的避孕机制主要是
    A. 阻止卵子由卵巢进入子宫
    B. 影响卵巢排卵
    C. 阻止精子与卵子相遇
    D. 阻止受精卵着床
    E. 阻止精子进入输卵管

23. 下面哪项不是口服避孕药的禁忌证

A. 哺乳期
B. 急、慢性肝炎
C. 宫颈炎
D. 乳腺癌病人
E. 血栓性疾病患者

24. 对于复方短效避孕药的避孕机制，下列哪项是错误的
    A. 改变宫颈黏液性状，使黏液量变少，黏液变稠，不利于精子穿透
    B. 抑制排卵
    C. 改变子宫内膜形态与功能，不适于受精卵着床
    D. 抑制卵泡生长发育
    E. 增加宫腔液

25. 皮下埋植避孕（norplant）的有效期为
    A. 3 年
    B. 4 年
    C. 2 年
    D. 5 年
    E. 8 年

26. 下列药物中哪种为口服短效避孕药
    A. 米非司酮
    B. 53 号避孕药
    C. 甲羟孕酮
    D. 妈富隆
    E. 妇宁片

27. 女，45 岁，患慢性肾炎 1 年，放置宫内节育器 10 年，近两年月经量多而取环。自认已快绝经，未采取任何避孕措施。于取环后第 2 个月便怀孕而行人流术。要求采取避孕措施，以下哪种措施最合适
    A. 皮下埋植避孕
    B. 口服避孕药
    C. 绝育
    D. 安全套
    E. 安全期避孕

28. 新型口服短效避孕药的主要特点是
    A. 通常用于治疗 PCOS
    B. 为单一的孕激素制剂
    C. 含第三代孕激素，有雄激素的作用
    D. 是激素含量最少的口服避孕药
    E. 孕激素几乎没有雄激素作用

29. 下列的宫内节育器除避孕外，哪种还具有减少月经量和缓解痛经作用
    A. 母体 375
    B. T 铜 380A
    C. 金属单环
    D. 左炔诺孕酮宫内节育器
    E. 带铜固定式宫内节育器

30. 以下避孕方法中，哪种方法除避孕外，还有预防性传播性疾病的作用
    A. norplant
    B. Oral contraceptive
    C. intrauterine device
    D. condom
    E. spermicide

31. 女性，32 岁，1 - 0 - 0 - 1，有胃病史，与丈夫分居。在月经第 10 天时，丈夫从外地回京，未避孕，要求事后避孕，可选择哪项最适宜
    A. 雌孕激素疗法　　　　B. 宫内节育器
    C. 大剂量雌激素　　　　D. 53 号避孕药
    E. 米非司酮

32. 无防护性交，欲采取紧急避孕措施，采用药物避孕应在
    A. 48 小时内　　　　　　B. 72 小时内
    C. 120 小时内　　　　　D. 56 小时内
    E. 6 小时内

33. 女性，32 岁，足月妊娠剖宫产术后半年，不哺乳、月经已复潮，但周期不规则，平素经量多，有贫血史，首选的避孕方法为
    A. 安全套　　　　　　　B. 口服短效避孕药
    C. 输卵管绝育术　　　　D. 宫内节育器
    E. 安全期避孕

34. 女，1 - 0 - 0 - 1，以往月经正常，现采用短效避孕药避孕，在服用过程中月经前半期出现阴道少量出血，应选用哪种药物治疗
    A. 甲基睾丸素　　　　　B. 炔雌醇
    C. 甲羟孕酮　　　　　　D. 强的松
    E. 妇康片

35. 人工流产并发症错误的是
    A. 吸宫不全及术中出血最常见
    B. 哺乳期子宫于术中易发生子宫穿孔
    C. 术后阴道流血停止后又有多量流血为吸宫不全
    D. 感染开始时多为子宫内膜炎
    E. 术中出血应停止继续操作

36. 宫内节育器的避孕原理不包括
    A. 干扰着床
    B. 影响受精卵发育
    C. 宫腔内自然环境改变
    D. 宫腔内炎性细胞增多
    E. 反射性抑制排卵

37. 妊娠 35 日中断妊娠，目前最常用的方法是
    A. 负压吸宫术
    B. 药物流产——口服米非司酮和米索前列醇
    C. 静脉滴注缩宫素
    D. 乳酸依沙吖啶羊膜腔内注射
    E. 以上都不是

38. 24 岁妇女，因停经 7 周行人工流产术。术中出现心动过缓、血压下降、面色苍白、出汗、胸闷等。本例正确处置应是

    A. 立即输液并输血　　　B. 静脉注射阿托品
    C. 肌注肾上腺素　　　　D. 静脉滴注间羟胺
    E. 终止手术，待病情好转再进行

39. 人工流产负压吸宫术适用于
    A. 妊娠 10 周以内者　　B. 妊娠 12 周以内者
    C. 妊娠 14 周以内者　　D. 妊娠 16 周以内者
    E. 妊娠 18 周以内者

40. 我国最常用的输卵管绝育方法为
    A. 结扎切断法　　　　　B. 抽芯包埋法
    C. 单纯结扎法　　　　　D. 伞端切除法
    E. 粘堵法

41. 对于放置宫内节育器的时间，哪项错误
    A. 人工流产术后，宫腔深度 12cm，可立即放环
    B. 哺乳期排除早孕后
    C. 剖宫产术后半年
    D. 分孕期月经干净后 3 ~ 7 天
    E. 中期妊娠引产后 3 个月

42. 关于宫内节育器放置和随访，下列哪项是错误的
    A. 只需按照宫腔深度放置相应号数的 IUD
    B. 宫腔深度为 7.5cm，一般选用外直径 2.1cm 的 21 号金属单环
    C. 月经干净后 3 ~ 7 天放置较佳
    D. 人工流产术后，宫腔深度不足 10cm 可立即放置
    E. 放置后 1 个月，半年，一年定期随访，以后每年复查一次

43. 关于人流术后的处理，下列哪项不必要
    A. 术后留院观察 1 ~ 2 小时
    B. 术后流血 10 天未止应诊治
    C. 术后禁性交 1 个月
    D. 指导避孕方法
    E. 术后 1 周复查尿 HCG

44. 30 岁经产妇妊娠 60 天时中断妊娠，最常用的方法是
    A. 钳刮术
    B. 负压吸宫术
    C. 静脉滴注催产素
    D. 依沙吖啶羊膜腔内注射法
    E. 药物流产

45. 人工流产综合反应的发生原因主要是
    A. 长时间仰卧截石位　　B. 精神过度紧张
    C. 迷走神经受牵拉兴奋　D. 疼痛刺激
    E. 吸宫时负压过大

46. 有关人工流产的并发症，哪项是错的
    A. 最常见的并发症是吸宫不全、子宫穿孔、感染和术中出血

B. 人工流产术后阴道流血迁延已 10 天，经用抗生素及宫缩剂治疗无效者，应考虑吸宫不全

C. 术中出血多应停止操作

D. 人工流产后的感染多为子宫内膜炎，偶见盆腔结缔组织炎不能停止操作

E. 以上都是

47. 据统计，正常情况下未避孕夫妇在一年内怀孕者占
A. 60% B. 80%
C. 85% ~ 90% D. 50%
E. 大于 95%

48. 27 岁，孕 0，因月经过期一周就诊。患者结婚 6 个月，从未用过避孕药，既往月经正常。宫颈软，着色，子宫正常大小，双附件（-），下列哪项是诊断妊娠的最早方法
A. 放射免疫测定 HCG
B. B 型超声
C. 基础体温
D. 宫颈黏液羊齿状结晶
E. 孕酮撤退实验

49. 有关短效口服避孕药副反应的叙述，错误的是
A. 类早孕反应（食欲不振、恶心、呕吐）系由于雌激素刺激胃黏膜所致
B. 服药期间的出血，多发生在漏服药之后，称为突破性出血
C. 可使经血量减少，故口服避孕药不适合原来月经量就少的妇女
D. 白带增多系因雌激素作用的结果
E. 体重增加系由于孕激素影响合成代谢，促进组织生长并引起水、钠潴留

50. 关于各类避孕药的主要作用机制，哪项是错误的
A. 短效口服避孕药——抑制排卵
B. 长效避孕针——改变宫腔环境，不利于精子上游
C. 避孕栓——杀精子或使其失去活力
D. 探亲避孕药——抗着床
E. 男用口服棉酚——阻止精子生成

51. 下述哪项是输卵管结扎的禁忌证
A. 已婚妇女要求绝育
B. 第二次剖宫产时
C. 正常分娩后 48 小时内
D. 滞产产后
E. 心脏病心功能 I 级

52. 患者，27 岁。妊娠 9 周，初孕，人流术中突然头晕面色苍白，恶心，伴血压下降，脉搏细弱，最可能为
A. 羊水栓塞 B. 空气栓塞

C. 吸宫不全 D. 人流反应综合征
E. 子宫穿孔

53. 不全流产易引起
A. DIC B. 宫腔粘连
C. 失血性休克 D. 人流综合征
E. 子宫穿孔

54. 患者，妊娠 7 周。早孕反应严重，恶心、呕吐，人流后一周，无阴道流血，无腹痛，但恶心，呕吐持续存在，查尿妊娠试验（+），最可能诊断为
A. 吸宫不全 B. 漏吸
C. 肝炎 D. 子宫穿孔
E. 盆腔炎

55. 关于输卵管结扎术时间选择哪项不正确
A. 非孕妇女在月经来潮前 3 ~ 7 天
B. 产后 48 小时内
C. 人工流产术后 48 小时内
D. 非孕妇女月经净后 3 ~ 4 天
E. 哺乳期排除早期妊娠

56. 关于母乳喂养哪项不对
A. 母乳喂养最佳时间是半年
B. 母乳含丰富的抗感染物质
C. 母乳喂养能延长生育间隔
D. 母乳是婴儿的必需食品
E. 有利于促进婴幼儿心理和社会适应性的发育

57. 患者，30 岁。孕二产一，月经过少一年，患滴虫性阴道炎，选用何种方法避孕
A. 宫内节育器 B. 安全期避孕
C. 阴道隔膜 D. 避孕套
E. 口服避孕药

58. 侵蚀性葡萄胎阴道转移结节局部选用
A. 更生霉素（KSM）
B. 5 - 氟尿嘧啶（5 - FU）
C. 氨甲蝶呤（MTX）
D. 6 - 疏基嘌呤（6 - MP）
E. 5 - FU + KSM

59. 患者，34 岁。既往有风湿性心脏病病史，心功能无改变，重复剖宫产术。术中应选的避孕措施是
A. 上环 B. 口服避孕药
C. 输卵管结扎术 D. 工具避孕
E. 安全期避孕

60. 患者，28 岁。人流术后 42 天，下腹坠痛 2 天，不伴发热，检查：子宫增大，触痛明显，可能的诊断是
A. 子宫内膜炎 B. 子宫复旧不良
C. 宫颈粘连 D. 月经不调

E. 吸宫不全

61. 侵蚀性葡萄胎、绒癌病变转移至阴道属于
   A. Ⅰ期　　　　　　　　B. Ⅱa期
   C. Ⅲa期　　　　　　　D. Ⅱb期
   E. Ⅲb期

62. 患者，27岁。早孕7周，行人工流产术中，患者突然恶心，出冷汗，查体：面色苍白，BP 70/50mmHg，P 60次/分。该患者下一步处置为
   A. 异丙嗪25mg im　　　B. 阿托品0.5mg im
   C. 氯丙嗪25mg im　　　D. 哌替啶50mg im
   E. 哌替啶、吗啡各20mg im

63. 患者，24岁。人流术后一周，突然阴道流血增多，伴腹痛，无发热，查子宫稍大软，压痛（±），附件正常。该病人诊断为吸宫不全的下一步处置应为
   A. 子宫切除　　　　　　B. 刮宫术
   C. 催产素肌注　　　　　D. 益母丸口服
   E. 观察经过

64. 妊娠16周，需终止妊娠，最常用的方法是
   A. 负压吸引术　　　　　B. 催产素静脉滴注
   C. 天花粉肌内注射　　　D. 钳刮术
   E. 依沙吖啶羊膜腔内注射

65. 关于节育原理，下述哪项是错误的
   A. 输卵管结扎——阻断精卵相遇
   B. 宫内节育器——阻止受精卵着床
   C. 口服避孕药——抑制排卵，改变宫颈黏液性状
   D. 工具避孕——阻止精卵相遇
   E. 探亲避孕药——防止受精

66. 为预防人工流产综合征，下列哪项是错误的
   A. 操作轻柔
   B. 扩张宫颈不可粗暴，要逐步扩张
   C. 吸宫时掌握适度的负压
   D. 反复吸刮宫壁
   E. 术前宫颈管内可放置卡孕栓

67. 妊娠12周，需终止妊娠，常用的终止妊娠方法是
   A. 催产素静脉滴注　　　B. 钳刮术
   C. 天花粉肌内注射　　　D. 负压吸引术
   E. 依沙吖啶羊膜腔内注射

68. 人工流产术后38天无月经，近4天下腹及肛门坠痛难忍，子宫近鸭卵大，附件正常，首先应如何处置
   A. 探宫腔　　　　　　　B. 再次吸宫
   C. 剖腹探查　　　　　　D. 尿妊娠试验
   E. 子宫造影

69. 人工流产术中患者突然头晕，胸闷，出冷汗，血压下降应给予
   A. 阿托品　　　　　　　B. 异丙嗪
   C. 冬眠灵　　　　　　　D. 度冷丁
   E. 鲁米那

70. 我国现在最常用的避孕措施为
   A. 避孕套　　　　　　　B. 阴道隔膜
   C. 口服避孕药　　　　　D. 宫内节育器
   E. 安全期避孕

71. 负压吸引术危害最大的并发症是
   A. 子宫穿孔　　　　　　B. 漏吸
   C. 误吸　　　　　　　　D. 组织残留
   E. 感染

72. 人流术后72小时突然阴道流血，最可能的诊断是
   A. 子宫探针穿孔　　　　B. 吸宫不全
   C. 术后感染　　　　　　D. 羊水栓塞
   E. 空气栓塞

73. 妊娠8周时，终止妊娠最常采用的方法是
   A. 钳刮术　　　　　　　B. 芫花宫腔内引产
   C. 静脉滴注催产素　　　D. 负压吸引术
   E. 依沙吖啶羊膜腔内注射

74. 关于人工流产，下述哪项是错误的
   A. 妊娠10周以内可用吸宫术
   B. 人工流产是指妊娠10~21周以内用人工方法中止妊娠
   C. 妊娠10~14周可用钳刮术
   D. 体温两次>37.5℃，为禁忌证
   E. 急性生殖器炎症为手术禁忌

75. 关于输卵管结扎，哪项是错误的
   A. 经阴道手术较复杂，易发生感染
   B. 抽心包埋法成功率高
   C. 取到输卵管要追溯至伞端再结扎
   D. 结扎部位在输卵管峡部较好
   E. 因手术时间短，不必排空膀胱

76. 人工流产术中反复吸刮宫腔易引起
   A. DIC　　　　　　　　B. 失血性休克
   C. 人流综合征　　　　　D. 宫腔粘连
   E. 子宫穿孔

77. 人流术后3天微热，下腹坠痛并有血性分泌物，子宫稍大，触痛明显，附件正常，应考虑
   A. 吸宫不全　　　　　　B. 子宫颈粘连
   C. 子宫肌炎　　　　　　D. 子宫复旧不全
   E. 宫腔积血

78. 人工流产综合征主要是由于
   A. 精神过度紧张
   B. 机械刺激子宫或宫颈引起迷走神经反射

C. 术中出血过多

D. 吸宫不全

E. 羊水栓塞

79. 人流术中过度刺激宫颈易引起

A. 人流综合征

B. 失血性休克

C. 宫腔粘连

D. DIC

E. 子宫穿孔

80. 侵蚀性葡萄胎、绒癌转移至左肺，多个病灶总面积占左肺的 1/3 属于

A. Ⅲa 期

B. Ⅱa 期

C. Ⅱb 期

D. Ⅰ 期

E. Ⅲb 期

81. 人工流产术中突然头晕胸闷，血压下降，脉搏变慢，首先考虑

A. 子宫穿孔

B. 术中出血

C. 人工流产综合征

D. 羊水栓塞

E. 空气栓塞

82. 哺乳期妊娠子宫人流时易引起

A. 人流综合征

B. 失血性休克

C. 宫腔粘连

D. DIC

E. 子宫穿孔

83. 30 岁，孕 5 产 3，月经 3~4 天/24~34 天，量中等，阴道前后壁膨出，宫颈糜烂Ⅲ度，宫口松，子宫后位正常大，附件正常，要求避孕，何法最好

A. 阴道隔膜

B. 宫内节育器

C. 阴茎套

D. 口服避孕药

E. 安全期避孕

84. 含孕酮的活性宫内节育器的避孕机理是

A. 使宫内膜产生非细菌性炎性反应，对胚胎及精子具有毒害作用

B. 抑制排卵

C. 使子宫内膜腺体萎缩和间质蜕膜化，不利于受精卵着床

D. 使子宫内膜细胞代谢受到干扰

E. 能影响精子获能，增强避孕效果

85. 宫内节育器避孕原理，下述哪项是错误的

A. 机械作用，阻止孕卵着床

B. 通过异物的局部效应发挥作用

C. 异物刺激子宫内膜产生非细菌性炎症反应，不利于胚胎发育

D. 抑制下丘脑 - 垂体 - 卵巢轴作用

E. 刺激内膜产生前列腺素，影响孕卵着床

86. 下面哪项不是甾体类避孕药的副反应

A. 闭经

B. 撤退性出血

C. 突破性出血

D. 色素沉着

E. 体重增加

87. 葡萄胎患者随访期间避孕措施应选择

A. IUD

B. 口服避孕药

C. 安全期避孕

D. 阴茎套

E. 双侧输卵管结扎

88. 服用甾体避孕药后可引起对下丘脑、垂体的持续性抑制，子宫内膜不应当是

A. 萎缩型子宫内膜

B. 静止型子宫内膜

C. 分泌型子宫内膜

D. 子宫内膜腺体增生

E. 有时甚至腺瘤性增生

89. 下面哪项不属于口服避孕药的避孕机理

A. 使子宫内膜出现不典型分泌期

B. 改变宫颈黏液的黏稠度

C. 抑制排卵

D. 增加子宫对催产素的敏感度

E. 子宫内膜增殖变化受抑制

90. 对于输卵管结扎术的适应证，哪项是错误的

A. 心脏病患者心功能Ⅱ至Ⅲ级

B. 已婚妇女计划生育要求绝育

C. 有慢性盆腔炎者

D. 第二次剖腹产时

E. 滞产产后

91. 最适于进行输卵管结扎术的时间为

A. 正常产后 10 天

B. 正常月经干净后 15 天

C. 难产后 72 天

D. 人流后 35 天

E. 月经后 3~7 天

92. 哪种妇女不宜行输卵管绝育术

A. 妊娠合并心脏病产后 1 周

B. 足月手术产后 5 天

C. 人工流产手术同时

D. 剖宫产术时

E. 月经来潮同时

93. 为了确保输卵管结扎术安全有效，下列何项是错误的

A. 神经官能症或对手术有极大顾虑者，暂缓手术

B. 有腹痛，白带增多，宫旁压痛者，暂缓手术

C. 非孕结扎者应选在月经后 16~22 日进行

D. 结扎前须确认输卵管，并追踪伞端

E. 人工流产可立即行结扎术

94. 依沙吖啶引产术后的注意事项，哪项是错误的

A. 产后要注意软产道有无裂伤

B. 产后出血不多，可不进行胎盘排出后的例行刮宫术

C. 宫缩发动后，要注意观察宫缩频率、强度及产程进展情况

D. 用药后体温高，大多数不需任何处理，短时间内可恢复正常

E. 遇到宫缩过强，产程过长时，应行进一步检查以明确胎位，避免造成损伤

95. 口服避孕药是含有下列哪种激素的制剂

A. 绒毛膜促性腺激素和催乳素

B. 孕激素和雌激素

C. 黄体生成素和促卵泡成熟素

D. 人类胎盘泌乳素和促甲状腺素

E. 雌三醇和催产素

96. 口服避孕药失败的主要原因是

A. 频繁性交

B. 月经周期中突然排卵

C. 未按要求服药

D. 由于胃肠吸收障碍

E. 产生抗药性

97. 用铜丝包绕的节育器被认为具有

A. 降解宫颈黏液　　　B. 有杀精子作用

C. 防止排卵　　　　　D. 抑制黄体酮产生

E. 使内膜细胞代谢受到干扰，不利于受精卵着床及囊胚发育

98. 哪一项是口服避孕药的副作用

A. 体重减轻　　　　　B. 类早孕反应

C. 血压增高　　　　　D. 月经量增加

E. 引起继发不孕

99. 关于口服短效避孕药的副反应正确的是

A. 能使经血量多，不适用于经量多的妇女

B. 服药期间出现阴道出血，多发生在漏服药物之后

C. 类早孕反应系孕激素刺激胃黏膜所致

D. 白带增多系孕激素作用的结果

E. 体重减轻系因进食少，恶心所致

100. 对于短效口服避孕药的避孕原理正确的是

A. 雌激素使宫颈黏液量多，黏稠度增加，不利于精子穿透

B. 加速孕卵在输卵管的运行速度，使与子宫内膜的发育不同步

C. 子宫内膜受药物中孕激素作用，增殖被抑制，腺体发育不良

D. 孕激素量少，使子宫内膜腺体发育不良

E. 影响下丘脑的 GnRH，促进 FSH 和 LH 的分泌

101. 对于复方短效口服避孕药开始服用的时间，正确的是

A. 月经周期第 7 天　　B. 月经前 5 天

C. 月经干净第 5 天　　D. 月经周期任意一天

E. 月经周期第 5 天

102. 下列哪种情况不应将节育器取出

A. 月经量超过既往 2 倍

B. 带环妊娠

C. 绝经后半年到 1 年

D. 环嵌顿

E. 副作用虽较重，但治疗明显好转

103. 下列何项适宜放置宫内节育器

A. 子宫脱垂

B. 经常性白带多，下腹痛

C. 月经规则，量不多

D. 宫颈重度陈旧裂伤，宫口松

E. 子宫畸形

104. 常用短效口服避孕药的远期影响是

A. 增加子宫内膜癌的发病率

B. 增加子宫颈癌的发病率

C. 增加乳腺癌的发病率

D. 增加卵巢癌的发病率

E. 文献报道与血栓性疾病总有一定关系

105. 女性输卵管绝育术后，要求恢复生育能力可以

A. 服促排卵药　　　　B. 吃维生素 E

C. 服用消炎药　　　　D. 行输卵管复通术

E. 输卵管通气或通水

106. 关于人工流产的并发症，哪项是正确的

A. 人流综合反应是由于心脏病引起的

B. 子宫穿孔是由于子宫位置及大小不清所致

C. 空气栓塞为最常见的并发症

D. 术后闭经是由于宫颈粘连所致

E. 吸宫不全是由于多次人工流产所致

107. 48 岁妇女，宫内节育器避孕 12 年，月经紊乱 1 年，偶感潮热、阵汗，现阴道出血 20 余天，查宫颈光滑，子宫正常大小，双附件正常，诊刮子宫内膜复杂型增生，最可能的诊断是

A. 子宫内膜粘连　　　B. 子宫内膜炎

C. 异位妊娠　　　　　D. 子宫内膜癌

E. 更年期功血

108. 所谓探亲避孕药，下述哪项是错误的

A. 探亲避孕药服用时间不受周期限制

B. 探亲避孕药不应作为长期避孕方法

C. 探亲避孕药可在排卵期应用

D. 探亲避孕药即在必将房事时使用，无房事活动即可不用

E. 探亲避孕药适合短期同居者应用

109. 复方三相口服避孕的配方组成，正确的是

A. 第二相，两种激素量均低

B. 第二相，两种激素量均高

C. 第一相，雌激素量高，孕激素量低

D. 第三相，雌激素量高，孕激素量低

E. 第三相，两种激素量均低

110. 放置宫内节育器合适的时间为

A. 经前3~7天   B. 经后8~10天

C. 经前8~10天   D. 经后3~7天

E. 月经期

111. 对于哺乳期避孕，下列哪项不恰当

A. 不宜采用避孕药物

B. 最好使用工具避孕

C. 产后8个月可放置IUD

D. 不可过分延长哺乳期

E. 不宜使用皮埋剂

112. 宫内节育器能防止妊娠，主要是由于

A. 防止受精   B. 防止受精卵着床

C. 抑制排卵   D. 破坏精子

E. 使子宫内膜萎缩

113. 关于放置节育器术后注意事项，下述哪项不妥

A. 术后经期或排便时注意有无节育器脱落

B. 术后2周禁止性交及盆浴

C. 术后休息

D. 金属节育器可放置3~5年，塑料节育器可放置1年

E. 未见尾丝可摄片或B超检查

114. 对于避孕方法，下列哪种最不可靠

A. 口服避孕药   B. 宫内节育器

C. 安全期避孕   D. 阴道隔膜

E. 避孕套

115. 关于长效口服避孕药特点，错误的是

A. 服药1次可避孕1个月

B. 长效雌激素储存于脂肪组织内缓慢释放，起长效避孕作用

C. 停用长效避孕药时，不需服用短效避孕药作为过渡

D. 副反应及临床表现类似短效口服避孕药

E. 避孕效果与给药方法有关

116. 对于输卵管结扎，哪组是不正确的

A. 看到伞端再扎，是避免误扎的主要方法

B. 抽心包埋法失败率最低

C. 术前排空膀胱，可避免术中膀胱损伤

D. 结扎后可因卵巢血液循环障碍而致月经不调

E. 出血、血肿是损伤输卵管或其系膜造成

117. 依沙吖啶引产的禁忌证，哪项是错误的

A. 有急慢性肝肾疾患者

B. 剖宫产史

C. 未治愈的生殖器炎症

D. 急性传染病治愈后

E. 心脏病不能耐受手术者

118. 35岁，月经3天/28天，IMP10月1日，于10月16日行输卵管结扎术。11月5日月经尚未来潮，尿妊娠试验阴性。妇科检查：子宫稍软，无明显增大。12月8日月经仍未来潮，复查子宫增大如妊娠2个月大小，诊断早孕。问：此例结扎失败的原因为下述何项

A. 输卵管结扎后复通

B. 手术操作不仔细，误结扎圆韧带

C. 手术选择时间不当

D. 妇科检查不仔细，原已有孕

E. 以上均不是

119. 输卵管绝育术的禁忌证是

A. 心脏病心功能Ⅱ至Ⅲ级

B. 重度宫颈糜烂

C. 慢性高血压

D. 神经官能症

E. 以上均是

120. 妊娠35日，中断妊娠，目前最常用的方法是

A. 静脉滴注缩宫素

B. 药物流产

C. 负压吸宫术

D. 依沙吖啶羊膜腔内注射

E. 以上都不是

121. 避孕方法中成功率最高的是

A. 使用阴茎套   B. 安全期避孕

C. 外用避孕药   D. 放置宫内节育器

E. 按时口服短效避孕药

122. 下列哪种方法可出现阴道不规则出血症状

A. 宫内节育器   B. 皮下埋植药物

C. 长效避孕针   D. 阴道避孕环

E. 以上方法均可

123. 女性，经产妇，带宫内节育环半年，近半月余感腰酸、腰坠，并伴有少量阴道出血。下列哪项检查是不必要的

A. 宫颈刮片　　　　　　　B. B 型超声波检查

C. 妇科 PV 检查　　　　　D. 腹部 X 光片检查

E. 尿 HCG 检查

124. 对于人工流产，正确的是

A. 妊娠 10 ~ 14 周行吸宫术

B. 妊娠 10 周行钳刮术

C. 人工流产仅指负压吸宫术

D. 带器妊娠不能行人工流产术

E. 术后检查吸出物有无胎囊及绒毛

125. 妊娠 10 周内的人流最常用的措施是

A. 雷夫诺尔羊膜腔注射　　B. 负压吸引

C. 钳刮　　　　　　　　　D. 天花粉肌注

E. 催产素静脉滴注

126. 药物流产采用的药物米非司酮，其主要的机制为

A. 抑制早孕作用

B. 前列腺素作用，引起子宫收缩

C. 抗雌激素作用

D. 抗孕激素，能和孕酮竞争蜕膜的孕激素受体，却不产生孕酮作用，使蜕膜坏死出血

E. 丙酸睾丸酮抑制孕卵生长，达终止妊娠效果

127. 关于药物流产，下列说法哪项是错误的

A. 米非司酮与米索两者起协同作用

B. 药物流产采用米非司酮与前列腺素米索为目前最佳方案

C. 用药后应严密随访，若失败，宜及时手术终止

D. 药物流产适用于停经 7 周内孕妇，完全流产率达 95% ~ 100%

E. 药物流产后出血多和出血时间长是其主要副反应

128. 对于依沙吖啶中期妊娠引产，哪项是不正确的

A. 子宫有瘢痕者禁用

B. 引产途径有羊膜腔内注射以及羊膜腔外注射

C. 根据大量临床经验，中期妊娠引产应用药物依沙吖啶安全、有效，成功率在 90% ~ 100%

D. 有慢性肝肾疾病者也可使用

E. 由于药物安全剂量范围较大，故即使进入母体血循环也不至于发生危险

129. 依沙吖啶引产的适应证，哪项是错误的

A. 有心脏病，但能耐受手术者

B. 适用于妊娠 15 ~ 24 周者

C. 近期曾有过同类引产手术者

D. 子宫没有瘢痕者

E. 无急性传染病及生殖器炎症者

130. 28 岁妇女，第一胎产后 7 个月，尚在哺乳中。拟采

用避孕措施，本例应选择的避孕措施是

A. 口服短效避孕药　　　　B. 阴茎套避孕

C. 安全期避孕　　　　　　D. 长效避孕针

E. 长效缓释避孕药皮下埋植

131. 关于人工流产，哪项正确

A. 器械进入宫腔突然出现无底感觉，不一定是子宫穿孔

B. 疑为子宫穿孔，立即行剖腹探查

C. 术时未见绒毛，肯定是漏吸

D. 术中出血过多应马上更换小号吸管

E. 子宫穿孔与哺乳期子宫软、瘢痕子宫、子宫畸形、术者操作失误等因素有关

132. 下列哪项不是口服避孕药的绝对禁忌证

A. 阴道流血原因不明者　　B. 慢性肝炎

C. 结缔组织疾病　　　　　D. 乳腺癌

E. 深部静脉血栓形成者

133. 女，35 岁，婚后 9 年未避孕未怀孕，月经规律，月经来潮 12 小时子宫内膜活检为分泌期宫内膜，HSG 示双侧输卵管不通，丈夫精液常规正常，进一步的治疗方法为

A. 宫腔内人工授精

B. 输卵管通液

C. 抗炎治疗

D. IVF – ET（体外受精－胚胎移植）

E. 配子输卵管内移植

134. 有关药物流产，下列哪项是错误的

A. 目前最常用的药物是米非司酮

B. 米非司酮与前列腺素配伍协同作用

C. 米非司酮具有轻度抗雌激素特性

D. 米非司酮可与孕激素受体结合

E. 米索前列醇有促排胎作用

135. 口服 Ru486 流产的主要机制为

A. 前列腺素使子宫收缩　　B. 抗雌激素作用

C. 抗孕激素作用　　　　　D. 抑制受精卵分裂

E. 抗雄激素

136. 关于宫内节育器的避孕原理，错误的是

A. 激活纤溶酶原，纤溶活性增强，囊胚溶解吸收

B. 引起子宫内膜无菌性炎性反应

C. 改变阴道酸碱度

D. 损伤子宫内膜产生前列腺素

E. 抗受精卵着床

137. 有关宫内节育器避孕原理，下列哪项错误

A. 子宫内膜白细胞、巨噬细胞增多

B. 引起子宫内膜感染性炎性反应

C. 子宫内膜局部纤溶酶原激活

D. 含孕激素 IUD 可引起子宫内膜腺体萎缩和间质退化

E. 带铜 IUD 还可影响精子获能

138. 短效口服避孕药的正确用法是

A. 月经周期第 5 天开始，隔日服 2 片，连服 22 天

B. 月经来潮当天服 1 片，连服 22 天

C. 月经周期第 5 天开始，每天 1 片，连服 30 天

D. 月经周期第 5 天开始，每天 1 片，连服 22 天

E. 同房后即服 1 片，次日加服 1 片

139. 施行人工流产发生子宫穿孔，哪项不正确

A. 立即停止手术

B. 尽快吸出胚胎组织，防止出血

C. 疑有内出血者，立即剖腹探查行修补术

D. 给予缩宫素和抗生素

E. 严密观察，注意腹痛、阴道流血及腹腔内出血

140. 有关人工流产并发症，哪项错误

A. 子宫过度后屈，后壁容易穿孔

B. 流产后的感染多为子宫内膜炎

C. 宫体过度屈曲易发生吸宫不全

D. 妊娠月份较大时，术中出血较多

E. 导致迷走神经兴奋，发生人工流产综合反应

141. 关于口服避孕药的避孕原理，正确的是

A. 雌激素增加宫颈黏液黏稠度

B. 孕激素干扰雌激素效应，子宫内膜增殖反应受抑制

C. 促进垂体 FSH、LH 分泌

D. 使受精卵移动速度与子宫内膜发育不一致

E. 雌激素量少，子宫内膜腺体发育不良

142. 妊娠 4 个月，终止妊娠最常用的方法是

A. 吸宫术

B. 缩宫素引产

C. 钳刮术

D. 依沙吖啶羊膜腔内注射

E. 米非司酮引产

143. 结扎输卵管常在哪部进行

A. 输卵管子宫部　　　　B. 输卵管峡部

C. 输卵管壶腹部　　　　D. 输卵管漏斗部

E. 输卵管伞

144. 有关紧急避孕方法，不正确的有

A. 72 小时内放置 IUD

B. 已确定怀孕的妇女可采用紧急避孕药

C. 在无保护性生活后 3 天内口服紧急避孕药有效率可达 98%

D. 米非司酮为孕激素受体拮抗剂

E. 53 号避孕药可作为紧急避孕药

145. 有关人工流产，下列哪项不正确

A. 子宫过度前屈易发生子宫后壁穿孔

B. 子宫过度倾屈易发生吸宫不全

C. 严重的全身性疾病应尽快行人工流产手术

D. 器械进入宫腔深度明显超过检查时子宫大小，即可诊断子宫穿孔

E. 流产后过早性交易发生感染

146. 下列哪种情况可放置宫内节育器

A. 子宫畸形

B. 宫颈过松、子宫脱垂

C. 子宫肌瘤月经过多

D. 发现卵巢囊肿直径小于 5cm

E. 生殖道急性炎症

147. 关于放置宫内节育器的出血，哪项不正确

A. 多发生于放置 IUD 后 1 年内

B. IUD 机械性压迫

C. 多表现为经量增多，经期延长

D. 可用吲哚美辛（消炎痛）

E. 应立即取出节育器

148. 关于宫内节育器，哪项错误

A. 放置 IUD 发生子宫出血者，用氨基己酸可减少出血

B. KID 过小，易致腰酸，下腹坠胀

C. 子宫位置及大小检查错误，易发生子宫穿孔

D. IUD 放置后发生感染，多为上行性感染

E. IUD 放置时间一般为月经干净后 3～7 天

149. 口服甾体避孕药避孕机制，不正确的有

A. 使子宫内环境不利于孕卵着床

B. 抑制排卵

C. 抑制子宫内膜增殖

D. 改变宫颈黏液

E. 引起子宫内膜腺体增生

150. 对于人工流产术，下列哪项正确

A. 吸宫一般在妊娠 14 周后

B. 各种疾病急性期抓紧时间手术

C. 术者感觉宫腔吸净后，不必检查吸出物

D. 术后 1 周可性交、盆浴

E. 术前 24 小时体温两次在 37.5℃ 以上不宜手术

151. 输卵管结扎并发症，哪项错误

A. 感染

B. 出血与血肿

C. 脏器损伤及粘连

D. 绝育失败及输卵管妊娠

E. 不会引起月经异常

152. 关于输卵管结扎术适应证，下列哪项错误

A. 各种疾病急性期禁做手术

B. 神经官能症者不宜手术

C. 生殖器炎症应先治疗后手术

D. 身体虚弱不宜手术

E. 心力衰竭者应快速手术

153. 对于 IUD 放置后并发症，哪项错误

A. 感染　　　　　　　B. 出血

C. 异位　　　　　　　D. 脱落或带器妊娠

E. 嵌顿

【A3/A4 型题】

(1~2 题共用题干)

人工流产术出现血压下降、心率减慢、面色苍白。

1. 应考虑诊断为

A. 人工流产综合征　　B. 子宫穿孔

C. 栓塞　　　　　　　D. 漏吸

E. 吸宫不全

2. 处理方法应是

A. 输液　　　　　　　B. 肌注催产素

C. 立即剖腹探查　　　D. 静脉滴注阿托品

E. 不应停止操作

(3~4 题共用题干)

女性患者，27 岁。早孕 7 周，行人工流产术中，患者突然恶心，出冷汗，查体：面色苍白，BP 70/50mmHg，P 60 次/分。

3. 该患者首先考虑为

A. 子宫穿孔　　　　　B. 羊水栓塞

C. 空气栓塞　　　　　D. 人流反应综合征

E. 漏吸

4. 该患者下一步立即处置的应该是

A. 阿托品 0.5mg im（肌注）

B. 异丙嗪 25mg im

C. 氯丙嗪 25mg im

D. 哌替啶 50mg im

E. 哌替啶、吗啡各 20mg im

(5~6 题共用题干)

患者，24 岁。人流术后 1 周，突然阴道流血增多，伴腹痛，无发热，查宫口有少量活动出血，子宫稍大稍软，压痛（±），附件正常。

5. 可能诊断是

A. 漏吸　　　　　　　B. 吸宫不全

C. 子宫内膜炎　　　　D. 子宫穿孔

E. 羊水栓塞

6. 为确诊简便、准确的检查是

A. 血 HCG　　　　　B. 宫腔镜

C. B 超　　　　　　　D. 腹平片

E. 子宫造影

(7~8 题共用题干)

34 岁已婚妇女，停经 6 周，尿妊娠试验阳性，因高热一周，曾服多种药物，要求人流。人流时出现恶心呕吐、出汗，面色苍白。查体：血压 80/60mmHg，心率 46 次/分。

7. 本例最可能的诊断应是

A. 宫腔粘连综合征　　B. 人工流产综合反应

C. 多囊卵巢综合征　　D. 希恩综合征

E. Turner 综合征

8. 本例正确处理应是

A. 间断吸氧　　　　　B. 止吐剂肌注

C. 阿托品静脉滴注　　D. 抗生素静脉滴注

E. 快速输液

(9~10 题共用题干)

22 岁女性，停经 49 天，诊断为早期妊娠。在行人工流产负压吸宫术时，突然出现面色苍白、出汗、头晕、胸闷，体检发现：体温 36.6℃，血压 80/50mmHg。心率 56 次/分。

9. 最可能的诊断是

A. 漏吸

B. 人工流产综合反应

C. 子宫穿孔

D. 羊水栓塞

E. 仰卧位低血压综合征

10. 最合适的处理是

A. 超声监护下继续人工流产

B. 改行钳刮术

C. 静脉注射阿托品 0.5mg

D. 肌内注射催产素 20U

E. 立刻行剖腹探查术

(11~13 题共用题干)

女，35 岁，G2P1，4 年前剖宫产一次，2 年前因带器妊娠行人工流产，现停经 4 个月，B 超检查示胎儿双顶径 45cm，有慢性肾炎 5 年，尿蛋白（+），肾功能正常。

11. 患者要求引产，以下何种方式最安全

A. 依沙吖啶羊膜腔注射　　B. 水囊引产

C. 前列腺素引产　　　　　D. 缩宫素引产

E. 天花粉羊膜腔引产

12. 引产后，采用何种避孕措施为宜

A. 口服避孕药　　　　　B. 阴茎套

C. 避孕针　　　　　　　D. 皮下埋植

E. 宫内节育器

13. 关于阴茎套避孕，下列哪项错误

A. 阻止精子进入阴道

B. 阻止受精卵着床

C. 简单方便，效果好

D. 为哺乳期避孕首选

E. 预防性传播性疾病

（14～15 题共用题干）

23 岁女性，哺乳期，停经 44 天，B 超检查于宫腔内探及妊娠囊。行人工流产负压吸宫术时，出现"无底"感觉。一般情况好，阴道流血不多，无腹痛，无压痛及反跳痛，血压 100/70mmHg，心率 86 次/分。

14. 最可能的诊断应是

A. 漏吸　　　　　　　　B. 人工流产综合反应

C. 子宫穿孔　　　　　　D. 羊水栓塞

E. 仰卧位低血压综合征

15. 不恰当的处理措施应是

A. 暂停人工流产

B. 严密观察患者的生命体征

C. 给予抗生素预防感染

D. 肌内注射催产素 20U

E. 立刻行剖腹探查术

（16～17 题共用题干）

女，24 岁，因孕 8 周行人工流产负压吸引术，术中出现面色苍白、出汗、头晕胸闷等不适，体检：血压 80/50mmHg，心率 50 次/分。

16. 应如何处理

A. 用强心剂　　　　　　B. 注射阿托品

C. 用地塞米松　　　　　D. 静脉注射葡萄糖

E. 静脉注射呋塞米

17. 预防术中出现的上述情况，可选用下列哪项

A. 缩短操作时间

B. 术中负压不宜太低

C. 选用大号扩宫器扩张宫颈

D. 采用镇痛药或宫颈扩张剂

E. 预防使用升血压药

（18～19 题共用题干）

25 岁已婚妇女，停经 50 天，诊为早孕，要求行负压吸宫术。术中出现恶心呕吐、出汗，查体面色苍白，血压 70/50mmHg，心率 48 次/分。

18. 本例最可能的诊断是

A. HELLP 综合征　　　　B. Turner 综合征

C. Sheehan 综合征　　　D. 宫腔粘连综合征

E. 人工流产综合反应

19. 本例的正确处理应是

A. 间断正压吸氧　　　　B. 静脉注射止吐剂

C. 静脉注射阿托品　　　D. 静脉滴注抗生素

E. 静脉滴注升压药

（20～22 题共用题干）

女，28 岁，1－0－0－1，平素月经规则 5 天/28 天，身体健康，末次月经 2005 年 2 月 5 日，患者于 2005 年 2 月 14 日就诊，要求采取避孕措施。

20. 首选的方法为

A. 外用杀精剂　　　　　B. 短效避孕药

C. 宫内节育器　　　　　D. 长效避孕针

E. 安全期避孕

21. 该方法的避孕机制为

A. 改变子宫内膜环境，不利于受精卵着床

B. 抑制卵巢排卵

C. 阻止精子与卵子相遇

D. 杀死精子

E. 阻止精子进入输卵管

22. 采用该方法的注意事项是

A. 2 周内禁忌性交及盆浴

B. 无须定期随访

C. 长期使用无须取出

D. 出现副反应不需治疗

E. 避孕失败，一旦妊娠不必行人工流产

（23～25 题共用题干）

31 岁女性，人工流产术后 25 天，仍有少量阴道流血，检查子宫饱满，质中，轻压痛，宫口松软，双附件（－）。

23. 应首先考虑下列哪项诊断

A. 子宫穿孔　　　　　　B. 子宫内膜炎

C. 子宫复旧不良　　　　D. 人流不全

E. 宫外孕

24. 最快速、准确的辅助检查是

A. 血常规化验

B. 血 HCG 测定

C. B 超

D. 尿妊免

E. 宫口排出物细菌培养

25. 如体温 37.5℃，血 WBC 9.8×10^9/L，血 HCG 25mIU/ml，应做以下哪种处理

A. 中药清热止血　　　　B. 抗炎治疗后刮宫

C. 立即刮宫　　　　　　D. 用止血药

E. 催产素肌注

参考答案

【A1/A2 型题】

1. E	2. C	3. E	4. C	5. D	6. E	7. E	8. E
9. A	10. E	11. D	12. C	13. C	14. A	15. C	16. A
17. D	18. B	19. A	20. E	21. E	22. D	23. C	24. E
25. D	26. D	27. D	28. E	29. D	30. D	31. E	32. B
33. B	34. B	35. E	36. E	37. B	38. B	39. A	40. E
41. A	42. A	43. E	44. B	45. C	46. C	47. C	48. A
49. E	50. B	51. D	52. D	53. C	54. E	55. A	56. A
57. D	58. B	59. C	60. C	61. B	62. D	63. B	64. E
65. E	66. D	67. B	68. A	69. A	70. D	71. C	72. D
73. D	74. E	75. C	76. D	77. C	78. E	79. A	80. C
81. C	82. E	83. D	84. C	85. D	86. B	87. D	88. C
89. D	90. E	91. E	92. C	93. C	94. B	95. D	96. C
97. E	98. B	99. B	100. C	101. E	102. E	103. C
104. E	105. D	106. C	107. E	108. D	109. B	110. D
111. C	112. B	113. D	114. C	115. C	116. D	117. D
118. C	119. D	120. B	121. C	122. E	123. D	124. E
125. D	126. D	127. D	128. C	129. D	130. B	131. E
132. C	133. D	134. A	135. C	136. C	137. E	138. D
139. B	140. A	141. B	142. D	143. B	144. B	145. C
146. D	147. E	148. C	149. E	150. C	151. B	152. E
153. B							

【A3/A4 型题】

1. A	2. D	3. D	4. A	5. B	6. C	7. B	8. C
9. B	10. C	11. A	12. B	13. B	14. C	15. E	16. B
17. D	18. E	19. C	20. C	21. A	22. A	23. D	24. C
25. B							

精选解析

【A1/A2 型题】

1. 避孕药为低剂量高效孕激素和炔雌醇的复合片。可连续或周期应用,一般用法为每日一片,连用 6～12 个月。长期连续服用避孕药 9 个月造成类似妊娠的人工闭经,称假孕疗法。此疗法适用于轻度内异症患者。

4. 长期口服避孕药在停药 6 个月后妊娠者,随访胎儿无异常发现,遗传学检查无致畸证据,为避免避孕药影响,以停药 6 个月后再受孕为妥。复方短效避孕药致细胞突变作用微弱,对诱发宫颈癌是否有潜在影响尚待研究,但长期服避孕药并不增加乳癌发病率,且对预防子宫内膜癌、卵巢癌具有保护作用。

5. 患肝脏疾病妇女最宜使用避孕套、阴道隔膜及外用避孕药膜来避孕。若患乙肝、丙肝,采用避孕套避孕,可避免因阴道分泌物的接触而使男方传染上肝炎病毒。

6. 输卵管绝育术的适应证:①夫妻双方已有子女不愿再生育;②因某种疾病,如心脏病、肾病、肝病及严重遗传疾病不宜生育。

8. 复方短效口服避孕药的不良反应如下。①类早孕反应:雌激素可刺激胃黏膜引起头晕、乏力、畏食以致恶心呕吐。②月经影响服药时抑制了内源性激素分泌,甾体避孕药替代性对子宫内膜发生作用。一般服药后月经变规则,经期缩短,经血量减少,痛经减轻或消失。③体重增加因雌激素成分使水钠潴留所致。④色素沉着少数妇女的颜面部皮肤出现淡褐色色素沉着如妊娠期所见,停药后不一定都能自然消退。

9. 阴道炎治疗中不宜放置宫内节育器。

11. 带铜 V 形宫内节育器的不良反应包括出血、腰酸及腹坠。

12. 输卵管绝育术是用手术方法阻断输卵管通道,使精子和卵子不能相遇,达到永久性不孕的目的。

13. 人工流产术按照受孕时间的长短,可分为负压吸引术(孕 6～10 周)和钳刮术(孕 11～14 周)。人工流产术后的残留物造成阴道流血超过 10 日,血量过多,或流血停止后又有多量流血,应考虑为吸宫不全,若无明显感染征象,应尽早行刮宫术,刮出物送病理检查,术后用抗生素预防感染,若同时伴有感染,应在控制感染后行刮宫术。

14. 应用大剂量雌激素可迅速提高血内雌激素浓度,促使子宫内膜生长,短期内修复创面而止血。

15. 短效口服避孕药由雌激素和孕激素配伍而成,它在各类避孕药物中间世最早且应用最广泛。只要按规定服用且无漏服,避孕成功率可达 99.95%。作用机制为抑制排卵、改变宫颈黏液性状、改变子宫内膜形态与功能。

16. 口服避孕药副反应包括:①类早孕反应,一般无须特殊处理,1～2 个月后减轻或消失;②少数使用者可有轻微体重增加,因合成代谢增加或水钠潴留所致,停药后可恢复;③色素沉着,某些妇女颜面出现淡褐色斑;④月经影响,服药数月后可使经量逐渐减少,或短期闭经,停药后多可恢复。口服避孕药抑制排卵作用对子宫内膜癌和卵巢肿瘤有保护作用。

17. 人工流产综合征反应发生的主要原因是术中对宫颈和子宫的刺激引起迷走神经反射所致,导致心动过缓、血压下降、面色苍白、出冷汗、昏厥等。

18. 吸宫术适于妊娠 10 周之内,11～14 周适于钳刮术。急性生殖道炎症、各种慢性疾病的急性期、手术当天体温间隔 4 小时 2 次超过 37.5℃者为人工流产的禁忌证。妊娠呕吐一般于手术后自行缓解，但剧吐致酸中毒者应予以纠正后再安排手术。

19. 避孕效率分别为：复方短效口服避孕药为 99.95%；长效避孕针为 98%，IUD 为 97.21%，安全期避孕不可靠。

20. 皮下埋植药物、IUD、长效避孕针、阴道避孕环均可引起阴道不规则出血。输卵管结扎如果伤及卵巢血管，可引起月经过少或早绝经。

21. 生育年龄妇女，带环 3 年，经后出血 20 余天，以上前 4 项均有可能出现淋漓出血。节育器异位指放置时子宫穿孔，将节育器放入子宫外，往往当时出现症状，时间长后多无出血症状。

35. 术中出血主要是组织不能迅速排出，影响子宫收缩。宫颈注射缩宫素后尽快宫腔内操作排出全部妊娠产物。

37. 药物流产适用于早孕时效果佳。

38. 本例诊断为人工流产综合反应，主要因宫颈及子宫受机械性刺激引起迷走神经兴奋所致，故用阿托品治疗有效。

40. 抽芯包埋法使输卵管两侧不易接通，成功率较其他方法高。

41. 该患者人流后宫腔大，深度 12cm，不宜立即放环。

42. 本题考核学生对于宫内节育器放置和随访的认识。常见错误为选 A 或 C。错选 C 的原因是认为在人工流产术后即上环，不利于子宫复旧和子宫内膜修复生长，使术后阴道流血时间延长，不应立即放置。实际上，当宫腔深度不足 10cm 时，立即放置，对于术后恢复影响不大。选项 A 错误的原因是因为 IUD 的放置需根据宫腔深度，宫颈的松紧度等选择不同大小，不同形状的宫内节育器，所以 A 选项是片面的。

43. 在人工流产 HCG 降至正常需 30 日，自然流产需 19 日，足月妊娠为 12 日，异位妊娠为 8~9 日，因此人流术后 1 周复查尿 HCG 无必要。

44. 此题考核学生对于不同孕周要求终止妊娠的方法选择问题。常见错误为选 A、C 或 E。选项 A，钳刮术终止妊娠适用于妊娠 11~14 周；选项 C，早孕子宫对催产素不敏感，因此不采用静滴催产素法终止妊娠；选项 E，早孕药物流产适用于停经 7 周内的孕妇。本例最适宜的方法是，负压吸宫术。

45. 此题主要考核学生对于人工流产综合反应的临床表现以及发生机制的认识。此综合征的临床表现是受术者在人工流产术中或手术结束时出现心动过速、心律紊乱、血压下降、面色苍白、出汗、头晕、胸闷、甚至发生昏厥和抽搐。以上临床表现均来迷走神经兴奋。错选其他选项为没有分清导致人工流产综合反应发生的有关因素和主要原因的差别。

46. 手术中出血多是组织不能迅速排除，影响子宫收缩所致，应该尽快吸取宫内物，不能停止操作。

47. 这是一道考核学生对婚后初孕率的认识题。常见错误为选 B 或 D。要点：据 1989 年资料，婚后一年初孕率为 87.7%，婚后两年初孕率 94.6%。另一统计，未避孕夫妇 60% 在婚后 6 个月内怀孕，80% 在 9 个月内怀孕，85%~90% 在一年内怀孕，约有 4% 在婚后第两年怀孕，如婚后两年内未孕，可称不孕症。

48. 本题考核学生对早期妊娠诊断的认识。错误率不高。常见错误为选 B。超声是妊娠诊断的一个重要手段，但却不是确诊早孕的最佳手段。要点：①上述方法对妊娠的诊断均有帮助；②其中放射免疫测定 HCG 和 B 型超声可靠性较高，且均在妊娠 5 周时已经有变化，但 B 超在妊娠 5 周时仅可见妊娠环，要到妊娠 7 周方可见原始心血管搏动。放射免疫测定 β-HCG 敏感性和特异性均很高，故对早期确诊妊娠价值最大。

49. 雌激素使阴道上皮细胞增生和角化，使宫颈黏液分泌增加，因此白带增多，另外雌激素促进钠与水的潴留。

50. 此题考核的是学生对于各类避孕药机制的记忆和理解，错误率不高。常见错误为选 D。错选 D 者认为探亲避孕药属于短效口服避孕药，通过抗排卵达到避孕目的。实际上探亲避孕药服用不受经期限制，主要是改变子宫内膜形态与功能，不利于受精卵着床，当然妇女在月经周期前半期服药亦有抗排卵作用。长效避孕针与短效口服避孕药的避孕机制均为抑制下丘脑 – 垂体 – 卵巢轴功能，抗排卵。

132. 结缔组织病不是口服避孕药的绝对禁忌证。

133. 此妇女卵巢功能正常，子宫内膜正常，丈夫精液正常，但输卵管不通，应行 IVF – ET。

134. 药物流产目前最常用的药物是米非司酮与前列腺素配伍。

142. 最常用的方法是依沙吖啶羊膜腔内注射。

150. 人工流产负压吸宫术适用于孕 10 周内，负压不宜超过 79.8kPa，各种疾病的急性期及 24 小时内两次体温在 37.5℃ 或以上均为手术的禁忌证。吸宫后每例都必须认真检查吸出物。

151. 输卵管结扎术中可造成出血、感染、脏器损伤及粘连；如损伤卵巢血管，会影响卵巢血运，进而会造成月经异常（闭经或月经失调）。

152. 全身情况不良、不能胜任手术者，例如心力衰竭、血液病是输卵管绝育术的禁忌证之一。

153. 放置IUD的并发症包括：术时出血，术时子宫穿孔，心脑综合反应，术后感染，铜过敏，IUD异位，IUD断裂变形脱节，IUD下移，IUD尾丝消失。副作用中常见的是异常出血、腰酸、腹坠等。所以出血属于IUD副作用而不是放置后的并发症。

【A3/A4型题】

（1～2题共用题干）本例为人工流产综合反应。停止手术后逐渐恢复。工流产术中或术后易出现人工流产综合反应，处理方法为阿托品0.5～1mg术前静脉注射，有一定效果，但不宜作为常规注射。

（3～4题共用题干）受术者在人工流产术中出现心动过缓、血压下降、面色苍白、出汗甚至昏厥者为人流反应综合征。预防措施：术前给予精神安慰，操作要轻柔，扩张宫颈口不可用暴力，吸宫时负压要适度，吸净后勿反复吸刮宫壁。一旦出现心率过慢，静脉或肌注阿托品0.5mg。

（5～6题共用题干）人流术后1周一般出血应该停止，该患者出血突然增多，无感染征象，查子宫稍大稍软，且宫口有活动出血，首先应考虑吸宫不全。子宫穿孔或羊水栓塞应该在手术时突然发生，故不予考虑。B超为简便、快速、无创的确诊方法，可直接探查宫内回声情况。如果吸宫不全，宫内有残留，B超可见宫内有不均质回声团。

（7～8题共用题干）本例患者的症状是人工流产综合反应的典型表现。阿托品静脉滴注1mg效佳，症状迅即消失。

（9～10题共用题干）人工流产并发症之一为人工流产综合反应，表现为在术中或术毕时，部分患者出现心动过缓、心律不齐、血压下降、面色苍白、头昏、胸闷、大汗淋漓，严重者甚至出现昏厥、抽搐等迷走神经虚脱的症状。大多数停止手术后逐渐恢复。人工流产综合反应预防及处理的方法：术时操作要轻柔，负压要适当、扩张宫颈时，不宜过快或用力过猛。阿托品0.5～1mg术前静脉注射，有一定效果，但不宜作为常规注射。

（11～13题共用题干）因患者有剖宫产病史，因此不宜选用水囊引产、缩宫素引产和前列腺素引产。患者有慢性肾炎，尿蛋白（＋），不宜采用天花粉羊膜腔引产，因此宜用依沙吖啶羊膜腔内注射。

（14～15题共用题干）出现"无底"感觉，应想到是子宫穿孔。生命体征正常，应严密观察病情变化，目前无行剖腹探查指征。

（23～25题共用题干）本例吸宫术后出血日长、子宫仍饱满，首先考虑常见的人流不全，B超为快速、准确、无创的确诊方法。对人流不全伴轻度感染者应首先抗炎治疗控制后再次刮宫。立即刮宫容易使炎症扩散，其他非手术治疗无效。

第二十六章 妇女保健

1. 下列关于产褥期处理及保健，哪项恰当

A. 少量口服抗生素，预防乳头皲裂

B. 产后 24 小时内，每 3～4 小时哺乳一次

C. 会阴部可用稀释的高锰酸钾或新洁尔灭冲洗

D. 必须退奶时，可口服大剂量孕激素

E. 产后访视应在产后 42 天开始

2. 下列关于孕期保健，哪项恰当

A. 第一次产前检查时间应在妊娠 12～16 周之间

B. 初诊应行全身检查、产科检查和必要的辅助检查

C. B 超是了解胎儿宫内安危的主要方法

D. 产前检查应包括绒毛活检、B 超、羊水穿刺等

E. 应每个月进行一次产前检查

3. 对于孕期保健正确的是

A. 孕期仅做超声　　　　B. 孕期定期产前检查

C. 孕晚期预防致畸　　　　D. 保护孕妇产时安全

E. 保证胎儿发育正常

4. 妇女保健的目的是

A. 提高妇女自身素质　　　　B. 促进社会进步

C. 维护和促进妇女的健康　　D. 保证妇女婚姻自由

E. 降低孕妇死亡率

5. 围婚保健不包括下列哪项

A. 异常情况分类指导　　　　B. 婚前检查

C. 宣传婚育知识　　　　　　D. 降低孕妇死亡率

E. 婚育保健指导

6. 哺乳期保健的任务是

A. 保护产妇权利　　　　　　B. 促成纯母乳喂养

C. 保证婴儿健康　　　　　　D. 促进产妇恢复

E. 降低婴儿死亡率

7. 下列哪项不是妇女保护的"五期"

A. 产期　　　　　　　　　　B. 孕期

C. 围绝经期　　　　　　　　D. 青春期

E. 月经期

8. 关于妇女保健指标正确的项目是

A. 孕产妇死亡率 = 年内孕产妇死亡数/年内孕产妇数

B. 产后访视率 = 产后访视人数/期内产妇数 ×100%

C. 产前检查率 = 产前检查人数/期内产妇数 ×100%

D. 计划生育率 = 符合计划生育要求的活胎数/同年出生总人数 ×100%

E. 产后出血率 = 期内产后出血例数/期内产妇数 × 1000%

9. 关于哺乳期保健内容，下列哪项不正确

A. 保持室内空气新鲜　　　　B. 指导婴儿服饰

C. 指导避孕　　　　　　　　D. 母乳喂养状况

E. 母乳喂养应定时、定量

10. 关于更年期保健内容，下列哪项不正确

A. 更年期保健是指年龄小于 50 岁妇女的保健

B. 定期接受妇女病普查

C. 合理安排生活，注意锻炼身体

D. 防治更年期月经失调

E. 进行肛提肌锻炼

11. 下面哪项不是围婚保健的目的

A. 减少人群中遗传病的蔓延

B. 避免有血缘的近亲婚配

C. 保证健康的婚配

D. 保证夫妻感情的持续

E. 避免遗传病患者之间不适当婚配或生育

12. 关于产褥期保健哪项是错误的

A. 产后 42 日做产后健康检查

B. 产后访视至少 2 次

C. 产后访视至少 3 次

D. 产褥期禁止性交

E. 产褥期后应做好计划生育

13. 下列哪项不属于妇女保健

A. 青春期保健　　　　　　　B. 孕期保健

C. 围婚保健　　　　　　　　D. 哺乳期保健

E. 儿童期保健

14. 下面哪项为妇女保健的行政机构

A. 人事处　　　　　　　　　B. 医政处

C. 妇幼卫生处　　　　　　　D. 预防保健处

E. 司法处

15. 妇幼保健站是指

A. 不设床位但开展门诊业务的妇幼保健机构

B. 在地广人稀、基层妇幼保健工作基础薄弱的省或自治区设立的妇幼保健机构

C. 设有正式床位的妇幼保健机构

D. 既不设床位又不开展门诊，仅采用下基层开展业务技术指导的妇幼保健机构

E. 仅进行咨询指导的妇幼保健机构

16. 下面哪项为青春期保健的三级预防

A. 适当的体格锻炼和劳动

B. 合理的营养

C. 对女青年疾病的治疗和康复

D. 学校保健

E. 及早筛查出健康和行为问题

17. 对于孕期保健，下列哪项正确

A. 于孕晚期预防致畸

B. 目的是保护孕妇在产时的安全

C. 于孕早期定期监护胎儿宫内发育

D. 于孕中期及时发现异常胎位并矫正胎位

E. 于孕晚期定期进行产前检查

18. 围绝经期保健的内容不包括

A. 定期体检

B. 保持外阴清洁

C. 注意锻炼身体

D. 进食低蛋白、高维生素食物

E. 进行肛提肌锻炼

19. 下面哪项不是妇女保健统计指标

A. 妇女保健效果统计指标

B. 产科工作质量统计指标

C. 计划生育统计指标

D. 孕产妇保健工作统计指标

E. 妇科工作质量统计指标

20. 对于青春期保健，下述哪项正确

A. 针对青春期女性的生理、心理及社会特点进行保健

B. 针对女性的生理、心理及社会特点进行保健

C. 针对女性的生理、心理进行保健

D. 针对青春期女性的生理、心理及社会特点，以及其健康和行为方面的问题进行保健

E. 以上均不正确

21. 关于使用孕期保健手册的主要目的哪项正确

A. 使孕妇掌握胎儿生长情况

B. 使家属了解孕妇的基本情况

C. 使各医疗保健机构相互沟通信息加强协作和管理

D. 便于保健所进行统计分析

E. 使孕妇了解下次就诊日期

22. 产时保健"五防、一加强"不包括

A. 防窒息　　　　　B. 防急产

C. 防感染　　　　　D. 防出血

E. 防产伤

23. 女性一生中哪阶段最易发生骨折

A. 儿童期　　　　　B. 青春期

C. 性成熟期　　　　D. 围绝经期

E. 老年期

24. 关于围绝经期保健，不正确的是

A. 绝经后出血应及时就诊

B. 定期体检

C. 防治围绝经期综合征

D. 重视蛋白质、维生素、微量元素的摄入

E. 如无自觉症状，不必保健

25. 青年甲在筹备结婚过程，连续多日劳累，患化脓性扁桃腺炎。医生在为其诊察中同时发现其患有淋病，患者住院 4 天，扁桃腺炎痊愈出院，医生嘱其充分休息。按照《母婴保健法》，该青年应

A. 不能结婚

B. 应当暂缓结婚

C. 可以结婚，但不能生育

D. 可以结婚，治愈后可生育

E. 不影响结婚生育

参考答案

【A1/A2 型题】

1. C　2. B　3. B　4. C　5. D　6. B　7. D　8. B

9. E　10. A　11. D　12. B　13. E　14. C　15. D　16. C

17. E　18. D　19. E　20. D　21. C　22. B　23. E　24. E

25. B

精选解析

【A1/A2 型题】

1. 产后半小时开始哺乳，24 小时内，每 1～3 小时哺乳一次。预防乳头皲裂的措施：哺乳前肥皂水和清水擦洗乳头，哺乳后留一滴乳汁等。会阴部可用 1∶5000 高锰酸钾液或 2/1000 新洁尔灭冲洗。必须退奶时，可口服溴隐亭或大剂量雌激素。第一次产后访视应在产后 3 天。

2. 产前检查的时间应从确诊妊娠时开始，第一次产前检查应行全身检查（血压、心、肺检查）、盆腔检查、产科检查和必要的辅助检查（肝肾功能，血、尿检测）等，对有遗传病家族史或分娩史者，应行产前诊断如早孕绒毛活检或抽羊水作染色体核型分析和 B 超检查等；产科检查的时间在 26 周前每 3～4 周一次；26 周后每 2 周一次；36 周后每周检查一次。高危者应酌情增加检查次数。胎动计数、B 超、胎儿电子监护等可了解胎儿宫内安危。

7. 此题是一道记忆考核题，错误率不高。D 项为应

选答案，它不包括在妇女保护的"五期"，选项中所缺少的为哺乳期。

8. 常见错误为选 C 近期并发症的记忆。错误率不高，人工流产术中出血多主要为组织不能迅速排出，影响子宫收缩所致，应尽快钳取或吸取宫内物，选项 C，分母应为期内孕妇数；选项 D，分母应为同年活产总人数，死胎、引产不计入计划生育率的统计；选项 E，单位应为 100%。

25. 见《母婴保健法》第九条，对婚前检查发现有指定传染病且在传染期内的，应提出暂缓结婚的医学意见；附则三十八条第一款关于指定传染病的范围包括淋病。

第二十七章　医疗机构从业人员行为规范与医学伦理学

【A1/A2 型题】

1. 医患之间的道德关系是
　　A. 商品关系　　　　　　B. 主从关系
　　C. 私人关系　　　　　　D. 信托关系
　　E. 买卖关系

2. 对医师是"仁者"最准确的理解是
　　A. 医师应该关爱病人
　　B. 医师应该是伦理学专家
　　C. 医师应该善于处理人际关系
　　D. 医师应该具有高尚的道德
　　E. 医师应该精通儒家学说

3. 医德评价应坚持依据的辩证统一观点是指
　　A. 动机与目的、效果与手段的统一
　　B. 动机与效果、目的与手段的统一
　　C. 动机与手段、目的与效果的统一
　　D. 目的与效果、目的与手段的统一
　　E. 目的与动机、动机与效果的统一

4. 下列关于临终关怀的叙述错误的是
　　A. 临终关怀的主要对象为临终病人，特别是晚期肿瘤等身心遭受折磨的病人
　　B. 临终关怀不以治疗疾病为主，而是以支持疗法、控制症状、姑息治疗与全面照护为主
　　C. 临终关怀的根本目的是延长病人的生命时间
　　D. 临终关怀既为病人提供服务，又为家属提供服务
　　E. 应加强对临终病人的心理治疗与护理，使其心理获得平衡，从而正视现实、面对死亡

5. 在临床诊疗或开展临床试验研究时，应首先坚持
　　A. 诚实原则　　　　　　B. 保守秘密原则
　　C. 互相协作原则　　　　D. 公正原则
　　E. 知情同意原则

6. 在实施临床试验前，对无行为能力的病人要获得其家属的同意，这属于
　　A. 知情同意　　　　　　B. 代理同意
　　C. 无效同意　　　　　　D. 家属同意
　　E. 间接同意

7. 下列哪项不能体现医患之间的契约关系
　　A. 患者挂号就诊
　　B. 先收费用然后给予检查处置
　　C. 医生向患者作出应有的承诺

D. 先签写手术协议书然后实施手术
　　E. 患者被迫送红包时保证不向外宣扬

8. 医务人员共同的义务和天职是
　　A. 维护病人和社会公益
　　B. 维护医务人员和医疗机构的声誉
　　C. 维护医院人员和医疗机构的自身利益
　　D. 维护医务人员和医疗机构的经济利益
　　E. 彼此平等，相互尊重

9. 医学伦理学原则中的最高层次是
　　A. 不伤害病人　　　　　B. 有利于病人
　　C. 尊重病人的自主权利　D. 公正地对待病人
　　E. 全心全意为人民身心健康服务

10. 病人的权利不包括
　　A. 平等医疗权　　　　　B. 知情同意权
　　C. 要求保密权　　　　　D. 保管病志权
　　E. 免除一定社会责任权

11. 下列不违反保密原则的做法是
　　A. 透露患者家庭隐私
　　B. 泄露患者个人信息
　　C. 随意公开患者的病历资料
　　D. 在公开场合议论患者的情况
　　E. 将病人不良病情告知家属

12. 治疗要获得病人的知情同意，其道德价值应除外
　　A. 维持社会公正　　　　B. 保护患者自主
　　C. 解脱医生责任　　　　D. 协调医患关系
　　E. 保证医疗质量

13. 医学模式转变对医师提出的根本性医德要求是
　　A. 学习伦理学
　　B. 学习生命价值论
　　C. 学习公益理论
　　D. 注重改变传统的医学道德观念
　　E. 更加关注处于社会关系中的、作为一个整体的病人的人文方面

14. 在医患交往中，强调维护患者权益是因为
　　A. 患者在信托关系中居于强者地位
　　B. 患者在信托关系中有明确要求
　　C. 患者在信托关系中居于弱势地位
　　D. 医师对患者的承诺
　　E. 医师对患者的关心

15. 医德评价方式不包括

    A. 社会舆论   B. 量化考评

    C. 内心信念   D. 传统习俗

    E. 卫生行政仲裁

16. 下列关于患者享有平等医疗权利的表述错误的是

    A. 公民享有平等的生命健康权

    B. 应满足患者的合理需求

    C. 医务人员应该平等对待患者

    D. 患者的需求应得到完全满足

    E. 患者享有的医疗保健权在实现时是受条件限制的

17. 医学伦理学公正原则要求对病人

    A. 一视同仁   B. 充满耐心

    C. 细致周到   D. 充满责任心

    E. 充满真诚

18. 审慎的含义是

    A. 医务工作者应履行的职责和使命

    B. 医务工作者应享有的权利和利益

    C. 医务工作者对自己应尽义务的自我认知和评价

    D. 医务工作者表现出行为前的周密思考和行为中的谨慎负责

    E. 医务工作者对周围人、事以及自身的内心体验和感受

19. 下列做法中不违背不伤害原则的是

    A. 造成本可避免的残疾

    B. 造成本可避免的病人自杀

    C. 发生故意伤害

    D. 造成本可避免的人格伤害

    E. 因急于手术抢救患者，未由家属或患者签协议书

20. 不属于医学伦理学尊重原则的内容是

    A. 保护病人的隐私

    B. 保守病人的秘密

    C. 尊重病人及家属的自主权

    D. 尊重病人的知情同意权

    E. 公平分配卫生资源

21. 下列关于医德评价的叙述错误的是

    A. 医德评价可分为社会评价和自我评价两种类型

    B. 医德评价的方式有社会舆论、内心信念和传统习俗

    C. 医德评价只需要考察医务人员行为的动机

    D. 医德评价的对象是医疗活动

    E. 医德评价对医务人员的职业行为的善恶具有裁决作用

22. 下列有关临床医学研究中资料保密的叙述，错误的是

    A. 人体试验研究要求对研究资料保密

    B. 没有征得患者允许，医师没有权力泄露患者的个人信息

    C. 盲法的实施违背了保密原则

    D. 医护人员在公共场合议论患者的情况属于不道德行为，也违背了保密的原则

    E. 在特殊情况下，医师有责任做到有选择地向有关部门报告患者的有关情况

23. 下列哪项不属于医学伦理学尊重原则的要求

    A. 各种治疗手段要获得病人和家属的知情同意

    B. 在医疗过程中要尊重病人和家属的自主权

    C. 在医疗过程中要为病人保守秘密

    D. 各种用药目的要详细向病人和家属解释

    E. 在医疗过程中要保守病人的隐私

24. 医生的特殊干涉权不应包括

    A. 控制欲自杀患者的行为

    B. 依法对需要进行隔离治疗的传染病病人进行隔离

    C. 中止出现高度危险情况的试验性治疗

    D. 对患者隐瞒不良诊断和预后

    E. 拒绝病人放弃治疗的要求

25. 下列有关医患关系的叙述错误的是

    A. 医患关系的法制化趋势对医生的职业道德提出了越来越高的要求

    B. 随着技术的进步，医患关系在很大程度上被物化了

    C. 医患关系已从传统的道德调整向道德调整和法律规范的过渡

    D. 医患之间不协调性的出现和增加在一定程度上说明了医患关系的民主化趋势

    E. 医患关系的物化必然割裂了医生和患者的情感

26. 世界上第一个安乐死合法化的国家是

    A. 美国   B. 中国

    C. 荷兰   D. 加拿大

    E. 澳大利亚

27. 脑死亡标准的伦理意义不包括

    A. 科学地判定死亡

    B. 能够及时地抢救假死状态的病人，维护人的生命

    C. 有利于节约卫生资源

    D. 直接地达到开展器官移植的目的

    E. 体现对生命的尊重

28. 下列关于涉及人体的临床医学研究说法正确的是

    A. 必须在研究开始之前提交伦理委员会审查

    B. 在研究进行中必须提交伦理委员会审查

    C. 必须在研究开始之后提交伦理委员会审查

    D. 必须在研究完成之后提交伦理委员会进行监督

    E. 无须提交伦理委员会审查

29. 病人义务不包括

A. 如实提供病情和相关信息

B. 避免将疾病传播他人

C. 遵守医院规章制度

D. 参加临床试验

E. 在医师指导下接受并积极配合医生诊疗

30. 下列各项违背我国人类辅助生殖技术伦理原则的是

A. 使用捐赠的卵子　　　B. 使用捐赠的精子

C. 使用捐赠的胚胎　　　D. 实施亲属代孕

E. 实施卵胞浆内单精注射

31. 某男子因车祸受重伤被送到医院急救，因没带押金，医生拒绝为其办理住院手续，当病人家属取来钱时，已错过了抢救时机，病人死亡。本案例违背了病人哪项基本权利

A. 疾病认知权　　　　　B. 自主权

C. 医疗权　　　　　　　D. 知情同意权

E. 隐私权

32. 某医师在为患者施行左侧乳房肿瘤摘除术时，发现右侧乳房也有肿瘤，活检诊断为乳腺病。该医师认为将来可能癌变，在未征求患者意见的情况下，同时切除了右侧乳房。医师的这种做法，违背了病人的哪项权利

A. 平等的医疗权　　　　B. 知情同意权

C. 隐私权　　　　　　　D. 保密权

E. 疾病认知权

33. 某患者企图自杀，服用大量巴比妥严重中毒，送到医院时，呼吸已经停止。立即对其进行洗胃，无效。在没有其他有效措施条件下，采用了在当时还没有推广的人工肾透析治疗法进行抢救，收到了很好的疗效。为了抢救病人，采用了治疗性试验，对于这种行为下列说法错误的是

A. 是符合医学道德的医学行为

B. 动机是好的，但得失结果一时难以定论

C. 本案例医生的选择是正确的

D. 即使是抢救成功，也不合乎道德规范

E. 即使不幸造成死亡或伤残，也不能逆推动机不好

34. 某青年男患者，得知自己患了急性黄疸型肝炎后，害怕丢掉工作，所以恳求医生替他保密。该医生的正确做法应该是

A. 替病人保密，并对病人进行积极治疗

B. 替病人保密，建议他自行买药治疗

C. 拒绝保密，并拒绝治疗

D. 不能保密，并对病人进行积极的隔离治疗

E. 以上均不正确

35. 某中年男子因心脏病发作被送到急诊室，症状及检查结果均明确提示心肌梗死。患者此时很清醒，但

由于费用等原因，患者拒绝住院，坚持回家。此时医生应该

A. 尊重患者自主权，同意其回家，医生不负任何责任

B. 尊重患者自主权，但应尽力劝导患者住院，无效时办好相关手续

C. 尊重患者自主权，但应尽力劝导患者住院，无效时行使干涉权

D. 行使医生特殊干涉权，强行把患者留在医院

E. 行使医生自主权，为救治患者强行把患者留在医院

【A3/A4 型题】

(1~2 题共用题干)

某年轻女患者，在得知自己患了黄疸型肝炎后很恐惧，怕男友离开她，怕同事疏远她，因而恳求医师替她保密。医师很同情她，就决定替她保守这个秘密，但要求她抓紧治疗，不要耽误病情。

1. 医师这种做法

A. 基本正确

B. 完全正确

C. 是错误的

D. 应该得到肯定，他很好地维护了患者的利益

E. 以上均不正确

2. 医生的正确做法应该是

A. 完全替患者保密，把她留在医院治疗

B. 完全替患者保密，给她开一些对症的药，让其在家治疗，以免别人知道

C. 应该拒绝保密，拒绝给她治疗，以免被传染

D. 介绍她去其他医院治疗

E. 适当保密，让她住院隔离治疗

【B 型题】

(1~3 题共用备选答案)

A. 为病人保守医密　　　B. 有利、不伤害

C. 权利、义务　　　　　D. 按章办事

E. 医乃仁术

1. 属于医学伦理学基本原则的是

2. 属于医学伦理学基本规范的是

3. 属于医学伦理学基本范畴的是

(4~6 题共用备选答案)

A. 医生不为罪犯提供医学服务，强调政治立场

B. 医务人员要合理地应用医疗仪器设备

C. 医生救死扶伤，强调自我奉献

D. 以人为本，恪守职业道德，平等待患，一视同仁

E. 医生依法治医与以德治医相结合

4. 现今医患关系物化趋势对医德的突出要求是

5. 现今医患关系民主化趋势对医德的突出要求是

6. 现今医患关系法制化趋势对医德的突出要求是

参考答案

【A1/A2型题】

1. D　2. D　3. B　4. C　5. E　6. B　7. E　8. A
9. E　10. D　11. E　12. C　13. E　14. C　15. E　16. D
17. A　18. D　19. E　20. E　21. C　22. c　23. D　24. E
25. E　26. C　27. D　28. A　29. D　30. D　31. C　32. B
33. D　34. D　35. C

【A3/A4型题】

1. C　2. E

【B型题】

1. B　2. A　3. C　4. B　5. D　6. E

精选解析

【A1/A2型题】

1. 医患间的道德关系是指在医疗活动中，双方遵循一定的道德原则和规范结合的人际关系。医患之间以社会主义法制为保障建立起信托关系。病人信任医生，并把诊治疾病的愿望与期盼托付给自己信任的医生。信托关系不仅是病人行使自主择医权的客观行为表达，而且是病人行使自主择医权的主观心理前提。

3. 目的与手段是对立统一的，目的决定手段，手段服从目的，没有目的的手段是毫无意义的。在医德评价时，要坚持从目的与手段对立统一的观点，从医德原则出发依据医学目的，选择医学手段。动机是指人们行为所趋向的一定目的的主观愿望或意向，是人们为追求各种预期目的的自觉意识。效果是指人们的行为所产生的客观后果，在医德评价时，必须分析医疗实践的整个过程，进行全面辨证分析，避免只强调动机或只强调结果的片面性。

4. 临终关怀注重病人的尊严与价值，它不以延长病人的生存时间为目的，而以提高病人临终阶段的生命质量为宗旨，用各种切实有效的办法使病人正视现实，摆脱恐惧，认识生命和价值及其弥留之际生存的社会意义，使临终病人保持人的尊严。

5. 知情同意原则是病人自主权的集中体现和主要内容，是人体试验和临床诊疗的基本伦理原则之一。

6. 特殊病人（婴幼儿病人、智残病人、休克病人等），因本人不能、不宜行使知情同意权，而由其家属或其他适合的代理人代行此权。

7. 医患契约不仅应该建立在平等的基础上，而且必须建立在合法的基础上，同时也不允许违背社会主导道德的基本精神。

8. 维护病人利益和社会公益是医务人员的神圣职责和奋斗目标，在维护病人利益时要注意维护社会公益。

10. 病人的权利包括平等医疗权、疾病认知权、知情同意权、要求保护隐私权、免除一定社会责任权、诉讼权和赔偿权等，不包括保管病志权。

11. 医疗保密主要包括两种，一是为病人保密，即医生无权泄露由于执行医疗任务而获知的有关患者的疾病、隐私及家庭生活的情况。二是对病人保密，医生不应该告诉患者有关的危重疾病的病情。前一种情况是为尊重病人的人格，后一种情况是为了加强疗效、提高病人康复的信心而采取的一种保护性的医疗措施。

12. 医生负有尽职尽责、维护患者健康和减轻患者痛苦的义务，也有向患者解释说明病情的义务。医生的一切行为都要有利于患者的利益和健康恢复，不能用各种理由推卸为患者诊治的责任。

13. 现代生物－心理－社会医学模式对医师的职业道德提出了更高的要求。医务人员要把健康和疾病放在一个更为广阔的背景下考察，医务人员不仅要关心病人的躯体、个人，更要关心心理、家庭和社会等人文因素。

15. 医德评价的方式包括社会舆论、传统习俗、内心信念和量化考评四种。

16. 平等医疗权是指病人有权享有同样良好的医疗保健服务和基本的、合理的医疗卫生资源，强调医务人员平等对待患者，医疗卫生资源分配体现社会公正，而不是所有的病人需求都得到满足。

17. 医学伦理学公正原则体现在两个方面，即人际交往公正和资源分配公正。人际交往公正对医方的要求是：与患方平等交往和对有千差万别的患方一视同仁，即平等对待患者。资源分配公正要求以公平优先、兼顾效率为基本原则，优化配置和利用医疗卫生资源。

18. 审慎是指医务人员在为病人服务的过程中，处事慎重、严谨、周密、准确、无误。

20. 公平分配卫生资源反映的是医学伦理学的公正原则。

21. 动机是指医务人员在职业活动前的主观愿望和支配一系列行为的动因。效果是指医务人员的职业行为所产生的实际结果。在评价医务人员的职业行为时，既要看其行为的动机，也要看其行为的效果，在行为的过程中把动机与效果统一起来考察。只有这样，才能对医务人员的职业行为作出全面的、公正的评价。

22．实施盲法是试验本身的要求，是为了提高实验和测量的客观性程度，并不违背保密原则，盲法是贯彻保密原则的载体。

23．尊重原则是指医患双方交往时应该真诚地尊重对方的人格，并强调医务人员尊重病人及其家属的独立而平等的人格与尊严，尊重病人及其家属做出的理性决定。医务人员具有诊断治疗的决定权。在有利于病人权益和不危害他人及社会利益的前提下，对病人及其病情的认定、采用何种方法诊治等，医务人员有权进行自主决策，并应得到尊重。

24．所谓的特殊干涉权，是指医生在特殊情况下，有权限制病人的自主权利，以确保病人自身、他人和社会的安全。医生不能任意地行使特殊干涉权，只有在下列特殊情况下行使才有效：①精神病患者或自杀未遂者等拒绝治疗时，甚至病人想要或正在自杀时；②对需要进行隔离治疗的传染病病人的隔离；③在进行试验性治疗时，虽然病人已知情同意，一旦出现高度危险情况时，医生必须中止试验性治疗，以保护病人的利益；④危重病人要求了解自己疾病的真相，一旦了解可能产生不良影响，医生有权隐瞒真相。有利原则是指医务人员的诊治行为要以保护病人的利益、促进病人的健康、增进病人的幸福为目的。

25．医患之间的信托关系在国内仍然是能达成共识的。随着外部环境的变化，对医患关系中医生的道德要求也越来越高，如医患关系物化趋势要求医务人员要加强职业道德修养，合理地应用医疗仪器设备。

27．脑死亡和器官移植是两个独立的伦理问题，执行脑死亡标准有利于器官移植的开展，但不以开展器官移植为直接目的。

29．病人有支持医学发展的义务，但参加临床试验不是病人的义务，对于临床试验，病人拥有知情同意权。

30．人类辅助生殖技术的应用要严格遵循生命伦理学的"保密原则"。这里所说的保密，包括三个方面：一是为受精者恪守秘密，永不向社会及其亲友（包括夫妻双方的父母）透露受精的事实。二是为供精者保守秘密，永不透露他们的姓名，可用代号代替之。三是在施行人工授精手术时，采取"三盲法"，即手术者和受精者夫妻都不知道供精者是谁，不与供精者见面；供精者亦不知本人精液为谁所用。

31．每位患者都享有基本、合理的诊治、护理权，有权得到公正、一视同仁的待遇。

32．知情同意权是指病人对医务人员给予自己的诊疗方法，包括诊疗方案，实施诊疗的有效率、成功率、并发症、所承担的风险以及可能产生的不可预测的后果

等信息有获悉的权利，该诊疗手段必须经患者同意后方可实施。本例中，尽管医生是为患者着想，但未征求患者的意见，属于违背了患者的知情同意权。

33．人体试验的道德准则之一是受试者知情同意，即受试者个人针对自己的行为所做的决定必须是理性的，并且理解有关医学研究的性质、可能发生的危险和可能带来的益处，同意基于完全的知情和明确的自愿。本例中未经患者同意实施治疗性试验，违反了医学研究的道德准则。

35．首先医生应该尊重患者的自主权，但由于患者的自我认知一般是比较片面主观的，因此当患者基于其自我认知进行自主选择时是有相当的风险性的，为分担合理风险，在患者或其监护人、代理人的自主选择严重损及患者自身利益时，进行必要干涉是可行的。

【A3/A4 型题】

（1~2 共用题干）医生有为病人保守秘密的义务，但当保护患者隐私权与公共利益产生冲突时，医生应以公共利益为重。在病人住院隔离治疗，即不对他人利益产生损害的前提下，医生可以为病人保守秘密。

【B 型题】

（1~3 题共用备选答案）医学伦理学的基本原则包括有利原则、不伤害原则、尊重原则和公正原则。医学伦理学基本规范包括：救死扶伤，实行社会主义的人道主义，时时刻刻为病人着想，千方百计为病人解除病痛；尊重病人的人格和权利，对待病人，不分民族、性别、地位、财产状况，都应一视同仁；文明礼貌服务，举止端庄，语言文明，态度和蔼，同情、关心和体贴病人；廉洁奉公，自觉遵纪守法，不以医谋私；为病人保守医密，实行保护性治疗，不泄露病人的隐私和秘密；互尊互学，团结协作，正确处理同行同事间的关系；严谨求实，奋发进取，钻研医术，精益求精，不断更新知识，提高技术水平。医学伦理学的基本范畴包括权利和义务、情感和良心、审慎和保密。

（4~6 题共用备选答案）医患关系物化趋势要求医务人员要加强职业道德修养，合理地应用医疗仪器设备。必须充分考虑接受该种手段的患者是否属于适应证，必须充分考虑是否符合病情需要，必须充分考虑病人及其家庭的经济承受能力，应用医疗仪器设备不能代替医患之间的必要交流、必要的临床体格检查，以及医德责任心。随着社会主义法制建设的深入，使法律规范逐渐成为医患关系的制约手段。医患关系法制化趋势要求医师既要加强医德建设，又要依法行医，"指导－合作型"或"共同参与型"的医患关系逐步成为医患关系的主流。医患关系民主化趋势要求医师恪守职业道德，一视同仁。

第二十八章 专业实践能力（案例分析题）

【案例题】

案例一

女性患者，36岁。引产1周后发热伴腹痛2天。体查：全腹软，少量阴道血性分泌物，宫颈举痛（+），子宫增大如孕3个月，宫体压痛，双附件增厚压痛，T 39℃，WBC $18×10^9$/L，中性粒细胞90%。

提问1：本病例考虑诊断是

A. 急性盆腔炎   B. 急性宫颈炎

C. 输卵管卵巢脓肿   D. 败血症

E. 以上都不是

提问2：本病例的鉴别诊断有

A. 急性阑尾炎   B. 异位妊娠

C. 子宫内膜异位症   D. 卵巢囊肿蒂扭转

E. 黄体破裂

提问3：如本病例妇科检查发现盆腔左侧有一 6cm×6cm×5cm 类圆形囊性包块，与子宫壁粘连紧密，压痛阳性，考虑最可能的诊断是

A. 败血症   B. 输卵管卵巢脓肿

C. 急性盆腔腹膜炎   D. 急性子宫内膜炎

E. 急性子宫肌炎

提问4：首选的治疗方案是

A. 支持治疗   B. 立即剖腹探查

C. 中药治疗   D. 静滴广谱抗生素

E. 口服广谱抗生素

提问5：如静滴抗生素3天后，患者持续高热，复查B超显示盆腔左侧包块6cm×7cm×5cm，下一步的处理为

A. 继续静滴广谱抗生素   B. 口服广谱抗生素

C. 立即剖腹探查   D. 中药治疗

E. 理疗

案例二

患者女性，23岁。未孕，月经规律，曾有盆腔炎史，现停经34天，阴道出血淋漓7天，下腹痛3小时就诊。

提问1：为确诊，首先应做的检查是

A. B超了解子宫及双附件情况

B. 妇科检查

C. 尿妊娠试验

D. 血 HCG

E. 拍腹平片

F. 做 CT

G. 做宫腔镜

提问2：应与下列哪些疾病鉴别（提示：B超示附件区包块直径约8.0cm，盆腔液性暗区4.0cm。）

A. 功血   B. 不全流产

C. 子宫肌瘤   D. 盆腔炎复发

E. 异位妊娠   F. 先兆流产

G. 宫颈癌

提问3：最可能的诊断是

A. 先兆流产   B. 异位妊娠

C. 不全流产   D. 子宫肌瘤

E. 功血   F. 难免流产

G. 稽留流产

提问4：下一步应做的处理是

A. 保胎治疗

B. 立即行剖腹探查术

C. 行吸刮宫术，将刮出物送病理

D. 绝对卧床休息观察

E. 输抗炎止血药物

F. 口服叶酸及维生素 E

G. 如患者病情平稳继续观察

案例三

患者，女性，22岁。未婚处女，13岁月经初潮，周期基本规律。近半年来月经期延长，淋漓不尽。肛门指诊：子宫右侧可触及与子宫相连的囊实性不活动肿块，直径约7cm，轻度压痛，未触及痛性结节。

提问1：本病例最可能的诊断是

A. 多囊卵巢综合征   B. 卵巢浆液性囊腺瘤

C. 卵巢黏液性囊腺瘤   D. 卵巢畸胎瘤

E. 原发性痛经   F. 子宫内膜异位症

G. 子宫腺肌病

提问2：为进一步诊断，首选的方便经济的辅助检查有

A. 宫腔镜检查   B. 盆腔B超

C. 盆腔 CT   D. 血 CA125 测定

E. 内分泌激素测定   F. 腹腔镜检查

提问3：该患者宜选用的治疗方法包括

A. 腹腔镜切除右卵巢，快速病理

B. 经腹切除右附件，快速病理

C. 腹腔镜切除囊性肿块，快速病理

D. 口服避孕药调经

E. 术后随访观察

提问4：若术后病理显示为子宫内膜异位囊肿，建议患者

A. 3～6个随访

B. 经期最好侧俯卧位休息

C. 大剂量孕激素假孕治疗

D. 坚持口服避孕药至婚后

E. GnRH-α假绝经疗法

案例四

患者，女性，48岁。孕1产1，20年前剖腹生产。近2月来经量减少，周期如常，无痛经，末次月经在10天前。腹胀3个月，进行性加重，腹部逐渐膨大，食欲下降，体重略减轻，二便正常。腹部检查结果：腹部外观呈"蛙腹状"，移动浊音（+）；妇科检查，外阴：（-）；阴道（-）；宫颈光滑，子宫附件因腹胀明显触诊不清；三合诊：子宫-直肠陷凹内触及"月牙样"硬性结节。无肝炎及结核病史。母亲75岁，曾患乳腺癌。

提问1：在门诊首先需要进行的临床检查有

A. 一般情况检查　　　　　B. 妇科检查

C. B超检查　　　　　　　D. 腹部检查

E. 腹水细胞学检查

提问2：本病人可能的临床诊断是

A. 肝癌　　　　　　　　　B. 结肠癌

C. 子宫内膜异位症　　　　D. 溃疡性结肠炎

E. 结肠癌　　　　　　　　F. 肝硬化

G. 卵巢癌　　　　　　　　H. 胰头癌

I. 肝硬化　　　　　　　　J. 胃癌

提问3：为进一步明确诊断，入院后应进行的辅助检查有（提示。B超检查：显示双侧卵巢囊实性肿块右侧8cm、左侧5cm，以实性为主，血流丰富，大量腹水，CA125 1200mIU/ml；腹水细胞学查见癌细胞）

A. 腹水细胞学

B. 血CA125、CA199、CEA

C. CT

D. MRI

E. B超

F. PET/CT

提问4：根据以上检查结果，最可能的临床诊断为

A. 早期卵巢癌　　　　　　B. 晚期卵巢癌

C. 转移性卵巢癌　　　　　D. 晚期胃癌

E. 晚期胰腺癌　　　　　　F. 库肯勃瘤

案例五

女性患者，40岁。2年前曾因腹胀、上腹部不适病史被诊断为"胃溃疡"。本次腹胀半个月，按胃溃疡治疗未见好转，3天前自己触及下腹部包块而就诊。发病以来

二便正常，月经无变化。最近两个月下降3kg。体格检查：生命体征正常，慢性病容，轻度贫血貌，双侧下腹部均可触及7cm×6cm大小的包块，有结节感，活动度尚可，无触痛，叩诊移动性浊音阳性。妇科检查：外阴、阴道正常，宫颈光滑，子宫正常大小，活动良好，双侧附件区均可触及7cm×6cm×6cm大小包块，性质同腹部检查。

提问1：本病例可能的诊断有

A. 子宫颈癌　　　　　　　B. 子宫内膜癌

C. 转移性卵巢肿瘤　　　　D. 卵巢良性肿瘤

E. 卵巢恶性肿瘤　　　　　F. 绒毛膜癌

提问2：患者入院，拟进一步明确诊断，应做的检查有

A. 脑CT

B. 肿瘤标志物检查

C. 血沉

D. 胃肠纤维内镜检查

E. 抽腹水检查腹水性质和肿瘤细胞

F. 盆腔超声检查

提问3：根据上述结果，本患者最可能的诊断是

A. 卵巢癌合并胃溃疡　　　B. Ovarian cancer

C. 原发性胃癌　　　　　　D. Krukenberg's tumor

E. 转移性胃癌　　　　　　F. Meig's syndrome

案例六

患者李某，女性，27岁，G1P0，妊娠36^{+5}周，由于骑车，被撞到，当时觉腹部不适，无阴道流血，急症就诊。查体：血压90/60mmHg，脉搏92bpm，胎儿心率：160次/分。

提问1：此时合适的处理有

A. 卧床休息　　　　　　　B. 胎心监护

C. B超检查　　　　　　　D. 观察血压变化

E. CT检查　　　　　　　F. 收入院观察

G. 剖腹探查

H. 急查血液指标如血常规、凝血功能

提问2：B超检显示胎盘与子宫壁间有少量液性暗区。此时患者最可能的诊断是

A. 急性羊水过多　　　　　B. 胎盘边缘血窦破裂

C. 前置胎盘　　　　　　　D. 胎盘早剥

E. 临产　　　　　　　　　F. 子宫破裂

G. 先兆子宫破裂

提问3：患者住院2小时，保守治疗后，阴道少量流血，伴有腹痛，胎心170次/分，应采取的处理方法是

A. CT检查

B. 放射性核素扫描胎盘定位

C. 肛查

D. 复查腹部B超，查看有无胎盘早剥

E. NST 检查，评价胎儿宫内情况

F. 心电图检查

G. 脑电图检查

H. 上消化道钡餐检查

I. 复查血常规，凝血功能

提问 4：入院 4 小时后，突然阴道流血增多，腹痛加重，测 P 110 次/分，BP 78/49mmHg，FHR 110 次/分，目前恰当的处理方法是

A. 静推地西泮促宫颈成熟　　B. 急行剖宫产

C. 止血药　　　　　　　　　D. 急查 DIC 化验

E. 25% 硫酸镁肌注　　　　　F. 等待自然分娩

G. 应用止痛药

提问 5：急症剖宫产术时，证实胎盘 2/3 早剥，术中见子宫表面有紫蓝色瘀斑，胎儿胎盘娩出后，大量出血，注射缩宫剂并按摩子宫，出血不止，血压下降。此时应立即给予何种处理

A. 子宫切除

B. 继续按摩子宫加热敷

C. 止血药物

D. 宫腔填塞

E. 大量输血等待血压上升

F. 口服米索前列醇

G. 输入新鲜血浆及红细胞

提问 6：如术中积极处理，子宫收缩改善，未行子宫切除。术中出血估计约 2000ml，输红细胞 10 单位，血浆 1000ml。术后应严密观察可能发生的并发症是

A. DIC 和凝血功能障碍　　　B. 产后出血

C. 急性肾功能衰竭　　　　　D. 希恩综合征

E. 肝性脑病　　　　　　　　F. 高血压

G. 急性肝衰竭　　　　　　　H. 呼吸功能衰竭

案例七

女性，23 岁，因"停经 66 天，胸闷气短乏力 2 天"就诊。平时月经规律，无下腹痛，无阴道流血，2 天前患者无明显诱因出现胸闷气短、乏力，日常活动后出现，休息症状可缓解。晨吐，尿少。患者既往有先天性室间隔缺损病史，否认糖尿病病史。

提问 1：临床查体：T 36.8℃，P 110 次/分，R 28 次/分，面色苍白，口唇发绀，肺部听诊双肺满布湿啰音，叩诊心脏左界外移，心尖部闻及收缩期杂音。为了明确诊断，该患者首先应做哪些检查

A. 肺功能检查　　　　　　　B. 大便常规

C. 血常规　　　　　　　　　D. 尿常规

E. 尿妊娠试验　　　　　　　F. 心脏超声

G. 子宫双侧附件超声检查

提问 2：患者经检查确定为宫内妊娠，心脏超声示：二尖

瓣中度反流，室间隔明显缺失，并见血流右向左分流声像。该患者目前的诊断是

A. 早期妊娠　　　　　　　　B. 先天性心脏病

C. 室间隔缺损　　　　　　　D. 艾森门格综合征

E. 慢性心力衰竭Ⅲ级　　　　F. 慢性阻塞性肺病

G. 肺心病

提问 3：该患者的处理措施是

A. 继续妊娠

B. 治疗心力衰竭

C. 治疗性人工流产术

D. 待心力衰竭好转后手术治疗室间隔缺损

E. 平喘、解痉、氧疗

F. 动态观察心脏功能

案例八

患者，女性，26 岁。G1P1A0L0。因"停经 36 周，食欲差、恶心、呕吐 7 天，加重 2 天"入院。患者平素体健，无重大病史可载。既往月经规律，定时产前检查，无异常情况，无药物治疗史。7 天前突然出现恶心、呕吐，呕吐物为胃内容物，食欲差，乏力。近 2 日症状加重，不能进食，皮肤黄染。自觉胎动减少。入院查体：T 36.6℃，P 96 次/分，R 21 次/分，BP 135/80mmHg。神志清，精神差。全身皮肤、黏膜黄染，并散在瘀斑。心肺（－），腹部膨隆，肝脏肋下未及。宫高 34cm，腹围 96cm，LOA，未闻及胎心。水肿（＋＋）。辅助检查：AST 165U/L，ALT 210U/L，TBIL 189pmol/L，DBIL 106μmol/L，GLU 2.7mmol/L，AIB 22.8g/L。

提问 1：根据现有临床资料，初步诊断考虑最可能为哪些疾病

A. 妊娠合并重症肝炎

B. 妊娠期肝内胆汁淤积症

C. 妊娠期急性脂肪肝

D. HELLP 综合征

E. 药物性肝损害

F. 肝硬化

G. 肝破裂

H. 妊娠合并肝脏肿瘤

I. 肝豆状核变性

J. 家族性高胆红素病

K. Budd－Chiari 综合征

提问 2：为明确诊断及指导治疗，应尽快完善的检查项目，不包括

A. 产科超声　　　　　　　　B. 肝胆超声检查

C. 眼底镜检查　　　　　　　D. 心脏超声

E. NST　　　　　　　　　　 F. 血常规

G. 尿常规　　　　　　　　　H. 凝血功能检查

I. 肾功能　　　　　　　　J. 乙肝六项

K. 肝炎病毒系列

提问3：患者进一步检查：各项肝炎病毒检测均为阴性。血常规：WBC $12 \times 10^9/L$，N 79%，HCT 39%，Hb 106g/L，PLT $45 \times 10^9/L$。尿常规：胆红素（++），蛋白（－）。凝血功能：PT 26秒，APTT 79秒，Fib 0.14g/L，D－Dimer 3300μg/L。肾功能生化：K^+ 3.1mmol/L。产科超声：死胎，大量腹腔积液。内科超声：弥漫性肝脏回声增强，雪花状强弱不均。据此可诊断患者为

A. 妊娠合并重症肝炎

B. 妊娠期肝内胆汁淤积症

C. 妊娠期急性脂肪肝

D. HELLIP综合征

E. 药物性肝损害

F. 肝硬化

G. 肝破裂

H. 妊娠合并肝脏肿瘤

I. 肝豆状核变性

J. 家族性高胆红素病

K. Budd－Chiari综合征

提问4：患者诊断为妊娠期急性脂肪肝，正确的诊疗措施不包括

A. 保护肝脏治疗：维生素C、支链氨基酸（六合氨基酸）、三磷腺苷（ATP）辅酶A等

B. 低蛋白、低脂肪、高碳水化合物饮食

C. 高蛋白、低脂肪、高碳水化合物饮食

D. 加强监护

E. 输注血浆

F. 输注血小板

G. 应用肾上腺皮质激素

H. 输注凝血酶原复合物

I. 纠正酸中毒

J. 纠正低血糖、低血钾

K. 引产

L. 连硬外麻醉下剖宫产

M. 全麻下剖宫产

N. 预防感染治疗

案例九

患者初产妇，33岁，妊娠40^{+3}周，2年前行子宫肌瘤切除术，现无腹痛及阴道流血。查体：生命体征平稳，胎心140次/分，宫高37cm，腹围100cm。

提问1：该患者目前应该做何检查

A. 优生病毒检查

B. 血常规

C. 凝血功能检查

D. 胎儿及附属物超声检查

E. 胎心监护

F. 肝胆胰脾肾超声检查

G. 动态心电图

H. 阴道清洁度检查

I. 胎儿成熟度检查

提问2：胎儿超声检查提示胎儿发育正常，双顶径9.6cm，子宫下段厚度0.4cm，胎心监护为反应型，无腹痛。血常规及凝血功能未见异常，该患者宜采取何种处理

A. 在家待产，1周后复诊

B. 在家待产，有异常情况随时就诊

C. 住院严密监护待产

D. 住院立即行剖宫产

E. 住院后行缩宫素引产

提问3：患者入院后第2天发动规律宫缩，产程进展尚顺利，宫口开全1小时，胎先露+1，右枕后位，颅骨严重重叠，有产瘤，宫缩1～2分钟1次，持续50秒，此时宜采取何种处理方式

A. 静滴缩宫素加强宫缩　　　B. 产钳助产

C. 右侧卧位等待　　　　　　D. 子宫下段剖宫产

E. 会阴侧切术助产　　　　　F. 腹部加压助产

案例十

初产妇，40周妊娠临产10小时，已破膜7小时，宫缩规律，30″/4′～5′，胎心150次/分，羊水Ⅰ度污染。阴道检查：宫口开大5cm，S=0，矢状缝在右斜径上，小囟门在7点处，坐骨棘稍突，坐骨切迹（大于）2横指，骶骨浅弧型。

提问1：下列哪些诊断是正确的

A. 持续性枕后位　　　　　　B. ROP

C. 中骨盆狭窄　　　　　　　D. 胎儿窘迫

E. 继发性宫缩乏力　　　　　F. 40周妊娠临产

G. 胎膜早破

提问2：应立即采取的措施为

A. 地西泮10mg静推

B. 立即剖宫产

C. 缩宫素加强宫缩

D. 持续吸氧

E. 排除头盆不称，等待自然分娩

F. 手法转胎位，产钳助产

提问3：患者观察2小时，胎心148次/分，阴道检查：宫颈前唇水肿，宫口开大5cm，S=0，矢状缝在右斜径上，小囟门在7点处，有产瘤，剖宫产终止妊娠。手术指征是

A. 胎儿窘迫 B. 持续性枕后位
C. 中骨盆狭窄 D. 胎膜早破
E. 宫缩乏力 F. 活跃期停滞
G. 第二产程停滞 H. 胎头下降停滞

案例十一

已婚女性，46 岁，恶心、呕吐、发热、肌肉疼痛 3 天，无阴道流血、瘙痒，无停经及妊娠史，近期有不洁性生活史。查体：T 39.5℃，BP 60/40mmHg，HR 110 次/分，昏睡，谵妄，皮肤广泛日晒斑样疹，满腹轻度触痛；妇科检查：阴道分泌物脓性，宫颈光滑，充血，有摆痛，宫体轻度压痛，右附件区可触及直径约 6cm 囊性包块，压痛明显。曾因急性化脓性阑尾炎行阑尾切除术，有青光眼。

提问 1：应进行的辅助检查包括

A. 血培养
B. 衣原体检查及淋球菌检查
C. 宫颈活检
D. 子宫内膜活检 + 诊刮
E. 子宫输卵管碘油造影
F. 妇科 B 超检查
G. 上消化道钡餐
H. 血常规
I. CA125
J. 肝肾功能，凝血功能
K. 血 βhCG 测定

提问 2：B 超示盆腔少量积液，右附件区囊性包块，7.5cm × 4.0cm，内回声不均。HCT 46%，Hb 150g/L，WBC 15 × 10^9/L，血培养可见金黄色葡萄球菌（MRSA），衣原体阳性，淋球菌阴性。Cr 2.3mg/dl，肝功能凝血正常。目前的诊断可以是

A. 急性盆腔炎 B. 慢性盆腔炎
C. 感染性休克 D. 肾功能不全
E. 右卵巢良性肿瘤 F. 卵巢癌
G. 异位妊娠 H. DIC
I. 失血性休克

提问 3：下一步治疗措施包括

A. 纠正休克，控制感染
B. 补充血容量
C. 输血
D. 监测尿量及生命体征
E. 如血压继续下降，可用多巴胺
F. 首选口服抗生素及中药
G. 物理降温
H. 青霉素过敏可用万古霉素及阿奇霉素
I. 行子宫 + 双附件切除术

J. 外用糖皮质激素治疗皮疹
K. 应用阿托品
L. 行腹腔镜探查术

提问 4：如经积极治疗，患者生命体征基本平稳 2 天，但仍高热，进食差，出汗多，盆腔包块仍存在，位于子宫右上方，下一步治疗可包括

A. 静滴抗生素 B. 继续补充血容量
C. 口服中药 D. 剖腹探查术
E. 腹腔镜检查术 F. 尝试抗结核治疗
G. 地塞米松静滴 H. 后穹窿穿刺抽液

提问 5：剖腹探查术发现右侧输卵管卵巢脓肿，周围粘连严重，子宫直肠陷凹封闭，分离粘连时，间隙中溢出"奶油"样脓液。可选择的术式是

A. 右附件切除 + 盆腔粘连松解 + 盆腔引流 + 活检病理
B. 右输卵管卵巢脓肿剥离术 + 右输卵管造口术
C. 盆腔粘连松解 + 盆腔引流 + 活检病理
D. 脓肿切开 + 盆腔引流 + 活检病理
E. 活检病理 + 腹腔冲洗后关腹
F. 脓肿切开 + 盆腔粘连松解 + 盆腔引流 + 活检病理
G. 子宫双附件切除
H. 右附件切除 + 盆腔引流 + 活检病理
I. 脓肿切开 + 子宫次全切 + 活检病理

案例十二

女孩，17 岁，11 岁月经初潮，月经周期规律。半年来发现声音变粗，毛发增多并出现胡须，月经 4 个月未来潮来诊，女性装扮，身高、体重、智力等正常。查体：乳房 Tanner Ⅳ 期，阴毛男性分布，大小阴唇发育良好，阴蒂略大，处女膜完整，肛诊可触及子宫。否认性生活史。既往无其他特殊病史。

提问 1：下一步首先应进行的辅助检查包括

A. 血 17α - 羟孕酮测定
B. 妇科内分泌六项激素检查
C. 甲状腺功能测定
D. 染色体检查
E. 肾上腺、盆腔 B 超检查
F. 垂体 MRI
G. 眼底检查
H. 宫腔镜检查
I. 基础体温

提问 2：查血 T 200ng/dl，E2 略低，PRL 正常，血 17α - 羟孕酮 4ng/ml，肾上腺 B 超正常，右卵巢直径 6cm 实性肿块，可见左卵巢及正常子宫，下一步进行的检查包括

A. 血 DHEAS 测定 B. 染色体检查
C. ACTH 兴奋试验 D. 染色体检查

E. 地塞米松抑制试验　　F. CA125、AFP、CEA

G. 雌－孕激素序贯试验　H. 孕激素试验

I. 基础体温

提问 3：CA125 等肿瘤标志物正常范围，目前考虑的诊断可以是

A. 男性假两性畸形

B. 女性假两性畸形

C. 青春期发育延迟

D. 继发性闭经

E. 先天性肾上腺皮质增生症

F. PCOS

G. 卵巢间质泡膜增殖症

H. 卵巢男性化肿瘤，如睾丸母细胞瘤

I. 垂体微腺瘤

J. 高雄激素血症

提问 4：术中快速病理诊断是恶性卵巢支持－间质细胞瘤，手术－病理分期为 I a，该病例的术式和术后处理为

A. 卵巢肿瘤剥除

B. 双侧附件切除术

C. 全子宫＋双附件切除术

D. 全子宫＋双附件切除＋大网膜＋阑尾切除术

E. 患侧附件切除术

F. 术后密切随访

G. 术后复发再次手术治疗

H. 补充化疗

I. 补充放疗

案例十三

患者张某，女性，24 岁，已婚，平素月经规律周期30 天，现停经 56 天，阴道少量流血伴下腹坠痛 4 小时。既往有盆腔炎病史，否认其他病史。

提问 1：为进一步诊治，最有价值的检查为

A. 尿妊娠试验　　　　B. 盆腔 B 超检查

C. 血 HCG 测定　　　D. 妇科检查

E. 基础体温测定　　　F. 黄体酮试验

提问 2：B 超检查提示宫内孕囊，可见胎芽及心管跳动，此时最正确的诊断为

A. 先兆流产　　　　　B. 难免流产

C. 不全流产　　　　　D. 完全流产

E. 稽留流产　　　　　F. 感染性流产

提问 3：应采取的治疗措施不包括

A. 卧床休息　　　　　B. 禁止性生活

C. 口服止血药　　　　D. 静点催产素

E. 口服维生素 E　　　F. 立即行清宫术

G. 肌注黄体酮　　　　H. 口服复合维生素片

提问 4：治疗 5 日，阴道流血增多，下腹痛加重，妇检见大块胚胎组织堵塞于宫颈口内，此时应诊断为

A. 先兆流产　　　　　B. 难免流产

C. 不全流产　　　　　D. 完全流产

E. 稽留流产　　　　　F. 感染性流产

提问 5：此时最有效的止血措施是

A. 刮宫术　　　　　　B. 肌注维生素 K₁

C. 静点止血药　　　　D. 静点催产素

E. 纱条填塞阴道压迫止血

F. 压迫下腹部，排出胚胎组织

案例十四

患者，女性，50 岁，主诉性交后点滴状阴道出血 6 个月，最近出现阴道恶臭性排液。G5P5A1L4，曾患过梅毒，吸烟 20 年，每天 1 包。查体：生命体征平稳，BP 100/80mmHg，HR 80 次/分，T 37.2℃；心肺在正常范围内；腹部检查无包块、无腹水及触压痛；脊背检查无明显异常，无肋脊角处触压痛。妇科检查：外生殖器正常，窥器阴道检查可见宫颈前唇一直径 3cm 的外生型病灶，双合诊未触及其他明显肿块。

提问 1：为明确诊断首选哪一项检查

A. 超声检查　　　　　B 阴道镜检查

C. 分段诊刮＋病理　　D. 宫颈细胞学检查

E. 宫颈病灶活检＋病理　F. 腹腔镜检查

G. 宫腔镜检查

提问 2：宫颈活检病理为"鳞状细胞癌，中分化"，下一步首先需要

A. 行子宫全切术　　　B. 宫颈 LEEP 锥切术

C. 分段诊刮＋病理　　D. 进行临床分期

E. 放疗　　　　　　　F. 化疗

G. 生物学治疗

提问 3：进行临床分期必须进行的检查是

A. 三合诊检查明确有无宫旁浸润

B. 宫颈 LEEP 锥切取得更多标本送检

C. 分段诊刮＋病理

D. 宫颈细胞学检查

E. 阴道镜检查结果

F. 腹腔镜检查结果

G. 心肺功能检查除外手术禁忌

提问 4：该患者三合诊检查发现双侧宫旁呈质硬条索状改变，但未达盆壁，治疗方案首选

A. 全子宫切除术

B. 次广泛子宫切除术＋盆腔淋巴结切除术

C. 广泛子宫切除术＋盆腔淋巴结切除术

D. 颈管腔内和体外放射治疗

E. 化疗后手术治疗

F. 生物免疫治疗

G. 中医中药治疗

案例十五

女性，35 岁，G3P1，放置节育器 4 年，取环后 2 年未孕，月经正常，周期 30 天，月经量正常，无痛经，经阴分娩后 5 年。以往健康。查体：T 36.2℃；P 78 次/分；R 20 次/分；BP 100/80mmHg，乳腺发育正常，心肺查体正常。盆腔检查无异常体征。

提问 1：有必要检查哪项基本项目来确定不孕的原因

A. 内分泌检查   B. 基础体温测定

C. 阴道脱落细胞学检查   D. 诊断性刮宫术

E. 子宫输卵管造影术   F. 盆腔 B 超检查

G. 丈夫精液检查   H. 腹腔镜

I. 宫腔镜

提问 2：若以上检查均正常，应先行

A. AIH   B. ICSI

C. IVF－ET   D. GIFT

E. ZIFT   F. AID

提问 3：若 HSG 示双侧输卵管峡部不通，可行

A. AIH   B. ICSI

C. IVF－ET   D. GIFT

E. GIUT   F. AID

提问 4：如女方各项检查正常，男方精索静脉曲张，精液常规示精子密度 $12×10^6/ml$，A 级：15%，b 级：15%，精液量 4ml，可行

A. AIH   B. ICSI

C. IVF－ET   D. GIFT

E. GIUT   F. AID

案例十六

患者，女性，33 岁，停经 8 个月，第一胎，阴道大量流血 3 小时入院。出血时不伴有腹痛及阴道流水。既往有 2 次人流史，药物流产 1 次。查体：P 120 次/分，BP 87/56mmHg，神清，轻度贫血貌，宫高 30cm，腹围 95cm，胎位 LSA，FHR 150 次/分。

提问 1：接诊医生应尽快做的处理一般不包括

A. 准备收入病房   B. 备血

C. 肛查   D. 氧气吸入

E. 绝对卧床   F. 建立静脉通道

G. 缩宫素静滴   H. 血常规检查

I. 化验出凝血功能   J. 阴道检查

K. 人工破膜

提问 2：患者入院后阴道出血有所减少，脉率 100 次/分，血压 96/67mmHg，此时为明确诊断，应选择的辅助检查首要是

A. CT   B. MRI

C. 肛查   D. 胎儿及附属物 B 超

E. NST   F. 心电图检查

G. 心脏彩超

提问 3：B 超提示胎盘位于子宫下段后壁，部分遮盖宫颈内口。此时最可能的诊断是

A. 阴道静脉曲张破裂   B. 妊娠合并宫颈癌

C. 妊娠合并宫颈息肉   D. 1 度胎盘早剥

E. 部分性前置胎盘   F. Ⅲ度胎盘早剥

G. 完全性前置胎盘   H. 先兆早产

提问 4：询问患者末次月经后，推算孕周为 34^{+3} 周，血常规：Hb 90g/L，此时恰当的处理是

A. 立即剖宫产结束分娩

B. 等待阴道分娩

C. 观察阴道流血，视出血情况决定是否终止妊娠

D. 人工破膜，使胎头下降以压迫止血，等待自然分娩

E. 行缩宫素静滴，加强宫缩，准备阴道分娩

F. 肌注地塞米松

G. 卧床休息

H. 硫酸镁抑制宫缩

提问 5：患者住院 1 周后，再次出现阴道出血，量约 500ml，同时伴有轻微腹痛，查体：脉率 110 次/分，血压 85/56mmHg，胎心 170 次/分，胎先露高浮。此时最恰当的处理是

A. 立即行剖宫产结束分娩

B. 等待阴道分娩

C. 观察阴道流血，视出血情况决定是否终止妊娠

D. 人工破膜，使胎头下降以压迫止血，等待自然分娩

E. 行缩宫素静滴，加强宫缩，准备阴道分娩

F. 建立静脉通道

G. 急诊 B 超检查

提问 6：如决定行剖宫产，应选择的子宫切口是

A. 宫体前壁纵切口

B. 子宫前壁下段横切口

C. 宫体后壁纵切口

D. 子宫下段纵切口

E. 子宫后壁下段横切口

F. 子宫前壁倒"T"切口

提问 7：决定行剖宫产，术中、术后最有可能发生的并发症不包括

A. 产后出血   B. 凝血功能障碍

C. 子宫胎盘卒中   D. 胎盘粘连

E. 慢性肾功能衰竭   F. 产褥感染

G. 胎盘植入   H. 子宫下段收缩乏力

案例十七

初产妇，24 岁，38 周妊娠临产，LOA，规律宫缩 12 小时，宫口开大 4cm，S = 1，未破膜，胎心位于左下腹，双顶径 9.3cm，股骨长 7.1cm，胎心 132 次/分，骨盆外测量各径线正常。

提问 1：本例恰当的处理是

A. 剖宫产　　　　　　　B. 可行人工破膜

C. 等待自然分娩　　　　D. 绘制产程图

E. 观察宫缩，必要时干预　F. 阴道助产

提问 2：若随后 1 小时，宫缩强度减弱 20 ~ 30 秒/次，间隔 6 ~ 7 分钟。产程达 13 小时，宫口开大 5cm，胎膜已破，头 S = 1，矢状缝在 2 ~ 8 点处，此时诊断是

A. 胎头高直位　　　　　B. 活跃期延长

C. 活跃期停滞　　　　　D. 胎头下降延缓

E. 继发性宫缩乏力　　　F. 持续性枕后位

提问 3：此时恰当处理是

A. 缩宫素静滴加强宫缩

B. 立即剖宫产

C. 等待自然分娩

D. 给予地西泮静脉注入

E. 人工破膜

F. 徒手旋转胎头

提问 4：若阴道检查时发现后囟位于 8 点处，前囟位于 2 点处，改变体位，观察 2 小时产程无进展，有产瘤，先露仍在 –1，产妇腹前壁中线两侧触及胎儿肢体，可采取的措施是

A. 手转胎头

B. 立即剖宫产

C. 产妇取有侧卧位

D. 上推宫颈前唇

E. 地西泮静脉推注

F. 宫颈两侧注入 0.5% 利多卡因

提问 5：该病例选择剖宫产的手术指征为

A. 相对头盆不称　　　　B. 宫缩乏力

C. 持续性枕后位　　　　D. 高直后位

E. 前不均倾位　　　　　F. 胎头下降停滞

案例十八

患者女性，26 岁。G1P0A0L0。因"停经 34⁺² 周，下肢水肿 1 个月，发现血压升高 1 天"入院。患者平素体健，无重大病史。否认高血压、慢性肾炎病史。未行产前检查。1 日前因水肿在当地医院检查，BP：170/110mmHg，口服硝苯地平效果不佳。转来我院。入院查体：T 36.6℃，P 96 次/分，R 21 次/分，BP 165/110mmHg。神志清，精神差。心肺（－），腹部膨隆，宫高 31cm，

腹围 86cm，LOA，胎心 156 次/分。水肿（＋＋＋）。辅助检查：尿蛋白（＋＋＋＋）。

提问 1：根据现有临床资料，该患者初步诊断为

A. 妊娠期高血压　　　　B. 轻度子痫前期

C. 重度子痫前期　　　　D. 子痫

E. 慢性高血压并子痫前期　F. 高血压危象

提问 2：患者入院以后完善相关辅助检查，积极给予解痉、降压、镇静、有指征的扩容及利尿、促胎肺成熟及对症处理。入院后 24 小时，患者自觉恶心，伴呕吐，呕吐物为胃内容物。上腹疼痛，尚可耐受。无头痛头晕。无视物模糊。无心悸胸闷。查体：T 36.9℃，P 96 次/分，R 22 次/分，BP 157/106mmHg。实验室检查：AST 165U/L，ALT 210U/L，TBIL 79μmol/L，DBIL 26μmol/L，GLU 4.7mmol/L，ALB 22.8mmol/L，LDH 225mmol/L。各项肝炎病毒检测均为阴性。血常规：WBC 12×10⁹/L，N 79%，HCT 39%，Hb 96g/L，PLT 50×10⁹/L。凝血功能：PT15 秒，APTT 35 秒，Fib 1.14g/L，D－二聚体 330μg/L。考虑患者最可能的诊断为

A. 硫酸镁中毒

B. 脑水肿

C. HELLP 综合征

D. 合并胆囊炎

E. 妊娠期急性脂肪肝

F. 妊娠合并病毒性肝炎

提问 3：对该患者进行的处理，错误的是

A. 应用肾上腺皮质激素

B. 补充血浆

C. 缩宫素静滴引产终止妊娠，经阴道分娩

D. 补充冷沉淀

E. 连硬外麻醉下剖宫产

F. 全麻下剖宫产

G. 补充血小板

H. 保守治疗，延长孕周

案例十九

患者李某，女性，21 岁，农民。因"停经 27⁺⁵ 周，胸闷憋气 7 天"入院。自诉自幼体弱，不能从事体力劳动。20 岁结婚，G1P0A0L0。既往月经规律，现停经 27⁺⁵ 周，胸闷憋气 7 天，夜间不能平卧。伴咳痰，为稀薄白色痰。查体：T 37℃，P 122 次/分，R 23 次/分，BP 125/76mmHg。口唇、甲床发绀，杵状指。心脏听诊：心律规整，心音低钝，胸骨左缘第 3、4 肋间闻及 3/6 级喷射性收缩期杂音。肺底部可闻及少量持续性湿啰音，咳嗽后不消失。腹部膨隆，宫高 20cm，LOA，FHR 162 次/分。水肿（＋＋）。辅助检查：血常规：WBC 8.5×10⁹/L，N

74%，Hb 104g/L，PLT 148×10⁹/L。尿常规、肝肾功能及血液生化、凝血功能、病毒七项大致正常。

提问 1：该患者入院初步诊断应为

- A. 27^{+5} 周妊娠，G1P0A0L0，LOA
- B. 胎儿生长受限
- C. 胎儿窘迫
- D. 妊娠合并肺炎
- E. 妊娠合并上呼吸道感染
- F. 妊娠合并心脏病
- G. 心功能 Ⅰ 级
- H. 心功能 Ⅱ 级
- I. 心功能 Ⅲ 级
- J. 心功能 Ⅳ 级

提问 2：为进一步明确诊断，指导诊疗，该患者应进行以下哪些检查

- A. 产科超声
- B. 肝胆胰脾双肾超声
- C. 心脏彩超
- D. 心电图
- E. 痰培养
- F. 咽拭子检查
- G. 胸部平片（遮挡腹部后）
- H. 脐血流
- I. NST
- J. MRI

提问 3：患者行心脏彩超检查，报告单描述如下：右室内径增大，余房室内径正常。房间隔连续完整，室间隔上段膜周部见一回声中断约 1.06cm。肺动脉瓣回声略增强，余组瓣膜形态、回声未见异常。右室壁厚约 0.65cm，左心室心肌厚度、回声以及动度未见异常。CDFI：室间隔缺损处可见右向左分流为主的双向分流信号。右室流出道及肺动脉可见反流加速。肺动脉收缩压 76mmHg。据此可以诊断该患者的心脏病类型为

- A. 妊娠合并室间隔缺损
- B. 妊娠合并房间隔缺损
- C. 妊娠合并动脉导管未闭
- D. 妊娠合并原发性肺动脉高压
- E. 妊娠合并单纯性肺动脉扩张
- F. 法洛四联症
- G. 法洛三联症
- H. 艾森门格综合征
- I. Marfan 综合征

提问 4：对该患者采取的治疗措施哪些是不正确的

- A. 下病危/重通知
- B. 取半卧位
- C. 心电监护
- D. 高浓度面罩吸氧
- E. 强心剂
- F. 利尿剂
- G. 氨茶碱
- H. 低分子肝素

- I. 广谱抗生素（至少二联）
- J. 地塞米松
- K. 立即引产终止妊娠
- L. 立即行剖宫产终止妊娠

提问 5：该患者经积极内科处理后心力衰竭不能纠正。为减轻心脏负担，决定在严密监护下手术终止妊娠。术中出现宫缩欠佳，出血约 600ml。此时以下处理措施正确的为

- A. 给予缩宫素加强宫缩
- B. 给予麦角新碱加强宫缩
- C. 快速加压输注晶体液
- D. 快速输注红细胞及血浆
- E. 结扎子宫动脉上行支
- F. 结扎髂内动脉
- G. 结扎髂外动脉
- H. 经积极处理后宫缩好转，出血减少。此时探查发现肌壁间子宫肌瘤一枚，一并行子宫肌瘤切除术
- I. 经积极处理后宫缩好转，出血减少。此时探查发现右侧卵巢囊腺瘤，一并行卵巢肿瘤剥除术
- J. 经积极处理后宫缩好转，出血减少。此时探查发现阑尾慢性炎性改变，一并行阑尾切除术

提问 6：该患者手术顺利，返回病房后的处理措施哪些是不正确的

- A. 下病危/重通知
- B. 心电监护
- C. 高浓度面罩吸氧
- D. 母乳喂养
- E. 强心剂
- F. 广谱抗生素连用 72 小时
- G. 缩宫素连续应用 3 天
- H. 术后立即应用低分子肝素预防血栓形成
- I. 利尿剂
- J. 限制液体入量以及滴速
- K. 鼓励患者及早下床活动，以减少手术并发症

案例二十

患者张某，女性，25 岁。G1P0A0L0。停经 33^{+4} 周，发现血压升高 5 天入院。入院查体：T 36.8℃，P 78 次/分，R 20 次/分，BP 132/105mmHg。心肺听诊（-）。宫高 34cm，腹围 96cm，双胎妊娠 LOA/RSA，FHR 146～138 次/分，无宫缩。水肿（++++）。辅助检查：尿蛋白（++++），ALT 82g/L，AST 51U/L，ALB 23.2g/L。D-二聚体 796μg/L，Hb 81g/L。B 超：双胎妊娠，其中一个胎儿 S/D：3.2。

提问 1：该患者入院初步诊断应包括哪些

- A. 33^{+6} 周妊娠，G1P0A0L0，LOA/RSA

B. 双胎妊娠

C. 妊娠期高血压

D. 轻度子痫前期

E. 重度子痫前期

F. 慢性高血压并发子痫前期

G. 胎儿窘迫

H. 妊娠合并肝炎

I. HELLP 综合征

提问 2： 对该患者进行的以下产科处理，正确的包括

A. 立即行急症剖宫产手术终止妊娠

B. 应用硫酸镁解痉

C. 应用酚妥拉明降压

D. 应用白蛋白纠正低蛋白血症

E. 行 NST 检查

F. 应用镇静剂

G. 输注白蛋白后应用利尿剂

H. 输注红细胞纠正贫血

I. 经积极治疗与评估 24 小时后终止妊娠

提问 3： 治疗期间患者血压控制满意。查房，患者主诉干咳，夜间加重。结合患者病情，考虑最可能发生的情况为

A. 上呼吸道感染

B. 咽炎

C. 气管炎

D. 肺炎

E. 早期心力衰竭

F. 病房空气干燥对呼吸道的不良刺激

提问 4： 患者具有发生先兆子痫性心脏病的高危因素。具体分析其病理生理学基础不包括

A. 全身小动脉痉挛

B. 冠状动脉受影响以致心肌血供不足

C. 外周血管阻力增加，左心负荷加重

D. 外周血管阻力增加，右心负荷加重

E. 肾素 - 血管紧张素 - 醛固酮系统平衡失调，机体水钠潴留

F. 贫血致血浆胶体渗透压降低

G. 贫血致血浆晶体渗透压降低

H. 低蛋白血症致血浆胶体渗透压降低

I. 低蛋白血症致血浆晶体渗透压降低

J. 不恰当的扩容是诱发因素

提问 5： 考虑患者临床表现为早期心力衰竭的表现，应采取积极措施控制病情，预防心力衰竭发生，不正确的是

A. 限制活动　　　　　B. 必要时给予镇静剂

C. 低盐饮食　　　　　D. 利尿剂

E. 快速洋地黄化　　　F. 血管扩张剂

G. 限制液体入量和滴速

提问 6： 患者于入院后经治疗 24 小时，行剖宫产术，手术顺利。术后 4 小时突然表现为胸闷、呼吸困难、心悸，不能平卧。听诊：双肺布满小水泡音。此时应采取的处理措施，不正确的有

A. 半卧位

B. 正压面罩吸氧

C. 氨茶碱

D. 呋塞米

E. 吗啡

F. 毛花苷丙

G. 扩血管药

H. 限制液体入量以及输液速度

I. 广谱抗生素

J. 加快补液速度

K. 气管插管

提问 7： 患者经积极对症处理，血压控制在 140 ~ 150/ 90 ~ 100mmHg，术后 12 天心力衰竭表现仍无明显改善，心脏彩超提示左房左室扩大，室壁厚度无增厚，动度减弱。此时，考虑可能的异常情况为

A. 心力衰竭治疗不规范

B. 不排除为重度子痫前期合并围生期心肌病

C. 不排除为重度子痫前期合并心肌炎

D. 不排除为重度子痫前期合并肥厚性心肌病

E. 不排除为重度子痫前期合并高血压性心脏病

F. 不排除为重度子痫前期合并甲亢性心脏病

G. 不排除为重度子痫前期合并贫血性心脏病

案例二十一

女性，26 岁，因"停经 50 天. 恶性呕吐 2 天"就诊，平时月经规律，无下腹痛，无阴道流血，2 天前出现嗜睡、乏力、乳胀、恶心伴呕吐，为胃内容物，不能进食，无腹泻，既往有"胃病"史，否认糖尿病病史，2年前行剖宫产术。

提问 1： 为了明确诊断，该患者首先应做哪些检查

A. 腹部透视　　　　　B. 大便常规

C. 血常规　　　　　　D. 尿常规

E. 尿妊娠试验　　　　F. 血清淀粉酶测定

G. 子宫双侧附件超声检查

提问 2： 经检查确诊为宫内妊娠，妊娠囊 2.6cm，首先的处理是

A. 医患沟通，决定是否继续妊娠

B. 排除合并急性胰腺炎

C. 纠正水、电解质平衡

D. 排除有无妊娠黄体破裂

E. 确定有无代谢性酸中毒

F. 检查是否合并胃病

G. 检查是否有糖尿病

提问 3：若终止妊娠，首选的方法是

A. 依沙吖啶（利凡诺）羊膜腔注射

B. 水囊引产

C. 负压吸引术

D. 缩宫素引产

E. 天花粉羊膜腔引产

F. 米非司酮药物流产

G. 钳刮术

提问 4：若采用负压吸引术终止妊娠. 手术可能出现的近期并发症为

A. 子宫穿孔　　　　　　B. 羊水栓塞

C. 继发不孕　　　　　　D. 人工流产综合反应

E. 漏吸　　　　　　　　F. 感染

G. 妊娠滋养细胞疾病　　H. 月经失调

I. 吸宫不全

提问 5：在接受人工流产术过程中出现面色苍白、出汗、胸闷等症状，测心率为 50 次/分，应采取的措施是

A. 终止手术，吸氧　　　B. 立即输液并输血

C. 肌注肾上腺素　　　　D. 静脉滴注间羟胺

E. 静脉注射阿托品 0.5mg　F. 检测血压、心率

提问 6：人工流产后阴道流血不止，患者血压进行性下降，回顾 B 超结果，妊娠囊位于子宫峡部，术前血常规、凝血功能正常，应想到何种诊断的可能性

A. 宫内妊娠合并宫外孕　　B. 羊水栓塞

C. 凝血功能障碍　　　　　D. 血液病

E. 剖宫产瘢痕部位妊娠　　F. 吸宫不全

G. 子宫穿孔

案例二十二

女性，35 岁，已婚，孕 4 产 1，因"月经紊乱伴经量减少 1 年"于 2010 - 05 - 22 就诊。既往月经规律，15 岁初潮，3～7 天/28～32 天，现月经 3～5 天/2～6 个月，LMP：2010 - 02 - 27。

提问 1：该例可能的诊断是

A. 多囊卵巢综合征　　　B. 早孕

C. 卵巢早衰　　　　　　D. 继发性闭经

E. 子宫内膜炎　　　　　F. 子宫内膜异位症

G. 功能失调性子宫出血　H. 高催乳素血症

提问 2：为进一步确诊，首先应进行以下检查

A. 宫腔镜检查　　　　　B. 盆腔 B 超

C. 尿妊娠试验　　　　　D. 血 CA125 测定

E. 内分泌激素测定　　　F. 雌孕激素试验

G. 乳房有无溢乳　　　　H. 诊断性刮宫

提问 3：查体：子宫正常大小，双附件无异常，挤压乳头有少量白色液体溢出，内分泌测定：PRL 134ng/ml（参考值 <25ng/ml），其余结果无异常，尿妊娠试验阴性，B 超显示：子宫和双附件无异常。考虑诊断可能是

A. 多囊卵巢综合征

B. 功能失调性子宫出血

C. 高催乳素血症

D. 垂体肿瘤

E. 子宫内膜异位症

F. 卵巢早衰

G. 空蝶鞍综合征

提问 4：进一步明确诊断，还应该进行以下检查

A. 眼底、视野检查　　　B. GnRH 试验

C. 基础体温测定　　　　D. 可选颅脑 CT

E. 可选颅脑 MRI　　　　F. 诊断性刮宫

G. PET - CT

案例二十三

患者张某，已婚女性，24 岁，因"停经 45 天，恶心、呕吐、不能进食 5 天"于 2010 年 4 月 10 入院，平时月经周期 30～40 天，经期 4 天，既往有"胃病"史，否认糖尿病病史。5 天前出现嗜睡、乏力、乳胀、恶心，伴呕吐，呕吐物为胃内容物，无腹泻，偶有下腹坠痛，无阴道出血。

提问 1：为了明确诊断，该患者首先应做哪些检查

A. 腹部透视　　　　　　B. 大便常规

C. 血生化　　　　　　　D. 尿常规 + 淀粉酶

E. 尿妊娠试验　　　　　F. 血清淀粉酶测定

G. 胃镜　　　　　　　　H. 上消化道钡餐

提问 2：该患者尿常规示尿酮体（+++），尿葡萄糖正常，尿淀粉酶阴性，尿妊娠试验阳性，考虑可能的诊断有

A. 先兆流产　　　　　　B. 妊娠剧吐

C. 急性胰腺炎　　　　　D. 急性盆腔炎

E. 葡萄胎　　　　　　　F. 妊娠合并糖尿病

提问 3：需进一步做何检查以确诊

A. 阑尾超声

B. 肝、胆、脾、胰、妇科 B 超

C. 胸片

D. 糖耐量试验

E. 上消化道钡餐

F. 颅脑 MRI

提问 4：诊断为妊娠剧吐，首先做何处理

A. 人工流产

B. 保胎

C. 补充能量，纠正电解质紊乱

D. 药物流产

E. 清宫术

F. 西咪替丁＋甲氧氯普胺对症处理

案例二十四

初孕妇，26 岁，停经 34 周，上腹部不适 10 天来院就诊，无腹痛，无阴道流血及流液。查体血压 155/103mmHg，心率 92 次/分，水肿（++），胎心 145 次/分。

提问 1：为进一步诊治孕妇需进行的检查一般包括

A. 尿常规　　　　　　B. 血常规

C. 肝肾功能　　　　　D. 病毒系列

E. 凝血功能　　　　　F. 胎儿 B 超

G. 颅脑 CT　　　　　H. 眼底检查

提问 2：辅助检查结果提示尿蛋白阴性，眼底检查 A:V = 2:3，其余检查未见明显异常，孕妇最合适的诊断为

A. 妊娠期高血压

B. 轻度子痫前期

C. 重度子痫前期

D. 慢性高血压并发子痫前期

E. 慢性肾炎并发妊娠

F. 子痫

提问 3：对孕妇合适的处理包括

A. 门诊治疗　　　　　B. 住院治疗

C. 适当休息，保证睡眠　D. 限制食盐摄入量

E. 每日监测胎动和血压　F. 给予降压治疗

G. 不必刻意限制食盐摄入量

案例二十五

患者李某，女性，28 岁。G1P0A0L0。因"停经 32^{+2} 周，腹痛伴发热 6 小时"就诊。患者平素体健，无重大病史可载。既往月经规律，常规产前检查无异常所见。6 小时前无明显诱因，突然自觉腹痛。疼痛主要位于右侧上腹部，持续存在，阵发性加剧，不能耐受。向右侧腰肋部放射。伴恶心、呕吐，呕吐物为胃内容物。寒战、高热，自测体温 39.7℃，伴头痛、周身肌肉关节酸痛。发病后有肛门排气，无腹泻，无尿频、尿急、尿痛，无阴道流血、流水。查体：T 38.6℃，P 116 次/分，R 22 次/分，BP 135/80mmHg。急性病容，神志清，精神萎靡。心肺（-），腹部膨隆，宫高 30cm，腹围 90cm，子宫张力不大，未扪及宫缩。LOA，胎心 160 次/分。水肿（+）。

提问 1：为进一步明确诊断，最需要进行的检查包括以下哪些项

A. 血常规　　　　　　B. 尿常规

C. 肝功能　　　　　　D. 肾功能

E. 产科超声　　　　　F. 凝血四项

G. D-二聚体　　　　　H. NST

I. 尿培养　　　　　　J. 肝胆胰脾超声

K. 心脏大血管超声

L. 双侧肾脏、输尿管及膀胱超声

提问 2：相关辅助检查结果提示。血常规：WBC 16.4 × 10^9/L，N 90%，PLT 221 × 10^9/L，Hb 97g/L。尿常规：白细胞、红细胞密布，见白细胞管型。肾功能及血生化正常。双肾、输尿管及膀胱 B 超检查未见明显异常。根据现有临床资料，患者急腹症病因最有可能为

A. 胎盘早剥

B. 急性阑尾炎

C. 胆石症

D. 急性胆囊炎

E. 急性胃肠炎

F. 子宫肌瘤红色变性

G. 卵巢肿瘤扭转或破裂

H. 急性肾脏或输尿管积水

I. 肾脏及输尿管结石症

J. 肝破裂

K. 急性肾盂肾炎

提问 3：患者诊断为妊娠合并急性肾盂肾炎。以下处理措施哪些是不正确的

A. 平卧位

B. 侧卧位

C. NST

D. 必要时应用糖皮质激素降温

E. 记尿量

F. 抗生素治疗

G. 纠正水电解质紊乱及酸碱失衡

H. 产科超声

I. 必要时应用非甾体抗炎药物降温

提问 4：患者血、尿培养结果均提示为大肠埃希菌感染。因患者青霉素皮试（+），应用克林霉素治疗。治疗后 48 小时，症状无明显改善。T 39.9℃，P 116 次/分，R 23 次/分，BP 130/85mmHg。应用地塞米松对症处理。2 小时后，患者自述乏力倦怠，胸闷憋气。查体：神志清，精神萎靡，表情淡漠。监测生命体征，示：T：36.1℃，P：121 次/分，R：23 次/分，BP：86/51mmHg。SaO$_2$ 90%。首先考虑为

A. 治疗显效　　　　　B. 低体温

C. 感染性休克　　　　D. 充血性心力衰竭

E. 肺栓塞　　　　　　F. 羊水栓塞

G. 气胸　　　　　　　H. 心肌梗死

I. 仰卧位低血压

提问5：患者发生感染中毒性休克，以下处理措施不正确的是

A. 严密监测生命体征

B. 出入量

C. 建立通畅的静脉通道

D. 氧气吸入

E. 首先快速输注晶体液

F. 首先快速输注胶体液

G. 换有效的广谱抗生素

H. 纠正酸中毒

I. 休克症状改善后行剖宫产术

J. 休克症状改善后行剖宫产术，并行子宫切除

K. 必要时经皮肾盂切开术或输尿管插管

L. 糖皮质激素

M. 利尿剂

案例二十六

患者王某，女性，28岁，G1P0A0L0。因"停经34周，咳嗽伴白色痰7天。食欲缺乏、恶心、呕吐2天，自觉胎动消失1天"入院。患者有糖尿病病史10年，孕前口服降糖药治疗。本次妊娠后改用胰岛素治疗，自22周妊娠开始调整为应用诺和灵30R 18U，16U，16U 三餐前ih，诺和灵 N 14U ih 10pm。此后未随诊及监测血糖。7天前患者受凉后出现咳嗽，伴低热。口服阿奇霉素，效果不佳。近2天食欲减退，伴恶心、呕吐。呕吐物为胃内容物。伴乏力、头痛。胎动明显较前减少，近1日未觉胎动。入院查体：T 37.2℃，P 96 次/分，R 22 次/分，BP 135/80mmHg，神志清，烦躁，双肺呼吸音粗，未闻及明显的干湿性啰音，腹部膨隆，宫高30cm，腹围90cm，LOA。未闻及胎心。水肿（＋）。B超：死胎。尿酮体（＋＋＋＋）。

提问1：根据现有临床资料，患者初步诊断包括

A. 34 周妊娠，G1P0A0L0

B. 34 周妊娠待产，G1P0A0L0

C. LOA

D. 死胎

E. 妊娠期糖尿病

F. 糖尿病合并妊娠

G. 妊娠合并上呼吸道感染

H. 妊娠合并肺炎

I. 妊娠合并急性胃炎

J. 妊娠合并肝炎

K. 妊娠合并甲亢

L. 可疑糖尿病酮症酸中毒

提问2：患者入院以后，病情进一步恶化。出现嗜睡、皮

肤潮红，呼吸深快、尿量减少，脉搏细弱，血压下降。呼气带有烂苹果味道。高度怀疑为酮症酸中毒。还需要完善的实验室检查包括

A. 尿常规　　　　　　　B. 机血糖

C. 空腹血糖　　　　　　D. 餐后 1 小时血糖

E. 餐后 2 小时血糖　　　F. 糖化血红蛋白测定

G. 血常规　　　　　　　H. 胎心监护

I. 血生化

J. 血气分析

K. 肝功能

提问3：患者尿糖（＋＋＋＋），尿酮体（＋＋＋＋），随机血糖21mmol/L，K^+ 3.0mmol/L，Na^+ 133mmol/L，pH 7.28，CO_2CP 16mmol/L。诊断为酮症酸中毒。酮症酸中毒主要需要和一些异常情况鉴别诊断，不正确的是

A. 高渗性非酮症糖尿病昏迷　　B. 酸性酸中毒

C. 饥饿性酮症　　　　　　　　D. 乙醇性酸中毒

E. 低血糖昏迷　　　　　　　　F. 急性胰腺炎

G. 肾小管性酸中毒　　　　　　H. Wernicke 脑病

提问4：此时正确的处理措施包括

A. 普通胰岛素，入生理盐水，静脉滴注

B. 普通胰岛素，入 5% 葡萄糖氯化钠注射液，静脉滴注

C. 普通胰岛素，入 5% 葡萄糖注射液，静脉滴注

D. 胰岛素静滴速度 2～8U/h，平均6U/h

E. 胰岛素静滴速度 2～4U/h，平均3U/h

F. 胰岛素静滴速度 1～2U/h

G. 每 1～2 小时复查血糖，调整胰岛素滴速

H. 尿量超过 30ml/h 方可补钾

I. 快速补液，第一个 2 小时可以滴注 1000ml

J. 快速补液，第一个 2 小时可以滴注 1500ml

K. 此后按照患者体重的 10% 估计补液量，以 150ml/h 滴速滴注

L. 此后按照患者体重的 10% 估计补液量，以 250ml/h 滴速滴注

提问5：经积极处理，2 小时后监测血糖已降至 13.6mmol/L。此时正确的处理措施包括

A. 维持原治疗措施

B. 将输注胰岛素的生理盐水改为 5% 葡萄糖氯化钠注射液

C. 将输注胰岛素的生理盐水改为 5% 葡萄糖注射液

D. 将输注胰岛素的生理盐水改为 10% 葡萄糖注射液

E. 胰岛素用量按照葡萄糖：胰岛素 =（2～4）:1

F. 胰岛素滴速 1～2U/h

G. 胰岛素滴速 2～3U/h

H. 胰岛素滴速 3～4U/h

I. 停用静脉胰岛素

J. 胰岛素皮下注射以防血糖反跳

K. 补液速度调整为 150ml/h

提问 6：酮症酸中毒如果处理不当，可能发生的严重并发症不包括以下哪些情况

A. 心力衰竭   B. 心律失常

C. 心肌梗死   D. 休克

E. 猝死   F. 栓塞性疾病

G. 脑水肿   H. 急性肾功能衰竭

I. 严重感染和败血症   J. DIC

K. 急性阑尾炎、急性胰腺炎   L. 乳酸性酸中毒

案例二十七

初产妇，40 周妊娠，临产 6 小时，胎膜未破。宫缩间歇 4～5 分钟，持续 30～40 秒，胎心正常，阴道检查：宫口开大 3cm，宫颈软，先露头，-1，小囟位于 4 点处，大囟位于 10 点处，骨盆内诊无异常。

提问 1：目前的诊断是

A. 40 周妊娠临产   B. 40 周妊娠先兆临产

C. 持续性枕后位   D. 枕后位

E. 前不均倾位   F. 继发性宫缩乏力

G. 原发性宫缩乏力   H. 活跃期停滞

I. 头盆不称

提问 2：观察 1 小时，阴道检查宫颈开大 4cm，宫缩较前减弱，间隔 5～6 分钟，持续 20～30 秒。此时的诊断是

A. 40 周妊娠临产   B. 40 周妊娠先兆临产

C. 持续性枕后位   D. 枕后位

E. 前不均倾位   F. 继发性宫缩乏力

G. 原发性宫缩乏力   H. 活跃期停滞

I. 头盆不称

提问 3：目前处理，首选的是

A. 剖宫产终止妊娠

B. 静滴缩宫素加强宫缩

C. 地西泮 10mg 静推

D. 灌肠

E. 人工破膜

F. 哌替啶 100mg 肌内注射

G. 不干预产程

提问 4：经处理后，宫缩规律，间隔 3 分钟，持续 40 秒，胎心 130～150 次/分钟，观察 2 小时，阴道检查：宫颈水肿，有产瘤，宫颈开大 4cm，先露棘上 1cm，后囟位于 4 点处，前囟位于 10 点处。目前诊断为

A. 相对头盆不称   B. 宫缩乏力

C. 持续性枕后位   D. 活跃期停滞

E. 前不均倾位   F. 胎儿窘迫

G. 胎头下降停滞

提问 5：正确的处理是

A. 剖宫产终止妊娠

B. 停用缩宫素

C. 地西泮 10mg 静推

D. 灌肠

E. 继续经阴试产

F. 手助转胎头至枕前位，经阴分娩

提问 6：该病例选择剖宫产的手术指征是

A. 胎儿窘迫   B. 宫缩乏力

C. 持续性枕后位   D. 活跃期停滞

E. 前不均倾位   F. 相对头盆不称

G. 胎头下降停滞

案例二十八

患者 35 岁，因下腹痛伴阴道流血在外院诊为盆腔炎、功能失调性子宫出血，抗生素止血治疗 10 天。仍有阴道流血，伴外阴瘙痒于 2010 年 5 月 2 日来诊。妇科检查：外阴略肿，阴道分泌物豆腐渣样，宫颈Ⅲ度糜烂，肥大，触血，有摆痛，颈管内流出咖啡色液体，子宫前位略大，轻度压痛，右附件区可触及 3cm 包块，压痛，左附件区（-）。既往未进行常规体检，G4P0A0L0。

提问 1：首先应进行的问诊和检查不包括

A. 末次月经情况

B. 白带常规检查

C. 宫颈涂片检查

D. 宫颈活检

E. 子宫输卵管碘油造影

F. 避孕措施和妊娠计划

G. 尿妊娠试验

H. 妇科 B 超检查

I. 分段诊刮术

J. 血常规

K. 血压

L. 血 β - HCG 测定

提问 2：经问诊该患者未避孕，尿妊娠试验阳性，末次月经 3 月 20 日，月经周期 30 天。白带常规示念珠菌感染，妇科 B 超示有附件区囊性包块，直径 4cm。子宫内膜厚 1.0cm。宫颈涂片示重度炎症，HCG 测定 4000U/L。该患者的诊断包括

A. 异位妊娠   B. 念珠菌性阴道病

C. 细菌性阴道炎   D. 外阴瘙痒症

E. 功能失调性子宫出血   F. 慢性宫颈炎

G. CIN   H. 急性盆腔炎

I. 先兆流产

提问 3：进一步还需完善的检查，错误的是

A. 妇科性激素六项   B. 尿常规

C. 凝血功能检查　　　　D. 病毒系列检查

E. 肝肾功能测定

F. 宫颈 LEEP 活检

G. 阴道镜检查

H. 宫腔镜检查

I. 阴道后穹窿穿刺术

提问 4：患者下腹痛逐渐明显，血压进行性下降，治疗措施包括

A. 选用广谱抗生素

B. 期待治疗，仅补液

C. 性伴侣需常规治疗

D. 静滴伊曲康唑抗真菌

E. 行腹腔镜或开腹探查术

F. 肌注 MTX 75mg，口服米非司酮

G. 补充血容量，监测生命体征

H. 快速输注平衡盐水，准备输血

案例二十九

患者，女性，57 岁，绝经 3 年，近 2 个月出现少量阴道流血，伴下腹部胀痛。患者从未生育，无应用雌激素替代治疗病史。糖尿病病史 20 年，慢性肾炎病史 13 年，乙肝病毒携带者。查体，患者呈肥胖体态，体重 94kg，身高 155cm，BP 150/90mmHg，T 37.2℃，心、肺检查正常。腹部肥大，未触及肿块。妇科检查：阴道无异常，宫颈光滑，子宫稍大、稍软，双附件正常。宫颈细胞学检查无异常。

提问 1：对诊断有价值的病史应是

A. 肥胖　　　　　　　　B. 未育

C. 乙肝病毒携带者　　　D. 高血压

E. 慢性肾炎　　　　　　F. 糖尿病

G. 未补充过雌激素

提问 2：为进一步诊断，可选择的辅助检查方法较多，首选的两项是

A. 超声检查

B. MRI 检查

C. 分段刮宫活组织检查

D. 腹腔镜检查

E. 宫腔镜检查

F. HSG

G. PET/CT

H. 宫腔刷取细胞学检查

提问 3：该患者入院后探查宫腔深度 9cm，刮出少许烂肉样内膜组织，病理诊断子宫内膜样腺癌，正确的临床分期是

A. Ⅰa 期　　　　　　　B. Ⅰb 期

C. Ⅱ期　　　　　　　　D. Ⅲ期

E. 0 期　　　　　　　　F. Ⅳ期

提问 4：该患者术前 MRI 检查示病灶直径为 3cm，侵袭深度为 1/3 肌层，处理方案是

A. 筋膜外子宫切除 + 双附件切除后送快速病理检查，进行手术—病理分期

B. 广泛子宫切除术 + 双附件切除 + 盆腔及腹主动脉淋巴结切除术

C. 筋膜外子宫切除 + 双附件切除 + 盆腔及腹主动脉淋巴结切除术

D. 腔内放射治疗

E. 大剂量孕激素治疗

F. 后装放射治疗

G. 新辅助化疗

H. 宫腔镜电切术

提问 5：术中取盆腔冲洗液查到癌细胞，且快速病理结果为：宫底部位病灶 3cm，透明细胞癌，最深处侵及 1/2 肌层，则按照 FIGO 2009 正确的分期应当是

A. Ⅰa 期　　　　　　　B. Ⅰb 期

C. Ⅱ期　　　　　　　　D. Ⅲ期

E. 0 期　　　　　　　　F. Ⅳa 期

G. Ⅳb 期

提问 6：根据术中病理，确定了手术—病理分期，后续的处理方案应当是

A. 停止手术，关腹

B. 盆腔淋巴结切除术

C. 盆腔及腹主动脉旁淋巴结切除术

D. 停止进一步扩大手术范围，术后放射治疗

E. 不再清扫淋巴结，术后大剂量孕激素治疗

F. 切除大网膜及阑尾

提问 7：术后常规病理证实为透明细胞癌，且已有淋巴结转移，后续的治疗应当是

A. 术后加放射治疗

B. 术后加甲羟孕酮 400mg/d，连用 3 个月

C. 术后加他莫昔芬 10mg/d，连用 3 个月

D. 手术已可满足要求，每月随访

E. 补充化疗

F. 术后加用米非司酮 25mg，每日 3 次，连用 3 个月

案例三十

患者为围绝经期妇女，48 岁，G3P3，近 2 年来，每天出现 4~5 次溢尿现象而就诊。患者溢尿多发生于咳嗽、打喷嚏和负重物时，并伴有排尿困难和尿急。患者行中段尿检查无明显异常，尿细菌培养结果阴性。体格检查：患者轻度肥胖，血压 130/80mmHg，心率 80 次/分，体温 37.2℃。乳房、心肺、腹部和盆腔检查均未见明显异常。

提问 1：患者最可能的诊断是

A. 子宫脱垂　　　　　　B. 膀胱膨出

C. 直肠膨出　　　　　　D. 压力性尿失禁

E. 急迫性尿失禁　　　　F. 充盈性尿失禁

G. 盆腔器官脱垂

提问2：为明确诊断，患者还应做哪些实验室检查

A. 妇科超声
B. 棉签试验
C. 指压试验
D. 心电图
E. 尿动力学检查
F. 肝肾功能
G. 血功能
H. 压力试验
I. 腹腔镜检查

提问3：患者诊断明确后，应行何种治疗

A. 抗胆碱药物治疗
B. 盆底肌肉训练
C. 子宫切除术
D. 尿道悬吊术
E. 子宫切除术及阴道前后壁修补术
F. 阴道封闭术

参考答案

【案例题】

案例一
提问1：A 　　提问2：ABDE 　　提问3：B
提问4：D 　　提问5：C

案例二
提问1：ABCD 　　提问2：ABF 　　提问3：B
提问4：B

案例三
提问1：BCDF 　　提问2：BDE 　　提问3：AC
提问4：AB

案例四
提问1：ABD 　　提问2：BGJ 　　提问3：ABE
提问4：B

案例五
提问1：CE 　　提问2：BCDEF 　　提问3：CD

案例六
提问1：ABCDFH 　　提问2：D 　　提问3：DI
提问4：B 　　提问5：AG 　　提问6：ABCD

案例七
提问1：CDEFG 　　提问2：ABCDE 　　提问3：BC

案例八
提问1：AC 　　提问2：CDE 　　提问3：C
提问4：CKL

案例九
提问1：BCDE 　　提问2：C 　　提问3：D

案例十
提问1：BF 　　提问2：C 　　提问3：BF

案例十一
提问1：ABFHIJ 　　提问2：ACD 　　提问3：ABEGH
提问4：ABDG 　　提问5：ADF

案例十二
提问1：ABE 　　提问2：F 　　提问3：DHJ
提问4：EFG

案例十三
提问1：B 　　提问2：A 　　提问3：CDF
提问4：B
提问5：A

案例十四
提问1：E 　　提问2：D 　　提问3：AG
提问4：D

案例十五
提问1：ABEFG 　　提问2：A 　　提问3：CE
提问4：A

案例十六
提问1：CGJK 　　提问2：D 　　提问3：E
提问4：CGH 　　提问5：AF 　　提问6：B
提问7：CE

案例十七
提问1：BDE 　　提问2：E 　　提问3：A
提问4：B 　　提问5：AC

案例十八
提问1：C 　　提问2：C 　　提问3：CEH

案例十九
提问1：ABFJ 　　提问2：ACDH 　　提问3：AH
提问4：HIJKL 　　提问5：AEF 　　提问6：DFGHK

案例二十
提问1：ABE 　　提问2：BDEFGI 　　提问3：E
提问4：DGI 　　提问5：E 　　提问6：JK
提问7：B

案例二十一
提问1：CDEFG 　　提问2：ABCE 　　提问3：C
提问4：ADEFI 　　提问5：AEF 　　提问6：E

案例二十二
提问1：ABCH 　　提问2：BCEG 　　提问3：CDG

提问4：ADE

案例二十三

提问1：CDE　　　提问2：BE　　　提问3：B
提问4：C

案例二十四

提问1：ABCEFH　提问2：A　　　提问3：ACEG

案例二十五

提问1：ABDILJ　提问2：K　　　提问3：AI
提问4：C　　　　提问5：FJ

案例二十六

提问1：ACDFGL　提问2：BGU　　提问3：GH
提问4：ADGIL　提问5：BEF　　提问6：K

案例二十七

提问1：AD　　　提问2：ADF　　提问3：E
提问4：ACD　　提问5：AB　　　提问6：CDF

案例二十八

提问1：DEI　　　提问2：ABF　　提问3：AFGH
提问4：AEGH

案例二十九

提问1：ABDF　提问2：AC　　　提问3：B
提问4：A　　　　提问5：B　　　　提问6：C
提问7：AE

案例三十

提问1：D　　　　提问2：BCEH　提问3：BD

精选解析

【案例题】

案例一

提问1：患者引产后发热腹痛，查宫颈举痛（+）、子宫增大，宫体压痛，双附件增厚压痛，WBC 18×10⁹/L中性粒细胞90%，符合急性盆腔炎的表现。

提问2：子宫内膜异位症主要表现为痛经、性交不适及不孕，与本病例无相似。

提问3：结合患者病史、实验室检查，查体：全腹软，盆腔有类圆形囊性包块与子宫壁粘连紧密，压痛阳性，最可能为输卵管卵巢脓肿。

提问4：急性盆腔炎主要为抗生素治疗，如治疗恰当，75%的输卵管卵巢脓肿能得到控制。

提问5：输卵管卵巢脓肿手术治疗的指征为：药物治疗48～72小时无效；药物治疗2～3周脓肿持续存在；脓肿破裂。

案例十八

提问2：在子痫前期的基础上出现全身不适、有上腹疼痛、伴恶心、呕吐应高度怀疑发生HELLP综合征的可能。主要表现为：溶血、肝酶升高以及血小板减少。主要需要与血栓性血小板减少性紫癜、溶血性尿毒症综合征、妊娠期急性脂肪肝鉴别诊断。HELLP综合征为子痫前期-子痫的严重并发症，抢救不及时会导致孕产妇死亡。

案例十九

提问1：产科诊断依序为：妊娠状态、胎方位、妊娠并发症及妊娠合并症。妊娠状态、胎方位选择A。妊娠合并症：患者病史、症状及体征提示为右向左分流的先天性心脏病（听诊：胸骨左缘第3、4肋间闻及3/6级喷射性收缩期杂音，提示有室间隔缺损）。已经有心力衰竭的表现。选择F、J。妊娠并发症：妊娠合并心脏病常见的并发症主要有流产、早产、胎儿生长受限、死胎、胎儿窘迫及新生儿窒息。患者妊娠近28周，宫高中间值为26cm（22.4～29cm）。宫高20cm，符合胎儿生长受限的诊断，选择B。听胎心162次/分，为孕妇心脏疾病引起的胎心增快，但是小于180次/分不能诊断胎儿窘迫。

提问2：产科超声检查为产科常规检查项目，选择A。为明确心脏病变，选择C、D。为了排除胎儿窘迫，选择H。NST一般妊娠28周以后有意义。

提问3：心脏彩超描述符合室间隔缺损、右心室肥大及肺动脉高压。符合广义的艾森曼格综合征的定义。

提问4：心力衰竭的治疗原则是：休息、限制热量、限盐。吸氧、强心、利尿、扩张血管。应在控制心力衰竭后终止妊娠。

提问5：妊娠合并心脏病患者产后出血，可以应用缩宫素加强宫缩。麦角新碱是心脏病的禁忌，选择A。输注晶体液及成分输血时应注意限制速度。可以选择子宫动脉上行支、髂内动脉结扎以及试行B-Lynch缝合，Cho缝合。无效时可行子宫切除术，选择E、F。手术原则应该是损伤最小、时间最短，不适合同时进行不必要的操作。

提问6：心力衰竭的治疗原则术后与术前基本一致。产后防止重点为防心力衰竭、防出血、防感染、防栓塞。广谱抗生素术后应用7天。低分子肝素不是常规用药，应用亦应在术后24小时后，无异常出血情况下。缩宫素不宜长期、大量应用。心功能Ⅲ级以上不宜母乳喂养。

案例二十

提问1：患者尿蛋白（++++），符合重度子痫前期诊断标准。

提问2：患者为重度子痫前期，孕周33^{+6}。尿蛋白（++++），经积极评估与治疗24小时后可以终止妊娠。治疗原则为镇静、解痉、降压、有指征的扩容，必要时利尿，适时终止妊娠。

提问3：子痫前期-子痫患者，尤其是合并贫血、低蛋白血症者，不恰当的扩容可能导致急性充血性心力衰竭，应予重视。

提问5：预防心力衰竭发生，予洋地黄化是不恰当的措施。洋地黄类药物是主要的和最常用的强心药，能加强心肌收缩，减慢心室率，增加心排血量。常用毛花苷丙及地高辛。孕期对洋地黄耐受性差，易发生中毒，不主张预防性用药。

提问6：患者出现急性心力衰竭。A~I选项是治疗心力衰竭的基本原则。

提问7：先兆子痫性心脏病在终止妊娠后迅速缓解，一般不会遗留器质性改变。围生期心肌病发生在妊娠最后3个月及产后6个月内，合并子痫前期-子痫的占22%~50%。在子痫前期子痫基础上发生围生期心肌病，两者同时存在，在治疗子痫前期-子痫同时治疗心力衰竭，治疗方面无大矛盾。终止妊娠后子痫前期-子痫可能治愈，而产后围生期心肌病仍有心力衰竭可能。部分患者会遗留心脏扩大，预后不良。

案例二十一

提问3：妊娠10周以内要求终止妊娠而无禁忌证，可行负压吸引术。术前纠正水、电解质失衡和酸中毒。

提问4：人流的近期并发症有出血、吸宫不全、子宫穿孔、人工流产综合反应、漏吸或空吸、感染、羊水栓塞（10~14周的钳刮术中）和远期并发症如宫颈、宫腔粘连、慢性盆腔炎、月经失调、继发不孕等。

案例二十二

提问1：患者35岁出现月经稀发伴经量减少，多见于多囊卵巢综合征、高催乳素血症，也可能发生卵巢早衰。现停经近3个月，也不排除早孕的可能。

提问2：进行盆腔B超检查生殖器官有无器质性改变，尿妊娠试验排除妊娠，内分泌激素测定以判断月经紊乱的病变环节，疑有高催乳素血症应检查乳房有无溢液。

提问3：患者血清催乳激素明显升高，有溢乳表现，高催乳激素血症诊断成立，PRL>100ng/ml，还应考虑可能为垂体疾患，如垂体肿瘤和空蝶鞍综合征。

提问4：颅脑CT或MRI检查明确是否存在垂体疾患，眼底和视野检查明确有无垂体肿瘤压迫症状，有助于确定垂体肿瘤的大小及部位。PRL>100ng/ml应高度提示垂体微腺瘤的存在。

案例二十四

提问1：眼底检查正常可排除慢性高血压并发子痫前期和慢性肾炎并发妊娠，除非有严重全身水肿，否则不必刻意限制食盐摄入量。

案例二十五

提问1：患者以急性腹痛伴发热就诊，主要需要与常见的急腹症鉴别。右上腹痛主要需要排除急性阑尾炎、急性胆囊炎、急性胃肠炎、急性肾脏或输尿管积水、肾脏及输尿管结石症、急性胰腺炎、肠梗阻、肠穿孔、急性肾盂肾炎。产科急腹症还包括子宫肌瘤红色变性、卵巢肿瘤扭转或破裂。根据病史及查体初步考虑为泌尿系统异常所致的急腹症。所以应选择A、B、D、I、L，进一步排查。

提问2：进一步排除急性肾脏或输尿管积水以及结石症后，初步诊断为妊娠合并急性肾盂肾炎。

提问3：妊娠合并急性肾盂肾炎，应收入院。严密监测生命体征，记尿量。补液，纠正水电解质紊乱及酸碱失衡。降低体温。孕周已超过32周，所以不宜选用非甾体抗炎药，以避免发生胎儿动脉导管早闭。为利于引流，取侧卧位，左右交替。留血、尿培养及药敏试验，应用广谱抗生素控制感染。同时加强对胎儿的监护。

提问4：患者出现低体温、低血压、淡漠嗜睡，脉搏细数，血氧饱和度降低，符合感染性休克的临床表现。妊娠合并急性肾盂肾炎，有约3%可发生感染性休克，应予重视。

提问5：患者发生感染性休克，应严密监护生命体征，持续氧气吸入，必要时机械通气。记尿量。首先快速输入林格液。纠正酸中毒。应用有效的广谱抗生素，控制感染。为挽救胎儿，在病情控制后应尽早行剖宫产术。除非子宫有严重感染，一般不会切除子宫。患有肾盂肾炎的患者，常常因为结石、肾周围脓肿和肾蜂窝织炎造成泌尿系统梗阻而引起持续性败血症。对于以上情况，经皮肾盂切开术或输尿管插管是有效的抢救措施，必要时可施行清创探查。对于某些终末期脓性肾炎者，需要行肾切除术。血管活性药物只用于大量补液治疗仍不能纠正的低血压和存在组织灌流异常时。糖皮质激素对改善预后无效。只有当血容量有效纠正后，为保护肾功能可应用利尿剂。

案例二十六

提问1：患者孕前即已诊断为糖尿病，所以为糖尿病合并妊娠。有较明确的上呼吸道感染，尚未达到肺炎程度。患者具有发生酮症酸中毒的高危因素。妊娠期胎盘产生HPL、雌激素、孕激素等多种具有抗胰岛素作用的激素，自妊娠24周开始，对胰岛素的需要量增加，至妊娠34周达到峰值。患者孕前监护不规范，没有相应调整胰岛素用量。同时，患者合并感染，这也是导致酮症酸中毒的高危因素。患者的临床表现也符合酮症酸中毒的表现。但是相关实验室检查尚未完善，仅仅依据尿酮体增高不能排除饥饿性酮症的可能性。

提问2：妊娠合并糖尿病酮症酸中毒患者实验室检查主要表现为：尿糖、尿酮阳性；血糖增高（在16.7～33.3mmol/L）；血白细胞增高（感染或脱水）；BUN增高；二氧化碳结合力、pH下降；电解质紊乱。题干提示尿常规已查。

提问3：以上均为需要与酮症酸中毒鉴别的情况。高渗性非酮症糖尿病昏迷：此类患者亦可有脱水、休克、昏迷等表现，老年人多见。但血糖常超过33.3mmol/L，血钠超过155mmol/L，血浆渗透压超过330mmol/L，血酮体为阴性或弱阳性。乳酸性酸中毒：此类患者起病急，有感染、休克、缺氧史，有酸中毒、呼吸深快和脱水表现，虽可有血糖正常或升高，但其血乳酸显著升高（超过5mmol/L），阴离子间隙超过18mmol/L。乙醇性酸中毒：有酗酒习惯，多在大量饮酒后发病，患者因剧吐致血β-羟丁酸升高，血酮可出现阳性，但在有酸中毒和阴离子隙增加的同时其渗透压亦升高。饥饿性酮症：因进食不足造成，患者脂肪分解，血酮呈阳性，但尿糖阴性，血糖多不高。低血糖昏迷：患者曾有进食过少的情况，起病急，呈昏睡、昏迷，但尿糖、尿酮阴性，血糖低，多有过量注射胰岛素或过量服用降血糖药史。急性胰腺炎：半数以上糖尿病酮症酸中毒患者会出现血、尿淀粉酶非特异性升高，有时其升高幅度较大。

提问4：确诊酮症酸中毒后，测血糖≥13.9mmol/L，普通胰岛素，入生理盐水，静脉滴注。按0.1U/（k·h）小剂量持续静滴；酮体消失前胰岛素用量为4～6U/h，使血糖每小时下降3.9～5.6mmol/L；酮体消失后胰岛素用量为2～3U/h，使血糖维持于11.1mmol/L，以免低血糖及脑水肿。每1～2小时复查血糖，调整胰岛素滴速。若血糖下降＜30%，则将胰岛素加倍，否则维持不变。按照患者体重的10%估计补液量，第一个2小时可以滴注1000ml，此后以250ml/h滴速滴注。见尿补钾，每500ml液体加入10% KCl不超过15ml，每小时不超过1.5g，24小时总量为6～10g，要在4～6天补足。轻、中度酸血症不必补碱。pH＜7.1、CO₂CP＜8.9mmol/L、HCO₃⁻＜10mmol/L者需要补碱。可用5% NaHCO₃液，0.5ml/kg，使二氧化碳结合力升高0.449mmol/L。

提问5：当血糖降至13.9mmol/L及以下后，将输注胰岛素的生理盐水改为5%葡萄糖氯化钠注射液，胰岛素用量按照葡萄糖：胰岛素＝（2～4）:1，胰岛素滴速1～2U/h。尿酮体（-）、尿糖（+）后继续点滴12～24小时。停用胰岛素滴注前1小时，皮下注射一次胰岛素以防血糖反跳。当血糖＜11.1mmol/L，补液速度调整为150ml/h。

提问6：酮症酸中毒如果处理不当，可能发生的严重并发症包括：心血管系统：补液过多过快时，可导致心力衰竭；失钾或高钾时，易出现心律失常，甚至心脏停搏；降低血糖的速度太快或血糖太低时，可发生心肌梗死，甚至休克或猝死；血液浓缩，凝血因子加强时，可引起脑血栓、肺栓塞等并发症。脑水肿：为严重并发症之一，病死率颇高，必须随时警惕。急性肾功能衰竭：大多由于严重脱水、休克、肾循环严重下降而易并发本症。严重感染和败血症：常使病情恶化，难以控制，影响预后。弥散性血管内凝血（DIC）：由于败血症等严重感染及休克、酸中毒等。糖尿病高渗性昏迷和乳酸性酸中毒：糖尿病酮症酸中毒可伴发此二症。其他：如急性胰腺炎、急性胃扩张等。

案例二十九

提问4：MRI对内膜癌术前临床分期有一定的帮助，且与手术-病理分期有一定的符合率，临床上不以MRI提示的临床分期，决定手术范围。筋膜外子宫切除+双附件切除是内膜癌的基本术式，如术前分段诊刮提示宫颈间质受累，按宫颈癌术式处理，否则采用内膜癌的基本术式，术中切下子宫后，送快速病理检查，进行手术-病理分期，再决定是否清扫淋巴结。手术-病理分期：Ⅰ期子宫内膜癌存在以下几个因素应考虑行盆腔及腹主动脉淋巴结切除术：①G2/G3；②高危组织类型如透明细胞癌、浆液性乳头状腺癌；③肌层浸润≥1/2；④肿瘤直径超过2cm；⑤肿瘤位置低。

提问5：FIGO 2009分期要求细胞学检查单独报告，但不改变分期。

提问7：子宫内膜癌的手术联合放射治疗Ⅱ、Ⅲ期，可在术前放射治疗，可减少复发或缩小手术范围。也可在术后根据手术病理情况，辅助放疗。对于病理类型为透明细胞癌、浆液性乳头状腺癌，组织分化差，侵肌深，淋巴结转移者应术后进行放射治疗。老年或有严重合并症不能耐受手术，Ⅲ、Ⅳ期病例不宜手术者均可考虑放射治疗。化疗主要用于：①晚期不能手术；②手术后有复发高危因素者（低分化，深肌层浸润，淋巴血管间隙受侵，淋巴结癌转移，特殊组织类型如透明细胞癌、浆液性乳头状腺癌）；③复发患者。

案例三十

提问 1：患者围绝经期经产妇，腹压增加时频繁出现尿失禁、排尿困难和尿急症状，而无泌尿道感染、子宫脱垂和膀胱尿道膨出征象，应诊断为压力性尿失禁。

提问 2：压力性尿失禁需要与急迫性尿失禁、充盈性尿失禁以及感染相鉴别，可行压力试验、棉签试验、指压试验以及尿动力学检查。

提问 3：轻中度压力性尿失禁治疗以及手术治疗前后的辅助治疗可采用盆底肌肉锻炼、盆底电刺激、膀胱训练等非手术治疗方式，尿道悬吊术可有效治疗压力性尿失禁。